ウォールフェルの
最新第8版
歯科解剖学図鑑
ペーパーバック普及版

著者
リッケン・C・シャイド／ガブリエラ・ワイス

監修
前田 健康

翻訳
金 英姫、車谷 雅子、難波 寛子

Acquisitions Editor: Peter Sabatini
Product Manager: Paula C. Williams
Marketing Manager: Shauna Kelley
Designer: Doug Smock
Compositor: SPi Technologies

Eighth Edition

Copyright © 2012 Lippincott Williams & Wilkins, a Wolters Kluwer business
Two Commerce Square
2001 Market Street
Philadelphia, PA 19103 USA

Lippincott Williams & Wilkins/Wolters Kluwer Health did not participate in the translation of this title.
This is a translation of WOELFEL'S DENTAL ANATOMY EIGHTH EDITION 978-1-60831-746-2
Published by arrangement with Lippincott Williams & Wilkins / Wolters Kluwer Health Inc., USA

All rights reserved. This book is protected by copyright. No part of this book may be reproduced or transmitted in any form or by any means, including as photocopies or scanned-in or other electronic copies, or utilized by any information storage and retrieval system without written permission from the copyright owner, except for brief quotations embodied in critical articles and reviews. Materials appearing in this book prepared by individuals as part of their official duties as U.S. government employees are not covered by the above-mentioned copyright. To request permission, please contact Lippincott Williams & Wilkins at Two Commerce Square, 2001 Market Street, Philadelphia, PA 19103, via email at permissions@lww.com, or via website at lww.com (products and services).

免責事項

　本書に記した情報の正確性については十分な確認を行い、一般的に受け入れられている治療法について記述するべく万全を期した。しかしながら、著者、編集者、出版社は誤り・脱落、また本書の情報に基づいて行われた行為の結果について責任を負わないものとし、出版内容の一般性、完全性、正確性についていかなる保証も行わない。特定の状況における本書内容の応用については、実施者の専門家としての責任の下で行われるものとする。本書で紹介、推奨した治療法がすなわち絶対的な治療法もしくは標準的な推奨であると考えられるべきではない。

　著者、編集者、出版社は本書に記された薬剤の選択と用法用量が現行の推奨と出版時の臨床的状況に沿っているよう全力を尽くした。しかし、研究の進歩や、政府規制の変更、薬剤療法や薬剤相互作用に関する情報は日々更新されているので、読者はそれぞれの薬の添付文書において、適応や用法用量の変更、警告や注意の追加につき確認しなければならない。これは、本書に記載された薬剤を初めて、もしくは久しぶりに使用する場合は特に重要である。

　本書で示した医療用器械や薬品には、研究用に用途が制限されて米国食品医薬品局（FDA）の認可を得ているものが含まれる。自分自身が臨床で使用する各薬剤と器械に関するFDAの承認状況の確認は個々の医療従事者の責任とする。

監修者序文

　本書『Woelfel's Dental Anatomy』は歯学や歯科衛生学を学ぶ学生、歯科技工士が歯の形態学を学ぶために書かれた原文で約500ページにも及ぶ大書である。版を重ね、今般第8版となり、この度、私が本書を監修することになったことは大変名誉なことであり、また本翻訳書を出版することができたことは大きな喜びであります。

　歯の解剖学は解剖学の一分野を占める学問です。解剖学は人体の構造を理解する形態学であり、また医学の最も基礎となる学問であることはよく知られています。その意味でも、歯の解剖学は歯学をこれから学ぶ歯学生、歯科衛生士・技工士学校の学生にとって、もっとも基礎となる学問です。そのため、本書では各章の始まりに章のトピック、そして学習項目を掲げるとともに、章のまとめ、確認のための多肢選択式の問があり、学習者の利便を図っています。また、写真に加え、理解を助けるための模式図も多用されており、視覚的な考慮も施されています。

　この本では純粋な歯の形態学を記述するばかりでなく、第2部では、歯科臨床に役立つ情報を取りまとめ、歯の形態と歯周病、歯内療法、咬合等との関連を詳述しており、この意味では本書が学部学生の歯科臨床への興味を促すのに役立つばかりでなく、卒後の一般歯科臨床家の諸先生をかなり意識して書かれていることが伺えます。また、第12章では歯科法医学に関わる諸事項が記載されており、この点はこれまで本邦で出版された歯の解剖学では欠けていた領域で、歯学を目指す現在の学生には必須の内容となっています。

　本書の基礎データとなる歯の各種測定データは米国人の歯から得られたものであり、モンゴロイドに属する日本人データと異なる点も多いことに注意を払っていただきたいと思います。日本では使用されていない用語も多々あり、このような用語は適切と思われる訳語を用い、また、原文で明らかな誤りは特に断ることなく、修正しました。

　本書が歯学・歯科医療を目指す歯学部学生、歯科衛生士・技工士学校の学生から、教育・研究者、歯科医療に従事する人々の歯の解剖学の理解に役立つことを願っています。また、稿を終わるにあたり、困難かつ膨大な編集作業にあたられたガイアブックスならびに編集者に感謝を申し上げるとともに、校正作業に多大の貢献を賜った新潟大学大学院医歯学総合研究科井上佳世子博士に感謝の意を捧げます。

前田　健康

新潟大学大学院教授　医歯学総合研究科

著者

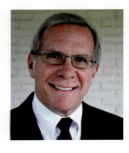

リッケン・C・シャイド
(Rickne C. Scheid, D.D.S., M. Ed.)

教育学修士、歯科医師。オハイオ州立大学歯学部名誉准教授。

1972年オハイオ州立大学歯科医師課程を修了。アメリカの歯科名誉協会であるOmicron Kappa Upsilon会員となる。歯科医として合衆国海軍に従軍の後、1974年から2006年まで母校で教鞭をとる。大学では、歯科衛生士課程、補綴修復歯科学講座（Section of Restorative and Prosthetic Dentistry）、プライマリケア部門に所属。教職の傍ら、1980年に教育学修士課程を優秀な成績で修了。共著も含め50以上の学術論文や要旨を執筆、12のコースを新設し指揮。このうち歯科解剖学では、歯学部と歯科衛生士課程の学生に、10年にわたり講義を行う。多くの生涯教育コースの新設に助力し、毎年共同で指揮する。これらのコースには、職場復帰前の歯科衛生士を対象とする復習コース、歯科医や歯科助手向けの歯科解剖復習コース、上級歯科助手向けのコースを含む。

1989年、歯科衛生士名誉協会であるSigma Phi Aplha会員となる。多くの歯学部学生や歯科衛生士課程学生の教育賞を受賞、1996年相互推薦によるポーストル教育賞（Postle Teaching Award）を受賞。退官後も、大学で生涯教育コースへの尽力を継続、オハイオ州の上級歯科助手試験委員会の評価員としても貢献している。

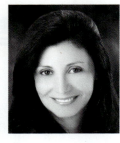

ガブリエラ・ワイス
(Gabriela Weiss, D.D.S.)
原書第8版の第一協力執筆者

歯科医師。1986年アルゼンチン国立ツクマン大学の歯学部を首席で卒業。卒業後、咬合と口腔リハビリテーション分野の臨床フェローシップを終了。終了時には卓越した能力を有する女性専門職に与えられる賞であるF.A.M.U.を受賞。1988年アメリカ合衆国へ移住。カリフォルニア州の私立診療所で勤務の後、1994年、ミシガン大学医学部の教員としてミシガンへ移住。ミシガン大学では保存修復学と補綴学のコースを教えるとともに、1997年まで歯科解剖学講座と咬合講座を指揮する。その後、ピッツバーグ大学で歯科解剖学講座を指揮した後、2002年にオハイオ州立大学保存修復学・補綴学の准教授となる。学生会の教官賞を8年連続で受賞。2007年には歯科解剖学コースの責任者を務める。

日本語版監修者

前田 健康（まえだ たけやす）

新潟大学大学院医歯学総合研究科口腔生命科学専攻摂食環境制御学教授。新潟大学歯学部長。教歯学博士（新潟大学）。1984年新潟大学歯学部卒業、1988年新潟大学大学院歯学研究科博士課程修了。専門分野は形態系基礎歯科学（口腔解剖学）。共著に『口腔解剖学』、監訳書に『ネッター頭頸部・口腔顎顔面の臨床解剖学アトラス』（いずれも医歯薬出版）

校閲者

- トラディー・ベンゼル学士、公認歯科衛生士(Trudy Benzel, RDH, BA)　ヤキマバレーコミュニティーカレッジ（ワシントン州ヤキマ）　歯科衛生学　保存修復学コーディネーター
- リンディー・ボレン2世歯科医師(Lindy Bollen Jr., DDS)　アーカンソー医科大学（アーカンソー州リトルロック）　准教授
- ケイ・W・ハダック公認歯科医療管理マネージャー、公認歯科助手(Kay W. Hudak, CDA, CDPMA)　ランカスター郡職業技術センター（ペンシルバニア州ウィローストリート）　歯科助手インストラクター
- アラン・J・キリストフ教員協会会員、教育工学修士、歯学博士(Alan J. Kilistoff, DMD, MET, FCP)　サスカチュワン大学歯学部（サスカチュワン州サスカトゥーン）　臨床系副総長
- テレサ・A・マコーリー理学修士、公認歯科助手、上級歯科助手(Teresa A. Macauly, CDA, EFDA, MS)　アイビーテクコミュニティーカレッジ（インディアナ州アンダーソン）　歯科助手課程　地域プログラム責任者
- ジョン・T・メイホール名誉歯学博士、博士、修士、歯科医師(John T. Mayhall, DDS, AM, PhD, Dr.Odont.〈hc〉)　トロント大学歯学部（オンタリオ州トロント）　名誉教授
- タンヤ・ヴィラルパンド・ミッチェル修士、公認歯科衛生士(Tnya Villalpando Mitchell, RDH, MS)　ミズーリ大学歯科衛生学部門カンザスシティー歯学校（ミズーリ州カンザスシティー）　准教授、歯学部ディレクター
- キャロル・A・ギュイエン修士、公認歯科衛生士(Carol Nguyen, RDH, MS)　テキサス大学医学部サンアントニオ校（テキサス州サンアントニオ）　准教授
- キシメナ・ゾルノサ歯学博士(Ximena zornosa、DMD)　クレイトン州立大学健康学科歯科衛生学科（ジョージア州モロー）　准教授

本書の活用法

『ウォールフェルの歯科解剖学』は、主として、歯科医師・歯科衛生士・歯科助手・歯科技工士を目指す学生が歯の形態学を習得する際の勉学の助けとなり、実際の臨床に役立つことを意図して上梓された。歯科医師と歯科衛生士の米国における国家試験で歯科解剖の問題に解答するために必要な基礎知識を本書から得ることができる。一方で本書は、歯の形態学と専門用語の歯科臨床への応用について述べることにより、国家試験レベルを遥かに超えた理解を可能とする。歯周治療学、歯内療法学、修復歯科学、法歯学に関する内容を含む章がある。本書には、教員のためのパワーポイントの講義スライドや試験の材料および多くの練習問題が含まれており、講義やディスカッションの間、技工室での実習や臨床実習初期において指導マニュアルとなるようデザインされている。本書はまた、歯科診療における参考書としても有用である。

第8版の新しい試み

図表の大部分がカラーとなり、主要な部分を過去の版よりもはっきりと目立たせることに注力した。また、多くの図表を追加している。

第8版は3部構成とした。第1部は**各歯の解剖形態**で、6つの章からなる。第1章は、歯の解剖形態に関連する用語と考え方の紹介からはじまり、続く永久歯の特徴に関する4章の基礎となっている。これらの章では、図画や写真、多くの表を用いて共通する特徴と異なる特徴を紹介している。乳歯と萌出パターンについては第6章で述べられている。学生が歯科解剖学の最も重要な部分に集中できるよう、ウォールフェル博士による研究結果の個々の内容については章末に移動したが、章を通じて上付き文字で示すことにより容易に参照できるよう努めた。また、人種による差異や動物の歯に関する興味深いデータは章末の別のセクションに示した。

第2部は**臨床における解剖学知識の応用**で、7章からなる。初めの2章では、成人の歯根について、歯周治療との関連(特有の形状を持つ歯根面から石灰化した沈着物を除去するための器具使用法に関する新しい図を掲載)、および歯内療法との関連に着目し、記述した。他の章には、現在の正常咬合、保存修復学、法歯学に関して概説した。よくみられる歯の異常についても幅広く述べ、第2部の最終には学生が歯をスケッチしたり歯型彫刻を行ったりできるように意図した章を設けた。

第3部は**口腔の解剖学的構造**で、2章からなる。1つ目の章では、頭蓋の解剖学的指標と歯の関係、顎関節、口腔に関連する筋、神経、血管支配、リンパの還流について示す。もう1つの章では、頭頸部の癌スクリーニング時に観察する口腔内の正常構造について説明し、神経の走行場所に即した局所麻酔の注射部位についても示した。

本書の構成

各章は、読者が内容を習得し診療に直ちに利用できるよう意図されている。

● **トピックの一覧**：各章は、その章で述べられるトピックの一覧から始まる。一覧は章内のセクション題名の順に示されている。

● **学習の目的**：各章において重要な学習目的が示されており、読み進めるにあたり学ぶべき事柄を認識できる。適切な知識と技術を身につけたかどうか、目的の項を参照して確認できる。

● **新出用語**：初出の用語については太字で示し、初出時の文中で定義を述べる。多くの場合、初出時に参考文献や図表を示すことによりさらなる理解を促している。本書の索引にある用語の理解のために本書を参考図書として使用する際、太字は非常に有用である。

● **索引**（用語集の代用となる）：多くの歯学用語を理解するにはイラストや図を参照することが最良の方法であるので、用語集の代わりに広範な索引を使用した。大多数の場合、索引に掲載されている最初のページにおいて、その用語が太字で記述されており、学習に最も適した図が掲載されている。また日本語版では、日英併記とした。

● **復習問題と解答**：多くの章末やセクションの最後に、学習者の習熟度を確認する一連の復習問題を設けた。多くの場合、これらの問題は過去の歯科医師国家試験や歯科衛生士国家試験で問われる項目を網羅している。結果をすぐに確認できるように、解答は問題の直後に示した。

● **実習**：ほとんどすべての章で実習を用意した。実習は章

の途中で、能動的に学ぶ方が理解と応用が深まると思われる部分に挿入した。実習では、抜去歯や歯の模型、頭蓋骨または頭蓋骨模型の観察を行うこともあれば、自己の診査や、相互の診査を行うこともある。第13章のような発展的な実習では、歯のデッサン、スケッチ、ワックス歯型彫刻の方法が示されており、歯の形状と用語に親しむよう意図されている。

● **まとめの表**：本書を通じて、文章で述べた多くの事柄を要約する表を数多く掲載した。これらの表は、各セクションで強調された部分を復習するのに役立つ。

● **オリジナルの図表**：各トピックを完全に理解し臨床応用するために重要な点を図示し、理解を深める多くの写真や図、オリジナルのカラーの絵を収録した。新版では、かなりの図表を新たに追加した。新しく追加した図表はすべてカラーである。百聞は一見にしかずで、学習を効率的にするためには、本文中で参照するよう示されている場合には必ず図を参照することが非常に重要である。多くの図は、構造物の名前が書いてある部分を隠して、自分でテストを行えるように描かれている。重要な追加の情報が図の説明文に述べられていることもある。

● **各歯の解剖形態に関する付録**：本書独自の付録は、言葉だけではなかなか理解が困難である多くの歯の共通点と相違点を可視化することを意図して作成した。成人の各歯種について各2頁を割いてある。それぞれ、1頁目に同一歯種内で共通する特徴を示した（特徴ごとにアルファベットで示した）。2頁目は、上下と歯種の鑑別につき記述した（鑑別のために重要となる特徴はアルファベットで示した）。残る2頁には、乳歯の前歯と臼歯に特有の特徴を示した。付録頁では、歯を相互に比較しやすいよう、同一歯種の別の歯を隣同士に描き、それぞれの歯種を方向別に1列に並べた。それぞれの歯の特徴を各歯の解剖形態に関する章（第1章から第6章）で述べるにあたり、歯種の特徴に関するイラストが頻繁に参照され、以下のように指示されている。「付録」という語の後に数字と記号が続く場合（例：付録1a）は、数字（1）は付録のページを、記号（a）は付録該当ページの各特徴を示している。

● **ウォールフォル博士による研究結果**：何千もの歯、模型、口腔を対象とした研究に基づく独自の結果と既報の知見を両方とも読者に示したことは、本書に独特の特徴である。歯冠と歯根の割合に関するデータは、オハイオ州の歯科医

により抜歯された4,572本の歯の標本にを対象に、ウォールフェル博士とオハイオ州立大学歯科衛生士課程の学生が1974年から1979年にかけて計測を行った結果である。このような研究の結果は本書を通じて上付き文字で（このように[A]）示し、章末に文字とともに一覧で内容を示した。例えば、近心舌側溝は上顎第一小臼歯を鑑別する特徴である[A]、と述べた章の章末では、Aの項に、600本の小臼歯を検討した結果この溝は97%に存在し、平均的には3%に溝がないことが示され、同時に上顎第二小臼歯でこの溝があるのは37%であることも示されている。

● 歯について学ぶ際には、資料として損傷のない抜去歯ができるだけ多くあることが望ましい。歯科医に消毒薬を入れた容器を渡しておけば、歯科医自身の学生時代を思い出して、歯の収集に喜んで協力してくれるだろう。回収された歯は清潔ではなく、分類されていない。分類は学生の仕事である。回収した歯を取り扱う際には、必ず以下に述べる感染予防手順に従わねばならない。

抜去歯の消毒と学習

保護グローブとマスクを装着し、ナイフを用いて抜去歯に付着した組織を除去する。組織の除去に先立って、過酸化水素水に数時間浸しておくと除去しやすい。硬い沈着物と軟組織を除去した後、歯標本を120mℓ程度の家庭用漂白剤にヘキサメタリン酸ナトリウム大さじ2杯を入れた溶液に20分間浸すのがよい。その後、歯を水中に入れ（水はビーカーに入れてアルミホイルでふたをしておく）、121℃、15psiで40分間オートクレーブする（Pantera E, Schuster G, J Dent Ed 1990;50 [5]: 284）。処理が終了したら、標本を水に浸しておくか、歯科医師キム・ロス氏（Dr. Kim Loss D.D.S.）により提唱されたように25%グリセリン水に浸しておく（parentsplace.com, Feb. 28, 2001）。

第1部で記述されている各歯種を鑑別する特徴について学ぶとき、歯の形態には患者ごとに大きなバリエーションがあることを承知しておく必要がある。教科書に書かれた歯の相対的な大きさや特徴はすべての患者にあてはまるものではなく、平均的な大きさや高い頻度で生じる形態であることを心に留めておかねばならない。

歯の形態学について読みながら、それぞれの構造を目視して特定できるだけでなく、実際の歯やモデルを用いて描写され

ている外形の様子を歯科用探針を用いて「感じ」てみよう。学習者は今後、歯科用インスツルメントを用いて歯面を評価し、修復し、クリーニングを行う必要があるからである。歯の形態の類似点や相違点がよく理解できるようになると、今後、患者の治療や評価、指導に生かせるようになる。

　本書を読み進めながら、折々に時間をかけて概念の理解と考察を行うことが望ましい。何と言っても、読者は、今後歯科医療従事者として一生の間使用していくこととなる「外国語のような」歯科解剖用語を学んでいくのである。歯の探偵になった気持ちで、歯の観察を楽しもう。メモをとり、様々な方向から歯をスケッチし、復習問題や参考文献、図、付録を利用しよう。納得のいくまで質問をしよう。最も重要なこととして、著者らは本書が驚異に満ちた魅力的な歯学の世界への読者の興味をそそり、学習を促進することを希望する。読者が卒業した後も、本書が書架にあって有益な1冊となることを望む。

追加資料

　ウォールフェル歯科解剖学には、教員と学生のための追加資料がある。以下のウェブページより追加資料を閲覧可能である。

● the point
http://thePoint.lww.com/Scheid8e
※ 英語版のみの特典。日本語版では使用できない。

謝 辞

オハイオ州立大学歯学部にて教職に就いた1974年、私は歯科解剖学教室に配属され、幸いにもジュリアン・ウォールフェル博士と共に働き、指導を受けることができた。1984年、博士の依頼を受けて私は第3版の保存修復学に関する章の執筆に携わった。1994年には、博士の指名を受けて、私は1974年に教え始めたまさにその内容である教科書の第5版の共著者となった。当時私は既に毎年135人以上の歯学部学生と歯科衛生士課程学生を本書を用いて教えていたので、第5版と第6版の準備中、私が自分の指導スタイルに合わせて本書の構成を大幅に変更することをウォールフェル博士は許可して下さった。大幅な変更を加えるにあたり、ウォールフェル博士が本書の旧版に取り入れた独特の特徴を損なわないよう細心の注意を払った。独特の特徴には、本書で述べられている多くの結論に対する基礎となる博士自身による研究結果を含む。研究内容は、下顎開口時の平均角度から、カラベリー結節の頻度、乳歯と永久歯の大きさの比較に至るまで幅広い。第7版以降、ウォールフェル博士は私を本書の後継者とした。

ここに、本書および旧版の協力者に対し、謝意を表する。ウォールフェル博士には、後継者に私を選んで下さったこと、細心の注意を払うことを教えて下さったこと、また、本書に対する多くの貢献に対して感謝申し上げる。マーシル・ウォールフェル博士夫人には、旧版のタイピングや編集作業の助力に対し感謝する。ルイス・クレイマン氏とビンナ・レブレビジオール氏（歯周病学の章の改訂）、ジョン・M・ナシュタイン氏（歯内療法学の章の改訂）、ダニエル・ジョリー氏（法歯学の章の改訂）に対しここに謝意を表する。また、1974年に初めて本書第1版を書いたドロシー・パーマー氏、本書旧版に貢献したロバート・ラシッド氏、セオドア・ベルグ2世氏、アル・リーダー氏、コニー・シルベスター氏にも謝意を表する。最後に、第8版において重要な変更や追加資料や教育用資料を提案し、各章の膨大な編集および確認作業に尽力した私の協力者であるガブリエラ・ワイス氏に特別の謝意を表する。

リッケン・C・シャイド教育学修士、歯科医師

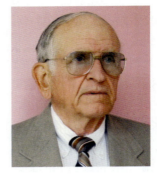

ジュリアン・ウォールフェル博士について

ジュリアン・ウォールフェル名誉教授は、総義歯と咬合学の専門家として知られており、オハイオ州コロンバスにあるオハイオ州立大学歯学部にて、40年間にわたり臨床歯学の教鞭を執った。博士は、陸軍の補綴専門歯科医としてテキサスで2年間、ワシントンD.C.にある規格基準局（National Bureau of Standards）にて米国歯科医師会の研究に3年間従事し、日本、台湾、英国、ブラジルで客員教授として活動した。ウォールフェル博士は、18カ国にて講演を行った。博士は85本の学術論文を発表し、歯科解剖学の教科書を8版にわたり出版し、他の5つの歯学書で章を担当した。ウォールフェル博士は、日本、ブルガリア、ブラジルでも歯学論文を発表した。博士は、顎間記録を正確にとる方法に関して米国と欧州で用いられている2つの発明の特許を持っている。情熱を持って学生を教育する傍ら、博士は部分義歯と総義歯専門の短時間の外来診療を33年間行なった。博士が最も誇りとする業績に、本書がある。1967年に、博士は国際歯科研究学会賞補綴学部門の初代受賞者となり、日本大学歯学部同窓会の生涯会員として認められた。1972年、博士はニューヨーク補綴歯科学会（New York Prosthodontic Society）のジェロームアンドロシー・シュバイツアー賞に選ばれた。1992年、博士は、オハイオ歯科医師会の名声高いカラハンアワード（Callahan Award）を受賞、2004年にはオハイオ州立大学歯学部同窓会の優秀同窓生賞を受賞した。博士はシグマクシー（Sigma Xi）、国際歯科研究学会、アメリカ補綴学会、シグマファイアルファ歯科衛生学名誉協会（Sigma Phi Alpha Dental Hygien Honor Society）、米国歯科医師会、アメリカ咬合学会、国際歯科連盟、国際歯科学士会、米国歯科学士会の会員である。

意見・感想はシャイド氏のeメールへ送付可
（scheid.2@osu.edu）

目 次

監修者序文　前田健康..iii
著者紹介...iv
本書の活用方法..v
謝辞／ジュリアン・ウォールフェル博士について...viii

第1部　各歯の解剖形態

第1章　歯の形態学用語...3

セクション1　正常なヒト歯列内での位置に基づいた歯の名称..4
　乳歯列／永久歯列
セクション2　歯の表記法：アメリカ式表記法、国際歯科連盟（FDI）式表記法、パーマー式表記法.................................7
セクション3　歯の部分を表す用語..11
　歯の四大組織／解剖学的歯冠・歯根と臨床的歯冠・歯根
セクション4　歯周組織..13
セクション5　歯面を定義する用語..15
　前歯と臼歯の外側面を区別する用語／上顎歯と下顎歯の内側面を区別する用語／
　前歯と臼歯の咀嚼面を区別する用語／歯の隣接面を区別するための用語／歯面の境界と諸径を表す用語／
　歯冠・歯根の三区別／歯根歯冠比
セクション6　歯の形態を表す用語..18
　解剖学的歯冠の形態／解剖学的歯根外面の形態／歯頸線（CEJ）弯曲／歯根と歯冠の大きさの比較
セクション7　上下顎歯列弓の正常歯列に関する用語...27
　歯根軸／唇頬側面および舌側面の最大豊隆部／コンタクトエリア（隣接面の最大豊隆部）／歯間鼓形空隙
セクション8　正常咬合：上下顎歯列弓間の位置関係...33
セクション9　発育葉からの歯の発生..34
セクション10　動物の歯とヒトの歯の比較...36
ウォールフェル博士による研究結果..40

第2章　切歯の形態...42

セクション1　切歯の概説..42
　切歯の機能／切歯の形態／切歯の特徴／切歯の上下の鑑別
セクション2　上顎切歯の順位の鑑別：上顎中切歯と上顎側切歯の共通点と相違点.........49
　上顎切歯の唇側面観／上顎切歯の舌側面観／上顎切歯の隣接面観／上顎切歯の切縁観
セクション3　下顎切歯の順位の鑑別：下顎中切歯と下顎側切歯の共通点と相違点.........55
　下顎切歯の唇側面観／下顎切歯の舌側面観／下顎切歯の隣接面観／下顎切歯の切縁観
セクション4　興味深い切歯の変異型と民族間相違..62
ウォールフェル博士による研究結果..65

第3章　犬歯の形態...67

セクション1　犬歯の概説..67
　犬歯の機能／犬歯の特徴
セクション2　犬歯の上下の鑑別..70
　犬歯の唇側面観／犬歯の舌側面観／犬歯の隣接面観／犬歯の切縁観
セクション3　犬歯の興味深い事実と変異型...79
ウォールフェル博士による研究結果..83

第4章　小臼歯の形態 85

セクション1　小臼歯の概観 85
小臼歯の概説／小臼歯の機能／小臼歯の特徴／小臼歯の上下の鑑別

セクション2　上顎小臼歯の順位の鑑別 91
上顎小臼歯の頬側面観／上顎小臼歯の舌側面観／上顎小臼歯の隣接面観／上顎小臼歯の咬合面観

セクション3　下顎小臼歯の順位の鑑別 99
下顎小臼歯の頬側面観／下顎小臼歯の舌側面観／下顎小臼歯の隣接面観／下顎小臼歯の咬合面観

ウォールフェル博士による研究結果 117

第5章　大臼歯の形態 120

セクション1　大臼歯の概観 120
大臼歯の概説／大臼歯の機能／大臼歯の特徴／大臼歯の上下の鑑別

セクション2　下顎大臼歯の順位と鑑別（第一大臼歯と第二大臼歯の鑑別） 124
下顎大臼歯の頬側面観／下顎大臼歯の舌側面観／下顎大臼歯の隣接面観／下顎大臼歯の咬合面観

セクション3　上顎大臼歯の順位の鑑別（第一大臼歯と第二大臼歯の鑑別） 138
上顎大臼歯の頬側面観／上顎大臼歯の舌側面観／上顎大臼歯の隣接面観／上顎大臼歯の咬合面観

セクション4　第三大臼歯の鑑別 153
第三大臼歯の特徴（第一・第二大臼歯との相違）／第三大臼歯の大きさと形状／
第三大臼歯と第一・第二大臼歯の歯冠の共通点および相違点／
第三大臼歯と第一・第二大臼歯の歯根の共通点および相違点

セクション5　興味深い大臼歯の変異型と民族間相違 157

ウォールフェル博士による研究結果 161

第6章　乳歯列（混合歯列） 164

セクション1　乳歯の基本概念 164
乳歯の定義／乳歯の歯式／乳歯列の機能

セクション2　乳歯と永久歯の発生時期 166
歯の萌出時期／歯冠と歯根の発生

セクション3　乳歯の特徴 172
乳歯の特徴（永久歯との比較）／乳前歯の歯冠の特徴／乳前歯の歯根の特徴／乳臼歯の歯冠の特徴／
乳臼歯の歯根の特徴

セクション4　乳歯の歯種および順位別特徴 175
乳切歯の特徴／乳犬歯の特徴／乳臼歯の特徴

セクション5　乳歯の歯髄腔 186

追加調査データ 193

第2部　臨床における解剖学知識の応用

第7章　歯周組織の解剖学的形態 197

セクション1　歯周に関する基本用語の定義 198
セクション2　健康な歯周組織 199
歯槽骨／歯根表面／歯根膜／歯肉

セクション3　病的歯周組織の解剖学的形態 204
歯肉炎／歯周炎／歯肉退縮

セクション4　歯周組織検査：病的状態と現症を反映する指標 208
歯の動揺度／歯周ポケットの深さ（プロービングデプス）／歯肉縁の位置（歯肉退縮の有無）／
臨床的アタッチメントロス（臨床的アタッチメントレベル）／プロービング時の出血／根分岐部病変／
付着歯肉の喪失（歯肉歯槽粘膜異常）／プラークスコア（指数）

セクション5　歯周疾患と修復物（充填物）の関係 220
セクション6　歯の支持状態と歯根形態の関係 220

目　次　　xi

セクション7	歯周疾患の進行に影響を及ぼす歯根の解剖学的形態と形態異常	222
セクション8	歯周疾患の治療法	223
セクション9	歯周インスツルメンテーション（器具操作）、口腔衛生指導 および歯周メインテナンスに歯根の解剖学的形態が及ぼす影響	223

歯肉溝の深さに関するウォールフェル博士の研究結果 ……………………………………………… 230

第8章　歯根・歯髄の形態と歯内療法 …………………………………………………………… 231

セクション1　歯髄腔の形態：歯内療法および歯科修復との関係 ………………………………… 231
歯髄腔の形状と根管の分岐形態／若年者の健全歯における歯髄腔の形状／加齢に伴う歯髄腔の狭窄／
歯髄形態知識の保存修復臨床における応用／歯髄形態知識の歯内療法臨床における応用

セクション2　歯根の歯頸部と中央における陥凹部、分岐部、くぼみおよび根管 ……………… 244
上顎中切歯／上顎側切歯／下顎の中切歯および側切歯／上顎犬歯／下顎犬歯／上顎第一小臼歯／
上顎第二小臼歯／下顎第一小臼歯／下顎第二小臼歯／下顎第一・第二大臼歯／上顎第一・第二大臼歯

セクション3　歯髄と根管の形態における民族的多様性 …………………………………………… 247

研究データ・結果 ……………………………………………………………………………………… 248

第9章　機能咬合と不正咬合 ……………………………………………………………………… 250

セクション1　正常咬合と不正咬合 …………………………………………………………………… 251
Ⅰ級正常咬合／歯性不正咬合／Ⅱ級不正咬合／Ⅲ級不正咬合

セクション2　顎関節内の動き ………………………………………………………………………… 257
顎関節の解剖学的形態／下関節腔における動き／上関節腔における動き／関節全体の動き／下顎の転位

セクション3　上顎と下顎の顎間関係を表す用語 …………………………………………………… 262
最大咬頭嵌合位／中心位／生理的下顎安静位／下顎水平運動時の顎間関係

セクション4　摂食中の機能運動：咀嚼と嚥下 ……………………………………………………… 266
剪断（噛み切り）／咀嚼（噛み砕き）／嚥下（飲み込み）

セクション5　非機能運動と接合過重：徴候と症状 ………………………………………………… 270

セクション6　不正咬合の治療法 ……………………………………………………………………… 272
患者教育と行動療法／ストレス管理と筋リラクゼーション／口腔内装置による顎間関係の修正／
形態修正による不正咬合の諸症状の治療／歯の移動による不正咬合の治療

セクション7　咬合に関する発展的話題 ……………………………………………………………… 276
運動域／中心位の正確な記録／ロングセントリック・オクルージョン

ウォールフェル博士による研究結果 ………………………………………………………………… 288

第10章　歯のう蝕・破損・喪失に対する治療 ………………………………………………… 291

セクション1　う蝕病変の概要 ………………………………………………………………………… 291

セクション2　保存修復学、修復歯科学、補綴学：定義 …………………………………………… 294

セクション3　歯の修復に用いる材料 ………………………………………………………………… 295
アマルガム／審美性修復材／鋳造修復／陶材：インレー・アンレー・ベニア

セクション4　窩洞形成の原則 ………………………………………………………………………… 297
窩洞外形の設定／保持形態の付与／う蝕除去と歯髄治療／形成面の整理／窩洞の清掃／窩洞形成の最終評価

セクション5　う蝕の分類と修復方法 ………………………………………………………………… 299
Ⅰ級う蝕／Ⅱ級う蝕／Ⅲ級う蝕／Ⅳ級う蝕／Ⅴ級う蝕／う蝕分類のⅥ級

セクション6　歯冠崩壊と歯の喪失に対する修復 …………………………………………………… 317

第11章　歯の異常 ………………………………………………………………………………… 323

セクション1　無歯症：歯の欠損 ……………………………………………………………………… 324
全部性無歯症／部分性無歯症

セクション2　過剰歯 …………………………………………………………………………………… 325
上顎切歯部／第三大臼歯部／下顎小臼歯部

セクション3　歯の形態異常 …………………………………………………………………………… 327
歯冠の形態異常／歯根の形態異常／歯の位置の異常／その他の発生学的形態異常（および変色）／
萌出後に受けた損傷による歯の変形／特異な歯列

第12章　法歯学 345

セクション1　法歯学の定義 345

セクション2　個人識別における歯学 346

セクション3　民事訴訟(医療過誤)と虐待・放置 351

セクション4　咬痕 352

セクション5　大災害 354
備えと研修／初動対応／遺体安置所での歯科的個人識別／法人類学／大災害事例

セクション6　開業歯科医と法歯学 360

第13章　デッサン、スケッチ、歯型彫刻 362

セクション1　歯のデッサン 362
準備物／歯の輪郭を正確に写す方法／デッサン例：下顎犬歯外形の正確な描写(抜去歯または歯牙模型の写生)

セクション2　歯のスケッチ：見本なしで描き分ける 366

セクション3　歯型彫刻 368
準備物／歯の彫刻方法／例：ワックスブロックを用いた上顎中切歯の彫刻／歯型彫刻の上達方法

第3部　口腔の解剖学的構造

第14章　歯の機能に関連する構造物 377

セクション1　ヒト頭蓋を形成する骨(蝶形骨、側頭骨、上顎骨、下顎骨に重点を置く) 377
神経頭蓋の上部を構成する骨／神経頭蓋の底面を構成する骨／顔面の大きな骨と顎関節／顔面の小さな骨／舌骨

セクション2　顎関節(TMJ) 398
顎関節の解剖／顎関節を支持し、顎関節の動きを制限する靭帯／顎関節の発育／
発展的話題：TMJに関連する計測値

セクション3　口の筋 406
咀嚼に関連する筋／下顎骨の動きに影響を与えるその他の筋／歯の位置と運動に関連するその他の要素／
下顎を動かし制御する筋のまとめ

セクション4　口腔の神経 417
三叉神経(第V脳神経)／顔面神経(第VII脳神経)／舌咽神経(第IX脳神経)／舌下神経(第XII脳神経)／
舌、唾液腺、顔面の皮膚と筋への神経支配のまとめ

セクション5　口腔に関連する脈管(動脈、静脈、リンパ管) 429
動脈／静脈／リンパ管

セクション6　パノラマX線写真で見える構造物 436

第15章　口腔診査：口腔の正常解剖 439

セクション1　口腔外診査：正常構造 440
外観／頭部／皮膚とその下にある咀嚼筋／目／顎関節／頸部／リンパ節／唾液腺(口腔外)／口唇

セクション2　口腔内診査：正常構造と局所麻酔時に役立つ解剖学的指標 444
唇側と頬側の粘膜：口腔前庭と頬／蓋：口腔の天井／中咽頭：口峡、口蓋弓、扁桃／舌／口腔底／唾液腺／
歯槽突起(粘膜の下にある骨)／歯肉／歯：歯の計数

ウォールフェル博士による研究結果 471

付録 473
切歯の一般的な特徴／上顎切歯の順位の鑑別／下顎切歯の順位の鑑別／切歯の上下の鑑別／
犬歯の一般的な特徴／犬歯の上下の鑑別／小臼歯の一般的な特徴／小臼歯の上下の鑑別／
上顎小臼歯の順位の鑑別／下顎小臼歯の順位の鑑別／大臼歯の一般的な特徴／大臼歯の上下の鑑別／
下顎大臼歯の順位の鑑別／上顎大臼歯の順位の鑑別／乳前歯の特徴／乳臼歯の一般的な特徴

索引 495

第 1 部　各歯の解剖形態

第1部の6つの章では、成人と小児の各歯について詳細に解説する。

第1章　歯の形態学用語

本章で紹介する歯の形態学用語および概念は以下の10セクションに分類される。

1. 正常なヒト歯列内での位置に基づいた歯の名称
   - A. 乳歯歯列
   - B. 永久歯列
2. 歯の表記法：アメリカ式表記法、国際歯科連盟 (FDI) 式表記法、パーマー式表記法
3. 歯の部分を表す用語
   - A. 歯の四大組織
   - B. 解剖学的歯冠・歯根と臨床的歯冠・歯根
4. 歯周組織
5. 歯面を定義する用語
   - A. 前歯と臼歯の外側面を区別する用語
   - B. 上顎歯と下顎歯の内側面を区別する用語
   - C. 前歯と臼歯の咀嚼面を区別する用語
   - D. 歯の隣接面を区別するための用語
   - E. 歯面の境界と諸径を表す用語
   - F. 歯冠・歯根の三区分
   - G. 歯根歯冠比
6. 歯の形態を表す用語
   - A. 解剖学的歯冠の形態
   - B. 解剖学的歯根外面の形態
   - C. 歯頸線 (CEJ) 彎曲
   - D. 歯根と歯冠の大きさの比較
7. 上下顎歯列弓の正常歯列に関する用語
   - A. 歯根軸
   - B. 唇頬側面および舌側面の最大豊隆部
   - C. コンタクトエリア（隣接面の最大豊隆部）
   - D. 歯間鼓形空隙
8. 正常咬合：上下顎歯列弓間の位置関係
9. 発育葉からの歯の発生
10. 動物の歯とヒトの歯の比較

目的

本章では、以下の項目を習得できる。

- 正常なヒト乳歯列内での位置に基づいて、歯列弓（上顎／下顎）、1/4顎（左側／右側）、同一歯種内での順位（該当する場合）、歯種によって全20歯の名称を挙げる。
- 正常なヒト永久歯列での位置に基づいて、歯列弓（上顎／下顎）、1/4顎（左側／右側）、同一歯種内での順位（該当する場合）、歯種によって全32歯の名称を挙げる。
- アメリカ式表記法を用いて永久歯と乳歯を表記する。
- パーマー式表記法および国際歯科連盟 (FDI) 式表記法を用いて各歯を表記し、それをアメリカ式表記法に「置き換える」。
- 歯の支持組織（歯周組織）の特徴を述べ、特定する。
- 歯の4組織を特定し、各4大組織の位置、ミネラル（無機質）含有量、機能について説明する。
- 解剖学的歯冠・歯根と臨床的歯冠・歯根を区別する。
- 前歯と臼歯の歯面の名称を挙げる。
- 全歯面観の歯冠と歯根を3区分に分け、各区分の名称を挙げる。
- 歯の諸径を表すための用語を定義する。
- 歯の種類ごとに共通の隆起と隆線、多様なくぼみについて説明し、（名称によって）それらを特定する。
- 歯根の各部分の特徴を述べ、特定する。
- 同一歯列弓内（上顎または下顎）での正常歯列と鼓形空隙の特質を述べ、特定する。特質には、歯根軸に対する咬頭や切縁の位置（隣接面観）、最大豊隆部と隣接面コンタクトエリアの位置（唇頬側面観、舌側面観）、鼓形空隙の大きさ（唇頬側面観、舌側面観、咬合面／切縁観）が含まれる。
- I級咬合における正常な上下顎歯列弓間の位置関係、特に第一大臼歯と犬歯の位置関係について説明する。
- 各歯を形成する発育葉の数を特定し、発育葉から発生する歯の解剖学的指標を見分ける。

しい分野を学習するには、まずその分野特有の専門用語を習得する必要がある。適切な専門用語を知らなければ相手の話を理解できないし、自分の言うことを理解してもらうこともできない。歯の形態学分野で使用する用語の定義と説明は、次章以降の内容を理解するための基盤となる。基本的な事柄を学習する必要があるのは、外国語学習と同様である。これから学習する歯科用語は、歯科業務に従事して使い続けているうちにすぐに慣れ親しんだものとなるだろう。

セクション1　正常なヒト歯列内での位置に基づいた歯の名称

本セクションでは、口腔内の正常な位置に基づいて歯を呼称するための用語を紹介する。口腔内の全歯をまとめて**歯列**と呼ぶ。ヒトは一生の間に2種類の歯列を持つ。1つは小児期の歯列で**乳歯列**と呼ばれ、もう1つは成人期に萌出し、生涯を通して維持することが望まれる歯列で**永久歯列**（または**第二次歯列**）と呼ばれる。上顎骨に並ぶ歯は全体で**上顎歯列弓**を構成し、同様に、下顎骨に並ぶ歯も全体で**下顎歯列弓**を構成する。上下顎歯列弓はさらに左右½ずつに区分される（各¼領域に総歯数の¼の歯が含まれるため、左側¼顎および右側¼顎ともいう）。

A. 乳歯列

乳歯列とは、通常2-6歳頃までの小児期にみられる歯列のことである。乳歯列は、上顎歯列弓10歯、下顎歯列弓10歯の総20歯からなる（図1-1参照）。乳歯は12-13歳頃までに最終的にはすべて抜け落ちて永久歯列に生え変わるため、**脱落歯**とも呼ばれる。乳歯列の各¼顎には5歯ある。¼顎内の歯はさらに、乳切歯、乳犬歯、乳臼歯の「3」**歯種**に分類される。乳歯列の左右¼顎間の正中から配列順に前の歯2本が**乳切歯**（i）、次が**乳犬歯**（c）が1本、さらに次の2本が**乳臼歯**（m）である。各歯種を上記のように略号で記し、その後に¼顎内の歯数を分数の形（上顎¼顎の歯数を分子、下顎¼顎の歯数を分母）で記すと、ヒトの乳歯列は次の歯式で表すことができる。

$i\frac{2}{2} c\frac{1}{1} m\frac{2}{2} =$ ¼顎に5歯ずつ計20歯

¼顎内に同じ歯種を2本以上有する乳歯（乳切歯と乳臼歯）は、歯種内でさらに細かく**順位**ごとに分類される。例えば、左右¼顎を分ける正中に隣接する乳切歯は**乳中切歯**、乳中切歯の側方の乳切歯は**乳側切歯**と呼ばれる。乳側切歯の後ろには乳犬歯、その次に乳臼歯が2本続くが、犬歯のすぐ隣の歯が**第一乳臼歯**、その後方の歯が**第二乳臼歯**である。

実　習

乳歯歯列の模型を用いて、または図1-1の名称を伏せながら、上下¼顎内の位置に基づいて各乳歯の名称を述べよ。ただし、上下顎、左右側、歯列（乳歯／永久歯）、順位（該当する場合）、歯種の順に正しく述べること。例えば、下顎左側の正中から1番目の歯は、下顎左側乳中切歯である。

B. 永久歯列

永久（第二次）歯列とは、成人にみられる歯列のことである。永久歯列は、上顎歯列弓16歯、下顎歯列弓16歯の総32歯からなる（図1-2参照）。永久歯列の¼顎には8歯あり、切歯、犬歯、小臼歯（永久歯のみにある新しい歯種）、大臼歯の「4」**歯種**に分類される。各¼顎の前方の歯2本が切歯（I）、次に犬歯（C）1本、小臼歯（PM）2本が続き、最後に大臼歯（M）が3本ある。ヒトの永久歯列の歯式は以下の通りである。

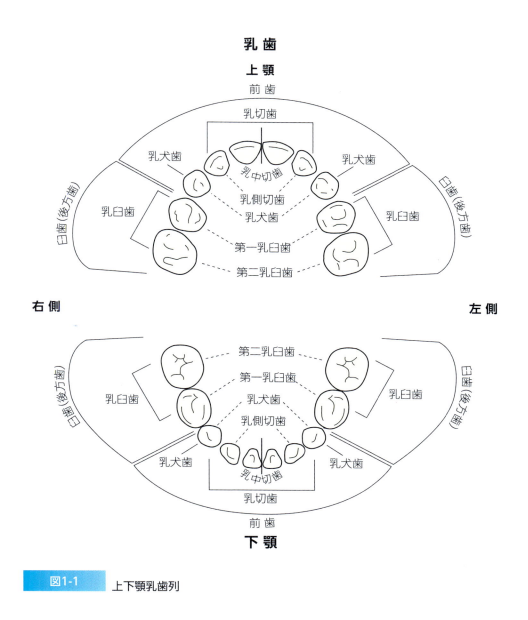

図1-1　上下顎乳歯列

$I\frac{2}{2}C\frac{1}{1}PM\frac{2}{2}M\frac{3}{3}$ = ¼顎に8歯ずつ計32歯

　¼顎内に同じ歯種が2本以上ある永久歯（切歯、小臼歯、大臼歯）は、歯種内でさらに細かく**順位**ごとに分類される。乳歯列と同様、左右¼顎を分ける正中に隣接する永久切歯は中切歯と呼ばれ、中切歯の隣すなわち側方の歯は側切歯と呼ばれる。側切歯の隣が犬歯、次いで**第一小臼歯、第二小臼歯**、さらに後方に向かって、第一大臼歯、第二大臼歯、第三大臼歯（智歯と呼ばれることもある）と大臼歯が3本続く。
　上記2つの歯式を比較すれば分かるように、乳歯と永久歯には相違点がある。（乳）中切歯、（乳）側切歯、（乳）犬歯は両歯列で似たような位置にあるが、永久歯列には犬歯と大臼歯の間に**小臼歯**と呼ばれる新しい歯種が存在する。小臼歯は、小児期に乳歯があった個所に位置する。また、小臼歯の後方には大臼歯が2本ではなく3本ある。
　このほか、歯を歯列内での位置によって分類・区別するために、前歯と臼歯という2語が使用される。**前歯**とは口腔内前方に位置する歯のことで、具体的には（乳）切歯と（乳）犬歯を指し、**臼歯**（後方歯とも言う）とは口腔内後方に位置する歯のことで、具体的には小臼歯と大臼歯（乳歯の場合は乳臼歯）を指す。

6 第1部 | 各歯の解剖形態

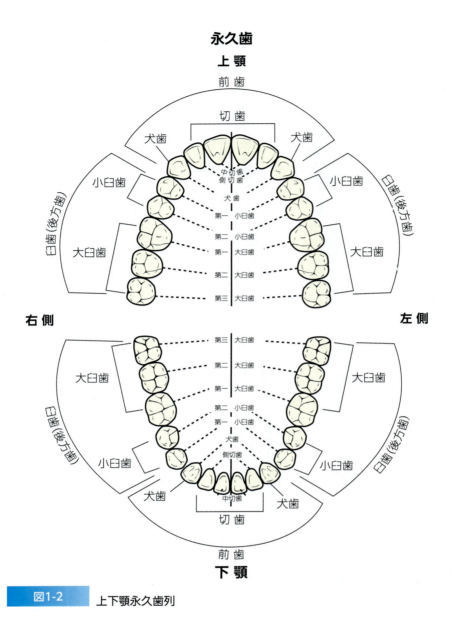

図1-2 　上下顎永久歯列

実 習

永久歯列の模型を用いて、または図1-2の名称を伏せながら、上下顎¼内の位置に基づいて各永久歯の名称を述べよ。各歯を正確に表すために、上下顎、左右側、歯列（乳歯／永久歯）、順位（該当する場合）、歯種の順に正しく述べること。例えば、永久歯の右下、最後方の歯は、下顎右側第三大臼歯である。

第1章 | 歯の形態学用語　7

復習問題

最も適切な解答を選択せよ。

1. 成人歯列（永久歯列）の¼顎には何歯あるか。
    a. 5歯
    b. 8歯
    c. 10歯
    d. 20歯
    e. 32歯

2. 乳歯列にはなくて永久歯列にある歯種はどれか。
    a. 切歯
    b. 犬歯
    c. 小臼歯

3. 永久歯列において正中から5番目の歯はどれか。
    a. 犬歯
    b. 小臼歯
    c. 大臼歯
    d. 切歯

4. 永久歯の後方歯に含まれる歯は次のどれか。
    a. 小臼歯のみ
    b. 大臼歯のみ
    c. 小臼歯と大臼歯
    d. 犬歯、小臼歯および大臼歯

5. 第二乳臼歯のあった位置に萌出する永久歯はどれか。
    a. 第一大臼歯
    b. 第二大臼歯
    c. 第一小臼歯
    d. 第二小臼歯

解答：1-b, 2-c, 3-b, 4-c, 5-d

セクション2　歯の表記法：アメリカ式表記法、国際歯科連盟（FDI）式表記法、パーマー式表記法

　歯科記録を正確に作成・記入することは、歯科診療における重要な仕事である。迅速かつ効率よく歯科記録を行うためには、なんらかの歯の記号または表記法を採用する必要がある。さもなければ1本の歯を記録するのに、「上顎右側第二大臼歯の近遠心面と咬合面および頰側面溝を含むアマルガム修復」（35文字）などと記述が長くなる。これをアメリカ式表記法にすると、同じ情報が「2MODBA」（わずか6文字）というふうに簡潔に表せる（歯の修復面を示す他の標準的な略語については後に第10章で解説する）。

　アメリカ式（Universal）表記法とは、1882年にパライト（Parreidt）氏によって初めて提案され、1975年に米国歯科医師会（American Dental Association）により公式に採用された歯の表記法である。現在では、第3者にも容認され、アメリカ法歯学会（American Society of Forensic Odontology）にも承認されている。アメリカ式表記法では、

永久歯列32歯を1から32までの数字で表す。上顎右側第三大臼歯を1として上顎を順に進み、上顎左側第三大臼歯が16となる。次に同じ側を下に降り、下顎左側第三大臼歯を17とし、下顎を順に進むにつれ数字が増し、下顎右側第三大臼歯が32となる。図1-3の永久歯の数字は、このアメリカ式表記法で記したものである。

　乳歯列20歯には、AからTまでのアルファベット20字を使用する。Aは上顎右側第二乳臼歯を表し、上顎を順に進み、上顎左側第二乳臼歯がJとなる。次に同じ側を下に降り、下顎左側第二乳臼歯がK、下顎を時計回りに進み、下顎右側第二乳臼歯がTとなる。図1-4の乳歯の文字は、このアメリカ式表記法で記したものである。

　これ以外にも、パーマー式表記法と、米国以外の国で使用されている**国際歯科連盟（FDI）式表記法**の2通りの表記法がある。FDI式表記法では、永久歯も乳歯も2けたの数字で

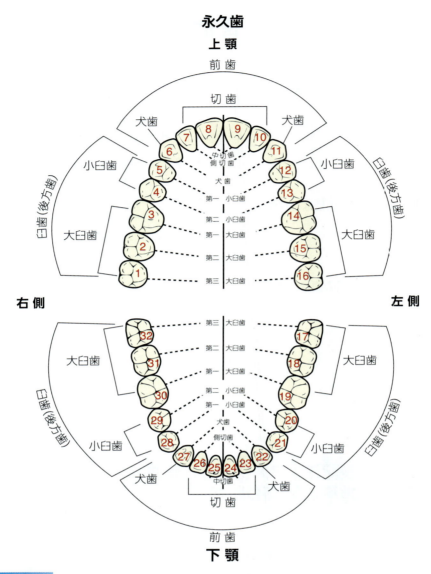

図1-3　永久歯列の上下顎の咬合面および切縁。歯の中の1から32までの数字は、米国で歯科記録に使用され、本書でも使用しているアメリカ式表記法で表したものである

表す。10の位の数字は、歯列（永久歯／乳歯）、歯列弓（上顎／下顎）、¼顎（左側／右側）を区別する。その方法は以下の通りである。

永久歯列

1＝永久歯列上顎右側
2＝永久歯列上顎左側
3＝永久歯列下顎左側
4＝永久歯列下顎右側

乳歯列

5＝乳歯列上顎右側
6＝乳歯列上顎左側
7＝乳歯列下顎左側
8＝乳歯列下顎右側

「1の位」の数字は¼顎内の歯の位置を示し、正中から後方へ向かって順に数字が増す。つまり、永久歯の場合、1の位の数字1から8は中切歯（1）から第三大臼歯（8）までを示し、乳歯の場合、1から5は乳中切歯（1）から第二乳臼歯（5）までを示す。永久歯¼顎内の数字表記1から8は図1-5に

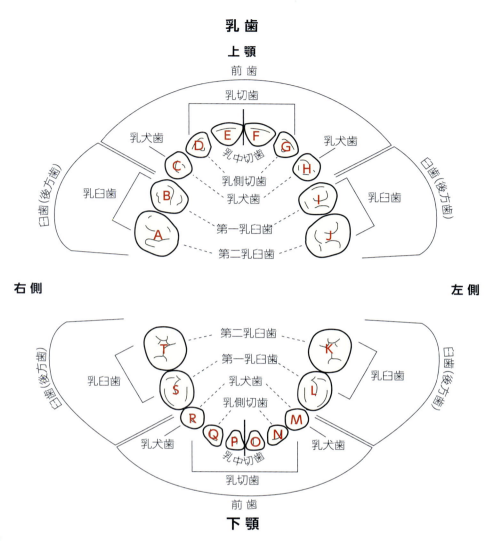

図1-4 乳歯列の上下顎の咬合面および切縁。歯の中のAからTの文字は、米国で歯科記録に使用されている**アメリカ式表記法**で乳歯を表したもの

記されている通りである。1の位と10の位を合わせた11から48までの範囲の数字は永久歯を表す。例えば、48は永久歯の下顎右側第三大臼歯のことである。なぜなら、10の位の4は永久歯の下顎右側¼顎を指し、1の位の8は正中から8番目の歯つまり第三大臼歯を指すからである。また、51から85までの範囲の数字は乳歯を表す。例えば、51は上顎右側乳中切歯である。なぜなら10の位の5は乳歯上顎右側¼顎を指し、1の位の1は正中から1番目の歯つまり乳中切歯を指すからである。アメリカ式表記法で32と表される歯は、FDI式表記法では48となる。全歯の表記は、表1-1にすべて記載されている。

パーマー（Palmer）式表記法は、米国では矯正歯科医と口腔外科医の多くが使用している（訳注：日本ではパーマー式表記法が主流である）。パーマー式表記法では、4つの異なる形の特殊な括弧によって各¼顎を表す。各括弧で数字（または文字）を囲み、¼顎内の歯を特定する。括弧の形は、図1-5に示されるように患者に向き合ったときの各歯列の¼顎を表す形となっている。

　⏌　上顎右側¼顎
　⌊　上顎左側¼顎
　⏋　下顎右側¼顎
　⌈　下顎左側¼顎

永久歯の各¼顎内の歯は、FDI式表記法と同じく、1（正中に最も近い）から8（正中から最も遠い）までの数字で表す。

表1-1　主な歯の表記法

			アメリカ式 右	アメリカ式 左	パーマー式 右	パーマー式 左	国際歯科連盟(FDI)式 右	国際歯科連盟(FDI)式 左
乳歯列	上顎歯	中切歯	E	F	A⌋	⌊A	51	61
		側切歯	D	G	B⌋	⌊B	52	62
		犬歯	C	H	C⌋	⌊C	53	63
		第一臼歯	B	I	D⌋	⌊D	54	64
		第二臼歯	A	J	E⌋	⌊E	55	65
	下顎歯	中切歯	P	O	⌈A	A⌉	81	71
		側切歯	Q	N	⌈B	B⌉	82	72
		犬歯	R	M	⌈C	C⌉	83	73
		第一臼歯	S	L	⌈D	D⌉	84	74
		第二臼歯	T	K	⌈E	E⌉	85	75
永久歯列	上顎歯	中切歯	8	9	1⌋	⌊1	11	21
		側切歯	7	10	2⌋	⌊2	12	22
		犬歯	6	11	3⌋	⌊3	13	23
		第一小臼歯	5	12	4⌋	⌊4	14	24
		第二小臼歯	4	13	5⌋	⌊5	15	25
		第一大臼歯	3	14	6⌋	⌊6	16	26
		第二大臼歯	2	15	7⌋	⌊7	17	27
		第三大臼歯	1	16	8⌋	⌊8	18	28
	下顎歯	中切歯	25	24	⌈1	1⌉	41	31
		側切歯	26	23	⌈2	2⌉	42	32
		犬歯	27	22	⌈3	3⌉	43	33
		第一小臼歯	28	21	⌈4	4⌉	44	34
		第二小臼歯	29	20	⌈5	5⌉	45	35
		第一大臼歯	30	19	⌈6	6⌉	46	36
		第二大臼歯	31	18	⌈7	7⌉	47	37
		第三大臼歯	32	17	⌈8	8⌉	48	38

例えば、1は中切歯、2は側切歯、3は犬歯という具合である。患者に向かって¼顎の形と同じ形の括弧および¼顎内の歯の数字（1から8）が図1-5に示されている。特定の歯を表記するには、¼顎を示す括弧の中に適切な歯の数字を記入する。例えば、下顎左側中切歯は「1⌉、下顎左側第二小臼歯は「5⌉、上顎右側犬歯は3⌋」となる。乳歯の各¼顎にも同じ形の4つの括弧が用いられるが、¼顎内の歯にはAからEのアルファベット5文字を使用する（Aが乳中切歯、Bが乳側切歯、Cが乳犬歯など）。アメリカ式表記法とパーマー式表記法を比較してみると、アメリカ式表記法では上顎右側第二大臼歯は2だが、パーマー式表記法では7⌋となる。混乱した場合は、表1-1を参照すること。

本書ではアメリカ式表記法を主に用いている（訳注：日本語版ではパーマー式も併用）。アメリカ式表記法を習得するためには、中切歯（8、9、24、25）、第一臼歯（3、14、19、30）というように主要な歯の数字や文字を覚えておくとよいだろう。

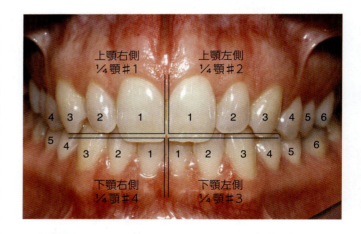

図1-5　上記の図には永久歯列の¼顎を示す2通りの方法が記されている。パーマー式表記法では各¼顎を表すのに4つの特殊な「括弧」を使用する。FDI式表記法では、永久歯列の各¼顎を表すのに数字の1から4を使用する。各歯の中の数字は、正中から順に中切歯を1、側切歯を2というように各歯を数字表記で表したものである

セクション3　歯の部分を表す用語

A. 歯の四大組織

　歯は、エナメル質、象牙質、セメント質、歯髄の4組織からなる。エナメル質、象牙質、セメント質の3組織は、相当量のミネラル（無機質）を含有するため比較的硬い。また、ミネラルのなかでも特にカルシウム（石灰）含有率が高いので、外見からはエナメル質は石灰化組織ともいえる。通常、健全な抜去歯の場合、エナメル質とセメント質の2組織しか確認できず、残りの2組織（象牙質と歯髄）は外からは見えない。以下、各組織の説明を読む際には図1-6を参照すること。

　エナメル質は、解剖学的歯冠の外層で白い色をしている。エナメル質は石灰化度がかなり高く、生体のなかで最も硬い。ミネラル含有率は全体の95％で、その主成分はカルシウム・ヒドロキシアパタイト（石灰化成分）である。残りの5％は水分とエナメル基質である。エナメル質は、エナメル器（外胚葉）から形成される**エナメル芽細胞**と呼ばれる特定の上皮細胞から産生される。

　セメント質は、解剖学的歯根の外層で色は濁黄色である。セメント質は非常に薄いが特に歯頸線付近で薄くなっており、本書の1頁分の厚さ（わずか50-100μm〈マイクロメートル。1ミリの1000分の1〉）しかない。セメント質は、65％のカルシウム・ヒドロキシアパタイト（ミネラル成分および石灰化成分）と35％の有機物（コラーゲン線維）と12％の水分から構成される（Melfiの見解によるとセメント質のミネラル含有率は約50％）。セメント質は骨と同じくらいの硬さだが、エナメル質と比較するとかなり軟らかい。セメント質は歯小嚢（中胚葉）から形成される**セメント芽細胞**から産生される。

　セメントエナメル境（**CEJ**とも呼ばれる）とは、解剖学的歯根のセメント質と解剖学的歯冠のエナメル質の境界のことを指す。この境界は**歯頸線**とも呼ばれるが、この呼称は歯の**頸部**を囲んでいることを示す。

　象牙質とはエナメル質とセメント質の下層に位置する硬く黄色い組織で、歯冠および歯根内部の大部分をなす。象牙質は歯の中心部にある歯髄の外側から（歯冠の）エナメル質または（歯根の）セメント質の内側表面までを占める。象牙質は通常は目に見えない。ただし、歯科X線で撮影した場合、エナメル質やセメント質が摩耗したり歯の修復中に削り取られたりした場合、う蝕よる破壊が生じたりした場合には表出する。成熟した象牙質の約70％はカルシウム・ヒドロキシアパタイト、18％は有機物（コラーゲン線維）、12％は水分で構成される

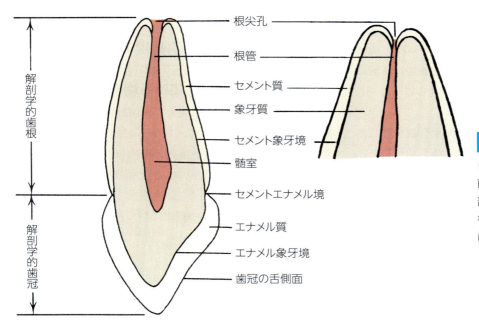

図1-6　歯の組織分布と歯髄腔（髄室と根管からなる）の形状を示す上顎前歯の中心縦断面図。右図は根管先端部の拡大図で、根尖孔付近の歯根の狭窄を示している。歯根を覆うセメント質層は、実際は図で示すよりかなり薄い

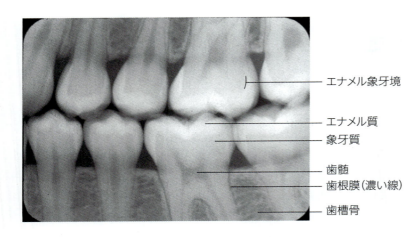

図1-7　エナメル質で覆われている歯冠と歯槽骨内に埋まっている歯根のX線撮影。外側の白い部分がエナメル質、内側の灰色の部分が象牙質、歯の中心部の最も暗い部分が歯髄。歯根と歯槽骨の間に非常に薄い歯根膜が確認できるが、セメント質は見えない

ため、象牙質はセメント質よりは硬いが、エナメル質よりは軟らかいので欠けにくい。象牙質は、胚性歯乳頭（中胚葉）から形成される。象牙質を産生する**象牙芽細胞**と呼ばれる細胞は、歯髄と象牙質の境界部に位置する。

エナメル象牙境とは、エナメル質と象牙質の境界に位置するエナメル層の内側表面を指す。エナメル象牙境はX線（図1-7）ではっきり確認できる。**セメント象牙境**とは、セメント質と象牙質との境界に位置するセメント質内側表面を指す。セメント質は非常に薄く、X線で確認することは難しい。

歯髄とは、歯冠および歯根中央部の**歯髄腔**と呼ばれる空隙にある軟部組織（ミネラル化も石灰化もしていない組織）のことを指す。歯髄腔は、歯冠部の**髄室**と歯根部の**根管**に分かれる。歯髄腔は、**根尖孔**と呼ばれる歯根先端の穴以外は象牙質に取り囲まれている。神経および血管は、この根尖孔を通って歯髄に入る。歯髄は、象牙質と同じくX線で撮影するか歯を切断するかしなければ、確認できない（図1-7）。歯髄は歯乳頭（中胚葉）から形成される疎性結合組織で、歯髄には多数の血管と神経が分布する。歯髄の機能は以下の通りである。

- **形成**：象牙芽細胞は、歯の生涯を通じて象牙質を形成する。歯根完成後に形成される象牙質は、**第二象牙質**と呼ばれる。
- **感覚の伝達**：歯髄の神経終末は、熱、冷たさ、切削、甘い食物、虫歯、外傷、脳の感染症などが原因で生じる痛みの感覚を伝える。ただし、痛みの原因を区別することはできない。
- **栄養の供給**：歯髄の血管は、血流を通じて歯髄細胞および象牙質を形成する象牙芽細胞へ栄養を運ぶ（驚くことに、心臓を通った血液はわずか6秒後に歯髄に到達する）。
- **防衛・保護**：歯髄は歯の損傷やう蝕に反応して、（象牙芽細胞から）**修復象牙質**を形成する。

B. 解剖学的歯冠・歯根と臨床的歯冠・歯根

1. 解剖学的歯冠と解剖学的歯根の定義

解剖学的歯冠（解剖的歯冠）とは（口腔内または口腔外の）エナメル層で覆われた歯の部分を指し、**解剖学的歯根**（解剖的歯根）とはセメント質で覆われた歯の部分を指す（図1-6）。歯頸線（セメントエナメル境）とは、解剖学的歯冠と解剖学的歯根を分かつ線のことを指す。以上の関係は、生涯を通じて変化することはない。

2. 臨床的歯冠と臨床的歯根の定義 （歯が口腔内に存在する、または少なくとも歯の一部が萌出している場合のみ）

臨床的歯冠とは口腔内に見えている歯の部分を指し、**臨床的歯根**とは歯肉に覆われて、外からは見えない部分を指す。臨床的には、25歳の健全歯肉の歯肉縁は歯頸線の弯曲に概ね沿っているので、必然的に健全歯の臨床的歯冠は解剖学的歯冠と等しくなる。しかし、人生前半の歯の萌出過程や人生後半の歯肉退縮などの理由により、歯肉縁が常に歯頸線と同じ高さにあるとは限らない。例えば、10歳児の一部のみ萌出している歯の歯肉は解剖学的歯冠のエナメル質の大半を覆っているため、臨床的歯冠（口腔内に見えている部分）は解剖学的歯冠よりもかなり短くなり、臨床的歯根（口腔内に

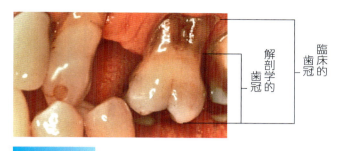

図1-8 上写真の上顎大臼歯の**臨床的歯冠は非常に長い**。これは、解剖学的歯冠全部と解剖学的歯根の大部分が、歯肉退縮および骨の喪失により露出しているためである

的歯冠より長くなる。これは、臨床的歯冠が解剖学的歯冠全部と解剖学的歯根の露出部により構成されているためである（図1-8）。この場合、臨床的歯根は解剖学的歯根より短くなる。

見えていない部分）は解剖学的歯根よりかなり長くなる（解剖学的歯根＋歯肉で覆われている解剖学的歯冠）。

一方、70歳の歯肉縁には歯肉退縮が生じている場合があり、特に歯周疾患罹患後または歯周治療後は解剖学的歯根の露出部がより多くなる。この結果、臨床的歯冠は解剖学

実 習

異なる年齢の人の口腔内を調べ、歯頸線が見えるかどうか確認せよ。高齢になるにつれ、歯周疾患や（歯科衛生器具の誤用などによる）歯周組織の損傷により、歯肉縁の位置が根尖方向に退縮しているケースが増える。もちろん、その場合も歯頸線の位置は同じである。つまり、解剖学的歯冠と解剖学的歯根の区別は生涯変わらない。

セクション4　歯周組織

　歯周組織とは口腔内の歯を支える組織のことで、歯の周りを囲む歯槽骨、歯肉、歯根膜、歯根外層を覆うセメント質からなる（図1-9）。**歯槽骨**とは、上顎骨または下顎骨の一部で、歯の周囲の骨を指す。歯肉とは、口腔内の軟部組織で上下顎の歯槽骨を覆う、健常な口腔内において目に見える唯一の歯周組織のことである。歯肉の一部はその下の歯槽骨と固く結びついており、**付着歯肉**と呼ばれる。それ以外の部分は**遊離歯肉**（または辺縁歯肉）と呼ばれ、歯の周囲の薄い歯肉の襟の部分を指す。健常な遊離歯肉は歯に沿っているが、**歯肉溝**と呼ばれる遊離歯肉と歯との隙間に到達できるようになっている。**歯肉縁**（遊離歯肉縁）とは、歯の咀嚼面に最も近い歯肉の縁のことを指す（図1-10）。

　歯肉溝とは歯面に付着していない遊離歯肉の細い襟部分と歯面間の空隙を指し、外部からは見えないが歯周プローブを用いて検査することができる。健全な歯肉溝に細い歯周プローブを挿入した場合、到達できる深さはわずか1-3mmである。**歯間乳頭**とは、遊離歯肉の襟部分のうち、歯間に広がる部分を指す。健全な歯間乳頭は、歯間の空隙（歯間腔）を隣在歯が相互に接触するところまでを満たしている。

　歯根膜（歯周靭帯）とは多くの組織線維からなる非常に細い靭帯のことで、（セメント質で覆われている）歯根外層と各歯をとり囲む緻密な歯槽骨の薄い層をつないでいる。図1-9の歯根膜の線維群は、実際のものよりかなり拡大されている。実際の歯根膜の全幅は本書の1-2頁分ぐらいの厚さしかない。

14　第1部　各歯の解剖形態

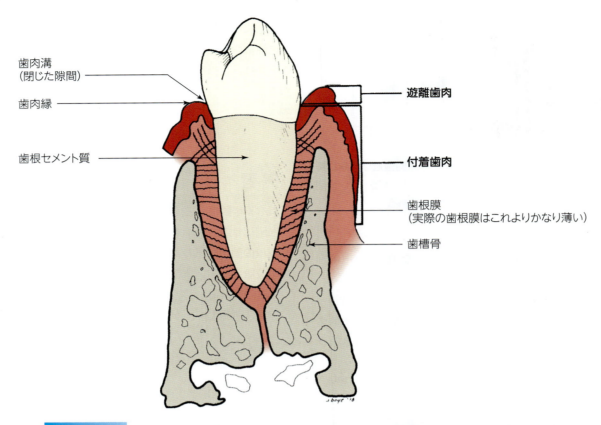

図1-9　歯を支える**歯周組織**の断面図。健常な歯周組織は解剖学的歯根を囲む**歯槽骨**、歯槽骨を覆う**歯肉**、歯根を覆う**セメント質**、歯槽骨と歯のセメント質をつなぐ**歯根膜**からなる

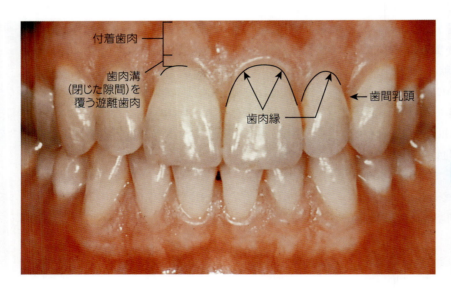

図1-10　歯肉は各歯を囲む**歯肉縁**は、特徴的なスキャロップ状（扇形）をしている。**歯間乳頭**は、歯間の隙間を満たす。**遊離歯肉**と歯の**閉じた隙間**には、細い歯周プローブで到達できる。**付着歯肉**とは、歯槽骨に付着している歯肉のことを指す

セクション5　歯面を定義する用語

すべての歯面には正常歯列に基づいて名称がついている。歯面を示す用語を学習する際には、図1-11を参照すること。

A. 前歯と臼歯の外側面を区別する用語

唇頬側面とは、外側の歯面、つまり頬または唇に隣接する歯面の総称である。唇頬側面という語は、前歯および臼歯の外側面を称するのに用いられるが、「臼歯」の外側面は頬に隣接するため、特に**頬側面**と呼ばれる（図1-11の3番の歯に記載）。切歯や犬歯の場合は頬に隣接していないので、この語を用いるのは適切ではない。切歯や犬歯などの「前歯」の外側面は唇に隣接するため、特に**唇側面**と呼ばれる（図1-11の6番の歯に記載）。この語は小臼歯や大臼歯の外側面を述べる際には用いるべきではない。

B. 上顎歯と下顎歯の内側面を区別する用語

舌側面とは、上下顎歯の舌に隣接する面を指す。上顎の場合は、口蓋にも近いので**口蓋側面**とも呼ばれる（図1-11の5番の歯に記載）。

C. 前歯と臼歯の咀嚼面を区別する用語

咬合面とは、臼歯の咀嚼面のことを指す（図1-11の2番の歯に記載）。前歯（切歯と犬歯）には咬合面はないが、**切縁**がある（図1-11の8番の歯に記載）。

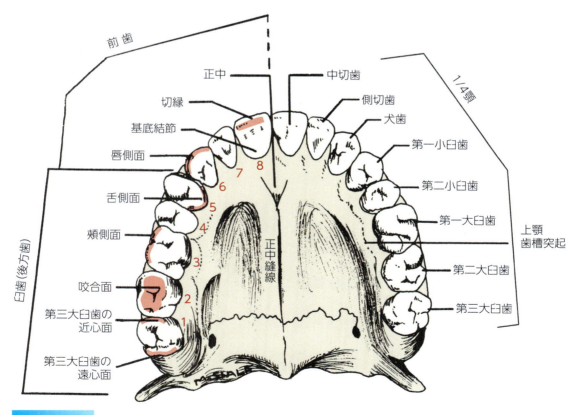

図1-11　上顎歯の**歯面**を表す個所にそれぞれ印を付けた。前歯の唇側面と臼歯の頬側面は総じて唇頬側面とも呼ばれる。また、近心面および遠心面は隣接面とも呼ばれる

D. 歯の隣接面を区別するための用語

隣接面とは、隣接する歯に面している歯面のことを指す。隣接面が左右切歯間の正中側にある場合は**近心面**（正中に近い面）、正中とは反対側にある場合は**遠心面**（正中から遠い面）と呼ばれる。図1-11の1番の歯に印がついている個所が近心面と遠心面である。近心面は、隣在歯の遠心面と接触している、あるいは最も隣接している。**例外**：左右の中切歯の近心面は相互に向かい合っている。また、第三大臼歯の遠心面はどの歯にも隣接していない。唇頬側面や舌側面のほとんどは自浄されるが、隣接面が頬・唇・舌の働きによって「自然に」清浄されることはない。

E. 歯面の境界と諸径を表す用語

同一歯の2面が交わる境界線は、**線角（稜角）**と呼ばれる。線角の名称は、2面の名称を組み合わせて表す。（組み合わせの順序はガイドラインで以下のように提唱されている。まず、近心、次に遠心、唇（頬）側、舌側、最後に咬合または切縁の順に表す。このガイドラインに準ずると、咬合近心線角よりも近心咬合線角の方が適切で、舌側遠心線角よりも遠心舌側線角の方が適切である）（訳注：米国のガイドライン。ただし日本語でもほぼ該当する）。**点角**とは同一歯の3面が交わる境界のことを指す。線角と点角を総称して**隅角**ともいう。例えば、大臼歯の境界は、近心咬合面隅角、近心舌側隅角、近心頬側隅角、遠心咬合面隅角、遠心舌側隅角、頬側咬合面隅角、遠心頬側隅角、舌側咬合面隅角、近心頬側咬合面隅角などというように表す。以上の隅角（線角／点角）は図1-12に記載されている。

歯の諸径を表すには、諸径の方向を示す用語を組み合わせる。例えば、切歯の切縁歯頸径とは、切歯の切縁から歯頸部までの長さ、つまり歯冠高径（歯冠長）のことを指す（図1-12）。それ以外にも歯冠の諸径を表す用語には、近遠心径、唇（頬）舌径、咬合面歯頸径などがある。また、歯根長を歯頸根尖径ともいう。

F. 歯冠・歯根の三区分

歯の解剖学的指標の位置をより正確に示すために、歯を1/3ずつに区分することがある（図1-13）。歯冠の唇頬側面、舌側面、近心面、遠心面に対して「水平な」線は、「歯冠」を歯頸、中央、咬合（切縁）に3分割する。同様に、歯根の場合も唇（頬）側面、舌側面、近心面、遠心面に対して「水平な」線は、「歯根」を歯頸、中央、根尖に3分割する。

歯を頬側面（または舌側面）からみて「垂直」方向の線は、歯冠および歯根を近心、中央、遠心に3分割する。歯を隣接面（近心面または遠心面）からみて「垂直」方向の線は、歯冠・歯根を唇側、中央、舌側に3分割する。歯を咬合面（または切縁）からみて近遠心方向の線は、歯冠を唇（頬）側、中央、舌側に3分割する。また、唇（頬）舌方向の線は歯を近心、中央、遠心に3分割する。

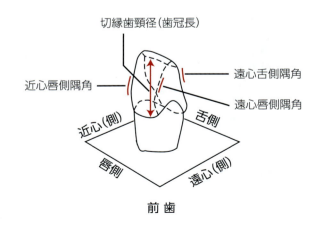
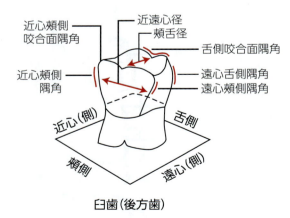

図1-12 切歯と臼歯の歯冠の**隅角**と**3諸径**

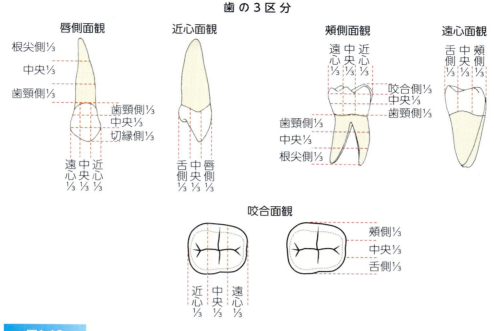

図1-13　上顎犬歯および下顎大臼歯の断面図における解剖学的指標やコンタクトエリア等の位置を示すときに用いる歯冠・歯根の**3区分**

G. 歯根歯冠比

　歯頸線から歯根先端（多根の場合は最長の頬側根の先端）までの歯根長と、歯冠高径（歯頸線から咬頭頂や尖頭または切縁の最高径部位までの長さ）が分かれば、歯根歯冠比を計算することができる。**歯根歯冠比**とは、歯根の長さを歯冠の長さで除した値のことである。通常、歯根は歯冠よりも長いので、歯根歯冠比は1.0より大きくなる。例えば、上顎中切歯の歯根長は、平均わずか13.0 mm、歯冠長は11.2 mmである。この2つの長さの相違は、他歯に比べるとそれほど大きくなく、歯根歯冠比は13÷11.2＝1.16となる。歯根歯冠比が1に近いということは、歯根長が歯冠長とあまり変わらないことを示す。上顎犬歯の場合は、平均歯根長が上顎中切歯よりもかなり長く16.5 mmだが、歯冠はわずか10.6 mmしかないので、上顎犬歯の歯根歯冠比は、上顎中切歯よりもずっと大きく1.56である。これは歯根長が歯冠長の1.5（1.56）倍だということを示す。上記2歯の歯根歯冠比の相違は、図1-14において明白である。各歯の歯根歯冠比は、臨床をするうえで重要である。なぜなら、歯根歯冠比が小さい歯（1に近い）に義歯を取り付けたり支持させたりすると、すでに短い

歯根に対してさらに負荷をかけることになり、最良の選択とはいえないからだ。

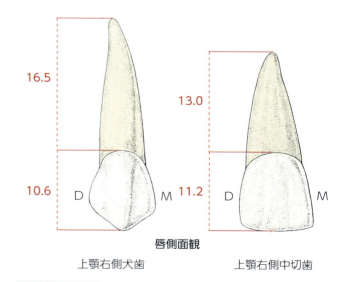

図1-14　上顎切歯と上顎犬歯の**歯根歯冠比**の比較。上顎切歯の歯根は歯冠と比べてそれほど長くない（上顎切歯の歯根歯冠比13÷11.2＝1.16）。上顎犬歯の歯根は歯冠よりかなり長い（上顎犬歯の歯根歯冠比16.5÷10.6＝1.56）（略字：M＝近心側、D＝遠心側）

セクション6　歯の形態を表す用語

A. 解剖学的歯冠の形態

歯は、多数のドーム状隆起、隆線、くぼみからなる。同歯種にある程度の頻度で起こる特定の歯の形態には名称がついている。以下に挙げる解剖学的歯冠の形態は、本セクションの図中の種々の歯のデッサンで確認すること。

1. 隆起と隆線

咬頭（尖頭を含む）とは、大臼歯と小臼歯の咬合面と犬歯の切縁に位置するピラミッド状の隆起のことを指す。咬頭の名称は咬頭の位置に基づいて決められる。例えば、2咬頭性小臼歯では、頰側咬頭、舌側咬頭というように咬頭が近接する歯面に基づいて名称を付ける。4咬頭性大臼歯では、近心頰側咬頭、遠心頰側咬頭、近心舌側咬頭、遠心舌側咬頭というように咬頭に近い隅角に基づいて名称を付ける。2咬頭性、3咬頭性、4咬頭性の咬頭の名称については、図1-15を参照すること。

各咬頭には咬頭頂に集まる4本の**隆線**（エナメル質の線状の膨らみ）があり、この4本の咬頭の隆線が丸いピラミッドのような形を形成している。この4本の隆線の最大膨隆個所に沿って線を引けば、この線は互いに咬頭頂（図1-16のX印）で交わる。4本の隆線のうち3本は、隆線の延長上にある歯面に基づいて名称が付けられている。頰側（または舌側）隆線は実際に頰側（舌側）面まで延びており、近心咬合縁は咬頭

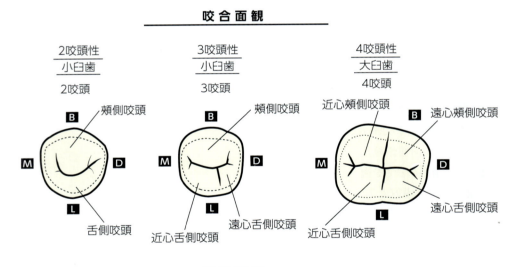

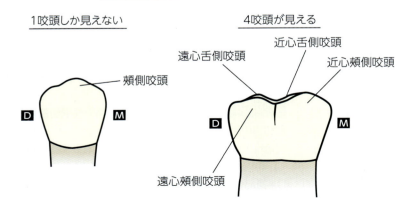

図1-15　咬合面と頰側面からみた2咬頭性・3咬頭性・4咬頭性の臼歯の**咬頭の名称**　咬頭の名称は隣接する歯面または隅角にちなんでいることを確認すること（略字：B＝頰側面、L＝舌側面、M＝近心面、D＝遠心面）

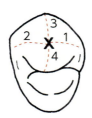

すべての咬頭は基本的にゴシック様式ピラミッド型である

1. 近心咬合縁
2. 遠心咬合縁
3. 頬側面隆線（犬歯の場合は唇側面隆線）
4. 三角隆線（犬歯の場合は舌側面隆線）

図1-16　**4本の隆線**からなるピラミッド型（実際はドーム状ピラミッド型はゴシック様式ピラミッド型と呼ばれる）の2咬頭性小臼歯の頬側咬頭。1から4の数字で記した4本の咬頭の隆線は咬頭頂（X）で1点に集まる（Courtesy of Drs.Richard W. Huffman and Ruth Paulson）

頂から近心面、遠心咬合縁は遠心面に向かって延びている。4本目の隆線は咬頭頂から歯冠の頬舌径中央へと延びており、三角隆線（中心隆線）と呼ばれる。

近心咬合縁および**遠心咬合縁**は咬頭斜面ともいわれる。頬側面または舌側面からみた場合、これらの隆線は傾斜して咬頭頂（尖頭）に集まり一定の角を形成する（小臼歯と大臼歯の頬側咬頭は図1-17、小臼歯の咬合面観の舌側咬頭は図1-19Aを参照）。こうした咬頭斜面のなす角の大きさは、歯の鑑別の重要な手がかりとなる場合がある。

「前歯」の場合、近心および遠心の**辺縁隆線**は、「舌側面」と近心面および遠心面の境界に位置し、図1-18の切歯に示しているように舌側面の基底結節に集まる。「臼歯」の場合、辺縁隆線は「咬合」面と、近心面および遠心面との境界に位置する。小臼歯の近心辺縁隆線は、図1-19Aに赤塗りを施した箇所である。

三角隆線（中心隆線）は、臼歯の主な咬頭に1つずつある。三角隆線は咬頭頂から咬合面の中央の溝（中心溝）まで頬舌方向に延びている（図1-19A、B）。頬側咬頭の三角隆線と舌側咬頭の三角隆線が合流する場合は、この2本の隆線を合わせた長い隆線を横走隆線と呼ぶ。小臼歯の**横走隆線**は、頬側咬頭から舌側咬頭まで走行し（図1-19）、咬合面をほぼ頬舌方向に横切る。大臼歯の場合は、2列に並ぶ頬側咬頭と舌側咬頭をそれぞれに結ぶ（図1-20の2咬頭性小臼歯と下顎大臼歯を参照）。**斜走隆線**とは、上顎大臼歯のみに存する咬合面を斜めに走行する隆線のことで、近心舌側咬頭の1隆線が遠心頬側咬頭の三角隆線と合流した隆線を指す（図1-20の大臼歯参照）。Ash[1]によると、斜走隆線の舌側半分を形成する近心舌側咬頭の隆線は近心舌側咬頭の「遠心咬合縁」だということである。

咬頭頂から走行する隆線のなかで最も不明瞭な隆線は、唇側面隆線および頬側面隆線である。**頬側面隆線**とは、小臼歯の頬側面の歯頸咬合径中央1/3に走行する微弱な隆線を指す（図1-19A）。犬歯も臼歯の頬側面隆線に似た歯頸切縁方向に走行する**唇側面隆線**を有するが、なかでも上顎犬歯の唇側面隆線の膨隆は非常に大きい。

臼歯を咬合面からみた歯冠の輪郭と歯の固有咬合面を区別することは、重要である。**歯冠の輪郭**とは、咬合面からみた歯冠全体の外側輪郭を指す。一方、**固有咬合面**とは、咬合面周囲の咬合縁とそれに隣接する辺縁隆線を結んだ内側の咬合面のことを指す。したがって、固有咬合面は歯冠の輪郭よりも小さい（図1-21）。

上記以外の隆起または隆線が、唇（頬）側歯頸側1/3また

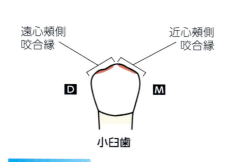 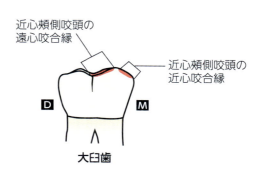

図1-17　**咬頭の隆線**（咬頭斜面）　小臼歯の頬側咬頭と4咬頭性大臼歯の近心頬側咬頭（略字：M＝近心側、D＝遠心側）

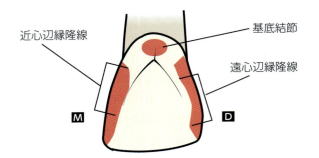

図1-18　切歯の舌側面の近心**辺縁隆線**、遠心**辺縁隆線**、**基底結節**（それぞれ赤塗りの個所）（略字：M＝近心側、D＝遠心側）

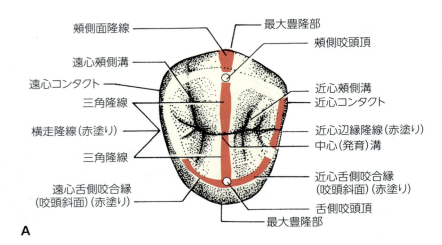

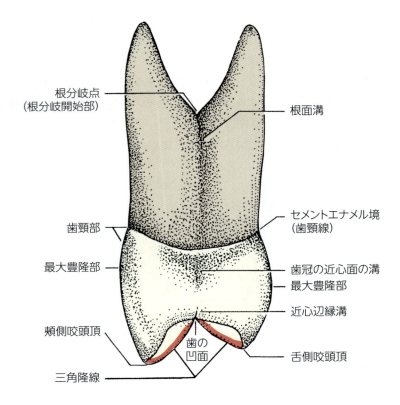

図1-19　**A** 2咬頭性小臼歯の咬合面。以下の**咬頭の隆線**を確認すること。頰側咬頭の三角隆線と頰側面隆線、舌側咬頭の三角隆線と近・遠心舌側咬合縁（咬頭斜面）、近心辺縁隆線に赤塗りを施した。2本の三角隆線は合流し1本の横走隆線を形成する　**B** 2咬頭性小臼歯の近心面。中心溝で2本の**三角隆線**が合流し、1本の**横走隆線**を形成する

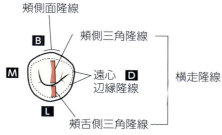
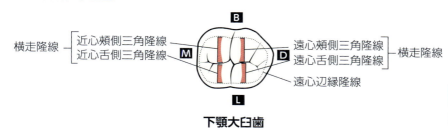

図1-20 3歯の**横走隆線**と**斜走隆線** A 2咬頭性小臼歯では、2本の三角隆線が「1本」の**横走**隆線を形成する B 下顎大臼歯では、2対の三角隆線が「2本」の**横走**隆線を形成する C 上顎大臼歯では、頰舌方向に並ぶ一対の三角隆線が1本の**横走**隆線を、斜方向に並ぶもう一対の隆線が**斜走**隆線を形成する（略字：B＝頰側面、L＝舌側面、M＝近心面、D＝遠心面）

は舌側歯頸側1/3にみられる歯もある。前歯（切歯と犬歯）の歯冠舌側面の歯頸側1/3には、**基底結節**と呼ばれる豊隆がある（図1-18と図1-23）。

大臼歯（と全乳歯）には、歯冠唇（頰）側面の歯頸側1/3の近遠心方向に微弱な隆線が走行しており、**歯頸隆線**（歯帯）と呼ばれる。この隆線は、図1-24で示されているように下顎第二大臼歯の近心頰側咬頭の輪郭において最も顕著である。

切縁結節とは、萌出直後の切歯の切縁にある唇側の3つの発育葉から形成される3つの小さな結節または突起のことを指す（図1-25）（発育葉については、本章の最後のセクションでさらに詳述する）。通常、切縁結節は対合歯との機能的接触により摩耗してしまうので、永久歯にはあまりみられない。機会があれば、7歳の子どもが笑ったときの口元を見てみよう。萌出直後の切歯に切縁結節が確認できるだろう。永久歯にも切縁結節が残っていることがあるが、これは咬合の際に上下顎の前歯が対合歯と接触していないからである（前歯部開咬）。患者が要望すれば、歯科医は切縁結節を削って切縁をより滑らかな彎曲にすることができる。

最後に**周波条**とは、萌出直後の永久歯のエナメル質にみられる水平方向に走る多くの微細な隆線のことを指す（図1-26）。これは歯が形成される際にエナメル層が重なり合うことで生じる。周波条は歯冠の切縁側1/3よりも歯頸側1/3で密に重なっている。また、周波条は高齢者よりも若年者の歯で顕著であるが、これは、切縁結節と同様、食事をしたり、研磨用歯磨き粉で歯を磨いたりしているうちに摩耗してしまうからである。

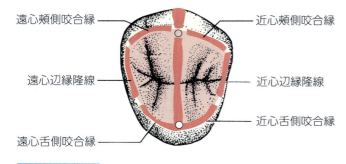

図1-21 2咬頭性小臼歯の咬合面観。**歯冠の輪郭**と一回り小さい赤塗り部分**固有咬合面**の相違を示している

図1-22

右図の上顎小臼歯の番号順に隆線の名称を挙げよ

1. ＿＿＿＿＿＿＿＿＿＿＿＿＿＿＿＿＿＿
2. ＿＿＿＿＿＿＿＿＿＿＿＿＿＿＿＿＿＿
3. ＿＿＿＿＿＿＿＿＿＿＿＿＿＿＿＿＿＿
4. ＿＿＿＿＿＿＿＿＿＿＿＿＿＿＿＿＿＿
5. ＿＿＿＿＿＿＿＿＿＿＿＿＿＿＿＿＿＿
6. ＿＿＿＿＿＿＿＿＿＿＿＿＿＿＿＿＿＿
7. ＿＿＿＿＿＿＿＿＿＿＿＿＿＿＿＿＿＿
8. ＿＿＿＿＿＿＿＿＿＿＿＿＿＿＿＿＿＿
9. ＿＿＿＿＿＿＿＿＿＿＿＿＿＿＿＿＿＿
10. 横走隆線

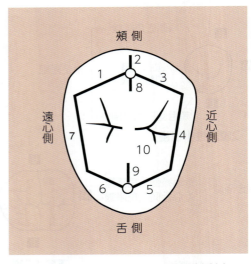

解答：1—遠心頬側咬合縁、2—頬側面隆線、3—近心頬側咬合縁、4—近心辺縁隆線、5—近心舌側咬合縁、6—舌側面隆線、7—遠心舌側咬合縁、8—頬側咬頭の三角隆線、9—舌側咬頭の三角隆線

実習

図1-22は、2咬頭性小臼歯の咬合面からみた固有咬合面を囲む隆線を表している。各隆線の名称を対応する番号の隣に記入せよ。（1、3、4、5、6、7は咬合面の周囲に連続した輪郭を形成していることに留意すること。この輪郭の内側は固有咬合面と呼ばれる）

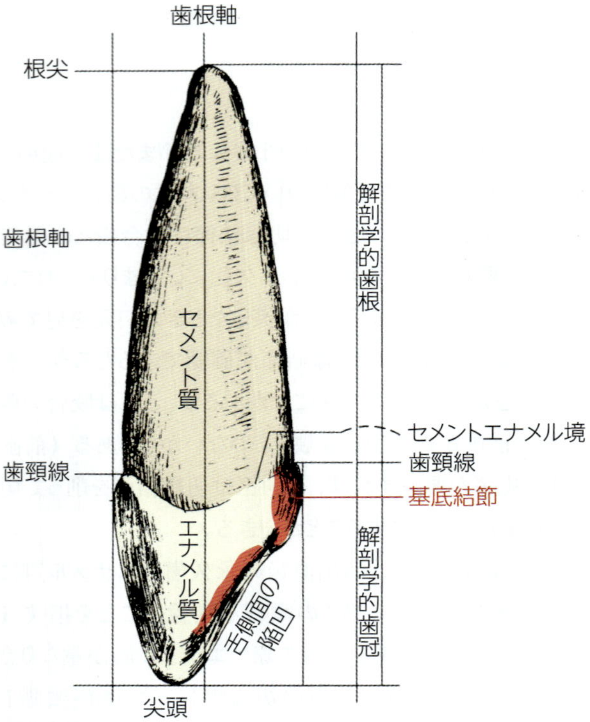

図1-23
上顎犬歯。舌側面の歯頸側1/3に**基底結節**がみられる

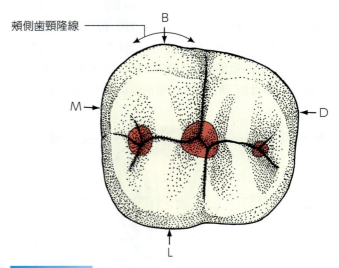

図1-24
頬側歯頸隆線を有する4咬頭性下顎大臼歯（近心頬側咬頭の輪郭において最も顕著）（略字：B＝頬側、L＝舌側、M＝近心側、D＝遠心側）

第1章 | 歯の形態学用語　23

2. 多様なくぼみと溝

歯の**凹面**とは、臼歯の咬合面を近遠心方向に走るＶ字型の広いくぼみ、または谷のことを指す。歯の凹面の頰「側」と舌「側」は三角隆線からなり、この三角隆線は歯の凹面深部の発育溝に集まる（図1-19B）。歯の溝や凹面は、下顎が前に移動した位置で食べ物を嚙んでいるときに食片のスピルウェイ（遁路）として重要な役割を果たす。嚙み砕いた食片の一部は溝を通って舌側や頰側へ抜け出す。

発育溝とは歯の発育中に形成される細く深い線上の大きなくぼみのことで、発育葉や歯の主要部分を分ける（本章の最後のセクションで説明する）。咬頭と同様、主な溝の名称はその位置に基づいて決められる。例えば、図1-27の小臼歯の場合、**中心溝**は、歯の凹面の頰舌径中央を近遠心方向に走行している。中心溝の近遠心両端からは、隅角に向かって**三角溝**が分岐している場合もある。この中心溝から分岐する三角溝は、近心頰側三角溝（単に近心頰側溝と呼ばれることも

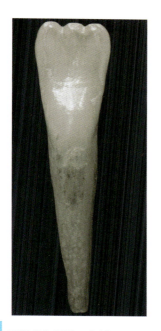

図1-25　下顎犬歯切縁の摩耗していない3つの**切縁結節**

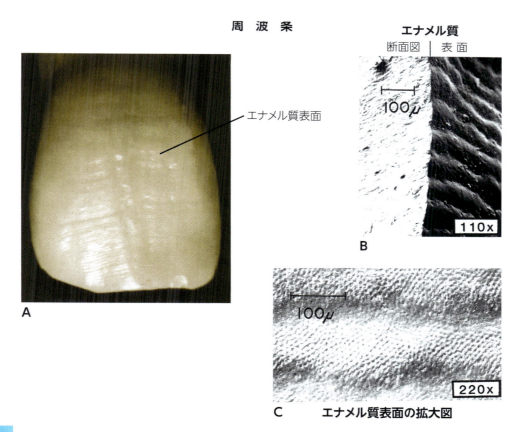

図1-26　A　**周波条**　切歯唇側面の微細な隆線　B　エナメル質の拡大断面図　右側は断面の周波条。左側は密に並ぶエナメル小柱　C　エナメル質表面の高倍率拡大図（x220）　エナメル小柱は周波条にはない。エナメル小柱の直径は約4um（These scanning electron micrographs were kindly provided by Dr.Ruth B.Paulson, Associate Professor Emeritus, Division of Oral Biology, The Ohio State University）

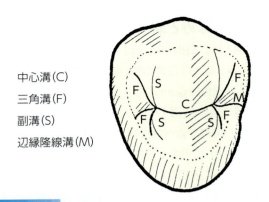

中心溝(C)
三角溝(F)
副溝(S)
辺縁隆線溝(M)

図1-27 上図の2咬頭性小臼歯の咬合面には**発育溝**（主溝）と**副溝**がある (Courtesy of Drs.Richard W. Huffman and Ruth Paulson)

を分ける（図1-28）。

発育溝以外の溝は**副溝**と呼ばれる。咬合面の小さく不規則な副溝は、発育葉の境界や歯の主要部分には生じない（図1-27）。

裂溝とは溝の深部に発生する非常に細い亀裂のことで、歯の発育過程におけるエナメル質の不完全な融合が原因で生じる（図1-29の白矢印）。虫歯（**う蝕**）は、裂溝の最深部（図1-29、2本の黒矢印間の象牙質の黒い影部分）から始まることが多い。これに関しては後の「保存修復学」の章で詳述する。

窩（か）とは、前歯の舌側面の近遠心辺縁隆線間（特に上顎切歯。図1-30）と臼歯の咬合面の特定個所（図1-31丸印）にみられる小さなくぼみを指す。**小窩**（しょうか）は、2本以上の溝の交点に位置する窩の深部に生じることが多い。例えば、小臼歯の遠心窩の中、中心溝が遠心頬側三角溝と遠心舌側三角溝の交差するところに遠心小窩が生じる（図1-31）。溝の深部の裂溝と同様、小窩のエナメル質は不完全でありう蝕好発部位である。2咬頭性小臼歯は大抵、2窩（近心窩、遠心窩）を有し、大臼歯と3咬頭性小臼歯は少なくとも3窩（近心窩、中心窩、遠心窩）を有する（図1-32）。

ある）などというように溝が向かう隅角にちなんでつけられる。大臼歯や3咬頭性小臼歯の多くでは、これらの主要発育溝が隣接する咬頭を分ける。例えば、下顎大臼歯では**頬側（面）溝**が中心溝から頬側面に向かって走行し、近心頬側咬頭と遠心頬側咬頭を分ける。また、上顎大臼歯では**舌側（面）溝**が中心溝から舌側面へと走行し、近心舌側咬頭と遠心舌側咬頭

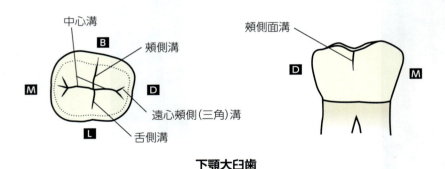

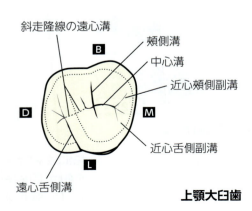

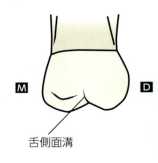

図1-28 大臼歯の溝。**頬側（面）溝、舌側（面）溝、中心溝**は発育溝と考えられる。下顎大臼歯の頬側面溝は頬側面に延び、上顎大臼歯の舌側面溝は舌側面に延びている（略字：B＝頬側、L＝舌側、M＝近心側、D＝遠心側）

第1章 歯の形態学用語

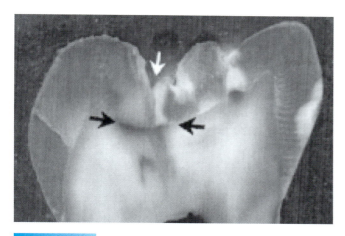

図1-29 下顎大臼歯の断面図。咬合面の溝（「白矢印」）の**裂溝**（裂け目のようなくぼみ）が外側のエナメル質から象牙質まで延びている。「黒矢印」は**う蝕**が裂溝深部で軟らかい象牙質に到達した後、広がった様子を示している

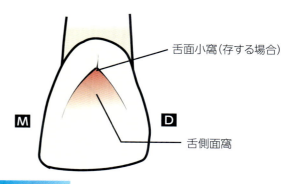

図1-30 切歯の舌側面。浅い**舌側面窩**と隣在する**舌面小窩**（略字：M＝近心側、D＝遠心側）

ヒント：要約すると、歯の形態を山の連なりに例えた場合、山頂が咬頭頂、山頂から延びる稜線が咬合縁や三角隆線に相当する。また、山（咬頭）の間のくぼみは谷（歯の咬合面の凹面）、谷底の乾いた川床は溝、川床の裂けている部分は裂溝である。川床が1個所に集まったところ（溝や裂溝が1個所に集まったところ）に渦ができ、窩や、窩の深部の小窩を形成することもある。いうまでもなく、山がどこで終わり谷がどこから始まるかを正確に定義するのが難しいのと同様、咬頭がどこで終わり歯の凹面や窩がどこから始まるかを定義するのは難しい。厳密な定義はできなくとも上記の用語を理解しておくことは、歯冠築盛や充填材を詰めるための歯の復元方法の学習や、既存の充填材の研磨や仕上げを習得する際に役立つ。

B. 解剖学的歯根外面の形態

歯根の外面の形態を学習する際は、図1-33を参照すること。また、解剖学的歯根とは歯のセメント質で覆われた部分を指すことを念頭に入れておくこと。**根尖**とは歯根先端の尖った部分のことであり、根尖には**根尖孔**と呼ばれる肉眼で見える開口部がある。神経や血管は、この根尖孔を通って歯髄に入る。**歯頸部**は歯冠と歯根が合わさる部分で、わずかに狭窄している。

このほかにも、多根歯を表す新しい用語がいくつかある（図1-33B）。**根幹**とは、多根性大臼歯や2根性小臼歯の歯根の一部で、根分岐点とセメントエナメル境間（枝分かれする前の木の幹のような部分）を指す。**根分岐点**（根分岐開始部）とは、多根歯の根幹がいくつかの歯根に分かれる部分を指す（2根性歯は**2分岐**、3根性歯はBに）。**根分岐部（根分岐後部）**とは多根歯の2本（以上）の根間の空隙を指し、根分岐点から根尖までの隙間のことである。

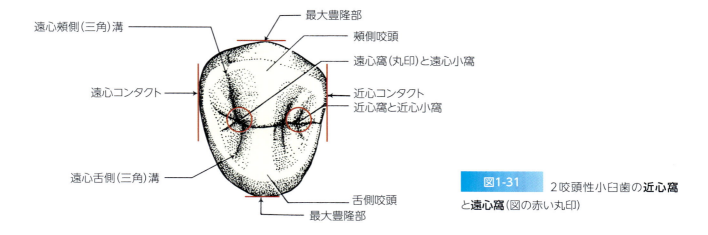

図1-31 2咬頭性小臼歯の**近心窩**と**遠心窩**（図の赤い丸印）

（小）窩

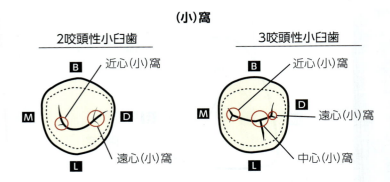

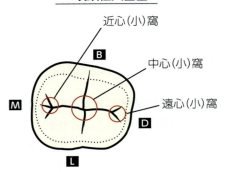

図1-32　2咬頭性・3咬頭性・4咬頭性歯の**窩**　2咬頭性臼歯には2窩（近心窩と遠心窩）、3咬頭性臼歯と4咬頭性臼歯には3窩（近心窩、中心窩、遠心窩）ある（上顎大臼歯には4窩あるが、これに関しては後述する）（略字：B＝頬側面、L＝舌側面、M＝近心面、D＝遠心面）

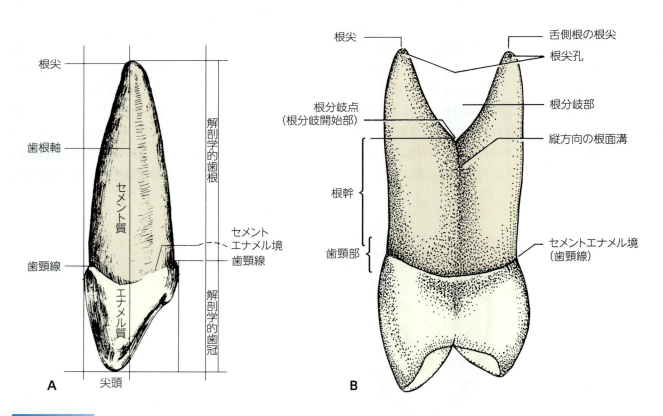

図1-33　A　単根性犬歯の**歯根**　B　**2根性**上顎第一小臼歯の歯根

表1-2	歯頸線弯曲の比較	
歯頸線弯曲（セメントエナメル境）	隣接面：近心面と遠心面の弯曲の比較	歯頸線弯曲は遠心面より近心面の方が大きい
	隣接面：前歯と臼歯の比較	隣接面の歯頸線弯曲は中切歯の近心面が最大。前歯から臼歯へと向かうにつれ弯曲は小さくなる傾向にあり、最後方の大臼歯においては弯曲がまったくない場合もある
	臼歯：頬側面と舌側面の比較	臼歯の歯頸線は頬側面より舌側面の方が咬合面寄りのものが多い

表1-3	重要な歯の諸径
記憶しておくべき重要な歯の諸径	
歯冠長が最長の歯	下顎犬歯（ウォールフェル博士の調査では上顎切歯）
歯の長さが最長の歯	上顎犬歯
近遠心径が最大の歯	下顎第一大臼歯
頬舌径が最大の歯	上顎第一大臼歯
近遠心径が最小の歯	下顎中切歯

C. 歯頸線（CEJ）弯曲

歯頸線を近心面または遠心面からみると、切縁または咬合面の方向に（凸型に）弯曲している（図1-33）。通常、歯頸線弯曲度は遠心面より近心面の方が大きい。全歯を比較した場合、歯頸線弯曲度は中切歯が最大で、1/4顎を遠心側に進むにつれ小さくなる（表1-2）。

D. 歯根と歯冠の大きさの比較

歯根と歯冠の大きさを記録するために、ウォールフェル博士は4,572本の抜去歯の標本を調査した。その結果は本章末の表1-7にまとめている。表1-7を暗記する必要はないが、各歯の諸径平均値を比較したり、諸径値の範囲を調べたりする際に参考にしてほしい。表1-7のデータの最重要項目は表1-3にまとめた。

セクション7　上下顎歯列弓の正常歯列に関する用語

上下顎歯列弓は咬合面からみると、それぞれミズーリ州の象徴、セントルイス・ゲートウェイ・アーチのようなU字形（放物線形）をしている（図1-2参照）。前歯の切縁および臼歯（後方歯）の頬側咬頭頂は上下顎歯列弓の外縁弯曲に沿っている。臼歯の舌側咬頭頂も歯頸線に沿っており、頬側咬頭頂とほぼ平行に並んでいる。各1/4顎の臼歯の頬側咬頭と舌側咬頭間は、近遠心方向に**凹面**をなしている。

上下顎歯列弓を頬側からみると、臼歯の咬頭頂は前後に緩やかな**前後的弯曲**（スピーの弯曲）を描いている（図1-34参照）。この咬頭頂を結ぶ弯曲は、上顎歯列弓では凸弯、下顎歯列弓では凹弯を呈している。

上顎臼歯の歯冠は頬側に、下顎臼歯の歯冠は舌側に傾斜している（図1-35）。したがって、口腔内では上顎臼歯の舌側咬頭は頬側咬頭より高くみえ、下顎臼歯の舌側咬頭は頬側咬頭より低くみえるが、これは歯の植立方向（舌側または頬側傾斜）によるものである。上下顎の左側の大臼歯と小臼歯の

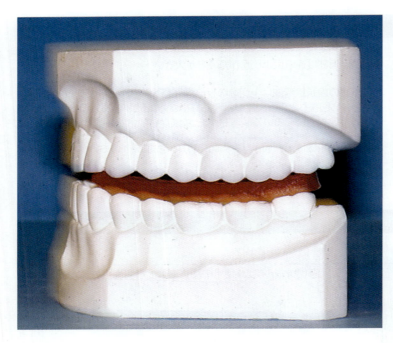

図1-34 石膏模型の上下歯間に置かれた細長いワックス板は**前後的弯曲**（スピーの弯曲）を示している。スピーの弯曲では、下顎歯列弓は凹弯、上顎歯列弓は凸弯を呈する

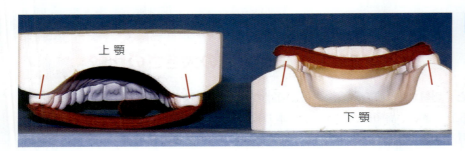

図1-35 遠心側からみた歯型石膏模型。ワックス板を用いて**側方咬合弯曲**（ウィルソンの弯曲）を示している。ウィルソンの弯曲では、上顎歯列弓は凸弯、下顎歯列弓は凹弯を呈する。上下顎の臼歯の植立方向を示す線に注目すること。「上顎」大臼歯の歯冠は「頰側」に、「下顎」大臼歯の歯冠は「舌側」に傾斜している

頰側咬頭と舌側咬頭を右側の同種類の大臼歯と小臼歯の頰側咬頭と舌側咬頭を結ぶ側方から側方までの弯曲は、**側方咬合弯曲**（ウィルソンの弯曲）と呼ばれる。ウィルソンの弯曲は、上顎歯列弓は凸弯、下顎歯列弓は凹弯を呈する。

A. 歯根軸

歯根軸とは、歯根中央を通る仮想線のことを指す。「唇頰側面」または「舌側面」からみた歯根軸は、歯を歯頸部で近心側と遠心側に2分する（図1-36A）。「近心面」または「遠心面」からみた歯根軸は、歯を歯頸部で「唇頰側」と「舌側」に2分する（図1-36B）。歯根軸は、歯の解剖学的指標の位置を表す際に重要な基準線となる。例えば、「下顎犬歯の切縁は歯根軸の舌側、上顎犬歯の切縁は歯根軸の唇側に位置することが多い」というような説明ができる（図1-36B参照）。

B. 唇頰側面および舌側面の最大豊隆部

ものを嚙むとき食片は歯面から歯頸方向に押し出されるが、歯冠の唇頰側面および舌側面の最大豊隆部の形状または豊隆の範囲によって食片がそれる方向が決まる。歯面が凸弯状を呈するため、嚙み砕いた食物は薄い遊離歯肉と歯頸部周囲の歯肉縁を避けて口腔内のより硬い組織へとそれる。この歯面の豊隆により歯肉外傷が最小限に抑えられるのである。もし歯の唇頰側面および舌側面に豊隆がなく平坦であれば、食物による歯肉の損傷は増すだろう（図1-37）。いうまでもなく、歯科医や歯科衛生士、歯科技工士が歯を修復したり、歯肉ライン付近に充填材を詰めて研磨したり、ブリッジまたはインプラントに置き換える治療をしたりするときは、この自然な凸弯の形状を復元、維持することが最良である。

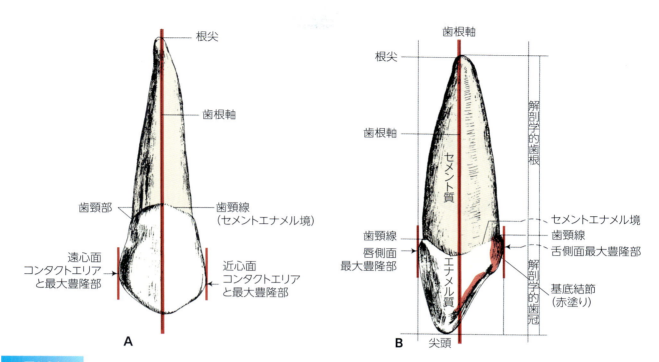

図1-36　A 歯根軸に平行な線と接触する「近遠心面」**最大豊隆部**は、必然的に**コンタクトエリア**となる。犬歯を唇側面からみると、コンタクトエリアは近心面の方が遠心面より切縁に近い　B 「唇側面」と「舌側面」の**最大豊隆部**とは、隣接面からみて歯冠の輪郭が歯根軸に平行な線と接触する部分を指す。最大豊隆部は、全「前歯」において唇側面・舌側面とも「歯頸側1/3」に位置する(舌側面の場合は基底結節)

「唇頬側面」および「舌側面」の**最大豊隆部**とは、歯根軸に平行な線が歯冠の輪郭の豊隆が最も大きい個所と接触する点を指す(図1-36B)。通常は、歯頸側1/3または中央1/3に位置し、咬合側1/3や切縁側1/3にはない。ほとんどの歯冠の「唇頬側」面の最大豊隆部は、「歯頸側」1/3に位置する。「舌側面」の最大豊隆部の位置は、前歯と臼歯とでは異なる。「前歯舌側面」の最大豊隆部は「歯頸側」1/3の基底結節に位置する(図1-36B)。「臼歯舌側面」の最大豊隆部は「中央」1/3に位置することが多い(図1-38B)。前歯と臼歯の唇頬側面および舌側面の最大豊隆部の位置は表1-4にまとめているので、比較参照すること。

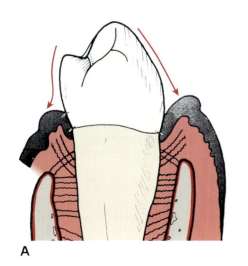
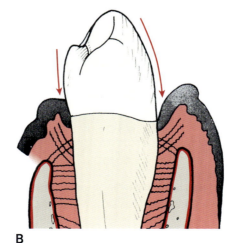

図1-37　A 「唇頬側面」および「舌側面」の最大豊隆部の位置が正常な場合は、食物が歯肉溝からそれる　B 最大豊隆部の位置が適切でないと食物が歯肉溝を損傷しやすくなる

30　第1部　各歯の解剖形態

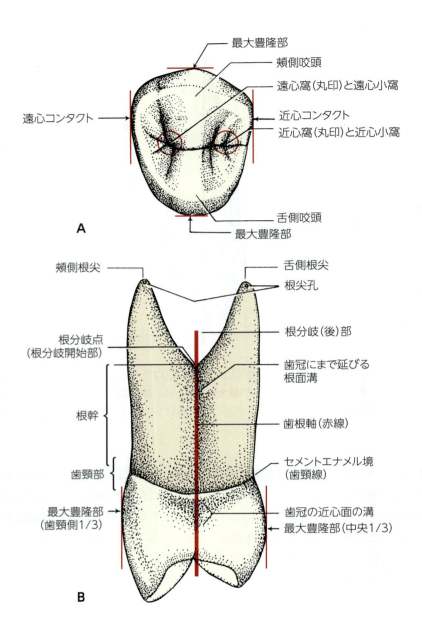

図1-38　A　2咬頭性小臼歯の咬合面からみた近遠心面の**コンタクトエリア**は頬舌径中央の頬側に位置するが、これは「臼歯」の特徴である　B　2咬頭性小臼歯の隣接面からみた「頬側面」**最大豊隆部**は歯頸側1/3、「舌側面」最大豊隆部は「頬側面」最大豊隆部よりも咬合面側の中央1/3に位置するが、これは「臼歯」の特徴である

表1-4	歯冠の唇頬側面および舌側面の最大豊隆部の位置（隣接面からみると著明）	
	唇頬側面（最大豊隆部）	舌側面（最大豊隆部）
前歯（切歯および犬歯）	歯頸側1/3	歯頸側1/3（基底結節）
臼歯（小臼歯および大臼歯）	歯頸部1/3	中央部1/3またはその付近

学習ポイント
1. 全歯の**唇頬側面**の最大豊隆部は**歯頸側**1/3。
2. **前歯**の舌側面の最大豊隆部は**歯頸側**1/3（基底結節）。
3. **臼歯**の舌側面の最大豊隆部は**中央部**1/3（下顎歯は舌側に傾斜しているため若干咬合面寄り）。

C. コンタクトエリア（隣接面の最大豊隆部）

コンタクトエリアとは、歯冠の隣接面の膨らみが最も大きい部分、つまり歯面の豊隆が最大で隣在歯と接触する部位を指す。上下顎歯列弓内の正常歯列において、（唇頬側面または舌側面からみた）近心・遠心面の最大豊隆部の位置は必然的にコンタクトエリアと同じ位置となる（図1-36Aは唇頬側面観、図1-38Aは咬頭面観）。隣接面を清掃するためには、歯ブラシは届かないので歯間フロスをコンタクトエリアの隙間に通さなければならない。

若い人の歯のコンタクトエリアは萌出直後の歯が相互に接触する「点」にしかすぎないが、歯が機能する際に互いに擦れ合うことで、この接触「点」が次第に平らになり本当の意味でコンタクト「エリア」となる（綿密な計測によると、健全な歯列において上下顎歯のコンタクトエリアのエナメル質は40歳までに全部で10mm摩耗することが判明している。平均すると各歯の1コンタクトエリアあたり0.38mmのエナメル質が摩耗することになり、この数字から摩耗量の多さがよく分かる。したがって高齢者では、コンタクトエリアは広く、いくらか平らになっていることが考えられる）。

各歯の隣接面コンタクトは、以下に挙げるような重要な機能を果たす。
- 上下顎歯列弓の全歯の正しいコンタクトにより、同一歯列弓内の歯の位置が安定する。
- コンタクトは、う蝕や歯肉および歯槽骨の疾患（歯周疾患）の原因となる食片圧入を防止する。
- コンタクトがあるため、食片が頬側または舌側にそれて歯肉の歯間乳頭が保護される。

歯隙とは、同一歯列弓内の隣在歯間の隙間のうち、歯の欠如によらないものを指す。歯隙は上顎左右の中切歯間に最も多く生じるが、いずれの歯間にも生じうる（図1-39）。

各歯種の**隣接面コンタクト**の位置を学習する前に、永久歯にあてはまる以下のガイドラインを学んでおくと理解の助けとなるだろう。なお、例外に関しては、後続の章で説明する。
- 歯を唇頬側面からみた場合、コンタクトエリアは、歯冠の切縁側（または咬合）1/3、切縁（または咬合）1/3と中央1/3の境界、中央部1/3のいずれかに位置する。通常、コンタクトエリアが歯頸側1/3には位置することはない。
- ほとんどの歯において、遠心コンタクトは近心コンタクトより

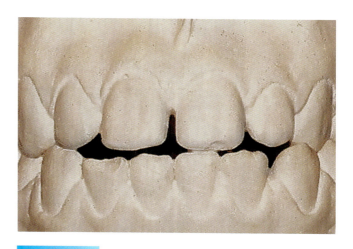

図1-39 上写真の上顎石膏模型には上顎切歯間に**歯隙**と呼ばれる隙間がみられる

も歯頸寄りである（図1-36A）。
- 中切歯の近心面コンタクトエリアは全歯群のなかで最も切縁に近く、大臼歯のコンタクトの位置は最も歯頸寄り（中央1/3またはその付近）である。
- 臼歯を咬合面からみると、コンタクトは頬舌径中央のやや頬側寄りに位置することが多い。
- 前歯を切縁からみると、コンタクトは唇舌径のほぼ中央に位置する。

D. 歯間鼓形空隙

隣在歯が相互に接触するとき、コンタクトエリアの周囲の空隙は三角形の4つの**歯間鼓形空隙**に分けられる（図1-40）。これらの歯間鼓形空隙はコンタクトエリアに近い個所で最も狭くなっており、唇頬側に広がり頬側鼓形空隙や唇側鼓形空隙を、舌側に広がり舌側鼓形空隙を、咬合面側（または切縁側）に広がり咬合面側鼓形空隙または切縁側鼓形空隙を形成する。コンタクトエリアから歯頸部の間に位置する4つ目の空隙は、**隣接面歯間空隙**と呼ばれる。

唇頬側面または舌側面からみた隣接面歯間空隙は、隣接歯間の歯頸部からコンタクトエリアまで間で三角形の空隙をなす。三角形の頂点はコンタクト、両辺は2本の隣接面である。健全な歯周組織の隣接面歯間空隙は、**歯間乳頭**で満たされている（図1-42参照）。この隣接面歯間空隙は、歯肉側鼓形空隙と呼ばれることもある。

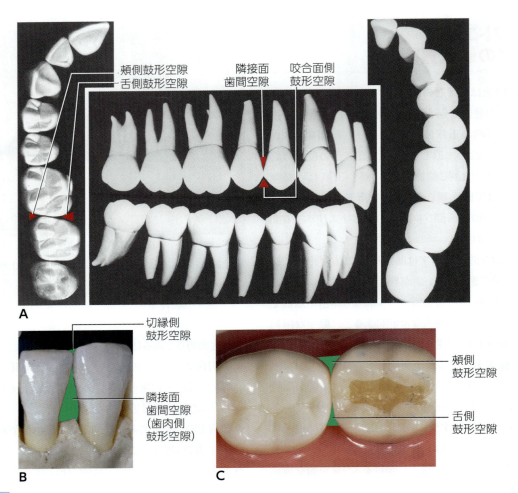

図1-40 鼓形空隙　**A** 上記の写真は大きなプラスチック製の歯の模型で、隣接歯間に**コンタクトポイント**の位置を示している。左写真の1/4顎は永久歯列「上顎」の咬合面および切縁、右写真の1/4顎は「下顎」の咬合面および切縁である。咬合面観の赤い三角形は小さい方が「**頰側**」**鼓形空隙**、大きい方が「**舌側**」鼓形空隙である。また、舌側面観の赤い三角形は、咬合面側（切縁側）鼓形空隙および**隣接面歯間空隙**（または歯肉側鼓形空隙）である　**B** 歯槽骨（歯周組織なし）に埋まっている下顎切歯の拡大図。隣接面コンタクト下部の空隙は**隣接面歯間空隙**（歯肉側鼓形空隙）を示す。健全歯肉の場合、この空隙は歯間乳頭で満たされている。隣接面コンタクト上部の非常に小さい空隙は**切縁側鼓形空隙**を示す　**C** 接触する2本の大臼歯の咬合面観。頰側から隣接面コンタクトまでの三角形の空隙が**頰側鼓形空隙**、舌側から隣接面コンタクトまでの空隙が**舌側鼓形空隙**（普通は頰側鼓形空隙より大きい）

　舌側鼓形空隙は、唇（頰）側鼓形空隙より大きい。これは、ほとんどの歯において唇頰側より舌側の方が幅が小さく、コンタクトポイントが歯冠の唇（頰）舌径中央より唇（頰）側に位置するからである。図1-40の三角形は、以上の4つの鼓形空隙を示している。

　咬合面側鼓形空隙または切縁側鼓形空隙とは、咬合面または切縁からコンタクトエリアまでの空隙を指し、通常は浅い。前歯の切縁側鼓形空隙の唇舌径は小さいが、臼歯の咬合面側鼓形空隙の唇舌径は大きい。咬合面側鼓形空隙とは、2本の隣接歯の辺縁隆線間の空隙、つまりコンタクトエリアの咬合面側の空隙を指し、隣接面歯間空隙の歯面清掃のために歯間フロスをコンタクトエリアに通す際に、最初に歯間フロスをあてる箇所である。

　形状のよい隣接面コンタクトエリア周囲の鼓形空隙は、食片を歯肉から逃すスピルウェイ（遁路）となる。（修復歯の外形が悪く）鼓形空隙の形状が不適切であったり、歯間に隙間があったりすると、繊維状の食片が隣接間鼓形空隙に挟まりやすく、挟まった食片を除去するために歯間フロスが必要となる。こうした食片圧入は不快なだけでなく、う蝕の形成や歯周疾患（歯槽骨の喪失）の原因にもなる。

セクション8　正常咬合：上下顎歯列弓間の位置関係

歯科疾患の原因となりうる不正咬合を見分けるためには、正常咬合における歯の位置関係を学習することが重要である。**咬合**とは、対合する上下顎歯の咬合面または切縁が相互に接触すること、つまり上下の顎が閉じることを指す。正しい咬合（正常咬合）の重要さは、計り知れない。正常咬合は、歯の健康や身体の健康にとって大切なばかりでなく、快適さや発話能力、食を楽しむ能力とも大いに関係する。咬合について理解するためには、上下顎歯列弓間の位置関係に関する知識のみならず、上下顎関節の関係またその複雑性、下顎の位置に影響を及ぼす筋肉、神経、靭帯ならびに軟部組織に関する知識も必要である。以上の内容については本書で後に詳述する。同一歯列列内の正常歯列（植立方向、隣接面コンタクト、鼓形空隙）に関しては本章の前のセクションですでに説明したので、本セクションでは上下顎歯列弓間の正常な位置関係について述べる。

正常咬合は、1900年代前半にエドワード・H・アングル（Edward H. Angle）によって定義・分類された。アングルは正常咬合を**I級咬合**として分類し、上下顎歯列弓間の位置関係に基づいて定義した。図1-41に示すように、I級咬合における上下顎を閉じたときの歯の位置は、**咬頭嵌合位**つまり最も適切に咬み合った状態である。この位置関係は、歯の模型を用いて上下顎の歯を最大限に緊合させる（最も安定した位置）ことで再現できる。以下、I級咬合の定義となる歯の位置関係を挙げる。

- **前歯水平被蓋**：上下の前歯の切縁が互いに重なり合い、上顎歯の切縁が下顎歯の切縁よりも唇側にある状態（図1-41参照）。
- **前歯垂直被蓋**：上顎前歯の切縁が下顎前歯の切縁の下部まで及び（垂直方向に重なり）、唇側からは下顎切歯の切縁が上顎切歯の切縁に隠れて見えない（図1-42）。
- **臼歯の位置関係**：上顎臼歯は下顎臼歯よりわずかに頬側に位置する（図1-42）。したがって、
  * 上顎臼歯の頬側咬頭頂・頬側面は、下顎臼歯の頬側咬頭頂・頬側面よりも頬側に位置する。
  * 上顎臼歯の舌側咬頭は下顎臼歯の咬合面窩に納まる。
  * 下顎臼歯の頬側咬頭は上顎臼歯の咬合面窩に納まる。
  * 下顎臼歯の舌側咬頭頂・舌側面は、上顎臼歯の舌側咬頭頂・舌側面の舌側に位置する。
- **上下顎間の位置関係**：上顎歯の垂直（縦）歯根軸は、対合する下顎歯の垂直（縦）歯根軸よりもやや遠心側にある。したがって、
  * 上顎第一大臼歯の近心頬側咬頭頂は、下顎第一大臼歯の近心頬側溝の真上に位置する（図1-44）。この上下顎第一大臼歯（最初に萌出する永久歯）の位置関係は、**I級咬合の定義の重要因子**となる。また、上顎犬歯は下顎犬歯と下顎第一小臼歯間の唇頬側鼓形空隙に納まる。

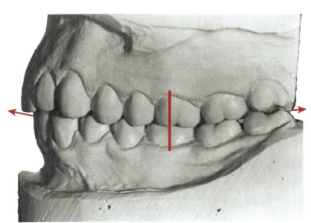

前後的弯曲（スピーの弯曲）

図1-41　**最大咬頭嵌合位**にある永久歯の石膏模型。上顎第三大臼歯以外の歯は対合する2歯と接触していることを確認すること。垂直方向の赤線は**I級咬合**における上下顎第一大臼歯の位置関係を示す。上顎第一大臼歯の近心頬側咬頭は下顎第一大臼歯の近心頬側溝と咬合する

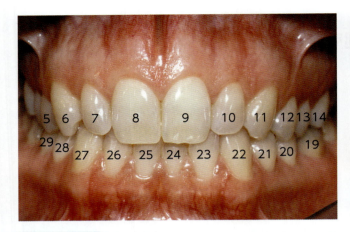

図1-42 咬頭嵌合位にある永久歯の上下顎歯列。各歯間の**隣接面歯間空隙**が**歯間乳頭**で満たされている様子、隣接歯の接触の様子を確認すること。また、上顎歯の切縁と咬頭頂（尖頭）が下顎歯の切縁と咬頭頂（尖頭）と重なり、下顎歯の切縁と咬頭頂（尖頭）が隠れていること、上顎中切歯は幅が広く下顎中切歯だけでなく下顎側切歯の半分とも重なっていることも確認すること

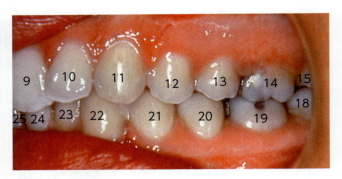

図1-44 各上顎歯が対合する下顎歯2歯と咬合している様子が見えるように左頬を引っぱった状態。19番（下顎左側第一大臼歯）には、（頬側充填のある）近心頬側面溝と遠心頬側面溝（見えていない）の2つの溝がある

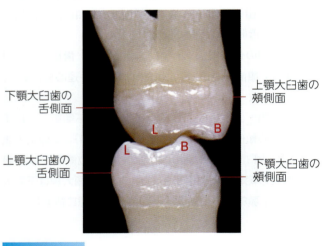

図1-43 上下顎歯列弓間の正常な位置関係における上下顎大臼歯の隣接面観。**正常咬合**における頬側咬頭および舌側咬頭の向きと位置を示している（略字：B＝頬側、L＝舌側）

＊ 正常歯列弓内では、ほとんどの歯は対合する歯列弓の2歯と咬合する。例えば、図1-41の上顎第一大臼歯の遠心面は、下顎第一大臼歯の遠心面よりも後方に位置するため、下顎第一大臼歯と下顎第二大臼歯の両歯と咬合する。例外：下顎中切歯は上顎中切歯に比べて小さく歯列弓中央に位置するため、上顎中切歯のみと咬合する（図1-42）。また、上顎第三大臼歯も下顎三大臼歯のみと咬合する。

要約すると、正常咬合とは、上下顎第一大臼歯が咬頭嵌合位にある状態をI級咬合とするということである。また、正常咬合においては、大きな咬合小面、歯ぎしり（ブラキシズム）の習慣、歯槽骨の喪失、歯の捻転や動揺、顎関節の痛みなどは生じないはずである[1]。正常咬合以外の咬合（不正咬合）に関しては第9章で説明する。

セクション9　発育葉からの歯の発生

歯冠は、第一成長拠点である発育葉から発生する（図1-45）。すべての正常な歯には、3つないしは4つの発育葉から発生した証拠がある。一般的には、切歯、犬歯、小臼歯の唇頬側は3つの発育葉から形成され、基底結節または舌側咬頭はそれぞれ1つの発育葉から形成される。したがって、**切歯**は、切縁部に位置する3つの切縁結節を形成する唇側の発育葉3つと基底結節を形成する発育葉1つの合計4つの発育葉から形成される。**犬歯**および**小臼歯**も4つの発育葉から形成される。唇（頬）側の発育葉3つと、犬歯の場合は基底結節、小臼歯の場合は舌側咬頭を形成する発育葉1つであ

第1章 | 歯の形態学用語　35

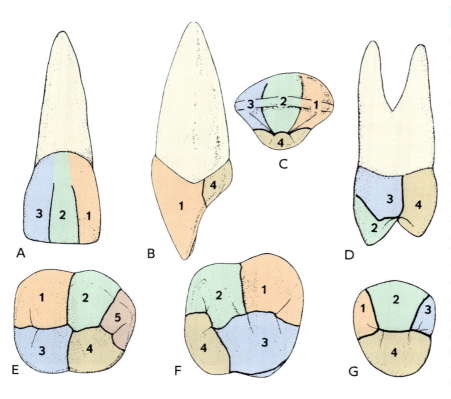

図1-45　発育葉（歯の第一解剖学的区分）。図A、B、Cは上顎中切歯の唇側面観、近心面観、切縁観。すべての「前歯」同様、「4つ」の発育葉から形成される。図BとCから分かるように舌側の基底結節は1つの発育葉（図の4番）から形成される。切縁結節は萌出直後の切歯の切縁にみられるが、これは唇側の発育葉が3つあることを示す。図DおよびGは、「4つ」の発育葉により形成される「2咬頭性小臼歯」の近心面観と咬合面観。前歯と同様、頬側咬頭は3つの発育葉から形成され、舌側咬頭は舌側の1つの発育葉から形成される。辺縁隆線の発育溝は、頬側の発育葉と舌側の発育葉が別のものだという証拠である。**大臼歯の各咬頭は1つの発育葉により形成される**。図Eは下顎第一大臼歯で頬側3つと舌側2つ合わせて5つの発育葉、つまり1咬頭につき1発育葉から形成されている様子を示す。図Fは上顎第一大臼歯で大きな発育葉3つと小さな発育葉1つ、つまり1咬頭に対し1発育葉から形成される様子を示す。非常に小さい5番目の咬頭（カラベリー結節）が存する場合は、近心舌側の大きな発育葉の一部、または別の発育葉から形成される

る。1頬側咬頭と2舌側咬頭を有する小臼歯（下顎第二小臼歯）は、3つの発育葉から頬側咬頭、2つの発育葉から舌側咬頭（1舌側咬頭につき1発育葉）の5つの発育葉から形成される。前歯の唇側面と小臼歯の頬側面には2つの小さい溝で分かれる微弱な垂直方向の隆線が3本あるが、これは前歯の唇側面と小臼歯の頬側面が3つの発育葉より形成された証拠である。

一般的には、**大臼歯**の各咬頭は1つの発育葉から形成される。例えば、5咬頭性大臼歯は5つの発育葉から形成され、4咬頭性大臼歯は4つの発育葉から形成される。上顎大臼歯には3咬頭性のものもあるが、この場合は3つの発育葉から形成される。歯の異常形態である樽状側切歯と過剰歯（余分に萌出する歯）は、発育葉が3つ未満の場合に形成される。各歯を形成する発育葉の数を決定するためのガイドインは、表1-5に示した。

表1-5　**永久歯を形成する発育葉の数を決定するためのガイドライン**

	歯種	舌側咬頭数または基底結節数	発育葉数
前歯と小臼歯	切歯	1基底結節	3+1=**4**
	犬歯	1基底結節	3+1=**4**
	2咬頭性小臼歯	1舌側咬頭	3+1=**4**
	3咬頭性小臼歯	2舌側咬頭	3+2=**5**

前歯と小臼歯の発育葉数を決定するためのガイドライン：
発育葉数＝唇（頬）側発育葉3つ＋1舌側咬頭または基底結節につき1発育葉

	大臼歯の名称	咬頭数	発育葉数
大臼歯	3咬頭性大臼歯	3	3
	4咬頭性大臼歯	4	4
	5咬頭性大臼歯 （大きなカラベリー結節を含む）	5	5

大臼歯の発育葉数を決定するためのガイドライン：
大臼歯の発育葉数＝1咬頭につき1発育葉（カラベリー結節を含む）

セクション 10　　動物の歯とヒトの歯の比較

　興味深いことに、動物の歯も本章の前半で述べたヒトの歯の歯式と同じ歯式で表すことができる。表1-6の動物の歯式をみると、ウシには上顎切歯（門歯）と上顎犬歯がないのが分かる。ただし、左右上下に小臼歯が3歯ずつある。イヌの小臼歯は全歯合わせて、ヒトの小臼歯の2倍あることを知っていただろうか。またゾウの牙は上顎中切歯であることを知っていただろうか。ゾウの歯隙は2本の中切歯の間に大きな鼻が納まるほど大きく、世界中で最大である（訳注：ヒトの切歯を動物では門歯と呼ぶことが多い）。

実 習 1

歯と隣接する歯肉の断面図をスケッチし（図1-9［p.14］のような図）、次に挙げる歯の形態を記せ。エナメル質、象牙質、セメント質、歯髄腔、髄室、根尖孔の位置、エナメル象牙境、セメントエナメル境、セメント象牙境、歯根膜、歯槽骨、歯肉、歯肉溝、解剖学的歯冠、解剖学的歯根。

表1-6　　動物の歯の歯式（1/4顎の歯の配列）と興味深い事実 [2-4]

動物	歯式	M	動物	歯式	M
ヒト、旧世界猿(オナガザル科)、類人猿	$I\frac{2}{2}C\frac{1}{1}P\frac{2}{2}$	$M\frac{3}{3}$	ヤマアラシ、ビーバー	$I\frac{1}{1}C\frac{0}{0}P\frac{1}{1}$	$M\frac{3}{3}$
新世界猿(広鼻猿)	$I\frac{2}{2}C\frac{1}{1}P\frac{3}{3}$	$M\frac{3}{3}$	クマ、パンダ	$I\frac{3}{3}C\frac{1}{1}P\frac{4}{4}$	$M\frac{2}{3}$
イヌ、オオカミ、キツネ	$I\frac{3}{3}C\frac{1}{1}P\frac{4}{4}$	$M\frac{2}{3}$	リス	$I\frac{1}{1}C\frac{0}{0}P\frac{2}{1}$	$M\frac{3}{3}$
ネコ	$I\frac{3}{3}C\frac{1}{1}P\frac{3}{2}$	$M\frac{1}{1}$	ウサギ‡	$I\frac{2}{1}C\frac{0}{0}P\frac{3}{2}$	$M\frac{3}{3}$
ウシ	$I\frac{0}{3}C\frac{0}{1}P\frac{3}{3}$	$M\frac{3}{3}$	ハツカネズミ、ドブネズミ	$I\frac{1}{1}C\frac{0}{0}P\frac{0}{0}$	$M\frac{3}{3}$
ウマ、シマウマ*	$I\frac{3}{3}C\frac{1}{1}P\frac{4}{4}$	$M\frac{3}{3}$	モグラ	$I\frac{3}{3}C\frac{1}{1}P\frac{4}{4}$	$M\frac{3}{3}$
セイウチ	$I\frac{1}{1}C\frac{1}{1}P\frac{3}{3}$	$M\frac{0}{0}$	チスイコウモリ	$I\frac{1}{2}C\frac{1}{1}P\frac{2}{2}$	$M\frac{0}{0}$
ゾウ†	$I\frac{1}{0}C\frac{0}{0}Dm†\frac{3}{3}$	$M\frac{3}{3}$	トガリネズミ	$I\frac{3}{1}C\frac{1}{1}P\frac{3}{1}$	$M\frac{3}{3}$

* ブタとカバも同じ歯式である。ただし、ブタとカバの上下顎門歯は2歯の場合と3歯の場合がある

† ゾウは脱落性大臼歯 (Dm) を有するが小臼歯はない。ゾウの頭蓋の大きさは脳を収容するのに必要な大きさしかないが、少なくとも力学的に牙と巨大な大臼歯を支えるだけの大きさ（牙の1/3は頭蓋に埋まっている）。大臼歯の重さは1歯あたり約4kg、咬合面の近遠心径はほぼ30cmである。牙(中切歯〈門歯〉)の長さは3.5m、重さは200kgにもおよぶ [5]

‡ モルモットも同じ歯式である。ただし上顎門歯は1歯しかない

　ビーバーには、丈夫な弯曲の大きい門歯が4歯ある。門歯の唇側は非常に硬いオレンジ色のエナメル質で覆われているが、舌側はエナメル質と比較するとかなり軟らかい象牙質がむきだしになっている。象牙質が摩耗すると、非常に鋭利なエナメル質の切縁だけが残る。ビーバーの門歯は生涯延び続ける。臼歯の咬合面の端は水平だがぎざぎざしている。臼歯は生後2年で成長が止まる。門歯の後方には大きな歯隙があるが、齧っている間は表皮の一部が内側に折り込まれてこの部分を満たし口の後方を封鎖する。そのため、木片が口内後方に入り込まないようになっている。皮膚は食べたり飲んだりしているときはたるんでいる。

　トガリネズミの上顎第一門歯にはカギ状の咬頭が2つある。乳歯は子宮内で脱落する。トガリネズミの寿命は1年から1年半しかないが、これは大臼歯の摩耗により飢餓状態を招き死に至るためである。また、トガリネズミの身体は小さく、食物を1-2時間しか蓄積できないので、ほぼ常時、摂食を必要とする。食餌は主に小無脊椎動物、ワラジムシ、果物である。

　チスイコウモリの犬歯は大きいが、さらに特徴的なのはV字型カミソリ状の上顎門歯で、獲物の皮膚を切り裂く役割を果たす。チスイコウモリの唾液には抗凝固作用があり、舌を管状に巻いて獲物から滲出する血液を吸ったり舐めたりする。

　脊椎動物の中には歯がまったくないものがいるが（完全無歯性）、これらの動物も元は歯を持つ原種に由来する。トリにはくちばしがあるが、通常は大臼歯が行う食物を擦り潰す作業は砂嚢が行う。カメの顎は重い鞘で覆われている。その鞘は門歯の辺りでは薄いが、後方では食物を噛み砕くために広くなっている。カモノハシの幼少期には角質の板状のものが歯の代用を果たし、この角質板を用いて水性昆虫、甲殻類、軟体動物などを噛み砕く。ヒゲクジラとアリクイには歯がないが、噛み砕く必要のないものを摂食する

実習2

図1-46Aの歯をアメリカ式表記法で表せ。写真の左側は実際の口腔内の右側であることに注意すること。上顎第二大臼歯から開始し中切歯へと進み、次に、下顎中切歯に降りて下顎第二大臼歯まで順に番号を付けよ。正解は下記の解答で確認すること。次に、図1-46Aの歯を同じ順にFDI式表記法で示し、最後にパーマー式表記法でも示せ。

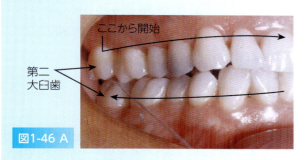

図1-46 A

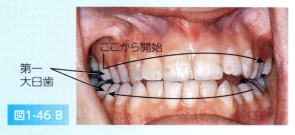

図1-46 B

上の写真の全歯を実習の指示に従いアメリカ式表記法を用いて表せ。次に、それらをFDI式表記法で示し、最後にパーマー式表記法でも示せ。A　頬と唇を引っ張り右側の歯が見えている状態　B　頬と唇を引っ張りほとんどの歯が見えている状態

次に図1-46Bの歯も同様に各表記法で表せ。写真左側の上顎第一大臼歯より開始し、右側の上顎第一大臼歯まで順に番号を付け、同じ側の下顎第一大臼歯に降り、続けて反対側の第一大臼歯まで番号を付けよ。

図1-46Aの解答。アメリカ式表記法：2, 3, 4, 5, 6, 7, 8, 25=中切歯、26, 27, 28, 29, 30, 31。FDI式表記法：17, 16, 15, 14, 13, 12, 11, 41=中切歯、42, 43, 44, 45, 46, 47。パーマー式表記法は表1-1で確認すること。

図1-46Bの解答。アメリカ式表記法：3, 4, 5, 6, 7, 8, 9, 10, 11, 12, 13, 14, 19=下顎右側第一大臼歯、20, 21, 22, 23, 24, 25, 26, 27, 28, 29, 30。FDI式表記法：16, 15, 14, 13, 12, 11, 21, 22, 23, 24, 25, 26, 36=下顎左側第一大臼歯、35, 34, 33, 32, 31, 41, 42, 43, 44, 45, 46。パーマー式表記法は表1-1を用いて確認すること。

実習3

図1-47の歯は、3咬頭性（図中の3つの小さな丸印は咬頭頂を指す）下顎左側第二小臼歯と5咬頭性（図中の5つの小さな丸印は咬頭頂を指す）下顎左側第一大臼歯である。この情報に基づき、図1-47で示した歯の各形態の名称をすべて挙げよ（iは必須ではない）。正解は下記の解答で確認すること。

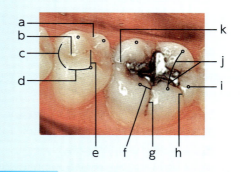

図1-47　**実習の指示に従い、3咬頭性（図中の3つの小さな丸印は咬頭頂を指す）下顎左側第二小臼歯と5咬頭性（図中の5つの小さな丸印は咬頭頂を指す）下顎左側第一大臼歯の各形態の名称を挙げること**

図1-47の解答：(a) 舌側（面）縁、(b) 近心小窩、(c) 近心辺縁隆線、(d) 近心頬側咬頭、(e) 頬側咬頭の三角隆線、(f) 近心頬側咬頭の遠心斜線、(g) 近心頬側咬頭（面）縁、(h) 遠心頬側咬頭頂、(i) 遠心頬側咬頭と遠心側咬頭の三角隆線から成る横走隆線、(k) 近心辺縁隆線

復習問題

以下の質問は、本章で学習した歯の形態用語および概念の理解度を確認するためのものである。正しい解答の記号に丸印を付けよ。ただし、解答は1つとは限らない。

1. 英国歯科ジャーナルの記事で48番と記載されている歯はFDI式表記法で表記されていると考えられる。同じ歯をアメリカ式表記法で表すとどうなるか。
   - a. 25
   - b. J
   - c. 30
   - d. T
   - e. 32

2. 上顎犬歯は、アメリカ式表記法では何番か。
   - a. 6
   - b. 8
   - c. 10
   - d. 11
   - e. 27

3. 健全な抜去歯において、通常は目に見え**ない**境界は次のどれか。
   - a. セメントエナメル境
   - b. エナメル象牙境
   - c. セメント象牙境
   - d. 象牙歯髄境

4. 萌出直後の9番（上顎左側中切歯）の状態を表しているのは次のどれか。
   - a. 臨床的歯冠が解剖学的歯冠より大きい
   - b. 臨床的歯冠が解剖学的歯冠より小さい
   - c. 臨床的歯根が解剖学的歯根より大きい
   - d. 臨床的歯根が解剖学的歯根より小さい

5. 歯面の外側面は次のどれか。
   - a. 唇側面
   - b. 遠心面
   - c. 頬側面
   - d. 咬合面

6. 近心面が相互に接触している2歯は次のどれか。
   - a. 25と26
   - b. 16と17
   - c. 7と8
   - d. 1と32
   - e. 8と9

7. 上顎右側中切歯（8番）を遠心面からみて、切縁から歯頸部まで、または唇側から舌側までを1/3ごとに区分することができる。遠心面から見ることが**できない**のは次のどれか。
   - a. 唇側1/3
   - b. 歯頸側1/3
   - c. 中央1/3
   - d. 近心1/3
   - e. 切縁側1/3

8. 唇舌径は、次のどの歯面から計測できるか。
   - a. 近心面
   - b. 咬合面
   - c. 隣接面
   - d. 唇側面
   - e. 遠心面

9. 上顎左側第一大臼歯（14番）の歯根歯冠比が1.72、上顎左第三大臼歯（16番）の歯根歯冠比が1.49であるとしたら、歯冠に比べて歯根の方が長いのはどちらの歯か。
   - a. 上顎左側第一大臼歯（14番）
   - b. 上顎左第三大臼歯（16番）
   - c. この質問に答えるには、より多くの情報が必要である

10. 上顎小臼歯に通常みられない隆起または隆線は、次のどれか。
    - a. 斜走隆線
    - b. 基底結節
    - c. 近心辺縁隆線
    - d. 横走隆線
    - e. 三角隆線

11. 2咬頭性小臼歯の咬合面の周囲を囲んでいる隆線は次のどれか。
    - a. 近心辺縁隆線
    - b. 遠心辺縁隆線
    - c. 近心頬側咬合縁
    - d. 遠心舌側咬合縁
    - e. 三角隆線

12. 2根管性の歯のセメントエナメル境から根尖までの解剖学的指標の正しい順序を表しているのは次のどれか。
    - a. 歯頸部、根幹、根分岐部、根尖
    - b. 根幹、歯頸部、根分岐部、根尖
    - c. 根幹、根分岐部、歯頸部、根尖

        d. 歯頸部、根幹、根尖、根分岐部
        e. 根分岐部、根幹、歯頸部、根尖

13. 隣接面からみた唇頬側面の最大豊隆部の位置は次の
    どこか。
        a. 咬合側 1/3
        b. 舌側 1/3
        c. 頬側 1/3
        d. 中央 1/3
        e. 歯頸側 1/3

14. 歯間乳頭として知られる歯肉の一部は次のどの空隙を
    埋めているか。
        a. 頬側鼓形空隙
        b. 咬合鼓形空隙
        c. 舌側鼓形空隙
        d. 歯肉側鼓形空隙
        e. 隣接面歯間空隙

15. 正常咬合（I級咬合）においては上下顎第一大臼歯の位
    置関係が重要であるが、上顎第一大臼歯の近心頬側
    咬頭は次のどの位置にあるか。
        a. 下顎第一大臼歯の近心頬側溝
        b. 下顎第一大臼歯の遠心頬側溝
        c. 下顎第二大臼歯の頬面溝
        d. 下顎第二大臼歯の近心頬側溝
        e. 下顎第二大臼歯の遠心頬側溝

16. 正常咬合（I級咬合）において上顎歯の舌側咬頭は次の
    どこと咬合するか。
        a. 下顎歯間の頬側鼓形空隙
        b. 下顎歯間の舌側鼓形空隙
        c. 下顎歯間の咬合面窩

17. 2咬頭性（1頬側咬頭と1舌側咬頭）小臼歯はいくつの
    発育葉から形成されるか。
        a. 1
        b. 2
        c. 3
        d. 4
        e. 5

解答： *1-e, 2-a,d, 3-b,c,d, 4-b,c, 5-a,c, 6-e, 7-d, 8-a,b,c,e, 9-a, 10-a,b, 11-a,b,c,d, 12-a, 13-e, 14-d,e, 15-a, 16-c, 17-d*

クリティカル・シンキング

1. A. 明るい光源（小さな懐中電灯等）、大きい鏡（できれば拡大鏡）、清潔で小さい使い捨て歯科用ミラー（ほとんどの薬局で購買でき
   る）を用いて、自分の口腔内の**上顎右側側切歯**の唇側面および舌側面を評価せよ。本章で示した歯の形態用語をできる限り多く
   使用し、なるべく詳細に歯の様子を説明せよ。なお、使用した歯の形態用語にはすべて下線を引くこと。例えば、「**舌側面（口蓋側
   面）**の**基底結節**に隣接する**舌側面窩**の**歯頸側 1/3**（または**歯肉側 1/3**）に**小窩**があり、濃く着色している。」

   B. 上記の練習を、上顎左側側切歯、上顎右側中切歯、上顎左側中切歯においても同様に行うこと。

2. 以下の練習は、3通りの歯の表記法について習熟度を確認するためのものである。

   A. 下の表に、4本の第一大臼歯を**アメリカ式表記法**で記入せよ。次に同歯を**FDI式表記法**で記入せよ。最後に**パーマー式表記
   法**で記入せよ。

	上顎右側 第一大臼歯	上顎左側 第一大臼歯	下顎左側 第一大臼歯	下顎右側 第一大臼歯
アメリカ式				
FDI式				
パーマー式				

B. 下記の表には、4本の中切歯をそれぞれの表記法で記入せよ。

	上顎右側 中切歯	上顎左側 中切歯	下顎左側 中切歯	下顎右側 中切歯
アメリカ式				
FDI式				
パーマー式				

REFERENCES

1. Ash MM. Wheeler's dental anatomy, physiology, and occlusion. 7th ed. Philadelphia, PA: W.B. Saunders, 1993.
2. Osborn JR, ed. Dental anatomy and embryology. Oxford: Blackwell Scientific Publications, 1981:133.
3. Palmer RS. Elephants. World book encyclopedia. Vol 6. 1979:178C. Chicago: World Book Inc.
4. Brant D. Beavers. World book encyclopedia. Vol. 2. 1979:147. Chicago: World Book Inc.
5. Zoo Books: Elephants. Wildlife Education Limited. San Diego: Frye & Smith, 1980:14.

GENERAL REFERENCES

Jordan R, Abrams L, Kraus B. Kraus' dental anatomy and occlusion. St. Louis MO: Mosby Year Book, 1992.
Melfi RC. Oral embryology and microscopic anatomy, a textbook for students in dental hygiene. 10th ed. Philadelphia PA: Lippincott Williams & Wilkins, 2000.
Renner RP. An introduction to dental anatomy and esthetics. Chicago IL: Quintessence Publishing, 1985.

ウォールフェル博士による研究結果

　本書において結論を出す際には、歯の諸径値に関するウォールフェル博士の調査データを根拠にした。1974年から1979年にかけてオハイオ州内の歯科医から収集した標本用の抜去歯4572本の平均計測値は表1-7に示した。

第1章 | 歯の形態学用語　41

表1-7　ウォールフェル博士とオハイオ州立大学歯学部(The Ohio State University College of Dentistry)歯科衛生士学生1年生による研究(1974-1979)においてオハイオ州歯科医から収集した抜去歯4572本の平均計測値

		歯冠長 (mm)	歯根長 (mm)	歯根歯冠比 (mm)	全長 (mm)	歯頸部の近遠心径 (mm)	全幅 (mm)	歯冠の唇舌径 (mm)	歯頸部の唇舌径 (mm)	歯頸部の弯曲 (mm)	遠心歯頸部の弯曲 (mm)
上顎歯	中切歯 (398)	11.2[A]	13.0	1.16	23.6	6.4	8.6	7.1	6.3	2.8[G]	2.3
	側切歯 (295)	9.8	13.4	1.37	22.5	4.7	6.6	6.2	5.8	2.5	1.9
	犬歯 (321)	10.6	16.5	1.56	26.3[C]	5.6	7.6	8.1	7.6	2.1	1.4
	第一小臼歯 (234)	8.6	13.4	1.56	21.5	4.8	7.1	9.2	8.2	1.1	0.7
	第二小臼歯 (224)	7.7	14.0	1.82	21.2	4.7	6.6	9.0	8.1	0.9	0.6
	第一大臼歯 (308)	7.5	MB root 12.2 DB, 13.7 L	1.72	20.1	7.9	10.4	11.5[F]	10.7	0.7	0.3
	第二大臼歯 (309)	7.6	12.9 MB root, 12.1 DB, 13.5 L	1.70	20.0	7.6	9.8	11.4	10.7	0.6	0.2
	第三大臼歯 (305)	7.2	10.8 MB root, 10.1 DB, 11.2 L	1.49	17.5	7.2	9.2	11.1	10.4	0.5	0.2
	Avg. for 2392 upper teeth	8.77	13.36	1.55	21.59	6.11	8.23	9.20	8.48	1.40	0.97
下顎歯	中切歯 (226)	8.8	12.6	1.43	20.8	3.5	5.3[D]	5.7	5.4	2.0	1.6
	側切歯 (234)	9.4	13.5	1.43	22.1	3.8	5.7	6.1	5.8	2.1	1.5
	犬歯 (316)	11.0[B]	15.9	1.45	25.9	5.2	6.8	7.7	7.5	2.4	1.6
	第一小臼歯 (238)	8.8	14.4	1.64	22.4	4.8	7.0	7.7	7.0	0.9	0.6
	第二小臼歯 (227)	8.2	14.7	1.80	22.1	5.0	7.1	8.2	7.3	0.8	0.5
	第一大臼歯 (281)	7.7	14.0 M root, 13.0 D	1.83	20.9	9.2	11.4[E]	10.2	9.0	0.5	0.2
	第二大臼歯 (296)	7.7	13.9 M root, 13.0 D	1.82	20.6	9.1	10.8	9.9	8.8	0.5	0.2
	第三大臼歯 (262)	7.5	11.8 M root, 10.8 D	1.57	18.2	9.2	11.3	10.1	8.9	0.4	0.2
	Avg. for 2180 lower teeth	8.62	13.85	1.62	21.61	6.24	8.17	8.22	7.44	1.20	0.80

計測値の範囲は各章の表に示した。
略語：D＝遠心、DB＝遠心頬側、FL＝唇(頬)舌側、M＝近心、MB＝近心頬側、MD＝近遠心
A＝ウォールフェルによる最長歯冠、B＝Krausによる最長歯冠、C＝最長歯、D＝最小歯冠近遠心径、E＝最大歯冠近遠心径、F＝最大歯冠唇舌径、G＝最大歯頸線弯曲

第2章 切歯の形態

本章の4つのセクションで取り上げる項目は以下の通り。

1. 切歯の概説
   A. 切歯の機能
   B. 切歯の形態
   C. 切歯の特徴
   D. 切歯の上下の鑑別
2. 上顎切歯の順位の鑑別：上顎中切歯と上顎側切歯の共通点と相違点
   A. 上顎切歯の唇側面観
   B. 上顎切歯の舌側面観
   C. 上顎切歯の隣接面観
   D. 上顎切歯の切縁観
3. 下顎切歯の順位の鑑別：下顎中切歯と下顎側切歯の共通点と相違点
   A. 下顎切歯の唇側面観
   B. 下顎切歯の舌側面観
   C. 下顎切歯の隣接面観
   D. 下顎切歯の切縁観
4. 興味深い切歯の変異型と民族間相違

顎右側側切歯を全切歯の例として用いる。本章のセクション1を読む際には付録1ページを参照すること。また、本教科書で「付録」という語の後に数字と記号が続く場合（例：付録1a）は、数字（1）は付録のページを、記号（a）は付録該当ページの各特徴を示している。付録のページの記号で示される各特徴については各ページの裏に説明があるので確認すること。

さらに、ヒトの歯について学習する際は、ヒトの顔にもそれぞれ特徴があるのと同様に、各歯の形状にも個人差があるということを念頭においてほしい。上顎中切歯100歯を収集して行った研究においても、大きさ、歯冠幅径比、色などの歯の特徴には相当の差異がみられた[1]。なお、本章において結論を出す際には、ウォールフェル博士の調査から得た統計を用いた。引用したデータには、「データ[A]」と言うように本章末の参考データの記号を右上に記した。

セクション1　切歯の概説

目的

このセクションでは、以下の項目を習得できる。
- 切歯の機能を説明する。
- 切歯の特徴を挙げる。
- 切歯の上下の鑑別を行うため、上顎切歯と下顎切歯の特徴を挙げる。
- 全歯の中から切歯を選別する。
- （上下顎切歯の特徴を用いて）切歯の上下の鑑別を行う。

各切歯の位置、およびアメリカ式表記法の数字表記に慣れるために、図2-1または永久歯列の模型を参照すること。切歯には、上顎に中切歯2本（上顎第一切歯：アメリカ式表記法の8と9）と側切歯2本（上顎第二切歯：アメリカ式表記法の7と10）の4本、下顎にも中切歯2本（下顎第一切歯：アメリカ式表記法の24と25）と側切歯2本（下顎第二切歯：アメリカ式表記法の23と26）の4本がある。

中切歯2本は上下顎とも正中で近心面が相互に隣接しており、通常は接触している。中切歯の遠心面は、側切歯の近心面と接触している。したがって、側切歯は中切歯のすぐ遠心

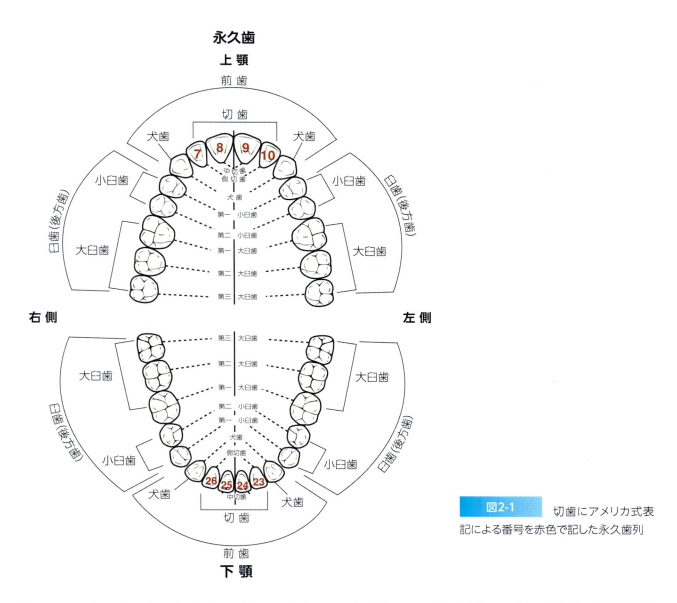

図2-1 切歯にアメリカ式表記による番号を赤色で記した永久歯列

側に位置しており、側切歯の近心面は隣接する中切歯の遠心面と接触している。また側切歯の遠心面は、犬歯と接触している。

A. 切歯の機能

下顎切歯は上顎切歯と相まって以下の機能を果たす。(a) 食物を噛み切る（下顎切歯は上顎切歯に対して動く刃のようなものである）(b) はっきり発音する（歯のないヒトの発音を考えてみよう）(c) 唇を支え、審美的外観を保つ一助となる。現在の審美的基準では、切歯が1本ないしはそれ以上欠損すると魅力のない容貌だとみなされる（「前歯のない子のクリスマス」〈訳注：アメリカで1944年に発表されたクリスマスソング〉を知っているだろうか）。4つ目の機能は、(d) 下顎切歯の切縁を上顎切歯の舌側面に合わせることで、口を閉じる最終段階で上下顎の臼歯（後方歯）が相互に接触する直前に下顎を後方に誘導することである。

B. 切歯の形態

歯の形態または構造を学習するには、各歯面の形状（輪郭）と外形（隆線と溝）を考察するのが最良の方法である。すべての「歯冠」は、4つの側面と、前歯の場合は食物を噛み切る切縁、臼歯の場合は咀嚼面である咬合面の5つの歯面を有する。歯の形態について学習するには、各歯の隆線、溝、凹凸部の特徴と位置を習熟していなければならない。これらを

習熟していれば、上下顎、歯種、同一歯種内での順位によって口腔内の歯の特徴を述べ特定することができるし、クラウン、ブリッジ、充塡物を作製する際に歯の外形を正しく復元することができる。また、歯冠と歯根からの沈着物（歯石）の除去や、既存修復歯の仕上げ・研磨の技術も上がる。

切歯の特徴について述べるとき、通常は(a)唇側面観、(b)舌側面観、(c)近心面観、(d)遠心面観、(e)切縁観の5面観における切歯の外側の形態を説明する。近心面と遠心面は類似点が多いため、本教科書ではこれら2面を合わせて「隣接面」とする。

C. 切歯の特徴

まず、全切歯に相当する特徴について考察する。

発育葉：第1章で既述したように、前歯の唇側面は、唇側の近心、中央、遠心の3つの発育葉から形成される。通常、切歯の唇側面には縦方向に2つの浅い発育溝があり、唇側面を形成する3つの発育葉を分けている。図2-5のデッサンの薄い陰影はこれらの溝を示している。また、萌出直後の切歯の切縁には**切縁結節**と呼ばれる丸みを帯びた隆起が3つ存するが、これらの切縁結節も切歯が3つの発育葉から形成されていることを示す（図2-2）。最後に、4つ目（舌側）の発育葉は基底結節と呼ばれる舌側の豊隆を形成する。各切歯を形成する発育葉の数は、表2-1にまとめた。

1. 唇側面からみた切歯の共通点

切歯の共通点について学習する際には、付録1頁を参照すること。なお、ここで提示する共通点には例外もあるので留意すること。なお、例外は太字で示した。

唇側面からみた**切歯の歯冠**の切縁は、ほぼ水平、またはわずかに弯曲している（他の歯種は尖った咬頭頂〈犬歯の場合は尖頭〉が1つ以上有する）。切歯の歯冠は近遠心径より切縁歯肉径の方がかなり大きく、「長方形」の形状をしている（付録1a）。歯冠幅径は、近遠心径が最大となる隣接面コンタクトから歯頸方向に向けて小さくなる。したがって、歯頸側1/3で最も細く、切縁側1/3で最も太くなる（付録1b）。切歯の歯冠近心面の輪郭は、遠心面より膨隆が大きい。**例外**：下顎中切歯は左右対称である（付録1c）。近心切縁隅角は遠心切縁隅角よりも鋭い。**例外**：左右対称の下顎中切歯では両角の差異はほとんどみられない（付録1d）。歯冠のコンタクトエリア（隣接面の最大豊隆部）は、近心面では切縁側1/3に位置する。遠心面の最大豊隆部は近心面よりも歯頸寄りにある。**例外**：下顎中切歯の形状は左右対称のため、遠心面の最大豊隆部は近心面と同じ高さに位置する（付録1e）。全切歯の切縁は、摩耗が生じるまでは遠心側で歯頸方向に傾斜している（短くみえる）。**例外**：左右対称の下顎中切歯の切縁は傾斜なし。最後に歯頸線は唇側（および舌側）面中央で根尖方向に凸状に弯曲している（付録1l）。

唇側面からみた**切歯の歯根**は歯頸線から根尖に向かって狭まる（付録1f）。切歯の歯根の唇舌径は近遠心径よりも大きい（付録の唇側面観と近心面観の「1g」の歯根幅径を比較し、その相違を確認すること）。**例外**：上顎中切歯の歯根の近遠心径と唇舌径はほぼ等しい。切歯の歯根は根尖側1/3で屈曲している。**例外**：上顎中切歯の歯根は屈曲していない方が多い。なお、屈曲は遠心側への屈曲が多い（付録1h）。また、切歯の歯根は歯冠よりも長い（付録1i）。

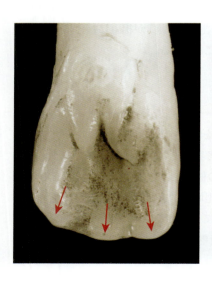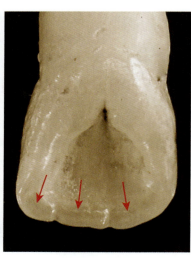

図2-2 左右の上顎中切歯の「舌側面観」どちらも辺縁隆線と「基底結節」に沿って深い舌側面窩があり**シャベル型**の形状をしている。切縁には**切縁結節**（矢印の部分）と呼ばれる丸みを帯びた突出部が3つある。右側の中切歯には基底結節との境界に着色した**小窩**があるが、知らないうちにこの小窩をう蝕が穿通することがある

表2-1　切歯を形成する発育葉の数を決定するためのガイドライン

歯の名称	基底結節の有無	発育葉数
上顎中切歯	あり	3＋1＝4
上顎側切歯	あり	3＋1＝4
下顎中切歯	あり	3＋1＝4
下顎側切歯	あり	3＋1＝4

発育葉数＝唇側面の発育葉3つ＋1基底結節につき1発育葉

2．舌側面からみた切歯の特徴

　舌側面からみた**切歯の歯冠**幅径は、唇側面からみた歯冠幅径より小さい。これは近心面と遠心面が舌側で収束するためである（付録1頁の切縁観の「1j」を見るとよく分かる）。また、近心辺縁隆線と遠心辺縁隆線は舌側の基底結節に収束する（付録1k）。

3．隣接面からみた切歯の特徴

　隣接面からみた**切歯の歯冠**の形状は、くさび型あるいは「三角形」である（付録1m）。隣接面からみると、唇側の輪郭は切縁部よりも歯頸部の凸弯が大きく、唇側面の最大豊隆部は、歯頸側1/3、歯頸線の縁に位置する（付録1n）。舌側面の最大豊隆部も同様に歯頸側1/3、つまり基底結節に位置するが、舌側面の歯頸2/3、基底結節から切縁までの外形は陥凹を呈する。したがって、舌側の輪郭はS字型をなしており、基底結節のところは凸弯、基底結節からほぼ切縁までが陥凹している（付録1p）。上顎前歯の舌側面の陥凹部は、下顎閉鎖運動において最も重要な誘導要因となる。なぜなら、下顎切歯は、最大閉鎖時つまり最大咬合時に上顎切歯の辺縁隆線で止まり、陥凹部に納まるからである。

　隣接面からみた歯頸線は、切縁方向に凸弯している。弯曲度は、近心面の方が遠心面より大きい（付録の近心面観と遠心面観の1oを比較すること）。

　隣接面からみた**切歯の歯根**は、歯頸側1/3で最も広く、丸みを帯びた根尖に向かって徐々に狭まる（付録1f）。

4．切縁からみた切歯の特徴

　切縁からみると、切歯の歯冠には基底結節から切縁方向に陥凹した舌側面窩がある。また、切縁は歯冠近遠心径の最大値を走行する（付録1q）。唇側の輪郭は、凸弯状の舌側の輪郭より幅が広く弯曲が少ない（付録1r）。近遠心の辺縁隆線は基底結節で収束し（付録1k）、歯冠の輪郭は隣接面コンタクトエリアから基底結節に向かって狭まる（付録1j）。そのため舌側面の方が唇側面より細い。

D．切歯の上下の鑑別

　以下に挙げる切歯の上下の鑑別の鍵となる上下切歯の特徴について読む際には、付録2頁を参照すること。

　下顎切歯は、概して上顎切歯より小さい。下顎中切歯と下顎側切歯の口腔内に見える部分は類似しており大きさもほぼ等しいが、上顎中切歯と上顎側切歯には大きな差異がある（図2-3）。下顎切歯の歯冠の隣接面は上顎切歯に比べて平坦で（付録2q）、コンタクトエリアは上顎切歯よりも切縁寄りに位置する（付録2rと2i）。下顎切歯の歯冠幅径は唇舌径の方が近遠心径より大きいが、上顎中切歯の場合は近遠心径の方が大きい（付録2h）。また、下顎切歯の歯冠の舌側面は上顎切歯に比べて平坦で、構造上の特徴が少ない。それに対し、上顎切歯の舌側面には、下顎切歯よりも深い窩や顕

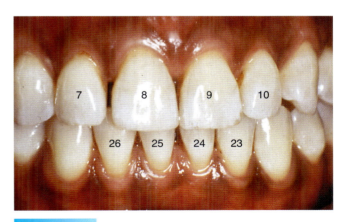

図2-3　口腔内の切歯の**大きさと形状の比較**　上顎中切歯が1番大きく、2番目に大きいのが上顎側切歯、次いで下顎側切歯、1番小さい切歯は口内で最も細い下顎中切歯

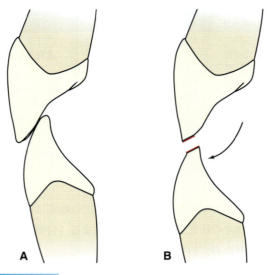

図2-4 A 正常咬合において「臼歯」が緊合している状態の切端の隣接面観 B 「矢印」は、上下顎切歯が接触した状態で、上顎切歯の切縁と下顎切歯の切縁が重なり合うまで下顎切歯が前突するときの方向を示している。「摩耗」の結果生じる「上顎」切歯の切縁の咬合小面は、舌側面に生じることが多い（咬合小面は舌側歯頸方向に傾斜する）。一方、「下顎」切歯の場合は、摩耗はまず唇側面に生じる（咬合小面は、唇側歯頸方向に傾斜する）

著な辺縁隆線がある（付録2m）。最後に、下顎切歯の歯根歯冠比は、上顎切歯よりも大きい。

下顎切歯の切縁は、通常、歯根軸の舌側に位置する。一方、上顎切歯の切縁は歯根軸の唇側にある方が多い（付録2頁の近心面観の「o」を見るとよく分かる）。切縁の咬耗は食物を噛み切るときに生じるが、摩耗する個所は上顎切歯と下顎切歯とで異なる（図2-4）。歯の摩耗は、下顎切歯の切縁の唇側が対合する上顎切歯の舌側面および切縁の一部と接触したまま、前方と下方に滑り込むことで生じる。この摩耗により、切縁に**咬合小面（ファセット）**と呼ばれる光沢のある水平で滑らかなエナメル質の小さな面が生じる。正常咬合の場合、下顎切歯の咬合小面は、通常、切縁の唇側斜面に生じ、唇側歯頸方向に傾斜している。それに対し、上顎切歯の咬合小面は、切縁の舌側斜面に生じることが多く、舌側面窩に向かって歯頸方向に傾斜する。また、上顎切歯の咬合小面は、舌側の辺縁に生じることもある。

実 習

表2-2に切歯の上下の鑑別に役立つ上下切歯の主な特徴を示しているが、表に挙げた特徴をいくつ用いれば、図2-5、2-6、2-8、2-10、2-13、2-15、2-17の各面観の上下切歯を鑑別できるか確認せよ。

表2-2　切歯の上下の鑑別

	上顎切歯	下顎切歯
唇側面観	歯冠幅径は近遠心径の方が大きい 左右対称の歯冠が少ない 近遠心切縁隅角が丸い コンタクトエリアが下顎切歯よりも歯頸寄り	歯冠幅径は近遠心径の方が小さい 左右対称の歯冠が多い 近遠心切縁隅角が四角い コンタクトエリアが切縁寄り
舌側面観	舌側の構造が特徴的 　辺縁隆線が顕著 　舌側面窩が深い 　舌面小窩がときにある 　基底結節が大きい	舌側の構造が平坦 　辺縁がほとんどない 　舌側面窩が浅い 　舌面小窩がない 　基底結節が小さい
隣接面観	切縁が歯根軸上または唇側寄り 咬合小面が切縁の舌側斜面にある	切縁が歯根軸上または舌側寄り 咬合小面が切縁の唇側斜面にある
切縁観	歯冠幅径は近遠心径の方が大きい	歯冠幅径は唇舌径の方が大きい
	舌側面観の特徴は、切縁観においても確認できる	

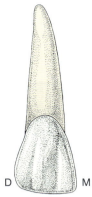

唇側面観
上顎右側側切歯　　　上顎右側中切歯

上顎切歯（唇側面観）

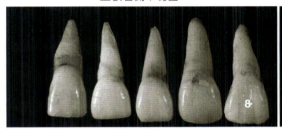

上顎右側中切歯　　　　　　　　　上顎左側中切歯

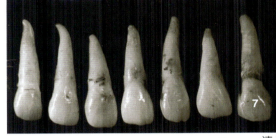
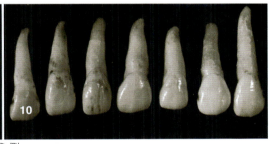

上顎右側側切歯　　　　　　　　　上顎左側側切歯

←　遠心側　→

上顎切歯の順位の鑑別：唇側面観

中切歯	側切歯
歯冠が大きく歯頸部がより広い	歯冠が小さく歯頸部がより小さい
近心切縁隅角が直角	近心切縁隅角が丸い
遠心コンタクトが切縁に近い	遠心コンタクトが中央1/3に近い
根尖の遠心方向への屈曲が少ない	根尖の遠心方向への屈曲が多い
切縁はほぼ水平に走行	切縁は遠心側に向かって歯頸方向に傾斜

上顎切歯の左右の鑑別：唇側面観

中切歯と側切歯

歯冠の近心面の輪郭は平坦、遠心面の輪郭は丸みを帯びている
遠心切縁隅角は近心切縁隅角より丸い
遠心コンタクトは近心コンタクトより歯頸側に位置する
切縁が傾斜しており遠心側が短い

図2-5　上顎中切歯と上顎側切歯の**唇側面観**および上顎切歯の順位と左右の鑑別（略字：M＝近心側、D＝遠心側）

上顎切歯（舌側面観）

上顎左側中切歯

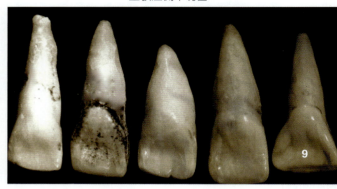

上顎右側中切歯

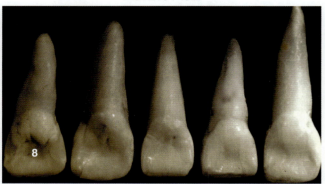

上顎左側側切歯

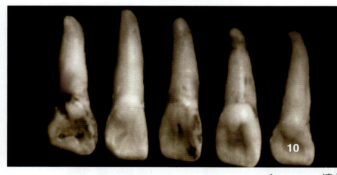

上顎右側側切歯

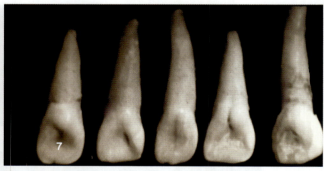

←―― 遠心側 ――→

上顎切歯の順位の鑑別：舌側面観

中切歯	側切歯
舌側面窩が大きく浅い	舌側面窩が小さく深い
基底結節が遠心寄りに位置する	基底結節が中央に位置する
舌面小窩が出現する頻度が低い	舌面小窩が出現する頻度が高い
歯冠唇側面の輪郭の特徴は舌側面にも相当する	

上顎切歯の左右の鑑別：舌側面観

中切歯	側切歯
基底結節が遠心寄りに位置する	近心辺縁隆線の方が長く直線的である
遠心辺縁隆線の弯曲は近心辺縁隆線より大きい	
近心辺縁隆線の方が長い	
歯冠の唇側面輪郭の特徴は舌側面にも相当する	

図2-6　上顎中切歯と上顎側切歯の**舌側面観**および上顎切歯の順位と左右の鑑別

セクション2	上顎切歯の順位の鑑別： 上顎中切歯と上顎側切歯の共通点と相違点

目 的

このセクションでは、以下の項目を習得できる。

- 上顎切歯の順位を鑑別するために、上顎中切歯と上顎側切歯の特徴を述べる。
- 上顎切歯の唇側面、舌側面、近心面、遠心面、切縁の特徴を述べ、各面を特定する。

- 口腔内（または模型）の上顎切歯をアメリカ式表記法で表す。できれば、これを上顎切歯が1本以上欠損している模型においても行う。
- 全抜去歯の中から、上顎切歯を選別する。
- 1本の上顎切歯を手に取り、順位および左右の鑑別を行う。また、その歯をアメリカ式表記法で表す。

このセクションでは、「上顎」中切歯と「上顎」側切歯の共通点と相違点について述べる。また、「上顎」切歯の全面観、すなわち唇側面観、舌側面観、隣接面（近心面と遠心面）観、切縁観における特徴を述べる。

A. 上顎切歯の唇側面観

実 習

以下の説明を読む際には、抜去歯と模型の上顎中切歯と上顎側切歯を数本観察すること。その際は、口腔内の位置と同じになるように、歯根を上、歯冠を下にして持つこと。また、付録2頁を切り取って参照すること。上顎切歯の唇側の特徴を学習するときは図2-5を参照すること。

1. 唇側面からみた上顎切歯の歯冠の形状

ウォールフェル博士の研究によると、**上顎中切歯**の歯冠はすべての歯冠のなかで最長である（ただし、少なくとも2つの論文では総合的見地から最長歯冠は**下顎犬歯の歯冠**であると述べられている[9,10]）。また、上顎中切歯の歯冠幅径も全切歯のなかで最も広い。通常、歯冠は近遠心幅径よりも高径（切縁歯肉径）の方が大きい[A]（付録2a）。歯冠幅径は歯頸側1/3で最も狭く、切縁側1/3方向に広がる。

上顎側切歯の歯冠の近遠心径は上顎中切歯より小さいが、歯根は上顎中切歯よりも長く、上顎側切歯は全体的には上顎中切歯よりも細長くみえる[B]（付録2aと2d）。上顎側切歯の歯冠の輪郭は上顎中切歯のように左右対称でない。通常、上顎側切歯の唇側面は上顎中切歯よりも近遠心の凸弯が顕著である。切縁結節および唇側面のくぼみは、中切歯ほど顕著でもなく一般的でもない。

2. 唇側面からみた上顎切歯の切縁隅角

上顎中切歯の近心面と切縁からなる角（近心切縁隅角と呼ばれる）は、ほぼ直角である。遠心切縁隅角はより丸みを帯びており、直角よりやや大きい鈍角を呈する（付録2b）。

上顎側切歯の場合は、近遠心の切縁隅角は中切歯より丸みを帯びている（付録2b）。近心切縁隅角は遠心切縁隅角よりも鋭いが、この特徴は切縁が遠心歯頸方向に傾斜しているために強調されている（上顎中切歯よりもその傾向が強い）（付録2c）。

3. 唇側面からみた 上顎切歯の隣接面コンタクトエリア

上顎中切歯と上顎側切歯の近心コンタクトはどちらも切縁側1/3に位置するが、中切歯の場合は切縁にかなり近く、側切歯の場合は若干歯頸寄りに位置する。両切歯の遠心コンタクトは、近心コンタクトよりも歯頸寄りに位置する。上顎中切歯の遠心コンタクトは、切縁側1/3と中央1/3の境界付近に位置する。上顎側切歯の場合はさらに歯頸寄りで、中央1/3に位置する（全切歯の遠心コンタクトのなかで最も歯頸寄り）。

4. 唇側面からみた上顎切歯の歯根歯冠比

上顎「中」切歯の歯根長は歯冠長とあまり変わらず、歯根歯冠比は全永久歯群のなかで最も小さい（付録2d）。一方、上顎「側」切歯の歯根は上顎中切歯より長い[C]。そのため、上顎側切歯の歯根は、歯冠との比較において上顎中切歯よりも長くみえる。

5. 唇側面からみた上顎切歯の歯根の形状（隣接面観との比較）

上顎中切歯の歯根は歯頸側1/3で太く、中央から丸みを帯びた根尖に向かって狭くなる。歯根の形状は、アイスクリームコーンのような円錐形を呈する。根尖部の屈曲は、上顎中切歯にはあまりみられない。上顎中切歯は歯頸部の唇舌径と近遠心径が等しいが、これは上顎歯のなかでも中切歯だけである。付録2nの近心面と唇側面の歯根幅径を比較してみよう。中切歯以外の上顎歯の歯根は近遠心径より唇舌径の方が大きい[D]。上顎中切歯の歯根の形状は短い円錐形のため、ブリッジの1部として再建した歯冠を支える歯（修復部分を取り付け両隣から支える歯）としてはあまり適さない。

上顎側切歯の歯根は丸みを帯びている根尖に向けて均等に狭くなる。通常、根尖先端部は遠心側に屈曲している（図2-5の写真下側、上顎側切歯14本のうち12本で確認できる）。

B. 上顎切歯の舌側面観

上顎切歯の舌側面の特徴を学習する際には、図2-6を参照すること。

1. 舌側面からみた上顎切歯の舌側面窩

舌側面には2本の辺縁隆線に囲まれた大きな舌側面窩があり、歯頸部の基底結節直下に位置する。上顎切歯の舌側面窩は下顎切歯よりも深いことが多い。また、上顎側切歯の舌側面窩は、その面積こそ小さいものの上顎中切歯の舌側面窩よりも深いことが多い。図2-6の上顎中切歯と上顎側切歯を比較し、上顎側切歯の舌側面窩の方が深いことを確認すること。

2. 舌側面からみた上顎切歯の基底結節

上顎中切歯の基底結節は大きく、その位置は中心から外れ歯根を縦軸に2分する歯根軸の「遠心寄り」にある（切縁観からも観察できる）。**上顎側切歯**の基底結節は中切歯よりも狭く、歯根軸のほぼ中央に位置する（付録2e）。

3. 舌側面からみた上顎切歯の辺縁隆線

上顎切歯の近遠心辺縁隆線の膨隆度には個人差があり、膨隆が著明なものもあれば発育の乏しいものもある。舌側面窩が深く近遠心辺縁隆線が著明な上顎切歯は「シャベル型切歯」と呼ばれる[E]（図2-2を参照）[2-6]。ただし、下顎切歯による咬耗あるいは咀嚼（噛み砕き）により摩耗し（咬合小面が形成され）、辺縁隆線は平らになっている場合もある。

上顎中切歯と上顎側切歯の「近心」辺縁隆線（切縁から基底結節まで）は、どちらも遠心辺縁隆線より長い。これは近心から遠心にかけて切縁が細くなっているからである（付録2f）。また、この特徴は上顎中切歯においてより顕著であるが、これは上顎中切歯の基底結節が中心から遠心寄りにずれているためである。近心辺縁隆線より短い遠心辺縁隆線は、近心辺縁隆線より切縁歯頸方向の彎曲度が大きい（図2-6の切歯のほとんどで確認できる）。

4. 舌側面からみた上顎切歯の小窩と副隆線

上顎中切歯と上顎側切歯のどちらにも、近遠心辺縁隆線が合流する基底結節の境に舌面小窩がみられる場合がある。ただし、その頻度は上顎側切歯の方が高い。舌面小窩は、う蝕の防止または停止のために修復または封鎖する必要がある（図2-6の上顎側切歯の数本に深い舌面小窩が確認できる）。

また、上顎中切歯と上顎側切歯のどちらにも、基底結節から舌側面窩の中央に向かって細く小さい副隆線が延びていることがある（上顎側切歯には少ない）。副隆線の数は1本の場合もあれば、2、3、4本の場合もある（図2-7の上顎左側中切歯（9番）の副隆線が最も明瞭である）が、浅い溝がこれらの副隆線を分けている[F,G]。

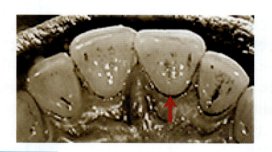

図2-7　上顎切歯の舌側面に**副隆線**が認められる。副隆線は上顎左側中切歯（9番）の歯（「矢印」）で特に顕著である

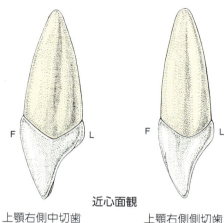

近心面観
上顎右側中切歯　　上顎右側側切歯

上顎切歯（隣接面観）

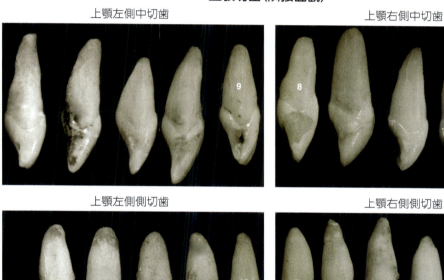

上顎左側中切歯　　上顎右側中切歯
上顎左側側切歯　　上顎右側側切歯

近心面　←舌側　　唇側→　遠心面

上顎切歯の順位の鑑別：隣接面観	
中切歯	**側切歯**
歯冠の舌側の陥凹が深い 歯根の輪郭は舌側の方が唇側より彎曲が大きい	歯冠の舌側の陥凹が浅い 歯根の輪郭は唇側も舌側も均等に細くなる

上顎切歯の左右の鑑別：隣接面観の比較
中切歯と側切歯
近心面の方が遠心面より歯頸線彎曲が大きい 歯根の近心面の外形は、遠心面の外形より平らである

図2-8　上顎中切歯と上顎側切歯の**隣接面観**および上顎切歯の順位と左右の鑑別（略字：F＝唇側、L＝舌側）

5. 舌側面からみた上顎切歯の歯根の形状

全前歯の歯根と同様、上顎切歯の形状は先細りの凸彎状で舌側面に向かって狭くなっている（図2-6）。

C. 上顎切歯の隣接面観

上顎切歯の隣接面の特徴を学習する際には、図2-8を参照すること。

1. 隣接面からみた上顎切歯の切縁

上顎切歯の切縁は、どちらも歯根軸のすぐ唇側、または歯根軸上にある（付録2o）。近心側からみると、上顎中切歯の切縁はやや遠心舌側に捻れているので、切縁の遠心部分は近心部分よりやや舌側に位置する（図2-8ではほとんど分からない）。

2. 隣接面からみた上顎切歯の歯頸線

全前歯と同様、上顎切歯の歯頸線は、どちらも近遠心面ともに切縁方向に彎曲している。彎曲度は、遠心面より近心面の方が大きい（図2-9を参照。図は下顎犬歯のデッサンだが、この特徴は全前歯に相当する）。近遠心面の歯頸線の彎曲度の違いは、前歯のなかで最も顕著である。**上顎中切歯**の近心面の歯頸線彎曲は全歯のなかで「最大」で、歯冠長の1/4にも及ぶ。遠心面の彎曲度は近心面より小さい。**上顎側切歯**の近心面の歯頸線もかなり彎曲しているが、その彎曲度は中切歯の近心面よりやや小さい[H]。

3. 隣接面からみた上顎切歯の最大豊隆部

上顎切歯の唇側の最大豊隆部は、どちらも歯頸側1/3、歯頸線の縁に位置する。「唇側」輪郭は中央1/3と切縁側1/3ではほぼ平坦になる。「舌側」の輪郭は「S字」型で、最大豊隆部は歯頸側1/3の基底結節に位置する。

4. 隣接面からみた上顎切歯の歯根の形状と根面溝

上顎中切歯の歯根は歯頸部で唇舌径に大きく、丸みを帯びた根尖に向かって狭まる。舌側の輪郭は歯頸側1/3まではほぼ直線的で、中央1/3と根尖側1/3では根尖に向かって唇側に彎曲している。唇側の輪郭は舌側よりもさらに直線的である。それに対し**上顎側切歯**の歯根は、丸みを帯びた根尖に向かって両側とも均等に狭まる。隣接面からみた歯根の直線的な唇側の輪郭と凸彎した舌側の輪郭は、図2-8の多数の上顎中切歯において明瞭である。

上顎切歯の歯根の「遠心」面はどちらも凸彎状で、縦溝はない。一方、近心面には歯頸根尖方向中央1/3の唇舌方向中央からやや舌側寄りに小さな溝が認められることが多い。根面溝は、図2-8の影の部分である。

D. 上顎切歯の切縁観

上顎切歯の切縁観について学習する際には、図2-10を参照すること。以下の説明を読むときは、上顎切歯の切縁を自分の方に向け、唇側面を上にして歯根軸に沿って観察できるようにする。切縁が歯根軸の唇側に位置している場合は、唇側面より舌側面が少し多く見えるはずである（図2-10の側切歯の多くで確認できる）。

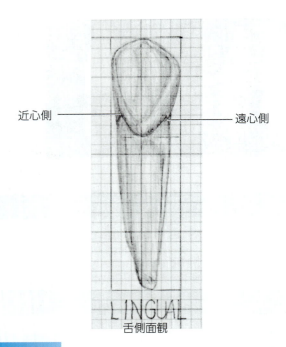

図2-9 下顎犬歯の舌側面観。近遠心面の**セメントエナメル境**（CEJ）は大きく彎曲している。この彎曲の特徴は全切歯と全犬歯（とほとんどの臼歯）に共通する

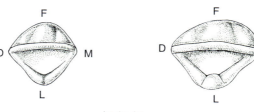

切縁観

上顎右側側切歯　　　　上顎右側中切歯

上顎切歯（切縁観）

上顎右側中切歯

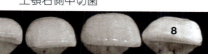

上顎左側中切歯

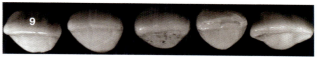

上顎右側側切歯
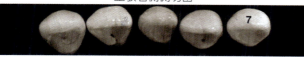

上顎左側側切歯
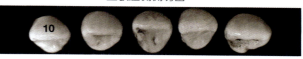

←――― 遠心側 ―――→

上顎切歯の順位の鑑別：切縁観

中切歯	側切歯
歯冠幅径は近遠心径の方が唇舌径よりかなり大きい	歯冠幅径は近遠心径の方が唇舌径よりわずかに広い
歯冠の輪郭は概ね三角形である	歯冠の輪郭は円形または楕円形である
基底結節は遠心寄りに位置する	基底結節は中央に位置する
切縁は近遠心方向に弯曲している	切縁は近遠心方向に水平である

上顎切歯の左右の鑑別：切縁観

中切歯	側切歯
基底結節が遠心寄りに位置する	別の面から観察する方がよい

図2-10　上顎中切歯と上顎側切歯の**切縁観**および上顎切歯の順位と左右の鑑別

（略字：F＝唇側、L＝舌側、M＝近心側、D＝遠心側）

1. 切縁からみた上顎切歯の歯冠幅径比

上顎中切歯の切縁の輪郭は近遠心径の方が唇舌径より明らかに大きい（付録2h）。**上顎側切歯**の歯冠の近遠心径も唇舌径よりも大きいが、上顎中切歯ほどの差異はない[1]。上顎側切歯の中には、歯冠の近遠心径と唇舌径がほぼ等しいものもある（付録2h）。図2-10で、上顎中切歯の歯冠幅径（近遠心径の方が大きい）の差異と上顎側切歯の歯冠幅径の差異を比較し、その相違を確認すること。

2. 切縁からみた上顎切歯の輪郭と基底結節の位置

上顎中切歯の切縁輪郭の形状は、概ね「三角形」である。唇側の輪郭は緩やかに弯曲しており（中央1/3がほぼ直線的な歯もある）、三角形の底辺をなす。三角形の他の2辺は基底結節で合流する。舌側面からみると分かるが、上顎中切歯の基底結節は中心からわずかに遠心側にずれており、その結果、近心辺縁隆線は遠心辺縁隆線より長くなっている（付録の舌側面観の2fにおいて著明である）。

切縁からみた**上顎側切歯**の歯冠は上顎中切歯と類似しているが、上顎側切歯の唇側の輪郭は上顎中切歯よりも凸弯が大きいため、その輪郭は三角形というよりむしろ円形または楕円形である。上顎側切歯の基底結節は近遠心径のほぼ中央に位置する。図2-11の図で、上顎中切歯の三角形の形状と上顎側切歯の丸みを帯びた楕円形の形状を比較してみること。両歯の歯冠輪郭の形状の相違は、図2-10で三角形の形状がより明瞭な中切歯と、より丸みを帯びた楕円形の側切歯を比較するとよく分かる。

3. 切縁からみた上顎切歯の切縁の外形

上顎中切歯の切縁の唇舌径は1.5-2mmで、近心側から遠心側へと緩やかな唇側への凸弯を示す。歯冠が最大の幅を持つ部位が、切縁の近遠心端である（付録1q）。遠心切縁隅角は近心切縁隅角よりやや舌側に位置するが、これは切縁の遠心側半分を持って舌側に捻ったかのように、切縁が遠心舌側に少し捻れているためである（付録2g）。**上顎側切歯**の切縁は、上顎中切歯に比べて近遠心方向に水平である。

上記で述べた**上顎中切歯**の2つの特徴（基底結節が遠心側にずれていることと切縁が遠心舌側に捻れていること）は、歯をどのように持つかによって変わる。切縁からみて基底結節を垂直にした場合は、切縁の遠心舌側への捻れの方が目立ち（付録2g）、切縁を水平にした場合は、基底結節が遠心寄りにあることの方が目立つ（付録2e）。そのため、付録2頁では、上記2つの特徴がよく分かるように、同歯を少し異なる2通りの配置で示した。

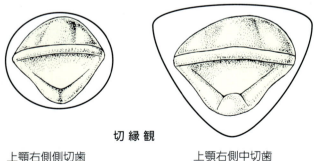

切縁観
上顎右側側切歯　　上顎右側中切歯

図2-11　上顎切歯の**輪郭**　上顎側切歯（左）の輪郭はほぼ「円形」や「楕円形」（唇舌径より近遠心径の方が若干大きい）である。一方、上顎中切歯の輪郭はむしろ「三角形」である

実 習

口腔外の（例：診療チェアのトレイに複数の抜歯された切歯がある場合など）上顎中切歯の左右を鑑別するには、まず近心面と遠心面の区別ができなければならない。歯根を上下顎の正しい位置に配置し歯を唇側面からみたとき、近心面と遠心面の区別ができれば左右の鑑別ができ、アメリカ式表記法で表すことができる。本章の図に掲載している上顎中切歯の写真を、各図下にある表を用いて評価せよ。近心面と遠心面を区別し、左右の鑑別を行うために、「近心面」と「遠心面」の特徴をいくつ挙げることができるだろうか。例えば、唇側面（図2-5）からみた切縁隅角の形状（遠心側がより丸みを帯びている）と最大豊隆部の位置（遠心側の方が歯頸寄りである）、図2-8では近遠心両面の歯頸線弯曲度（近心面の弯曲度の方がやや大きい）や歯根の形状（近心面が直線的または陥凹状で遠心面が凸弯状）、舌側面（図2-6）からみた辺縁隆線の長さ（近心辺縁隆線の方が長い。特に上顎側切歯にて顕著である）、切縁（図2-10）からみた基底結節の位置（上顎中切歯の多くの基底結節は遠心寄りに位置する）を確認しよう。

セクション3　下顎切歯の順位の鑑別：下顎中切歯と下顎側切歯の共通点と相違点

目的
このセクションでは、以下の項目を習得できる。
- 下顎切歯の順位を鑑別するために、下顎中切歯と下顎側切歯の特徴を述べる。
- 下顎側切歯の唇側面、舌側面、近心面、遠心面、切縁の特徴を述べ、各面を特定する。左右対称の下顎中切歯については近心面と遠心面の区別が困難な場合があるので、唇側面、舌側面、切縁の特徴を述べ、各面を特定する。
- 口腔内（または模型）の歯列における下顎切歯をアメリカ式表記法で表す。できれば、これを1本ないしそれ以上の下顎切歯が欠損している模型においても行う。
- 全抜去歯の中から下顎切歯を選別する。
- 1本の下顎切歯を手に取り、その歯の順位および左右の鑑別を行う。また、その歯をアメリカ式表記法で表す（左右対称性の強い下顎中切歯の左右の鑑別が不可能な場合は、「24番または25番」というように表記してよい）。

A. 下顎切歯の唇側面観

以下の説明を読む際には、抜去歯と模型の歯を数本観察すること。また、下顎切歯の唇面面を学習する際には、付録2頁と図2-13を参照すること。観察するときは、口腔内の位置と同じになるように歯根を下、歯冠を上にして持つこと。

1. 唇側面からみた下顎切歯の歯冠の形状

通常、萌出直後の下顎切歯は切縁結節を有するが、これは唇側面が3つの発育葉より形成されたことを示すものである（図2-12）。ただし、通常は、上顎切歯との機能的接触（咬耗）により、切縁結節はすぐに摩耗する。

下顎切歯の歯冠幅径は歯冠高径に比べてかなり小さいが、なかでも下顎中切歯の歯冠幅径は全歯の中で最も小さく、**上顎中切歯**と比較してもかなり小さい[J]。同口腔内における上顎中切歯の歯冠は上顎側切歯より大きいが、下顎の場合は、側切歯の歯冠の方が全径において中切歯よりもわずかに大きい。これは図2-13の下顎中切歯と下顎側切歯を比較すればよく分かる。さらに、下顎中切歯の形状は左右対称性が極めて強く、歯列の模型内または口腔内になければ左右の鑑別は難しい。唯一左右対称に欠けるのは、歯頸線弯曲が遠心面より近心面の方が大きいことである（抜去歯でのみ確認できる）。歯列を矯正し隣接面の隙間が閉じた後に、残っている中切歯の左右を鑑別するような場合には役立たない。歯冠の近遠心面の輪郭はかなり直線的で、凸弯する歯頸線に向けて細くなる。

下顎側切歯の歯冠は下顎中切歯の歯冠と似ている。ただし、下顎中切歯よりもやや広く、下顎中切歯ほど左右対称ではない。歯冠は歯根との境で遠心側に傾斜しており、歯が歯頸部で屈曲しているような印象を与える（付録21）。これにより、歯冠の遠心面の弯曲した輪郭（隣接面コンタクトエリアから歯頸線まで）は、近心面の直線的な輪郭よりも短くなる。図2-13で、下顎中切歯の左右対称の輪郭に比べ、ほとんどの下顎側切歯の輪郭は左右対称性に欠けることを確認すること。また、これらの歯を比較するときは、切縁の摩耗の不均等も確認すること。

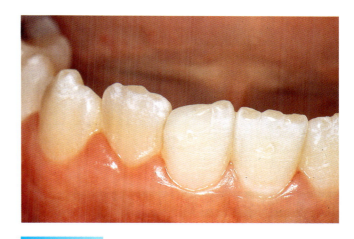

図2-12　上の写真の下顎切歯には唇側面が3つの発育葉（および基底結節を形成する1つの舌側の発育葉）から形成されたことを示す**切縁結節**の痕跡がある。これらの切縁結節の一部は上顎切歯との機能的接触により摩耗する

56　第1部　各歯の解剖形態

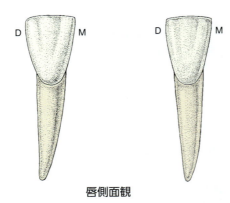

唇側面観

下顎右側側切歯　　　下顎右側中切歯

下顎切歯（唇側面観）

下顎右側中切歯　　　　　　　　　下顎左側中切歯

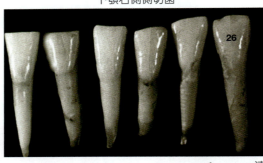
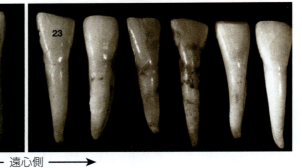

下顎右側側切歯　　　　　　　　　下顎左側側切歯

←　遠心側　→

下顎切歯の順位の鑑別：唇側面観

中切歯	側切歯
歯冠が左右対称である	歯冠が左右対称でない
歯冠の近遠心面の豊隆が最小限	歯冠の遠心面の豊隆が顕著、歯冠が遠心側に傾斜してみえる
隣接面コンタクトが同じ高さ	近心コンタクトの方が切縁寄り
同じ口腔内の側切歯より小さい	同じ口腔内の中切歯より大きい

下顎切歯の左右の鑑別：唇側面観

中切歯	側切歯
左右対称性が強く、左右の鑑別は難しい	歯冠の遠心面の輪郭は近心面より豊隆している
遠心コンタクトの方が歯頸寄り	

図2-13　下顎中切歯と下顎側切歯の**唇側面観**および下顎切歯の順位と左右の鑑別（略字：M＝近心側、D＝遠心側）

下顎中切歯と下顎側切歯の唇側面は、どちらも滑らかな場合が多いが、注意深く観察すると切縁側1/3に2本の浅い発育溝がみられる場合もある[K]。

実 習

　鏡で自分の口腔内を見て、上顎と下顎の前歯の縁を重ね、上下顎の正中（左右の中切歯間の隣接面コンタクト）を合わせてみよう。上顎中切歯の遠心面の輪郭が対合する下顎中切歯の遠心面の輪郭より遠心側にあることを確認しよう。これは、上顎中切歯の歯冠幅径が下顎中切歯より3.3mmも大きいためである。また、上顎中切歯が上顎側切歯および下顎の両切歯よりも大きいことを確認しよう。さらに、下顎中切歯の歯冠幅径は隣在する下顎側切歯より小さいことも確認しよう。

2. 唇側面からみた下顎切歯の切縁隅角

　下顎中切歯の歯冠はほぼ左右対称で、近心切縁隅角と遠心切縁隅角の大きさはほぼ等しく、直角に近い（付録2j）。ただし、遠心切縁隅角は、近心切縁隅角よりほんの少し丸みを帯びていることもある。一方、**下顎側切歯**の遠心切縁隅角は近心切縁隅角より明らかに丸みを帯びている（付録2j）。したがって、咬耗（摩耗）前はこの特徴を用いて左右を鑑別することができる。

3. 唇側面からみた下顎切歯の隣接面コンタクトエリア

　下顎中切歯の近遠心面コンタクトエリアは同じ高さで、切縁側1/3、ほぼ切縁に位置する（付録2i）。一方、**下顎側切歯**の近遠心面コンタクトエリアの高さは同じではない（付録2i）。近遠心面とも切縁側1/3、ほぼ切縁近くに位置するが、遠心コンタクトは明らかに近心面よりも歯頸側に位置する。全切歯の隣接面コンタクトの位置は、表2-3にまとめた。

4. 唇側面からみた下顎切歯の歯根歯冠比

　下顎切歯は歯根歯冠比が大きく、上顎切歯に比べて歯根が長くみえる。つまり、上顎中切歯や上顎側切歯と比較すると、下顎中切歯と下顎側切歯の歯根歯冠比の方が大きい[L]。

表2-3	切歯の隣接面コンタクトの位置（隣接面の最大豊隆部）（唇側面観にて明瞭）		
		近心面	遠心面
上顎切歯の歯冠	中切歯	切縁側1/3（切縁付近）	切縁側1/3と中央1/3の境
	側切歯	切縁側1/3	中央1/3（切歯のコンタクトのなかで最も歯頸寄り）
下顎切歯の歯冠	中切歯	切縁側1/3（切縁付近）	切縁側1/3（切縁付近、近心面と同じ高さ）
	側切歯	切縁側1/3（切縁付近）	切縁側1/3（ただし近心面より歯頸寄り）

学習ポイント
1. 切歯の遠心コンタクトは近心コンタクトより歯頸寄り。**例外**：下顎中切歯は近遠心のコンタクトが同じ高さ。
2. 「下顎」中切歯と「下顎」側切歯のコンタクトは、「上顎」切歯の「近心」コンタクトと同様、すべて切縁側1/3。
　上顎中切歯の遠心コンタクトは切縁側1/3と中央1/3の境付近、上顎側切歯の遠心コンタクトは最も歯頸寄りで中央1/3。

5. 唇側面からみた下顎切歯の歯根の形状

下顎切歯の歯根はどちらも近遠心に圧平されているが、唇舌径は大きい（付録2頁の近心面と唇側面の「2n」を比較すること）。下顎切歯の歯根は、歯頸線から根尖へと左右均等に狭まる。根尖の先は、やや遠心側に弯曲している（図2-13の切歯の何歯かで確認できる）。

B. 下顎切歯の舌側面観

下顎切歯の舌側面を学習する際には、図2-14を参照すること。

1. 舌側面からみた下顎切歯の基底結節

下顎中切歯を舌側面（または付録2kの切縁）からみると、小さい凸弯状の基底結節が歯根軸中央に位置している。一方、**下顎側切歯**の基底結節は歯根軸のやや「遠心側」に位置する（上顎中切歯と似ている）。

下顎切歯（舌側面観）

下顎左側中切歯
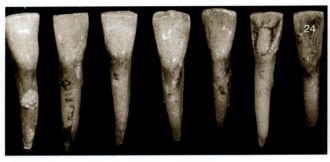

下顎右側中切歯
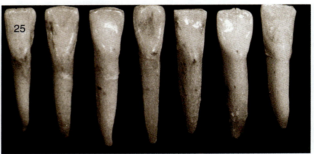

下顎左側側切歯
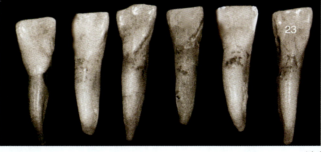

下顎右側側切歯
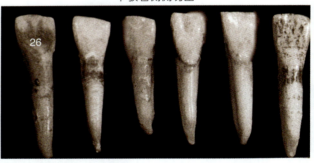

←― 遠心側 ―→

下顎切歯の順位の鑑別：舌側面観	
中切歯	側切歯
基底結節が中央に位置する 近心辺縁隆線と遠心辺縁隆線が同じ長さ	基底結節が遠心寄りに位置する 近心辺縁隆線の方が長い

下顎切歯の左右の鑑別：舌側面観	
中切歯	側切歯
左右対称性が強いため左右の鑑別は難しい 遠心辺縁隆線の方が短い	基底結節が遠心寄り

図2-14　下顎中切歯と下顎側切歯の**舌側面観**および下顎切歯の順位と左右の鑑別

2. 舌側面からみた下顎切歯の舌側の構造（辺縁隆線と窩）

下顎切歯の舌側面窩はほとんど目立たず、滑らか（溝、副隆線、小窩がない）で浅く、中央1/3と切縁側1/3でわずかに陥凹しているだけである（付録2m）。

舌側面窩に隣接する辺縁は、著明な上顎切歯の辺縁と異なり、ほとんど見分けがつかない。下顎側切歯の切縁は遠心側が短くなるように傾斜しており、基底結節も遠心寄りに位置するため、近心辺縁隆線は遠心辺縁隆線よりわずかに長くみえる。

3. 舌側面からみた下顎切歯の歯根の形状

上顎切歯の歯根と同様、下顎切歯の歯根はどちらも凸弯状のものが多く、唇側面より舌側面の方がわずかに狭い。また、近心面と遠心面には縦走する根面溝がみられる。

C. 下顎切歯の隣接面観

下顎切歯の隣接面を学習する際には、図2-15を参照すること。

1. 隣接面からみた下顎切歯の切縁

下顎切歯の切縁は、どちらも歯根軸上または歯根軸舌側に位置する（付録2o）。下顎中切歯の切縁は捻れていないが、「下顎側切歯」の切縁隆線はわずかに「遠心舌側」に捻れているので、近心面からみると切縁の遠心部分は近心部分よりやや舌側に位置する（図2-16）。上顎中切歯の切縁もわずかに遠心舌側に捻れていたことを思い出そう。

2. 隣接面からみた下顎切歯の歯頸線

下顎中切歯と下顎側切歯の近心面の歯頸線はどちらも比較的大きく弯曲しており、弯曲は切縁方向に歯冠長の1/4まで延びている。他の前歯と同様、遠心面の弯曲度は近心面より小さい[M]。

3. 隣接面からみた下顎切歯の最大豊隆部

上顎切歯と同様、下顎切歯の唇側の最大豊隆部は、どちらも歯頸側1/3、歯頸線の縁に位置する。「唇側」の輪郭は切縁側1/3でほぼ平坦になる。「舌側」の輪郭は「S字」型で、最大豊隆部は歯頸側1/3の基底結節に位置する。

4. 隣接面からみた下顎切歯の歯根の形状と根面溝

下顎切歯の歯根はどちらも歯頸部の唇舌径が比較的大きいが、これは隣接面からみるとよく分かる。下顎切歯歯根の唇側輪郭と舌側輪郭は、歯頸線から中央1/3まではほぼ直線的で、その後、根尖に向かって狭くなる。（図2-15のほとんどの歯根で確認できる）。下顎切歯の歯根歯頸部の唇舌径は近遠心径よりかなり大きい[N]。

下顎切歯の歯根には、どちらも近遠心面の中央1/3に縦走する浅い根面溝がみられるが、「遠心」根面溝の方が著明である。全切歯の根面溝は表2-4にまとめた。

D. 下顎切歯の切縁観

以下の説明を読むときは、下顎切歯の切縁を自分の方に向け、図2-17のように唇側面を上にして歯根軸に沿って観察できるようにすること。切縁が歯根軸のやや舌側に位置している場合は、舌側面より唇側面が少し多く見えるはずである。

1. 切縁からみた下顎切歯の歯冠幅径比

下顎切歯の歯冠幅径は、どちらも近遠心径より唇舌径の方がわずかに大きい[O]。これは、上顎切歯の歯冠幅径比とは異なる。特に上顎中切歯は唇舌径より近遠心径の方が相当に大きい。

2. 切縁からみた下顎切歯の歯冠の輪郭

下顎中切歯は左右対称性が強いため、近心半分と遠心半分の相違はほとんどない。唇側面の最大豊隆部は中央に位置し、舌側面の最大豊隆部は、平坦で小さい基底結節の中央に位置する。一方、切縁からみた**下顎側切歯**は左右対称性がややくずれる。下顎側切歯の切縁を水平に配置した場合、基底結節は近遠心径中央より遠心側に位置する（付録2kと図2-17）。この特徴は、上顎中切歯にも相当することを思い出そう。

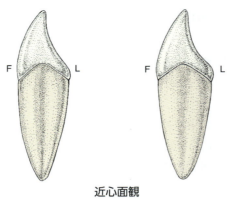

近心面観

下顎右側中切歯　　　下顎右側側切歯

下顎切歯（隣接面観）

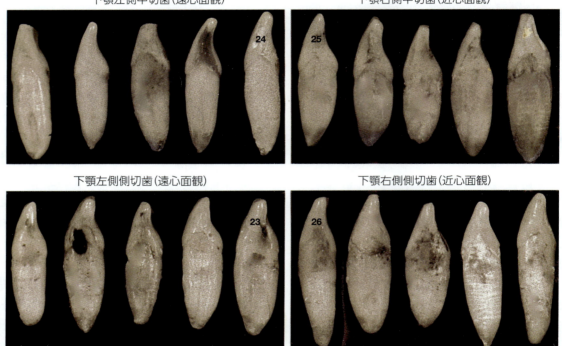

←唇側　　舌側→

下顎切歯の順位の鑑別：隣接面観	
中切歯	側切歯
切縁が遠心舌側に捻れていない	切縁が遠心舌側に捻れている

下顎切歯の左右の鑑別：隣接面観の比較	
中切歯	側切歯
切縁は左右対称である	切縁の遠心側が舌側寄りにある

下顎切歯の近心面の歯頸線弯曲はどちらも遠心面より大きい

図2-15　下顎中切歯と下顎側切歯の**隣接面観**および下顎切歯の順位と左右の鑑別（略字：F＝唇側、L＝舌側）

3. 切縁からみた下顎切歯の切縁の外形

左右対称性の強い**下顎中切歯**の切縁は、唇舌方向の歯根軸に対して直角をなす。切縁の厚さはほぼ2mmで近遠心面のコンタクトエリアに向かって直線的に走行している。

下顎切歯の切縁は、歯根軸の舌側に位置する。下顎切歯を歯根が向こう側になるように持つと、切縁が舌側に位置しているので舌側面より唇側面の方が若干多くみえる。

下顎側切歯の舌側の基底結節を垂直に配置した場合（付録2kの点線）、切縁の遠心半分は舌側に捻れてみえる。この遠心舌側方向の捻れは図2-17のほとんどの下顎側切歯において顕著で、下顎切歯の順位の鑑別や下顎側切歯の左右の鑑別に非常に役に立つ（下顎側切歯の非対称性を示す別の方法として、切縁を水平に配置する方法もある。この場合、基底結節が中央より遠心側になるのを確認すること）。

4. 切縁からみた下顎切歯の唇側の外形

下顎切歯の唇側面の切縁側1/3の膨隆はわずかだが、歯頸側1/3の膨隆は顕著である。

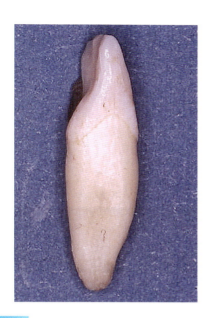

図2-16　下顎左側側切歯の近心面。**遠心舌側の捻れ**（切縁の遠心舌側弯曲）が顕著で、近心面から舌側面の一部が見える

表2-4　切歯の根面溝の有無と深さ

	歯	近心面の根面溝の有無	遠心面の根面溝の有無
上顎切歯	上顎中切歯	なし（または「浅い」または「平坦」）	なし（凸弯状）
	上顎側切歯	あり（ときになし）	なし（凸弯状）
下顎切歯	下顎中切歯	あり	あり（より深い）
	下顎側切歯	あり	あり（より深い）

学習ポイント
1. **上顎切歯**には遠心根面溝はないが、近心根面溝はあることが多い。
2. **下顎切歯**には、近心面にも遠心面にも根面溝があることが多い（遠心根面溝の方が深い）。

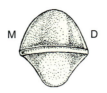
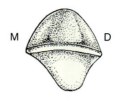

切縁観

下顎右側中切歯　　　　　　下顎右側側切歯

下顎切歯（切縁観）

下顎左側中切歯　　　　　　　　　　　　　　　下顎右側中切歯

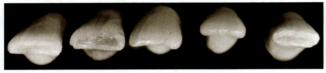
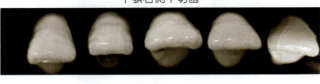

下顎左側側切歯　　　　　　　　　　　　　　　下顎右側側切歯

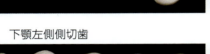
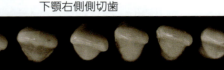

←　遠心側　→

下顎切歯の順位の鑑別：切縁観	
中切歯	側切歯
切縁は遠心舌側に捻れていない	切縁は遠心舌側に捻れている
基底結節は中央に位置する	基底結節は遠心寄りである

下顎切歯の左右の鑑別：切縁観	
中切歯	側切歯
左右対称性が強いため左右を区別するのは難しい	切縁は遠心舌側に捻れている
	基底結節は遠心寄りである

図2-17 下顎中切歯と下顎側切歯の**切縁観**および下顎切歯の順位と左右の鑑別（略字：M＝近心側、D＝遠心側）

セクション4　興味深い切歯の変異型と民族間相違

上顎側切歯の形態にはさまざまな変異型がある。側切歯がすべて欠損していたり、上顎中切歯の長細い形状と似ていたり、非対称性が強かったり、樽状であったり（後の「歯の異常」の章参照）と、その形態はさまざまである。

上顎切歯の民族間相違も歯科文献において報告されている。**シャベル型**切歯とは辺縁隆線が顕著で舌側面窩が深い切歯を指すが（図2-18A）、この型の切歯は、アメリカ先住民の多数の部族を含む黄色人種に多くみられる[4-9]。（**黄色人種**とは主要人種の1つだが、特徴として一重まぶた、発達した頬骨、真っすぐな黒髪、低い鼻、幅広い顔、黄色味を帯びた肌などが挙げられる。黄色人種には、モンゴル族、満州族、中国人、朝鮮民族、北極海沿岸の先住民族、日本民族、シャム族、

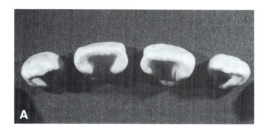
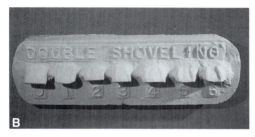

図2-18 　A　若いアメリカ先住民の**シャベル型**切歯（切縁観）。「舌側面」の顕著な辺縁隆線を確認すること　B　ダブルシャベル型切歯の「唇側面」隆線。左側の微弱な隆線から右側の発達の優れたものまで膨隆の程度はさまざまである

ビルマ族、チベット族、アメリカインディアンなどが含まれる）。白人と黒人にはシャベル型切歯は少ないとの報告がある。

　アリゾナ州に紀元1100年頃居住していたアメリカインディアンの頭蓋の研究によると、当時のアメリカインディアンの切歯には、唇側面に近心辺縁隆線と近心辺縁隆線のすぐ遠心側つまり唇側面の近心部分に溝（陥凹部）があったことが判明している[10]。同歯の唇側面の遠心側は丸みを帯びており変わった形状をしている。上記の歯は長い呼称だが、「4分の3二重シャベル型」と呼ばれる。この唇側面「シャベル型」は、北極海沿岸の先住民の切歯にも確認できるとの報告もある（図2-18B）。

　下顎切歯の形状は、他歯と比べるとより一律である。黄色人種の中には、下顎切歯の基底結節に深く短い溝が縦走する場合もあるが、この溝は、う蝕の好発部位となることが多い。

　上記以外の変異型の歯については、「歯の異常」の章で後に詳述する。歯根の口蓋裂溝、樽状歯、癒合した下顎切歯、中切歯の先天的欠損や、犬歯遠心側に萌出する側切歯など、さまざまな変異型がある。

実 習

抜去した切歯をアメリカ式表記法で表せ。

仮に患者の全永久歯を抜去したとする。X線検査の結果認められた上顎右側中切歯（8番）の歯根の病変を評価するために、口腔外科用トレイに置かれた32本の抜去歯から、上顎右側中切歯（8番）を選別するように指示されたと想定せよ。どのように選別すればよいか。以下のステップを踏んでみよう。

- 全永久歯（抜去歯または歯の模型）の中から、（**歯種の特徴に基づいて**）切歯のみを選別する。

- 選別した切歯の上下の鑑別を行う。必要なら表2-2を復習すること。歯を特定する際に1つの相違点だけに頼ってはいけない。上顎切歯だと思われる特徴を1つだけ挙げるのではなく、上顎切歯に相当する特徴をすべて挙げる。そうすることで、各歯の特徴を見極めることができ、鑑別のエキスパートになれる。

- 上顎切歯と鑑別した歯は歯根を上に、下顎切歯と鑑別した歯は歯根を下にする。

- 適切な特徴を用いて唇側面を特定する。唇側面が決まると、患者の口腔内の歯を見るのと同じように観察することができる。

- 次に、切歯における順位別特徴を用いて、切歯の順位（中切歯か側切歯）を鑑別する。必要なら本章の表や図を参照すること。

- 次に、近心面と遠心面を鑑別する。必要なら本章の表や図を参照すること。唇側面から切歯を見て正しい歯列弓（上顎か下顎）に配置した場合、近心面は正中の左側か右側のどちらかに位置する。

- 1/4顎（左側か右側）が特定できたら、アメリカ式表記法でその歯を表せ。例えば、上顎右側中切歯は8番である。

復習問題

以下の1から10に挙げる特徴を呈する切歯を次の記号から選べ。ただし、解答は1つとは限らない。

- a. 上顎中切歯
- b. 上顎側切歯
- c. 下顎中切歯
- d. 下顎側切歯

1. 歯冠の近遠心径が唇舌径より大きい。   a b c d
2. 切縁の遠心舌側に捻れがみられる。   a b c d
3. 歯根の近遠心径は非常に小さく、近遠心両面に根面溝がある。   a b c d
4. 切縁は歯根軸の舌側に位置する。   a b c d
5. 遠心面の最大豊隆部は、近心面の最大豊隆部より歯頸寄りにある。   a b c d
6. 切歯のなかで歯冠（近遠心径）が最も大きい。   a b c d
7. 歯根歯冠比が最も小さい。   a b c d
8. 切歯のなかで左右対称性が最も強い。   a b c d
9. 近心面の歯頸線弯曲が最大である。   a b c d
10. 切歯のなかで歯冠（近遠心径）が最も細い。   a b c d

解答：1-a,b、2-a,d、3-c,d、4-c,d、5-a,b,d、6-a、7-a、8-c、9-a、10-c

クリティカル・シンキング

1. ジェニー・ジェイムス夫人の口腔検査の際、歯の記録中に、下顎切歯が3本しかないことに気がついた。口腔内に残っている歯をどのように特定すればよいだろうか。切歯について学習したことをふまえて、口腔内の解剖学的指標について知っている事実を思い出してみよう。

2. 明るい光源（小さな懐中電灯など）、大きい鏡（できれば拡大鏡）、清潔で小さい使い捨て歯科用ミラー（ほとんどの薬局で購買できる）を用いて、自分の口腔内の上顎切歯と下顎切歯を比較せよ。比較するにあたって、切歯の上下の鑑別に用いる表2-2の**唇側面観**と**舌側面観**の特徴を参考にすること。**自分の口腔内**にある切歯の上下の鑑別に役立つ特徴を上下別に書き出せ。また、本教科書に挙げている特徴の中から自分の切歯に相当しない特徴を書き留めよ。

REFERENCES

1. Hanihara K. Racial characteristics in the dentition. J Dent Res 1967;46:923–926.
2. Ash MM, Nelson SJ. Wheeler's dental anatomy, physiology and occlusion. Philadelphia, PA: Saunders, 2003.
3. Kraus RE, Abrams L. Kraus' dental anatomy and occlusion. Oxford: Wolfe Publishing Ltd., 1992.
4. Carbonelli VM. Variations in the frequency of shovel-shaped incisors in different populations. In: Brothel DR, ed. Dental anthropology. London: Pergamon Press, 1963:211–234.
5. Brabant H. Comparison of the characteristics and anomalies of the deciduous and the permanent dentitions. J Dent Res 1967;48:897–902.
6. De Voto FCH. Shovel-shaped incisors in pre-Columbian Tastilian Indians. J Dent Res 1971;50:168.

7. De Voto FCH, Arias NH, Ringuelet S, et al. Shovel-shaped incisors in a northwestern Argentine population. J Dent Res 1968;47:820.
8. Taylor RMS. Variations in form of human teeth: I. An anthropologic and forensic study of maxillary incisors. J Dent Res 1969;48:5–16.
9. Dahlberg AA. The dentition of the American Indian. In: Laughlin WS, ed. The physical anthropology of the American Indian. New York: The Viking Fund, 1949.
10. Snyder RG. Mesial marginal ridging of incisor labial surfaces. J Dent Res 1960;39:361.

GENERAL REFERENCES

Goose DH. Variability of form of maxillary permanent incisors. J Dent Res 1956;35:902.

Web site: http://animaldiversity.ummz.umich.edu/site/topics/mammal_anatomy/gallery_of_incisors.html—University of Michigan Museum of Zoology Animal Diversity Web Gallery of Incisors

ウォールフェル博士による研究結果

　本章において結論を述べる際には、ウォールフェル博士による調査結果から得た統計を根拠にした。データを用いて引き出した結論の右上に記号を記したが、その参考データは以下の通りである。またウォールフェル博士の調査結果は表2-5Aと表2-5Bに示した。

A. 上顎中切歯歯冠の歯冠長の平均値は11.2mmで、切歯歯冠のなかで最長である。また、上顎中切歯の歯冠の平均値は、歯冠長が近遠心径より2.6mm長い。

B. 上顎側切歯の歯冠は上顎中切歯より平均2.0mm細く、歯根は0.4mm長い。

C. 上顎側切歯の歯根は上顎中切歯より0.4mm長く、その歯根歯冠比は1.37である（上顎中切歯398本と上顎側切歯295本を比較）。

D. 上顎中切歯の歯頸部の歯根幅径は、近遠心径と唇舌径のどちらも6.4mmである。それ以外の上顎歯の歯根は、唇舌径が近遠心径より1.1-3.4mm大きい。

E. ウォールフェル博士が歯科衛生士学生715名の上顎切歯の歯型を調査した際、上顎中切歯の32％と上顎側切歯の27％になんらかのシャベル型形状がみられた。それ以外の歯の舌側面は滑らかな陥凹を呈し、顕著な辺縁隆線や深い窩などは認められなかった。

F. ウォールフェル博士の調査によると、上顎中切歯506本のうち36％に舌側副隆線がなく、27％に小さな副隆線が1本、28％に2本、9％に3本認められた。小さな副隆線が4本認められたのはわずか3歯であった。

G. ウォールフェル博士の調査によると、上顎側切歯488本のうち64％に舌側副隆線がなく、32％に小さな副隆線が1本、2本あったのはわずか4％であった。

H. 上顎中切歯の近心面歯頸線弯曲の平均最深長2.8mmに対し、遠心面歯頸線弯曲の平均最深長はわずか2.3mmである。上顎側切歯の場合は平均2.5mmで歯冠長の4分の1に相当する。

I. 上顎中切歯の歯冠幅径平均値は、近遠心径が唇舌径より1.5mm大きい。一方、上顎側切歯の場合は、近遠心径が唇舌径に比べてわずか0.4mmしか大きくない。

J. 口腔内で最も細い歯は下顎中切歯で、その平均幅径は上顎中切歯のわずか8分の5（62％）しかない。

K. ウォールフェル博士の調査によると、下顎中切歯793本の48％と下顎側切歯787本の51％に2本の浅い発育溝がみられた。

L. 上顎中切歯の歯根歯冠比1.16、上顎側切歯の歯根歯冠比1.37に対し、下顎中切歯と下顎側切歯の歯根歯冠比はどちらも1.43である。

M. 下顎中切歯の近心面歯頸線弯曲の最深長平均値は2.0mmで、遠心面より0.4mm長い。一方、下顎側切歯の近心面歯頸線弯曲の最深長平均値は、遠心面より0.6mm長い。

N. 下顎切歯の歯根の歯頸部はどちらも、唇舌径が近遠心径より1.9mm大きい。

O. 下顎切歯の歯冠の唇舌径はどちらも、近遠心径より0.4mm大きい。

第1部 | 各歯の解剖形態

表2-5A 上顎切歯の大きさ（単位：㎜）

計測値	上顎中切歯398本			上顎側切歯295本	
	平均値		測定範囲	平均値	測定範囲
歯冠長	11.2 全切歯のなかで最長		8.6–14.7	9.8	7.4–11.9
歯根長	13.0		6.3–20.3	13.4	9.6–19.4
全長	23.6		16.5–32.6	22.5	17.7–28.9
歯冠近遠心径	8.6		7.1–10.5	6.6	5.0–9.0
歯根近遠心径（歯頸部）	6.4		5.0–8.0	4-7	3.4–6.4
歯冠唇舌径	7.1		6.0–8.5	6.2	5.3–7.3
歯根唇舌径（歯頸部）	6.4		5.1–7.8	5.8	4-5–7.0
近心面歯頸線弯曲の最深長	2.8 最大歯頸線弯曲		1.4-4-8	2.5	1.3-4-0
遠心面歯頸線弯曲の最深長	2.3		0.7-4-0	1.9	0.8–3.7

表2-5B 下顎切歯の大きさ（単位：㎜）

計測値	下顎中切歯226本			下顎側切歯234本	
	平均値		範囲	平均値	範囲
歯冠長	8.8		6.3–11.6	9.4	7.3–12.6
歯根長	12.6		7.7–17.9	13.5	9.4–18.1
全長	20.8		16.9–26.7	22.1	18.5–26.6
歯冠近遠心径	5.3 成人の歯冠のなかで最小		4.4–6.7	5.7	4.6–8.2
歯根近遠心径（歯頸部）	3.5		2.7–4.6	3.8	3.0–4.9
歯冠唇舌径	5.7		4.8–6.8	6.1	5.2–7.4
歯根唇舌径（歯頸部）	5.4		4.3–6.5	5.8	4.3–6.8
近心面歯頸線弯曲の最深長	2.0		1.0–3.3	2.1	1.0–3.6
遠心面歯頸線弯曲の最深長	1.6		0.6–2.8	1.5	0.8–2.4

第3章　犬歯の形態

本章の3つのセクションで取り上げる項目は以下の通り。

1. 犬歯の概説
   A. 犬歯の機能
   B. 犬歯の特徴
2. 犬歯の上下の鑑別
   A. 犬歯の唇側面観
   B. 犬歯の舌側面観
   C. 犬歯の隣接面観
   D. 犬歯の切縁観
3. 犬歯の興味深い事実と変異型

第2章と同様、「付録」という語の後に数字と記号が続く場合（例：付録3a）は、数字（3）は付録のページを、記号（a）は付録該当ページの各説明の記号を示している。本章には付録3ページと4ページが対応している。

本章で結論を述べる際には、ウォールフェル博士の犬歯に関する調査結果から得た統計を用いた。引用したデータには、「データ[A]」と言うように本章末の参考データの記号を右上に記した。

セクション1　犬歯の概説

目的
このセクションでは、以下の項目を習得できる。
- 犬歯の機能を説明する。
- 犬歯の特徴を挙げる。犬歯にあてはまる切歯の特徴も含める。
- 全歯群（または、図または写真のさまざまな面観における全歯）のなかから、犬歯を選別する。

　上下顎内の犬歯の位置について学習する際には、永久歯列の模型と図3-1を参照すること。犬歯は、上顎の右と左に1本ずつ（アメリカ式表記法の6番と11番）と下顎の左と右に1本ずつ（アメリカ式表記法の22番と27番）の4本ある。犬歯は永久歯のなかで最長の歯[A]で、正中から3本目つまり側切歯の遠心側に位置する。犬歯の近心面は側切歯の遠心面と接する。また、犬歯の遠心面は第一小臼歯の近心面と接する。

　4本の犬歯は口腔内または上下顎の口角部に位置するので要の歯とみなされる。犬歯は（俗称として）尖頭歯、眼歯、牙などと呼ばれることが多いが、こうした俗称の使用は避けるべきである（訳注：日本では、八重歯や糸切り歯という俗称の方が一般的である）。犬歯は、歯科疾患（う蝕や歯周疾患）にかかっても最後まで喪失しないことが多い。犬歯以外の歯が全部抜けている高齢者を見たことはないだろうか。

A. 犬歯の機能

　イヌやネコあるいはその他の動物の犬歯は長くて際立っているが、その役割は食物を捕え引き裂くことと自己を防衛することである。事実、ラテン語の「Caninus」とは「犬（canine）」という意味である。犬歯は生存に欠かせない歯である。ヒトの場合、犬歯は切歯とともに以下の役割を果たす。(a) 唇と顔の筋肉を支える。(b) 食物を切り裂いたり、突

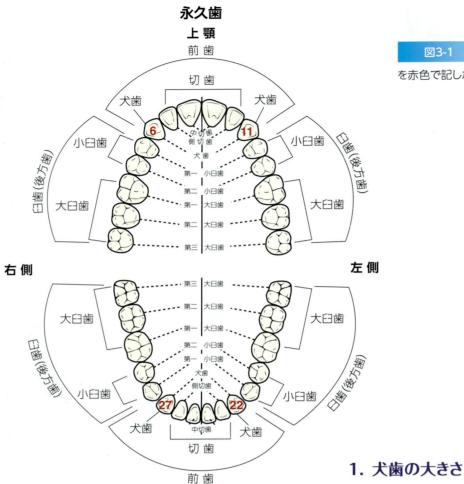

図3-1 犬歯にアメリカ式表記法による番号を赤色で記した永久歯列

き刺したりする。また、下顎が左右に動くときに長い上下の犬歯に沿って斜めに移動するため臼歯部では上下の歯が離れるので、(臼歯の)(c)保護機能を果たす。こうした犬歯誘導により臼歯が水平方向の力を受けて損傷するおそれが減る。

また、犬歯の歯根は大きく長いので、歯を喪失した部分を再建するための固定性ブリッジ(架工義歯)や可撤性局部義歯を取り付ける支台歯として適している。犬歯は、上記のような形で再建した歯の支台となっても長年にわたり機能し続ける。

B. 犬歯の特徴

全犬歯の例として上顎右側犬歯を用いるので、全犬歯の特徴を学習する際には付録3頁と4頁を参照すること。

1. 犬歯の大きさ

犬歯は全歯のなかで最長である。下顎犬歯の歯冠は上顎犬歯より長いが、全長は**上顎犬歯**が全歯群の最長である(著書の研究によると下顎犬歯の歯冠が全歯群の最長だが[1,2]、ウォールフェル博士の研究では上顎切歯の歯冠が最長である)。犬歯の歯根は特に長く[A]、(唇舌方向に)厚いため、犬歯は歯槽突起にしっかり固定されている。全犬歯の諸径は本章末の表3-4に記載した。

2. 犬歯の切縁隆線および尖頭

犬歯の切縁は切歯の切縁のように水平方向に直線的ではなく、近心切縁隆線と遠心切縁隆線と呼ばれる傾斜を伴う2つの斜面に分かれる。犬歯の歯冠を唇側面からみると、その形状は不正五角形である(付録3a)。近心切縁隆線は遠心切縁隆線より短い(付録3b)。ただし、高齢者における近遠心切縁の長さは、摩耗(咬耗)の程度により個人差がある。犬歯には切縁結節はないが近遠心切縁のどちらかに切痕を有する場合がある(図3-2において明瞭)。

第3章 犬歯の形態

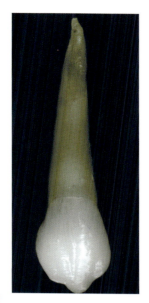

図3-2 上顎犬歯の唇側面観　著明な**唇側面隆線**と近遠心切縁の切痕

合わせると、舌側面の全輪郭は、他の全前歯群と同様、S字型を示す（付録3q）。

上記以外の切歯との共通点は以下の通りである。歯冠はコンタクトエリアから歯頸部にかけて狭くなる（付録3e）。歯頸線弯曲は遠心面より近心面の方が大きい（付録3頁の近心面観と遠心面観の3nを比較せよ）。辺縁隆線（および歯冠）はコンタクトエリアから舌側面の基底結節に向かって狭まっている（付録3l）ため、歯冠の舌側面半分は唇側面半分より狭い。切縁からみると唇側面の輪郭は舌側面より凸弯が少なく（付録3s）、切縁は近心と遠心のコンタクトエリアを結ぶ（付録3r）。さらに、歯根は唇側面から舌側面に向かって、また、歯頸部から根尖へと向かって狭まっている（付録3h）。根尖は遠心側に屈曲していることが多い（付録3j）。歯根は歯冠より長い[C]（付録3k）。

また、犬歯の切縁が摩耗する位置は切歯と似ている。下顎犬歯の尖頭とその両側の切縁隆線の咬合小面（ファセット）は唇側面との境に形成されることが多いが、上顎犬歯の咬合小面は切縁隆線と舌側面の境に形成されることの方が多い。もし摩耗（咬合小面）が下顎犬歯の舌側面、または上顎犬歯の唇側面に形成されているとすれば、第一章で説明した前歯の正常咬合における犬歯の配列と異なるからだ。必要があれば、図2-4で切歯の正常咬合についの説明を再読すること。さらに、上顎犬歯の切縁は、図3-3のような菱形の摩耗を呈することが多い。

3. 犬歯の唇側面の外形

犬歯の唇側面には隆線が縦走しており、全体に著しく凸弯している（付録3cおよび図3-2）。唇側面隆線があるのは犬歯のみである。ただし、小臼歯には形状の似ている頬側面隆線と呼ばれる隆線がある。

4. 犬歯の歯冠幅径比

上下顎犬歯の歯冠幅径は、唇舌径の方が近遠心径より大きい（付録3d）[B]。この（唇舌径が近遠心径より大きい）歯冠幅径比の特徴は、下顎切歯にも相当したことを思い出そう。唇舌径は「歯根」歯頸部でさらに大きい[B]（付録3iで唇側面観と近心面観の歯根幅径を比較せよ）。

5. 切歯に共通する犬歯の特徴

ほとんどの切歯と同様、犬歯の遠心面コンタクトエリアは近心面コンタクトエリアよりも歯頸側に位置し（**例外：下顎中切歯のコンタクトエリアは左右の高さが同じ**）（付録3g）、歯冠の輪郭は遠心面が近心面より凸弯が大きい（付録3f）。犬歯の歯冠を隣接面からみると、その形状はくさび形あるいは三角形である（付録3o）。唇側面の最大豊隆部は歯頸側1/3、舌側面の最大豊隆部も歯頸側1/3の基底結節に位置する（付録3p）。舌側面の残りの輪郭は中央1/3でやや陥凹、切縁側1/3は平坦、あるいはやや凸弯を呈する。これらの形状を

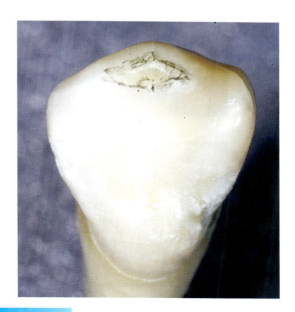

図3-3 上顎犬歯（切縁観）　切縁に**菱形**の摩耗が認められる

70　第1部｜各歯の解剖形態

セクション2　犬歯の上下の鑑別

目 的

このセクションでは、以下の項目を習得できる。
- 犬歯の上下の鑑別を行うために必要な上下顎犬歯の特徴を述べる。
- 全犬歯の唇側面、舌側面、近心面、遠心面、切縁の特徴を述べ、特定する。
- 口腔内（または模型または図）の歯列における1/4顎内での歯の形状と位置に基づき犬歯を見分け、アメリカ式表記法で表す。
- 抜去した犬歯の上下の鑑別を行う。また、その歯の左右を識別し、アメリカ式表記法で表す。

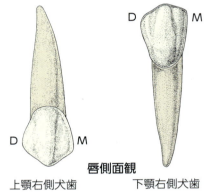

唇側面観
上顎右側犬歯　　　下顎右側犬歯

犬歯（唇側面）

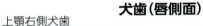

上顎右側犬歯　　　　　　　　　　　上顎左側犬歯

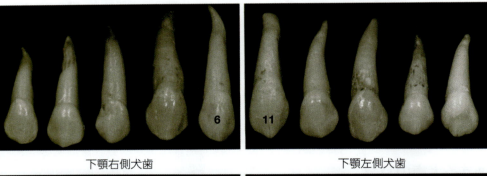

下顎右側犬歯　　　　　　　　　　　下顎左側犬歯

←　遠心側　→

図3-4　犬歯の**唇側面観**と犬歯の上下および左右の鑑別（略字：M＝近心側、D＝遠心側）

犬歯の上下の鑑別：唇側面観	
上顎犬歯	**下顎犬歯**
歯冠は近遠心径の方が大きい	歯冠は近遠心径の方が小さい
近遠心切縁のなす角が鋭い	近遠心切縁のなす角が鈍角
近心切縁隆線が遠心切縁隆線より短い	近心切縁隆線が遠心切縁隆線より「かなり」短い
近遠心コンタクトが下顎犬歯より歯頸寄り	近心辺縁隆線がほぼ水平に走行する
歯冠の近心面の膨隆が歯根の輪郭より大きい	近遠心コンタクトが上顎犬歯より切縁寄り
唇側面隆線が下顎犬歯より著明である	歯冠の近心面の輪郭は歯根の輪郭上にあり膨隆は小さい、またはない
根尖が下顎犬歯より尖っている	唇側面隆線が上顎犬歯より目立たない
	根尖が上顎犬歯より丸みを帯びている

上顎犬歯の左右の鑑別：唇側面観	
上顎犬歯	**下顎犬歯**
歯冠輪郭は遠心面の方が膨隆している	歯冠輪郭は遠心面の方が膨隆している
	近心面の輪郭は歯根と１直線上
	近心切縁隆線はほぼ水平に走行する
歯冠の遠心面の輪郭は近心面の輪郭より膨隆している	
遠心コンタクトは近心コンタクトより歯頸寄りにある	
近心切縁隆線は遠心切縁隆線より短い	

図3-4 （続き）

切歯の場合は中切歯と側切歯の２種類あるが、犬歯には１種類しかない。そのため犬歯の順位の鑑別というものはないが、上下別の特徴は、犬歯の上下の鑑別に役立つ。

A. 犬歯の唇側面観

本セクションを学習する際には、抜去した歯と模型の犬歯を数本観察すること。観察するときは、口腔内の位置と同じになるように、上顎犬歯の場合は歯冠を下に、下顎犬歯の場合は歯冠を上にして持つこと。

1. 唇側面からみた犬歯の形態

各犬歯の唇側面の共通点と相違点を確認する際は、歯の模型および付録３頁と４頁とともに、図3-4も参照にすること。

犬歯の歯冠の唇側面は、切歯と同じく３つの発育葉からなる（歯冠の舌側面の基底結節は４つ目の発育葉からなる）。唇側の中央発育葉は唇側面隆線を形成する（付録3c）が、これは**上顎犬歯**において非常に著明である。唇側面隆線は歯冠の中央１/３および切縁側１/３付近の近遠心中央を歯頸切縁方向に走行する。唇側面隆線の両側には浅い溝がある。犬歯を形成する発育葉の数は、「表3-1」にまとめた。

下顎犬歯の唇側面の膨隆は上顎犬歯より滑らかである。唇側面隆線は認められることは多いが、上顎犬歯ほど顕著ではない。また、歯冠の唇側面は切縁側１/３で膨隆しているが、唇側面隆線の近心側はやや平坦、唇側面隆線の遠心側ではさらに平坦である（触って確認すること）。

12. 唇側面からみた犬歯の形状と大きさ

上顎犬歯の歯冠の「近心面の輪郭」は中央1/3で広く膨隆しており、歯頸側1/3でほぼ平坦になる（付録4b）。歯冠の「遠心面」の形状は浅いS字型を呈しており、中央1/3（最大豊隆部または隣接面コンタクトエリア）で凸弯、歯頸側1/3でやや陥凹している。

下顎犬歯の歯冠は上顎犬歯の歯冠より細長い[D]（付録4a）。下顎犬歯の歯冠の「近心」面の輪郭はやや膨隆しているもののほぼ平坦で、歯根近心面と1直線上にあり、歯根近心面の輪郭より突出していない（付録4b）。この際立った特徴は、図3-4のほとんどの下顎犬歯において非常に明瞭だが、上顎犬歯にはみられない。下顎犬歯の歯冠の「遠心面」は歯頸側1/3でやや陥凹しており、残りの歯頸側2/3で凸弯している。また、下顎犬歯の歯冠は、明らかに歯根軸の遠心寄りにある。そのため、歯根を垂直方向に持った場合、下顎犬歯の歯冠は遠心側に傾斜または屈曲しているようにみえる（下顎犬歯の近心側に位置する下顎側切歯と似ている）。

3. 唇側面からみた犬歯の尖頭と切縁隆線

先にも述べたが、通常、犬歯の近心切縁隆線は遠心切縁隆線よりも短い。**上顎犬歯**の尖頭と近遠心の切縁隆線は歯冠の歯頸切縁径のほぼ1/3を占める。これは、近遠心の切縁隆線のなす角が直角よりやや大きい（105度）程度で比較的鋭いためである（付録4c）。これを**下顎犬歯**の尖頭と比較してみると、下顎犬歯の近遠心の切縁隆線のなす角は上顎犬歯より鈍角（120度）である（付録4c）。下顎犬歯の遠心切縁隆線は近心切縁隆線より長く、根尖方向により急な傾斜を示すが、近心切縁隆線はほぼ水平方向に走行する。遠心切縁隆線よりも短く、水平に走行する近心切縁隆線の様子は図3-4のほとんどすべての下顎犬歯ではっきり確認できる。ただし、切縁の摩耗により尖頭両側の斜面（切縁隆線）の長さに

変化がみられる場合もある。なかには尖頭の痕跡が完全に消失し、切歯と類似した唇側面観を呈する場合もある。

4. 唇側面からみた犬歯の隣接面コンタクトエリア

上顎犬歯の「近心面」コンタクトエリアは、切縁側1/3と中央1/3の境に位置する。上顎犬歯の「遠心面」コンタクトエリアは、他の前歯と同様、近心面よりも歯頸寄りにあり、中央1/3、切縁側1/3と中央1/3の境の歯頸側に位置する（付録3g）。隣接面コンタクトエリアが中央1/3に位置するのは上顎犬歯の遠心面だけであり、前歯のなかで最も歯頸寄りである。

下顎犬歯の「近心面」コンタクトエリアは上顎犬歯よりも切縁寄りに位置するが、これは近心切縁隆線がほぼ水平に走行しているためであり、切縁側1/3、近心切縁隅角のすぐ歯頸側に位置する。一方、「遠心面」コンタクトエリアは、近心面よりも歯頸寄りにあり、中央1/3と切縁側1/3の境に位置する。全犬歯のコンタクトエリアの位置は「表3-2」にまとめた。

5. 唇側面からみた犬歯の大きさ（切歯との比較）

上顎犬歯の歯冠長は上顎中切歯とほぼ同じくらいだが、歯根は上顎犬歯の方がかなり長いため[E]、上顎犬歯は口腔内の最長歯である（付録3k）。**下顎犬歯**は下顎切歯よりもかなり大きいが、特に長径および近遠心径においてその傾向が著しい[F]。したがって、下顎犬歯は全下顎歯群のなかで最長である。

6. 唇側面からみた犬歯の歯根の外形

犬歯の歯根の唇側面は膨隆している。**上顎犬歯**の歯根は細長い円錐形である。根尖側1/3は近遠心に圧平され、根尖は尖っている。また、根尖側1/3は遠心側に屈曲している

表3-1	犬歯の発育葉の数を決定するためのガイドライン	
歯の名称	基底結節の有無	発育葉数
上顎犬歯	あり	3＋1＝4
下顎犬歯	あり	3＋1＝4

発育葉数＝唇側面の発育葉3つ＋1基底結節につき舌側面の発育葉1つ

表3-2	犬歯の隣接面コンタクトの位置（隣接面最大豊隆部）（唇側面観）

	近心面（位置）	遠心面（位置）
上顎犬歯の歯冠	切縁側1/3と中央1/3の境	中央1/3（前歯のなかで最も歯頸寄り）
下顎犬歯の歯冠	切縁側1/3（近心切縁隅角の縁）	切縁側1/3と中央1/3の境

学習ポイント
1. 犬歯の遠心コンタクトは近心コンタクトより歯頸寄り。
2. 前歯のコンタクトは、切縁側1/3または切縁側1/3と中央1/3の境。
例外：上顎側切歯の遠心コンタクトと上顎犬歯の遠心コンタクトは、中央1/3またはその付近。

ことが多い（付録3j）[G]。図3-4の上顎犬歯の歯根のほとんどに遠心側への屈曲がみられる。

下顎犬歯の歯根は、やや丸みを帯びた根尖に向かって狭まっている。根尖の先端の彎曲は少なく、直線的なものが多い[H]。したがって、下顎犬歯の歯根の彎曲は左右の鑑別に用いるべきではない。下顎犬歯の歯根は上顎犬歯の歯根よりも短い[I]。

B. 犬歯の舌側面観

犬歯の舌側面観の共通点と相違点を学習する際は、図3-5を参照すること。

1. 舌側面からみた　犬歯の舌側面の隆線と窩

上顎犬歯には、尖頭から基底結節へかけて歯頸切縁方向に著明な舌側面隆線が走行している（付録4d）。舌側面隆線の近遠心両側には舌側面窩があるが、そのくぼみは浅いことが多い。上顎犬歯の舌側面は初めから、あるいは咬耗によって滑らかになっており、舌側面隆線とその両側の2つの窩の見分けが困難な場合もある。

正常咬合における**下顎犬歯**の舌側面は上顎犬歯ほど摩耗しないが、摩耗がなくとも舌側面隆線および舌側面窩は上顎犬歯よりも目立たない。

2. 舌側面からみた犬歯の基底結節

上顎犬歯の基底結節は大きい。基底結節の切縁側境が中央で尖っていることがあり、その様子は小さな咬頭または結節に似ている（図3-5の上顎犬歯の一番左の歯において顕著にみられる）。上顎犬歯の基底結節と尖頭は、大抵、近遠心径中央に位置する（付録4頁の切縁観の「e」参照）。**下顎犬歯**の基底結節は上顎犬歯に比べると突出が少なく、膨隆も小さくあまり目立たない。基底結節の位置も上顎犬歯とは異なり、歯根軸のやや遠心寄りである。これは付録4頁の切縁観の「e」において明瞭である（上顎中切歯および下顎側切歯の基底結節が歯根軸の遠心寄りに位置することは前述した）。

3. 舌側面からみた犬歯の辺縁隆線

上顎犬歯の近遠心の辺縁隆線は緩やかなことが多い。舌側面隆線が最も顕著で、次に遠心辺縁隆線、一番目立たないのが近心辺縁隆線である（咬耗前）[J]。（隣接面コンタクトエリアから基底結節まで延びる）近心辺縁隆線は遠心辺縁隆線よりも長いが、これは近心面コンタクトエリアが遠心面より切縁寄りに位置するためである。

下顎犬歯の辺縁隆線と舌側面隆線はあまり著明でなく、上顎犬歯に比べて舌側面の大部分は滑らかである（上下の鑑別）。近心辺縁隆線はあまり目立たないが、隆起と彎曲を示す短い遠心辺縁隆線よりも長く直線的である。また、舌側面隆線もあまり目立たず、他の2本の隆線よりも著明なことはめったにない[K]。

犬歯（舌側面観）

上顎左側犬歯　　　　　　　　　上顎右側犬歯

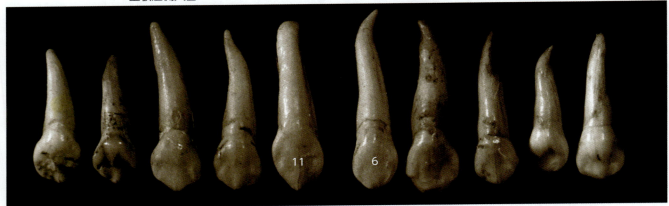

下顎左側犬歯　　　　　　　　　下顎右側犬歯

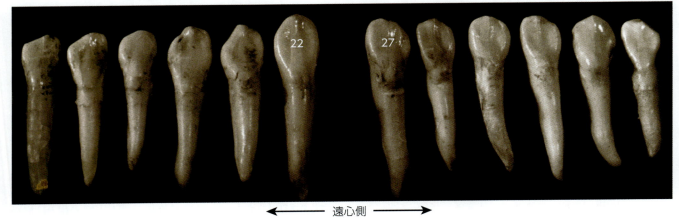

←　遠心側　→

犬歯の上下の鑑別：舌側面観

上顎犬歯	下顎犬歯
舌側面の構造がより顕著	舌側面がより滑らか
舌側辺縁隆線がより著明	舌側辺縁隆線が著明でない
舌側面隆線および舌側面窩が著明	舌側面隆線および舌側面窩が著明でない
基底結節が中央に位置する	基底結節が中央または遠心寄りに位置する

犬歯の左右の鑑別：舌側面観

上顎犬歯	下顎犬歯
	基底結節が遠心寄り
近心辺縁隆線が遠心辺縁隆線より長い	

図3-5　犬歯の**舌側面観**と犬歯の上下および左右の鑑別

4. 舌側面からみた犬歯の歯根

通常、犬歯の歯根の舌側面は凸弯を呈しており、舌側半分の方が唇側半分より近遠心方向に狭い。したがって、舌側面から歯根の近遠心面の片面あるいは両面の縦溝が見えることが多い。

C. 犬歯の隣接面観

近心面観または遠心面観における犬歯の共通点と相違点を学習する際には、図3-6を参照すること。

1. 隣接面からみた犬歯の輪郭

隣接面からみると、**上顎犬歯**の歯冠の形状はくさび形または三角形をしており、その尖頭は分厚い。これは、唇側面隆線および舌側面隆線が顕著なためである。**下顎犬歯**の歯冠の形状もくさび形だが、切縁部分は上顎犬歯の歯冠より薄い。これは、舌側面隆線が上顎犬歯ほど隆起していないからである。図3-6の犬歯のほとんどにおいて尖頭の厚さの違いが観察できる。

2. 隣接面からみた犬歯の切縁隆線と尖頭

上顎犬歯の切縁隆線と尖頭は、歯根軸の「唇側」寄りに位置することが多い。これに対し、**下顎犬歯**の切縁隆線と尖頭は歯根軸のやや「舌側」寄りに位置する場合がほとんどで、なかには歯根軸「中央」に位置する場合もある（付録4h）。この切縁隆線と尖頭の位置の相違は、犬歯の上下の鑑別に役立つ。尖頭の位置の相違（上顎犬歯は唇側寄り、下顎犬歯は舌側寄り）は、図3-6の犬歯のほとんどで確認できる。さらに、下顎犬歯の遠心切縁隅角は尖頭よりやや舌側寄りに位置するが、これは歯冠が「遠心舌側に捻れている」からである。そのため、隣接する下顎側切歯と同様、近心面観において舌側面がより多く見える（付録4頁の切縁観「f」参照）。

3. 隣接面からみた犬歯の最大豊隆部

全歯群と同様、**上顎犬歯**の「唇側面」最大豊隆部は歯冠の歯頸側1/3に位置するが、全切歯や下顎犬歯の最大豊隆部ほどには歯頸寄りでない。また、犬歯の唇側面は切歯と比べてその膨隆がかなり大きい（切歯と犬歯に触れてその弯曲度を比較すること）。

下顎犬歯の「唇側面」最大豊隆部は、上顎犬歯よりも歯頸線に近い。また、下顎犬歯の歯冠と歯根の輪郭はほぼ1直線上にあり、隣接面からみると、歯冠の唇側面にも舌側面にも膨隆（基底結節）がほとんどない（図3-7）。この歯冠の歯頸部の唇側面と舌側面の膨隆がない様子は、図3-6の下顎犬歯の多くで確認できる。この特徴は、犬歯の上下の鑑別に役に立つ。

他の側前歯と同様、犬歯の「舌側面」の最大豊隆部は歯頸側1/3の基底結節に位置することが多い。

4. 隣接面からみた犬歯の歯頸線

犬歯の隣接面の歯頸線は、切縁方向への弯曲がかなり大きい（**上顎犬歯**の場合は2mm以上）。切歯同様、犬歯の近心面の歯頸線弯曲は遠心面より大きいが、その弯曲の差は切歯ほどではない[L,M]。

下顎犬歯の歯頸線は、上顎犬歯よりも切縁方向にさらに大きく弯曲しているようにみえる。下顎犬歯の歯冠の唇舌径が上顎犬歯より小さく、近心面の歯頸線弯曲がより大きいという事実が、下顎犬歯の歯頸線弯曲がより大きくみえることに拍車をかけている。しかし、下顎犬歯の歯頸線の弯曲度には人によって大きな差異がある。

5. 隣接面からみた犬歯の歯根の形状と根面溝

犬歯の歯根の「唇側の輪郭」はやや凸弯を呈していることが多いが、舌側の豊隆の方が大きい。ただし、この特徴は歯によって異なる。上顎犬歯と下顎犬歯の歯根の近遠心両面には、どちらも垂直方向（歯頸根尖方向）に根面溝が走行している場合が多く、溝の深さは遠心面の方が顕著であり、特に下顎犬歯の歯根でその傾向が強い[N]。犬歯の根面溝の位置と深さの比較は「表3-3」にまとめた。

76　第1部｜各歯の解剖形態

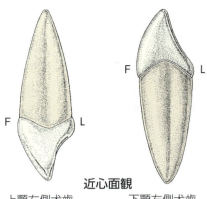

近心面観
上顎右側犬歯　　下顎右側犬歯

犬歯（隣接面観）

上顎左側犬歯
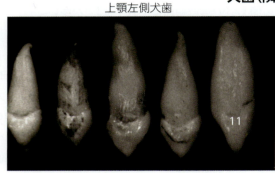

上顎右側犬歯
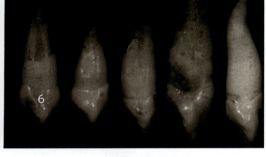

下顎左側犬歯
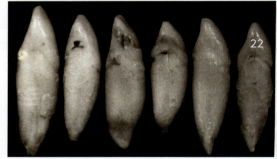

下顎右側犬歯
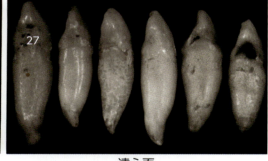

近心面　　　←遠心側→　　　遠心面

犬歯の上下の鑑別：隣接面観

上顎犬歯	下顎犬歯
基底結節が著明である	基底結節が著明でない
尖頭が唇側寄り	尖頭が舌側寄り
唇側面の最大豊隆部が下顎犬歯ほど歯頸部に近くない	唇側面の最大豊隆部が上顎犬歯より歯頸部に近い
唇側面の最大豊隆部が著明である	唇側面の最大豊隆部が著明でなく、歯根とほぼ1直線上にある
近遠の摩耗は舌側面に起こり、摩耗は窩にまで及ぶこともある	近遠心切縁の摩耗は唇側面に起こる
尖頭の唇舌径が下顎犬歯より大きい	尖頭の唇舌径が上顎犬歯より小さい

犬歯の左右の鑑別：隣接面観

上顎犬歯	下顎犬歯
近心面の歯頸線弯曲度は遠心面より大きい		
遠心根面溝は近心根面溝より深い		

図3-6　上顎犬歯と下顎犬歯の**隣接面観**と犬歯の上下および左右の鑑別（略字：F＝唇側、L＝舌側）

り多くみえるはずである。下顎犬歯の場合は、尖頭と切縁隆線が歯根軸より舌側に位置する場合が多いので、唇側面がより多くみえるはずである。以上の特徴は図3-8のほとんどの犬歯で確認できる。

1. 切縁からみた犬歯の歯冠幅径比

　上顎犬歯の歯冠の輪郭は左右対称ではない。上顎犬歯の歯冠の唇舌径は近遠心径より若干大きい（付録3d）。この特徴は下顎の前歯と似ているが、唇舌径より近遠心径の方が大きい上顎切歯とは異なる。**下顎犬歯**の歯冠の唇舌径も近遠心径より大きく、その差は上顎犬歯よりも大きい○。歯冠の唇舌径が大きいことは、図3-8の多くの犬歯で確認できる。

2. 切縁からみた犬歯の切縁（尖頭）の外形

　上顎犬歯の切縁（尖頭と分厚い近遠心の切縁隆線からなる）は、歯根軸の唇舌径中央のやや唇側寄りに位置し、ほぼ水平である（付録4f）。

　下顎犬歯の尖頭は、唇舌径の中央付近または舌側寄りに位置する。歯頸部の唇舌方向の歯頸軸が垂直になるように下顎犬歯を持った場合、遠心切縁隆線は尖頭よりやや舌側に向いている。そのため、遠心切縁隅角も尖頭よりやや舌側に位置する（付録4f）。遠心切縁隅角が舌側寄りに位置するため、歯冠の切縁部分が少し「遠心舌側に捻れて」いる（隣接する下顎側切歯と上顎中切歯と類似）。切縁からみると、この歯冠の遠心舌側の捻れは、下顎の弯曲に沿って「屈曲」しているようにみえる。

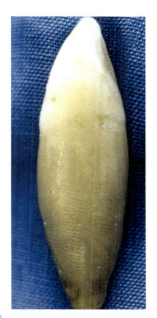

図3-7　下顎犬歯の隣接面観　歯冠の唇側面または舌側面の**歯頸部の膨隆**は**最小限**で、歯根の輪郭からほとんどはみ出していない

D. 犬歯の切縁観

　上下顎犬歯の切縁観の共通点と相違点を比較する際は、図3-8を参照すること。以下の説明を読むときは、犬歯の切縁（尖頭）を自分の方に向け、唇側面を上にして歯根軸に沿って観察できるようにする。上顎犬歯の場合は、尖頭と切縁隆線が歯根軸より唇側に位置する場合が多いので、舌側面がよ

表3-3	犬歯の縦方向の根面溝の有無と深さの比較
	近心根面溝	遠心根面溝
上顎犬歯	あり	あり（より深い）
下顎犬歯	あり	あり（より深い）

学習ポイント
1. 犬歯には「近遠心の両面」に根面溝がある。
2. 犬歯の場合、遠心根面溝の方が深いことが多い。

78　第1部｜各歯の解剖形態

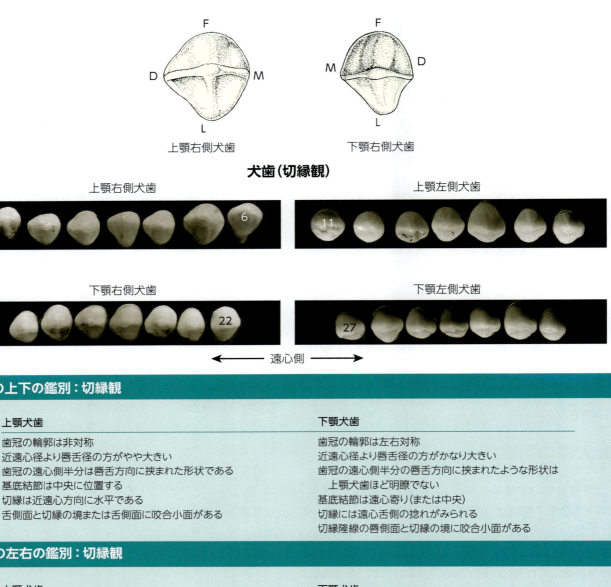

図3-8　犬歯の**切縁観**と犬歯の上下および左右の鑑別（略字：F＝唇側、L＝舌側、M＝近心側、D＝遠心側）

3. 切縁からみた犬歯の基底結節

　上顎犬歯の基底結節は大きく、近遠心径中央に位置する（付録4e）。**下顎犬歯**の舌側面の基底結節の最大豊隆部は中央、またはやや遠心寄りに位置する（付録4e）。

4. 切縁からみた犬歯の唇側面の外形

　上顎犬歯の唇側面の外形は、すべての上顎切歯よりも凸弯が大きい。これは唇側面隆線が著明なためである。唇側面の近心半分の輪郭は凸弯がかなり大きいが、遠心半分はやや陥凹していることが多い。そのため、歯冠の唇側面の「遠心

半分」が「挟まれた」ようにみえる（付録4g）。この特徴は犬歯の上下の鑑別に最も役立つ確実な目印であり、図3-8の上顎犬歯の多くで確認できる。

下顎犬歯の歯冠の輪郭は、上顎犬歯よりも左右対称性が強い。しかしながら、唇側輪郭の近心側は明らかにより膨隆しており、遠心側はより平坦である。

5. 切縁からみた犬歯の舌側面の外形

上顎犬歯の舌側面隆線はその両側に浅い窩を伴い、この窩は舌側面を2分する。**下顎犬歯**の舌側面隆線と舌側面窩は、上顎犬歯ほど顕著ではない。

実 習

抜去した犬歯をアメリカ式表記法で表せ。

仮に患者の全永久歯を抜去したとする。レントゲンの結果認められた上顎右側犬歯（6番）の歯根の病変を評価するために、口腔外科用トレイに置かれた32本の抜去歯から、上顎右側犬歯（6番）を選別するように指示されたと想定せよ。どのようにして選別すればよいか。以下のステップを踏んでみよう。

- 全永久歯（抜去歯または歯の模型）の中から、（**歯種の特徴に基づいて**）犬歯のみを選ぶ。
- 犬歯の上下の鑑別を行う。歯を特定する際には1つの相違点だけに頼ってはいけない。例えば、上顎犬歯と特定するために下顎犬歯の特徴を1つだけ挙げるのではなく、**上下別の特徴**を数多く挙げる。必要なら、図3-4と図3-8の上下の鑑別を参照すること。
- 上顎犬歯と鑑別した歯は歯根を上に、下顎犬歯と鑑別した歯は歯根を下にして置く。
- 歯を正しく配置し、犬歯の各面の特徴を用いて唇側面を特定する。そして口腔内と同じようにその歯を配置する。
- 最後に、近心面と遠心面を鑑別する（必要なら図3-4と図3-8の左右の鑑別を参照すること）。唇側面から犬歯をみて正しい歯列弓（上顎か下顎）に配置すると、近心面は1/4顎（左側か右側）の正中側に位置する。
- 1/4顎（左側か右側）の鑑別ができれば、アメリカ式表記法でその犬歯を表せ。例えば、上顎右側犬歯は6番である。

セクション3　犬歯の興味深い事実と変異型

「犬歯」という呼称の語源はギリシャ語にあり、2350年前のヒポクラテスとアリストテレスの文書にみられる。最初に犬歯の構造について著述したのはアリストテレスで、犬歯は切歯と臼歯の中間の歯であることを強調している。また、最初に歯根について著述したケルススは犬歯を単根としている[3,4]。

おそらく、最も特徴的な犬歯の変異型は**下顎犬歯**の変異型であろう。例えば、下顎犬歯では「歯根の分岐」はめったに認められないが、実際には出現することが知られている。この珍しい変異型の犬歯には唇側歯根と舌側歯根が存在し、根尖側1/3で分岐する場合も、歯頸側1/3で分岐する場合もある（図3-9）。

上顎犬歯と下顎犬歯の大きさや形状のさまざまな変異型については図3-10に示した[P]。

近心切縁隆線に特異な切痕を有する上顎犬歯を図3-11に示した。舌側面がシャベル型の特異な犬歯は図3-12に示した。それ以外の歯の異常については、第11章で述べる。

おそらく、あらゆる犬歯のなかでも最も特異な犬歯は、雄のバビルサ（シカイノシシ）の犬歯だろう。2本の巨大な上顎犬歯が後方に彎曲し、骨張った鼻の両側から突き出て、その後、上後方に向かって大きく弓型に彎曲し、最後に前頭に向かって下向きに彎曲する。この特異な上顎犬歯は、バビルサの目と顔の上部を保護するためにこのような形状になっている。バビルサの下顎犬歯も非常に長く、牙のような形をしており、上後方に向かって彎曲しているが、これは、顔の表面を保護できるように、また口を大きく開けたときには敵や食べ物を突き刺せるように進化した構造ではないかと考えられる。

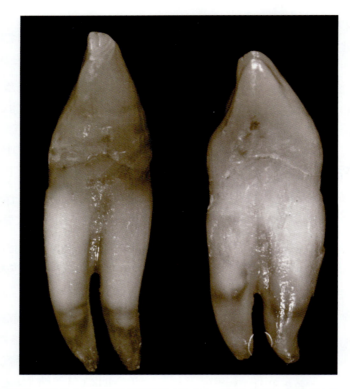

図3-9　**下顎犬歯の変異型**　両歯ともに**根分岐（2根管）**がみられ、唇側と舌側に根尖がある

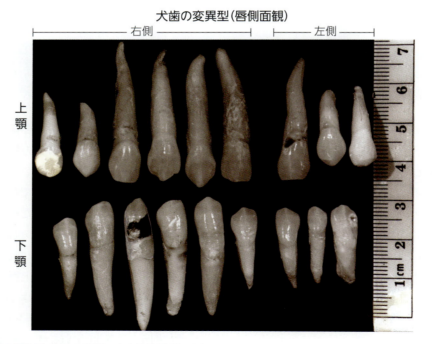

図3-10　**大きさの異なる**犬歯。非常に大きな差異がみられる

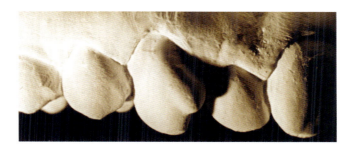

図3-11　近心切縁隆線に深い**切痕**がある上顎右側犬歯

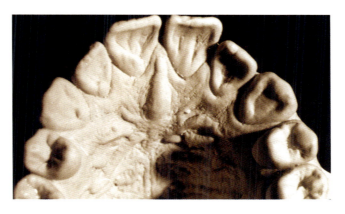

図3-12　舌側面が**シャベル型**の上顎左側犬歯（辺縁隆線が非常に顕著）

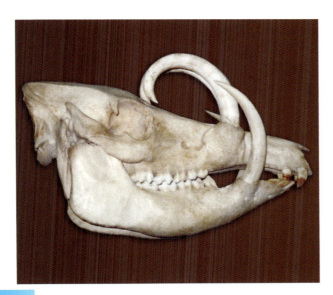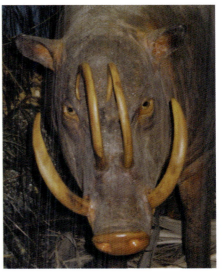

図3-13　雄バビルサ（シカイノシシ）の非常に特異な犬歯。上唇と骨張った鼻から犬歯が突出している

復習問題

以下に挙げる特徴を呈するものを、次の5つの記号の中から1つだけ選べ。

    a. 上顎中切歯
    b. 上顎犬歯
    c. 下顎犬歯
    d. a,b,cのすべて
    e. どれもあてはまらない

1. 遠心面の歯頸線弯曲が小さい。　　　　　　　　　　　　　　　　　　　　　a　b　c　d　e

2. 基底結節は近遠心径中央に位置する。　　　　　　　　　　　　　　　　　a　b　c　d　e

3. 近心面の歯冠歯根の輪郭はほぼ1直線である。　　　　　　　　　　　　a　b　c　d　e

4. 近心面のコンタクトエリアは遠心面より切縁寄りに位置する。　　　　　a　b　c　d　e

5. 隣接面観において尖頭は歯根軸より舌側に位置する。　　　　　　　　a　b　c　d　e

6. 切縁結節がみられることがある。　　　　　　　　　　　　　　　　　　　　a　b　c　d　e

7. 尖頭傾斜角（近遠心の切縁隆線のなす角）が最も鋭いのはどれか。　a　b　c　d　e

8. 近遠心径が唇舌径より大きい。　　　　　　　　　　　　　　　　　　　　　a　b　c　d　e

9. 舌側面の近遠心辺縁隆線が、水平方向ではなく、より垂直方向に走行する。　a　b　c　d　e

10. 4つの発育葉から発生する。　　　　　　　　　　　　　　　　　　　　　　a　b　c　d　e

11. 3つの発育葉から発生する。　　　　　　　　　　　　　　　　　　　　　　a　b　c　d　e

解答：1-d, 2-b, 3-c, 4-d, 5-c, 6-a, 7-b, 8-a, 9-d, 10-d, 11-e

クリティカル・シンキング

1. 下顎左側犬歯の模型または写真の唇側面をみながら、抜去した**下顎左側犬歯を唇側面から**みて、近心側と遠心側を区別するのに役立つ特徴をできるだけ多く挙げよ。ただし、近心側、遠心側という用語の代わりに左側、右側という用語を用いること。例えば、「唇側面観における下顎左側犬歯の切縁隆線は左側（唇側面観の近心側）が短く、右側（遠心側）が長い」というふうに表す。

2. 上記の練習を**上顎右側犬歯**の**舌側面観**についても行うこと。

REFERENCES

1. Ash MM, Nelson SJ. Wheeler's Dental Anatomy, Physiology and Occlusion. Philadelphia, PA: Saunders, 2003.
2. Kraus RE, Abrams L. Kraus' Dental Anatomy and Occlusion. Oxford: Wolfe Publishing Ltd, 1992.
3. Cootjans G. The cuspid in Greaco-Latin literature. Rev Belge Med Dent 1971;26(3):387–392.
4. Year Book of Dentistry. Chicago: Year Book Medical Publishers, 1973:354.

GENERAL REFERENCES

Taylor RMS. Variations in form of human teeth: II. An anthropologic and forensic study of maxillary canines. J Dent Res 1969;48:173–182.

Web site: http://animaldiversity.ummz.umich.edu/site/topics/mammal_anatomy/gallery_of_canines.html—University of Michigan Museum of Zoology Animal Diversity Web Gallery of Canines

ウォールフェル博士による研究結果

　本章において結論を述べる際には、ウォールフェル博士の調査から得た統計を用いた。データを用いて引き出した結論には右上に記号を記したが、その参考データは以下の通りである。またウォールフェル博士の研究結果は表3-4に示した。

A. 上顎犬歯の全長の平均値は26.4mm、下顎犬歯の全長の平均値は25.9mm、犬歯の歯根長の平均値は16.2mmである。

B. 犬歯637本の調査によると、上顎犬歯の歯冠は、唇舌径が近遠心径より平均0.5mm大きい。下顎犬歯においては0.9mm大きい。歯根の歯頸部では、唇舌径と近遠心径の差が上顎犬歯で2.0mm、下顎犬歯で2.3mmである。

C. 上顎犬歯の歯根歯冠比の平均値は1.56、下顎犬歯の歯根歯冠比の平均値は1.45である。

D. 637本の平均値において、下顎犬歯は上顎犬歯より歯冠高径が0.4mm大きく、歯冠幅径が0.8mm小さい。

E. 719本の調査によると、上顎犬歯の歯根長は上顎中切歯の歯根長より平均3.5mm長い。

F. 下顎犬歯の全長は、下顎切歯より平均4.4mm長く、近遠心径は1.3mm大きい。

G. ウォールフェル博士が100本の上顎犬歯の歯根を調べたところ、歯根の先端の58％は遠心側に屈曲、24％はまっすぐ、18％は近心側に屈曲していた。

H. ウォールフェル博士が100本の下顎犬歯の歯根を調べたところ、45％は完全に真っすぐ、29％は歯根の先端が近心側に屈曲、26％は遠心側に屈曲していた。

I. 637本の調査によると、上顎犬歯の歯根は下顎犬歯の歯根より平均0.6mm長い。

J. ウォールフェル博士の指導の下で歯科衛生士学生が455本の上顎犬歯の歯科用石膏模型を調べたところ、舌側面の3本の隆線のなかで最も隆起の高い隆線は、約46％が舌側面隆線、約36％が遠心辺縁隆線であった。近心辺縁隆線が最も高いものは全体の約18％しかなかった。

K. 歯科衛生士学生が244本の下顎犬歯の歯科用石膏模型を調べたところ、63％の歯において3本の隆線のなかで最も顕著な隆線は遠心辺縁隆線で、近心辺縁隆線が最も顕著なのは18％しかなかった。また、舌側面隆線が最も顕著なのは、舌側面に摩耗が生じていない歯のうちわずか19％であった。

L. ウォールフェル博士の指導の下で歯科衛生士学生が321本の上顎犬歯を測定したところ、近心面の歯頸線弯曲の深さの平均値は2.1mm、測定範囲は0.3-4.0mmであった。また、遠心面の歯頸線弯曲の深さの平均値は1.4mm、測定範囲は0.2-3.5mmであった。この計測値の差異の大きさは特異ではない。

M. 犬歯637本の調査によると、下顎犬歯の歯冠唇舌径は上顎犬歯に比べて0.4mm狭い。また下顎犬歯の歯頸線弯曲の深さは、0.2mm（ほぼ直線）から4.8mmと差異がある。316本の下顎犬歯の調査によると、近心面の歯頸線弯曲の深さの平均は2.4mm、遠心面の歯頸線弯曲の平均は1.6mmであり、遠心面の弯曲の方が0.8mm小さい。

N. ウォールフェル博士が100本の上顎犬歯の歯根を調べたところ、70%の歯根の近心面に縦方向の溝が認められ（そのうち7本はかなり深い）、23%は平坦で溝がなく、近心面中央1/3が凸彎しているのはわずか8%であった。遠心面においては、90%に縦方向の溝が認められ（そのうち20%はかなり深い）、遠心面に溝がないのはわずか10%にすぎなかった。また、100本の下顎犬歯の調査では、97%に遠心面の溝が認められ（そのうち40%はかなり深い）、遠心面に溝がないのはわずか13%にすぎなかった。遠心面中央1/3が凸彎している歯は1本もなかった。

O. 犬歯の316本の調査によると、上顎犬歯の歯冠唇舌径は近遠心径より平均0.5mm大きく、下顎犬歯の歯冠唇舌径は近遠心径より0.9mm大きい。

P. 表3-4の637本の犬歯の測定範囲を参照すると、上顎犬歯の歯冠長の最小値と最大値の差は5.4mm、歯根長の差は17.7mm、全長の差は18.4mmである。*Journal of the North Carolina Dental Society*（ノースカロライナ歯学会誌）（46:10）の1962年版には、全長が47mmにも及ぶ上顎左側犬歯を無事に抜去したとの報告がある。下顎犬歯の歯冠長、歯根長、全長の最小値と最大値の差は、それぞれ9.6mm、12.7mm、18.4mmである。他の下顎犬歯より歯冠が9.6mmも長い犬歯を想像できるであろうか。また、最も短い下顎犬歯は（尖頭から根尖まで）、わずか16.1mmしかない。図3-10の下顎犬歯には、歯冠が非常に長いものが2本ある。どの歯か確認してみよう。

表3-4	犬歯の大きさ（ウォールフェル博士と歯科衛生士学生による計測値　1974-1979）			
	上顎犬歯321本		下顎犬歯316本	
計測値	平均値（mm）	測定範囲（mm）	平均値（mm）	測定範囲（mm）
歯冠長	10.6	8.2-13.6	11.0[a]	6.8-16.4
歯根長	16.5（全歯群のなかで最長）	10.8-28.5	15.9	9.5-22.2
全長	26.4（全歯群のなかで最長）	20.0-38.4	25.9	16.1-34.5
歯冠近遠心径	7.6	6.3-9.5	6.8	5.7-8.6
歯根近遠心径（歯頸部）	5.6	3.6-7.3	5.2	4.1-6.4
歯冠唇舌径	8.1	6.7-10.7	7.7	6.4-9.5
歯根唇舌径（歯頸部）	7.6	6.1-10.4	7.5	5.8-9.4
近心面歯頸線彎曲の最深長	2.1	0.3-4.0	2.4	0.2-4.8
遠心面の歯頸線彎曲の最深長	1.4	0.2-3.5	1.6	0.2-3.5

[a] KrausとAshは犬歯の歯冠が全歯群のなかで最長だとしている

第4章 小臼歯の形態

本章の3つのセクションで取り上げる項目は以下の通り。

1. 小臼歯の概観
   A. 小臼歯の概説
   B. 小臼歯の機能
   C. 小臼歯の特徴
   D. 小臼歯の上下の鑑別

2. 上顎小臼歯の順位の鑑別
   A. 上顎小臼歯の頬側面観
   B. 上顎小臼歯の舌側面観
   C. 上顎小臼歯の隣接面観
   D. 上顎小臼歯の咬合面観

3. 下顎小臼歯の順位の鑑別
   A. 下顎小臼歯の頬側面観
   B. 下顎小臼歯の舌側面観
   C. 下顎小臼歯の隣接面観
   D. 下顎小臼歯の咬合面観

セクション1　　小臼歯の概観

目 的

このセクションでは、以下の項目を習得できる。
- 小臼歯の機能を説明する。
- 小臼歯の特徴を挙げる。
- 小臼歯の上下の鑑別を行うため、上顎小臼歯と下顎小臼歯の特徴を挙げる。
- 全歯の中から小臼歯を選別する。
- 全小臼歯の上下の鑑別を行う。

　本章では上顎右側第二小臼歯を全小臼歯の例として用いる。本章を読む際には付録5ページと6ページを参照すること。また、本章を通じて「付録」という語の後に数字と記号が続く場合（例：付録5a）、数字（5）は付録のページを、記号（a）は付録該当ページの各特徴を示している。

　本章において結論を出す際には、ウォールフェル博士の調査から得た統計を用いた。用いたデータには、「データ^A」と言うように本章末の参考データの記号を右上に記した。

A. 小臼歯の概説

　小臼歯とは、哺乳類の永久（第二次）歯列の大臼歯前方（かつ犬歯後方）に位置する歯を指す。小臼歯は、上顎に4本、下顎に4本の合計8本ある（図4-1）。小臼歯は各1/4顎において正中から数えて4番目と5番目の歯である。上顎小臼歯をアメリカ式表記法で表すと、5と12が上顎の右側と左側の第一小臼歯、4と13が上顎の右側と左側の第二小臼歯となる。また、下顎の右側と左側の第一小臼歯がそれぞれ28と21、下顎の右側と左側の第二小臼歯がそれぞれ29と20である。

　第一小臼歯の近心面は隣接する犬歯の遠心面と接触し、

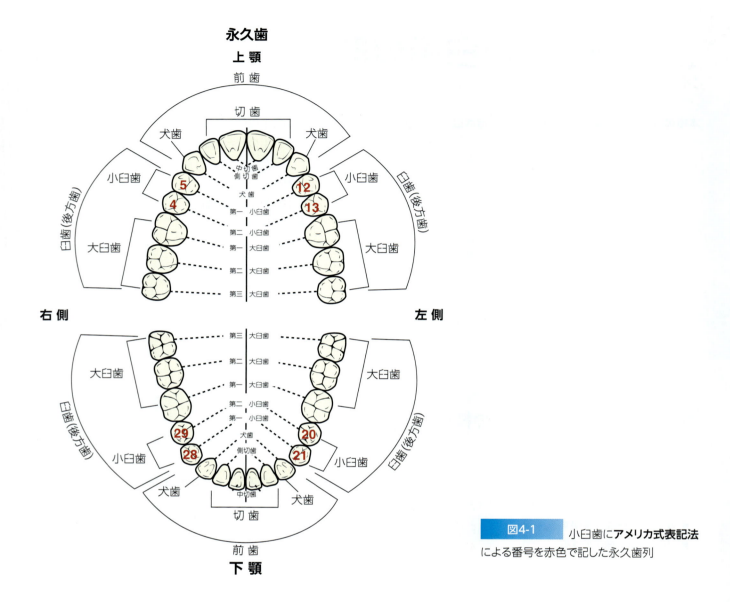

図4-1 小臼歯に**アメリカ式表記法**による番号を赤色で記した永久歯列

遠心面は第二小臼歯の近心面と接触する。また、第二小臼歯の遠心面は隣接する第一大臼歯の近心面と接触する。

B. 小臼歯の機能

上下顎の小臼歯は、大臼歯とともに以下の機能を果たす。（a）食物を噛み砕く（b）顔面咬合高径（鼻から顎までの範囲）を維持する（c）犬歯が食片を切るのを補助する（d）全小臼歯で口角と頬を支え、下側に垂れるのを防ぐ。高齢者には口角や頬が垂れている人が多い。大臼歯をすべて喪失した場合でも、咬合する上下の小臼歯が4本から8本残っていればものを噛むことはできる。しかし、上顎小臼歯が1本でも欠けていると笑ったときに非常に目立つ。

C. 小臼歯の特徴

1. 前歯と小臼歯の共通点

以下の説明を読む際には、上下顎歯列弓全体の模型を観察し、まず小臼歯と前歯の共通点を考察すること。

表4-1	小臼歯を形成する発育葉の数を決定するためのガイドライン[a]		
歯の名称		咬頭数	発育葉数
上顎第一小臼歯		1頬側咬頭と1舌側咬頭	3+1=4
上顎第二小臼歯		1頬側咬頭と1舌側咬頭	3+1=4
下顎第一小臼歯		1頬側咬頭と1舌側咬頭	3+1=4
下顎第二小臼歯（2咬頭性）		1頬側咬頭と1舌側咬頭	3+1=4
下顎第二小臼歯（3咬頭性）		1頬側咬頭と2舌側咬頭	3+2=5

[a] 発育葉数＝1頬側咬頭につき3発育葉＋1舌側咬頭につき1発育葉

発育葉の数：前歯と同様、小臼歯の頬側面は3つの頬側発育葉から形成される。歯冠の頬側面を近心側と遠心側に分ける頬側面隆線の両側に縦走する浅いくぼみが、その証拠である（付録5a）。この頬側面中央を走る頬側面隆線は、第二小臼歯より第一小臼歯、下顎小臼歯より上顎小臼歯においてより著明である。上顎小臼歯の頬側面隆線は、上顎犬歯の唇側面隆線に似ている。小臼歯の舌側面も（前歯同様）、1つの発育葉から形成される。ただし、前歯の場合は基底結節が形成されるが、小臼歯の場合は1つの舌側発育葉から舌側咬頭1つが形成される（図1-45参照）。**例外**：下顎第二小臼歯によくある変異型に3咬頭性のものがあるが、この小臼歯は頬側発育葉3つと舌側発育葉2つ（1つではない）から形成され、舌側咬頭が2つある。下顎第二小臼歯に3咬頭性の変異型がみられることから、小臼歯群を双頭歯（2咬頭を意味する）と呼ぶのは適切ではない。小臼歯の発育葉の数は、表4-1にまとめた。

歯冠は歯頸部に向かって狭まる：頬側面からみると、歯冠は咬合面より歯頸側1/3の方が狭い（付録5m）。これは、臼歯（後方歯）の隣接面最大豊隆部（コンタクトエリア）が、咬合面側1/3から中央1/3の間に位置するからである（前歯の最大豊隆部が切縁側1/3から中央1/3の間に位置するのと似ている）。

歯頸線：前歯と同様に、隣接面の歯頸線は咀嚼面（咬合面または切縁）に向かって弯曲し（付録5o）、その弯曲度は遠心面より近心面の方が若干大きい。頬側面または舌側面からみると、歯頸線は根尖に向かって弯曲している（付録5n）。

歯根の形状：前歯と同様に、小臼歯の歯根の頬側面と舌側面は凸弯を呈し、根尖に向かって細くなる（付録5q）。また、歯根は舌側方向にも細くなっており、舌側面の近遠心径は頬側面より小さい。根尖側1/3は遠心側に屈曲している場合がほとんどである（付録5p）。図4-2は、切歯、犬歯、および小臼歯の切縁（咬合面）側1/3を取り除いた様子である。各歯の歯根と歯冠の狭まりや歯頸線弯曲が似ていることを確認しよう。

2. 前歯と小臼歯の相違点

歯面を表す用語：前歯の外側の面は唇側面と呼ばれたが、小臼歯の場合は「頬側面（外側から頬に覆われている）」と呼ばれる。また、臼歯（後方歯）には、前歯の切縁隆線の代わりに「咬合」面がある。咬合面には、咬頭、隆線、溝がある。

咬合面の咬頭と切縁：前歯には切縁と基底結節があるが、小臼歯には頬側咬頭が1つと舌側咬頭が1つある（付録5b）。**例外**：下顎第二小臼歯の半分以上には舌側咬頭が2つある[A]。

辺縁隆線：前歯の辺縁隆線は舌側を斜め方向に走行して

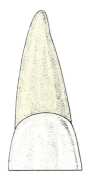
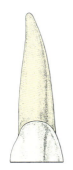
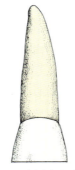

上顎右側中切歯　　上顎右側犬歯　　上顎右側小臼歯

図4-2 切縁（咬合面）を取り除いた切歯、犬歯、小臼歯の唇側面と頬側面。3歯種とも共通して**歯冠**は歯頸線に向かって、**歯根**は根尖に向かって**狭まる**。また、**歯頸線の外形**も似ている

いたが、ほとんどの小臼歯の辺縁隆線は水平に走行している（付録5c）。**例外**：下顎第一小臼歯の近心辺縁隆線は、水平方向と垂直方向のちょうど中間ぐらいを走行している（付録6s）。

歯冠・歯根長：小臼歯の歯冠は上下顎どちらも前歯の歯冠より短いが[B]、第一小臼歯の歯冠は第二小臼歯よりやや長い（歯冠は、切歯から犬歯へと徐々に短くなり大臼歯においてはさらに短くなる）。ただし、第二小臼歯の「歯根」は第一小臼歯より少し長い。

上顎小臼歯の歯根は上顎犬歯に比べて相当に短いが、上顎切歯の歯根の長さと似ている。下顎小臼歯の歯根も下顎犬歯より短いが、下顎切歯よりは長い[C]。歯冠・歯根長の全データは表4-6Aと4-6Bに示した。

最大豊隆部：近遠心両面からみた「頬側面」の最大豊隆部は、前歯と同様に歯頸側1/3にあるが、前歯よりは咬合面寄りに位置する（付録5d）。**例外**：下顎第一小臼歯の頬側面の最大豊隆部から歯頸線までの距離は、前歯と同じ程度である。小臼歯の「舌側面」の最大豊隆部も、前歯より歯頸部からの距離がより長い。前歯の舌側面の最大豊隆部は歯頸側1/3に位置するが、小臼歯の場合は咬合面歯頸径の中央1/3に位置する。

コンタクトエリア：隣接面コンタクトエリアは、前歯よりも歯頸寄りで、その接触範囲も大きい。

3. 小臼歯のその他の特徴

4種類の小臼歯すべての模型または抜去歯の標本を比較し、下記に示す面観の共通点を確認しよう。また、付録5頁を参照に小臼歯の特徴を挙げよ。本書では一般的特徴について説明しているが、当然こうした特徴にはさまざまな変異があることを知っておくのは大切である[1-3]。上顎小臼歯を観察するときは、歯冠を下、歯根を上に、下顎小臼歯を調べるときは、歯冠を上、歯根を下に持つこと。そうすることで、口腔内の位置と同じように観察することができる。

a. 頬側面からみた小臼歯の特徴

小臼歯の歯冠の輪郭：頬側面観における歯冠はコンタクトエリアの位置で最も広く、歯頸部に向かって狭くなる。その形状は、不正五角形をしており、犬歯の歯冠と似ている（付録5g）。歯冠の近遠心側の輪郭はほぼ直線的、またはコンタ

トエリアから歯頸線にかけてやや凸弯を呈する。

小臼歯のコンタクトエリアの位置：歯冠の近遠心面はコンタクトエリア付近で凸弯を示す。「近心」コンタクトは咬合面側1/3と中央1/3の境界、「遠心」コンタクトは近心面よりやや歯頸寄りの中央1/3に位置する（付録5e）。**例外**：下顎第一小臼歯の近心コンタクトは、遠心コンタクトよりも歯頸側に位置する。

小臼歯の咬頭の隆線の大きさ（比較）：犬歯の尖頭と同様、小臼歯の頬側咬頭頂は、垂直歯根軸のやや近心側に位置する（付録5h）。そのため、頬側咬頭の近心咬合縁は遠心咬合縁より短い（付録5i）。**例外**：上顎第一小臼歯の頬側咬頭頂は歯根軸のやや遠心側に位置する。したがって近心咬合縁の方が遠心咬合縁より長い（付録6e）。

b. 舌側面からみた小臼歯の歯冠の形状（輪郭）

歯冠は舌側面の方が頬側面より狭い。**例外**：3咬頭性下顎第二小臼歯（2舌側咬頭）の場合は舌側面の方が広いこともある。また、舌側面は凸弯を示す。

c. 隣接面からみた小臼歯の辺縁隆線

近遠心の辺縁隆線の位置の相違は、隣接面コンタクトエリアと同様、近心辺縁隆線が遠心辺縁隆線よりも咬合面寄りである。したがって、遠心面からみた方が近心面からみるより咬合面および三角隆線がより多くみえるはずである（付録5頁の近心面観と遠心面観の5jを比較すること）。**例外**：下顎第一小臼歯の遠心辺縁隆線は近心辺縁隆線より咬合面寄りに位置する。

d. 咬合面からみた小臼歯の特徴

小臼歯の歯冠幅径：大多数の前歯と同様（例外：上顎中切歯と上顎側切歯）、小臼歯はすべて、平均して頬舌径の方が近遠心径より大きい[D]（付録5k）。

固有咬合面を囲む咬合縁と辺縁隆線：犬歯の尖頭と同様に小臼歯の咬頭（頬側および舌側）も咬頭の両側（近遠心側）に縁（咬合縁）を有する。小臼歯の場合、頬側および舌側咬頭の咬合縁が辺縁隆線と合流し、固有咬合面と呼ばれる部分を取り囲んでいる（付録5-1の点線の内側）。

横走隆線を形成する三角隆線（中心隆線）：頬側および舌側の三角隆線は咬合面の凹面に向かって傾斜し、中心溝で合流する（図4-3A）。2咬頭性小臼歯では2本の三角隆線（頬

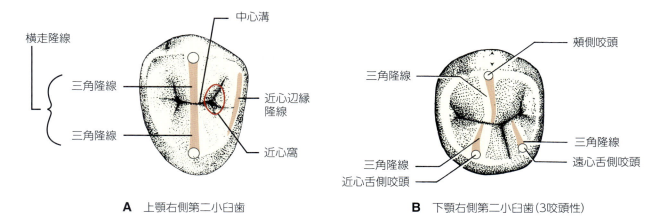

図4-3 A 2咬頭性小臼歯（上顎第二小臼歯） 2本の**三角隆線**（頬側咬頭と舌側咬頭に1本ずつ）が合流し1本の長い**横走隆線**を形成する。頬側三角隆線および舌側三角隆線と近心辺縁隆線の間に近心窩がある B 3咬頭性下顎第二小臼歯は**特有**で小臼歯のなかで三角隆線が3本（1咬頭につき1本）あるのは唯一この歯だけである。また、3本の三角隆線は合流**しない**ので、横走隆線は形成されない

側三角隆線1本と舌側三角隆線1本）が合流して横走隆線を形成するが、その様子は咬合面観において最もよく分かる。**例外**：3咬頭性下顎第二小臼歯の三角隆線は合流しないので、横走隆線は「形成されない」（図4-3B）。

溝と窩：小臼歯の咬合面には近遠心方向に走行する中心溝がある。**例外**：下顎第一小臼歯には顕著な横走隆線があるが、近遠心方向に走行する中心溝がないことが多い。中心溝がある場合は、近心側は近心窩、遠心側は遠心窩で終わる。近心窩と遠心窩は頬側および舌側三角隆線（または横走隆線）と辺縁隆線の間にある。近心窩から遠心窩に延びる中心溝は図4-3Aに示した。

咬合面からみた隣接面コンタクト：咬合面からみた隣接面コンタクトは、歯冠頬舌径中央またはやや頬側寄りに位置する（付録5f）。

D. 小臼歯の上下の鑑別

小臼歯の上下の鑑別について学習する際には、付録6頁を参照すること。

小臼歯の形状と大きさ（比較）：上顎第一・第二小臼歯は、下顎小臼歯よりも外観が似ている。ただし、上顎第一小臼歯の方が上顎第二小臼歯より全体的に大きい。

下顎小臼歯の歯冠の舌側傾斜：隣接面からみると、下顎小臼歯の歯冠は歯根に対して舌側に傾斜しているようにみえる（第一小臼歯の方が第二小臼歯より顕著）。歯冠の舌側傾斜は、**下顎臼歯（後方歯）**の特徴である。これは、下顎臼歯の頬側咬頭が上顎臼歯の頬側咬頭の下側かつ舌側に入り込み機能するためである。**上顎小臼歯の歯冠**は、歯根の真上に位置する。以上の相違は、付録6頁の隣接面観の上顎小臼歯j、下顎臼歯aを比較すると明瞭である。

咬頭の大きさと位置：小臼歯の頬側咬頭は舌側咬頭より高い（特に下顎第一小臼歯）が、その差異は上顎第二小臼歯ではわずかしかない（付録6頁の上顎cおよび下顎pと比較してみること）。小臼歯の舌側咬頭頂は、中央より近心側にずれている。**例外**：下顎第一小臼歯および一部の下顎第二小臼歯では中央に位置する（付録6頁の舌側面iとq参照）。

頬側面隆線の隆起：上顎第一小臼歯の頬側面隆線は、下顎第一小臼歯より隆起が大きい。

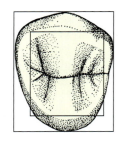
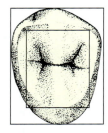

上顎右側第二小臼歯　　　　上顎右側第一小臼歯

上顎小臼歯（咬合面観）

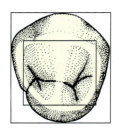
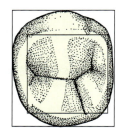
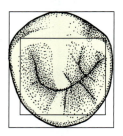

下顎右側第一小臼歯　　　3咬頭性　　　　　　2咬頭性
　　　　　　　　　　下顎右側第二小臼歯

下顎小臼歯（咬合面観）

図4-4　**上下顎小臼歯の歯冠の輪郭**　上図の小臼歯の外側の四角形は各歯の咬合面からみた歯冠全体の**幅径比**（頬舌径／近遠心径）を示している。また、内側の四角形は固有咬合面の幅径比を示す。全種類の小臼歯は近遠心径より頬舌径の方が大きいが、特に上顎小臼歯の形状は長方形の傾向が強く（明らかに頬舌径が大きい）、下顎小臼歯の形状は正方形に近い

歯冠幅径比：咬合面からみると、**上顎小臼歯**は楕円形または長方形（近遠心径より頬舌径の方がかなり大きい）である。一方、**下顎小臼歯**は近遠心径と頬舌径がほぼ同じ大きさである（図4-4）。この相違は、固有咬合面の輪郭（咬頭の隆線つまり、頬側および舌側の近遠心の咬合縁および辺縁隆線に囲まれた範囲）を比較するとより明瞭である。また、付録6頁の上顎および下顎小臼歯の咬合面観を比較しても明瞭である。

以下、上顎小臼歯と下顎小臼歯の主な相違点を表4-2にまとめたので復習しよう。

表4-2　小臼歯の上下の鑑別

	上顎小臼歯	下顎小臼歯
頬側面観	頬側面隆線がより顕著 歯根に対して歯冠の遠心傾斜がない	頬側面隆線が顕著でない 遠心側の膨隆の方が大きいため歯根との境界で歯冠がやや遠心側に傾斜してみえる
舌側面観	頬側咬頭高径と舌側咬頭高径の差異が少ない （特に上顎第二小臼歯）	頬側咬頭高径と舌側咬頭高径の差異が大きい （特に下顎第一小臼歯）
隣接面観	咬合面の輪郭は歯根の真上に位置する 舌側咬頭は頬側咬頭よりやや低い	歯冠は歯根に対して舌側に傾斜している 舌側咬頭は頬側咬頭よりかなり低い
咬合面観	歯冠の形状は楕円形または長方形 歯冠の頬舌径は近遠心径よりかなり大きい	歯冠の形状は正方形または丸形 歯冠の頬舌径は近遠心径とあまり変わらない

第4章 | 小臼歯の形態   91

| セクション2 | 上顎小臼歯の順位の鑑別 |

目的

このセクションでは、以下の項目を習得できる。
- 上顎小臼歯の順位を鑑別するために、上顎第一小臼歯と上顎第二小臼歯の特徴を述べる。
- 上顎小臼歯の頬側面、舌側面、近心面、遠心面、咬合面の特徴を述べ、各面を特定する。
- 口腔内（または模型）の歯列における上顎小臼歯をアメリカ式表記法で表す。できれば、これを上顎小臼歯が1本以上欠損している模型においても行う。
- 上顎小臼歯を1本手に取り、上顎小臼歯の順位および左右の鑑別を行う。また、その歯をアメリカ式表記法で表す。

A. 上顎小臼歯の頬側面観

　図4-5の上顎第一小臼歯と上顎第二小臼歯の頬側面観を比較しよう。以下の特徴を読む際には抜去歯や模型の上顎小臼歯を比較すること。比較するときは、口腔内と同じ位置になるように、歯根を上、歯冠を下にして持つこと。

1. 頬側面からみた 上顎小臼歯の歯冠の大きさ（比較）

　上顎第一小臼歯の歯冠は上顎第二小臼歯より大きいが、歯根は第二小臼歯より短い[E]。上顎第一小臼歯の咬頭斜面（咬合縁）と隣接面のなす角である**咬合縁隅角**は、凸彎の緩やかな上顎第二小臼歯に比べて膨隆が大きく、その角度も鋭い（特に近心側）。

　上顎第一小臼歯の歯冠の近遠心面コンタクトエリアから歯頸線にかけての狭まりは、上顎第二小臼歯より顕著である。そのため、上顎第二小臼歯の歯冠歯頸部の方が広くみえる。図4-5の上顎第一小臼歯の多くで、近心咬合縁隅角がより著明であること、歯冠の幅の減少が大きいことを確認すること。

2. 頬側面からみた 上顎小臼歯の隣接面コンタクトの位置

　上顎第一・第二小臼歯の「近心」コンタクトエリアは中央1/3、咬合面側1/3と中央1/3の境界に位置する。「遠心」コンタクトは、前歯と同様、中央1/3のやや歯頸寄りに位置する（付録5e）。

3. 頬側面からみた 上顎小臼歯の頬側咬頭頂の位置

　上顎第二小臼歯は、犬歯と同様、近心咬合縁が遠心咬合縁より短い。**上顎第一小臼歯**は、頬側咬頭の近心咬合縁が遠心咬合縁より長い唯一の歯である。その結果、咬頭頂は縦歯根軸の遠心寄りに位置する（付録6eと図4-5のほとんどの上顎第一小臼歯）。

4. 頬側面からみた 上顎小臼歯の頬側咬頭の形状

　上顎第一小臼歯の頬側咬頭は比較的高くて鋭い（付録6f）。これは、上顎犬歯の形状と似ており、近遠心斜面のなす角度はほぼ直角（100-110°）である。一方、**上顎第二小臼歯**の頬側咬頭傾斜角は鈍角（125-130°）である（図4-5のほとんどの歯で確認できる）。

5. 頬側面からみた 上顎小臼歯の頬側面隆線とくぼみ

　頬側面隆線は、上顎第二小臼歯より上顎第一小臼歯の方が著明である（付録6g）。上顎小臼歯の頬側面の咬合面側1/3を縦走する浅いくぼみは、上顎第一臼歯では頬側面隆線の近心側にみられる。次に多く確認されるのが、上顎第二小臼歯の頬側面隆線の遠心側である[F]。最も多くみられる頬側面のくぼみの位置は、図4-5にデッサンで示した。

92　第1部　各歯の解剖形態

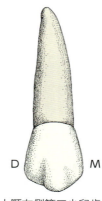
上顎右側第二小臼歯

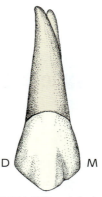
上顎右側第一小臼歯

上顎小臼歯（頬側面観）

上顎右側第一小臼歯　　　　上顎左側第一小臼歯

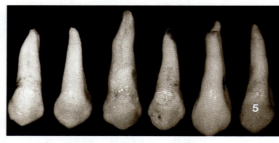
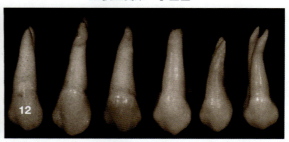

上顎右側第二小臼歯　　　　上顎左側第二小臼歯

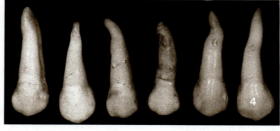
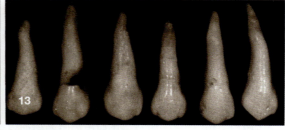

←──遠心側──→

上顎小臼歯の順位の鑑別：頬側面観

上顎第一小臼歯	上顎第二小臼歯
頬側咬頭傾斜角が鋭い	頬側咬頭傾斜角が鈍い
近心咬合縁が長い	遠心咬合縁が長い
頬側面隆線が著明である	頬側面隆線が著明でない
咬合縁隅角の膨隆が大きく輪郭が鋭い	咬合縁隅角が狭くより丸い
コンタクトから歯頸部への狭まりが大きい	コンタクトから歯頸部への狭まりが少ない
頬側面隆線の近心側にくぼみを有することが多い	頬側面隆線の遠心側にくぼみを有することが多い

上顎小臼歯の左右の鑑別：頬側面観

上顎第一小臼歯	上顎第二小臼歯
近心咬合縁が長い	近心咬合縁が短い
頬側面隆線の近心側にくぼみを有することが多い	頬側面隆線の遠心側にくぼみを有することが多い

両歯とも歯根が遠心側に弯曲していることが多い
両歯とも近心コンタクトが遠心コンタクトより咬合面側

図4-5　上顎小臼歯の**頬側面観**および上顎小臼歯の順位と左右の鑑別（略字：D＝遠心側、M＝近心側）

6. 頬側面からみた上顎小臼歯の歯根

単根性小臼歯の歯根の先端は遠心側に屈曲していることが多いが、真っすぐの場合もあれば近心側に屈曲している場合もある[I,G]。上顎第一小臼歯の歯根は、根尖側1/3で根幹から頬側根と舌側根に分岐しているものが多い[H]（付録6頁、近心面観6h参照）。頬側根が根尖近くで遠心側に屈曲しているため、舌側根が真っすぐ、または頬側根と違う方向に屈曲している場合は、頬側面から舌側根がみえる。図4-5の上顎第一小臼歯では両根がみえるものが数本ある。

単根性**上顎第二小臼歯**の歯根は上顎第一小臼歯の歯根より長い[I]。単根性上顎第二小臼歯の歯根長は歯冠長の1.8倍で、上顎歯のなかで歯根歯冠比が最大である。

上顎小臼歯（舌側面観）

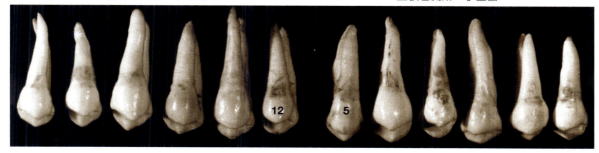

上顎左側第一小臼歯　　　　　上顎右側第一小臼歯

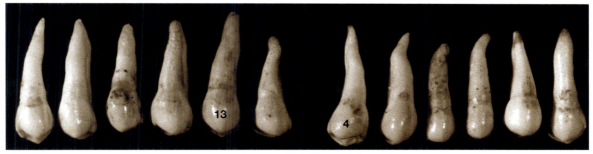

上顎左側第二小臼歯　　　　　上顎右側第二小臼歯

←――― 遠心側 ―――→

上顎小臼歯の順位の鑑別：舌側面観	
上顎第一小臼歯	**上顎第二小臼歯**
舌側咬頭の方が低く、2咬頭が見える 歯冠が舌側方向に狭まる	頬側咬頭が舌側咬頭よりほんの少し高い 歯冠の舌側方向へ狭まりが少ない

上顎小臼歯の左右の鑑別：舌側面観	
上顎第一小臼歯	**上顎第二小臼歯**
近心咬合縁が遠心咬合縁より長い	近心咬合縁が遠心咬合縁より短い
両歯とも舌側咬頭頂が歯冠中央より近心側に位置する	

図4-6　上顎小臼歯の**舌側面観**および上顎小臼歯の順位と左右の鑑別

B. 上顎小臼歯の舌側面観

　図4-6の上顎第一小臼歯と上顎第二小臼歯の舌側面観を比較すること。

1. 舌側面からみた上顎小臼歯の咬頭の大きさ（比較）

　舌側咬頭は頬側咬頭より低いが、その差は特に**上顎第一小臼歯**において顕著である。**上顎第二小臼歯**の頬側咬頭と舌側咬頭はほぼ同じ高さである[J]。この特徴は、図4-6のほとんど全部の第一小臼歯で確認でき、付録6頁の上顎小臼歯の舌側面観においても明らかである。歯冠は頬側面より舌側面の方が若干小さいが、その傾向は第二小臼歯においてより強い。

2. 舌側面からみた上顎小臼歯の咬頭の隆線

　上顎第一小臼歯の舌側咬頭頂に集まる近遠心舌側咬合縁のなす角は、やや丸みを帯びているが大臼歯よりは鋭い。**上顎第二小臼歯**の舌側咬頭頂の角は第一小臼歯よりも鋭い。

3. 舌側面からみた上顎小臼歯の舌側咬頭の位置

　上顎小臼歯の摩耗を起こしていない舌側咬頭頂は、常に「歯根軸近心側」に位置する（付録6i）。この特徴は左右の鑑別の非常に有用な鍵となるが、上顎第二小臼歯の場合は左右対称の部分が多いので特に役立つ。

4. 舌側面からみた上顎小臼歯の辺縁隆線

　舌側面からみた辺縁隆線の高さの相違は、抜去歯を手に持ち、近心側と遠心側がみえるように順に回転させてみれば明らかである。上顎小臼歯の遠心辺縁隆線は近心辺縁隆線よりも歯頸側に位置する（付録5j）。

5. 舌側面からみた上顎小臼歯の歯根

　2根性上顎第一小臼歯の舌側根は、通常、頬側歯根より短い[K]。また、第一小臼歯と第二小臼歯の歯根はどちらも舌側面方向に狭まっている。

C. 上顎小臼歯の隣接面観

　図4-7の上顎第一小臼歯と上顎第二小臼歯の隣接面観を比較すること。

1. 隣接面からみた第一小臼歯の歯冠の形状と考察

　隣接面からみた上顎小臼歯の歯冠の形状は、平行な2辺と平行ではない2辺からなる「台形」である（付録6b）。2つの咬頭はどちらも歯根上部にあり、大きな咀嚼面を支持するのに必要な機能的役割を果たす歯根の輪郭内側に納まっている。

　上顎第一小臼歯の歯冠の**近心面**コンタクトエリアのすぐ歯頸側には、**特有のくぼみ**がみられる。この陥凹は**上顎第二小臼歯**にも下顎小臼歯にもない（付録6j）。この近心面のくぼみは上顎第一小臼歯のほとんどにみられるため、上顎第一小臼歯と上顎第二小臼歯を見分ける鍵となる。また、上顎第一小臼歯の近心面を特定する材料にもなる。上顎第一小臼歯の歯冠の近心面外形修復、または近心面歯石除去の際、この第一小臼歯特有の近心面のくぼみを覚えておくことが重要となる。

2. 隣接面からみた上顎小臼歯の咬頭高径（比較）

　舌側面と同様、隣接面からみても**上顎第一小臼歯**の頬側咬頭は舌側咬頭よりも明らかに高い。一方、**上顎第二小臼歯**の咬頭はどちらもほぼ同じ高さである。この相違は、図4-7の上顎第一小臼歯と上顎第二小臼歯を比較すれば明瞭である。上顎第二小臼歯の両咬頭高径はほとんど同じなので、隣接面からみた咬頭高径だけで頬側面と舌側面を区別するのは困難である。しかし、第二小臼歯の最大豊隆部の位置には差異があるので（次に述べる）、頬側面と舌側面を区別することができる。

3. 隣接面からみた上顎小臼歯の最大豊隆部

　他の歯と同様、上顎小臼歯の頬側面の最大豊隆部は歯頸側1/3に位置する。厳密には、中央1/3と歯頸側1/3の境界付近に位置する。一方、舌側面の最大豊隆部は、他の臼歯と同様により咬合面側、中央1/3（歯冠の中央付近）に位置する。この特徴は、図4-7の上顎小臼歯を隣接面からみて頬側面と舌側面を区別するのに役立つ。

第4章 | 小臼歯の形態

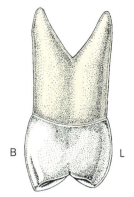
上顎右側第一小臼歯

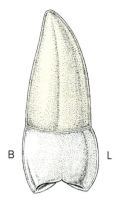
上顎右側第二小臼歯

近心面観

上顎左側小臼歯　　　　　　　　　　　　**上顎右側小臼歯**

上顎左側第一小臼歯（近心面）　　　　　上顎右側第一小臼歯（遠心面）

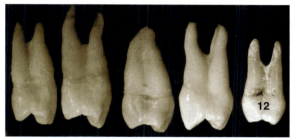 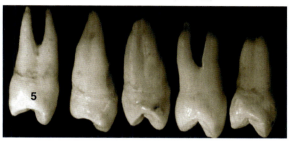

上顎左側第二小臼歯（近心面）　　　　　上顎右側第二小臼歯（遠心面）

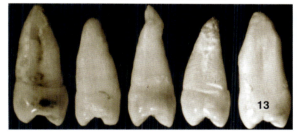 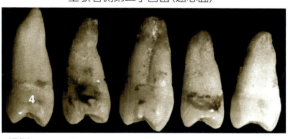

←舌側　頬側→

上顎小臼歯の順位の鑑別：隣接面観

上顎第一小臼歯	上顎第二小臼歯
2根性、または単根性の場合は分岐根管	単根性
頬側咬頭が舌側咬頭より高い	頬側咬頭と舌側咬頭の高さは同じ
歯冠と歯根の近心面に溝がある	歯根の近心面には溝があるが歯冠にはない
近心根面溝は遠心根面溝より深い	遠心根面溝は近心根面溝より深い
近心辺縁隆線溝を有することが多い	近心辺縁隆線溝を有することが少ない

上顎小臼歯の左右の鑑別：隣接面観

上顎第一小臼歯	上顎第二小臼歯
歯冠と歯根の近心面に著明な溝がある	
近心根面溝は遠心根面溝より深い	遠心根面溝は近心根面溝より深い
近心辺縁隆線溝を有することが多い	

両歯とも遠心辺縁隆線は近心辺縁隆線より歯頸側にある
両歯とも近心面の歯頸線弯曲は遠心面より大きい

図4-7　上顎小臼歯の**隣接面観**および上顎小臼歯の順位と左右の鑑別（略字：B＝頬側、L＝舌側）

4. 隣接面からみた上顎小臼歯の咬頭頂間の距離

上顎第一小臼歯と上顎第二小臼歯の頬側咬頭頂から舌側咬頭頂までの平均距離は、大体同じである[L]。

5. 隣接面からみた上顎小臼歯の辺縁隆線溝

辺縁隆線溝は、咀嚼中の食片のスピルウェイ(遁路)としての役割を果たす(付録6k参照)。**上顎第一小臼歯**の「近心」辺縁隆線には辺縁隆線を直交する発育溝があり、近心「辺縁隆線溝(mdrginal ridge groove)」と呼ばれる(訳注：日本語の定訳は特にない)。この「近心辺縁隆線溝」は歯冠の近心面まで延びている[M]。上顎第一小臼歯の「遠心」辺縁隆線と**上顎第二小臼歯**の近遠心の辺縁隆線には、辺縁隆線溝はあまりみられない。もし、確認できたとしても溝が隣接面にまで及んでいることはあまりない。

6. 隣接面からみた上顎小臼歯の歯頸線(比較)

上顎小臼歯の近心面の歯頸線は、どちらも咬合面側に広く浅く弯曲している。前歯と同様に近心面の歯頸線弯曲は遠心面よりやや大きい[N]。**上顎第一小臼歯**の「舌側面」の歯頸線は、頬側面の歯頸線より咬合面側に位置する。このため、舌側咬頭は頬側咬頭より確実に低くみえる。

7. 隣接面からみた上顎小臼歯の歯根と根面溝

上顎小臼歯の歯根の近遠心両面には、深さの程度に差異はあるものの根面溝が認められることが多い。これらの根面溝の位置や深さを知っておくと、臨床上、歯科器具を用いて歯肉溝にある、歯周疾患の原因となる歯石を見つけ除去したり、到達可能な歯根表面のう蝕個所を特定したりする際に役立つ。

上顎第一小臼歯の歯根は2根性のものが多く、舌側根が頬側根より少し短いことは前述した。根分岐は歯根の根尖側1/3に生じる。また、前述の通り、歯冠の「近心面」に顕著な陥凹(くぼみ)が認められるのは上顎第一小臼歯のみである。この歯冠の溝は歯根まで続く(調査した全歯で確認)[O]。つまり、単根性および2根性上顎第一小臼歯の歯冠近心面の溝は、著明な「近心」根面溝とつながっている。上顎小臼歯の順位の鑑別の重要な鍵となるこの特徴は、図4-7のすべての

上顎第一小臼歯においてはっきり確認できる。また、単根性および2根性の上顎第一小臼歯の遠心側にも、それほど顕著ではないが根面溝が認められる。遠心根面溝は、歯根が分岐していない部分の中央1/3に位置するが、歯頸線までは延びていない。上顎第一小臼歯は、縦走する近心根面溝が遠心根面溝より深い**唯一**の小臼歯である。

上顎第二小臼歯は単根性で、歯根の近心面および遠心面の中央1/3に縦走する根面溝がある。ただし、「近心」根面溝は歯冠まで延びていない[P]。また、遠心根面溝は、近心根面溝より深い。この特徴は、近心根面溝の方が深い上顎第一小臼歯と反対である。

D. 上顎小臼歯の咬合面観

図4-8の上顎第一臼歯と上顎第二小臼歯の咬合面観を比較すること。以下の説明を読む際には、図4-8で示されている位置と同じように歯の模型を持って観察すること。つまり、頬側面を上にして垂直歯根軸に沿って観察すること。

1. 咬合面からみた上顎小臼歯の大きさ(比較)

同口腔内においては、50%強の割合で上顎第一小臼歯の方が上顎第二小臼歯より大きい[Q]。

2. 咬合面からみた上顎小臼歯の溝と窩

上顎小臼歯には、近心小窩から遠心小窩まで近遠心方向に中心溝が走行している。**上顎第一小臼歯**の中心溝の長さは、上顎第二小臼歯よりも長い(歯冠近遠心径の1/3以上)(付録6l)[R]。上顎第一小臼歯の中心溝は第二小臼歯より長いため、近遠心小窩間の距離は第二小臼歯より長く、近遠心の小窩はそれぞれ辺縁隆線に近い。上顎第一小臼歯の中心溝が上顎第二小臼歯と比べて長い様子は、図4-8の上顎小臼歯を比較するとよく分かる。この上顎第一小臼歯の中心溝の長さは、近心辺縁隆線を横切る**近心辺縁隆線溝**によってさらに長くみえる。この近心辺縁隆線溝は中心溝とつながっており、近心面にまで延びる(図4-8のデッサン参照)。近心辺縁隆線溝は、上顎第二小臼歯にはあまりみられない。また、遠心辺縁隆線溝はどの上顎小臼歯にもあまりみられない。

一方、**上顎第二小臼歯**には、上顎第一小臼歯よりも「副溝」の数が多い。副溝とは近遠心の窩深部の小窩から頬側と舌

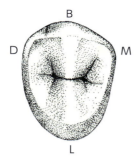
上顎右側第二小臼歯

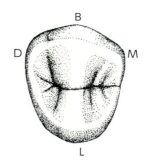
上顎右側第一小臼歯

上顎小臼歯（咬合面観）

上顎右側第一小臼歯
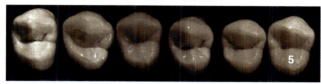

上顎左側第一小臼歯
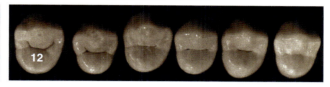

上顎右側第二小臼歯
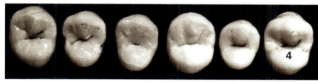

上顎左側第二小臼歯
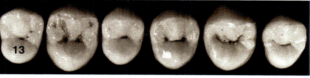

← 遠心側 →

上顎小臼歯の順位の鑑別：咬合面観

上顎第一小臼歯

歯冠の形状は非対称的で六角形に近い
近心面は陥凹または真っすぐである
中心溝が長く近遠心窩が辺縁隆線に近い
隣接面が舌側に収束する
近心辺縁隆線溝がみられることが多い
頬側面隆線が著明
副溝が少ない

上顎第二小臼歯

歯冠の形状は左右対称で楕円形である
近心面はやや凸弯している
中心溝が短く近遠心窩が歯冠中央に近い
隣接面が舌側に少し収束する
近心辺縁隆線溝はあまりみられない
頬側面隆線が著明でない
副溝が多い

上顎小臼歯の左右の鑑別：咬合面観

上顎第一小臼歯

歯冠の近心面の輪郭が陥凹または真っすぐ
近心頬側隅角が直角
ほとんどの場合に近心辺縁隆線溝がみられる
遠心コンタクトの方が頬側寄り

上顎第二小臼歯

近心コンタクトの方が頬側寄り

両歯とも舌側咬頭頂が中央より近心寄り
両歯とも遠心辺縁隆線が近心辺縁隆線より長く弯曲している

図4-8 上顎小臼歯の**咬合面観**および上顎小臼歯の順位と左右の鑑別（略字：B＝頬側、L＝舌側、M＝近心側、D＝遠心側）

側に広がる溝のことを指す。

ほとんどの上顎小臼歯において遠心窩は近心窩より大きいか、同じぐらいの大きさである[S]。

3. 咬合面からみた上顎小臼歯の歯冠幅径比

上顎小臼歯の歯冠の楕円形あるいは長方形の輪郭は、近遠心径より頰舌径の方が明らかに大きい[T]。この特徴は、図4-8の全上顎小臼歯をみると明瞭に分かる。

4. 咬合面からみた上顎小臼歯の輪郭

上顎小臼歯の歯冠の舌側半分は頰側半分より近遠心方向に狭いが、上顎第一小臼歯で特にその傾向が強い。咬合面からみた**上顎第一小臼歯**の頰側の輪郭は、頰側面隆線が顕著なため、丸みを帯びたV字形をしている。一方、上顎第二小臼歯の頰側面隆線は、図4-8を見れば分かるようにそれほど顕著ではない。「舌側」咬頭頂は、両歯とも歯冠中央のやや近心寄りに位置する。

また、咬合面からみた**上顎第二小臼歯**は左右対称性が強い（近心半分と遠心半分の形状が似ている）。咬合面の輪郭は、上顎第一小臼歯に比べてより滑らかで丸みを帯びている（図4-9B）。

上顎第一小臼歯の非対称的な咬合面の輪郭は、上顎第二小臼歯と区別するうえで重要な特徴となる（付録6mの輪郭を比較すること）。この非対称性は、明らかに歯冠の舌側半分が近心側に「捻れ」ていることによるものである。つまり、舌側咬頭頂が中心より近心側に位置し、頰側咬頭頂が実際は中心線より遠心側にずれているのである（近心咬合縁が遠心咬合縁より長いのも上顎第一小臼歯**特有**の特徴である）（図4-9A）。上顎第一小臼歯の歯冠が近心側へ捻れている結果、近心辺縁隆線と頰側咬頭の近心咬合縁がほぼ直角に交わり、近心面の輪郭は頰舌方向にほぼ真っすぐ、または陥凹を示す。上顎第二小臼歯の歯冠幅は、より一律に舌側方向に減少する。この上顎第一小臼歯の歯冠近心面の陥凹は、近心辺縁隆線溝と歯根付近の歯のくぼみによってさらに強調される。また、真っすぐな近心辺縁隆線は弯曲している遠心辺縁隆線より短くみえる（上顎第一小臼歯の咬合面の特徴である）（図4-8）。

図4-9Cの上顎第一小臼歯の非対称的な輪郭と上顎第二小臼歯の対称的な輪郭を比較すること。

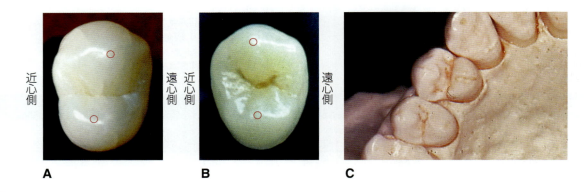

図4-9 A 上顎左側「第一」小臼歯の輪郭が「非対称的」なこと、頰側咬頭頂が歯の中央より遠心側に位置することを確認すること　B 上顎左側「第二小臼歯」は左右対称性が強く咬合面観における左右の鑑別は困難だが、頰側・舌側咬頭頂がやや近心寄りに位置することが鑑別の鍵となる　C 上写真の上顎第一小臼歯の非対称性は、隣接する左右対称な第二小臼歯との比較において明瞭である

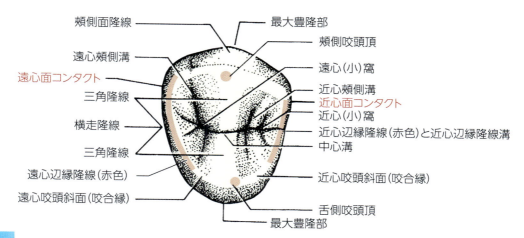

図4-10 上顎右側第一小臼歯　咬合面の**非対称性**を示す解剖学的形態。隣接面コンタクトの位置（遠心側コンタクトは近心側コンタクトより頬側）、辺縁隆線の長さ（近心側が短い）、咬頭頂の位置（頬側咬頭頂が遠心寄りのため頬側咬頭の近心咬合縁が遠心咬合縁より長く〈上顎第一小臼歯に**特有**〉、舌側咬頭頂が近心寄り）を確認すること

5. 咬合面からみた上顎小臼歯のコンタクトエリアと最大豊隆部

上顎小臼歯の「近心」コンタクトは、頬側1/3と中央1/3の境界またはその付近に位置する（第一小臼歯はやや頬側寄り）。咬合面観における1/3とは、歯冠の輪郭全体の頬舌径の1/3であって、固有咬合面の1/3ではないことは前述した。**上顎第二小臼歯**の「遠心」コンタクトは、近心コンタクトより舌側寄りに位置する。非対称的な**上顎第一小臼歯**の場合はこの反対で、遠心コンタクトは近心コンタクトより頬側寄りに位置する（図4-10）。付録6mに示している六角形の輪郭、または図4-8の上顎第一小臼歯において非対称性を確認すること。

実習

上顎小臼歯の順位の鑑別に必要な特徴をいくつ挙げることができるだろうか。特徴を挙げたら、図4-5から図4-8の特徴と比較せよ。

セクション3　下顎小臼歯の順位の鑑別

目的

このセクションでは、以下の項目を習得できる。
- 下顎小臼歯の順位を鑑別するために、下顎第一・第二小臼歯の特徴を述べる。
- 下顎小臼歯の頬側面、舌側面、近心面、遠心面、咬合面の特徴を述べ、各面を特定する。
- 口腔内（または模型）の歯列における下顎小臼歯をアメリカ式表記法で表す。できれば、これを下顎小臼歯が1本以上欠損している模型においても行う。
- 下顎小臼歯を1本手に取り、下顎小臼歯の順位および左右の鑑別を行う。また、その歯をアメリカ式表記法で表す。

下顎第一・第二小臼歯の相違を理解するためには、下顎第二小臼歯には1個の頬側咬頭・1個の舌側咬頭の2咬頭性と、2咬頭性よりやや多く出現する1個の頬側咬頭・2個の舌側咬頭の3咬頭性の2種類があることを把握することが、まず大切である（図4-11の咬合面のスケッチを参照）。2咬頭性下顎第二小臼歯の出現率は表4-3に示した。

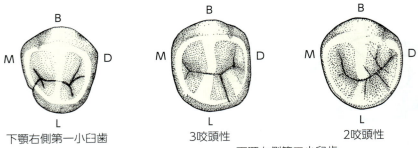

図4-11 3種類の下顎小臼歯の咬合面観（略字：B＝頬側、L＝舌側、M＝近心側、D＝遠心側）

実 習

自分の口腔内の上下左右に第二小臼歯があるか確認せよ。また下顎の小臼歯4本の咬頭数がそれぞれ2つ、3つ、4つのいずれかを確認せよ。次に表4-3のデータと比較して、自分の歯がどれだけ一般的か考察せよ。

下顎小臼歯は非常に変異に富んでいるので、形態の詳細について説明することは難しい。それぞれの変異をすべて挙げるとそれは分類ではなくなり、かえって混乱する。したがって、下顎小臼歯について学習するときは、どの説明をとってもすべての歯に必ずあてはまるものはないということを念頭におかなければならない[1-3]。また、本章の説明は、摩耗の起こっていない歯の説明である。抜去歯の見本には咬耗の徴候やう蝕の形跡がみられるものもあるだろう。

本セクションを読む際には、下顎小臼歯の抜去歯または小臼歯の模型を数本調べ、付録5頁と6頁を参照すること。また、下顎小臼歯を持つときは歯冠を上、歯根を下にすること。

A. 下顎小臼歯の頬側面観

図4-12の下顎第一・第二小臼歯の頬側面観を参照すること。

1. 頬側面からみた下顎小臼歯の歯冠の大きさと形状

上顎小臼歯と犬歯同様、頬側面からみた下顎小臼歯（2咬頭性と3咬頭性）の形状は、不正「五角形」である（付録5g）。頬側面からみた下顎小臼歯は、近心咬合縁が遠心咬合縁より短く、遠心側の膨隆の方が大きいことを除いては、ほぼ左右対称にみえる（遠心側の膨隆の方が大きいため、歯冠が歯根軸に対して少し遠心側に傾斜しているようにみえる）。

頬側面からみた**下顎第一小臼歯**の歯冠は下顎第二小臼歯と似ているが、順位の鑑別の鍵となる相違点はある。下顎第一小臼歯の歯冠長は下顎第二小臼歯よりかなり長いが（上顎犬歯と似ている）、歯根は下顎第二小臼歯に比べて少し短い。その結果、下顎第一小臼歯の全長は下顎第二小臼歯より若干長くなる[U]。また、上顎小臼歯と同様、下顎第一小臼歯の頬

表4-3 下顎第二小臼歯の舌側咬頭の出現率

舌側咬頭数	出現率	備 考
左右両側に2個	44.2%	約半分
左右両側に1個	34.2%	1/3
左右どちらかに2個	18.2%	1/5
左右両側に3個	1.7%	1/29
左右どちらかに3個	1.7%	
全体出現率	3咬頭性 54.2% 2咬頭性 43.0% 4咬頭性 2.8%	1,532歯
左右の咬頭数が同じ	80.1%	702本を調査比較
左右の咬頭数がちがう	19.9%	

第4章 小臼歯の形態　101

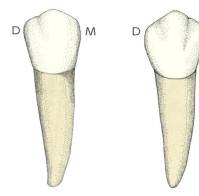

下顎右側第二小臼歯　　下顎右側第一小臼歯

下顎小臼歯（頰側面観）

下顎右側第一小臼歯

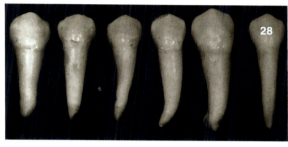

下顎左側第一小臼歯

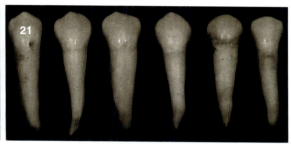

下顎右側第二小臼歯

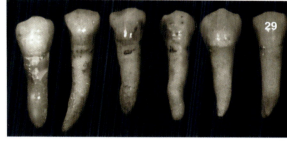

下顎左側第二小臼歯

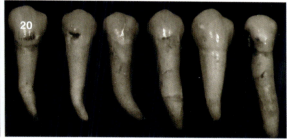

←―― 遠心側 ――→

下顎小臼歯の順位の鑑別：頰側面観

下顎第一小臼歯
- 歯冠が長い
- コンタクトから歯頸部にかけて歯冠が狭まる
- 咬頭頂が尖っている
- 頰側面隆線が著明
- 歯根は短く根尖は尖っている

下顎第二小臼歯
- 歯冠が短くて広い
- 歯冠歯頸部は比較的広い
- 咬頭頂が丸みを帯びている
- 頰側面隆線が著明でない
- 歯根は長く根尖は丸みを帯びている

下顎小臼歯の左右の鑑別：頰側面観

下顎第一小臼歯
- 近心咬合縁に切痕がみられることが多い
- 近心コンタクトが遠心コンタクトより歯頸寄り

下顎第二小臼歯
- 遠心咬合縁に切痕がみられることが多い
- 遠心コンタクトが近心コンタクトより歯頸寄り

両歯とも近心咬合縁が遠心咬合縁より短い

図4-12　下顎小臼歯の**頰側面観**および下顎小臼歯の順位と左右の鑑別（略字：D＝遠心側、M＝近心側）

側咬頭は下顎第二小臼歯より傾斜角が鋭い（110°）

下顎第二小臼歯の歯冠は、下顎第一小臼歯よりも四角形に近い形状をしているようにみえる。これは、下顎第二小臼歯の方が歯冠長が短く、歯頸側 1/3 の歯冠幅径が広く、頬側咬頭が下顎第一小臼歯ほど尖っておらず、咬頭斜面のなす角が鈍角（およそ 130°）だからである。

2. 頬側面からみた
下顎小臼歯の隣接面コンタクトの位置

下顎第一小臼歯の頬側咬合縁のなす角度が鋭いため、コンタクトエリアは下顎第二小臼歯より歯頸側に位置する。一方、下顎第二小臼歯の咬合縁のなす角は下顎第一小臼歯より鈍いので、隣接面コンタクトエリアは第一小臼歯よりも咬頭頂に近く、咬合面寄りに位置する。

下顎小臼歯の「近心」コンタクトは、咬合面側 1/3 と中央 1/3 の境界近く（第二小臼歯の場合は若干咬合面寄り）に位置する。**下顎第二小臼歯**の遠心面コンタクトは、通則どおり近心コンタクトよりやや歯頸側に位置する（付録 6o）。**例外：下顎第一小臼歯**の「遠心」コンタクトは近心コンタクトよりやや咬合面側に位置する（付録 6o）。永久歯のなかで遠心面コンタクトが近心面コンタクトより咬合面側に位置するのは、下顎第一小臼歯のみである。全小臼歯のコンタクトエリアの位置は表 4-4 にまとめた。

3. 頬側面からみた
下顎小臼歯の咬合縁の切痕と溝

下顎小臼歯には頬側面隆線とその両側に縦走する溝がみられることは多いが、頬側面の凹凸は上顎小臼歯ほど著明ではない。

下顎小臼歯の頬側面隆線の両側、咬合面側 1/3 に縦溝が出現する頻度はそれほど高くないが、下顎第一小臼歯に出現した場合は頬側面隆線の近心側の溝の方が深く、下顎第二小臼歯の場合は頬側面隆線の遠心側の溝の方が深い[V]。摩耗を起こしていない小臼歯は、頬側咬頭の近遠心の咬合縁に浅い切痕を有することが多い。この切痕は、縦走する溝と同様、下顎第一小臼歯の場合は短い近心咬合縁に、下顎第二小臼歯の場合は遠心咬合縁に出現することが多い（図 4-13 参照）[W]。この切痕は、咀嚼中、食片の遁路になる（この切痕は、ピーター・K・トーマス（Peter・K・Thomas）氏に因んでトーマス切痕と呼ばれることもある。トーマス氏は、遁路（スピルウェイ）は非常に重要なので咬合面の修復において切痕を削ることを推奨している）。

4. 頬側面からみた下顎小臼歯の歯根

下顎小臼歯の歯根は、根尖に向かって均等に狭まる。下顎第二小臼歯の根尖は、下顎第一小臼歯より丸みを帯びている。他の歯根と同様、根尖側 1/3 は遠心側に屈曲する傾向にある。ただし下顎小臼歯の歯根の 5 分の 1 は近心側に屈曲する[X]。

		近心面（コンタクトの位置）	遠心面（コンタクトの位置）
上顎	第一小臼歯	中央 1/3 または咬合面側 1/3 と中央 1/3 の境界	中央 1/3（近心面より歯頸寄り）
	第二小臼歯	中央 1/3（咬合面側 1/3 と中央 1/3 の境界付近）	中央 1/3（近心面より歯頸寄り）
下顎	第一小臼歯	咬合面側 1/3 と中央 1/3 の境界または中央 1/3	咬合面側 1/3（近心面より咬合面寄り＝**例外**）
	第二小臼歯	咬合面側 1/3 と中央 1/3 の境	咬合面側 1/3（近心面より歯頸寄り）

表4-4　小臼歯の隣接面コンタクト（最大豊隆部）の位置[a]（頬側面観）

[a] 学習ポイント
1. 小臼歯の隣接面コンタクトは、前歯よりも歯冠中央付近に位置し、近遠心面とも同じぐらいの高さに位置する。
2. 小臼歯の遠心面コンタクトは近心面コンタクトより歯頸側に位置する
　（**例外**：下顎第一小臼歯の場合は近心面コンタクトが遠心面コンタクトより歯頸側）。

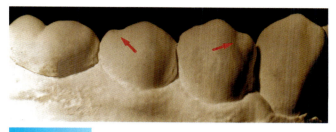

図4-13 下顎第一・第二小臼歯の頬側咬合縁の切痕および縦走する頬側面のくぼみ。下顎第一小臼歯の近心半分および下顎第二小臼歯の遠心半分に出現（矢印）

下顎第一小臼歯の歯根の厚さは下顎第二小臼歯とほぼ同じだが、歯根長は下顎第二小臼歯より短い[Y]。下顎第二小臼歯の歯根長は（上顎第二小臼歯同様）、歯冠長の2倍ある。

B. 下顎小臼歯の舌側面観

図4-14の下顎第一・第二小臼歯の舌側面観を参照すること。

1. 舌側面からみた下顎小臼歯の歯冠の形状

下顎第一小臼歯の歯冠の近遠心径は、ほとんどの歯と同様、頬側半分より舌側半分の方がかなり細い。この特徴は、舌側咬頭が1個の**下顎第二小臼歯**にもみられる。ただし、舌側咬頭を2個有する第二小臼歯の舌側半分の近遠心径は、頬側半分と同じか頬側半分より大きい。頬側半分より舌側半分の近遠心径の方が大きいのは、3咬頭性下顎第二小臼歯と一部の上顎第一小臼歯**のみ**である。

2. 舌側面からみた下顎小臼歯の舌側咬頭

下顎第一小臼歯の舌側咬頭は極めて小さくて短いが、咬頭頂は尖っていることが多い。この舌側咬頭は咬頭としての機能は果たしておらず、犬歯の基底結節と、より著明な下顎第二小臼歯の舌側咬頭との間の移行形態だと考えられる（図4-17の隣接面観において最も明瞭である）。下顎第一小臼歯の舌側咬頭は最も低いため、舌側面から咬合面の大部分がみえる。また、下顎第一小臼歯には、舌側に咬頭をまったく有さないものあれば、小さい4咬頭を有するものもある。

「2」咬頭性**下顎第二小臼歯**の舌側咬頭は頬側咬頭より小さいが、第一小臼歯の舌側咬頭よりは全体的に大きい。ま

た、舌側咬頭頂は歯根軸中央のやや「近心側」にあることが多い（付録6q）。舌側咬頭を2個有する変異型の場合は、頬側咬頭は大きく、2つの舌側咬頭は小さい。近心舌側咬頭は遠心舌側咬頭よりも幅径と高径ともに大きいが、大きさの相違にはかなり差異がみられる[AA]。近心舌側咬頭頂は、2咬頭性小臼歯の舌側咬頭と同様、歯根軸中央の「近心側」にある。

3. 舌側面からみた下顎小臼歯の辺縁隆線

舌側面からみた近遠心辺縁隆線の高さの相違は、抜去歯を手に持ち、近心側と遠心側がみえるように順に回転させてみれば明らかである。他のほとんどの臼歯（後方歯）と同様、**下顎第二小臼歯**の「遠心」辺縁隆線は近心辺縁隆線よりもやや歯頸側に位置する。この特徴は図4-14のすべての下顎第二小臼歯にあてはまる。**例外**：図4-14を見れば明瞭だが、全永久歯群のなかで**下顎第一小臼歯**だけは、近心辺縁隆線が遠心辺縁隆線より歯頸側にある。この特徴は、下顎第一小臼歯に**特有**の隣接面コンタクトの位置、「近心コンタクト」がより歯頸側、「遠心コンタクト」がより咬合面側にあるのと似ている。

4. 舌側面からみた下顎小臼歯の溝

下顎第一・第二小臼歯の舌側面に延びる溝の相違は、図4-15の咬合面観において最も明瞭である。**下顎第一小臼歯**においては、近心舌側（面）溝が近心辺縁隆線と小さな舌側咬頭の近心斜面（咬合縁）を分かつことが多い[BB]。（舌側咬頭の遠心辺縁隆線と遠心斜面〈咬合縁〉の間に同様の溝が確認されることはめったにない）。舌側咬頭を2個有する**下顎第二小臼歯**の場合は、舌側（面）溝が近心舌側咬頭と遠心舌側咬頭間を走行しており、歯冠の舌側面にわずかに延びることもある。

5. 舌側面からみた下顎小臼歯の歯根

下顎第二小臼歯の歯根は根尖に向けて狭まっている。歯根長は第一小臼歯よりわずかに長い[CC]。

下顎小臼歯（舌側面観）

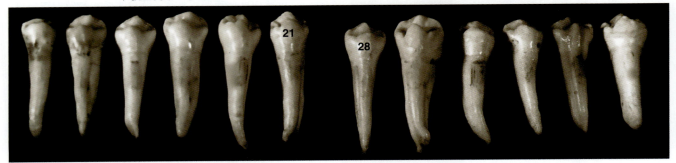

下顎左側第一小臼歯　　　　　　　　　下顎右側第一小臼歯

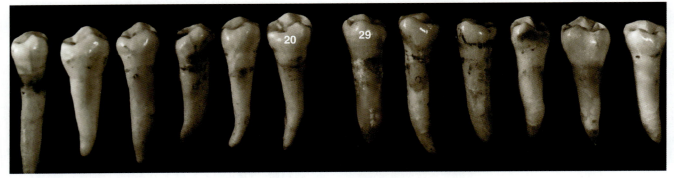

下顎左側第二小臼歯　　　　　　　　　下顎右側第二小臼歯

←　遠心側　→

下顎小臼歯の順位の鑑別：舌側面観

下顎第一小臼歯	下顎第二小臼歯
舌側咬頭1個 歯冠の舌側がかなり狭い 舌側咬頭は低く機能していない 近心舌側（面）溝がある 近心辺縁隆線が遠心辺縁隆線より低い	舌側咬頭が2個の場合 歯冠の舌側がかなり広い 第一小臼歯ほど舌側咬頭（または近心舌側咬頭）が低くない 舌側溝は2つの舌側咬頭の間を走行する 遠心辺縁隆線が近心辺縁隆線より低い

下顎小臼歯の左右の鑑別：舌側面観

下顎第一小臼歯	下顎第二小臼歯
近心辺縁隆線が遠心辺縁隆線より低い 近心舌側（面）溝を有することが多い	遠心辺縁隆線が近心辺縁隆線より低い 舌側咬頭が2個の場合は近心舌側咬頭が高くて大きい 舌側（または近心舌側）咬頭頂が近心寄りに位置する

図4-14　下顎小臼歯の**舌側面観**および下顎小臼歯の順位と左右の鑑別

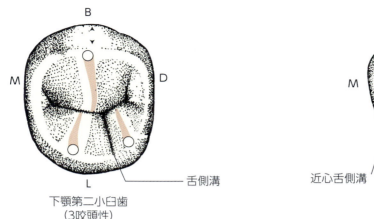

図4-15　下顎第一小臼歯と下顎第二小臼歯（3咬頭性）の舌側面に延びる**溝**　3咬頭性**下顎第二小臼歯**の**舌側溝**は2つの舌側咬頭を分け、**下顎第一小臼歯**の**近心舌側(面)溝**は近心辺縁隆線と舌側咬頭を分け、「押し込まれた」形状の近心舌側面に延びている（略字：B＝頰側、L＝舌側、M＝近心側、D＝遠心側）

C. 下顎小臼歯の隣接面観

下顎第一・第二小臼歯の隣接面観を学習する際には、図4-16を参照すること。

1. 隣接面からみた下顎小臼歯の歯冠の形状

下顎小臼歯は隣接面からみると、平行四辺形のような形状をしている（付録6b）。他の下顎臼歯と同様、**下顎第一小臼歯**の歯冠の歯頸部は明らかに舌側面に傾斜している（他の小臼歯よりその傾向が強い）。歯冠が舌側面に傾斜しているため、「頰側」咬頭はほぼ歯根軸上に位置する（図4-16の全下顎第一小臼歯において明瞭）。舌側面からも観察したように、下顎第一小臼歯の舌側咬頭は頰側咬頭より相当低く、その差は歯冠長全体の1/3以上もある[Z]。舌側咬頭はあまりにも低いので「無機能」咬頭とみなされる（付録6p）。「舌側咬頭頂」はかなり舌側に位置しており、歯根歯頸部の舌側輪郭の延長上にある。また、舌側咬頭は低いので咬頭傾斜角は歯根長軸に対して約45°ではなく咬合面と水平である。

下顎第二小臼歯の歯冠も舌側に傾いているが、下顎第一小臼歯ほどではない。下顎第二小臼歯の「頰側」咬頭頂は、頰側1/3と中央1/3の境界に位置する。下顎第一小臼歯と同様、下顎第二小臼歯の「舌側」（または近心舌側）咬頭頂は、歯根歯頸部の舌側輪郭の延長上にある。図4-17で、下顎第一・第二小臼歯の舌側傾斜を比較確認すること。

下顎第二小臼歯の舌側咬頭（3咬頭性の場合は近心舌側咬頭）高径は、第一小臼歯の舌側咬頭高径よりも頰側咬頭との差が少ない[DD]。3咬頭性下顎第二小臼歯を「近心面」から見ると、遠心舌側咬頭はより高い近心舌側咬頭に隠れて見えない。一方、「遠心面」からは舌側咬頭が2つとも見える（図4-16の遠心面からみた下顎第二小臼歯の何歯かで確認できる）。

2. 隣接面からみた下顎小臼歯の隆線

下顎第一小臼歯の「近心」辺縁隆線は、頰側から咬合面中央に向けて歯頸方向に約45°の角度で傾斜しており、頰側咬頭の三角隆線とほぼ並走する（図4-18と付録6s）。一方、下顎第一小臼歯の「遠心」辺縁隆線は近心辺縁隆線よりも水平の位置をとるため、遠心辺縁隆線の方が近心辺縁隆線より咬合面寄りにある。これは下顎第一小臼歯**特有**の特徴である。この辺縁隆線の傾斜角と辺縁隆線の高さは、下顎第一小臼歯の左右の鑑別の鍵となる（近心辺縁隆線の方が傾斜がきつく、歯頸方向に傾斜している）。舌側咬頭の三角隆線は短くほぼ水平に走行する。

下顎第二小臼歯のより水平的な近心辺縁隆線は、遠心辺

第1部 | 各歯の解剖形態

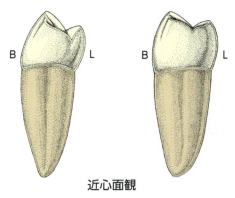

近心面観

下顎右側第一小臼歯　　下顎右側第二小臼歯

下顎右側小臼歯（隣接面観）

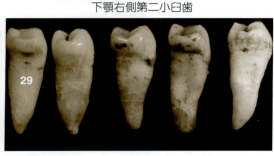

下顎小臼歯の順位の鑑別：隣接面観	
下顎第一小臼歯	**下顎第二小臼歯**
近心辺縁隆線が低く頰側三角隆線と平行 歯冠の舌側傾斜が大きい 舌側咬頭は頰側咬頭よりかなり低い 近心面から咬合面の大部分が見える 近心面から近心舌側（面）溝が見えることが多い	近心辺縁隆線が高く水平に走行 歯冠の舌側傾斜が小さい 舌側咬頭は頰側咬頭よりやや低い 近心面から咬合面の大部分が見えない 遠心面から舌側咬頭が2つとも見えることが多い

下顎小臼歯の左右の鑑別：隣接面観	
下顎第一小臼歯	**下顎第二小臼歯**
近心辺縁隆線が遠心辺縁隆線より低い 近心辺縁隆線が頰側三角隆線に平行 近心面から咬合面がより多く見える	遠心辺縁隆線が近心辺縁隆線より低い 3咬頭性の場合、近心舌側咬頭は遠心舌側咬頭より大きい 遠心面から咬合面がより多く見える
両歯とも遠心根面溝の方が深い	

図4-16 下顎小臼歯の**隣接面観**および下顎小臼歯の順位と左右の鑑別（略字：B＝頰側、L＝舌側）

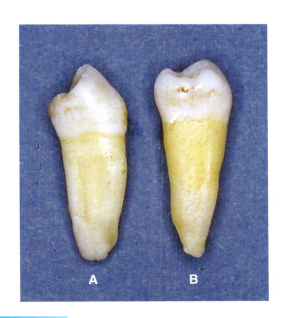

図4-17 下顎小臼歯の近心面観。両歯とも歯冠に舌側傾斜がみられる　A　下顎「第一」小臼歯の舌側傾斜の方が大きく、舌側咬頭はあまりにも小さく機能していない　B　下顎「第二」小臼歯の舌側傾斜はそれほど大きくない。舌側咬頭は第一小臼歯ほど小さくない

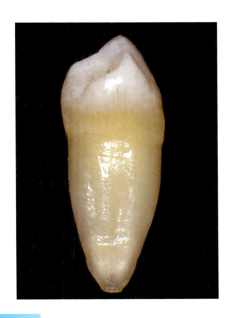

図4-18 下顎「第一」小臼歯の近心面観。**近心辺縁隆線**の傾斜が大きく（約45°）頬側咬頭の三角隆線と並走する

縁隆線より咬合面寄りに位置する。遠心辺縁隆線は明らかに近心辺縁隆線より陥凹しており歯頸側に位置する（図4-16の近遠心面観を比較しよう）。

3. 隣接面からみた下顎小臼歯の辺縁隆線溝と近心舌側溝

下顎第一小臼歯[BB]の「近心面」からは、近心舌側溝が近心辺縁隆線と舌側咬頭の近心斜面（咬合縁）を分かつのが見える（付録6r）。一方、「遠心面」には、遠心辺縁隆線と舌側咬頭の遠心斜面（咬合縁）を分ける溝はめったにない[BB]。

下顎第二小臼歯には近心舌側溝は「ない」が、近心辺縁隆線を横切る溝（近心辺縁隆線溝）はときどきみられる（遠心辺縁隆線溝はめったにない）[EE]。舌側咬頭を2個有する場合は、遠心舌側咬頭は遠心面からは確認できるが近心面からは見えない（図4-16）。

4. 隣接面からみた下顎小臼歯の最大豊隆部

全歯と同様、下顎小臼歯の歯冠「頬側面」の最大豊隆部は歯頸側1/3に位置する。**下顎第一小臼歯**の場合は、隣接する下顎犬歯と同様に、頬側面の最大豊隆部は歯頸線の縁に位置し、頬側面の輪郭は咬合面側2/3で膨隆している。**下顎第二小臼歯**の最大豊隆部は歯頸側1/3と中央1/3の境界近くに位置し、頬側面の咬合面側2/3の輪郭はより平坦である。

全下顎小臼歯の「舌側面」の最大豊隆部は、中央1/3、歯冠長全体の中央付近に位置する。下顎第一小臼歯の舌側面の最大豊隆部は舌側咬頭頂からそれほど離れていない（図4-16の下顎第一小臼歯で明瞭）。歯冠は舌側傾斜がかなり大きいので、全下顎小臼歯の歯冠の舌側面は舌側方向に延び、歯根舌側面からかなり突き出ている。

5. 隣接面からみた下顎小臼歯の歯頸線

他の歯と同様、全小臼歯隣接面の歯頸線弯曲は遠心面より近心面の方が若干大きい[FF]。また、「舌側面」の歯頸線は

108　**第1部**｜各歯の解剖形態

頬側面より咬合面側に位置する。このため、歯冠は舌側の方がかなり短く見える。

6. 隣接面からみた下顎小臼歯の歯根

下顎小臼歯の歯根は根尖方向に狭まるが、歯頸側1/3はほとんど狭まっていない。

7. 隣接面からみた下顎小臼歯の根面溝

下顎第一小臼歯の歯根には、「近心面」の根尖側1/3と中央1/3を縦走する浅い根面溝が約半分の割合で出現する。「遠心面」にはこの根面溝がより頻繁に出現し、近心面の溝よりも深い[GG]。**下顎第二小臼歯**の歯根の「近心面」にはないが、「遠心面」の中央1/3には縦走する根面溝がある。

全小臼歯の根面溝についてまとめると、上下顎小臼歯の根面溝は平均して近心面より遠心面の溝の方が深い。**例外:**上顎第一小臼歯の場合は、近心面の根面溝の方が深い。根面溝の位置と深さは表4-5にまとめた。

D. 下顎小臼歯の咬合面観

下顎第一・第二小臼歯の咬合面観を学習する際には、図4-19を参照すること。以下の説明を読むときは、実歯または歯の模型の咬合面を自分に向け、縦歯根軸に沿って観察すること。頬側咬頭頂が歯冠中央の若干頬側寄りに位置するので、咬合面からは頬側面の大部分が見える(図4-19の全下顎第一小臼歯のほとんどにおいて明瞭)。

1. 咬合面からみた下顎小臼歯の輪郭

下顎第一小臼歯の咬合面の形態にはさまざまな変異がみられる[2]。歯冠の輪郭は非対称的である(遠心半分の膨隆の方が大きい)。この特徴は、図4-19の全下顎第一小臼歯で明瞭である。また、「歯冠の輪郭の近心舌側部分は押しこまれた」ようにみえる(付録6u)。その結果、歯冠の輪郭は、「菱形」に近い形状をしている(付録6u)。この近心舌側部分の「押しこまれた」ような形状は、下顎第一小臼歯とその近心面の鑑別の鍵となる(図4-20)。下顎第一小臼歯の咬合面の輪郭は非対称的で、遠心辺縁隆線と遠心頬側咬合縁のなす角はほぼ直角だが、近心辺縁隆線と近心頬側咬合面のなす角はそれよりも鋭い。しかし、なかには近遠心の咬合縁が舌側咬頭で合流し、固有咬合面が、頬側咬合縁を底辺とし、舌側咬頭頂を頂点としたほぼ「二等辺」三角形の形状をしているものもある(図4-24の赤色部分)。このように下顎第一小臼歯が左右対称性をなしているものは、咬合面の形状だけによる左右の鑑別は難しい。

表4-5	小臼歯の根面溝の有無と深さの比較[a]		
	歯の種類	近心根面溝	遠心根面溝
上顎	上顎第一小臼歯	あり(遠心根面溝より深く、歯冠の近心面にも延びている。上顎第一小臼歯**特有**)	あり
	上顎第二小臼歯	あり	あり(近心根面溝より深い)
下顎	下顎第一小臼歯	あり(出現率50%)	あり(近心根面溝より深い)
	下顎第二小臼歯	ない(ない方が多い)	あり(近心根面溝より深い)

[a] 学習ポイント
　小臼歯の根面溝は遠心面の方が深い傾向にある(**例外**:上顎第一小臼歯)。

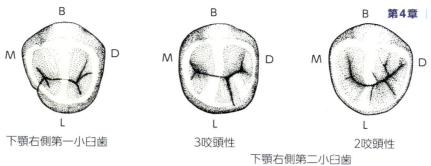

下顎小臼歯（咬合面観）

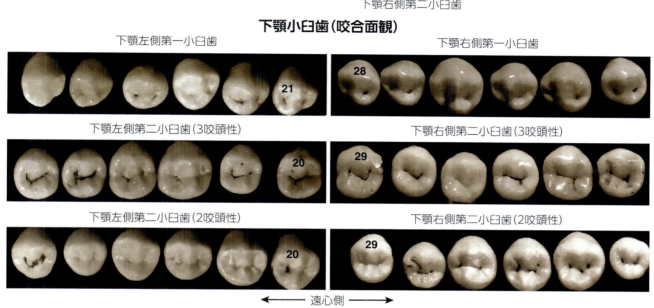

← 遠心側 →

下顎小臼歯の順位の鑑別：咬合面観

下顎第一小臼歯

歯冠の形状は菱形
固有咬合面が小さい
歯冠の輪郭は舌側に狭くなる（特に近心側）
近心舌側溝がある
2窩（近心窩と遠心窩）

横走隆線がある
横走隆線を横切る溝はないことが多い

舌側咬頭が頬側咬頭より小さい

下顎第二小臼歯

歯冠の形状は四角形または丸い
固有咬合面が大きい
3咬頭性の場合は歯冠の輪郭は舌側も広い
3咬頭性には舌側溝がある
2咬頭性には2窩（近心窩と遠心窩）
3咬頭性には3窩
3咬頭性には横走隆線がない
3咬頭性の溝は「Y」字形
2咬頭性の溝は「H」字形または「U」字形
舌側咬頭が2個の場合は、舌側半分の方が頬側半分より大きい

下顎小臼歯の左右の鑑別：咬合面観

下顎第一小臼歯

歯冠の遠心側は膨隆しているが近心舌側は平坦である
　（または押し込まれている）
近心舌側溝がある

遠心窩が近心窩より大きい

下顎第二小臼歯

遠心側の頬舌径が近心側より大きい

近心舌側咬頭が遠心舌側咬頭より大きい（3咬頭性）
舌側咬頭頂が近心寄りである（2咬頭性）
遠心窩の方が大きい（2咬頭性）
遠心窩が最も小さい（3咬頭性）

図4-19 下顎小臼歯の**咬合面観**および下顎小臼歯の順位と左右の鑑別（略字：B＝頬側、L＝舌側、M＝近心側、D＝遠心側）

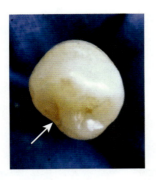

図4-20　近心舌側咬頭の**押し込まれたような輪郭**（矢印）と「菱形」の輪郭は、多くの下顎第一小臼歯の特徴である

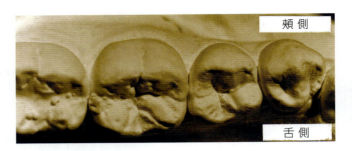

図4-21　下顎第二小臼歯（3咬頭性）。「頰側半分より舌側半分の近遠心径が大きく、頰舌径は遠心側の方が大きい」。これは、どちらも下顎第二小臼歯（3咬頭性）に**特有**の特徴である。上の写真の下顎第二小臼歯では、遠心舌側咬頭と近心舌側咬頭は同じぐらいの幅径だがこれは通常とは異なること、また、この歯は下顎第一小臼歯より大きいこと（上顎小臼歯にはあてはまらないが、下顎小臼歯の場合は普通である）に留意すること。また下顎第一小臼歯に顕著な近心舌側溝があることを確認すること

　下顎第一小臼歯の頰側咬頭の近心咬合縁と遠心咬合縁は、近遠心にほぼ直線上に並んでいる。咬合面からみたコンタクトエリアは、この頰側咬合縁のすぐ舌側、近遠心径最大個所に位置する。下顎第一小臼歯の頰側面隆線はあまり著明ではなく、頰側咬頭頂と同様に頰側面の最大豊隆部は近遠心径中央より遠心側にずれていることが多い。

　2咬頭性下顎第二小臼歯の歯冠の輪郭は「円形」または「楕円形」だが、固有咬合面は「四角形」に近い。歯冠の幅は舌側に減少するため、歯冠の舌側輪郭より頰側輪郭の方が大きく弯曲している。「舌側」咬頭頂は、歯冠の中心から「近心」側にずれていることが多い。

　3咬頭性下顎第二小臼歯の咬合面の輪郭は、2咬頭性下顎第二小臼歯よりも「四角形」に近い。これは、舌側咬頭を2個有するので舌側の歯冠幅径が大きいためである。この2個の舌側咬頭が大きい場合は、咬合面の近遠心径は舌側半分の方が頰側半分より大きくなる（図4-21）。これは、舌側に狭まる上下顎の2咬頭性小臼歯とは異なる**例外**である。さらに、3咬頭性小臼歯の過半数は歯冠の近心半分より遠心半分の方が頰舌方向の膨隆が大きい（遠心側から近心側に向けて狭まる）が、これも、通常は遠心方向に狭まるのと異なる**例外**である[HH]。（図4-21）歯冠幅の減少の様子が異なる例は、図4-19の下顎第二小臼歯にみられる。

　小臼歯の歯冠の輪郭の形状は、図4-22にまとめた。

2. 咬合面からみた下顎小臼歯の咬合面の形態

a. 咬合面からみた隆線、窩、溝

　下顎第一小臼歯の頰側咬頭は舌側咬頭よりかなり大きいので、頰側咬頭の三角隆線は長く、頰側咬頭頂から舌側方向に傾斜し、舌側咬頭の非常に短い三角隆線と合流する。2本の隆線は咬合面中央で滑らかに合流し、非常に著明な連続した横走隆線を形成する。この横走隆線は近心窩と遠心窩を完全に分ける。近心窩は頰舌方向の細い線状となっているが、遠心窩はそれよりも大きくて深いことが多い[II]。また、近遠心の窩にはそれぞれ深い小窩があり、虫歯（う蝕）の好発部位である。したがって、近心窩と遠心窩の修復は別々に行われることが多い（図4-23）。

　ときに下顎第一小臼歯の著明な横走隆線を横切る中心溝が近心窩から遠心窩まで延びていることがあるが、それよりも一般的なのは、ほぼ頰舌方向に走る近遠心の発育溝（三角溝）である。この発育溝は近心窩と遠心窩から頰舌方向に広がる（図4-24）。近心舌側溝が出現する場合は、近心（三角）溝と連続しているようにみえる。

b. 咬合面からみた2咬頭性下顎第二小臼歯の隆線、窩、溝

　2咬頭性下顎第二小臼歯の舌側咬頭は、下顎第一小臼歯と同じく頰側咬頭より小さい。頰側咬頭には膨隆の大きい三

第4章 | 小臼歯の形態

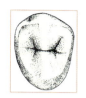 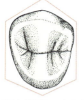

上顎右側第二小臼歯　　上顎右側第一小臼歯

長方形または六角形
　上顎小臼歯の咬合面観

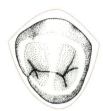

下顎右側第一小臼歯

菱形
　下顎小臼歯の咬合面観

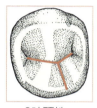 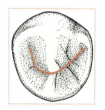

3咬頭性　　　　2咬頭性
　下顎右側第二小臼歯

四角形に近い
　下顎小臼歯の咬合面観（特に固有咬合面は四角形に近い）
Y字形の咬合面の溝
　3咬頭性下顎第二小臼歯
U字形の咬合面の溝
　2咬頭性下顎第二小臼歯

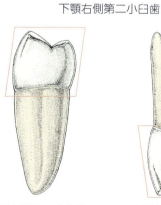 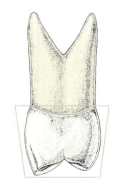

下顎右側第二小臼歯　　上顎右側第一小臼歯

平行四辺形
　下顎小臼歯の隣接面観
台形
　上顎小臼歯の隣接面観

図4-22 咬合面と隣接面からみた小臼歯の**輪郭**

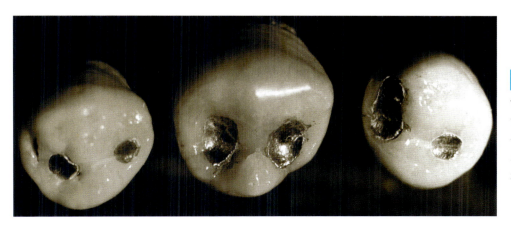

図4-23 **下顎第一小臼歯**（左側2歯とやや小さい右側1歯）の近心窩と遠心窩の修復の様子。横走隆線が顕著で中心溝がないため**修復は2ヵ所別々**に行われている。

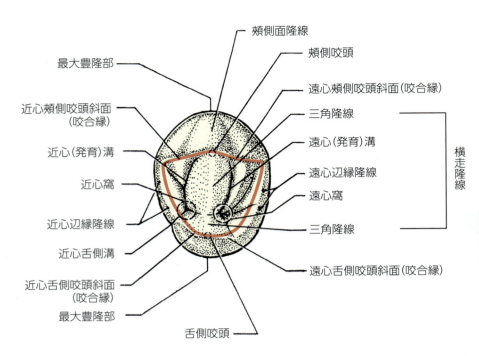

図4-24 標準的解剖学的指標を示す**下顎右側第一小臼歯**の咬合面。遠心舌側輪郭の膨隆に比べて近心舌側輪郭がほぼ真っすぐ(陥凹気味)であることを確認すること、固有咬合面の「三角形」に近い形状を確認すること(赤色の輪郭)

角隆線があり、比較的小さい舌側咬頭の三角隆線と合流し、横走隆線を形成する。**2咬頭性下顎第二小臼歯**の咬合面には、大きい遠心窩から小さい近心窩まで近遠心を横切る中心溝があるが舌側溝はみられない。なかには、この中心溝が短くほぼ直線的で、近心窩と遠心窩を合わせて「H」字形を形成しているものもある。また、近心窩と遠心窩を結ぶ中心溝が弯曲して近遠心の頰側溝と合流し「U」字形を形成しているものもある(図4-25)。下顎第二小臼歯(2咬頭性)は、上顎第二小臼歯と同様、第一小臼歯と比べて咬合面の副溝の数が多い[4]。

c. 咬合面からみた 3咬頭性下顎第二小臼歯の隆線、窩、溝

3咬頭性下顎第二小臼歯には他の小臼歯と同じく近心窩と遠心窩があるが、さらに他の小臼歯にはない「中心窩」がある。この中心窩は咬合面のかなり遠心側、頰舌径の中央に

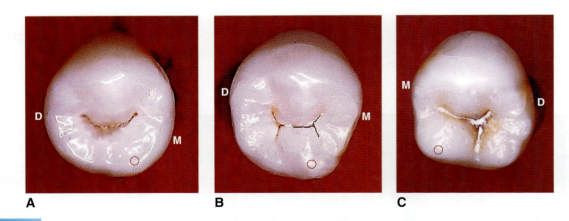

図4-25 **下顎第二小臼歯の咬合面の溝および舌側咬頭の位置** 全種類の下顎第二小臼歯の舌側咬頭頂は歯冠中央より「近心側」にある。A 下顎左側第二小臼歯(2咬頭性)。「舌側咬頭頂」は歯冠中央より「近心側」にあり、咬合面の溝は「U」字形 B 下顎左側第二小臼歯(2咬頭性)。「舌側咬頭頂」は歯冠中央より「近心側」にあり、咬合面の溝は「H」字形 C 下顎右側第二小臼歯(3咬頭性)。近心舌側咬頭頂の方が大きく、その位置は歯冠中央より「近心側」。咬合面の溝は「Y」字形(略字:M=近心側、D=遠心側)

第4章 | 小臼歯の形態

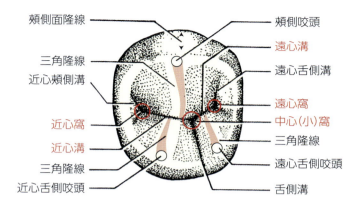

図4-26　咬合面の解剖学的指標を示した3咬頭性下顎右側第二小臼歯。**3本の三角隆線は横走隆線を形成していない**ことを確認すること。また、近心(小)窩と遠心(小)窩を結ぶ溝は中心(小)窩に集まるので、中心(小)窩の近心側の長い溝は**近心溝**、中心(小)窩の遠心側の短い溝は**遠心溝**と呼ばれる

位置する。また、中心溝は、より正確には(中心窩から近心側を走る)**近心溝**と(中心窩から遠心側を走る)**遠心溝**と呼ぶ方がふさわしい。長い近心溝は小さい近心窩から最も大きい中心窩へと延び、[JJ]短い遠心溝は中心窩から最も小さい遠心窩へと続く(図4-26)。遠心窩は非常に小さいので中心窩の外端のようにもみえる。

3咬頭性下顎第二小臼歯は舌側溝をもつ唯一の小臼歯である。この舌側溝は、近心溝と遠心溝の境の中心窩から近心舌側咬頭と遠心舌側咬頭の間を舌側方向に延び、ときには舌側面まで続く場合もある。この咬合面の近心溝と遠心溝および舌側溝は合流してY字形を形成する。咬合面の溝がY字形となるのは、3咬頭性下顎第二小臼歯**特有**の特徴である(図4-27C)。下顎小臼歯の咬合面溝の諸形態は、図4-27に示した。

3咬頭性下顎第二小臼歯には、三角隆線(中心隆線)が2つの舌側咬頭に1本ずつと頬側咬頭に1本の計3本ある。この3本の三角隆線は中心窩に集まるが(図4-26)、「互いに連結しておらず」、横走隆線は形成されない(図4-26)。

d. 咬合面からみた下顎小臼歯の辺縁隆線溝

2咬頭性および3咬頭性の下顎第二小臼歯には、辺縁隆線を横切る溝はあまりみられない[KK]。また、下顎第一小臼歯の方が近心舌側溝が出現する頻度が高い。

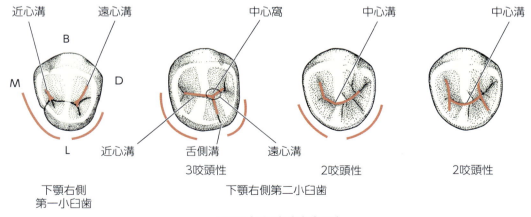

下顎小臼歯(咬合面)

図4-27　図の赤線は、咬合面の**溝の形態**の相違と下顎小臼歯の**舌側の狭まり**の相違を強調している。**下顎第一小臼歯**の舌側半分は対称性に欠ける。近心舌側部分が「押し込まれた」あるいは「押しつぶされた」ような形状になっており、近心舌側溝が横切っている場合が多い。また、横走隆線の膨隆が大きく、中心溝は近遠心の2つの小窩を結んでいない。**3咬頭性下顎第二小臼歯**は舌側咬頭を2つ有するので、咬合面の舌側半分は頬側半分と同程度の幅かそれよりも大きい。咬合面の溝は、中心窩で近心溝と遠心溝と舌側溝が交差しY字形を示している。**2咬頭性下顎第二小臼歯**は、下顎第二小臼歯のなかで最も対称性が強い。咬合面の溝の形態は「U字形」または「H字形」である。(略字：B=頬側、L=舌側、M=近心側、D=遠心側)

実習

患者の全永久歯を抜去したとしよう。X線の結果認められた上顎右側第二小臼歯（4番）の歯根の病変を評価するために、口腔外科用トレイに置かれた32本の抜去歯から、上顎右側第二小臼歯（4番）を選別するように指示されたと想定せよ。どのようにして選別すればよいか。以下のステップを踏んでみよう。

- 全永久歯（抜去歯または歯の模型）の中から、**（歯種の特徴に基づいて）**小臼歯のみを選別する。

- 選別した小臼歯の**上下の鑑別**を行う。必要なら表4-2を復習すること。歯を特定する際には、1つの相違点だけに頼ってはいけない。上顎小臼歯だと思われる特徴を1つだけ挙げるのではなく、上顎小臼歯に相当する特徴をいくつも挙げる。そうすることで、各歯の特徴を見極めることができ、鑑別のエキスパートになれる。

- 上顎小臼歯と鑑別した歯は歯根を上に、下顎小臼歯と鑑別した歯は歯根を下にする。

- 適切な特徴を用いて頰側面を特定する。そして口腔内と同じようにその歯を配置する。

- 次に、小臼歯における順位別特徴を用いて順位（第一小臼歯か第二小臼歯）を鑑別する。

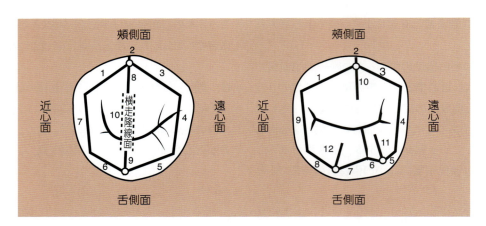

図4-28 図4-28の2咬頭性下顎第二小臼歯の隆線と3咬頭性下顎第二小臼歯の隆線の名称をそれぞれ挙げよ

A 隆線の名称を挙げよ

隆線. _____

1. _____
2. _____
3. _____
4. _____
5. _____
6. _____
7. _____
8. _____
9. _____
10. _____

B 隆線の名称を挙げよ

隆線. _____

1. _____
2. _____
3. _____
4. _____
5. _____
6. _____
7. _____
8. _____
9. _____
10. _____
11. _____
12. _____

実習 続き

- 次に、近心面と遠心面を鑑別する。頬側から小臼歯を見て正しい歯列弓（上顎か下顎）に配置すると、近心面は1/4顎（左側か右側）の正中側に位置する。

実習 続き

- 1/4顎（左側か右側）が特定できたら、アメリカ式表記法でその歯を表す。例えば、上顎右側第二小臼歯は4番である。

実習

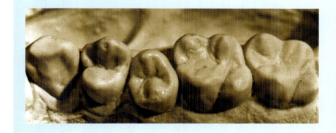

図4-29 写真の歯はどこに問題があるか。

解答：上顎第二小臼歯が含まれており、近心面が遠心側の方向に向いている。頬側は、（隣接する第一小臼歯の方向に）近心半分の方が遠心半分より小さいように、この歯の下顎第二小臼歯は遠心側の方が小さくなければならない。

解答：A. 2咬頭性下顎第二小臼歯の隆線：1-近心頬側隆線、2-頬側（回）隆線、3-遠心頬側隆線、4-近心辺縁隆線、5-遠心舌側隆線、6-近心舌側隆線、7-近心舌側咬頭頂の近心三角隆線、8-近心舌側咬頭頂の遠心三角隆線、9-近心頬側咬頭頂の遠心三角隆線、10-横側隆線、B. 3咬頭性下顎第二小臼歯の隆線：1-近心頬側隆線、2-頬側面隆線、3-遠心頬側隆線、4-遠心辺縁隆線、5-遠心舌側咬頭頂の近心三角隆線、6-遠心舌側咬頭頂の遠心三角隆線、7-近心舌側咬頭頂の遠心三角隆線、8-近心舌側咬頭頂の近心三角隆線、9-頬側咬頭頂の近心三角隆線、10-頬側咬頭頂の遠心三角隆線、11-遠心舌側咬頭頂の三角隆線、12-近心舌側咬頭頂の三角隆線

クリティカル・シンキング

1. 歯科衛生士学生ヘザー（24歳）の口腔検査中に歯を記録していて、下顎左側に2本あるべき小臼歯が1本しかないことが分かった。それ以外の歯はすべて揃っている。この小臼歯が第一小臼歯か第二小臼歯かをどのように鑑別すればよいだろうか。小臼歯の順位を鑑別する手がかりとなる小臼歯の特徴をすべて挙げよ。また、順位の鑑別をするには、次にどのような手順が必要か。

2. 1/4顎内の下顎第一小臼歯と**(2咬頭性)**下顎第二小臼歯の鑑別の手がかりとなる特徴をできるだけ多く挙げよ。また、各特徴が最もよく分かる歯面はどの歯面かも述べること。

復習問題

以下に挙げる特徴を呈する小臼歯を次の記号から選べ。ただし、解答は1つとは限らない。

    a. 上顎第一小臼歯
    b. 上顎第二小臼歯
    c. 下顎第一小臼歯
    d. 下顎第二小臼歯（2咬頭性）
    e. 下顎第二小臼歯（3咬頭性）

1. 近心頬側咬合縁は遠心頬側咬合縁より長い。　　　　　　　　　　　a　b　c　d　e

2. 舌側咬頭が機能していない。　　　　　　　　　　　　　　　　　　a　b　c　d　e

3. 近心辺縁隆線溝、または辺縁隆線の舌側に溝が出現する頻度の高い小臼歯2歯。　a　b　c　d　e

4. 歯冠と歯根の歯頸側1/3に溝がある。　　　　　　　　　　　　　　a　b　c　d　e

5. 頬側咬頭の方が高く鋭い上顎小臼歯。　　　　　　　　　　　　　　a　b　c　d　e

6. 最も大きい上顎小臼歯。　　　　　　　　　　　　　　　　　　　　a　b　c　d　e

7. 頬側咬頭が最も高く鋭い下顎小臼歯。　　　　　　　　　　　　　　a　b　c　d　e

8. 最も対称性の強い上顎小臼歯（咬合面観）。　　　　　　　　　　　a　b　c　d　e

9. 中心溝のない小臼歯2歯。　　　　　　　　　　　　　　　　　　　a　b　c　d　e

10. 歯冠が歯根軸に対して舌側に傾斜している。　　　　　　　　　　　a　b　c　d　e

11. 頬側面から見て歯冠が歯根軸に対して遠心側に傾斜している。　　　a　b　c　d　e

12. 近心辺縁隆線が遠心辺縁隆線よりも歯頸側に位置する。　　　　　　a　b　c　d　e

13. 横走隆線がない。　　　　　　　　　　　　　　　　　　　　　　　a　b　c　d　e

14. 中心溝が長い。　　　　　　　　　　　　　　　　　　　　　　　　a　b　c　d　e

15. 2つの主な咬頭の大きさと高さがほぼ同じ。　　　　　　　　　　　a　b　c　d　e

16. 中心窩がある。　　　　　　　　　　　　　　　　　　　　　　　　a　b　c　d　e

17. 近心窩と遠心窩の2つしか窩がない。　　　　　　　　　　　　　　a　b　c　d　e

18. 中心窩以外に2つの窩がある。　　　　　　　　　　　　　　　　　a　b　c　d　e

19. 舌側溝がある。　　　　　　　　　　　　　　　　　　　　　　　　a　b　c　d　e

解答：1-a, 2-c, 3-a,c, 4-a, 5-a, 6-a, 7-c, 8-b, 9-c,e, 10-c,d,e, 11-c,d,e, 12-c, 13-e, 14-a, 15-b, 16-e, 17-a,b, 18-e, 19-e

REFERENCES

1. Morris DH. Maxillary premolar variations among Papago Indians. J Dent Res 1967;46:736–738.
2. Kraus BS, Furr ML. Lower first premolars. Part I. A definition and classification of discrete morphologic traits. J Dent Res 1953;32:554.
3. Ludwig FJ. The mandibular second premolar: morphologic variations and inheritance. J Dent Res 1957;36:263–273.
4. Brand RW, Isselhard DE. Anatomy of orofacial structures. St. Louis: C.V. Mosby, 1998.

GENERAL REFERENCES

Grundler H. The study of tooth shapes: a systematic procedure. (Weber L, trans.) Berlin: Buch-und Zeitschriften-Verlag "Die Quintessenz," 1976.

Oregon State System of Higher Education. Dental anatomy: a self-instructional program. 9th ed. East Norwalk: Appleton-Century-Crofts, 1982.

Renner RP. An introduction to dental anatomy and esthetics. Chicago, IL: Quintessence Publishing, 1985.

ウォールフェル博士による研究結果

本章において結論を述べる際には、ウォールフェル博士による研究結果を根拠にした。参考データを用いて引き出した結論には右上に記号を記しているが、その参考データは以下の通りである。また表4-6Aと表4-6Bにはウォールフェル博士の調査データも含まれる。

A. 下顎第二小臼歯の54%が3咬頭性（2舌側咬頭）である。

B. 上顎小臼歯の歯冠長は前歯の歯冠長より平均0.8-3.5mm短く、下顎小臼歯の歯冠長は前歯の歯冠長より0.3-2.5mm短い。

C. 1,472本の歯を計測したところ、上顎小臼歯と上顎切歯の歯根長平均値の差は1mm以内だが、上顎犬歯の歯根より2.5-3.1mm短い。下顎小臼歯の歯根長の平均値は下顎切歯より1-1.9mm長いが、下顎犬歯の歯根より平均1.3mm短い。

D. 小臼歯923本を計測したところ、全種類の小臼歯の歯冠の頬舌径は近遠心径より平均1.2mm大きく、歯根は近遠心径より頬舌径の方が2.8mm大きい。

E. 上顎小臼歯458本を計測したところ、第一小臼歯の歯冠の近遠心径は第二小臼歯より0.5mm大きく、第一小臼歯の歯根は第二小臼歯より短い。

F. 歯冠頬側面の咬合面側1/3に出現する縦溝は、上顎第一小臼歯452本の52%において頬側面隆線の近心側の方がより顕著であったが、遠心側の方が顕著なのはわずか2%だった。506本の上顎第二小臼歯のうち、歯冠の溝が確認されたのはわずか27%で、頬側面隆線の遠心側の出現の方が多かった。

G. 上顎第二小臼歯343本の歯根のうち58%が遠心側に屈曲していた。上顎第一小臼歯426本の歯根のうち66%が遠心側に屈曲していた。

H. 上顎第一小臼歯200本のうち、61%が2根性、38%が単根性、1%が3根性であった。

I. 単根性の上顎第二小臼歯の歯根長は、上顎第一小臼歯より平均0.6mm長い。

J. 上顎第一小臼歯317本において、舌側咬頭は頬側咬頭より平均1.3mm短い（最小0.3-最大3.3mm短い）。上顎第二小臼歯300本においては、舌側咬頭は頬側咬頭より平均0.4mmしか短くない。

K. 2根性上顎第一小臼歯93本において、舌側根は頬側根より平均0.8mm短い。

L. 上顎小臼歯243本において、頬側咬頭頂から舌側咬頭頂までの距離は、第一小臼歯が5.9mm、第二小臼歯が5.7mmである。これは頬舌径の約2/3に相当する。

M. 上顎第一小臼歯600本のうち、近心辺縁隆線の97%に溝がみられるが、遠心辺縁隆線には39%しかみられない。一方、上顎第二小臼歯641本のうち、近心辺縁隆線溝は37%、遠心辺縁隆線溝は30%でみられた。

N. 上顎第一小臼歯234本において、歯頸線弯曲の深さは近心面が平均1.1mm、遠心面は近心面より0.4mm小さい。上顎第二小臼歯においては近心面と遠心面の歯頸線弯曲の最深長の相違は0.3mmである。

O. 歯根が単根か2根かにかかわらず、上顎第一小臼歯100本のうち100%の確率で歯冠の近心面に明瞭な溝（近心側の根面溝とつながっている）が認められた。

P. 上顎第二小臼歯の78%に近心根面溝が認められた（歯冠の近心面には延びていない）。

Q. 1,392本の歯科石膏模型を調査したところ、上顎第一小臼歯の55%は上顎第二小臼歯より大きく、上顎第二小臼歯より小さいのはわずか18%であった。

R. 上顎第一小臼歯408本において中心溝の長さは平均2.7mmで、上顎第二小臼歯818本の中心溝の長さは平均2.1mmであった（上顎第一小臼歯より0.6mm短い）。

S. 上顎第一小臼歯184本のうち55%が遠心窩の方が大きく、上顎第二小臼歯209本においては53%が遠心窩の方が大きかった。また、近心窩の方が大きかったのは、上顎第一小臼歯の27%、上顎第二小臼歯の17%だった。

T. 上顎小臼歯234本の歯冠の輪郭の計測値は、頬舌径の方が近遠心径より大きかった。上顎第一小臼歯においてはその差は2.1mm、上顎第二小臼歯においては2.4mmであった。

U. 下顎小臼歯465本において、歯冠長は下顎第一小臼歯の方が0.6mm長いが、歯根長は下顎第一小臼歯の方が0.3mm短かった。

V. 下顎第一小臼歯285本のうち、頬側面の80%は滑らかで咬合側1/3に溝がなく、17%が頬側面隆線の近心側の咬合側1/3に深い溝があり、遠心側に深い溝があったのはわずか3%であった。下顎第二小臼歯の場合は、74%には目分けがつくような溝がなく、25%には遠心側に近心側より深い溝があり、近心側の溝の方が深かったのはわずか1%だった。

W. 下顎第一小臼歯1,348本のうち、近心頬側咬合縁の65%、遠心頬側咬合縁の46%に切痕がみられる。下顎第二小臼歯1,522本のうち、遠心頬側咬合縁の66%、近心頬側咬合縁の43%に切痕がみられる。

X. 下顎第一小臼歯424本の58%、下顎第二小臼歯343本の62%の歯根が遠心側に屈曲していた。歯根が近心側に屈曲しているのは下顎第一小臼歯の23%、下顎第二小臼歯の17%だった。

Y. 下顎第二小臼歯の歯根は下顎第一小臼歯より、近遠心径は0.2mm、歯根長は0.3mm大きい。

Z. 下顎第一小臼歯321本において、舌側咬頭高径の平均値は頬側咬頭より3.6mm低い（最小1.7-最大5.5mm）。

AA. 下顎第二小臼歯818本のうち、90%は近心舌側咬頭の方が遠心舌側咬頭より幅径、高径ともに大きい。また、3%は両咬頭の大きさが同等、遠心舌側咬頭の方が大きいのはわずか7%だった。

BB. 下顎第一小臼歯609本のうち、67%に近心舌側溝が、8%に遠心辺縁隆線と遠心舌側咬合縁の間に似たような溝がみられた。

CC. 下顎小臼歯465本において、第二小臼歯の歯根は第一小臼歯より平均0.3mm長かった。

DD. 下顎第二小臼歯317本において、舌側咬頭（または近心舌側咬頭）高径は頬側咬頭より平均1.8mm短かった。なお、最小値は0.1、最大値は3.8mmである。

EE. 下顎第二小臼歯100本のうち、21%に近心辺縁隆線溝、4%に遠心辺縁隆線溝が認められた。

FF. 下顎第一小臼歯238本において、歯頸線弯曲の深さは近心側0.9mmに対し遠心側0.6mmである。下顎第二小臼歯227本の比較では近心側0.8mm、遠心側0.5mm（ほぼ水平）である。また歯頸線の位置は、頬側面より舌側面の方が2mmも咬合面寄りである。

GG. 下顎第一小臼歯100本のうち、45%に近心面、86%に遠心面の根面溝がみられた。この遠心面の根面溝の69%は近心面より深かった。また、下顎第二小臼歯100歯のうち81%には近心面に根面溝がなかったが、73%には遠心面に深い根面溝がみられた。

HH. 3咬頭性下顎第二小臼歯229本のうち、56%は遠心側半分の方が頬舌方向の膨隆が大きく、近心側半分の方が頬舌方向の膨隆が大きかったのは38%だった。

II. 下顎第一小臼歯100本のうち、82%は遠心窩の方が大きく、近心窩の方が大きいのは8%であった。

JJ. 3咬頭性下顎第二小臼歯200本のうち、65%は中心窩が最大で、近心窩が最も大きいのはわずか25%であった。

KK. 下顎第二小臼歯200本のうち、24%に近心辺縁隆線溝、11%に遠心辺縁隆線溝がみられた。

表4-6A	上顎小臼歯の大きさ（単位：mm） （ウォールフェル博士と歯科衛生士学生による計測値　1974-1979）

計測値	第一小臼歯234本		第二小臼歯224本	
	平均値	最小値～最大値	平均値	最小値～最大値
歯冠長	8.6	7.1-11.1	7.7	5.2-10.5
歯根長	13.4	8.3-19.0	14.0	8.0-20.6
全長	21.5	15.5-28.9	21.2	15.2-28.4
歯冠近遠心径	7.1	5.5-9.4	6.6	5.5-8.9
歯根近遠心径（歯頸部）	4.8	3.6-8.5	4.7	4.0-5.8
歯冠頬舌径	9.2	6.6-11.2	9.0	6.9-11.6
歯根頬舌径（歯頸部）	8.2	5.0-9.4	8.1	5.8-10.5
近心面歯頸線弯曲の最深長	1.1	0.0-1.7	0.9	0.4-1.9
遠心面の歯頸線弯曲の最深長	0.7	0.0-1.7	0.6	0.0-1.4

表4-6B	下顎小臼歯の大きさ（単位：mm） （ウォールフェル博士と歯科衛生士学生による計測値　1974-1979）

計測値	第一小臼歯238本		第二小臼歯227本	
	平均値	最小値～最大値	平均値	最小値～最大値
歯冠長	8.8	5.9-10.9	8.2	6.7-10.2
歯根長	14.4	9.7-20.2	14.7	9.2-21.2
全長	22.4	17.0-28.5	22.1	16.8-28.1
歯冠近遠心径	7.0	5.9-8.8	7.1	5.2-9.5
歯根近遠心径（歯頸部）	4.8	3.9-7.3	5.0	4.0-6.8
歯冠頬舌径	7.7	6.2-10.5	8.2	7.0-10.5
歯根頬舌径（歯頸部）	7.0	5.5-8.5	7.3	6.1-8.4
近心面歯頸線弯曲の最深長	0.9	0.0-2.0	0.8	0.0-2.0
遠心面の歯頸線弯曲の最深長	0.6	0.0-1.6	0.5	0.0-1.3

第5章 大臼歯の形態

本章の5つのセクションで取り上げる項目は以下の通り。

1. 大臼歯の概観
    A. 大臼歯の概説
    B. 大臼歯の機能
    C. 大臼歯の特徴
    D. 大臼歯の上下の鑑別

2. 下顎大臼歯の順位の鑑別
   （第一大臼歯と第二大臼歯の鑑別）
    A. 下顎大臼歯の頰側面観
    B. 下顎大臼歯の舌側面観
    C. 下顎大臼歯の隣接面観
    D. 下顎大臼歯の咬合面観

3. 上顎大臼歯の順位の鑑別
   （第一大臼歯と第二大臼歯の鑑別）
    A. 上顎大臼歯の頰側面観
    B. 上顎大臼歯の舌側面観
    C. 上顎大臼歯の隣接面観
    D. 上顎大臼歯の咬合面観

4. 第三大臼歯の鑑別
    A. 第三大臼歯の特徴
       （第一・第二大臼歯との相違）
    B. 第三大臼歯の大きさと形状
    C. 第三大臼歯と第一・第二大臼歯の歯冠の共通点および相違点
    D. 第三大臼歯と第一・第二大臼歯の歯根の共通点および相違点

5. 興味深い大臼歯の変異型と民族間相違

本章を通じて「付録」という語の後に数字と記号が続く場合（例：付録7a）、数字（7）は付録のページを、記号（a）は付録ページに記載している各特徴を示している。また、7ページ以外の付録のページを示している場合も、適宜参照すること。

また、本章において結論を出す際には、ウォールフェル博士独自の調査から得た統計を用いた。引用したデータには、「データ[A]」のように本章末尾の参考データの記号を右上に記した。

セクション1　大臼歯の概観

目的

このセクションでは、以下の項目を習得できる。
- 大臼歯の機能を説明する。
- 大臼歯の特徴を挙げる。
- 大臼歯の上下の鑑別を行うため、上顎大臼歯と下顎大臼歯の特徴を挙げる。
- 全歯の中から大臼歯を選別する。
- 全大臼歯の上下の鑑別を行う。

A. 大臼歯の概説

上下歯列の大臼歯の位置について学習する際には、永久歯列の模型と図5-1を参照すること。大臼歯は、上下顎に6本ずつ計12本ある。各顎の6本とは左右の第一・第二・第三大臼歯を合わせた数で、その位置は正中から数えて6番目、7番目、8番目にあたる。大臼歯をアメリカ式表記法で表すと、上顎右側の第三大臼歯が1番、第二大臼歯が2番、第一大臼歯が3番、上顎左側が第一、第二、第三大臼歯の順に14番、15番、16番となる。下顎大臼歯の場合は、左側が第三、第二、第一大臼歯の順に17番、18番、19番、右側が第一、第二、第三大臼歯の順に30番、31番、32番である。

永久歯の第一大臼歯は第二小臼歯の遠心位にある。第一大臼歯は歯列弓の前後方向中央付近に位置する。第一大臼歯が喪失すると、その両側の歯が動揺したり傾斜したりするが、それは、この第一大臼歯の位置に関係する。また、第一大臼歯は最も丈夫な歯である。第二大臼歯は第一大臼歯の遠心位に、第三大臼歯は第二大臼歯の遠心位にある。言い換えれば、永久歯列においては、第一大臼歯の近心側は第二小臼歯の遠心側、第三大臼歯の近心側は第二大臼歯の遠心側と接触する。第三大臼歯は最後方に位置するため、第三大臼歯の遠心側はどの歯にも接触しない。

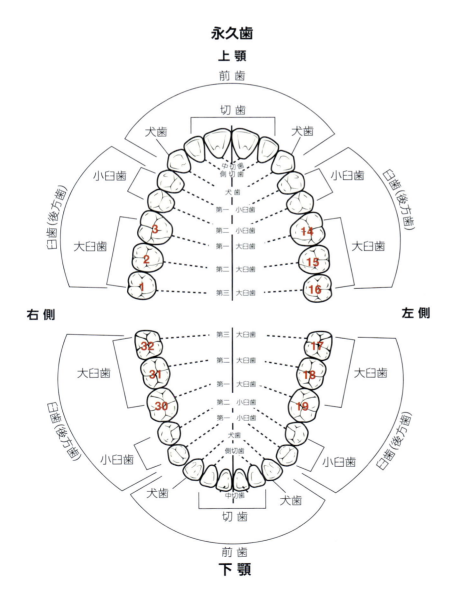

図5-1 大臼歯にアメリカ式表記による番号を赤色で記した永久歯列

B. 大臼歯の機能

　大臼歯は、小臼歯と同様に以下の機能を果たす。（a）食物の咀嚼（咬んで擦りつぶす）に大きな役割を果たす。（b）顔面咬合高径（鼻から顎までの距離）を維持する。これは上下顎が近づきすぎて咬合高径が減少すると実年齢よりも年老いた容貌に見えるため、非常に重要である。（c）歯列弓の連続性を保つことにより他歯の正常な配置を維持する。（d）頬を支えることにより頬が下側に垂れるのを防ぎ容貌を保つが、これはそれほど重要な役割ではない。大臼歯12本（上顎6本、下顎6本）をすべて喪失し、頬がくぼんでいる人を見たことがあるだろう。

　第一大臼歯を喪失すると、容貌にも影響が出るし、不便も感じる。たとえば、機能している咀嚼面を80㎟以上も失う。さらに、舌は残存歯との間に大きな隙間を感じるし、粗く固い食物を咬み砕くときは、喪失した歯があった箇所の付着歯肉が擦りむけて不快な思いをすることが多い。また、大臼歯を6本以上喪失すると顎関節に問題が生じる場合もある。

C. 大臼歯の特徴

　以下に挙げる大臼歯の特徴について読む際には、付録7頁を参照すること。

1. 大臼歯の歯冠の大きさ

　大臼歯の咬合面（咀嚼面）は、3-5咬頭を有する。咬合面は上下顎とも他のどの歯よりも大きい。また、大臼歯の咬合面は、頬舌径と近遠心径のどちらも小臼歯より大きい[A]。3本の「下顎」大臼歯の近遠心径の総計は、1/4顎近遠心径の過半を占める。「上顎」大臼歯の近遠心径の総計は1/4顎の44%を占めるが、こちらも全体の相当部分を占めている。一方、大臼歯の歯冠長（咬合面頸径）は他の永久歯と比べて相対的に短く、歯冠近遠心径よりも短い（付録7a）。

2. 大臼歯の頬側から舌側への歯冠幅の減少

　咬合面からみると、大臼歯は頬側から舌側へと歯冠幅が減少する。つまり、頬側半分の近遠心径は舌側半分の近遠心径より大きい（付録7b）。**例外：**上顎第一大臼歯の場合は遠心舌側咬頭が大きいため、歯冠は舌側から頬側へと狭まる。

3. 大臼歯の遠心側への歯冠幅の減少

　大臼歯を咬合面からみると、上下顎とも歯冠幅が遠心方向へ減少する傾向にある。したがって、遠心1/3は近心1/3より頬舌径が小さい（付録7c）。ただし、下顎第一大臼歯は頬舌径中央1/3が最大となるため、この遠心への狭まりはそれほど明瞭でない。また、頬側面（または舌側面）からみると、大臼歯の咬合面は近心側から遠心側にかけて歯頸方向に傾斜している（付録7d）。この咬合面の傾斜と遠心辺縁隆線がより歯頸側にあることから、近心面より遠心面からの方が咬合面が多く見える（付録7頁の近心面と遠心面を比較すること）。

4. 大臼歯の最大豊隆部

　小臼歯と同様に、隣接面からみた「頬側面」の最大豊隆部は歯頸側1/3、「舌側面」の最大豊隆部は中央1/3に位置することが多い（付録7e）。

5. 大臼歯のコンタクトエリア

　頬側面（または舌側面）からみたコンタクトエリアは、近心側は咬合面側1/3と中央1/3の境またはその付近、遠心側はそれよりも歯頸寄り（中央1/3、歯の真ん中付近）である（付録7f）。

D. 大臼歯の上下の鑑別

　以下に挙げる大臼歯の上下の鑑別について読む際は、抜去歯や模型歯の上下顎大臼歯を比較すること。また、付録8頁も参照すること。

1. 大臼歯の歯冠の輪郭

　下顎大臼歯の咬合面は楕円形で、明らかに頬舌径より近遠心径の方が大きい[B]。これは**上顎大臼歯**と反対で、上顎大臼歯の場合は頬舌径の方が大きい。上顎大臼歯の咬合面は、四角形または歪んだ「平行四辺形」のような形状をしている。**下顎大臼歯**の場合はむしろ「長方形」に近い形状だが、下顎第一大臼歯の歯冠の輪郭は五角形に近い（付録8k）。

2. 咬頭の数と大きさ（発育葉の数）

　下顎大臼歯は4-5咬頭を有する。多くは頬側咬頭2個（近心頬側咬頭と遠心頬側咬頭）と舌側咬頭2個（近心舌側咬頭と遠心舌側咬頭）の4咬頭を有する。ただし、下顎大臼歯に

表5-1	大臼歯：大臼歯を形成する発育葉の数を特定するためのガイドライン

歯の名称	咬頭数	発育葉数
上顎第一大臼歯	4（カラベリー結節を有する場合は5）	4（カラベリー結節を有する場合は5）
上顎第二大臼歯	4（または3）	4（または3）
下顎第一大臼歯	5	5
下顎第二大臼歯	4	4

発育葉数＝1咬頭つき1発育葉（カラベリー結節を含む）

は、遠心頬側咬頭のすぐ遠心側の頬側面に遠心咬頭と呼ばれる5つ目の小さな咬頭があることが多い。下顎大臼歯の2個の「舌側」咬頭の大きさはほぼ同程度だが、これは遠心舌側咬頭が非常に小さい上顎大臼歯の特徴と異なる。

上顎大臼歯は3-5咬頭を有する。4咬頭の場合は、そのうち3咬頭（近心頬側咬頭、遠心頬側咬頭、近心舌側咬頭）は大きく、1咬頭（遠心舌側咬頭）は小さい。ただし、上顎第二大臼歯には小さい遠心舌側咬頭が存在せず、3咬頭しかない場合が多い。また、上顎第一大臼歯の多くは5つ目のかなり小さな咬頭（カラベリー結節）が、最長かつ最大の近心舌側咬頭の舌側面にある（付録8i）。

大臼歯を形成する発育葉の数は、カラベリー結節も含めて1咬頭につき1発育葉である。第一大臼歯と第二大臼歯の発育葉の数は表5-1にまとめた。

3. 大臼歯の歯冠の傾斜

下顎大臼歯の歯冠を隣接面からみると、根幹より上では舌側に傾斜しているようにみえる（下顎臼歯では、すべての歯に見られる特徴）。一方、**上顎大臼歯**の歯冠および咬頭は歯根の中央に位置する（付録8b）。また、**下顎大臼歯**を頬側面からみると、歯冠遠心側の輪郭が非常に大きく膨隆しており、歯根歯頸部から大きく突き出している。咬合縁も遠心側の方が短く、歯冠が歯根軸に対して遠心側に傾斜しているようにみえる（付録8gにおいて歯冠遠心側の大きな膨隆が確認できる）。

表5-2	大臼歯の上下の鑑別

	上顎大臼歯	下顎大臼歯
頬側面観	頬側咬頭が2個： 　　近心頬側咬頭と遠心頬側咬頭 　　近心舌側咬頭頂が頬側面から見える 頬側（面）溝が1本 3根性（頬側根2本と舌側根1本） 根幹が長い 歯冠は歯根中央に位置する	頬側咬頭が2個または3個 　　近心頬側咬頭、遠心頬側咬頭、遠心咬頭（第一大臼歯） 　　舌側咬頭頂が2個とも頬側面から見える 第一大臼歯に頬側（面）溝が2本 2根性（近心根1本と遠心根1本） 根幹が短い 歯冠は歯根の遠心側に傾斜
舌側面観	舌側面溝が中央からずれている（遠心寄り） 近心舌側咬頭が遠心舌側咬頭よりかなり大きい 歯冠の歯頸部が舌側方向に狭まっている 上顎第一大臼歯にカラベリー結節（または溝）がある	舌側（面）溝がほぼ中央にある 舌側咬頭の大きさに差異がない 歯冠の歯頸部が舌側方向にそれほど狭まっていない カラベリー結節がない
隣接面観	歯冠は歯根中央に位置する 上顎第二大臼歯の遠心舌側咬頭は小さいか存在しない	歯冠は歯根の舌側に傾斜 下顎第一大臼歯では、遠心面から最小の遠心咬頭が確認できることが多い

(続く)

表5-2	大臼歯の上下の鑑別（続き）

	上顎大臼歯	下顎大臼歯
咬合面観	歯冠の頬舌径が近遠心径より大きい	歯冠の近遠心径が頬舌径より大きい
	近心舌側から遠心頬側を走る斜走隆線がある	斜走隆線がない
	近心頬側から近心舌側を走る横走隆線が1本ある	近心頬側から近心舌側、遠心頬側から遠心舌側を走る横走隆線が2本ある
	4咬頭性の歯冠の形状は平行四辺形（四角形）	第一大臼歯の歯冠の形状は五角形
	3咬頭性の歯冠の形状はハート型	第二大臼歯の歯冠の形状は長方形
	4窩：大きな中心窩と葉巻状の遠心窩を含む	3窩：中心窩が大きい
	中心溝の近心半分は横走隆線を横切らない	中心窩がジグザグ状または十字状
	第一大臼歯は4咬頭とカラベリー結節または溝を有する	第一大臼歯は5咬頭（遠心咬頭が5つ目の咬頭）を有する
	第一大臼歯は頬側より舌側が広い	第一大臼歯は舌側より頬側が広い
	第二大臼歯は4咬頭または3咬頭（ハート型）を有する	第二大臼歯は4咬頭を有する
	近心舌側咬頭が遠心舌側咬頭よりかなり大きい	近心舌側咬頭は遠心舌側咬頭より少し大きい

4. 大臼歯の歯根

抜去歯の上顎大臼歯と下顎大臼歯の鑑別の最大の鍵となる特徴は、おそらく歯根の数であろう。**上顎大臼歯**は、近心頬側根、遠心頬側根、舌側（口蓋）根の3根を有し、歯根長は舌側根が最長、遠心頬側根が最短である。これら3根は大きな根幹に収束する。一方、**下顎大臼歯**の歯根は、長い近心根とそれよりやや短い遠心根の2本しかない。下顎大臼歯の歯根歯冠比は永久歯群の中で最大である[c]。また下顎大臼歯の根分岐点は歯頸線付近にあるため（特に下顎第一大臼歯）、上顎大臼歯よりも根幹が短い（付録8c）。

表5-2に大臼歯の上下の鑑別に役立つ特徴をまとめた。

セクション2	下顎大臼歯の順位の鑑別 （第一大臼歯と第二大臼歯の鑑別）

目的

このセクションでは、以下の項目を習得できる。

- 下顎大臼歯の順位を鑑別するために、下顎第一大臼歯と下顎第二大臼歯の特徴を述べる。
- 下顎大臼歯の頬側面、舌側面、近心面、遠心面、咬合面の特徴を述べ、各面を特定する。
- 口腔内（または模型）の永久歯列における下顎大臼歯をアメリカ式表記法で表す。できれば、これを下顎大臼歯が1本以上欠損している模型においても行う。
- 下顎大臼歯を1本手に取り、下顎大臼歯の順位（第一大臼歯か第二大臼歯）の鑑別および左右の鑑別を行う。また、その歯をアメリカ式表記法で表す。

下顎第一大臼歯と下顎第二大臼歯には2歯を鑑別する鍵となる特徴がある。下顎**第三大臼歯**の形態には個体ごとに相当の差異があり、下顎第一・第二大臼歯に似ているものの、改めて別にセクション4で後述する。本セクションを学習する際は、下顎第一・第二大臼歯の歯冠を上、歯根を下に持ち、付録8頁を参照しながら比較を行うこと。

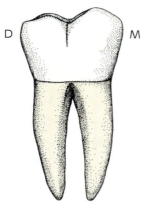
下顎右側第二大臼歯

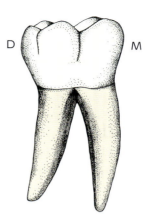
下顎右側第一大臼歯

下顎大臼歯（頰側面観）

下顎右側第一大臼歯
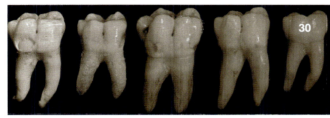

下顎左側第一大臼歯
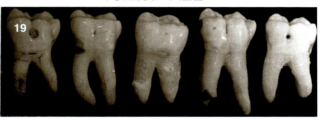

下顎右側第二大臼歯
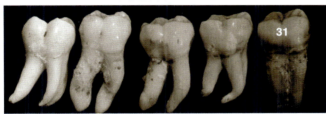

下顎左側第二大臼歯
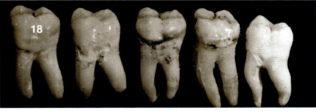

←―― 遠心側 ――→

下顎第一大・第二大臼歯の順位の鑑別：頰側面観

下顎第一大臼歯	下顎第二大臼歯
頰側咬頭が3個：近心頰側咬頭、遠心頰側咬頭、遠心咬頭 頰側（面）溝2本：近心頰側（面）溝、遠心頰側（面）溝 歯根の離開度が大きく根幹がより短い 歯根の弯曲が大きい	頰側咬頭が2個：近心頰側咬頭、遠心頰側咬頭 頰側（面）溝1本 歯根の離開度が小さく根幹がより長い 歯根の弯曲が小さい

下顎大臼歯の左右の鑑別：頰側面観

下顎第一大臼歯	下顎第二大臼歯
遠心咬頭が最小の頰側咬頭である	遠心頰側咬頭は近心頰側咬頭より小さい

両歯とも歯冠が遠心方向に狭まり短くなる
両歯とも遠心コンタクトが近心コンタクトより歯頸寄り
両歯とも遠心側の膨隆が近心側の膨隆より大きく、歯根からはみ出ている
両歯とも近心根が遠心根より長い

図5-2 下顎大臼歯の**頰側面観**と下顎第一・第二大臼歯の順位および左右の鑑別（略字：M＝近心側、D＝遠心側）

A. 下顎大臼歯の頰側面観

下顎第一・第二大臼歯の共通点と相違点については図5-2を参照すること。

1. 頰側面からみた歯冠諸径比

下顎大臼歯の歯冠は歯頸咬合径より近遠心径の方が大きいが、その傾向は大きい下顎第一大臼歯の方が強い[D]。

2. 頰側面からみた下顎大臼歯の咬頭の数と大きさ（および咬頭を分ける溝）

下顎第一大臼歯は全歯群の中で「近遠心径が最大」で[E,F]、頰側咬頭3個と舌側咬頭2個の5咬頭を有することが多い（図5-3）。ただし、5分の1の割合で最小の遠心咬頭を有さない（図5-4）[G]。つまり、「4咬頭性下顎大臼歯がすべて下顎第二大臼歯というわけではなく」、4咬頭性下顎大臼歯の約5分の1は下顎第一大臼歯だということである。

5咬頭性の場合、咬頭高径は、近心舌側咬頭、遠心舌側咬頭、近心頰側咬頭、遠心頰側咬頭、遠心咬頭（頰側面の遠心頰側隅角付近に位置する）の順に大きい。「頰側」咬頭のなかでは近心頰側咬頭が最も大きく、幅径も高径も最大である[H]。ただし、遠心頰側咬頭は近心頰側咬頭よりも尖っている[I]。

頰側面から観察すると、**下顎第一大臼歯**の咬頭の中で最も高い近心舌側咬頭が近心頰側咬頭のすぐ後ろに見える。また、遠心舌側咬頭頂も遠心頰側咬頭の後ろに見える。歯が垂直に植立している場合は遠心舌側咬頭は2番目に高い咬頭である。これは図5-2の下顎第一大臼歯においてはっきり確認できる。抜去歯の歯根を垂直にして観察すると舌側咬頭は頰側咬頭よりも高いが、口腔内では下顎の歯根軸は舌側に傾斜しているため（図1-35で示した側方咬合弯曲〈ウィルソンの弯曲〉を形成する）、舌側咬頭は頰側咬頭よりも低い位置にある。

頰側咬頭を3個を有する**下顎第一大臼歯**には、頰側面に近心頰側（面）溝とそれより短い遠心頰側（面）溝の2溝がある。長い方の「近心頰側（面）溝」は近心頰側咬頭と遠心頰側咬頭を分け、頰側面に延びて歯頸部の深い小窩で終わることが多い。この小窩にはう蝕が確認されることもある。図5-2の下顎第一大臼歯では6本の近心頰側（面）溝の末端に小窩が、1本にアマルガム修復が確認される。短い方の[J]「遠心頰側（面）溝」は遠心頰側咬頭と遠心咬頭を分け、やはり小窩で終わる。図5-2の下顎第一大臼歯には遠心頰側（面）溝の端に小窩を有するものが1本あるが、見つけることができるだろうか。

下顎第二大臼歯は、頰側咬頭2個と舌側咬頭2個の4咬

下顎大臼歯の咬頭の名称

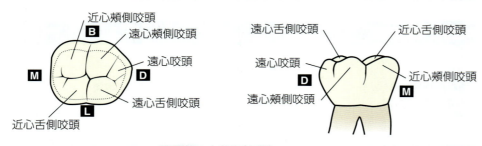

下顎第一大臼歯（右側）

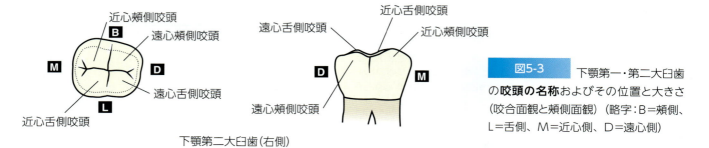

下顎第二大臼歯（右側）

図5-3 下顎第一・第二大臼歯の**咬頭の名称**およびその位置と大きさ（咬合面観と頰側面観）（略字：B＝頰側、L＝舌側、M＝近心側、D＝遠心側）

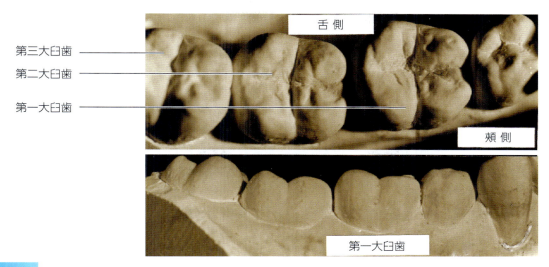

図5-4　4咬頭性下顎第一大臼歯(大抵は5咬頭性)の頬側面観(下図)と咬合面観(上図)

頭を有する（図5-3下段）。4咬頭は大きい順に近心舌側咬頭、遠心舌側咬頭、近心頬側咬頭、遠心頬側咬頭と並ぶが、これは下顎第一大臼歯の咬頭の大きさの順と同じである。下顎第一大臼歯と同様に、舌側咬頭頂が短い頬側咬頭の後ろに見える（図5-2のほとんどの歯で確認できる）。また、これも下顎第一大臼歯と同じだが、近心頬側咬頭は遠心頬側咬頭より近遠心径が大きい[K]。

下顎第二大臼歯の頬側（面）溝は、近心頬側咬頭と遠心頬側咬頭を分ける1本しかない。頬側（面）溝は頬側面まで延びて小窩で終わることもあり、小窩にはう蝕が確認される場合もある（図5-2の下顎第二大臼歯10本のうち2本で確認）。下顎第二大臼歯には、遠心頬側（面）溝は存在しない。

3. 頬側面からみた　下顎大臼歯の隣接面コンタクト

下顎大臼歯（実際は全大臼歯）の近心コンタクトは、遠心コンタクトより咬合面寄り、歯冠の中央1/3と咬合面側1/3の境界付近に位置する。遠心コンタクトは近心コンタクトより歯頸寄り、歯冠の中央1/3（歯頸咬合径の中央付近）に位置する。この隣接面コンタクトの位置の相違は、図5-2のほとんどの下顎大臼歯で確認できる。

4. 頬側面からみた下顎大臼歯の歯頸線

下顎第一・第二大臼歯の歯頸線は、どちらも頬側面をほぼ直線的に横切る。下顎大臼歯の場合、セメント質が根分岐点の表面を近心から遠心まで被覆していることが多いが[1]、時にエナメル突起が根分岐点に入り込んでいることもある（図5-5）。頬側面と舌側面の両側でエナメル突起が根分岐点に入り込み、根分岐点で合流することもある[3,4]。こうしたエナメル突起があると歯肉溝が深くなるため、歯周疾患の原因となることがある。

5. 頬側面からみた　下顎大臼歯の歯冠幅の減少

下顎第一大臼歯は遠心咬頭が膨隆しているため、歯冠のコンタクトエリアから歯頸線への狭まりが、下顎第二大臼歯より下顎「第一」大臼歯の方が大きい（付録8g）。そのため、下顎「第二」大臼歯の歯冠の歯頸部は、下顎第一大臼歯よりも広くみえる。

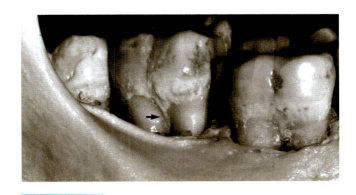

図5-5　下顎第二大臼歯の頬側根分岐点の下方に伸びるエナメル突起（矢印）(Courtesy of Charles Solt, D.D.S., and Todd Needhan, D.D.S.)

頬側面からみると、下顎大臼歯の咬合面の輪郭は近心側から遠心側に向けて歯頸方向に傾斜し遠心側の方が短い（付録7d）。この遠心側の歯冠高径の減少と遠心側の膨隆により、歯冠が遠心側に傾斜しているとみなす人もいる。

6. 頬側面からみた下顎大臼歯の歯根

下顎第一・第二大臼歯はどちらも近心根と遠心根の2根を有するが、近心根の方がわずかに長い（付録8c）[L]。近心根も遠心根も歯冠の約2倍の長さである。

下顎第一大臼歯の歯根の根分岐点は歯頸線付近に位置するため、根幹は下顎第二大臼歯に比べて短い。また、下顎第一大臼歯の歯根は下顎第二大臼歯よりも大きく離開している。離開の様子は弯曲した「近心」根において明瞭で、歯冠近心面を超えて弓なりに張り出した後、根尖では遠心に向かい近心頬側面溝の延長線上に戻る。また、近心根は捻れているので頬側面から近心根の遠心面が見える。これに対し、近心根より直線的な「遠心」根の尖鋭な根尖は、歯冠の遠心面輪郭の遠心側に位置することが多い（付録8頁の第一大臼歯cと図5-2の何本かで確認できる）。

下顎第二大臼歯の歯根は根尖が尖鋭である。歯根の離開

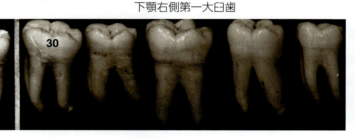

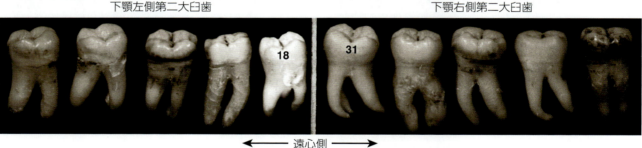

図5-6　下顎大臼歯の**舌側面観**および下顎第一・第二大臼歯の順位と左右の鑑別

度は下顎第一大臼歯ほど大きくなく、より平行に近い。また、2根の根尖は歯の中心方向に向いていることが多く、ペンチの取手のような形状をしている（図5-2の下顎第二大臼歯10本のうち2本にみられるが、見つけることができるだろうか）。根幹は下顎第一大臼歯よりやや長く（付録8f）、歯根頬側の分岐点の溝は歯頸線まで縦走する（図5-2）。

B. 下顎大臼歯の舌側面観

舌側面からみた下顎第一・第二大臼歯の共通点と相違点については、図5-6を参照すること。

1. 舌側面からみた下顎大臼歯の歯冠幅径の頬舌側差

他のほとんどの歯と同様、下顎第一・第二大臼歯の歯冠は頬側から舌側へと狭まっているため舌側の方が歯冠幅径が小さい。

2. 舌側面からみた下顎大臼歯の咬頭の大きさ（と舌側溝）

下顎大臼歯の舌側咬頭は頬側咬頭よりやや高い（より尖っている）ため、舌側面からは高い方の2つの舌側咬頭のみが見える（写真の角度により図5-6では確認できない）。近心舌側咬頭は遠心舌側咬頭より、わずかだが幅が広く高径も大きいことが多い（下顎第一大臼歯の近心舌側咬頭は確実に幅径が大きい）[M]。舌側咬頭の鋭さは、近心も遠心も同程度である[N]。

近心舌側咬頭と遠心舌側咬頭を分ける舌側溝が舌側面まで延びることは少ないが、時に舌側面まで延びて深い溝となりう蝕が発生することがある。

3. 舌側面からみた下顎大臼歯の歯頸線

下顎大臼歯の舌側面の歯頸線は比較的（近遠心方向に）直線的だが、頬側面の歯頸線同様、根分岐部の上、歯根の間に入り込んでいることもある。

4. 舌側面からみた下顎大臼歯の歯根

下顎第一大臼歯の歯根の根幹は頬側面より舌側面の方が長くみえるが、これは歯頸線が頬側面より舌側面の方が咬合面寄りに位置するためである。また、近遠心の2根とも頬側

より舌側の方が細く、特に近心根は捻れているので近心根の近心側が見える（図5-6の下顎第一大臼歯の5本で確認できる）。遠心根も舌側が細くなっているので、遠心側が見えるものもある。

下顎第一・第二大臼歯のどちらも根幹は短いが、根分岐点と歯頸線間を縦走する溝を有する。

C. 下顎大臼歯の隣接面観

各歯の特徴を学習する際は、図5-7のように歯根軸が垂直になるように歯冠を持つこと。

下顎大臼歯の歯冠は、歯頸咬合方向に短く頬舌方向に広い。歯冠は根幹から舌側に傾斜していることと（図5-8）、この傾斜はすべての下顎臼歯（後方歯）の特徴で、咬合の際、上顎歯の頬側咬頭の舌側に納まる自然な形状であることは既述した。

1. 隣接面からみた下顎大臼歯の最大豊隆部

他の大臼歯（および小臼歯）と同様、下顎大臼歯の「頬側面」の最大豊隆部、すなわち最も膨らみの大きい個所は、歯頸側1/3に位置する（図5-8）。実は、下顎大臼歯の頬側面の最大豊隆部は、歯頸線付近を近遠心方向に走行する頬側歯頸隆線により形成されているのだが、その様子は下顎第一大臼歯より下顎第二大臼歯において著明である。一方、下顎大臼歯の「舌側面」の輪郭は歯頸側1/3においてはほぼ直線的で、最大豊隆部は中央1/3に位置する。この最大豊隆部の位置の相違は、頬側面と舌側面の区別の鍵となる。

2. 隣接面からみた下顎大臼歯の咬頭高径

復習するが、**4咬頭性下顎大臼歯**の咬頭高径を大きい順に並べると、近心舌側咬頭、遠心舌側咬頭、近心頬側咬頭、遠心頬側咬頭となる。遠心側の咬頭（および辺縁隆線）が近心側の咬頭より低いので、遠心側からは咬合面の大部分と4つの咬頭頂がすべて見える（図5-7の全歯の遠心面で確認できる）。**5咬頭性第一大臼歯**においては、最も低い遠心咬頭も遠心側から確認できる。

下顎第一・第二大臼歯の舌側咬頭はどちらも頬側咬頭より高く、その形状も円錐形でより尖っているため、舌側咬頭の三角隆線もより長い。

130　第1部 | 各歯の解剖形態

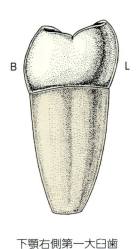
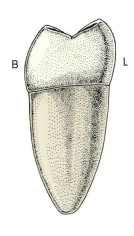

近心面観

下顎右側第一大臼歯　　　　　下顎右側第二大臼歯

下顎大臼歯（隣接面観）

下顎右側第一大臼歯　　　　　下顎左側第一大臼歯

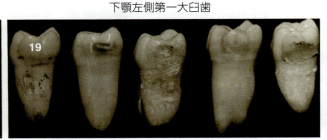

下顎右側第二大臼歯　　　　　下顎左側第二大臼歯

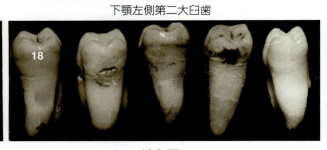

近心面　　　　　　　　　　　遠心面
←頬側　舌側→　　　　　　　←頬側　舌側→

下顎第一・第二大臼歯の順位の鑑別：隣接面観

下顎第一大臼歯	下顎第二大臼歯
近心根は頬舌径が大きく根尖が丸い 歯冠の頬舌径がより大きい	近心根は頬舌径が下顎第一大臼歯ほど大きくなく根尖は弯曲している 歯冠の頬舌径は下顎第一大臼歯ほど大きくない

下顎大臼歯の左右の鑑別：隣接面観

下顎第一大臼歯	下顎第二大臼歯
両歯とも、近心根の頬舌径が大きいため近心面から遠心根が見えない 両歯とも、遠心辺縁隆線が近心辺縁隆線より歯頸側に位置する（舌側面から確認できる）	

図5-7　下顎大臼歯の**隣接面観**および下顎第一・第二大臼歯の順位と左右の鑑別（略字：B＝頬側、L＝舌側）

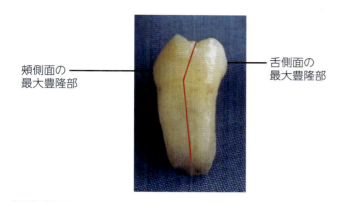

図5-8 下顎第一大臼歯の近心面観。歯冠の歯根軸に対する**舌側傾斜**が認められる。この傾斜は下顎臼歯（後方歯）の特徴である

3. 隣接面からみた
   下顎大臼歯の歯冠幅の遠心側への減少

　全下顎大臼歯の歯冠の遠心1/3は、近心1/3より狭い。したがって、「遠心」面から舌側面と頰側面の一部が見える（図5-7の下顎第二大臼歯において明瞭）。隣接面コンタクトエリアは、上下顎の機能的運動によって隣在歯同士が擦れ合うことから摩耗が起こり、平坦な面（ファセット）として確認される。**下顎第一大臼歯**の場合は、遠心コンタクトは遠心面の中央、遠心咬頭の歯頸側に位置する。

4. 隣接面からみた
   下顎大臼歯の歯頸線（比較）

　下顎第一・第二大臼歯のどちらも「近心面」の歯頸線は頰側から舌側にかけて咬合面方向に傾斜し、少しだが咬合面に向かって弯曲をなしている○。一方、「遠心面」の歯頸線の弯曲は極めて小さく、ほぼ水平に経過する。

5. 隣接面からみた下顎大臼歯の辺縁隆線

　下顎大臼歯の「近心」辺縁隆線は頰舌方向に陥凹を呈する。下顎**第一大臼歯**の遠心「辺縁隆線」は短くV字型を呈し、遠心咬頭のすぐ遠心舌側に位置する。

　近遠心辺縁隆線の高さの差異は、抜去歯の歯冠を舌側面から見て、最初は近心辺縁隆線の高さが見える方向に、次に遠心辺縁隆線の高さが見える方向に歯を廻しながら比較すると一目瞭然である。他の臼歯（後方歯）と同様、下顎大臼歯の「近心」辺縁隆線は遠心辺縁隆線より咬合面側に位置する

ため、近心面からみると三角隆線は隠れていることが多い（**例外**：下顎第一小臼歯）。

6. 隣接面からみた
   下顎大臼歯の歯根と根面溝

　近心面からみると、**下顎第一大臼歯**の「近心」根は頰舌方向に広く、根尖は広く丸みを帯びている。一方、**下顎第二大臼歯**の近心根の頰舌径は相対的に小さく、根尖はより尖鋭である。下顎第一・第二大臼歯の「遠心」根の頰舌径は、どちらも近心根ほど大きくなく、根尖は尖っており、長さは近心根より短い。したがって、「遠心面」からは幅の広い近心根が細い遠心根の後方に見えており、「近心面」からは幅の狭い遠心根は隠れて見えない（図5-7の下顎第二大臼歯の遠心面以外のすべてでその様子が確認できる）。

　下顎第一・第二大臼歯の「近心根の近心面」には歯頸線から根尖にかけて深い溝が縦走しているが、これは、近心根が広い歯根内の頰側と舌側に1根管ずつ計2根管を有することを示唆している（図5-9の断面図参照）。近心根は頰側と舌側に分離していることもある[4]（図5-7の下顎第一大臼歯2本に一部分離している近心根が確認できる）。一方、遠心根の遠心面の縦溝の出現には個体差がある。大抵、「遠心根」は1根管しか有さないが、「遠心根面溝」が深い場合は

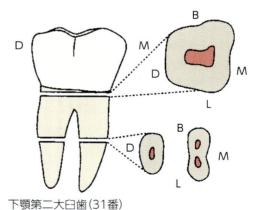

下顎第二大臼歯（31番）

図5-9 下顎第二大臼歯の歯根断面図。上の断面図は歯頸部の断面図で根幹の**髄室**の形状を、中央1/3の断面図は根分岐部の断面図で2根管を有する近心根の両側の**溝**と1根管を有する遠心根の様子を示す（略字：B＝頰側、L＝舌側、M＝近心側、D＝遠心側）

2根管を有することを示唆している。近心根と遠心根の内側面（近心根と遠心根間の面）の溝は、外側面の溝より深いことが多い。

D. 下顎大臼歯の咬合面観

以下の説明を読む際は、歯を歯根軸に沿って正確に把持すること。歯冠は舌側に傾斜しているため、歯を上記の位置になるように持つと、小臼歯の場合と同じく舌側面より頬側面が多く見えるはずである。下顎大臼歯の咬合面観における共通点と相違点については図5-10を参照すること。

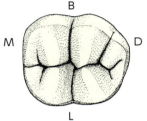
下顎右側第一大臼歯

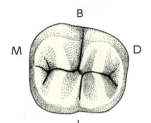
下顎右側第二大臼歯

下顎大臼歯（咬合面観）

下顎左側第一大臼歯　　　　　　　　下顎右側第一大臼歯

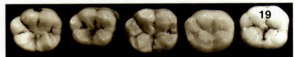

下顎左側第二大臼歯　　　　　　　　下顎右側第二大臼歯

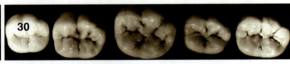

←　遠心側　→

下顎第一・第二大臼歯の順位の鑑別：咬合面観

下顎第一大臼歯	下顎第二大臼歯
3頬側咬頭と2舌側咬頭の5咬頭	2頬側咬頭と2舌側咬頭の4咬頭
頬側歯頸隆線がそれほど著明でない	頬側歯頸隆線が著明である（近心側）
五角形に近い	長方形に近い
歯冠の頬側から舌側への狭まりが顕著	歯冠の頬側から舌側への狭まりがそれほど顕著でない
副溝が少ない	副溝が多い
近遠心方向に走行する中心溝がジグザグ状	中心溝はより直線的
近遠心の頬側溝が舌側溝と一直線上にない	頬側溝と舌側溝は一直線上にあり、中心溝と交差して「十字」形を示す

下顎大臼歯の左右の鑑別：咬合面観

下顎第一大臼歯	下顎第二大臼歯
歯冠は遠心1/3で狭まる	頬側歯頸隆線の膨隆のため歯冠の近心側の方が広い
両歯とも近心舌側咬頭と近心頬側咬頭が大きい	

図5-10 下顎大臼歯の**咬合面観**および下顎第一・第二大臼歯の順位と左右の鑑別（略字：B＝頬側、L＝舌側、M＝近心側、D＝遠心側）

1. 咬合面からみた下顎大臼歯の咬頭の数と大きさ

先にも述べたが、**下顎第二大臼歯**は、頰側咬頭2つ（近心頰側咬頭と遠心頰側咬頭）と舌側咬頭2つ（近心舌側咬頭と遠心舌側咬頭）の4咬頭を有する。一方、**下顎第一大臼歯**は、頰側咬頭3つ（近心頰側咬頭、遠心頰側咬頭、および遠心辺縁隆線付近のごく小さな遠心咬頭）と舌側咬頭2つ（近心舌側咬頭と遠心舌側咬頭）の5咬頭を有する。下顎大臼歯の近心側の咬頭（近心頰側咬頭と近心舌側咬頭）は、遠心側の咬頭（遠心頰側咬頭と遠心舌側咬頭）より大きく、下顎第一大臼歯の遠心咬頭の大きさは最小である。

2. 咬合面からみた下顎大臼歯の輪郭（歯冠幅の減少）

先にも述べたが、下顎大臼歯の歯冠は、近遠心径の方が頰舌径より大きい。**下顎第二大臼歯**の歯冠の輪郭は概ね「長方形」だが、**下顎第一大臼歯**の場合は、遠心頰側咬頭の頰側の膨らみが著明で中央1/3において歯冠幅径が最大となるため、どちらかと言えば「五角形」のような形状をしている（付録8k）。

下顎大臼歯の歯冠の輪郭はどちらも舌側に狭まっているため、頰側半分の近遠心径は舌側半分より大きい（付録7bとcで前述）。また、下顎大臼歯の歯冠は近心から遠心にかけても狭まっているため、近心半分の頰舌径は遠心半分より大きい。**下顎第二大臼歯**の近心半分の頰舌径が大きいのは第一に頰側「歯頸隆線」が著明なためであり、「近心頰側咬頭」の輪郭を見れば明瞭である（図5-11）。この近心頰側の膨隆は、ほぼ左右対称的な下顎第二大臼歯の頰側面の近心頰側咬頭を見分ける指標となる（図5-11）。近心頰側の膨隆は、図5-10のほとんどの下顎第二大臼歯において確認できる。

3. 咬合面からみた下顎大臼歯の隆線

下顎第一・第二大臼歯はどちらも、近心頰側咬頭と近心舌側咬頭の三角隆線が合流し（近心）横走隆線を形成し、遠心頰側咬頭と遠心舌側咬頭の三角隆線が合流し（遠心）横走隆線を形成する（図5-12）。

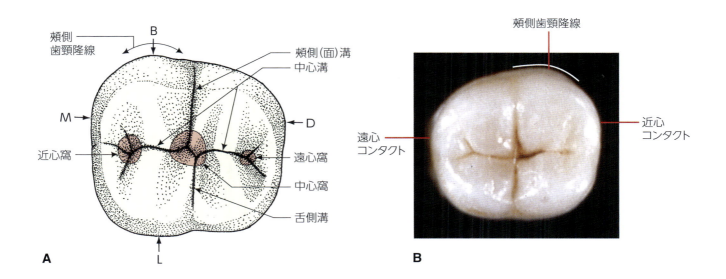

図5-11 A　下顎右側第二大臼歯の**3窩**。頰側面の近心側輪郭の膨隆は頰側歯頸隆線によるものであることを確認すること。**最大豊隆部**は矢印で示した。近遠心の最大豊隆部は、隣接面コンタクトエリアと一致する（略字：B＝頰側、L＝舌側、M＝近心側、D＝遠心側）　B　下顎左側第二大臼歯の頰側歯頸隆線は**近心頰側咬頭の頰側の輪郭**において最も著明である。近心コンタクトは遠心コンタクトより頰側寄りだが、どちらも歯冠の頰舌径中央よりは頰側に位置する

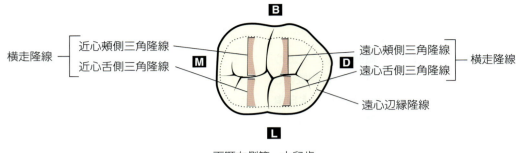

図5-12　下顎右側第一大臼歯の咬合面観。咬合面の近心半分で2つの咬頭（近心頬側咬頭と近心舌側咬頭）の**三角隆線**が合流し**横走隆線**を形成し、遠心半分で遠心頬側咬頭と遠心舌側咬頭の三角隆線2本が合流し、別の横走隆線を形成する（略字：B＝頬側、L＝舌側、M＝近心、D＝遠心）

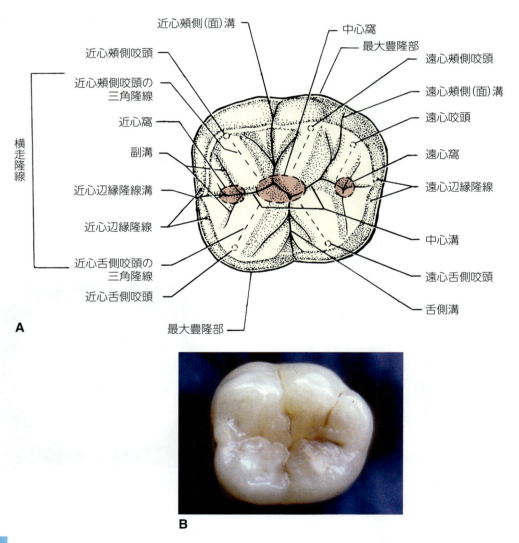

図5-13　A　下顎右側第一大臼歯の咬合面。**頬側面の最大豊隆部**が中央付近に位置することを確認すること（下顎第二大臼歯の場合は近心1/3）。最も大きい中心窩を含め**3窩**を有する。**中心溝**は近心小窩から遠心小窩へとジグザグに走行していること、近心頬側（面）溝と舌側溝は連続していないことを確認すること。これは第下顎一大臼歯の一般的な形状である　B　下顎右側第一大臼歯の咬合面の構造と輪郭

第5章 | 大臼歯の形態　135

4. 咬合面からみた下顎大臼歯の窩

下顎大臼歯は、最も大きい中心窩（歯のほぼ中央）、それより小さい近心窩（近心辺縁隆線のすぐ内側）、最も小さい遠心窩（遠心辺縁隆線のすぐ内側。第二大臼歯の場合は非常に小さい）の3窩を有する。以上の3窩は、図5-11（下顎第二大臼歯）と図5-13（下顎第一大臼歯）において赤塗りで示した。溝が交差する窩の最深部に小窩がみられる場合もある。

5. 咬合面からみた下顎大臼歯の溝

下顎第二大臼歯の主要な溝のパターンは、下顎第一大臼歯に比べて単純である。下顎第二大臼歯の主要な溝は、近遠心径を走行する中心溝と頬側（面）溝と舌側溝の3本からなる。「中心溝」は、近心窩から始まり、中心窩を通り抜け、遠心窩で終わる。近遠心径を走行する溝は、下顎第一大臼歯より直線的である。「頬側（面）溝」は近心頬側咬頭と遠心頬側咬頭を分け頬側面へ延びている。「舌側溝」は近心舌側咬頭と遠心舌側咬頭を分けるが舌側面へ延びていることは少ない。頬側（面）溝と舌側溝は一直線に並び、頬側から舌側まで走行するほぼ連続した溝を形成し、中心窩で中心溝と交差する（図5-11）。その結果、溝のパターンは十字架（または＋）に似た形となる（付録8頁の下顎第二大臼歯の咬合面観）。

下顎第一大臼歯の主溝は4咬頭ではなく5咬頭を分けるため、そのパターンは下顎第二大臼歯より複雑である（図5-13）。下顎第一大臼歯の中心溝は、下顎第二大臼歯と同様に、近心窩から中心窩を通り遠心窩へと走行するが、下顎第二大臼歯よりジグザグ状、または歪んだ形で近遠心を走る。舌側溝は中心溝にある中心窩から始まり、近遠心の舌側咬頭間を舌側方向へと延びているが、著明な舌側溝が舌側面にまで及ぶことはめったにない。下顎第一大臼歯の頬側溝は1本ではなく2本ある。下顎第二大臼歯の頬側溝と同様、この「近心頬側（面）溝」は近心頬側咬頭と遠心頬側咬頭を分ける。近心頬側（面）溝は、中心溝の中心窩または中心窩のすぐ近心側から始まり頬側面へと延びる。近心頬側（面）溝は、舌側溝とほぼ連続している場合もあれば合流しない場合もある。「遠心頬側（面）溝」は第一大臼歯特有の溝で、中心溝の中心窩と遠心三角窩間から始まり、遠心頬側咬頭と遠心咬頭間を抜け頬側面にまで及ぶことが多い。

下顎大臼歯の近心辺縁隆線の過半と遠心辺縁隆線の3分の1には、辺縁隆線溝が横切っている[P.R]。図5-10の下顎第一大臼歯の何歯かには近心辺縁隆線溝が認められるが、遠心辺縁隆線溝が認められるものは少ない。

下顎第一・第二大臼歯には副溝を有するものもある。これらすべての溝は、食片の逃げ道として重要である。また、副「隆線」は副溝と主溝間に位置し、食物を切り刻む刃の役割を果たす。これらの隆線や溝がなければ、食物の咬み砕きが非効率的となり不要な力をかけなければいけなくなる。BrandとIsselhardは、下顎第二大臼歯は下顎第一大臼歯より副溝の数が多いとの見解を示している[5]。

6. 咬合面からみた下顎大臼歯の隣接面コンタクトエリア

下顎第一・第二大臼歯の近遠心のコンタクトエリアは、中央よりやや頬側に位置する。したがって、接触する隣在歯がある場合、コンタクトの舌側にある鼓形空隙の方が、コンタクトの頬側にある鼓形空隙よりも大きくなる。**下顎第一大臼歯**の近心コンタクトエリアは、頬舌径中央のすぐ頬側に位置するが、遠心コンタクトは遠心咬頭のすぐ舌側に位置する。**下顎第二大臼歯**の近心コンタクトは中央1/3と頬側1/3の境界付近、遠心コンタクトは頬舌径中央のすぐ頬側に位置する（図5-11）。

実習

下顎第一大臼歯に関する実習

学生仲間数人の口腔内を見て、下顎第一大臼歯の咬頭数が4個か5個かを調べよ。また、下顎第二大臼歯が4咬頭を有するかも調べよ。さらに、下顎第一大臼歯が下顎第二大臼歯より大きいか、下顎第二大臼歯が下顎第三大臼歯より大きいかも調べよ。

実習

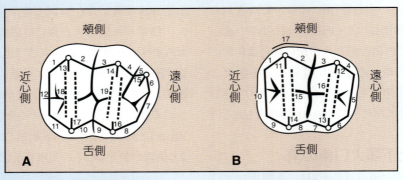

A. 隆線の名称を挙げよ。　　**B.** 隆線の名称を挙げよ。

隆線. _____　　隆線. _____

1. _____　　1. _____
2. _____　　2. _____
3. _____　　3. _____
4. _____　　4. _____
5. _____　　5. _____
6. _____　　6. _____
7. _____　　7. _____
8. _____　　8. _____
9. _____　　9. _____
10. _____　　10. _____
11. _____　　11. _____
12. _____　　12. _____
13. _____　　13. _____
14. _____　　14. _____
15. _____　　15. _____
16. _____　　16. _____
17. _____　　17. _____
18. _____
19. _____

図5-14　**A** 図5-14Aの下顎第一大臼歯の咬合面を囲む19本の隆線をすべて挙げよ　**B** 図5-14Bの下顎第二大臼歯の咬合面を囲む17本の隆線をすべて挙げよ。ちなみに第二大臼歯の17番の隆線は頬側歯頸隆線である（著明な場合もそうでない場合もある）

解答：A. 下顎第一大臼歯の隆線：1-近心頬側咬頭の近心辺縁隆線，2-近心頬側咬頭の近心三角隆線，3-遠心頬側咬頭の近心辺縁隆線，4-遠心頬側咬頭の近心三角隆線，5-遠心咬頭の近心三角隆線，6-遠心咬頭の近心辺縁隆線，7-遠心咬頭の遠心辺縁隆線，8-遠心辺縁隆線，9-遠心舌側咬頭の遠心三角隆線，10-近心舌側咬頭の遠心辺縁隆線，11-近心舌側咬頭の近心辺縁隆線，12-近心辺縁隆線，13-近心舌側咬頭の三角隆線，14-遠心舌側咬頭の三角隆線，15-横走隆線（近心側），16-横走隆線（遠心側），17-ハブスブルグ横隆線，18-横走隆線（近心側），19-横走隆線（遠心側）．

B. 下顎第二大臼歯の隆線：1-近心頬側咬頭の近心辺縁隆線，2-近心頬側咬頭の近心三角隆線，3-遠心頬側咬頭の近心辺縁隆線，4-遠心頬側咬頭の近心三角隆線，5-遠心頬側咬頭の遠心辺縁隆線，6-遠心辺縁隆線，7-遠心舌側咬頭の遠心辺縁隆線，8-遠心舌側咬頭の遠心三角隆線，9-近心舌側咬頭の遠心辺縁隆線，10-近心舌側咬頭の近心辺縁隆線，11-近心舌側咬頭の三角隆線，12-遠心舌側咬頭の三角隆線，13-近心辺縁隆線，14-近心舌側咬頭の三角隆線，15-横走隆線（近心側），16-横走隆線（遠心側），17-ハブスブルグ頬側歯頸隆線．

復習問題

以下に挙げる下顎大臼歯に関する質問に対して、正しい解答に丸印を付けよ。ただし、解答は1つとは限らない。

1. 下顎第二大臼歯の中心窩から延びる溝は、次のどれか。
    a. 中心溝
    b. 近心頬側(面)溝
    c. 遠心頬側(面)溝
    d. 舌側溝
    e. 頬側(面)溝

2. 下顎第二大臼歯の咬頭で最大かつ最も高径の大きいものは、次のどれか。
    a. 近心頬側咬頭
    b. 遠心頬側咬頭
    c. 近心舌側咬頭
    d. 遠心舌側咬頭
    e. 遠心咬頭

3. 下顎第一大臼歯または下顎第三大臼歯にない咬頭は、次のどれか。
    a. 近心頬側咬頭
    b. 遠心頬側咬頭
    c. 近心舌側咬頭
    d. 遠心舌側咬頭
    e. 遠心咬頭

4. 質問3で「ない」と答えた咬頭を有さない下顎大臼歯に存在しない溝は、次のどれか。
    a. 頬側(面)溝
    b. 舌側溝
    c. 近心頬側(面)溝
    d. 遠心頬側(面)溝

5. 下顎第一大臼歯に認められる窩は次のどれか。
    a. 近心(三角)窩
    b. 遠心(三角)窩
    c. 頬側窩
    d. 舌側窩
    e. 中心窩

6. 下顎第二大臼歯において舌側溝と同じ方向に走行し、舌側溝と連続する発育溝は次のどれか。
    a. 近心頬側(面)溝
    b. 遠心頬側(面)溝
    c. 頬側(面)溝
    d. 近心舌側溝
    e. 遠心舌側溝

7. 下顎第一大臼歯において、歯根が1本しか確認できないのはどの面観か。
    a. 近心面観
    b. 遠心面観
    c. 頬側面観
    d. 舌側面観
    e. 根尖側

8. 下顎第一大臼歯において、分岐することがある歯根は次のどれか。
    a. 頬側根
    b. 舌側根
    c. 近心根
    d. 遠心根
    e. 近心頬側根

9. 5咬頭性第一大臼歯において、横走隆線を形成しない三角隆線は次のどの咬頭の三角隆線か。
    a. 近心頬側咬頭
    b. 遠心頬側咬頭
    c. 近心舌側咬頭
    d. 遠心舌側咬頭
    e. 遠心咬頭

10. 下顎大臼歯の近心三角窩の境界にある隆線は次のどれか。
    a. 近心頬側咬頭の三角隆線
    b. 近心舌側咬頭の三角隆線
    c. 近心辺縁隆線
    d. 近心頬側咬頭の咬合縁
    e. 近心舌側咬頭の咬合縁

11. 下顎第二大臼歯の2本の横走隆線を形成する二対の三角隆線はどれか。

12. 下顎第一大臼歯の咬頭高径が最大のものから最小のものまで順に挙げよ。

解答：1-a,d,e，2-c，3-e，4-c,d，5-a,b,e，6-c，7-a，8-c，9-e，10-a,b,c，11-近心舌側咬頭の三角隆線と近心頬側咬頭の咬合縁および遠心頬側咬頭と遠心舌側咬頭，12-近心頬側咬頭，近心舌側咬頭，遠心頬側咬頭，遠心舌側咬頭，遠心咬頭

138 第1部 ｜ 各歯の解剖形態

セクション3　上顎大臼歯の順位の鑑別（第一大臼歯と第二大臼歯の鑑別）

目 的

このセクションでは、以下の項目を習得できる。

● 上顎大臼歯の順位を鑑別するために、上顎第一大臼歯と上顎第二大臼歯の特徴を述べる。

● 上顎大臼歯の頬側面、舌側面、近心面、遠心面、咬合面の特徴を述べ、各面を特定する。

● 口腔内（または模型）の永久歯列における上顎大臼歯をアメリカ式表記法で表す。できれば、これを上顎大臼歯が1本以上欠損している模型においても行う。

● 上顎大臼歯を1本手に取り、上顎大臼歯の順位（第一大臼歯か第二大臼歯）の鑑別および左右の鑑別を行う。また、その歯をアメリカ式表記法で表す。

A. 上顎大臼歯の頬側面観

読み進めるにあたり上顎第一・第二大臼歯を観察すること。観察するときは歯根を上、歯冠を下にし、ほぼ平行にある2本の頬側根を自分の方に向けて持つこと。

1. 頬側面からみた 上顎大臼歯の歯冠の大きさと形状（比較）

　頬側面からみた上顎大臼歯の共通点と相違点については図5-15を参照すること。

　同一個体では、上顎第一大臼歯の咬合面の輪郭が最大で、次に大きいのは上顎第二大臼歯である（一般的には第三大臼歯は大臼歯の中で最小である）。

　上顎第一・第二大臼歯の歯冠の近遠心径はどちらも大きいが、通常、上顎第一大臼歯の歯冠が上顎歯のなかで最も大きい。歯冠頬側面の高径は近心側より遠心側の方が低いが、この特徴は歯の左右の鑑別の際に最も役に立つ。咬合面は近心側から遠心側に向けて歯頚側に傾斜しているので、歯根歯頚部で歯冠が遠心側に傾斜しているともいわれている。

2. 頬側面からみた 上顎大臼歯の咬頭の数と大きさ（および溝）

　下顎大臼歯と同様に、**上顎第一・第二大臼歯**はどちらも大きな咬頭を4個有する（図5-16の咬合面観を参照）。上顎大臼歯の4つの咬頭高径を大きい順に並べると、「最も大きい」のが近心舌側咬頭、次に近心頬側咬頭、それから遠心頬側咬頭、「最も小さい」のが遠心舌側咬頭となる。したがっ

て、頬側面からは近遠心の頬側咬頭が2つともはっきりと見え、近心舌側咬頭も近心頬側咬頭よりも高いので見える場合もある（短い遠心舌側咬頭は遠心頬側咬頭よりやや遠心側に位置するため遠心舌側咬頭も見える場合がある）。

　2つの頬側咬頭を比較すると、通常、近心頬側咬頭は遠心頬側咬頭より幅が広いが、咬頭のなす角は鋭いとは限らない[S]。2つの頬側咬頭間には頬側（面）溝があり歯冠の中央1/3を頬側面に延びていることもあるが、頬側（面）溝が深いことは少なく、頬側面にう蝕が発生することは少ない。

3. 頬側面からみた 上顎大臼歯の隣接面コンタクト

　ほとんどの上顎（および下顎）第一・第二大臼歯の近心コンタクトは、咬合面側1/3と中央1/3の境界付近に位置する。一方、遠心コンタクトは近心コンタクトより歯頚側にあり、中央1/3に位置する。上下顎大臼歯の隣接面コンタクトの位置は表5-3に、全永久歯列（第三大臼歯を除く）の隣接面コンタクトは表5-4にまとめた。

4. 頬側面からみた上顎大臼歯の歯根

　上顎大臼歯は、近心頬側根、遠心頬側根、舌側根の3根を有する。根幹は比較的長く、根分岐点（3分岐点）は、歯根の歯頚側1/3と中央1/3の境界付近にあることが多い。3根はほぼ同等の長さだが[T]、なかでも舌側（口蓋）根が最も長く、次に長いのが近心頬側根、最も短いのが遠心頬側根である。したがって、頬側面からは3根すべてが観察できる。

　歯根の形状は変化に富んでいる。**上顎第一大臼歯**の場合は、近心頬側根がより丸みを帯びており、遠心頬側根と大き

第5章 | 大臼歯の形態　139

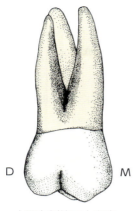
上顎右側第二大臼歯

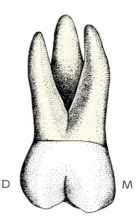
上顎右側第一大臼歯

上顎大臼歯（頰側面観）

上顎右側第一大臼歯

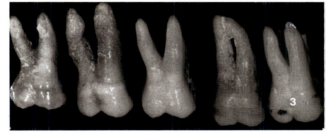

上顎左側第一大臼歯

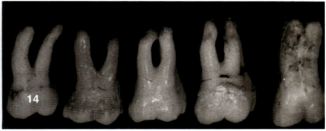

上顎右側第二大臼歯

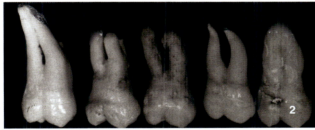

上顎左側第二大臼歯

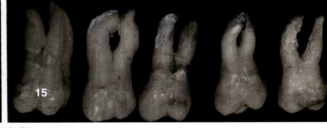

←――― 遠心側 ―――→

上顎第一大・第二大臼歯の順位の鑑別：頰側面観

上顎第一大臼歯	上顎第二大臼歯
歯根の離開度が大きく根幹が短い	歯根の離開度が小さく根幹が長い
歯根の遠心側屈曲が少ない	歯根の遠心側屈曲が大きい
近遠心の頰側咬頭がほぼ同じ大きさ	近心頰側咬頭が遠心頰側咬頭より大きい

上顎大臼歯の左右の鑑別：頰側面観

上顎第一大臼歯	上顎第二大臼歯
遠心頰側咬頭がより幅径の大きい近心頰側咬頭より短い	
両歯とも近心頰側根が遠心頰側根より長い	
両歯とも歯冠が歯根歯頸部で遠心側に傾斜しており、咬合面の遠心側が短い	

図5-15　上顎大臼歯の**頰側面観**と上顎第一・第二大臼歯の順位および左右の鑑別（略字：M＝近心側、D＝遠心側）

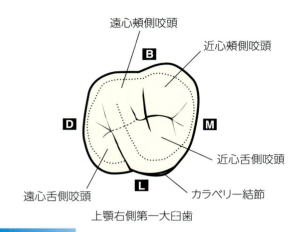

図5-16 **上顎右側第一大臼歯**の咬合面観　咬頭の名称と咬頭の大きさを示している（略字：B＝頬側、L＝舌側、M＝近心側、D＝遠心側）

く離開していることが多い（付録8j、頬側面観）。近遠心の頬側根はどちらも遠心側に屈曲しているか、ペンチの取手のような形に内側に屈曲しているかのどちらかである。近心頬側根は、根尖が歯冠の頬側面溝の延長上よりも遠心側に位置するように屈曲するが、歯頸寄り半分までは近心側に向かっている。

一方、**上顎第二大臼歯**の場合は、近遠心の頬側根はそれほど離開しておらず弯曲も少ない。頬側根は近遠心とも根尖側1/3で遠心側に屈曲していることが多い。図5-15の上顎第二大臼歯には例外が2本あるので確認すること。

表5-3　大臼歯の隣接面コンタクト（隣接面の最大豊隆部）の位置[a]（頬側面観からが最も観察しやすい）

		近心面（位置）	遠心面（位置）
上顎	第一大臼歯	咬合面側1/3と中央1/3の境界	歯冠中央
	第二大臼歯	咬合面側1/3と中央1/3の境界	歯冠中央
下顎	第一大臼歯	咬合面側1/3と中央1/3の境界	歯冠中央
	第二大臼歯	咬合面側1/3と中央1/3の境界	歯冠中央

[a] 学習ポイント
1. 大臼歯の近遠心コンタクトは歯冠中央付近にあり、小臼歯や前歯と異なり近遠心のコンタクトの位置がほぼ同じである。
2. 遠心コンタクトは近心コンタクトより少し歯頸寄りに位置する

Source:Brand RW, Isselhard DE. Anatomy of orofacial structures. 6th ed. St. Louis, MO:C.V. Mosby, 1988.

表5-4　全歯群の隣接面コンタクト（隣接面の最大豊隆部）の位置[a]（頬側面観からが最も観察しやすい）

		近心面（位置）	遠心面（位置）
上顎	中切歯	切縁側1/3（切縁付近）	切縁側1/3と中央1/3の境界
	側切歯	切縁側1/3	中央1/3（切歯のなかで最も歯頸寄り）
	犬歯	切縁側1/3と中央1/3の境界	中央1/3（前歯のなかで最も歯頸寄り）
	第一小臼歯	中央1/3または咬合側1/3と中央1/3の境界	中央1/3（の歯頸寄り）
	第二小臼歯	中央1/3（咬合側1/3と中央1/3の境界付近）	中央1/3（の歯頸寄り）
	第一大臼歯	咬合面側1/3と中央1/3の境界	歯冠中央
	第二大臼歯	咬合面側1/3と中央1/3の境界	歯冠中央

(続く)

		近心面（位置）	遠心面（位置）
	中切歯	切縁側1/3（切縁付近）	切縁側1/3（切縁付近、近心コンタクトと同じ）
	側切歯	切縁側1/3（切縁付近）	切縁側1/3（より歯頸寄り）
	犬歯	切縁側1/3（近心切縁隅角の先端）	切縁側1/3と中央1/3の境界
下顎	第一小臼歯	咬合面側1/3と中央1/3の境界	咬合面側1/3 （近心コンタクトより咬合面寄り＝**一般的法則の例外**）
	第二小臼歯	咬合面側1/3と中央1/3の境界	中央1/3（近心コンタクトより歯頸寄り）
	第一大臼歯	咬合面側1/3と中央1/3の境界	歯冠中央
	第二大臼歯	咬合面側1/3と中央1/3の境界	歯冠中央

表5-4 全歯群の隣接面コンタクト（隣接面の最大豊隆部）の位置[a]（頬側面観からが最も観察しやすい）（続き）

[a] 学習ポイント
1. 同歯内の遠心コンタクトは近心コンタクトより歯頸寄りに位置する。
   例外：**下顎中切歯**は近遠心のコンタクトが同じ高さ。**下顎第一小臼歯**は近心コンタクトが遠心コンタクトより歯頸寄り。
2. 前歯から臼歯へと後方に進むにつれ、隣接面コンタクトはより歯頸側に位置する。
   a. 前歯の近心コンタクトは切縁側1/3。**例外**：上顎側切歯の遠心コンタクトは中央1/3に位置することが多い。
   b. 臼歯の近遠心コンタクトは歯の中央付近に位置し、両側ともほぼ同じ高さにある。
3. いずれの隣接面コンタクトも歯冠中央よりも歯頸側には位置しない。

B. 上顎大臼歯の舌側面観

上顎大臼歯の舌側面観における共通点と相違点を学習する際は、図5-17を参照すること。

1. 舌側面からみた上顎大臼歯の大きさと歯冠幅の減少（比較）

上顎第一大臼歯の歯冠の近遠心面は舌側面からはほとんど見えない（歯頸側1/3以外）が、これは、遠心舌側咬頭が相対的に大きいため、舌側半分の幅径が頬側半分と同じまたはそれより大きいからである。この特徴は、歯冠幅が舌側に減少する臼歯の特徴の**例外**（3咬頭性下顎小臼歯と同様）である。一方、**上顎第二大臼歯**の遠心舌側咬頭は小さい、または存在しないので、上顎第二大臼歯の舌側半分は頬側半分よりも狭い。また、上顎大臼歯の歯冠舌側面の歯頸側1/3は中央1/3よりも狭い。これは、歯冠舌側面が舌側根と合流するために狭まるからである（図5-17の上顎大臼歯において明瞭である）。

2. 舌側面からみた上顎大臼歯の舌側咬頭の形態と数

上顎第一大臼歯は、大きい近心舌側咬頭と近心咬頭よりは小さいものの十分な大きさを持つ遠心舌側咬頭の2咬頭を有する。上顎第一大臼歯の近心舌側咬頭は、すべての上顎大臼歯のなかで幅径も高径も最大である（図5-17のほとんどの上顎第一大臼歯で確認できる）。

上記2つの舌側咬頭以外にも、上顎第一大臼歯には2/3以上の割合で「近心舌側咬頭の舌側面」に5番目の小さな咬頭「カラベリー結節」（または溝）がみられる[U]（付録8i）。カラベリー結節は、この結節について言及したオーストラリアの歯科医ゲオルグ・フォン・カラベリー（Georg von Carabeli）（1787-1842）にちなんで名付けられた。カラベリー結節の形状は変化に富んでいるが、いずれも近心舌側咬頭頂より約2mmも低いため、非機能的咬頭とされる。大きなカラベリー結節の出現する個所に溝がみられる場合もあるが、その例は図5-18で確認できる。

上顎第二大臼歯には、4咬頭性と3咬頭性の2種類がある。頬側咬頭2つと舌側咬頭2つを有する4咬頭性上顎第二大臼歯は、2/3よりやや少ない割合で出現する。2個の舌側咬頭は、近心舌側咬頭（相対的にかなり大きい）と小さい遠心舌側咬頭である。上顎第二大臼歯の1/3以上は3咬頭しか有さない[V]。3咬頭性上顎第二大臼歯の場合は、遠心舌側咬頭が存在せず大きな舌側咬頭1個と頬側咬頭2個を有する。また、上顎第二大臼歯には通常カラベリー結節は出現しない。

舌側咬頭2個を有する上顎第一・第二大臼歯には近心舌側咬頭と遠心舌側咬頭を分ける溝があり、この溝は舌側面まで延びており舌側面溝と呼ばれる。この舌側面溝は舌側根

上顎大臼歯（舌側面観）

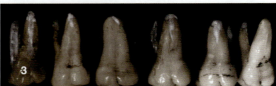
上顎左側第一大臼歯

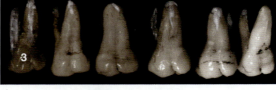
上顎右側第一大臼歯

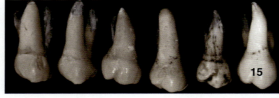
上顎左側第二大臼歯

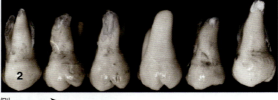
上顎右側第二大臼歯

←――遠心側――→

上顎第一大・第二大臼歯の順位の鑑別：舌側面観

上顎第一大臼歯	上顎第二大臼歯
2本の頬側根が舌側根の後ろで離開する 2舌側咬頭の幅はほぼ同じ	2本の頬側根の離開度が小さい 遠心舌側咬頭は近心舌側咬頭より小さい、または存在しない

上顎大臼歯の左右の鑑別：舌側面観

上顎第一大臼歯	上顎第二大臼歯
近心舌側にカラベリー結節を有する 近心舌側咬頭が遠心舌側咬頭より若干大きい	カラベリー結節を有さない 近心舌側咬頭が遠心舌側咬頭より大きい

歯冠の遠心半分は近心半分より低い
遠心辺縁隆線が近心辺縁隆線より歯頸寄りに位置する

図5-17　上顎大臼歯の**舌側面観**と上顎第一・第二大臼歯の順位および左右の鑑別

の縦溝と連続していることもある。**3咬頭性上顎第二大臼歯**には遠心舌側咬頭が存在しないため、舌側（面）溝はない。図5-17の上顎第二大臼歯から舌側咬頭が1つしかないものを見つけよう。

3. 舌側面からみた上顎大臼歯の歯根

舌側面からみると、上顎第一・第二大臼歯の舌側根は幅が広く最も長く[W]、弯曲もなさずに丸みを帯びた根尖に向かって狭まる。**上顎第一大臼歯**の舌側根の舌側面には縦溝があることが多い（図5-17の上顎第一大臼歯の舌側根の多くにみられる）。2本の頬側根は大きく離開しており舌側面からも舌側根の後ろに見えることが多い。特に第一大臼歯の場合はその傾向が強い。

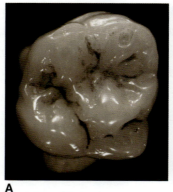
A

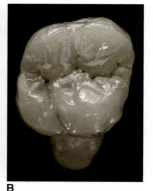
B

図5-18　**近心舌側咬頭**の形状が異なる2本の上顎右側第一大臼歯。Aの歯は非常に大きいカラベリー結節を有するが、Bの歯は同じ個所に浅い溝を有する。また、上顎第一大臼歯の歯根は大きく離開しているため、咬合面観からも「舌側」根が確認できる

第5章 | 大臼歯の形態

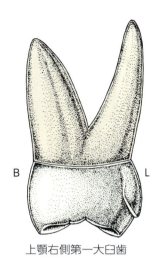

近心面観
上顎右側第一大臼歯

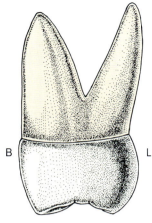

上顎右側第二大臼歯

上顎大臼歯（隣接面観）

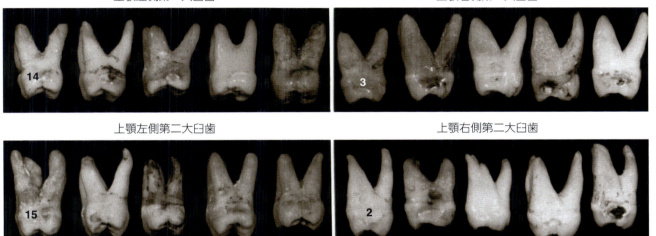

遠心面 ← 頬側　舌側 → 近心面

上顎第一大・第二大臼歯の順位の鑑別：隣接面観

上顎第一大臼歯	上顎第二大臼歯
歯根が歯冠からはみ出ているものもある 近心舌側咬頭にカラベリー結節がある	歯根が歯冠からはみ出ているものは少ない カラベリー結節がない

上顎大臼歯の左右の鑑別：隣接面観

上顎第一大臼歯	上顎第二大臼歯
近心舌側にカラベリー結節がある	遠心舌側咬頭が小さいまたは存在しない

遠心辺縁隆線が近心辺縁隆線より歯頸寄りに位置する（舌側面観で確認しやすい）
遠心頬側根が細いため、遠心面から近心頬側根が見える

図5-19　上顎大臼歯の**隣接面観**と上顎第一・第二大臼歯の順位および左右の鑑別（略字：B＝頬側、L＝舌側）

C. 上顎大臼歯の隣接面観

隣接面からみた上顎大臼歯の共通点と相違点については、図5-19を参照すること。

1. 隣接面からみた上顎大臼歯の咬頭

下顎大臼歯の歯冠と同様、隣接面からからみた**上顎第一大臼歯**の歯冠長は小さく、頬舌径は大きい。先にも述べたが、上顎第一大臼歯の咬頭高径は、近心舌側咬頭、近心頬側咬頭、遠心頬側咬頭、遠心舌側咬頭、最後に機能していないカラベリー結節の順に大きい。したがって、「遠心面」からみると、遠心頬側咬頭と最小の遠心舌側咬頭が遠心面前方にあり、それより長い近心頬側咬頭頂と最長の近心舌側咬頭頂が後方に見える。これに対し、「近心面」からは近心咬頭しか見えない。カラベリー結節を有する場合は、近遠心の両面から、近心舌側咬頭の舌側輪郭（近心舌側咬頭頂の2-3mm歯頸寄り）にあるのが確認できる（図5-19のデッサン参照）。

近遠心両面からみた**上顎第二大臼歯**の歯冠は、5番目の咬頭がない以外は上顎第一大臼歯と似ている（図5-19）。また、上顎第二大臼歯の1/3以上は遠心舌側咬頭を有さない。

2. 隣接面からみた上顎大臼歯の最大豊隆部（全臼歯と同様）

他の臼歯と同様、上顎第一・第二大臼歯の頬側面の最大豊隆部は、通常、歯頸側1/3、歯頸線近くに位置する。一方、舌側面の最大豊隆部は頬側面より咬合面側に位置し、歯冠中央1/3、またはその付近に位置する。しかし、大きなカラベリー結節を有する場合は、舌側面の最大豊隆部はさらに咬合面に近くなる（図5-20）。

3. 遠心面からみた上顎大臼歯の歯冠幅の遠心側への減少

上顎第一・第二大臼歯の歯冠は遠心側に狭まっているので、両歯とも遠心面から頬側面と舌側面の両面が見える。つまり、歯冠の遠心面の頬舌径は近心面より小さい（図5-19遠心面観のほとんどの歯で確認できる）。

4. 隣接面からみた上顎大臼歯の辺縁隆線

下顎大臼歯と同様、上顎第一・第二大臼歯の遠心辺縁隆線は陥凹しており、近心辺縁隆線より歯頸側に位置するため、

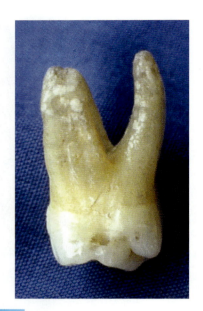

図5-20 上顎右側第一大臼歯の近心面観。**大きなカラベリー結節**と舌側面の最大豊隆部がかなり咬合面寄りに位置することと、幅の広い近心頬側根がより幅の狭い遠心頬側根を隠していることを確認すること

近心面からより遠心面からの方が咬合面（三角隆線を含む）が多く見える（図5-19の近遠心面を比較すること）。この近遠心辺縁隆線の高さの相違は、左右の鑑別に非常に役立つ。

「近心辺縁隆線溝」は2/3以上の割合で出現するが、遠心辺縁隆線溝の出現率は半分以下であり、上顎第二大臼歯より上顎第一大臼歯に多く出現する[X]。また、上顎大臼歯の摩耗の生じていない辺縁隆線には、「結節」と呼ばれるエナメル突起が1つまたは複数出現することがある。辺縁隆線溝と同様に、この結節は遠心辺縁隆線よりも近心辺縁隆線に（上顎第二大臼歯よりも上顎第一大臼歯に）多くみられる[Y]。この結節は、図5-21の上顎第一・第二大臼歯の近心辺縁隆線において最も明瞭である。

5. 隣接面からみた上顎大臼歯の歯頸線

上顎大臼歯の「近心面」の歯頸線は、わずかではあるが咬合面側に弯曲している[Z]。遠心面の歯頸線弯曲は近心面よりも少ないが、実質上、この歯頸線は頬舌方向を水平に経過するため、近遠心面の歯頸線弯曲度の相違はほとんど分からない。

6. 隣接面からみた上顎大臼歯の歯根

　上顎第一・第二大臼歯を「近心面」からみると、舌側根と近心頰側根の2根が見える。近心頰側根は、背後に隠れている遠心頰側根より頰舌径がかなり大きい（付録8頁、近心面観）。**上顎第一大臼歯**の「近心頰側根」の**頰側面**の輪郭は凸弯を呈し、歯冠の輪郭より頰側に少しはみ出ているが、根尖孔は近心頰側咬頭頂の延長上にある（図5-19）。「近心頰側根」の「舌側面」の輪郭はさらに凸弯が大きく、根尖側1/3から根尖方向まで頰側面に向けて大きく弯曲している。最長の「舌側」根は弯曲したバナナのような形状で（根の頰側面が陥凹）、歯冠を舌側に大きくはみ出している。図5-19で、その相違を比較すること。

　上顎第一・第二大臼歯の「遠心面」からは、舌側根と遠心頰側根が見える。遠心頰側根は背後の幅が広い近心頰側根より短く、根尖は鋭く、頰舌径は小さい（図5-19の遠心面のほとんどで明瞭である）。

　上顎第二大臼歯の歯根は上顎第一大臼歯の歯根より離開度がかなり小さいため、3根は大抵、歯冠の輪郭内に納まる（付録8jと図5-19参照）。バナナの形状をした舌側根は第

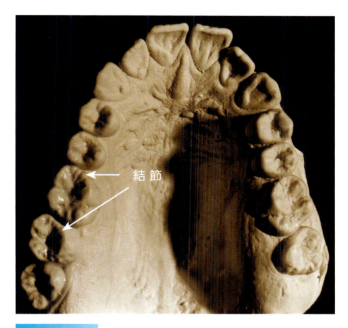

図5-21　上顎歯列の石膏模型。写真左側において、上顎第一大臼歯から上顎第三大臼歯へと歯の**大きさが減少**していく様子が分かる。左右の上顎第二大臼歯はどちらも3咬頭性（舌側咬頭1個）である。上顎第一大臼歯の近心辺縁隆線の結節も確認すること。上顎左側第三大臼歯（16番）は欠如している

表5-5　要約：歯根の縦溝（「根面溝」）の有無と深さの違い[a]

	歯種	近心面の根面溝	遠心面の根面溝
上顎歯	上顎中切歯	なし（浅い・平坦）	なし（凸面）
	上顎側切歯	あり（不特定）	なし（凸面）
	上顎犬歯	あり	あり（近心面より深い）
	上顎第一小臼歯	あり（遠心面より深い=**特有**、歯冠近心面まで延長）	あり
	上顎第二小臼歯	あり	あり（近心面より深い）
	上顎第一・第二大臼歯	**近心頰側根**：あり **遠心頰側根**：不特定 舌側根：舌側面に溝あり	不特定 なし（凸面）。 だたし、根幹の歯頸線と遠心頰側根間が陥凹を呈する[10,27]
下顎歯	下顎中切歯	あり	あり（近心面より深い）
	下顎側切歯	あり	あり（近心面より深い）
	下顎犬歯	あり	あり（近心面より深い）
	下顎第一小臼歯	あり（約50％はなし）	あり（近心面より深い）
	下顎第二小臼歯	なし（大抵の場合）	あり（近心面より深い）
	下顎第一・第二大臼歯	**近心根**：あり **遠心根**：不特定、ある時は深い	あり（近心面より深い） 不特定

[a] 学習ポイント
1. 上顎切歯では根面溝はあまりみられない。
2. 犬歯、小臼歯および下顎切歯はすべて、大多数で遠心面の根面溝の方が深い（**例外**：上顎第一小臼歯）。

一大臼歯の歯根に比べて彎曲が少ない。

　上顎第一大臼歯の「近心頬側根」の「近心面」には、頬側半分と舌側半分を分ける縦溝がある（この歯根の中には舌側根管と頬側根管の2根管が隠れている）。「遠心頬側根」の「遠心面」は凸彎を呈し縦溝を有さない（大抵、1根管である）が、遠心頬側根と歯頸線間に位置する「根幹の遠心面は少し陥凹している」とする文献もある[1,5]。このような陥凹部は清潔に保つのが難しい。全歯の根面溝の有無と深さについては表5-5にまとめた。

D. 上顎大臼歯の咬合面観

　咬合面からみた上顎大臼歯の共通点と相違点については、図5-22を参照すること。また、咬合面からみた上顎大臼歯の特徴に関する説明を読むときは、咬合面が垂直になるように持って観察すること。上顎第一大臼歯の歯根は離開しているので、歯を上記のような位置にした場合は3根（特に舌側根）のいずれかが咬合面から見えることもある（上顎「第一」大臼歯の特徴）。

1. 咬合面からみた上顎大臼歯の咬頭の数と大きさ

　本章前半でも説明したが、上顎第一大臼歯のほとんどは大きな4咬頭を有し、その多くは5つ目の咬頭（カラベリー結節）も有する。また、ほとんどの上顎第二大臼歯は大きな3咬頭と、明らかに他より小さい遠心舌側咬頭を有する（カラベリー結節は有さない）。ただし、上顎第二大臼歯のなかには遠心舌側咬頭が存在せず3咬頭しか有さないものもある。上顎第二大臼歯の遠心舌側咬頭の大きさの違いは、図5-23において明瞭である。

　上顎第一・第二大臼歯の主な咬頭の大きさを比較するときは、図5-24を参照すること。4咬頭性の上顎第一・第二大臼歯の4咬頭の「大きさ」の順は、咬頭の高さの順と同じであり、大きい方から近心舌側咬頭、近心頬側咬頭、遠心頬側咬頭、最後に最も小さい遠心舌側咬頭となる[AA]。上顎第二大臼歯の場合、2つの頬側咬頭の大きさにはかなり差異があり、近心頬側咬頭の方が大きい（図5-24）。また、遠心舌側咬頭は小さいか存在しないかのどちらかである。3咬頭性上顎第二大臼歯に認められる3咬頭（近心舌側咬頭、近心頬側咬頭、遠心頬側咬頭）により形成される三角形の形状は、上顎大臼歯の**トリゴン**として知られている（図5-24）。

2. 咬合面からみた上顎第一大臼歯の輪郭

　上顎第一大臼歯の輪郭は、他歯と比較すると正方形に近い形状に見えるが、実際は近遠心径より頬舌径の方が若干大きく（上顎大臼歯の特徴）、正方形というより「平行四辺形」に似ており、対向する1組の角は鋭角（鋭い）で（近心頬側隅角と遠心舌側隅角）、もう1組の角は鈍角である（丸みを帯びている）（付録8k）。また、上顎第一大臼歯の歯冠舌側半分の近遠心径は頬側半分より若干大きいが、これは遠心舌側咬頭が相対的に大きいためである。図5-22で上顎第一大臼歯の舌側半分が頬側半分より小さいものを探してみよう。これらは少数派である。

　上顎第二大臼歯の歯冠は、上顎第一大臼歯と比較して頬舌径が近遠心径よりさらに大きい。上顎第二大臼歯の形態は変化に富んでいるが、特に近遠心舌側咬頭の大きさに差異がある。遠心舌側咬頭がない場合（約1/3）は、3咬頭しか有さない（図5-23C）。図5-22の上顎第二大臼歯は遠心舌側咬頭を有さない。**3咬頭性**の歯冠の形状は三角形またはハート型で、舌側咬頭の頂点は丸みを帯びている。

　4咬頭性上顎第二大臼歯はより一般的だが、その形状は上顎第一大臼歯と比較すると、より「平行四辺形」の形状に近く、近心頬側隅角が鋭く尖っている。これは、近心（または近心頬側）歯頸隆線が顕著なためである（図5-24）。この特徴は、図5-22のすべての上顎第二大臼歯で非常に明らかであり、左右の鑑別に役に立つ。

　すべての大臼歯の歯冠の輪郭は、図5-25にまとめた。

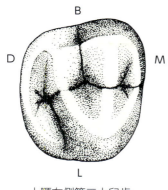

上顎右側第二大臼歯　　　　上顎右側第一大臼歯

上顎大臼歯（咬合面観）

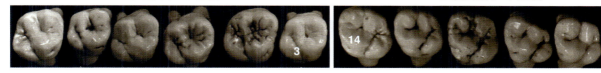

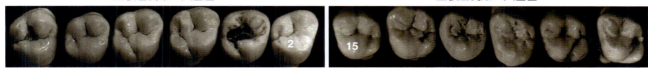

←　遠心側　→

上顎第一大・第二大臼歯の順位の鑑別：咬合面観

上顎第一大臼歯	上顎第二大臼歯
遠心舌側咬頭が近心舌側咬頭より若干小さい	遠心舌側咬頭が近心舌側咬頭よりかなり小さい、または存在しない
歯冠の舌側半分の方が広いことが多い	歯冠の舌側半分の方が狭い
歯冠の輪郭はほぼ菱形	歯冠の輪郭は捻れた平行四辺形
歯冠が大きい（同一個体内の比較）	歯冠が小さい（同一個体内の比較）
斜走隆線がより著明	斜走隆線が著明でない
近心頬側歯頸隆線が上顎第二大臼歯ほど著明でない	近心頬側歯頸隆線がより著明

上顎大臼歯の左右の鑑別：咬合面観

上顎第一大臼歯	上顎第二大臼歯
近心舌側にカラベリー結節を有する	遠心舌側咬頭が近心舌側咬頭より小さい

両歯とも歯冠の近心頬側隅角と遠心舌側隅角がより尖鋭である
両歯とも遠心舌側咬頭は近心舌側咬頭より小さい
両歯とも近心頬側歯頸隆線が見える
両歯とも歯冠の遠心半分の頬舌径が小さい
両歯とも最大の近心舌側咬頭から遠心頬側咬頭へと斜走隆線が走行する

図5-22　上顎大臼歯の**咬合面観**と上顎第一・第二大臼歯の順位および左右の鑑別（略字：B＝頬側、L＝舌側、M＝近心側、D＝遠心側））

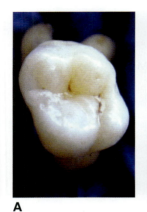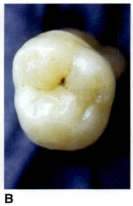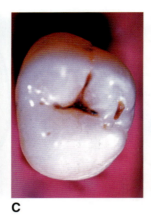

図5-23 **遠心舌側咬頭**の大きさの相違（または存在しない）を示す上顎左側大臼歯3本　A 遠心舌側咬頭の大きさは平均的　B 遠心舌側咬頭が小さい　C 舌側咬頭が1つしかない

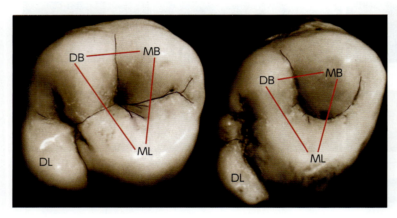

図5-24 **左** 上顎右側第一大臼歯（カラベリー結節なし）　**右** 上顎右側第二大臼歯。上顎第一大臼歯にはかなり大きな遠心舌側咬頭があるため舌側半分が広い。一方、上顎第二大臼歯は舌側面に向かって狭まり、「平行四辺形」の輪郭は、近心頬側と遠心舌側の隅角が上顎第一大臼歯より鋭い。また、各上顎大臼歯の赤い三角形で結ばれた咬頭は**トリゴン**と呼ばれる（略字：DB＝遠心頬側、MB＝近心頬側、ML＝近心舌側、DL＝遠心舌側）

実 習

以下に挙げる咬合面の輪郭の形状を有する歯は次のうちどれか。

a. 台形
b. 平行四辺形（菱形）
c. ハート型または三角形
d. 五角形

1. 上顎第一大臼歯
2. 上顎第二大臼歯（4咬頭性）
3. 上顎第二大臼歯（3咬頭性）
4. 下顎第一大臼歯
5. 下顎第二大臼歯

解答：1-b、2-b、3-c、4-d、5-a

3. 咬合面からみた上顎大臼歯の隆線

4咬頭性上顎大臼歯の大きな3つの咬頭、近心頬側咬頭、遠心頬側咬頭、近心舌側咬頭は、各咬頭から歯冠中央に走行する三角隆線を有する。近心頬側咬頭と近心舌側咬頭の三角隆線は合流して横走隆線を形成する。最大の近心舌側咬頭は、もう1本別の隆線も有する。この近心舌側咬頭の遠心側にある2本目の隆線は近心舌側咬頭の遠心副隆線であると2文献に記載されている[6,7]（他の文献ではこの隆線を2本目の三角隆線と呼ぶ）。近心舌側咬頭の2本の隆線間の溝は故チャールズ・E・スチュアート博士（Dr.Charles E.Stuart）の名にちなんでスチュアート溝と呼ばれる。

この近心舌側咬頭の遠心副隆線は固有咬合面を斜めに横切り、遠心頬側咬頭の三角隆線と合流して斜走隆線を形成する（図5-26）[6,7]。「この斜走隆線は大臼歯の上下の鑑別の鍵」となる。**上顎第二大臼歯**の斜走隆線は上顎第一大臼歯ほど著明ではない[8]。

4. 咬合面からみた上顎大臼歯の窩

4咬頭性上顎大臼歯は咬合面に4窩を有する（図5-27）。そのうちの3窩、近心（小）窩、遠心（小）窩、中心窩は下顎大臼歯と似た位置にある。小さな「近心窩」は近心辺縁隆線のすぐ遠心側にある。最も小さい「遠心窩」は遠心辺縁隆線のすぐ近心側にある。最も大きい「中心窩」は咬合面の中央付近にある。この上顎大臼歯の中心窩は、遠心側は斜走隆線の隆起と、近心側は近心横走隆線と、頬側は頬側咬合縁と境界を接する。4つ目の窩または葉巻状のくぼみは、近遠心の舌側咬頭間に延びる「遠心舌側窩」である。

3咬頭性上顎（第二）大臼歯に遠心舌側咬頭が存在しないときは、（葉巻状の）遠心舌側窩もなく、3窩のみ（大きな中心窩と非常に小さい近遠心の窩2つ）を有する。

5. 上顎大臼歯の溝

上顎大臼歯の溝について学習する際は、図5-26を参照すること。**4咬頭性上顎大臼歯**では、発育溝のパターンは斜走隆線に左右される。4咬頭性上顎大臼歯は、中心溝、頬側（面）溝、遠心斜走溝、舌側面溝と、ときどき出現する斜走隆線の横走溝の5本の主要溝を有する。下顎大臼歯の中心溝は近心窩から遠心窩まで延びているが、上顎大臼歯の「中心溝」は近心窩から近心横走隆線を横切り中心窩で終わる。「頬側（面）溝」は中心窩から頬側に延び、歯冠の頬側面へと延びることもある（図5-26）。

中心窩の遠心側には、著明な斜走隆線が走行しており、通常、斜走隆線を横切る溝はないが、存在する場合は中心溝の延長のようであり「斜走隆線の横走溝」と呼ばれる（この溝を遠心溝と近心溝の2本に分ける文献や[5]、合わせて中心溝とする文献もある[9]）。

斜走隆線の遠心側、遠心窩に始まる溝は、斜走隆線と並走し遠心窩を通り、歯冠の舌側面へと延びる。この溝は遠心斜走溝と舌側面溝の2溝からなる。**遠心斜走溝**（訳注：日本語では定着した用語ではない）は、遠心三角窩に始まり、遠心舌側咬頭と近心舌側咬頭間の葉巻状の遠心舌側窩を通る。この溝が舌側面まで延びると**舌側面溝**となる（この2本の溝を合わせて遠心舌側溝とする文献もある）[5]。「下顎」大臼歯の舌側溝は中心窩から始まり中心溝と直交していることは前述した。第5咬頭（カラベリー結節）を近心舌側咬頭と分ける溝がある場合は、第5咬頭溝（訳注：日本語の定訳はない）と呼ぶ。

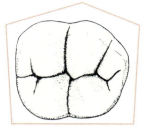

五角形
下顎第一大臼歯の咬合面観

下顎右側第一大臼歯

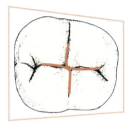

台形
下顎第二大臼歯の咬合面観
「+」の形状の溝
下顎第二大臼歯

下顎右側第二大臼歯

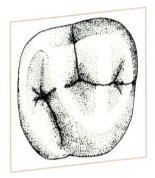

菱形（捻れた平行四辺形）
上顎大臼歯の咬合面観：近心頬側と遠心舌側の隅角が鋭い

上顎右側第二大臼歯

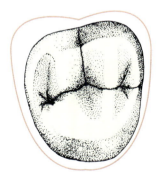

ハート型
3咬頭性上顎大臼歯の咬合面観

上顎右側第二大臼歯
（3咬頭性）

図5-25 大臼歯の咬合面の**輪郭** 下顎第一大臼歯は「五角形」が多い。下顎第二大臼歯は溝の形が「+」で輪郭は台形。上顎大臼歯（上図は第二大臼歯）の場合は近心頬側と遠心舌側の「隅角」が鋭い「菱形または平行四辺形」。3咬頭性上顎大臼歯の場合は「ハート型」（または三角形）

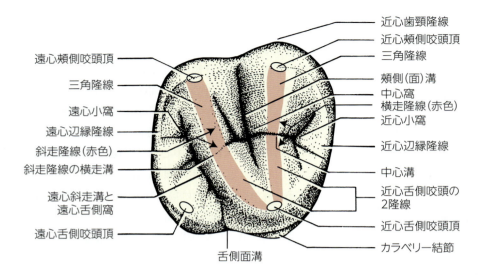

図5-26 上顎右側第一大臼歯（カラベリー結節を含む）の咬合面。主な解剖学的指標の名称。カラベリー結節以外は4咬頭性上顎第二大臼歯も同様である

上下顎小臼歯の多くや下顎大臼歯と同様に、上顎大臼歯にも近遠心の小窩から2つの隅角（頰側隅角と舌側隅角）に向けて2本の短い溝が走行する。近心小窩から出る短い溝は、近心頰側溝と近心舌側溝（または三角溝）と呼ばれ、遠心小窩から出る短い溝は、遠心頰側溝と遠心舌側溝（または三角溝）と呼ばれる。上顎第二大臼歯の溝のパターンは、上顎第一大臼歯より副溝や小窩が多い[8]。

3咬頭性上顎第二大臼歯には、遠心舌側咬頭、斜走隆線、葉巻状の遠心舌側窩がない。したがって、通常、遠心舌側窩から形成される遠心斜走溝や舌側面溝も存在しない。

上顎大臼歯のすべての溝は深くなっている可能性があり、う蝕発生部位となりうる。しかし、斜走隆線の横走溝は深くないことが多く、咬合面のう蝕は斜走隆線の近心および遠心側に発生する。その結果、咬合面には充填材が2カ所に分かれて詰められる（図5-28）。著明な横走隆線があり近遠心の小窩に発生したう蝕病変が連続しない下顎第一小臼歯の咬合面でも、同じような2つの充填が行われる。

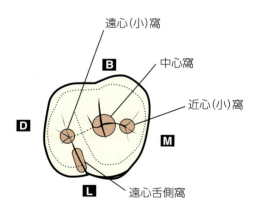

図5-27 上顎右側第一大臼歯の咬合面。**4窩の大きさ**とその位置を示した（略字：B＝頰側、L＝舌側、M＝近心側、D＝遠心側）

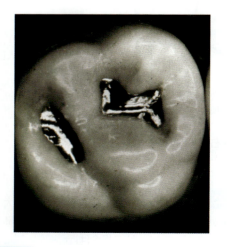

図5-28 上顎右側第一大臼歯の咬合面。溝のない著明な斜走隆線を横切らないように**2カ所**に分けて処置した**アマルガム修復**

6. 咬合面からみた上顎大臼歯の隣接面コンタクト

上顎大臼歯の近遠心のコンタクトエリアは、歯の中心よりやや頬側寄り、頬舌径の中央付近に位置する。上顎大臼歯の近心コンタクトは遠心コンタクトより頬側寄りである。上顎第一大臼歯の遠心コンタクトは頬舌径のほぼ中央に位置する。

実 習

自分自身または学生仲間の口腔内の上顎大臼歯を観察し、カラベリー結節が変異に富む様子を確認せよ。この小さなカラベリー結節は多くの人の興味の対象となる。著明なもの、尖っているもの、小さいもの、丸みを帯びているもの、欠如しているものや、カラベリー結節の代わりに近心舌側咬頭の一部に小さなくぼみがある場合もある。

実 習

図5-29の17本の隆線の名称を挙げよ。

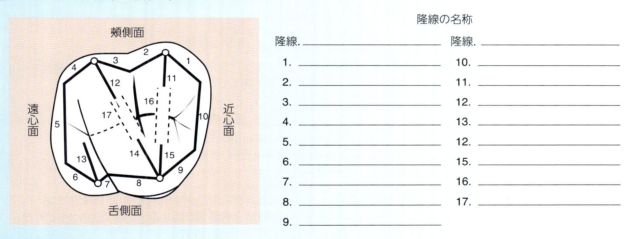

図5-29　上顎大臼歯（丸印は咬頭頂を、線は隆線を示す）の17本の隆線の名称を、図と対応する数字の横に書き出せ。
解答は以下に示した

解答：上顎大臼歯の隆線：1-近心頬側咬頭の近心稜、2-近心頬側咬頭の近心稜、3-遠心頬側咬頭の近心稜、4-遠心頬側咬頭の近心稜、5-遠心頬側咬頭の遠心稜、6-遠心舌側咬頭の遠心稜、7-遠心舌側咬頭の近心稜、8-近心舌側咬頭の遠心稜、9-近心舌側咬頭の近心稜、10-近心の辺縁稜、11-近心頬側咬頭の三角隆線、12-遠心頬側咬頭の三角隆線、13-遠心舌側咬頭の三角隆線、14-近心舌側咬頭の三角隆線（または三角隆線）、15-近心舌側咬頭（近心）三角隆線、16-横走隆線、17-斜走隆線

復習問題

上顎大臼歯

正しい解答に丸印を付けよ。ただし、解答は1つとは限らない。

1. 上顎第一大臼歯の中心窩から延びる3本の溝は次のうちどれか。
   - a. 中心溝
   - b. 遠心舌側溝
   - c. 斜走隆線の横走溝（該当する場合）
   - d. 頬側(面)溝
   - e. 舌側溝

2. 上顎第一大臼歯の咬頭のなかで、横走隆線の一部を形成する隆線と、斜走隆線の一部を形成する隆線の2本の隆線を有する咬頭は次のうちどれか。
   - a. 近心頬側咬頭
   - b. 近心舌側咬頭
   - c. 遠心頬側咬頭
   - d. 遠心舌側咬頭
   - e. カラベリー結節

3. 上顎第二大臼歯の中で最大、最長の咬頭は次のうちどれか。
   - a. 近心頬側咬頭
   - b. 近心舌側咬頭
   - c. 遠心頬側咬頭
   - d. 遠心舌側咬頭
   - e. カラベリー結節

4. 上顎第二大臼歯に認められない可能性が最も大きい咬頭は次のうちどれか。
   - a. 近心頬側咬頭
   - b. 近心舌側咬頭
   - c. 遠心頬側咬頭
   - d. 遠心舌側咬頭
   - e. カラベリー結節

5. 上の質問4で欠如している可能性が大きいとした咬頭に見られない溝は次のうちどれか。
   - a. 中心溝
   - b. 頬側(面)溝
   - c. 遠心舌側溝
   - d. 舌側面溝

6. 上顎第一大臼歯の4窩のうち最も大きいのは次のうちどれか。
   - a. 近心(小)窩
   - b. 遠心(小)窩
   - c. 中心窩
   - d. 遠心舌側窩

7. 上顎第一大臼歯において2根しか見えない面観は次のうちどれか。
   - a. 近心面観
   - b. 遠心面観
   - c. 頬側面観
   - d. 舌側面観

8. 上顎第一大臼歯の近心(小)窩から延びる溝は次のうちどれか。
   - a. 近心頬側溝
   - b. 近心舌側溝
   - c. 近心辺縁隆線溝（該当する場合）
   - d. 中心溝
   - e. 頬側(面)溝

9. 上顎大臼歯において斜走隆線を形成する隆線を有する2咬頭は次のうちどれか。
   - a. 近心頬側咬頭
   - b. 遠心頬側咬頭
   - c. 近心舌側咬頭
   - d. 遠心舌側咬頭
   - e. カラベリー結節

10. ほとんどの大臼歯で横走隆線（斜走隆線でない）を形成する三角隆線を有する2咬頭は次のうちどれか。
    - a. 近心頬側咬頭
    - b. 遠心頬側咬頭
    - c. 近心舌側咬頭
    - d. 遠心舌側咬頭
    - e. カラベリー結節

11. 上顎第一大臼歯(咬合面)の咬頭を大きい順に並べよ。

解答：1-a,c,d、2-b、3-b、4-d、5-c,d、6-c、7-a、8-a,b,c,d、9-b,c、10-a,c、11-近心舌側咬頭、近心頬側咬頭、遠心頬側咬頭、遠心舌側咬頭、カラベリー結節（該当する場合）

第5章 | 大臼歯の形態　153

セクション4　第三大臼歯の鑑別

目的

このセクションでは、以下の項目を習得できる。
- 第一・第二大臼歯と区別するための第三大臼歯の特徴を挙げる。
- 全種類の大臼歯のなかから上下顎の第三大臼歯を選別し、アメリカ式表記法で表す。
- 口腔内（または模型）の1/4顎に1本または2本しか大臼歯がない場合、どの大臼歯を有し、どの大臼歯が欠如しているかを、歯冠の形態と歯列弓内の位置において特定する（第一・第二大臼歯の抜去後や歯列矯正治療中に大臼歯の位置が変わることがあるので、位置だけで大臼歯の種類を特定するべきではない）。

A. 第三大臼歯の特徴（第一・第二大臼歯との相違）

口腔内、各1/4顎の遠心位に1本ずつ計4本の第三大臼歯がある場合がほとんどだが、1/5の割合で先天的に1本以上の第三大臼歯が欠損している（生後も発生しない）[BB]。第三大臼歯の近心面は第二大臼歯の遠心面と接触するが、第三大臼歯の遠心面はいかなる歯とも接触しない。正常咬合の場合、他の歯はすべて2歯と咬合する（**例外：下顎中切歯**）が、上顎第三大臼歯は下顎第三大臼歯とのみ咬合する。

多くの人に智歯（親知らず）として知られている第三大臼歯は、機能していない、エナメル質が軟らかい、う蝕が発生しやすい、前歯の叢生を起こすなど、歯科上の問題を引き起こす原因になるとして悪評が高い。実際に、第三大臼歯は口腔内後方にあるため清潔に保つのが難しく、咬合面のシワ状の形態や溝の形状が深いため他の歯よりう蝕が発生しやすい。そのうえ、下顎第三大臼歯は口腔内のかなり遠心に萌出するため、萌出スペースが十分でなく、周囲組織（歯肉）の健康に影響を及ぼす。そのため、さらなる問題を未然に防ぐために第三大臼歯を抜去することを提案する歯科医が多い。第三大臼歯の周囲組織の炎症（**智歯周囲炎**）により激しい痛みが生じたり感染が広がったりすると、歯肉に対する外科処置または抜歯をする必要がある（図5-30）。この感染症は、萌出する第三大臼歯に被さる**智歯歯肉弁**と呼ばれる歯肉の延長部分が刺激を受けることによって起こりやすくなる。しかし、第三大臼歯のエナメル質は軟らかいとか、第三大臼歯は機能していないとか必ず抜去しなければならないというのは本当ではない。もし、歯列弓の長さが第三大臼歯の萌出に十分であり、口腔内の衛生状態がよければ、第三大臼歯は問題なく生涯機能し続ける。また、健康な第三大臼歯は、喪失したり欠損したりした第一大臼歯または第二大臼歯の支台歯としての役割を果たすこともできる。

口腔外科医のなかには、第三大臼歯を抜去する場合はより簡単で外科的侵襲の少ない抜歯を行い、より早い順調な回復を得るために、早期に（25歳まで）抜去することを推奨する医師もいる[10]。第三大臼歯は歯根の形成が完了する前に抜去されることが多いので、抜去歯の歯根先端から中を簡

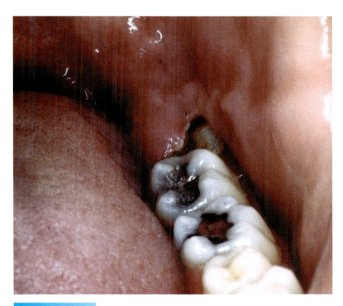

図5-30　**智歯歯肉弁**　萌出直後の下顎第三大臼歯の歯冠を覆う組織弁（特に萌出するスペースが十分にない場合に生じる）。この弁は刺激を受けやすく**智歯周囲炎**の原因となる (Courtesy of Carl Allen, D.D.S., M.S.D.)

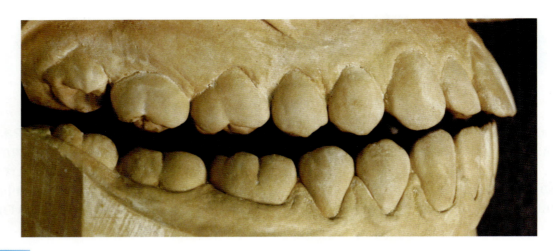

図5-31 上下顎歯の歯科石膏模型（唇頬側面観）。第一大臼歯から第三大臼歯へと**小さくなる**様子を示す（Model courtesy of Ms. Colleen Seto）

単に覗くことができ、根管内の歯髄組織を見ることができる。

第三大臼歯には第一・第二大臼歯と共通する特徴もいくつかあるが、第一・第二大臼歯とは異なる第三大臼歯特有の特徴もある。第三大臼歯に特有の特徴は以下の通りである。

1. 通常、同一個体では第三大臼歯は第一・第二大臼歯より小さい（図5-31）。5咬頭性第三大臼歯の歯冠は第二大臼歯よりやや大きく、球根状に膨隆しているが、これはよくある例外である。
2. 第三大臼歯の歯冠は球根状である（形状が丸まっている）。
3. 第三大臼歯の固有咬合面は第一・第二大臼歯と比較して小さい（第一・第二大臼歯より頬側咬頭頂と舌側咬頭頂の距離が近い）。
4. 第三大臼歯の歯冠は、数多くの副溝と隆線を有するためシワが非常に多い（（図5-32）。
5. 同一個体の第一・第二大臼歯と比較して第三大臼歯の歯根は短い（歯根歯冠比が小さい）（図5-33）。
6. 歯根は癒合している場合が多い。
7. 歯根は尖鋭で、根尖側1/3で遠心側に彎曲をなしていることが多い。

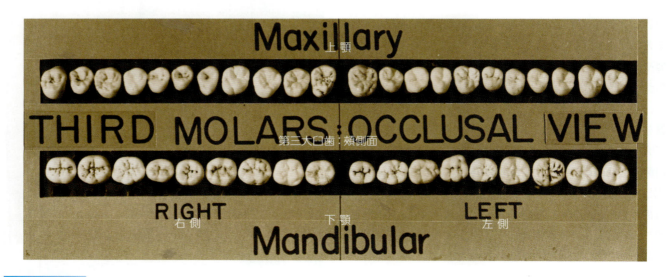

図5-32 **上下顎第三大臼歯の咬合面** 上図の上顎歯の頬側面は上向き、下顎の頬側面は下向き、近心面はすべて中心線に向いている。咬合面のシワ状の形態を観察し、上下顎第一・第二大臼歯との共通点を見つけよう。例えば、上顎第三大臼歯のほとんどは頬舌径の方が、下顎第三大臼歯は近遠心径の方が大きい

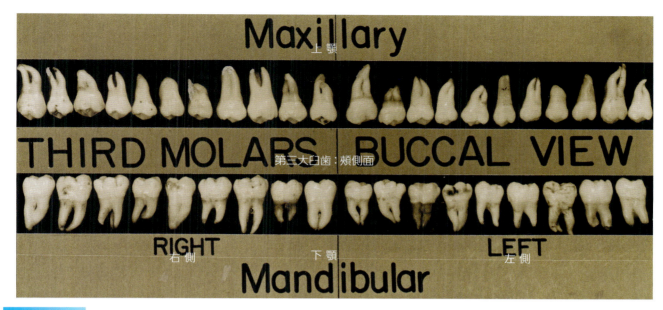

図5-33　上下顎第三大臼歯の頬側面　癒合している歯根と長い根幹に注目すること。近心面はすべて中心線に向いている。第三大臼歯の極めて変異に富んでいる様子を確認すること。上下顎歯の形態の相違を観察すること。また、上下顎とも第一・第二大臼歯との共通点を確認すること（Method of comparison and teeth furnished by Kelli Whapham, first-year Ohio State University dental hygiene student, 1978）

B. 第三大臼歯の大きさと形状

　上下顎第三大臼歯はその大きさには個体差があるが、平均して全歯のなかで最も短い。**下顎第三大臼歯**は、全「下顎歯群」のなかで最短であり[CC]、**上顎第三大臼歯**は全永久歯のなかで「最短」である。上顎第三大臼歯の歯根は平均して第一・第二大臼歯の歯根より短く[DD]、根幹が歯根を占める割合は第一・第二大臼歯より大きい[EE]。

C. 第三大臼歯と第一・第二大臼歯の歯冠の共通点および相違点

　上顎第三大臼歯は全歯のなかでも特にその形態が変化に富んでいるため、上顎第三大臼歯の形態を一般化することは困難である。歯冠に1咬頭しかないものもあれば、8咬頭を有するものもある[11]。小さな上顎第一大臼歯（カラベリー結節あり）や上顎第二大臼歯（カラベリー結節なしまたは遠心舌側咬頭なし）と似ているものもある。形態があまりにも不規則で、近心頬側咬頭、遠心頬側咬頭、舌側咬頭を特定するのさえ困難な場合もある。

　一方、多くの点で上顎第三大臼歯は上顎第一・第二大臼歯と似ている。例えば、咬頭の大きさの順は第一・第二大臼歯と同じであり、最大かつ最長の咬頭が近心舌側咬頭、次に近心頬側咬頭、その次が遠心頬側咬頭、最後に最も小さい遠心舌側咬頭（存在する場合）である。斜走隆線は発達が乏しく、存在しない場合も多い（図5-32の上顎大臼歯）。咬合面からみると、上顎第三大臼歯の歯冠の輪郭は、頬側から舌側へ、また近心側から遠心側へと狭まっており、著明な近心頬側歯頸隆線と大きな近心舌側咬頭があるため近心半分の頬舌径は相当大きい（図5-32）。また頬側面は舌側面と比べてより平坦なので区別がつきやすい。

　下顎第三大臼歯の歯冠の大きさや形状はかなり変化に富んでおり、どの歯とも類似していないように見えるが（図5-34参照）、歯冠の形状は下顎第二大臼歯（4咬頭）または下顎第一大臼歯（5咬頭）の歯冠と非常に似ているものも多い。例えば、下顎第三大臼歯の歯冠の咬合面の輪郭は長方形または楕円形であり、頬舌径より近遠心径の方が大きい[FF]。4咬頭性の場合、歯冠は近心から遠心、頬側から舌側へと（ほんの少しだが）狭まる（咬合面）。下顎第一・第二大臼歯と同様に、下顎第三大臼歯の舌側咬頭は、頬側咬頭より大きくて高いこ

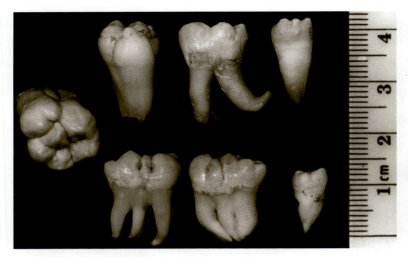

図5-34　**第三大臼歯の変異型**　変異型の下顎第三大臼歯6本と頬側面に小さな余剰歯（臼傍歯）が癒合している歯の咬合面（左側）。下段の2本も癒合歯である

とが多い。なかでも近心舌側咬頭は最大である。近心頬側咬頭は2個ないしは3個の頬側咬頭のなかで最も大きくて高いことが多い。

D. 第三大臼歯と第一・第二大臼歯の歯根の共通点および相違点

上顎第一・第二大臼歯と同様、上顎第三大臼歯は近心頬側根、遠心頬側根、舌側根の3根を有する。また下顎第一・第二大臼歯と同様、下顎第三大臼歯は近心根と遠心根の2根を有する。上下顎第三大臼歯の歯根は明らかに上下顎第一・第二大臼歯の歯根より短い[DD,GG]。上下顎第三大臼歯の歯根は遠心側へ弯曲していることが多く、歯根の癒合も多く、その結果、根幹が長く、根分岐部から根尖までは短い（図5-33）。下顎第三大臼歯のなかには余剰根を1本以上有するものもある。

実習

患者の全永久歯を抜去したとしよう。X線の結果認められた上顎左側第二大臼歯（15番）の歯根の病変を評価するために、口腔外科用トレイに置かれた32本の抜去歯から、上顎左側第二大臼歯（15番）を選別するように指示されたと想定せよ。どのようにして選別すればよいか。以下のステップを踏んでみよう。

- 全永久歯（抜去歯または歯の模型）の中から、（**歯種の特徴**に基づいて）大臼歯のみを選別する。
- 選別した大臼歯の**上下の鑑別**を行う。歯を特定する際には、1つの相違点だけに頼ってはいけない。上顎大臼歯だと思われる特徴を1つだけ挙げるのではなく、上顎大臼歯に相当する特徴をすべて挙げる。そうすることで、各歯の特徴を見極めることができ、鑑別のエキスパートになれる。
- 上顎大臼歯と鑑別した歯は歯根を上に、下顎大臼歯と鑑別した歯は歯根を下にする。
- 適切な特徴を用いて頬側面を特定する。そして口腔内と同じようにその歯を配置する。
- 次に、大臼歯における**順位別特徴**を用いて、順位（第一大臼歯か第二大臼歯）を鑑別する。
- 最後に、近心面と遠心面を鑑別する。頬側から大臼歯を見て正しい歯列弓（上顎か下顎）に配置すると、近心面は1/4顎（左側か右側）の正中側に位置する。
- 1/4顎（左側か右側）が特定できたら、アメリカ式表記法でその歯を表す。例えば、上顎左側第二大臼歯は15番である。

セクション5　興味深い大臼歯の変異型と民族間相違

本セクションでは、本章でこれまで解説してきた平均的（正常な）大臼歯とは異なるさまざまな変異型について説明する。また、本書で多くの説明の根拠としたデータは1970年代のオハイオ州中部での調査から得た。調査対象集団とは異なる民族でみられる変異型についても紹介する。

咬頭数の相違:

先にも述べたが、下顎第一大臼歯の5分の1は4咬頭しか有さない[G]。この4咬頭性下顎第一大臼歯は4咬頭性下顎第二大臼歯と比べると頬側から舌側への狭まりは少ない（咬合面）が、遠心側から近心側へは狭まる。これは、一般的な大臼歯の特徴とは異なる。

下顎第一・第二大臼歯と第三大臼歯（最も頻度が高い）の近心頬側咬頭の頬側面の中央1/3に過剰咬頭が出現することがある（図5-35）。ある研究によると、この変異型はアリゾナ州の先住民ピマ族[12,13]とインド人[14,15]によくみられるとのことである。

下顎第一大臼歯には、遠心咬頭と遠心舌側咬頭の間にある遠心辺縁隆線に**第6咬頭**と呼ばれる6つ目の咬頭を有するものもある。近遠心の舌側咬頭間に位置する場合は**第7咬頭**と呼ばれる（図5-36）[16]。6咬頭性（舌側咬頭3つ）大臼歯は中国民族によくみられる。

5咬頭性下顎「第二」大臼歯（遠心咬頭を有する5咬頭性第一大臼歯の形状と似ている）は中国民族と黒色人種には珍しくない[16]。ただし、図5-37の歯列は白人のものである。

カラベリー結節:

上顎「第二」大臼歯の5つ目の咬頭であるカラベリー結節は、まれではあるが存在する（図5-38）。カラベリー結節の出現と大きさに関して以下のような研究報告がある[17-21]。カラベリー結節は、東グリーンランド・エスキモーにはきわめて珍しい。ヨーロッパ人は大抵カラベリー結節を有する。インド人の子どもの歯489本のうち35.4%にはみられなかった[22]。第一大臼歯の場合は、カラベリー結節の位置に結節（26%）より溝（35%）が出現する方が一般的である[21]。

1971年から1983年にかけて、ウォールフェル博士が歯科衛生士の上顎第一大臼歯1,558本を調査して得たデータは表5-6に示した。

咬頭の位置:

黄色人種の下顎第一大臼歯の5つ目の遠心咬頭は、舌側に位置することが多い。この咬頭は溝によって2つに分かれていることもある[2]。

溝:

下顎大臼歯の咬合面の溝の形態には、古代も現在もかなりの変異がみられることが研究により判明している。咬合面の

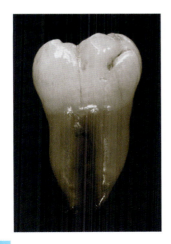

図5-35　**特異な過剰咬頭**　4咬頭性下顎右側第三大臼歯の頬側面。球根状の歯冠と近心頬側咬頭の頬側面の小さな過剰咬頭を確認すること。この過剰咬頭はカラベリー結節とは呼ばない

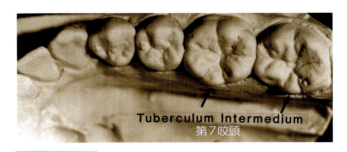

図5-36　**3つ目の舌側咬頭（第7咬頭）**を有する下顎第一・第二大臼歯。遠心辺縁隆線に過剰咬頭がみられる場合は第6咬頭と呼ばれる

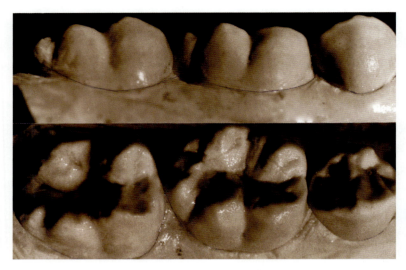

図5-37 **特異な咬頭数** 「3つ」の頬側咬頭を有する下顎「第二」大臼歯。（上段は頬側面観。下段は咬合面観）

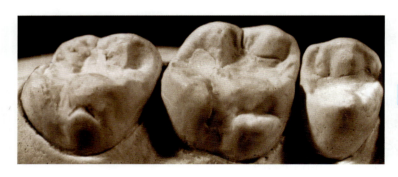

図5-38 **特異なカラベリー結節** カラベリー結節を有する上顎第一・第二大臼歯。第二大臼歯にカラベリー結節があることは珍しい（Courtesy of Dr. Jeff Warner）

溝の形状は、主に、ジグザグ状の中心溝と舌側溝が合わさりY字を形成するY字型（図5-13A）、中心溝と頬側溝と舌側溝からなる＋型（4咬頭性第一大臼歯）、咬合面の溝がX字を形成するX字型の3種類に分かれる[23]。

下顎第一大臼歯の近心頬側面溝の歯頸側終点の深い小窩は、黄色人種によくみられる。

歯冠の大きさ（比較）：

ある研究によると、オハイオ州の白色人種の10%は下顎第二大臼歯は下顎第一大臼歯より大きいが、先住民ピマ族の場合は19%が下顎第二大臼歯の方が大きいということである[24]。また、アフリカのバンツー族と北極海沿岸の先住民族の下顎大臼歯は第一大臼歯から第三大臼歯へと向かって大きくなるため、第三大臼歯が最大で第一大臼歯が最小との報告もある[25]。この大きさの順序は、西ヨーロッパ人には相当し

表5-6	上顎第一大臼歯1,558本のカラベリー結節の出現率と形態[a]	
大きなカラベリー結節	19%	
小さなカラベリー結節	27.5%	70.5%になんらかの形状のカラベリー結節がみられる
わずかなくぼみ（溝）	24%	
なし	29.5%	
左右の形態が同じ	76%	
左右の形態が異なる（模型歯835本の比較）	24%	

[a] 1971-1983年のウォールフェル博士と学生によるオハイオ州歯科衛生士の歯科石膏模型からの観察記録。

第5章 | 大臼歯の形態　159

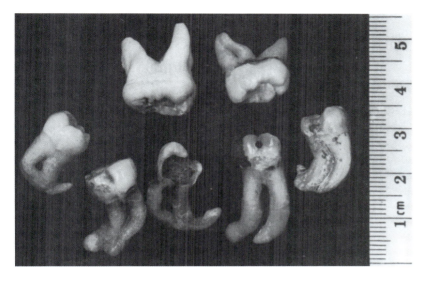

図5-39　**特異な大臼歯の形状**　頬側面に形態異常がみられる上顎第三大臼歯2本（上段）。形態異常がみられる下顎大臼歯5本（下段。左から右へ第三、第二、第一、第一第三大臼歯の順）。歯根は**屈曲**（重度の弯曲）を示す

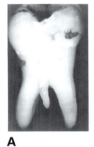
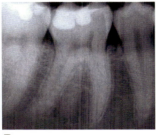
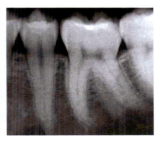

A　　B

図5-40　**特異な歯根**　A　小さな余剰根を有する下顎左側第二大臼歯。頬側面観（Courtesy of Drs. John A. Pike and Lewis J. Claman.）　B　白人男性の左右の下顎第一大臼歯のX線写真。近遠心根の間に大きな3番目の歯根が位置する（Brought to the author's attention by Joshua Clark, dental student）

ない。

　大臼歯の相対的大きさに関する研究により、オハイオ州の白色人種の標本の33%、ピマ族の36%において上顎第二大臼歯が上顎第一大臼歯より大きいことが判明した[23]。これに対して、ウォールフェル博士の研究では、若い歯科衛生士の永久歯列の石膏模型600組のうち上顎第二大臼歯が第一大臼歯より大きかったのはわずか2組であった。

歯根の変異型：

　図5-39において、標準的な歯根から、遠心側への弯曲が重度（**屈曲**とも言う）な歯根まで、幅広い変異型を観察する。

　時に下顎第一大臼歯の近心根が近心頬側根と近心舌側根に分かれて、全体で3根を形成しているものがある。こうした歯根の形状は、北極海の先住民族の下顎第一大臼歯の10%-20%に認められる[26]。

　黄色人種の下顎第一大臼歯の10%には過剰な遠心舌側根がある。なかには近心根が分岐している例もあり、その結果4根を有することになる[4]。乳歯列と永久歯列の両方において、3根性下顎大臼歯は黄色人種（中国人）には頻繁に出現するが、ヨーロッパ人にはあまりみられない[2,27,A]。図5-40Aにおいて小さな3番目の根が確認できる。この柄の形状をした余剰根の長さは、約6mmである。図5-40Bの左右のX線写真の歯は白人男性の歯だが、近遠心根の間に特異な大き

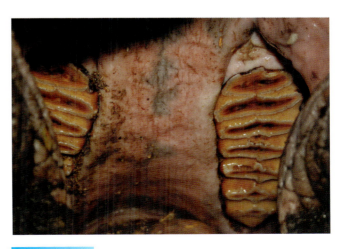

図5-41　ゾウの大臼歯の長さは30cmである

い３番目の根がある。

　歯根の形成に関する日本での研究によると、3,370本の上顎第二大臼歯のうち、50%は３根、49%は半分ずつの割合で単根と２根、1%は４根を有する。３根性第二大臼歯の75%の歯根は完全に離開している（癒合なし）。歯根の癒合の傾向は女性の方が強い。また、３根性の場合、舌側根は半分の割合で真っすぐだった[28]。

　調査した黄色人種の90%において、エナメル質の先が根分岐部に入り込んでいた[2]。

黄色人種の場合、下顎大臼歯の根幹が長い。上顎第一大臼歯にはまったく根分岐がない場合もある[2]。図5-15の上段の一番右側の上顎第一大臼歯を参照すること。

動物の大臼歯：

　ゾウの大臼歯の重さは１本約５kg、長さは30cmである（図5-41）。ゾウの大臼歯はばらばらに崩れ、一生に６回生え替わる。６回目に生え替わった歯が崩れすべてなくなると、ゾウは生後約50年で飢餓に陥り死に至る。

クリティカル・シンキング

1. 最も一般的な形状の抜去歯の**下顎第一大臼歯**の咬頭を、歯根軸を垂直にしたときの高径の大きい順に挙げよ。また、以下に挙げる面から見える咬頭頂の名称を挙げよ。頬側面観、近心面観、遠心面観、舌側面観、咬合面観。同じことを**下顎第二大臼歯**においても行うこと。抜去歯において最も高径の大きい咬頭は、口腔内で理想的な配列にある場合も最も高径が大きいと言えるだろうか。言えないとすればなぜか。その理由を挙げよ。

2. 最も一般的な形状の抜去歯の**カラベリー結節を有する上顎第一大臼歯**の咬頭を、歯根軸を垂直にしたときの高径の大きい順に挙げよ。また、以下に挙げる面から見える咬頭頂の名称を挙げよ。頬側面観、近心面観、遠心面観、舌側面観、咬合面観。同じことを**３咬頭性上顎第二大臼歯**においても行うこと。抜去歯において最も高径の大きい咬頭は、口腔内で理想的な配列にある場合も最も高径が大きいと言えるだろうか。言えないとすればなぜか。その理由を挙げよ。

REFERENCES

1. Everett FG, Jump EG, Holder TD, et al. The intermediate bifurcation ridge: a study of the morphology of the bifurcation of the lower first molar. J Dent Res 1958;37:162.
2. Tratman EK. A comparison of the teeth of people. Indo-European racial stock with Mongoloid racial stock. Dent Record 1950;70:31–53, 63–88.
3. Masters DH, Hoskins SW. Projection of cervical enamel into molar furcations. J Periodontol 1964;35:49–53.
4. Tratman EK. Three-rooted lower molars in man and their racial distribution. Br Dent J 1938;64:264–274.
5. Brand RW, Isselhard DE. Anatomy of orofacial structures. 6th ed. St. Louis, MO: C.V. Mosby, 1998:438.
6. Ash MM, Nelson SJ. Wheeler's dental anatomy, physiology and occlusion. Philadelphia, PA: Saunders, 2003.
7. Lundeen HC. Introduction to occlusal anatomy. Gainesville, FL: L&J Press, 1973.
8. Brand RW, Isselhard DE. Anatomy of the orofacial structures. Vol. 159. St. Louis, MO: C.V. Mosby, 1982:163.
9. Bath-Balogh M, Fehrenbach MJ. Illustrated dental embryology, histology, and anatomy. Philadelphia, PA: W.B. Saunders.
10. Chiles DG, Cosentino BJ. Third molar question: report of 522 cases. J Am Dent Assoc 1987;115:575–576.
11. Jordan R, Abrams L. Kraus's dental anatomy and occlusion. St. Louis, PA: Mosby Year Book, 1992.
12. Dahlberg AA. The evolutionary significance of the proto-

stylid. Am J Phys Anthropol 1950;8:NS:15.
13. Dahlberg AA. The dentition of the American Indian. In: Laughlin WS, ed. The physical anthropology of the American Indian. New York, NY: The Viking Fund, 1949.
14. Dahlberg AA. Geographic distribution and origin of dentitions. Int Dent J 1965;15:348–355.
15. Hellman M. Racial characters of human dentition. Proc Am Philos Soc 1928;67(2), 157–174.
16. Jordan R, Abrams L. Kraus's dental anatomy and occlusion. St. Louis, MO: Mosby Year Book, 1992.
17. Carbonelli VM. The tubercle of Carabelli in the Kish dentition, Mesopotamia, 3000 B.C. J Dent Res 1960;39:124.
18. Garn SM, Lewis AB, Kerewsky RS, et al. Genetic independence of Carabelli's trait from tooth size or crown morphology. Arch Oral Biol 1966;11:745–747.
19. Kraus BS. Carabelli's anomaly of the maxillary molar teeth. Observations on Mexican and Papago Indians and an interpretation of the inheritance. Am J Hum Genet 1951;3:348.
20. Kraus BS. Occurrence of the Carabelli trait in the Southwest ethnic groups. Am J Phys Anthropol 1959;17:117.
21. Meredith HV, Hixon EH. Frequency, size, and bilateralism of Carabelli's tubercle. J Dent Res 1954;33:435.
22. Joshi MR, Godiawala RN, Dutia A. Carabelli trait in Hindu children from Gujarat. J Dent Res 1972;51:706–711.
23. Jorgensen KD. The Dryopithecus pattern in recent Danes and Dutchmen. J Dent Res 1955;34:195.
24. Garn SM, Lewis AB, Kerewsky RS. Molar size sequence and

25. Garn SM, Lewis AB, Kerewsky RS. Molar size sequence and fossil taxonomy. Science 1963;142:1060.
26. Scott JH, Symons NBB. Introduction to dental anatomy. London: E & S Livingstone, Ltd, 1958.
27. Turner CG. Three-rooted mandibular first permanent molars and question of American Indian origin. Am J Phys Anthropol 1971;34:239–242.
28. Matsumoto Y. Morphological studies on the roots of the Japanese maxillary second molars. Shikwa Gukuho 1986;86:249–276.

GENERAL REFERENCES

Oregon State System of Higher Education. Dental anatomy: a self-instructional program. East Norwalk: Appleton-Century-Crofts, 1982:403–414.
Proskaves C, Witt F. Pictorial history of dentistry (Cave P, trans.). Koln: Verlag M. Dumont Schauberg, 1962.
Renner RP. An introduction to dental anatomy and esthetics. Chicago, IL: Quintessence Publishing, 1985.
Ring ME. Dentistry: an illustrated history. St. Louis, MO: C.V. Mosby, 1985.

ウォールフェル博士による研究結果

　本章において結論を述べる際には、ウォールフェル博士による研究結果を根拠にした。参考データを用いて引き出した結論には右上に記号を記したが、その参考データは以下の通りである。また表5-7と表5-8にはウォールフェル博士が調査した上下大臼歯の諸径の平均値と最小値と最大値を示した。

A. 上顎大臼歯の頬舌径は上顎小臼歯より平均2.2mm大きく、近遠心径は3.0mm大きい。また、下顎大臼歯の頬舌径は下顎小臼歯より平均2.1mm大きく、近遠心径は3.2mm大きい。

B. 下顎大臼歯839本を計測したところ、歯冠の近遠心径は頬舌径より平均1.2mm大きい。上顎大臼歯920本の場合は、頬舌径が近遠心径より平均1.2mm大きかった。

C. 上顎第一大臼歯の歯根歯冠比の平均値は1.72、上顎第二大臼歯は1.70である。下顎大臼歯の歯根歯冠比は全歯のなかで最大で、下顎第一大臼歯は1.83、下顎第二大臼歯は1.82である。

D. 下顎第一大臼歯の歯冠は歯冠長より近遠心径が3.7mm大きい。下顎第二大臼歯の歯冠は歯頸長より近遠心径が3.1mm大きい。

E. ウォールフェル博士が調査した若年の歯科衛生士の歯列600組のなかで、下顎第二大臼歯が下顎第一大臼歯より少しでも大きいのはほんのわずかしかなかった。下顎第三大臼歯が下顎第一大臼歯と同程度の大きさで、下顎第二大臼歯より大きい例はそれよりも少し多かった。

F. 上顎歯2,392本と下顎歯2,180本の計測によると、歯冠の近遠心径が最大の歯は下顎第一大臼歯で平均11.4mmである。

G. オハイオ大学歯学部の歯科衛生士過程の学生874名の石膏模型の調査（1971-1983）によると、1,327本の未修復の下顎第一大臼歯の81％は5咬頭を有し、4咬頭を有したのはわずか19％だった。また、女性の77％が左右両側に5咬頭性第一大臼歯を、16％が左右両側に4咬頭性第一大臼歯を、3％が左右どちらかの下顎第一大臼歯の4咬頭、もう片側に5咬頭を有した。

H. 下顎第一大臼歯1,367本のうち61％は近心頬側咬頭が最も広く、17％は遠心頬側咬頭が最も広かった。

I. 430本のうち、遠心頬側咬頭が近心頬側咬頭より尖っているのが55％、近心頬側咬頭の方が尖っているのは17％、それ以外はどちらも同程度の鋭さである。

J. 大臼歯720本のうち70％で遠心頬側（面）溝が近心頬側（面）溝より短い。

K. 歯科石膏模型の下顎第二大臼歯1,514本を調べたところ、近心頬側咬頭の近遠心径が遠心頬側咬頭のそれより大きいのは66％、遠心頬側咬頭の近遠心径の方が大きいのはわずか19％だった。

L. 下顎第一大臼歯281本においては近心根が遠心根より平均1mm長く、下顎第二大臼歯296本においては近心根が0.9mm長かった。下顎第一大臼歯の歯根歯冠比は、1から1.83で成人歯のなかで最もその比率が高い。

M. 下顎第一大臼歯256本の58％は近心舌側咬頭が遠心舌側咬頭より広く、33％は遠心舌側咬頭の方が広い。下顎第二大臼歯の場合は、263本のうち65％が近心舌側咬頭の方が広く、遠心舌側咬頭の方が広いのはわずか30％だった。

N. 下顎第一大臼歯の舌側咬頭の評価を行ったところ、48%が近心舌側咬頭の方が遠心舌側咬頭より尖っており、47%が遠心舌側咬頭の方が尖っていた。下顎第二大臼歯では44%において近心舌側咬頭の方が尖っており、51%において遠心舌側咬頭の方が尖っている。

O. 下顎第一大臼歯の近心歯頸線（CEJ）彎曲の最深長は0.5mm、下顎第二大臼歯の近心歯頸線（CEJ）彎曲の最深長は0.5mmである。

P. 下顎第一大臼歯209本の68%、下顎第二大臼歯233本の57%に近心辺縁隆線溝が認められた。遠心辺縁隆線に溝が認められたのは、下顎第一大臼歯215本の48%、下顎第二大臼歯233本の35%であった。

Q. 下顎第一大臼歯281本において歯冠の近遠心径は頬舌径より1.2mm大きく、下顎第二大臼歯296本においては0.9mm大きい。

R. 下顎第二大臼歯233本のうち57%に近心辺縁隆線溝が認められ、35%に遠心辺縁隆線溝が認められた。また、下顎第一大臼歯209本のうち68%に近心辺縁隆線溝が認められ、35%に遠心辺縁隆線溝が認められた。

S. 上顎第一大臼歯1,539本の64%、上顎第二大臼歯1,545本の92%において近心頬側咬頭が遠心頬側咬頭より幅が広かった。また、上顎第一大臼歯468本の72%において遠心頬側咬頭の方が鋭いが、上顎第二大臼歯447本の頬側咬頭は近遠心同程度の鋭さであった。

T. 上顎大臼歯の3本の歯根の長さはいずれも15mm以下である。

U. 表5-6のデータが示すように、上顎第一大臼歯1,558本の46.5%がなんらかの形（大なり小なり）のカラベリー結節を有し、24%がその同じ位置に溝を有し、29.5%がいかなる形のカラベリー結節も有さない。

V. ウォールフェル博士が調査した学生808名の石膏模型歯1,396本の未修復の上顎第二大臼歯のうち37%は3咬頭しか有さなかった。

W. 上顎第一大臼歯308本の舌側根の平均は13.7mmだった。

X. 上顎第一大臼歯69本の78%に近心辺縁隆線溝が認められたが、遠心辺縁隆線溝が認められたのは60本のうち50%しかなかった。上顎第二大臼歯においては、75本の67%に近心辺縁隆線溝が認められたが、遠心辺縁隆線溝が認められたのは79本の38%しかなかった。

Y. 上顎第一大臼歯64本の86%に近心辺縁隆線の結節が認められたが、遠心辺縁隆線に結節が認められたのは18%しかなかった。上顎第二大臼歯においては、79本の38%に近心辺縁隆線の結節が認められたが、遠心辺縁隆線に結節が認められたのは79本のわずか9%しかなかった。

Z. 上顎第一大臼歯の近心歯頸線（CEJ）彎曲の最深長は0.7mm、上顎第二大臼歯の近心歯頸線（CEJ）彎曲の最深長は0.6mmである。

AA. 上顎第一大臼歯1,469本の石膏模型の95%において近心舌側咬頭が最大で、72%が遠心舌側咬頭が最小であった。

BB. オハイオ州立大学の歯科衛生士過程の学生710名のうち、185名が上顎第三大臼歯を、198名が下顎第三大臼歯を先天的に欠損していた。そのうち多くが上下顎両方の第三大臼歯を欠損しており、第三大臼歯が1本以上欠如している学生の割合は20%近くになる。

CC. 下顎第三大臼歯の平均全長は18.2mmである。

DD. 上顎第三大臼歯303本の頬側根は上顎第一・第二大臼歯より2.0mm短く、舌側根は2.5mm短い。

EE. 大臼歯920本のうち、上顎第三大臼歯の根幹は上顎第一・第二大臼歯の根幹より平均2.0mm長い。

FF. 下顎第三大臼歯262本のうち、4咬頭性第三大臼歯の歯冠の近遠心径は頬舌径より1.2mm大きい。

GG. 下顎大臼歯839本ののうち、第三大臼歯の歯根は第一・第二大臼歯より平均2mm短い。また、下顎第三大臼歯の歯根歯冠比の平均は1.6、下顎第一・第二大臼歯の歯根歯冠比の平均は1.8である。

表5-7　上顎大臼歯の大きさ（単位：mm）（ウォールフェル博士と歯科衛生士過程の学生による計測値　1974-1979）

計測値	第一大臼歯308本 平均値	最小値-最大値	第二大臼歯309本 平均値	最小値-最大値	第三大臼歯303本 平均値	最小値-最大値
歯冠長 [a]	7.5	6.3–9.6	7.6	6.1–9.4	7.2	5.7–9.0
歯根長 [a]						
近心頬側根	12.9	8.5–18.8	12.9	9.0–18.2	10.8	7.1-15.5
遠心頬側根	12.2	8.9–15.5	12.1	9.0–16.3	10.1	6.9–14.5
舌側根	13.7	10.6–17.5	13.5	9.8–18.8	11.2	7.4–15.8
全長 [a]	20.1	17.0–27.4	20.0	16.0–26.2	17.5	14.0–22.5
歯冠近遠心径	10.4	8.8–13.3	9.8	8.5–11.7	9.2	7.0–11.1
歯根近遠心径（歯頸部）	7.9	6.4–10.9	7.6	6.2–8.4	7.2	5.3–9.4
歯冠頬舌径	11.5	9.8–14.1	11.4	9.9–14.3	11.1	8.9–13.2
歯根頬舌径（歯頸部）	10.7	7.4–14.0	10.7	8.9–12.7	10.4	7.5–12.5
近心面歯頸線弯曲の最深長	0.7	0.0–2.1	0.6	0.0–2.2	0.5	0.0–2.0
遠心面歯頸線弯曲の最深長	0.3	0.0–1.4	0.2	0.0–1.0	0.2	0.0–1.7

[a] 全長とは近心頬側根の先端から近心頬側咬頭頂までを指す。
歯根長とは歯頸線中央から根尖までを指す。歯冠長とは歯頸線から近心頬側咬頭頂（傾斜している）までを指す。

表5-8　下顎大臼歯の大きさ（単位：mm）（ウォールフェル博士と歯科衛生士過程の学生による計測値　1974-1979）

計測値	第一大臼歯281本 平均値	最小値-最大値	第二大臼歯296本 平均値	最小値-最大値	第三大臼歯262本 平均値	最小値-最大値
歯冠長 [a]	7.7	6.1–9.6	7.7	6.1–9.8	7.5	6.1–9.2
歯根長 [a]						
近心根	14.0	10.6–20.0	13.9	9.3–18.3	11.8	7.3–14.6
遠心根	13.0	8.1–17.7	13.0	8.5–18.3	10.8	5.2–14.0
全長 [a]	20.9	17.0–27.7	20.6	15.0–25.5	18.2	14.8–22.0
歯冠近遠心径	11.4	9.8–14.5	10.8	9.6–13.0	11.3	8.5–14.2
歯根近遠心径（歯頸部）	9.2	7.7–12.4	9.1	7.4–10.6	9.2	6.4–10.7
歯冠頬舌径	10.2	8.9–13.7	9.9	7.6–11.8	10.1	8.2–13.2
歯根頬舌径（歯頸部）	9.0	7.3–11.6	8.8	7.1–10.9	8.9	7.0–11.5
近心面歯頸線弯曲の最深長	0.5	0.0–1.6	0.5	0.0–1.4	0.4	0.0–1.4
遠心面歯頸線弯曲の最深長	0.2	0.0–1.2	0.2	0.0–1.2	0.2	0.0–1.0

[a] 全長とは近心頬側根の先端から近心頬側咬頭頂までを指す。歯根長とは歯頸線中央から根尖までを指す。
歯冠長とは歯頸線から近心頬側咬頭頂（傾斜している）までを指す。

第6章 乳歯列（混合歯列）

1. 乳歯の基本的概念
   A. 乳歯の定義
   B. 乳歯の歯式
   C. 乳歯の機能
2. 乳歯と永久歯の発生時期
   A. 歯の萌出時期
   B. 歯冠と歯根の発生
3. 乳歯の特徴
   A. 乳歯の特徴（永久歯との比較）
   B. 乳前歯の歯冠の特徴
   C. 乳前歯の歯根の特徴
   D. 乳臼歯の歯冠の特徴
   E. 乳臼歯の歯根の特徴
4. 乳歯の歯種および順位別特徴
   A. 乳切歯の特徴
   B. 乳犬歯の特徴
   C. 乳臼歯の特徴
5. 乳歯の歯髄腔

目的

本章では以下の項目を学習できる。
- 乳歯の重要な役割と乳歯の早期喪失によって生じる問題について述べる。
- 乳歯と永久歯の萌出時期について述べる。
- 乳歯と永久歯の歯冠と歯根の形成時期について述べる。
- 乳歯と永久歯の萌出順序を述べる。
- 乳歯と永久歯の相違を挙げる。
- 乳切歯、乳犬歯、乳臼歯の歯種別および順位別特徴を述べる。
- 乳歯の髄室の大きさと形状について説明する。
- 混合歯列における永久歯と乳歯をアメリカ式表記法で表す。
- 混合歯列から患者の「歯年齢」を推定する。

セクション1　乳歯の基本的概念

本章を通じて、特定の計測値データを参考にした場合、「データ^A」のように右上に、本章末尾に掲載したデータの記号を記した。

A. 乳歯の定義

乳歯は、しばしば**脱落歯**（Deciduous teeth）とも呼ばれる。「Deciduous」とは、ラテン語の「decidere」の派生語で「落ちる」という意味である。脱落歯は（落葉樹の葉が落ちるように）抜け落ち、永久歯に取って替わられる。乳歯は、いずれ抜け落ちる「子どもの歯」として重要視されない傾向にある。乳歯の脱落後に取って替わる歯列は**永久歯列**または**第二次歯列（成人歯列）**と呼ばれる。

B. 乳歯の歯式

第1章で説明したように、口腔内の左側または右側の乳歯の歯種と数は以下の歯式で表すことができる。

乳切歯 $\frac{2}{2}$　乳犬歯 $\frac{1}{1}$　乳小臼歯 $\frac{2}{2}$ ＝ $\frac{1}{4}$ 顎に5歯ずつ計20歯

乳歯列の歯式を以下の永久歯列の歯式と比較すると、興味深い結論に至る。

歯 $\frac{2}{2}$　犬歯 $\frac{1}{1}$　小臼歯 $\frac{2}{2}$　大臼歯 $\frac{3}{3}$ ＝ $\frac{1}{4}$ 顎に8歯ずつ計32歯

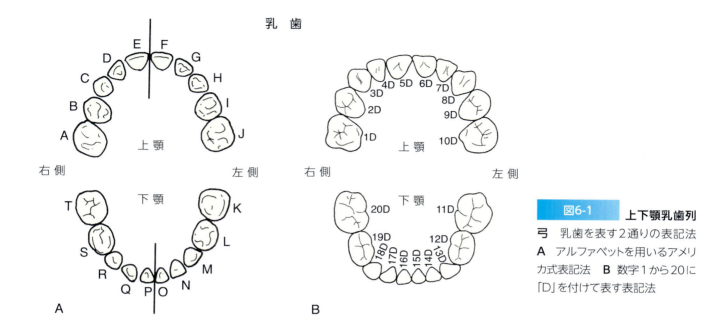

図6-1　上下顎乳歯列
弓　乳歯を表す2通りの表記法
A　アルファベットを用いるアメリカ式表記法　B　数字1から20に「D」を付けて表す表記法

　まず、乳歯には「小臼歯」がないことに注目しよう。永久歯が乳歯に取って替わるとき、「乳臼歯は小臼歯に取って替わられる」。乳歯の後に萌出する20本の第二次歯列は、**代生歯**と呼ばれる。ところが、12本の大臼歯には乳歯列にその前身となる歯はなく、乳臼歯の遠心位に萌出する。したがって、厳密には大臼歯は代生歯では「ない」。

　乳歯は全体で永久歯と似た弓形を形成する。第1章で説明した通り、20本の乳歯はアメリカ式表記法ではA（上顎右側第二乳臼歯）からT（下顎右側第二乳臼歯）を用いて表す。数字の後に脱落（deciduous）の「D」を付けて、1D（上顎右側第二乳臼歯）から20D（下顎右側第二乳臼歯）のように表す方法もある。この表記法は図6-1に示した（他の2つの表記法は表1-1を参照すること）。

C. 乳歯列の機能

　乳歯をいずれ生え替わる歯だとして、子どもの乳歯のケアをないがしろにする親がいるが、6歳の誕生日を迎える頃までは乳歯しかなく、12歳頃まで機能し続ける乳歯もあることを覚えておく必要がある。実際に、下顎乳切歯は約6年間、上顎乳犬歯は約10年間機能する[A]。ヒトが70歳まで生きるとして、人生の6%の期間は乳歯だけで食物を噛み砕いている。6%という比率は小さいが、乳歯が重要性に欠けることを意味するものではない。乳歯は、永久歯のための場所を確保し、永久歯が配列順通りに納まり正しい咬合状態も得られるようにする上で、非常に重要な役割を果たしている。以下、乳歯を健康に保つ重要性を確認するために、乳歯の機能を挙げる。

- 乳歯は、効率的な噛み砕き（咀嚼）のために必要である。
- 乳歯は、正常な顔貌と笑顔を維持するために頬と唇を支える。
- 乳歯は、明瞭な発話のために必要である。
- 乳歯は、永久歯が萌出するための場所を確保するために必要である。

　乳歯が早期に喪失したり、代生歯が萌出した後も脱落しなかったりすると、永久歯の配列に大きな問題が生じる（図6-2、図6-3）。配列の不全や変形を正すためには、広範囲にわたる矯正治療（歯列改善のための矯正器具の装着など）が必要となる。また、乳歯のう蝕発生を避けるために、正しい食事や口腔内の衛生管理が必要である。う蝕が生じると、痛みを伴う感染を起こす可能性があるし、子どもは噛みづらい食べ物を嫌がるようになるかもしれない。最後に、乳歯の歯髄の感染により膿瘍（のうよう）が生じると、膿瘍に接する発生中の永久歯に変色個所が生じる。このような変色歯をターナー歯とよぶ。

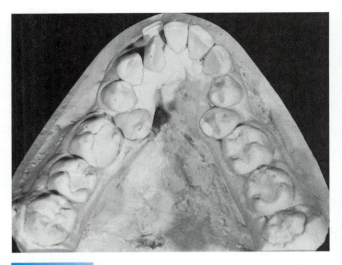

図6-2　乳歯の早期喪失による**下顎永久歯列の叢生**
左側側切歯が右側中切歯にほぼ接触していること、左側の第一小臼歯は第一大臼歯と2.5mmしか離れていないことを確認すること

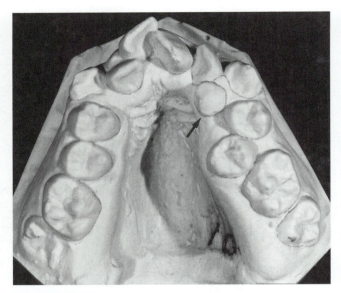

図6-3　12歳児の**極端に叢生している上顎永久歯列**
代生歯が唇側に萌出したため左側乳犬歯が脱落しなかった。第二大臼歯（3咬頭性）は両歯とも萌出過程にある

セクション2　乳歯と永久歯の発生時期

いつ歯肉を破って歯が出てくるのか心配する親や患者に歯の標準的な萌出時期について正確に知らせるために、歯学生および歯科衛生士過程の学生は乳歯と永久歯の萌出時期について習熟しておくべきである。乳歯と永久歯の標準的な萌出時期に関する研究結果は、表6-1Aに示した。また、乳歯のみの別の研究結果は表6-1Bに示した。乳歯の萌出時期の標準範囲は表に示した時期の前後4-5カ月、永久歯の萌出時期の標準範囲は表に示した時期の前後12-18カ月とされ、この範囲にある限り心配はない。早期萌出に関しては、子供が幼すぎて清掃を始められないこと以外は問題はない。

萌出予定の歯が萌出しない場合、特に萌出時期を過ぎている場合は、歯科X線撮影を用いて、歯を覆っているものは何か、またはどの歯が欠損しているかを調べるのが最良の方法である（本章の図6-7を参照）。

A. 歯の萌出時期

各歯の萌出時期を暗記する前に（大変な労力を使うことになる）、歯の発生時期を、歯の萌出前、乳歯のみが萌出している時期、**混合歯列**（乳歯と永久歯の混合）の時期、永久歯のみの時期の4つに分類するのがよい。最初にこれらの時期を把握しておけば、乳歯列と永久歯列の両方において各歯の萌出時期を理解するのに役立つ。

1. **歯の萌出前（無歯）**
   - 誕生から約6カ月まで：口腔内に歯は一本もない。
2. **乳歯のみ**
   - 約6カ月から約2歳まで：すべての乳歯がこの時期に萌出する。
   - 約2歳から約6歳まで：乳歯20本が生えそろう。口腔内に永久歯はない。
3. **混合歯列**
   - 約6歳：永久歯が萌出し始める。まず、第一大臼歯（6歳臼歯とも呼ばれる）が第二乳臼歯の遠心位に萌出する。その直後に下顎乳切歯が抜け、永久歯の下顎切歯に取って替わられる。
   - 6歳から9歳：「乳切歯」8本がすべて脱落し、永久歯の「切歯」に替わる。

表6-1A		乳歯および永久歯の形成と萌出時期				
		歯 種	硬組織の形成開始時期	歯冠の完成時期	口腔内萌出時期	歯根の完成時期
乳歯列	上顎	乳中切歯	胎生4カ月（最初に形成される乳歯）	4カ月	7½カ月	1½歳
		乳側切歯	胎生4½カ月	5カ月	9カ月	2歳
		乳犬歯	胎生5カ月	9カ月	18カ月	3¼歳
		第一乳臼歯	胎生5カ月	6カ月	14カ月	2½歳
		第二乳臼歯	胎生6カ月	11カ月	24カ月	3歳
	下顎	乳中切歯	胎生4½カ月	3½カ月	6カ月	1½歳
		乳側切歯	胎生4½カ月	4カ月	7カ月	1½歳
		乳犬歯	胎生5カ月	9カ月	16カ月	3歳
		第一乳臼歯	胎生5カ月	5½カ月	12カ月	2¼歳
		第二乳臼歯	胎生6カ月	10カ月	20カ月	3歳
永久歯列	上顎	中切歯	3-4カ月	4-5歳	7-8歳	10歳
		側切歯	10-12カ月	4-5歳	8-9歳	11歳
		犬歯	4-5カ月	6-7歳	11-12歳	13-15歳
		第一小臼歯	1½-1¾歳	5-6歳	10-11歳	12-13歳
		第二小臼歯	2-2¼歳	6-7歳	10-12歳	12-14歳
		第一大臼歯	誕生時（最初に形成される永久歯）	2½-3歳	6-7歳	9-10歳
		第二大臼歯	2½-3歳	7-8歳	12-15歳	14-16歳
		第三大臼歯	7-9歳	12-16歳	17-21歳	18-25歳
	下顎	中切歯	3-4カ月	4-5歳	6-7歳	9歳
		側切歯	3-4カ月	4-5歳	7-8歳	10歳
		犬歯	4-5カ月	6-7歳	9-10歳	12-14歳
		第一小臼歯	1¾-2歳	5-6歳	10-12歳	12-13歳
		第二小臼歯	2¼-2½歳	6-7歳	11-12歳	13-14歳
		第一大臼歯	誕生時	2½-3歳	6-7歳	9-10歳
		第二大臼歯	2½-3歳	7-8歳	11-13歳	14-15歳
		第三大臼歯	8-10歳	12-16歳	17-21歳	18-25歳

Chart based on Logan WH, Kronfield R. Development of the human jaws and surrounding structures from birth to age fifteen. JADA 20:379–424, 1933 or 35. Modified by McCall and Schour: Schour I, McCall JO. Chronology of the human dentition. In: Orban B, ed. Oral histology and embryology. St. Louis, MO:
C.V. Mosby, 1944:240

表6-1B		歯の発生と萌出時期：乳歯			
		硬組織形成時期（胎生 単位：週）	エナメル質完成時期（生後 単位：カ月）	萌出時期（単位：カ月）	歯根の完成時期（単位：歳）
上顎	乳中切歯	14	1½	10 (8-12)	1½
	乳側切歯	16	2½	11 (9-13)	2
	乳犬歯	17	9	19 (16-22)	3¼
	第一乳臼歯	15½	6	16 (13-19男児) (14-18女児)	2½
	第二乳臼歯	19	11	29 (25-33)	3
下顎	乳中切歯	14	2½	8 (6-10)	1½
	乳側切歯	16	3	13 (10-16)	1½
	乳犬歯	17	9	20 (17-23)	3¼
	第一乳臼歯	15½	5½	16 (14-18)	2¼
	第二乳臼歯	18	10	27 (23-31男子) (24-30女子)	3

From Lunt RC, Law DB. A review of the chronology of eruption of deciduous teeth. J Am Dent Assoc. 1974(10):872–879. Copyright © 1974 American Dental Association. All rights reserved. Adapted 2010 with permission

- **9歳から12歳**：「乳犬歯」4本がすべて永久歯の「犬歯」に、「乳臼歯」8本がすべて「小臼歯」に替わる。
- **12歳**：第二大臼歯（12歳臼歯）が第一大臼歯の遠心位に萌出する。

4. 永久歯列
- **12歳以降**：すべての乳歯は脱落し、第二大臼歯が萌出し、永久歯28本が生えそろう。
- **17-21歳**：第三大臼歯（存在する場合）が萌出する。

B. 歯冠と歯根の発生

　歯の標準的な萌出時期を把握すると同時に、歯の発生時期には口腔内への萌出や脱落以外にも多くのことが起こっていることを忘れてはならない。歯の萌出前に、発育葉から歯冠が形成され顎骨内で石灰化する。歯冠の石灰化が完了すると歯根の形成が始まり、歯は顎骨内から表面へと移動し（萌出過程）、最終的に口腔粘膜を破って歯冠が口腔内に出る（萌出する）。萌出後も、歯根は形成が完了するまで成長し続ける。乳歯が萌出するときは、永久歯はすでに顎骨内で形成され始めている。永久歯が発生し石灰化すると、最終的に咬合面に向かって移動し、乳歯に取って替わる。

　以上の過程全体について、さらに1段階ずつ詳述する。以下の情報はすべて表6-1Aに基づいている。

1. 乳歯における歯冠の石灰化

　全乳歯20本の歯冠は胎生4-6カ月目に石灰化が始まる（図6-4で発生の様子が分かる）。全乳歯の歯冠は生後1年以内に完成する。石灰化の開始から完成までは平均10カ月を要する[B]。

2. 乳歯における歯根の形成と発生

　乳歯（および永久歯）における歯根の形成は歯冠のエナメル質が形成されてから始まり、歯根の形成が始まると、歯は顎骨内から口腔へと咬合面の方向移動する。乳歯の歯冠が6カ月から2歳（24カ月）の間に口腔内に萌出した後も[C]、対合歯と最終的に咬合するまで萌出し続ける。また、切縁や咬合面の摩耗（咬耗）を補うためにも、対合歯の有無に関わらず萌出し続ける。

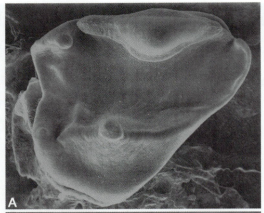

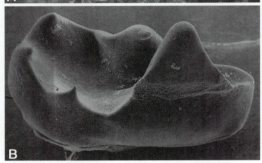

図6-4　**乳臼歯の発生**　A　胎生19週目の「上顎」右側第一乳臼歯の咬合面。エナメル冠に覆われたよく発達した大きな近心頬側咬頭に注目すること。近心頬側咬頭は、3咬頭性乳臼歯の初期の形状「トリゴン」のなかで、最初に形成される最大の咬頭である（拡大率36倍）　B　胎生20週目の「下顎」右側第一乳臼歯の頬側面。歯の近心部分を占める近心頬側咬頭が大きく隆起している様子を確認すること。次に著明な咬頭は近心舌側咬頭で石灰化初期の様子が分かる（拡大率36倍）。上記の2例は、上下顎乳臼歯において最初に形成され石灰化が起こるのは、近心頬側咬頭であることを示す

3. 乳歯の萌出順 （6カ月から2歳まで）

　ある調査によると（表6-2）、最初に萌出する乳歯は「下顎乳中切歯」で、その萌出時期は生後6カ月頃、その後は、下顎乳側切歯、上顎乳中切歯、上顎乳側切歯の順に萌出する。（表6-1Bの調査結果とは異なることに注意すること。表6-1Bの調査では、「下顎乳中切歯」が最初に萌出するが、次に萌出するのは上顎乳中切歯、次いで上顎乳側切歯、下顎乳側切歯と続く）。その次に萌出するのは上下顎の第一乳臼歯、その次が乳犬歯、最後に第二乳臼歯が萌出する。乳歯列

表6-2	表6-1Aのデータに基づいた乳歯の口腔内萌出				
	乳中切歯	乳側切歯	乳犬歯	第一乳臼歯	第二乳臼歯
上 顎	3番目（7½カ月）	4番目（9カ月）	8番目（18カ月）	6番目（14カ月）	10番目（24カ月）
下 顎	1番目（6カ月）	2番目（7カ月）	7番目（16カ月）	5番目（12カ月）	9番目（20カ月）

完成の「最後に」萌出する乳臼歯は上顎第二乳臼歯で、その時期は2歳（24カ月）頃である。

各1/4顎の乳犬歯と乳臼歯が占める弓形の近遠心径は、永久歯の犬歯と小臼歯が占める近遠心径より大きいが、これは乳臼歯が代生する小臼歯より大きいからである。この近遠心径の相違は**リーウェイスペース**と呼ばれる。また、乳歯が萌出するとき、特に上顎と下顎が大きく発達するときに、前歯の間に成長空隙が生じる場合が多い。上顎乳犬歯の近心位と下顎乳犬歯の遠心位に生じるこの隙間は**霊長空隙**と呼ばれる[2]。これらの隙間が子どもに生じると心配する親が多いが、この隙間はいたって正常であり、後に生える永久歯の切歯や犬歯は乳切歯や乳犬歯より幅が広いため、むしろ有益である。乳歯と永久歯の大きさの相違については表6-3を参照すること。

4. 乳歯の歯根の完成

乳歯の歯根は生後18カ月から3歳までに完成する[D]。乳歯列（20本）は口腔内に2歳頃から6歳頃まで存在し、その間、口腔内には「永久歯」はまったく「見えない」が、顎骨内では永久歯の形成が始まっている。

5. 永久歯の萌出と同時期に起こる 乳歯の脱落

乳歯の歯根は、完成後はあまり長く存在しない（図6-5）。乳歯の歯根は完成してわずか3年ぐらいで、根尖または根尖付近の片側で**吸収**が始まる。**吸収**が始まると歯根は徐々に消失するが、これは、乳歯の歯根の下にある代生歯が萌出するためである。継承歯が表面付近まで移動し、乳歯が徐々に動揺し、最後に（落葉樹の歯が落ちるように）「抜け落ちる」まで、歯根の吸収は続く。この歯が抜ける過程を**脱落**という。乳歯が脱落するとき、代生歯の歯冠は表面付近まで到達しており、萌出の準備が整っている（図6-6参照）。

6. 混合歯列（6歳頃から12歳頃まで）

口腔内に乳歯と永久歯の両方が見られるとき、この歯列を**混合歯列**と呼ぶ。混合歯列は、第一大臼歯（6歳臼歯）が萌出する6歳頃に始まる。次に、乳中切歯がそれより大きい代生歯に替わる。混合歯列はすべての乳歯が永久歯に生え替わる12歳頃に終わる。大抵、混合歯列は24本（乳歯・永久歯20本と6歳臼歯4本）を有する。12歳頃にすべての代生歯が乳歯に替わると、混合歯列は終了する。そして、第二大臼歯（12歳臼歯）が萌出すると、口腔内には28本の歯が存在する。32本の永久歯が完全に生えそろうのは、20歳前後に第三大臼歯が萌出するときである。

第一大臼歯（6歳臼歯）萌出直後に、第一大臼歯の萌出力と近心方向への移動傾向が相まって、乳歯が前方に押される。この傾向が続くと、小臼歯が萌出する場所が十分でなくなる。ただし、乳臼歯の歯根は離開しているため、近心方向への移動に抵抗がかかる（図6-5）。この乳臼歯の歯根の離開、乳臼歯の歯冠の近遠心径が小臼歯より大きいこと、霊長空隙があることによって、小臼歯と犬歯に十分な場所を確保することができる[3]。

7. 永久歯の歯冠の形成

第一大臼歯の歯冠は、誕生と同時に形成され始める。他の大臼歯の歯冠の形成は、第三大臼歯の歯冠が完成する16歳まで続く。平均して、成人歯列における歯冠の形成と石灰化は、口腔内萌出の「3-4年」前に完了する[E]。

表6-3　乳歯の大きさ（代生歯との比較）

		歯冠長		歯根長		全長		歯冠近遠心径		歯冠唇舌 （頬舌）径		歯頸部近遠心径		歯頸部唇舌径 （頬舌）径		全諸径の平均
		mm	%	mm	%	mm	%	mm	%	mm	%	mm	%	mm	%	%
上顎	乳中切歯	6.4	57	11.3	82	17.2	73	7.4	86	5.0	70	5.7	89	4.4	70	75.3
	乳側切歯	7.4	76	10.9	81	16.8	75	5.8	88	4.9	79	4.0	85	4.5	78	80.3
	乳犬歯	7.6	72	13.5	78	20.2	80	7.4	97	5.4	67	5.3	95	5.0	66	78.8
	第一乳臼歯	6.0	70	12.5	93	17.1	80	8.1	114*	9.5	103	5.9	123	8.9	108	98.7
	第二乳臼歯	6.4	83	10.4	74	15.9	75	9.7	147*	10.3	114	7.1	151	9.6	118	108.8
下顎	乳中切歯	6.1	69	10.5	83	16.0	77	4.5	85	4.5	79	3.5	100	4.2	78	81.6
	乳側切歯	7.3	78	10.6	78	16.5	75	4.9	86	4.8	79	3.7	94	4.5	78	81.4
	乳犬歯	8.2	74	11.7	74	18.7	72	6.1	90	5.7	74	4.2	81	5.0	67	76.0
	第一乳臼歯	7.1	81	9.7	67	15.9	71	8.7	124*	7.4	96	7.2	150	5.3	78	95.3
	第二乳臼歯	6.6	80	10.8	68	15.5	70	10.3	145*	9.2	112	7.6	152	7.1	97	103.4

表内の計測値は、プラスチック模型（株式会社松風〈日本　京都〉製造）の乳歯を永久歯の上顎歯2,392本と下顎歯2,180本と比較したものであり、乳歯の大きさは日本人の乳歯の大きさを反映する。
ほとんどの場合、プラスチック模型の計測値はG. V. Blackが21世紀初頭に（脱落歯を）計測した値より0.5-1mm大きい。
表内の比率は、乳歯の大きさの平均値が永久歯に等しい場合を100%としている。つまり、脱落歯の計測値が代生歯より大きい場合の比率は100%より大きい。
下顎第二乳臼歯の歯頸部近遠心径は152%だが、これはこの脱落歯の下顎第二小臼歯のそれより1.5倍大きいことを示す。
*乳歯の歯冠の近遠心径が代生歯より大きいことを示す。

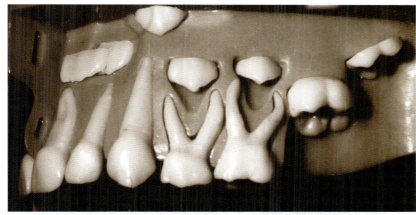
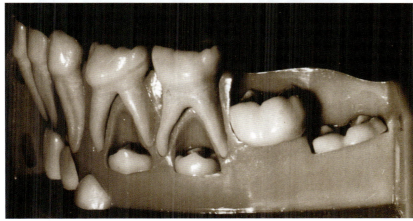

図6-5　**3歳児歯列の発生段階を示す模型**　全乳歯が口腔内に萌出しており、吸収前の完全歯根がみられる。部分形成されている永久歯の歯冠のさまざまな発生段階と位置を確認すること（Models courtesy of 3M Unitek, Monrovia, California）

8. 永久歯の萌出順序

　表6-4は永久歯の萌出順序を示している。6歳の誕生日の少し前に6歳臼歯が萌出した後、代生歯が萌出する順序は必然的に乳歯の脱落する順序と同じになる。切歯の萌出時期（6-9歳）または犬歯と小臼歯の萌出時期（9-12歳）と、その期間における萌出順序を把握していれば、すべての代生歯の萌出時期を予測できる。中切歯は側切歯より早く、下顎切歯は上顎切歯よりも早く萌出することを覚えておくこと。「最初」に萌出する切歯は「下顎中切歯」（6歳頃）、最後に萌出する切歯は上顎側切歯（9歳頃）である。「下顎側切歯と上顎中切歯は7-8歳頃に萌出する」。

　次に、「犬歯と小臼歯が9-12歳頃に萌出する」。この期間内の萌出順序を把握していれば、萌出時期が予測できる。まず下顎乳犬歯が永久歯の「下顎犬歯」に替わり（9歳頃）、次に上下顎の乳臼歯が小臼歯に替わる（10-12歳頃）。最後に萌出するのは「上顎犬歯」（12歳頃）である。唇側にずれて萌出する上顎犬歯がよくみられることからも、この順序が確認できる（図6-3参照）。表6-4を見れば分かるが、永久歯の場合、ほとんどの下顎歯は対合する上顎歯より少し早く萌出する。**例外的に**上顎第二小臼歯は下顎第二小臼歯より早く萌出する。上下顎の犬歯と小臼歯の萌出順序を把握していれば、下顎犬歯の萌出時期は9歳頃、上顎犬歯は最後に萌出する歯で12歳頃に萌出すると予測することができる。

　永久歯の歯根は歯が口腔内に萌出した後、「約3年」で完成する。

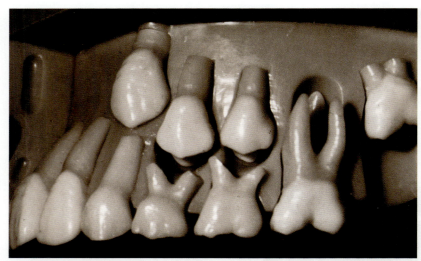

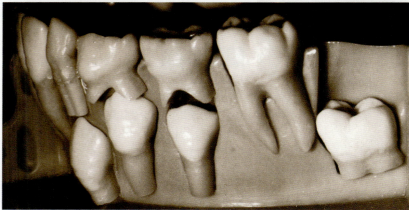

| 図6-6 | 9歳児の混合歯列における歯の発生の様子 |

中切歯、側切歯、第一大臼歯は機能可能な程度にまで萌出している。乳犬歯と乳臼歯の歯根は吸収が始まっているが歯自体はまだ機能している。上顎犬歯の位置（顎骨内）を見れば、第三大臼歯（写真にはない）を除き、永久歯のなかで最後に萌出する歯は犬歯だということが理解できるだろう（Models courtesy of 3M Unitek, Monrovia, California）

| 表6-4 | 表6-1Aのデータに基づいた永久歯の萌出順序 |

年齢範囲	中切歯 6-9歳	側切歯	犬歯 9-12歳	第一小臼歯	第二小臼歯	第一大臼歯 6歳	第二大臼歯 12歳	第三大臼歯
上顎	2番目（同）(7-8歳)	3番目（同）(8-9歳)	6番目（同）(11-12歳)	5番目（同）(10-11歳)	5番目（同）(10-12歳)	1番目（同）(6-7歳)	7番目（同）(12-15歳)	8番目（同）(17-21歳)
下顎	1番目（同）(6-7歳)	2番目（同）(7-8歳)	4番目（9-10歳）	5番目（同）(10-12歳)	6番目（同）(11-12歳)	1番目（同）(6-7歳)	7番目（同）(11-13歳)	8番目（同）(17-21歳)

（同）は萌出順序が同じことを示す。下顎歯は上顎歯より先に萌出する場合が多い。
例外：上顎第二小臼歯は下顎第二小臼歯より先に萌出（下顎第一大臼歯は永久歯のなかで最初に萌出することが多い）。

セクション3　乳歯の特徴

　乳歯の歯冠の形態を学習するのに最も相応しい標本は、十分に観察できるぐらい口を大きく開けてくれる2-6歳児の口腔内の乳歯であろう。乳歯の歯根は吸収され、咬合面は著しく咬耗している場合がほとんどなので、完全な歯冠と歯根を保つ抜去歯や脱落歯を探すのは困難である。プラスチックの模型歯は完全な歯根を有するという利点もあるので、入手可能

であれば模型歯が最も役に立つ。

A. 乳歯の特徴（永久歯との比較）

まず「全」乳歯に相当する特徴について考察し、次に永久歯との相違を検討する。

1. 乳歯の大きさは、同歯種の永久歯より小さい（乳切歯と乳犬歯は永久歯の切歯と犬歯より小さく、第一・第二乳臼歯は第一・第二大臼歯より小さい）。
2. 乳歯の歯冠と歯根には、歯頸部周辺に締め付けられているような狭窄がみられる。つまり、乳歯の歯冠（特に唇頬面と舌側面）は歯頸線の手前で膨らみ、著明な唇側歯頸隆線や舌側の基底結節[4]を形成する。その様子は永久歯よりも顕著で、付録9aの隣接面観で明瞭である。
3. 永久歯に比べて、乳歯の歯根は歯冠より相対的に長い。
4. 乳歯は石灰化度が低く、すぐに摩耗する[4,5]。乳歯は**咬耗**が激しい傾向にあるが、小児の顎の発達により上下の歯の位置が移動するため咬耗はより激しくなる。咬耗は本来は乳歯の特徴ではないが、機能上必ず生じる[4]。
5. 乳歯のエナメル質と象牙質は永久歯よりも薄いため、髄室は相対的に大きく、歯の表面に近くなる（図6-7のX線写真参照）。したがって、乳歯では薄いエナメル質と象牙質をう蝕が通過し髄室まで進むのが、永久歯の厚い層を通過するよりも速い。また、乳歯の歯髄は表面付近にあるため、充填材を詰めるとき露髄しないよう注意しなければならない。
6. 乳歯の色は永久歯より白い。
7. 乳歯の形状は永久歯より一律性が高い（歯の形態異常が少ない）[3]。

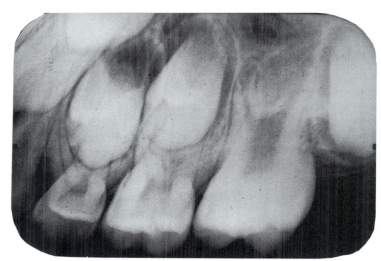

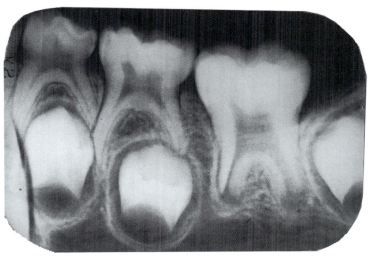

図6-7 **8歳児の歯のX線写真** 永久歯の第一大臼歯が口腔内に混在する。上のX線写真は上顎歯、下のX線写真は下顎歯である。上下顎とも、部分吸収が生じている乳臼歯の歯根の間に小臼歯の歯冠が確認できる。X線写真の一番右側に第二大臼歯（12歳臼歯）の歯冠の一部が見える。乳臼歯は、すぐ遠心位にある第一大臼歯と比較して小さく、エナメル質も薄く、髄室が相対的に大きい（Courtesy of Professor Donald Bowers, The Ohio State University）

B. 乳前歯の歯冠の特徴

乳前歯の「歯冠」の特徴について考察する。学習にあたり付録9頁を参照すること。

1. 唇側面の歯頸側1/3を近遠心方向に「著明な歯頸隆線」が走行する（付録9a、唇側面）。
2. 「著明な舌側の基底結節」の豊隆が歯冠長の約1/3を占める（付録9a、舌側面）。
3. 通常、乳切歯の歯冠の唇側面には、くぼみ、切縁結節、周波条は認められない。「乳切歯の歯面は代生歯より滑らかである」。

C. 乳前歯の歯根の特徴

1. 乳前歯の歯根は歯冠に比べて相対的に「長く」（付録9f）、近遠心的に「狭い」（付録9b）。
2. 乳前歯の歯根は根尖側1/3から1/2にかけて約10°「唇側に屈曲」している（付録9c）。

D. 乳臼歯の歯冠の特徴

乳臼歯の「歯冠」の特徴について考察する。学習にあたり付録10頁を参照すること。

1. 「頬側面の著明な近心歯頸隆線（肥厚）」は、歯頸線の根尖方向への弯曲（頬側面観において顕著）ならびに歯頸線付近の狭窄（付録10eの隣接面観において明瞭）によりさらに強調される。この近心歯頸線の弯曲は左右の鑑別に役立つ。
2. 歯冠が歯頸線から咬合面に向けて狭まるため、乳臼歯の「固有咬合面は狭い」（付録10c）（固有咬合面とは、全咬頭の近遠心咬合縁と近遠心辺縁隆線をそれぞれ結んだ面を指すことは前述した）。

3. 大臼歯の歯冠の頬側面観と同様、すべての乳臼歯の歯冠の近遠心径は歯冠長より大きい（付録10a）。
4. 臼歯の咬合面の構造は凹凸が少ない。言い換えれば、咬頭高径は小さく（尖っておらずほぼ平坦）（付録10d）、隆線は著明でなく、隆線に付随する窩や溝が大臼歯ほど深くない。
5. 歯冠に溝やくぼみがほとんどみられない。
6. 乳歯列において、第二乳臼歯は第一乳臼歯よりかなり大きい。この特徴は、第一大臼歯が第二大臼歯より大きい永久歯列と異なる（付録10頁の第一乳臼歯と第二乳臼歯を比較すること）。
7. 顕微鏡でみると乳臼歯のエナメル小柱は歯頸部で咬合面方向に傾斜する。この特徴は、エナメル小柱が歯頸方向に傾斜する永久歯と異なる。

E. 乳臼歯の歯根の特徴

1. 根分岐点は歯冠付近にあり、根幹はきわめて短い、あるいはまったくない（付録10f）。
2. 歯根は、「薄く細長く」歯冠輪郭から「大きくはみ出している」。歯根の離開度は第一乳臼歯より第二乳臼歯の方が大きい（永久歯と反対）[7]（付録10g）。乳臼歯の歯根の離開により、代生歯の発生する場所が確保される。歯根が完成し吸収が始まる前に第一乳臼歯を抜去すると、同時に発生中の小臼歯も抜去してしまうおそれがある[6]。
3. 乳臼歯の歯根の大きさと数は永久歯の歯根と似ている（吸収前）。上顎乳臼歯は、口蓋根（最長）、近心頬側根、遠心頬側根（最短）の3根を有する。また下顎乳臼歯は、近心根（最長）と遠心根の2根を有する。

セクション4　乳歯の歯種および順位別特徴

A. 乳切歯の特徴

1. 乳切歯の唇側面観

a. 唇側面からみた乳切歯の歯冠の形状

　上顎乳中切歯の歯冠は、（乳歯と永久切歯のなかで）歯冠長より「近遠心径」の方が大きい唯一の歯冠である（付録9e）。「永久歯」の上顎中切歯と同様に**上顎乳中切歯**の遠心切縁隅角は近心切縁隅角より丸みを帯びているが、切縁は比較的直線的である。

　上顎乳側切歯の歯冠は上顎乳中切歯の歯冠と形状は似ているが、近遠心径より歯冠長の方が長く、上顎乳中切歯ほど左右対称性が顕著ではない。また、上顎乳側切歯の遠心切縁隅角はさらに丸みを帯びている。図6-8と図6-9で上顎乳切歯の形状の相違を確認すること。また、上顎乳側切歯は上顎乳中切歯より小さい。

　下顎乳切歯の歯冠は、永久歯の切歯の歯冠と形状は似ているが、大きさはかなり小さい。永久歯の下顎切歯と同様、下顎乳側切歯の歯冠は、下顎乳中切歯の歯冠より少し大きく対称性に欠ける（遠心切縁隅角がより丸みを帯びている）（図6-8）。

　乳切歯の隣接面コンタクトエリアの位置は、代生歯の隣接面コンタクトエリアの位置と同じである。

b. 唇側面からみた乳切歯の表面形態

　上顎中乳切歯の唇側面は滑らかでくぼみがない。**下顎乳切歯**の唇側観も比較的滑らかである（ただし、非常に浅いくぼみが唇側面の切縁側1/3にみられることがある）。

c. 唇側面からみた乳切歯の歯根歯冠比

　歯根の吸収が始まる前の乳切歯の歯根歯冠比は「すべて」、永久歯の切歯より大きい（付録9f）。乳切歯の歯根は歯冠の約2倍の長さを有する。なかでも上顎乳側切歯の歯根歯冠比は特に大きい。抜去または脱落した乳歯には、大抵、歯根の吸収がみられ（図6-9B参照）、歯根全体が消失することも多い。

2. 乳切歯の舌側面観

　図6-10を参照すること。

a. 舌側面からみた乳切歯の基底結節

　上顎乳中切歯の基底結節は他の乳切歯に比べて大きいことが多く、著明な舌側面窩は舌側面の切縁側1/3と中央1/3までしかない。**下顎乳切歯**の舌側面の基底結節は発育が弱く、舌側面窩も浅い。

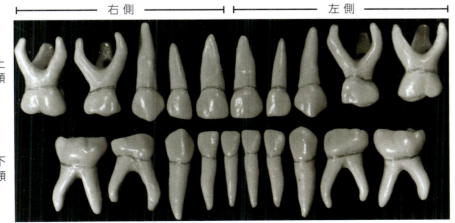

図6-8　乳歯列、唇頰側面

3. 乳切歯の隣接面観（近心面観と遠心面観）

a. 隣接面からみた乳切歯の歯冠の輪郭

隣接面からは唇舌径は小さくみえるが、唇側面の歯頸側1/3には凸弯状の著明な歯頸隆線があり、舌側面には基底結節があるため、歯頸側1/3の唇舌径は大きい。永久歯の切歯と同様、**上顎乳中切歯**の切縁は歯根軸の唇側にあるが、**下顎**乳切歯の切縁は歯根軸上にある（図6-11）。

b. 隣接面からみた乳切歯の歯頸線

永久歯の切歯と同様、乳切歯の歯頸線の切縁方向への弯曲は遠心側より近心側の方が大きい。舌側面の歯頸線は唇側面より根尖側に位置する。

c. 隣接面からみた乳切歯の歯根の形状

隣接面からみると**上顎乳切歯**の歯根は弯曲をなしており、歯頸半分で舌側に（付録9d）、根尖半分で約10°唇側に屈曲している（付録9c）[7]。**下顎乳切歯**の歯根は上顎乳切歯とは異なり、歯頸半分は真っすぐ、根尖半分で約10°唇側に屈曲している（付録9c）[5]。この乳切歯の歯根の唇側への屈曲により、舌側の根尖側に発生する代生歯の場所を確保することができる。

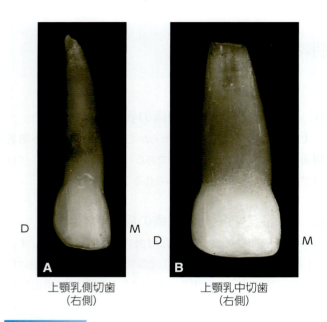

図6-9 **上顎乳切歯** A 上顎右側乳側切歯の歯冠は対称性に欠け、歯冠幅径より歯冠長の方が長い B 上顎右側中切歯の歯冠幅径は歯冠長より大きい。両歯とも歯根先端に吸収がみられる（乳中切歯の方が吸収が多い）が、それでも歯冠の約2倍の長さを有する（略字：D＝遠心側、M＝近心側）

b. 舌側面からみた乳切歯の辺縁隆線

上顎乳中切歯の辺縁隆線は著明な（シャベル型切歯に似ている）場合が多い。**下顎乳切歯**の場合はそれほど著明でない（図6-10）。

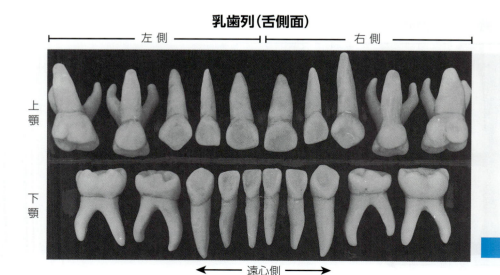

図6-10 乳歯列、舌側面

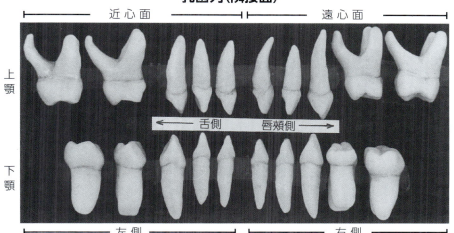

図6-11　**乳歯列の隣接面**　近心側より遠心側からの方が咬合面がよくみえる。また、前歯歯根の根尖側1/3は唇側に屈曲しており、特に上顎歯列でその傾向が強い

4. 乳切歯の切縁観

乳切歯の歯冠の唇側の輪郭は滑らかに豊隆している。切縁隆線は1mmの幅を有し、近遠心方向に弯曲をなす。また、歯冠の舌側面は基底結節に向かって狭まっている。

上顎乳中切歯を上顎乳側切歯と比較すると、歯冠の近遠心径は唇舌径よりかなり大きい。この歯冠幅径比は図6-12においてよく分かる[F]。**下顎乳切歯**の歯冠は中切歯も側切歯も近遠心径と唇舌径が同程度である。

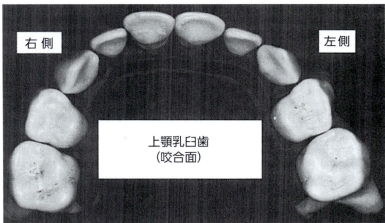

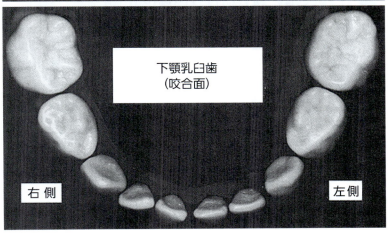

図6-12　**乳歯列の切縁面および咬合面**　第二乳臼歯が第一大臼歯（6歳臼歯）と極めて似ていることを確認すること

B. 乳犬歯の特徴

1. 乳犬歯の唇側面観

a. 唇側面からみた乳犬歯の輪郭

上顎乳犬歯の歯冠幅径は歯冠長と同程度であり、歯冠歯頸部には狭窄がみられる。また、歯冠の輪郭は近遠心側とも豊隆しているが、やや角ばった近心側に比べて遠心側は丸みを帯びている（図6-13）。**下顎乳犬歯**の歯冠は永久歯の犬歯と同様、歯冠長が近遠心径より大きく、上顎乳犬歯より近遠心径が小さい（付録9g）[G]。

唇側面からみた乳犬歯の近遠心切縁の輪郭

上顎乳犬歯の尖頭は非常に鋭い（尖っている）ことが多く、近遠心の切縁隆線のなす角も鋭角である。上顎乳犬歯の近遠の心切縁隆線は**特有**で、遠心切縁隆線より「近心切縁隆線の方が長い」（上顎第一小臼歯だけ同じ特徴を有するが、乳歯と永久歯の他の犬歯や小臼歯はすべて遠心切縁隆線の方が長い）（付録9頁の上顎犬歯hと図6-13B参照）。近心切縁隆線は、短い遠心切縁隆線より傾斜が緩い[8]。**下顎乳犬歯**の尖頭は矢印のように先が尖っている（図6-13A）。永久歯の下顎犬歯と同様、近心切縁隆線は遠心切縁隆線より短い（付録9頁の下顎犬歯h）。

唇側面からみた乳犬歯のコンタクトエリア

乳歯には小臼歯がないため、乳犬歯の遠心コンタクトエリアは第一乳臼歯の近心面と接触する。**上顎乳犬歯**の近遠心コンタクトエリアは歯頸切縁径中央付近に位置するが、「近心コンタクト」は遠心コンタクトより「歯頸寄り」である。このコンタクトの位置は、上顎乳犬歯と下顎第一小臼歯に**特有**である（付録9i）。

b. 唇側面からみた乳犬歯の歯頸線

上顎乳犬歯の唇側面の歯頸線は、ほぼ直線的である。

c. 唇側面からみた乳犬歯の歯根

吸収が始まる前の**上顎乳犬歯**の歯根は、すべての乳歯のなかで最も長く、丸みを帯びた根尖に向かって狭まる。**下顎乳犬歯**の歯根は上顎乳犬歯よりも短く、歯根幅の減少が大きく、根尖は尖鋭である[H]。

2. 乳犬歯の舌側面観

上顎乳犬歯の基底結節は肥厚しており、近遠心の辺縁隆線は非常に発達しているが永久歯の犬歯ほど著明ではない（図6-10）。**上顎乳犬歯**の舌側面には中央に舌側面隆線が走行し、近心窩と遠心窩を分ける。上顎乳犬歯の遠心窩は細くて深く、より広く浅い近心窩と異なる[7,8]。一方、**下顎乳犬歯**の舌側面隆線はほとんど見分けがつかず、辺縁隆線も微弱で、くぼみまたは窩は1つである（図6-10）[6]。

3. 乳犬歯の隣接面観（近心面観と遠心面観）

a. 隣接面からみた乳犬歯の輪郭

上下顎乳犬歯の唇側歯頸隆線は「どちらも」著明で、舌側の基底結節にその豊隆が似ている。そのため、乳犬歯の歯頸側1/3は乳切歯よりもかなり肥厚している。上顎乳犬歯の歯冠の舌側面のS字型の輪郭は永久歯の歯冠より陥凹が大きい。「上顎」乳犬歯の尖頭は歯根軸よりかなり唇側に位置する（図6-11）が、「下顎」乳犬歯の尖頭は歯根軸よりやや

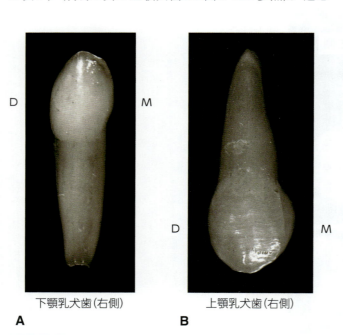

図6-13　乳犬歯の唇側面観　A　下顎右側乳犬歯。根尖は吸収が始まっている　B　上顎右側乳犬歯。以下に挙げる上顎乳犬歯**特有**の特徴を確認すること：近心切縁隆線の方が長い。近心コンタクトエリアはより歯頸側に位置する。遠心側の外形は丸みを帯びており、近心側の外形はより尖っている（略字：D＝遠心側、M＝近心側）

舌側寄りに位置することが多い。

b. 隣接面からみた乳犬歯の歯頸線

上下顎乳犬歯の歯頸線は、他の前歯と同様、「どちらも」遠心側より近心側の切縁隆線方向への弯曲が大きい。また、乳切歯の歯頸線と同様、唇側面に比べて舌側面の歯頸線の方がより根尖側に位置する。

c. 隣接面からみた乳犬歯の歯根

上下顎乳犬歯の歯根は「どちらも」歯頸側1/3と中央1/3が分厚く、根尖側1/3で狭まり唇側方向に屈曲している（付録9c、図6-11）。

4. 乳犬歯の切縁観

a. 切縁からみた乳犬歯の歯冠の輪郭

上顎乳犬歯の歯冠の輪郭は、明らかに近遠心径中央に位置する基底結節に向かって狭まる。また、歯冠の遠心半分は近心半分より唇舌径が小さい（永久歯の上顎犬歯と同じ）。切縁隆線からみると**下顎乳犬歯**の歯冠は「菱形」をしており、尖頭がやや近心側に位置することと遠心半分が少し分厚いこと以外は、ほぼ左右対称である（図6-12）。基底結節は中央または中央やや遠心側に位置する。

b. 切縁隆線からみた乳犬歯の歯冠諸径比と大きさ

上顎乳犬歯の歯冠は上顎乳切歯の歯冠より唇舌径が大きいが、明らかに唇舌径より近遠心径の方が大きい[I]。近遠心の切縁隆線は1.5mmの厚さを有するが、両側で舌側方向に弯曲をなす。**下顎乳犬歯**の歯冠は、唇舌径より近遠心径の方が若干大きい[I]。永久歯の犬歯と比較すると、乳犬歯の大きさは極めて小さい。

C. 乳臼歯の特徴

先にも述べたが、乳臼歯の歯根は薄くて大きく離開している。これは、歯根の下で形成が進められている小臼歯の場所を確保するためである（図6-14）。「第一乳臼歯」は発生中の「第一小臼歯」の歯冠の上、乳犬歯の遠心、第二乳臼歯の近心に位置する。「第二乳臼歯」は、発生中の「第二小臼歯」

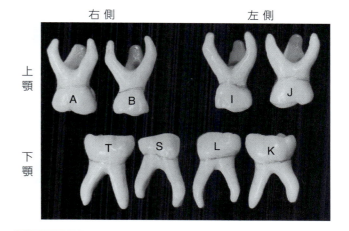

図6-14 全乳臼歯8本の頬側面観　各歯にはアメリカ式表記法による記号が記されている

の歯冠の上、第一乳臼歯の遠心、6歳以降は第一大臼歯（6歳臼歯）の近心に位置する。これらの乳臼歯は、代生歯である第一小臼歯と第二小臼歯のための場所を確保しているとも言える。上下顎第二乳臼歯の歯冠は、代生歯の第二「小臼歯」より「かなり」広い[J,K]。

上顎乳臼歯を下顎乳臼歯と区別するとき、歯根の数をはじめとする**上下別の特徴**を考慮しなければいけない。上顎乳臼歯は、通常3根（大臼歯と同様、近心頬側根、遠心頬側根、口蓋根）を有する。一方、下顎乳臼歯は2根（大臼歯と同様、近心根と遠心根）を有する。また、大臼歯と同様、上顎乳臼歯は近遠心径より頬舌径が大きい傾向にあり、下顎乳臼歯は頬舌径より近遠心径が大きい傾向にある。付録10頁の乳臼歯の咬合面の輪郭を比較すること。

乳臼歯の順位の鑑別ができるよう、乳臼歯を順位別にさらに詳しく説明する。第二乳臼歯は第5章で説明した第一大臼歯と類似性が高いので、第二乳臼歯から説明を始める。

1. 第二乳臼歯の特徴

上下顎「第二乳臼歯」はどちらもその遠心位に萌出する「第一大臼歯」と似ており、咬頭の隆線や窩も第一大臼歯のそれに相当する。「上顎第二乳臼歯」はカラベリー結節を有することさえある（図6-15B、C）。

第二乳臼歯と第一大臼歯は混合歯列において隣在するため、第二乳臼歯とその遠心位に萌出する第一大臼歯（6歳臼歯）を区別することは重要である。これら2歯を区別するため

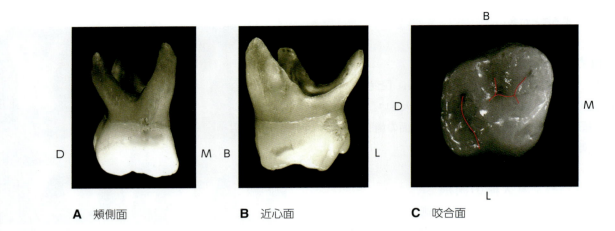

図6-15 　**上顎右側第二乳臼歯** 　A　頰側面　B　近心面。歯根の離開を確認すること。この離開した歯根の間に上顎第二小臼歯の歯冠が発生する。歯根の吸収が始まっている（特に口蓋根） 　C　咬合面。咬合面からみると上顎第二乳臼歯は第一大臼歯（6歳臼歯）を縮小した形に似ている（カラベリー結節も有する）（略字：B＝頰側、L＝舌側、M＝近心側、D＝遠心側）

には、まず正中からの位置が重要な鍵となる。欠損歯がない場合、第二乳臼歯は正中から5番目、第一大臼歯は正中から6番目に位置する。また、第二乳臼歯は、その遠心位の第一大臼歯（6歳臼歯）より全体的に小さい[L,M]。上顎第二乳臼歯と第一大臼歯の大きさと位置の相違は、図6-16と図6-17において明瞭である。

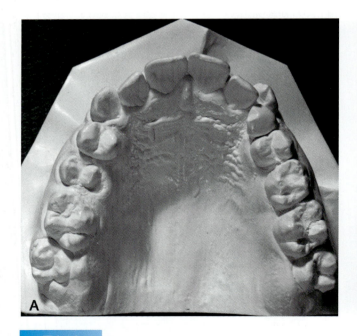
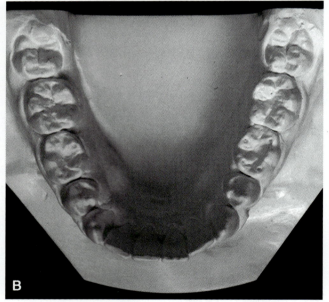

図6-16 　**混合歯列** 　A　写真の左側では、正中から5番目の歯が第二乳臼歯である。右側では、乳犬歯が残存しており、歯列弓よりかなり唇側に永久歯の犬歯が萌出している。正中から3番目の位置に永久歯の犬歯があるとして、5番目の歯が第二乳臼歯である。第二乳臼歯とすぐ遠心位の第一大臼歯（6歳臼歯）の共通点を確認しよう。また、通常は最後に萌出する上顎犬歯の位置（残存する乳犬歯の唇側）も確認しよう　B　下顎歯列弓。左右両側とも正中から5番目の歯が第二乳臼歯である。すぐ遠心位の大きな6歳臼歯（正中から6番目）の形態との共通点を確認しよう（Models courtesy of Dr.Brad Woodford, Ohio State University）

上記以外の乳臼歯と大臼歯の歯冠の形態の相違について述べると、乳臼歯の「近心頬側歯頸隆線」は大臼歯に比べてより著明で、「歯冠歯頸部の狭窄」もより大きい。近心頬側歯頸隆線が著明で歯冠の咬合面への狭まりが大きいため、上下顎第二乳臼歯の固有咬合面は小さい（図6-18の隣接面と付録10cとeにおいてよく分かる）[5]。歯頸線は近遠心両側ではほぼ直線的だが、近心歯頸隆線が著明なため、歯頸線は頬側に向かって歯頸方向に傾斜する。咬合面からみると、この近心歯頸隆線が著明であることから、近心側から遠心側への歯冠幅の減少がさらに強調されている（付録10頁の咬合面を参照）。

a. 下顎第二乳臼歯の特徴

下顎第一大臼歯と同様に、**下顎「第二」乳臼歯**も5咬頭を有する。そのうち3個の頬側咬頭（近心頬側咬頭、遠心頬側咬頭、遠心咬頭）は、近心頬側（面）溝と遠心頬側（面）溝により分かれる。ただし、下顎第二乳臼歯の3個の頬側咬頭の大きさは、中央の頬側咬頭（遠心頬側咬頭）が少し大きい以外はほぼ同じ大きさである（付録10j）。2個の舌側咬頭（近心舌側咬頭と遠心舌側咬頭）は舌側溝により分かれる。これらの舌側咬頭の諸径はほぼ同じぐらいだが、頬側咬頭より少し低い[7]。隣接面からみると、下顎第二乳臼歯の近心辺縁隆線は隆起が大きく、時に近心面の約1/3まで延びることもある溝が横切っている[9]。第一乳臼歯とのコンタクトエリアは辺縁隆線の切痕のすぐ下に位置する[9]。歯冠の遠心側は近心側より低く、遠心辺縁隆線も近心辺縁隆線より低い（歯頸寄り）ため、遠心側からは5咬頭がすべて見える。第一大臼歯（6歳臼歯）の近心側と接する第二乳臼歯の遠心コンタクトエリアは、遠心辺縁隆線溝のすぐ頬側の歯頸寄りに位置する（図6-19B）[9]。

下顎「第二」乳臼歯の歯根の長さは歯冠の約2倍あるが、近遠心的に薄い。近心根は幅広で平坦、根尖は丸みを帯びており、浅い縦溝を有する。遠心根も幅広で平坦だが、近心根より細く、根尖の丸みが少ない。

b. 上顎第二乳臼歯の特徴

上顎第一大臼歯と同様に、**上顎「第二」乳臼歯**は、4咬頭と時にカラベリー結節を有する。遠心舌側咬頭は最も小さい（カラベリー結節を除く）が、近心頬側咬頭は近心舌側咬頭とほぼ同等の大きさか、あるいは少し大きい（付録10i）。この特徴は、上顎第一大臼歯の場合は近心舌側咬頭が最大であるのと異なる。また、咬合面からみると、上顎第二乳臼歯の歯冠は舌側に狭まり、特に近心側の狭まりが大きいため、近心舌側咬頭が上顎第一大臼歯よりも遠心側に位置する（付録10h）。また、斜走隆線は頬舌径をより直線的に走行し[7]、頬舌方向に楕円形の遠心窩もより小さくなる（図6-15C）。

上顎第二乳臼歯の3根（近心頬側根、遠心頬側根、口蓋根）と下顎第二乳臼歯の2根（近心根と遠心根）は細長で、厚みが薄く、大きく離開する。根分岐点は歯頸線に極めて近く、根幹は非常に小さい。

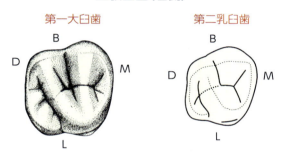

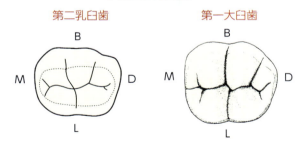

図6-17 第二乳臼歯と第一大臼歯の咬合面の形態の比較　第一大臼歯は、6歳頃から11-12歳頃までは第二乳臼歯の遠心に位置する　**上**：上顎第一「大」臼歯は上顎第二「乳」臼歯より大きいが、全体の形状や咬頭、溝、隆線、窩の数など、大きさ以外の形態は似ている　**下**：下顎第一「大」臼歯は下顎第二「乳」臼歯より大きいが、全体の形状や咬頭、溝、隆線、窩の数など、大きさ以外の形態は似ている。ただし、下顎第二乳臼歯の3つの頬側咬頭の大きさはほとんど同じであるが、下顎第一大臼歯の遠心咬頭は明らかに最も小さい（略字：B＝頬側、L＝舌側、M＝近心側、D＝遠心側）

182　第1部｜各歯の解剖形態

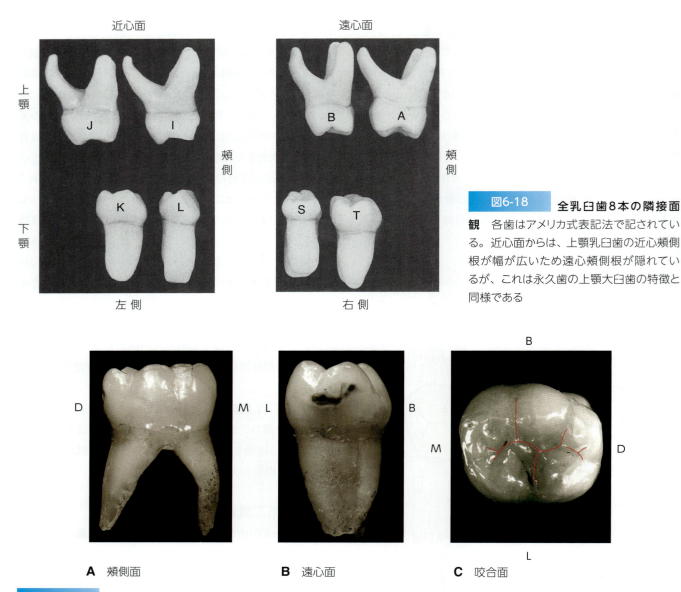

図6-18　**全乳臼歯8本の隣接面観**　各歯はアメリカ式表記法で記されている。近心面からは、上顎乳臼歯の近心頬側根が幅が広いため遠心頬側根が隠れているが、これは永久歯の上顎大臼歯の特徴と同様である

A　頬側面　　B　遠心面　　C　咬合面

図6-19　**下顎第二乳臼歯（右側）**　A　頬側面。下顎第一大臼歯との相違点：根幹は短く、歯根の離開度は大きい。歯冠は小さい。近心頬側咬頭、遠心頬側咬頭、遠心咬頭の大きさは同程度のことが多い　B　遠心面　C　咬合面（略字：B＝頬側、L＝舌側、M＝近心側、D＝遠心側）

2. 第一乳臼歯の特徴

　上下顎第一乳臼歯の形状はかなり変化に富んでいるものの、共通する特徴もいくつかはある。頬側面（または舌側面）からみた「すべての第一乳臼歯」（上顎と下顎）の歯冠近遠心径は歯冠長より大きく（図6-20A）[N]、代生歯の第一小臼歯の歯冠よりやや幅径が大きい[O,P]。頬側面からは、歯冠の歯冠長は遠心半分より近心半分の方が大きいが、これは、一部には近心頬側歯頸隆線が肥厚していること、一部には近心頬側咬頭が遠心頬側咬頭より高いことと関係する（付録10頁頬側面のc、e）。

　咬合面からみると、「すべての第一乳臼歯」の歯冠は頬側半分より舌側半分の方が狭い。これは、第一に近心面が直線的でなく遠心舌側方向に斜走し、舌側に狭まっているからである（付録10s）。また、近心頬側隅角が鋭いことも関係している。この第一乳臼歯の近心舌側の歯冠幅の減少は、上顎第二乳臼歯と似ている（付録10n）。なお遠心面は舌側に狭ま

第6章 乳歯列（混合歯列） 183

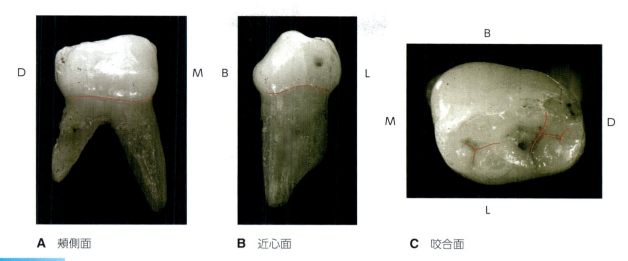

A 頰側面　　　　　　　　　　**B** 近心面　　　　　　　　　　**C** 咬合面

図6-20　**下顎第一乳臼歯（右側）**　**A** 頰側面。遠心根は吸収によりかなり短くなっている。歯冠の近心半分（右側）が遠心半分より高いことを確認すること　**B** 近心面。頰側歯頸隆線が非常に著明である。咬合面が非常に小さいことと、歯冠が舌側に傾斜していることを確認すること。根尖の一部に吸収が始まっていなければ、歯根はより丸みを帯びた先端方向に狭まってみえるはずである　**C** 咬合面。近心頰側歯頸隆線が著明である（略字：B＝頰側、L＝舌側、M＝近心側、D＝遠心側）

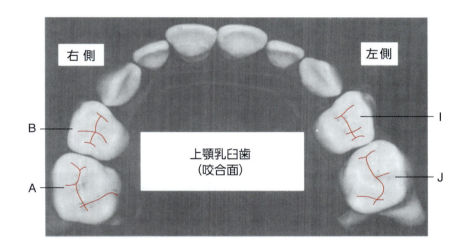

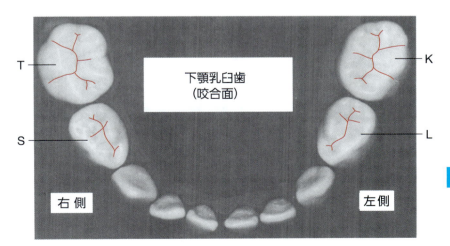

図6-21　**乳歯列の咬合面観と切縁観**
乳臼歯の溝のパターンと輪郭を確認すること

らない[3]。第一乳臼歯の近心半分の頬舌径は遠心半分よりかなり大きいが、これは近心頬側歯頸隆線が「非常に」著明なためである。近心面からみると歯頸隆線の隆起が大きいため、歯頸線が頬側根尖方向に傾斜しているのが分かる（図6-20B）。

上顎第一乳臼歯と下顎第一乳臼歯を鑑別するための上下別の特徴については、次に説明する。

a. 上顎第一乳臼歯の特徴

上顎「第一」乳臼歯の歯冠の外観は非常に特徴的である（図6-22）。上顎第一乳臼歯は他のいかなる臼歯にも似ていないとする文献もあるが[10]、代生歯である「上顎第一小臼歯に似ている」とする文献もある（図6-22C）[9]。

上顎第一乳臼歯の咬頭の大きさと形状：上顎第一乳臼歯は大抵4咬頭を有するが、咬合面からみると「上顎小臼歯」に似ている。これは、4咬頭のうち、幅の広い近心頬側咬頭と、幅は狭いがややはっきりした近心舌側咬頭の「2咬頭だけが著明」だからである。近心頬側咬頭は最も高く、2番目に鋭い[7]。近心舌側咬頭は高径は2番目だが最も鋭い。残りの2咬頭、つまり遠心頬側咬頭と遠心舌側咬頭は、かなり小さくあまり著明でなく遠心辺縁隆線に融合している場合もある。時に上顎第二大臼歯と同様に遠心舌側咬頭を有さない場合もある（3咬頭性）が、遠心舌側咬頭を有する場合（4咬頭性）もあまり目立たず、遠心辺縁隆線の舌側半分の小さな結節のようにみえる。

上顎第一乳臼歯の咬合面の輪郭：乳歯と永久歯のすべての上顎臼歯（小臼歯も含む）と同様、咬合面の輪郭は頬舌径が近遠心径より大きい[Q]。近心面は舌側に向けて斜めに狭まるが、遠心面と遠心辺縁隆線は頬舌径を直線的に走行し、頬側面・舌側面と直交する[6]。

上顎第一乳臼歯の窩、隆線、溝：上顎第一乳臼歯は、大きく深い近心窩、中程度の大きさの中心窩、小さい遠心窩の3窩を有する。これらの3窩はそれぞれ近心小窩、中心小窩、遠心小窩を伴う（付録10o）。4咬頭性上顎第一乳臼歯の咬合面の溝は、「H」字型を形成する場合が多い（図6-22参照）。「H」字型の真ん中の線は、近心窩と遠心窩を結ぶ中心溝である（中心溝はなく、H字型の真ん中の線は近心溝と遠心溝からなるとする教科書もある[9]）。近心辺縁隆線のすぐ内側を頬舌方向に走行する溝は「H」字型の近心側の線を形成し、頬側溝（頬側咬頭を分ける）と遠心舌側溝（大きな近心舌側咬頭と小さい遠心舌側咬頭を分ける）は「H」字型の遠心側の線を形成する。大きな近心頬側咬頭と小さな遠心頬側咬頭間の頬側溝は小さな切痕にすぎず、頬側面には延びない（付録10l）。2つの舌側咬頭を分ける溝は遠心舌側咬頭が大きい場合にのみ存在する。

上顎第一乳臼歯の歯根：上顎第一乳臼歯の3根（近心頬

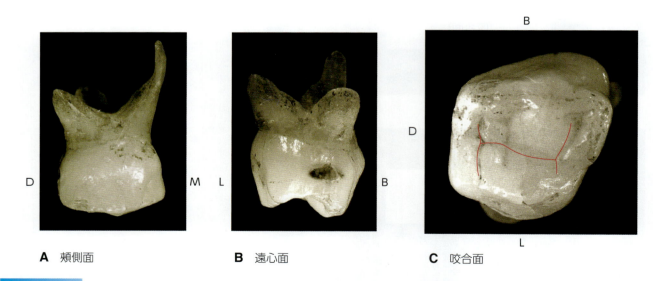

A 頬側面　　　　　　　　　　　**B** 遠心面　　　　　　　　　　　**C** 咬合面

図6-22　上顎第一乳臼歯（右側）　A 頬側面。近心頬側根は、遠心頬側根と舌側根ほど吸収が生じていない。舌側根はほとんど見えない　B 遠心面　C 咬合面。近心頬側咬頭の下の歯頸隆線が著明なため歯が角ばった外観を呈する。「H」字型の溝のパターンは上顎小臼歯の咬合面と似ている（略字：B＝頬側、L＝舌側、M＝近心側、D＝遠心側）

側根、遠心頬側根、口蓋根）は厚みが薄く細長く、大きく離開している。また、根分岐点は歯頸線付近に位置するため、根幹は非常に小さい（付録10f）。

b. 下顎第一乳臼歯の特徴

下顎第一乳臼歯は、「他のいかなる乳歯・永久歯にも似ていない」（図6-21のL、S、図6-20）。ある文献によると、特異な特徴のなかで主なものは「近心辺縁隆線の発育が非常に顕著なこと」だということである（付録10q）[9]。

下顎第一乳臼歯の咬頭の大きさと形状：下顎第一乳臼歯は4咬頭を有する。これらの4咬頭は区別がつきにくいが、摩耗前の歯を注意深く観察すると、近心頬側咬頭が最も大きく、近心舌側咬頭、遠心頬側咬頭、遠心舌側咬頭（高径も最も小さい）の順に小さくなる。下顎第一乳臼歯の「近心頬側咬頭」は常に最大で咬頭高径も最も大きく、頬側面の2/3近くを占める（付録10tと図6-20A）近心頬側咬頭は頬舌方向に狭く、2本の長い咬合縁が遠心側と近心側に延びており、上顎犬歯と咬合する際に刃のような役割を果たす[7]。また、近心舌側咬頭は遠心舌側咬頭より大きく、高く尖っている。

下顎第一乳臼歯の隆線、溝、窩：近心辺縁隆線が非常によく発達しており、その様は咬頭のようである[3]。この長く著明な近心辺縁隆線は、短くあまり著明でない遠心辺縁隆線より咬合面側に位置する（近心辺縁隆線の高さと長さは図6-18の近遠心面観を比較すること）。また、近心頬側咬頭と近心舌側咬頭間に「著明な横走隆線」が走行する（付録10uと図6-21のLとS）。

中心溝は近心頬側咬頭と近心舌側咬頭を分け、浅い近心辺縁隆線溝に至っている。短い頬側のくぼみ（あまり目立たない）は、大きな近心頬側咬頭と小さな遠心頬側咬頭を分けるが、頬側面には延びていない。2つの舌側咬頭間に微弱な溝があるが、この溝は舌側面で浅いくぼみとなり歯頸部まで延びている。また両側の辺縁隆線には辺縁隆線と舌側咬頭の隆線[8]の間に、他の臼歯（後方歯）の近遠心の窩の溝に似た浅い溝がある。

固有咬合面の遠心半分は近心半分より広いため、遠心窩も大きく咬合面のほぼ中央にまで延びている（付録10v）。咬合面には中心小窩と、遠心辺縁隆線付近には小さな遠心小窩がある。小さな近心窩は近心小窩を有する。中心窩はない（図6-20）。

隣接面の外形とコンタクト：隣接面からみると、歯冠頬側の外形は頬側面最大豊隆部から咬合面まで歯頸咬合方向にほぼ（完全にではない）平坦である。舌側面は歯頸咬合方向に豊隆を呈する。近心面の歯頸線は軽度の弯曲をなすが、遠心面または舌側面の歯頸線は水平に走る。

下顎第一乳臼歯の咬合面の輪郭：図6-20Cと図6-21において、下顎第一乳臼歯の「咬合面の輪郭」は頬舌径より近遠心径が大きい楕円形または長方形である。また「固有咬合面」も頬舌径より近遠心径が大きい（付録10r）[9]。「咬合面の輪郭」は近心歯頸隆線が著明なため近心半分の頬舌径の方が大きく見えるが、「固有咬合面」は遠心半分の頬舌径の方が大きい（付録10v）。歯冠の近心面の幅径は頬舌方向に減少するが、輪郭はほぼ水平である。一方、遠心面は豊隆している。また、舌側面も近遠心的に豊隆している。

下顎第一乳臼歯の舌側傾斜：乳歯と永久歯を含むすべての下顎臼歯の歯冠は舌側に傾斜していることは前述したが、下顎第一乳臼歯は特にその傾向が強い。下顎第一乳臼歯の舌側傾斜は、非常に著明な近心頬側歯頸隆線によってさらに強調されており、頬側咬頭頂は歯根真上に位置する[8]。舌側咬頭頂が、歯根舌側の縁より外側に位置する場合もある（図6-20B）。

下顎第一乳臼歯の歯根：下顎第一乳臼歯の2根（近心根と遠心根）は、厚みが薄く、細長く、大きく離開している。また、根分岐点は歯頸線付近に位置するため、根幹は非常に短い（付録10f）。近心根は遠心根より幅広（四角く平坦）で長い。遠心根は、近心根より丸みを帯びているが、細く、厚みも薄く、長さも短い。

セクション5　乳歯の歯髄腔

乳「前歯」の歯髄腔は永久歯のそれに形状は似ているが、歯髄腔を覆うエナメル質と象牙質がより薄いため、永久歯と比較すると相対的に大きい。乳前歯には切縁境界部に発育葉に相当する突出部がみられるが、通常、下顎乳中切歯以外は根管と髄室の間に狭窄はみられない[9]。

乳「臼歯」の根幹は大臼歯と比べると小さい、あるいは乳臼歯には根幹がないため、髄室の大部分は歯冠内部にある（図6-23A）。髄室の大部分が根幹内に位置する大臼歯と比較すること。乳臼歯の髄室は長くて非常に細い髄角を有し、この髄角は咬頭の下まで伸びている。上顎第一大臼歯では近心舌側髄角（および咬頭）が最も長いが、上顎第二乳臼歯では近心頰側髄角（および咬頭）が最も長い。乳臼歯の修復にあたり窩洞形成を行う際には、髄角が（露出したり）傷ついたりしないよう細心の注意を払わなければならない（図6-23B）。

> **実習**
>
> 実際の乳歯を何本か観察する機会に恵まれたら、それぞれの歯の形態について調べよ。歯根の吸収度の相違を観察し、咬耗による咬合小面（ファセット）を調べ、（切断して）内部の髄室の大きさとエナメル質・象牙質の厚みを評価せよ。また、乳歯の鑑別の際は、表6-5と表6-6の特徴を参考にすること。実際の歯が入手できない場合は、本章の図においてそれぞれの特徴を確認すること。

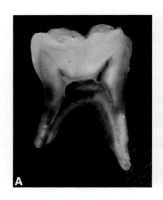 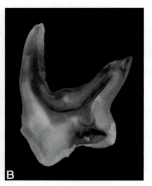

図6-23　乳臼歯の断面図　A 下顎右側第二乳臼歯の断面図（歯髄腔を確認するために頰側を除いた）。細長い形状の髄角は歯冠まで伸びていることが多い。実歯には、髄角が本断面図よりさらに咬合面近くに伸びているものも多い　**B** 上顎第一乳臼歯の断面図（近心側を除いた）。近心頰側根と口蓋根（写真右側）の根管が確認できる。舌側咬頭のエナメル層の下のう蝕部分が発達した髄角に到達している。エナメル層が薄いことを確認すること

表6-5　乳歯の上下の鑑別

上顎乳中切歯	下顎乳中切歯
歯冠は短く幅広い。左右対称 歯根は根尖側1/3で唇側に屈曲している 歯根は長く丸みを帯びている 基底結節は大きく豊隆している	歯冠は長くて狭い。左右対称。非常に小さい 歯根はより真っすぐだが、根尖側1/2で唇側に屈曲している 歯根は長くて厚みが薄い 基底結節は小さく豊隆もわずかである
上顎乳側切歯	**下顎乳側切歯**
歯冠は狭く楕円形 歯根は根尖側1/3で唇側に屈曲	基底結節は小さい 歯根は根尖側1/2で唇側に屈曲
上顎乳犬歯	**下顎乳犬歯**
歯冠の近遠心径が大きい 尖頭は鋭く中央に位置する	歯冠は長細く、左右対称性に欠ける 尖頭は近心寄りに位置する

(続く)

第6章 | 乳歯列（混合歯列） 187

表6-5	乳歯の上下の鑑別（続き）

上顎乳犬歯	下顎乳犬歯
近心切縁が遠心切縁より長く傾斜が急である 基底結節が中央に位置する 近心コンタクトが遠心コンタクトより歯頸側 歯根は根尖側1/3で唇側に屈曲	近心切縁が遠心切縁より短い 基底結節が遠心寄りに位置する 遠心コンタクトが近心コンタクトより歯頸側 歯根の根尖側1/2の唇側への屈曲が少ない

上顎第一乳臼歯	下顎第一乳臼歯
3根（完全な場合）：近心頬側（MB）根、遠心頬側（DB）根、口蓋根 3-4咬頭：MB咬頭（最大）、DB咬頭、近心舌側（ML）咬頭、遠心舌側（DL）咬頭（ない場合もある） 歯冠は近遠心径より唇舌径が大きく、舌側方向に狭まる 歯冠の近心半分は遠心半分より唇舌径が大きい。 遠心側に狭まる 咬合面の溝はH字型 歯冠の形状が特有（小臼歯に似ていることもある）	2根（完全な場合）：近心根、遠心根 4咬頭：MB咬頭、DB咬頭、ML咬頭、DL咬頭 歯冠は唇舌径より近遠心径がかなり大きい 咬合面には小さな近心窩と大きな遠心窩がある 近心辺縁隆線と横走隆線がよく発達している 歯冠の形状が特有（どの歯にも似ていない）

上顎第二乳臼歯	下顎第二乳臼歯
3根（完全な場合）：MB根、DB根、口蓋根 歯冠は小さい上顎第一大臼歯と似ている	2根（完全な場合）：近心根、遠心根 歯冠は小さい下顎第一大臼歯と似ている

表6-6	乳歯の左右の鑑別

上顎乳中切歯	下顎乳中切歯
近心切縁隅角は90° 遠心コンタクトが近心コンタクトより歯頸側 遠心切縁隅角はより丸い 歯冠の近心面の輪郭は平坦 近心面の歯頸線の弯曲の方が大きい	見分けが困難

上顎乳側切歯	下顎乳側切歯
近心面の輪郭は平坦で遠心面の輪郭は丸い 遠心コンタクトが近心コンタクトより歯頸側 遠心切縁隅角はより丸い 近心面の歯頸線の弯曲の方が大きい	遠心切縁隅角がより丸く歯冠の遠心面が膨隆 遠心コンタクトが近心コンタクトより歯頸側 遠心切縁隅角はより丸い

上顎乳犬歯	下顎乳犬歯
近心切縁の方が遠心切縁より長い 近心窩より遠心窩の方が深くて狭い 近心コンタクトが遠心コンタクトより歯頸側 歯冠の近心面の輪郭が平坦 近心面の歯頸線の弯曲の方が大きい	近心切縁の方が遠心切縁より短い 遠心コンタクトが近心コンタクトより歯頸側 近心面の歯頸線の弯曲の方が大きい

上顎第一乳臼歯	下顎第一乳臼歯
歯冠は遠心側より近心側が高い（頬側面） 歯冠の近心半分は遠心半分より唇舌径が大きい 歯冠の近心歯頸部が肥厚 遠心辺縁隆線が近心辺縁隆線より歯頸側 遠心頬側根（吸収前）が最小かつ最短 近心頬側咬頭が最長	歯冠は遠心側より近心側が高い（頬側面） 固有咬合面は小さな近心三角窩と大きな遠心窩を有する 歯冠の近心歯頸部が肥厚 遠心辺縁隆線が近心辺縁隆線より歯頸側 近心根（吸収前）が長く頬舌的に大きい 近心頬側咬頭が最大かつ最長

（続く）

表6-6　乳歯の左右の鑑別（続き）

上顎第二乳臼歯	下顎第二乳臼歯
歯冠の近心歯頸部が肥厚	歯冠の近心歯頸部が肥厚
歯冠長は遠心側より近心側の方が長い（頬側面）	歯冠長は遠心側より近心側の方が長い（頬側面）
遠心舌側咬頭と比較し近心舌側咬頭が大きい	5番目の咬頭（遠心咬頭）を有する
遠心辺縁隆線が近心辺縁隆線より歯頸側	遠心辺縁隆線が近心辺縁隆線より歯頸側
遠心頬側根が最短かつ最小	近心根（吸収前）が長く頬舌的に大きい

実習

以下に挙げる4つの例題の混合歯列において、各歯を特定せよ。次に、平均萌出時期に基づいて「歯年齢」を推定せよ。歯の萌出時期範囲と萌出順序を把握していれば、口腔内に存在する歯の種類に基づいて子どもの歯年齢を推定することができる。

例題1：図6-24において、口腔内に見える歯と顎骨内で発生中の未萌出の歯を確認し、子どもの歯年齢を推定せよ。推定を終えた後、各自が年齢の特定に至った根拠と解答を比べてみること。

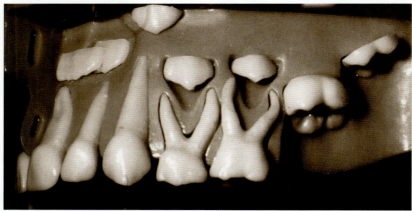
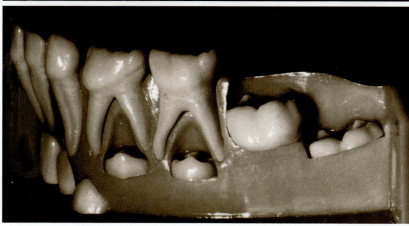

図6-24

解 答：まずは事実確認から始めよう。すべての乳歯が萌出している（相対的に小さく、歯根が薄く、すべての永久歯（代生歯）が乳歯の根尖部に発生しているという事実から推定できる）。したがって、子どもは少なくとも2歳以上である。次に、第一大臼歯は萌出段階にまったく至っていないので、6歳よりはかなり小さい。最後に乳歯の歯根の吸収はまだ始まっていないので、子どもは5-6歳ではなく3-4歳に近いと結論づけることができる。なぜなら歯根の吸収は歯が萌出してから約3年後に始まるからである。つまり、下顎乳中切歯の歯根の吸収は3歳半頃に始まる。

例題2：次に図6-25のX線写真の歯の形状に基づいて子どもの歯年齢を推定せよ。以下の解答は後で確認すること。

解 答：2本の下顎乳臼歯（歯根離開は乳臼歯の特徴）の歯根下部に下顎小臼歯の形状をした歯冠（歯根なし）が確認できる。第二乳臼歯の遠心位に歯根の完成していない6歳臼歯が萌出している。上顎犬歯と上顎第二大臼歯の歯冠は（部分的に見えてはいるが）まだ顎骨内に残っている。以上のことから、子どもは6歳以上12歳未満であることが分かる。乳臼歯の歯根は一部吸収が始まり、代生歯である小臼歯が萌出しかけているので子どもの歯年齢は8-9歳だと推定できる。永久歯の切歯がすべて萌出している場合は、9歳過ぎ頃だと推定できる。

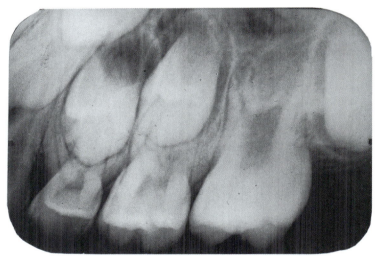

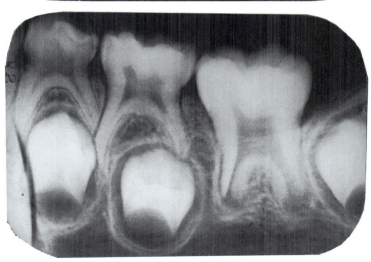

図6-25 (Radiographs courtesy of Professor Donald Bowers, Ohio State University)

例題3：根拠に基づいて図6-26の模型の歯年齢を推定せよ。以下の解答は後で確認すること。

解 答：*第一大臼歯が口腔内に萌出しているので、子どもは少なくとも6歳になっている。切歯の歯冠は比較的大きく歯根の先端には代生歯がないことから、萌出している切歯は永久歯だと考えられる。したがって歯年齢は9歳以上である。12歳臼歯（第二大臼歯）はまだ萌出していないので、子どもは9-12歳だと言える。代生歯の犬歯も小臼歯も未萌出なので、歯年齢は9歳前後だと推定できる。*

例題4：最後に、図6-27の特異な歯列を観察し、萌出している歯と欠如している歯を特定せよ。正中からの位置を基準とし、その位置にあるべき歯は何かを考えること。ただし、乳歯がその位置を占めていることもあれば、代生歯が萌出している場合もあることを念頭におくこと。また、歯が欠如している場合、常にスペースがあるとは限らない。矯正治療を施していたり、両側の歯が移動してスペースを埋めていたりすることがある。したがって、予測通りの場所に該当する歯がない場合は、抜去されたか欠如しているかのどちらかである。その場合は、正中からの位置を調整して判断しなければならない。

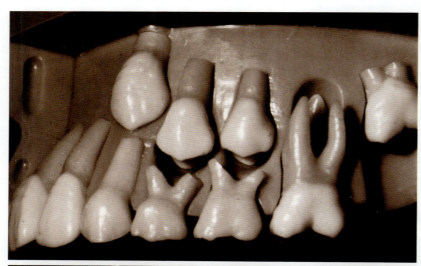
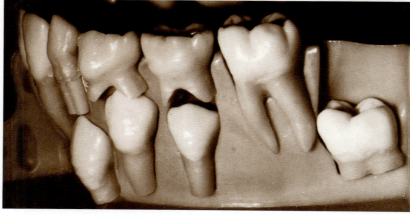

図6-26

第6章 | 乳歯列（混合歯列） 191

正中からの位置による歯種の特定

正中からの位置	歯種 （欠損歯または抜去歯がない場合）
正中から1番目の歯	乳中切歯 **または** 中切歯
正中から2番目の歯	乳側切歯 **または** 側切歯
正中から3番目の歯	乳犬歯 **または** 犬歯
正中から4番目の歯	第一乳臼歯 **または** 第一小臼歯
正中から5番目の歯	第二乳臼歯 **または** 第二小臼歯
正中から6番目の歯	第一大臼歯（6歳臼歯）
正中から7番目の歯	第二大臼歯（12歳臼歯）
正中から8番目の歯	第三大臼歯

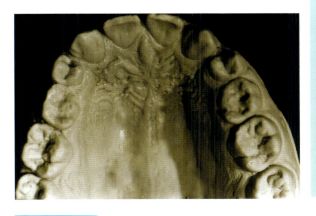

図6-27

解 答：この例の場合は正中から検討を始める。大きな中切歯は成人歯列の中切歯のようだが、その両横の歯は側切歯にはみえず、犬歯だと思われる。その遠心位には第一小臼歯がある。したがって、側切歯が欠損しているか上顎内に埋伏したまま未萌出かのどちらかだと考えるべきである。第一小臼歯の遠心位の歯は第二小臼歯のはずだが、小さな上顎第一大臼歯に似ている。このことから、上顎第二小臼歯があるべき位置にある小さな臼歯は第二乳臼歯だと思われる（隣の大きな6歳臼歯に似ている）。第二大臼歯（12歳臼歯）も口腔内に存在するので（写真では一部が欠けている）、歯年齢は少なくとも12歳以上である。これが正しければ、なぜ永久歯の側切歯と第二小臼歯が欠損しているのか、なぜ第二乳臼歯が残存しているのかを考察しなければならない。患者の歯科記録（抜去か欠損かを確認するため）とX線写真を入手し、側切歯および第二乳臼歯がまだ顎骨内に埋伏しているかどうか確認すること。側切歯が口腔内にもなく顎骨内で形成されてもいない場合は、**先天性欠損**（誕生時にすでになんらかの要因があった結果）だと考えられる。第二乳臼歯が成人歯列に残存している場合（大抵は第二小臼歯の先天性欠損が理由）、その乳歯は**晩期残存乳歯**と呼ばれる。欠損歯については「歯の異常」の章で詳述する。

復習問題

正しい解答に丸印を付けよ。
ただし解答は1つとは限らない。

1. 歯冠の歯冠長より近遠心径が大きい乳歯は
   次のうちどれか。
   a. 上顎乳中切歯
   b. 上顎第一乳臼歯
   c. 下顎乳側切歯
   d. 下顎第一乳臼歯
   e. 下顎乳犬歯

2. 7歳児の上顎第二乳臼歯のすぐ遠心位にある歯は
   次のうちどれか。
   a. 上顎第一小臼歯
   b. 上顎第二小臼歯
   c. 上顎第一大臼歯
   d. 上顎第二大臼歯
   e. 上顎第一乳臼歯

3. 3歳児の口腔内には何本の歯が見えているか。
   a. 0本
   b. 10本
   c. 20本
   d. 24本
   e. 28本

4. 13歳児の口腔内には何本の歯が見えているか。
   a. 10本
   b. 20本
   c. 24本
   d. 28本
   e. 32本

5. 上顎右側第一大臼歯に最も似ている乳臼歯は
   次のうちどれか。
   a. 上顎右側第二乳臼歯（A）
   b. 上顎右側乳中切歯（E）
   c. 上顎左側乳中切歯（F）
   d. 下顎右側第二乳臼歯（T）
   e. 上顎右側第一乳臼歯（B）

6. すべての上顎の乳切歯・乳犬歯・乳臼歯、
   永久歯の下顎の切歯と第一大臼歯を有する
   子どもの歯年齢は次のどれと推定できるか：
   a. 2-4歳
   b. 5-7歳
   c. 8-9歳
   d. 10-11歳
   e. 12歳以上

7. 近心コンタクトが遠心コンタクトより歯頸側に
   位置する歯（乳臼歯または永久歯）は次のうちどれか。
   a. 下顎第一小臼歯
   b. 上顎第一小臼歯
   c. 上顎乳犬歯
   d. 下顎乳犬歯
   e. 下顎第二小臼歯

8. 頬側咬頭の近心咬合縁が遠心咬合縁より長い、
   または近心切縁隆線が遠心切縁隆線より長い歯
   （乳臼歯または永久歯）は次のうちどれか。
   a. 下顎第一小臼歯
   b. 上顎第一小臼歯
   c. 上顎乳犬歯
   d. 下顎乳犬歯
   e. 下顎第二小臼歯

9. 上顎左側第二乳臼歯（J）の下から萌出する代生歯は
   次のうちどれか。
   a. 上顎右側第三大臼歯（1番）
   b. 上顎右側第一小臼歯（5番）
   c. 上顎左側側切歯（10番）
   d. 上顎左側第二小臼歯（13番）
   e. 上顎左側第三大臼歯（16番）

10. 乳歯と永久歯の鑑別に使われる特徴は
    次のうちどれか。
    a. 乳歯の唇頬側面の歯頸部の膨隆は、
       より大きい。
    b. 乳歯の歯根は永久歯より相対的に細く長い。
    c. 乳歯はより白い。
    d. 乳前歯は代生歯より大きい。
    e. 乳歯の歯髄は相対的に大きい。

11. 9-10歳児の口腔内に萌出していると考えられる
    永久歯は次のうちどれか。
    a. 上顎側切歯
    b. 上顎中切歯
    c. 下顎犬歯
    d. 上顎犬歯
    e. 下顎第二大臼歯

12. 下顎第一乳臼歯に相当する特徴は次のうちどれか。
    a. 下顎第一大臼歯（6歳臼歯）が萌出するまでに
       歯根は吸収されている。
    b. 下顎第一大臼歯（6歳臼歯）に似ている。
    c. 頬側面の歯頸部が肥厚している。
    d. 近心辺縁隆線が著明である。
    e. 横走隆線が著明である。
    f. 固有咬合面は近心半分が遠心半分より大きい。

解答：1-a,b,d, 2-c, 3-c, 4-d, 5-a, 6-b, 7-a,c, 8-b,c, 9-d, 10-a,b,c,e, 11-a,b,c,e, 12-c,d,e

クリティカル・シンキング

1. 9歳児アシュレイはもうすぐ10歳になるが、口内に乳歯と永久歯を合わせて24本の歯が生えている。1/4顎の6本の歯をどのように特定すればよいか詳しく説明せよ。つまり、混合歯列の歯の特定方法について説明をすること。

REFERENCES

1. Hellman M. Nutrition, growth and dentition. Dental Cosmos, 65:34–49, 1923.
2. Pinkham JR, Casamassino PS, Fields HW Jr. Pediatric dentistry, infancy through adolescence. 4th ed. St. Louis, MO: Elsevier Saunders, 2005:191.
3. Brand RW, Isselhard DE. Anatomy of orofacial structures. St. Louis, MO: C.V. Mosby, 1998:462–490.
4. Osborn JW, ed. Dental anatomy and embryology. Oxford: Blackwell Scientific Publications, 1981:144–151.
5. Huang L, Machida Y. A longitudinal study of clinical crowns on deciduous anterior teeth. Bull Tokyo Med Dent Univ 1987;28:75–81.
6. DuBrul EL. Sicher's oral anatomy. 7th ed. St. Louis, MO: C.V. Mosby, 1980:238–244.
7. Jorgensen KD. The deciduous dentition—a descriptive and comparative anatomical study. Acta Odontol Scand 1956;14(Suppl 20):1–192.
8. Pagano JL. Anatomia dentaria. Buenos Aires: Editorial Mundi S.A., 1965:471–540.
9. Finn S. Clinical pedodontics. Philadelphia, PA: W.B. Saunders, 1957:54–80.
10. Kraus B, Jordan R, Abrams L. Dental anatomy and occlusion. Baltimore, MD: Williams & Wilkins, 1969:115–131.

追加調査データ

以下に示すデータは本章を通じて（データ）[A]のように右上に記号を記した。

A. 「上顎」乳歯は約8年間機能し、「下顎」乳歯は7.6年間機能する[1]。
B. 硬組織の形成開始からエナメル質の石灰化完了までの期間は、乳中切歯が最短で9カ月、第二乳臼歯が最長で13カ月である。
C. 乳歯歯冠の石灰化完了から萌出までの期間は、下顎乳中切歯が約3カ月、上顎第二乳臼歯が13カ月である。
D. 乳歯の萌出から歯根完成までの期間は、上顎乳中切歯の約10.5カ月間から上顎犬歯の21カ月間までとその期間には差がある。
E. 永久歯の歯冠完成から歯の萌出までの期間は、下顎前歯の2.7年から下顎臼歯の4-7年までの範囲である。
F. 上顎乳中切歯の歯冠は唇舌径より近遠心径が2.4mm大きいが、上顎乳側切歯の近遠心径は唇舌径より0.9mm大きい。
G. 下顎乳犬歯の歯冠の近遠心径は歯冠長より2.1mm小さく、上顎乳犬歯の近遠心径より1.3mm小さい。
H. 上顎乳犬歯の歯根長は13.5mmで、下顎乳犬歯の歯根長より1.8mm大きい。
I. 上顎乳犬歯の歯冠の近遠心径は唇舌径より2mm大きく、下顎乳犬歯の歯冠の近遠心径は唇舌径より0.4mm大きい。
J. 上顎第二乳臼歯の歯冠の近遠心径は、代生歯の上顎第二小臼歯の歯冠より47%大きい。
K. 下顎第二乳臼歯の歯冠の近遠心径は、代生歯の下顎第二小臼歯の歯冠より45%大きい。
L. 上顎第二乳臼歯は、全諸径を平均すると上顎第一大臼歯より13.2%小さい。
M. 下顎第二乳臼歯は、全諸径を平均すると下顎第一大臼歯より17.3%小さい。
N. 下顎第一乳臼歯の歯冠の近遠心径は歯冠長より1.6mm大きい。
O. 上顎第一乳臼歯は代生歯の上顎第一小臼歯より14%幅広い。
P. 下顎第一乳臼歯の歯冠の近遠心径は、代生歯の下顎第一小臼歯より24%大きい。
Q. 上顎第一乳臼歯の頬舌径は近遠心径より1.4mm大きい。

第2部　臨床における解剖学知識の応用

第7章 歯周組織の解剖学的形態

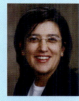

本章の主執筆者：ビンナ・レブレビジオール博士・理学修士・歯科医師（Dr. Binnaz Leblebicioglu, D.D.S., M.S., Ph.D.）　オハイオ州立大学歯学部歯周病学分野歯周病学准教授。アメリカ歯周病学会（American Academy of Periodontology）認定専門医。現在博士課程および歯学専門課程（graduate level）で歯周病学の指導に携わっている。研究対象は歯周およびインプラント周囲の発病機序と創傷治癒。

本章の監修者：ルイス・クレイマン理学修士・歯科医師（Dr. Lewis Claman, D.D.S., M.S.）　オハイオ州立大学歯学部名誉准教授。歯周病専門クリニック開業医。アメリカ歯周病学会（American Board of Periodontology）認定専門医。オハイオ州立大学の専任教員として35年間勤務し、1997-2009年には歯周病学博士課程の責任者を務めた。クレイマン氏は歯科口腔写真の指導も行っており、本章に掲載した写真の大多数は氏の提供による。

歯周病の観点から見た歯の表面形態と歯周構造を、9セクションに分けて解説した。

1. 歯周に関する基本用語の定義
2. 健康な歯周組織
   A. 歯槽骨
   B. 歯根表面
   C. 歯根膜
   D. 歯肉
3. 病的歯周組織の解剖学的形態
   A. 歯肉炎
   B. 歯周炎
   C. 歯肉退縮
4. 歯周組織検査：病的状態と現症を反映する指標
   A. 歯の動揺度
   B. 歯周ポケットの深さ（プロービングデプス）
   C. 歯肉縁の位置（歯肉退縮の有無）
   D. 臨床的アタッチメントロス（臨床的アタッチメントレベル）
   E. プロービング時の出血
   F. 根分岐部病変
   G. 付着歯肉の喪失（歯肉歯槽粘膜異常）
   H. プラークスコア（指数）
5. 歯周疾患と修復物（充填物）の関係
6. 歯の支持状態と歯根形態の関係
7. 歯周疾患の進行に影響を及ぼす歯根の解剖学的形態と形態異常
8. 歯周疾患の治療法
9. 歯周インスツルメンテーション（器具操作）、口腔衛生指導および歯周メインテナンスに歯根の解剖学的形態が及ぼす影響

目的

本章では以下の項目を習得できる。

- 健康な歯周組織を構成する各組織を見分ける。
- 歯肉、歯根膜、歯槽骨、セメント質について、それぞれの役割を挙げる。
- 歯肉炎、歯周炎、歯肉退縮の徴候について説明し診断する。
- 病的歯周組織と健康歯周組織の鑑別診断に必要な歯周検査項目の内容を知る、歯科診療録に検査結果を記録する。
- 歯肉付着部位（歯と歯肉の接合部）に近接する修復物と歯周疾患との関係を述べる。
- 歯根の形態と歯の支持との関係を解説する。
- 現代のさまざまな歯周疾患治療法を挙げる。
- 歯周治療におけるインスツルメンテーション（器具操作）時の、歯根の解剖学的形態に起因する問題点について述べる。

冠の解剖学的形態は歯が機能を果たす上で重要な意味を持っているが、実際に歯を支えているのは歯根と周囲組織であり、根の形態と組織の状態が歯の機能を左右する。本章では、歯根の外形が支持体である歯周組織における病変の成立や進行に及ぼす影響、および支持組織の健康が損なわれたときに生じる歯の植立状態（支持状態と安定性）の変化を取り上げる。歯周疾患が成立する機序、健康な歯周組織と病的状態の鑑別に必要な検査項目と所見、ならびに疾患進行に対する治療法および疾患の予防法に関し、特に重点を置いて説明した。さらに、充填物や冠の修復状態（位置）と歯周疾患の間に強い関連があること、根面に形成される有害な沈着物の除去時に問題となる歯根の解剖学的形態についても触れている。

セクション1　歯周に関する基本用語の定義

以下に、歯周疾患とその治療法の理解を図るために重要な定義を記す。さらに詳しい定義は、ウェブサイト<http://www.perio.org/resources-products/Perio-Terms-Glossary.pdf>の歯周用語集[1]で確認できる。

1. **歯周組織**：歯を取り巻き、被覆し、固定する組織（図7-1）で、歯肉、セメント質（歯根を被覆）、歯根膜、（支持）歯槽骨および歯槽粘膜を指す。
2. **歯肉炎**：歯肉の炎症（病的状態）。
3. **歯周炎**：歯の支持組織である歯周組織の炎症（病的状態）（歯肉の炎症が隣接する骨や歯根膜に波及すると、大多数では進行性の破壊的変化が起こり、最終的には骨と歯根膜の喪失に至る）。
4. **歯周疾患**：歯周組織に病理学的な変化をもたらす一連の症状。最もよくみられる症状は、歯肉炎と歯周炎である。
5. **歯垢（バイオフィルム）**：歯（または他の口腔構造）に付着する主に微生物で構成された膜構造。歯肉や歯周組織の疾患を発生させるだけでなく、う蝕を発生させる原因でもある。
6. **歯石**：歯垢の石灰化により歯（もしくは修復物）上に形成される硬い塊。
7. **歯周治療学**：歯学の一専門分野で、歯や修復物の支持組織に生じる疾患の予防と診断および治療、歯や修復物および支持組織のメインテナンス（健全な状態・機能の維持や審美性の管理）、ならびに天然／人工素材の装置や材料を用いた移植・埋入による喪失歯と支持組織欠損部の再建を扱う。
8. **歯周病専門医**：歯周病分野の専門的な知識と研修を積み、治療・研究対象を歯周治療に限定した歯科医師。

第7章 | 歯周組織の解剖学的形態　199

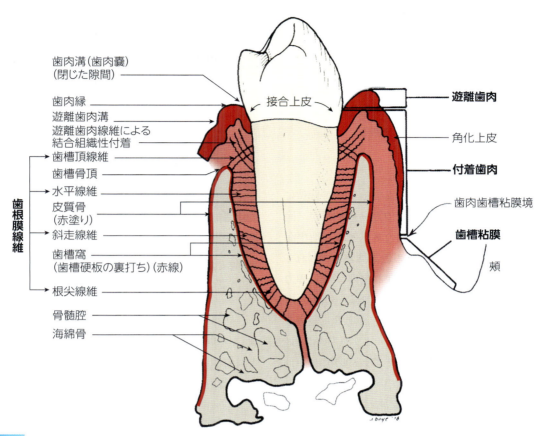

図7-1　**歯と周囲組織の断面図**　歯槽窩内に数種類の歯根膜線維束でつながれている下顎左側第一小臼歯（近心面）。歯根膜線維には根尖線維、斜走線維、水平線維、歯槽頂線維がある。他に、遊離歯肉線維と歯間水平線維がある。この第6群の歯間水平線維（図示せず）は、遊離歯肉から歯槽頂までの高さで隣接する2歯のセメント質間をつないでいる。歯根膜の線維はいずれも本図に示すよりもかなり短く、平均で0.2mmの長さしかない

セクション2　健康な歯周組織

歯周組織とは歯を支持する組織のことであり、歯を取り巻く歯槽骨、歯肉、歯根膜および歯根の外層が相当する（図7-1中にすべて提示）。

A. 歯槽骨

左右の上顎骨および下顎骨には**歯槽突起**と呼ばれる骨の突起部があり、健康な歯では根の全周を取り囲んでいる。萌出した歯の歯根は、1歯ずつ、納まる歯根の形態に近似した形態の**歯槽窩**に固定されている。各歯槽窩は緻密な骨の層で覆われており、X線写真で**歯槽硬線**として観察される。

B. 歯根表面

歯根はセメント質の薄い層で被覆されている。

C. 歯根膜

歯根膜（歯周靱帯）は極めて厚みの薄い靱帯で、歯根の外層（セメント質で被覆されている）と歯槽窩表面の緻密な骨層（歯槽硬板）間を走行する多数の線維から構成される。歯根膜線維の各群を図7-1中に大きく拡大して示した。歯根膜全体の厚みは通常、1mmの1/4にも満たない。

D. 歯肉

歯肉は口腔組織（**口腔粘膜**）の一部で角化上皮に覆われている。上下顎の歯槽突起を被覆し、歯根と歯冠の境界部付近（歯頸部）を取り巻いている。歯肉は、口腔診査時に直接目で確認することができる唯一の歯周組織である。

1. 健康な歯肉所見

健康な歯肉の所見は、個体によっても異なり、口内の部位によっても異なる。ピンクもしくは淡いピンクが一般的だが（図7-2）、肌の色が浅黒い場合や黒い場合の多く、および地中海人種の多くでは、健康な歯肉が茶褐色の色素沈着に覆われている（**メラニン色素沈着**）（図7-3）。健康な歯肉は硬く、弾力があり、プロービング時の出血がない。表面には、ミカンの皮にあるような小さなくぼみ（スティップリング）がある。健康な歯肉の辺縁を側方から見ると、厚みが薄くナイフの先のように尖っている。唇頬側面の歯肉縁はセメントエナメル境（CEJ）に沿っており、放物線状のラインを描いている（マクドナルドのアーチ形に似ている）。表面のスティップリングと前歯の放物線アーチ形は、図7-4の歯肉ではっきりと見てとれる。正常な歯肉の特徴を、病的な歯肉の特徴と並べて表7-1に示した。

2. 歯肉の区分

図7-5に示すように、歯肉はいくつかの部分に区分できる。**歯肉縁**から、遊離歯肉と歯間乳頭を含む部分、遊離歯肉

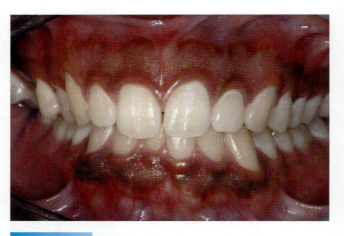

図7-3 **重度のメラニン（茶褐色）色素沈着がみられる歯肉** 多くの民族で健全な状態としてみられる（歯肉には軽度の病的所見を認める）

溝（ある場合）、付着歯肉（高度に角化しコラーゲンに富む）、歯肉歯槽粘膜境と続く。歯槽粘膜は血管に富んだ可動組織で、付着歯肉と口唇・頬・舌の間の部分を覆っている。

a. 遊離歯肉

歯冠に最も近い部分が**遊離歯肉**で、歯や歯槽骨に固く付着していない部分である。各歯を取り巻いて歯肉の襟部分をなし**歯肉溝**（**歯肉囊**）を作っているが、歯肉と歯が密着して閉じた隙間となっており分かりにくい。遊離歯肉は歯肉縁（歯肉の最も噛み合わせ側の端）から、付着歯肉と境をなす**遊離歯肉溝**（成人の約1/3にみられる）までの範囲にある。**歯間部歯肉・歯間乳頭**は隣在する2歯の間にある遊離歯肉を指す。

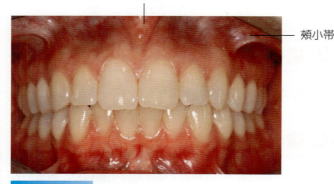

図7-2 **健康な歯肉** スティップリング（ミカンの皮様）、スキャロップ状に連続する遊離歯肉の薄く尖った辺縁、歯肉側鼓形空隙（歯間空隙）を埋める歯間乳頭が観察される。さらに、正中の唇小帯と、頬部の歯槽粘膜から上顎小臼歯の頬側付着歯肉に伸びる2つの頬小帯を確認できる

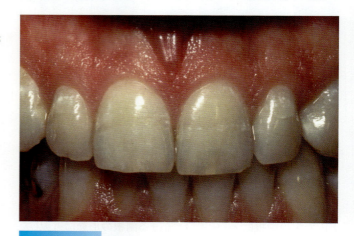

図7-4 **健康な上顎歯肉の拡大像** 理想的なスキャロップ形、ナイフエッジ、上顎唇側の付着歯肉で明瞭に現れることが多いスティップリング（ミカンの皮状）が確認できる

表7-1　正常な歯肉の特徴（病的歯肉との比較）

歯肉の特徴	正常／健康な歯肉	非正常／病的歯肉
大きさと形状		
乳頭	鼓形空隙を埋める、薄い	丸み・膨張・クレーター様
歯肉縁	ナイフエッジ（側貌）	丸く膨れる（側貌）
連続性（スキャロップ状）	あり、正常で放物線状	平坦化・深いアーチ・翻転・クレフト
色調	淡いピンク、もしくはメラニン色素沈着のあるピンク	赤色、チアノーゼの青赤色
硬度	弾性がある、硬い、エアでめくれない	軟らかくスポンジ状、エアでめくれる
表面性状	スティップリング（ミカン皮様）あり、光沢なし	のっぺりして光沢あり・粗い凹凸
出血	なし	プロービング時もしくは自然出血
歯肉歯槽粘膜異常	なし（十分な幅の角化上皮あり）	歯肉粘膜境を越えるポケット底・角化歯肉の喪失・辺縁歯肉への小帯侵入
化膿性滲出物（排膿）	なし	歯肉ポケット壁圧迫時の滲出物あり・プローブ挿入後に滲出物流出あり

健康な歯肉では、乳頭は2歯間にあるスペースと一致した形をしているので、2歯が接触する付近では非常に薄い。接触部の真下（根尖側）にはくぼんだ部分があり、この部分は**コル（鞍部）**と呼ばれる。各歯の全周に存在する歯肉溝は、歯間部では乳頭に「隠されて」いる。デンタルフロスを使用するときには隣接面の接触部を通過させた後、まず片方の歯の歯肉嚢に滑り込ませて根面の歯垢を取り除き、次いでもう片方の歯の根面にも沿わせて清掃しなければならない。乳頭を傷付けないように、慎重に行う必要がある。

歯肉溝は直接には見えないが、閉じてはいるものの、付着していない短い遊離歯肉の襟部分と歯面との間にある隙間であるため、歯周プローブで検査することができる（図7-6）。歯肉溝は嚢上皮に覆われており、遊離歯肉縁から接合上皮の間が相当する（平均0.69mmの深さ）[2]。**接合上皮**（上皮性付着）（図7-1の断面図参照）は歯肉溝の最深部（根尖側）で帯状に取り巻いている部分を指し、歯肉を歯に付着させている。平均でほぼ1mmの幅がある[2]。接合上皮の根尖側では、歯肉と、骨頂より歯冠側の根面との間に1-1.5mmの**結合組織性付着**がみられる。

臨床的には、ポケット深さが1-3mmほどで、正しい方法でのプローブ挿入時に出血しないものを健康な歯肉溝と考える。歯周プローブは大抵の場合わずかながら接合上皮に入り込む

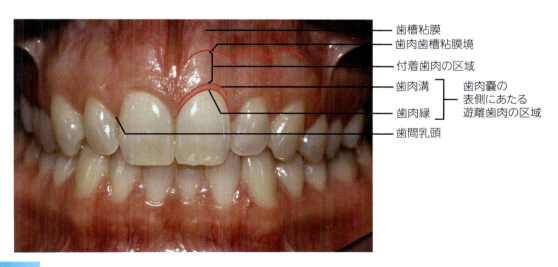

図7-5　歯肉の臨床的区分　歯間乳頭が歯間腔を埋めている。**付着歯肉**は高度に角化し明るい色調（ピンク色）で、暗く（赤く）角化程度が低い**歯槽粘膜**と見分けることができる

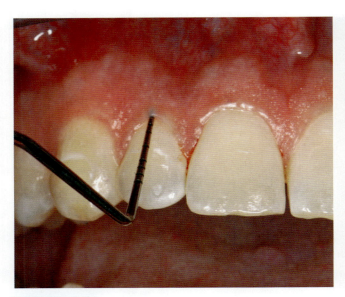

| 図7-6 | **歯肉溝に挿入された歯周プローブ** 遊離歯肉は薄くプローブが透けて見える |

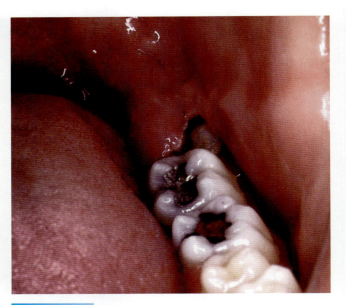

| 図7-7 | **智歯歯肉弁**が部分的に萌出した下顎最後臼歯を覆っている。この歯肉弁により往々にして引き起こされる歯冠周囲組織の炎症や感染を智歯周囲炎と呼ぶ (Courtesy of Dr. Carl Allen) |

ため、臨床的な測定値と組織切片の顕微鏡検査での深さには差が認められる[3]（本章の末尾にウォールフェル博士による歯肉溝深さの計測資料を掲載した）。

下顎最後臼歯が粘膜を破って萌出する過程で、粘膜が咬合面の一部を覆ったまま残ることがあり、この粘膜弁を**智歯歯肉弁**と呼ぶ（図7-7）。智歯歯肉弁には、食べ物の接触などにより炎症や感染が生じやすい（**智歯周囲炎**）。

b. 付着歯肉

付着歯肉は淡いピンク色を呈する角化粘膜の帯状部分または領域で、その下にある骨に固く結合している（図7-5）。遊離歯肉（あれば遊離歯肉溝）と可動性の高い歯槽粘膜との間が相当する。付着歯肉は正常で3mmから12mmまでの多様な幅を持つ。遊離歯肉と付着歯肉は皮膚や頭髪にも含まれる蛋白質であるケラチンを含むため**角化歯肉**と呼ばれるが、このケラチンにより強靭な表面が得られている。付着歯肉は、上顎前歯の唇側および下顎大臼歯の舌側で最大幅を持つことが最も多い。幅が最も狭い部位は下顎小臼歯の頬側である[4]。

c. 歯槽粘膜

付着歯肉は、**歯肉粘膜境（移行部）**（図7-5）と呼ばれるスキャロップ状の境界を挟んで、結合が緩く、赤味の濃い歯槽粘膜へ移行する。**歯槽粘膜**は血液供給量が多く、被覆している上皮の厚みが薄いため、暗いピンク色から赤色の色調を呈する。付着歯肉と比べて、脆弱で、角化度が低く、下にある骨に固く結合もしていないため可動量が大きい。自分自身の口内でこの2つの組織に触れ比べてみると、硬さの違いが感じとれる。可動性のある歯槽粘膜は3カ所にみられる。上顎唇頬側、下顎唇頬側および下顎舌側の付着歯肉に続く部分が相当する。上顎舌側に存在しない理由は、硬口蓋では舌側歯肉から連続して角化組織が付着しているためである。このため歯肉粘膜境は、下顎歯肉では唇頬側と舌側にあるが、上顎では唇頬側にのみ存在する。

3. 健康な歯肉の機能

健康な状態にあるとき、歯肉はすべての歯を支え保護するとともに、審美性や（発音学的に）正確な発話にも寄与している。

a. 支持

歯肉による歯の支持は、歯槽骨頂より上（歯冠側）での付着が担っている。セメントエナメル境（CEJ）に近い高さで歯肉と歯が接合している部分である[5]。幅が平均で1mmにも満たない**接合上皮**と、わずかに1mmを超える**結合組織性付着**で構成される（図7-1）。歯冠側で全周を取り巻く接合上皮は細胞接着（ヘミデスモゾーム）により歯肉と歯の付着を担い、歯根側で全周を取り巻く結合組織性付着は歯肉とセメント質の付着を数種の歯肉線維群により担っている。この線維群はコラーゲンと呼ばれる結合組織成分からなる。

b. 防御

歯肉は密度の高い線維性の結合組織と比較的強靭な表層組織とで構成され、その内側にある組織を防御している[6]。この表層は**角化上皮**と呼ばれ、細菌性刺激や化学刺激、熱刺激、機械的刺激に強い。歯周組織深部への炎症波及の抑止には、角化歯肉が一翼を担っている。しかし、辺縁歯肉や歯間乳頭部の歯肉嚢表層（上皮）や接合上皮の防御力は相対的に弱い。この部分の上皮は角化しておらず細菌産生物質が透過しやすいため、細菌刺激に対して弱い防御膜としての働きしかなく、歯周疾患の侵襲性が高い場合には細菌の通過を許すことさえある。

健康な歯肉は、天然歯であれば正常な配列位置にあって理想的な豊隆形態を持ち、修復物であれば適切な豊隆形態が付与されている場合に維持される。最大豊隆部などの歯の外形が理想的であれば、厚みのない歯肉縁や角化していない歯肉嚢内に食塊が向かわないので、咀嚼中に（噛んでいるときに）食塊から受ける傷は最小限で済む（図1-37参照）。しかし、歯や修復物の外形が適切でない場合、特にオーバーカントゥアに作製された修復物がある場合には、細菌の塊である歯垢が停滞しやすく、歯肉や歯周組織全体への感染を起こしやすいなどの問題があり、後に詳しく説明する。隣接面の外形と接触状態が適正であれば歯間部への食片圧入は起こりにくく、歯間乳頭を傷付けたり歯間部に歯周疾患を起こしたりすることも減らせる。ただし、適正な外形であっても、細菌性の歯垢形成や歯周疾患の発生が防げるわけではないという事実を忘れてはいけない。

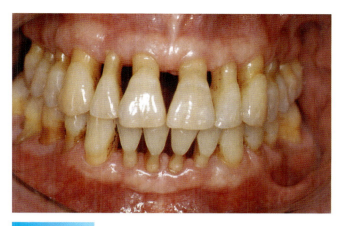

図7-8 歯周病既往患者の**重度の歯肉退縮** 歯肉縁はCEJを被覆しておらず、根の露出がかなり認められる。歯間部では、歯間乳頭が歯間鼓形空隙を埋めていない。退縮により知覚過敏が生じたり発話に（音声学的）変化が生じたりする

c. 審美性

健康な状態では、歯肉は歯根を覆い、隣在歯間の歯肉側鼓形空隙は歯間乳頭で埋められているのが普通である（図7-2、図7-4）。世間一般で美しいと認められる笑顔には、健康な歯肉の形状が欠かせない[7]。前歯の場合、歯肉縁は各歯がほぼ放物線の形をしたアーチを描き、歯肉ラインは上顎中切歯と犬歯はほぼ同じ高さ、側切歯では約1mm歯冠側（歯肉が多く見える側）を通る。対称性は最も重要で、特に左右中切歯間では必須である。微笑したときに、上唇は中切歯と犬歯の遊離歯肉縁の高さ辺りに位置し、下唇からは切縁がわずかに見えるのが理想的である。審美的に問題がある歯肉の例を図7-8に示した。

d. 発音（音声学）

音声学は発音や発話に関連する分野を対象としている。歯根は歯肉に覆われている状態であることが望ましく、特に歯間部に歯根の露出があると開いた鼓形空隙から空気が漏れて発話に影響する場合がある。図7-8は歯周病の既往があり歯周組織を高度に喪失した患者で、発音と審美性に問題が生じている。

4. 健康な歯根膜・歯槽骨・セメント質の機能

歯根膜はおびただしい数のコラーゲン線維束からなり、歯根のセメント質と歯槽窩の骨とを連結している。コラーゲン線維

束は歯槽骨頂から根尖まで分布しており、歯槽頂線維、水平線維、斜走線維および根尖線維がある（図7-1参照）。遊離歯肉線維は遊離歯肉とセメント質を付着させている。第6群の歯間水平線維は、遊離歯肉から歯槽頂の高さで歯根（セメント質）と隣在歯のセメント質との間に直接走っているため、図7-1では示されていない。歯根膜線維のうち特に斜走線維は、歯の支持および食事（咀嚼）などで加わる力に対する抵抗の大部分を担っている。歯根膜線維は、生命力の強い組織で、健康な状態では順応やリモデリングも行われる。健康な骨レベルであるかどうかを診断するには、X線写真を利用する方法が最も正確である。図7-9を見ると、健康な状態では、歯間部の歯槽頂が両隣在歯のCEJから1-2 mm根尖側に位置していることが観察できる。

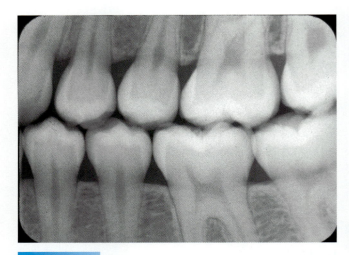

図7-9 **健康な骨レベルのX線像** 両隣在歯のCEJから1-2 mm根尖側に歯間部歯槽頂がみられる。歯槽硬線と呼ばれる、濃い白線に見える（緻密な）骨の薄い層が各歯根を取り巻いている

セクション3　病的歯周組織の解剖学的形態

A. 歯肉炎

　歯周疾患（歯周組織の炎症）は、歯肉に限局して変化が生じる**歯肉炎**として始まるのが決まったパターンである。歯肉の変化は、歯肉に限局した歯肉炎、進行中の軽度の歯周炎、さらに進行した歯周炎の現れである場合、あるいは鎮静しているものの過去に歯周疾患があったことを反映している場合がある。歯肉にごく近い部分に歯垢が付着し、細菌集落により有害な代謝産物が生成され、この産物に人体が反応した結果として炎症が徐々に生じる。歯肉炎の兆候として最初に顕微鏡で観察される所見は、歯肉における炎症細胞の増加と結合組織（コラーゲン）の破壊である。続いて、組織液の増加（浮腫、いわゆる腫れ）、微小血管の増生（発赤）、炎症細胞の増殖、上皮完全性の部分崩壊（潰瘍として出現）が生じる。破壊過程の経過に応じて組織に変化が現れ、臨床的に観察される。

　臨床では、歯肉の健康状態の指標（病的状態との鑑別）として、大きさと形状、色調、硬度、さらに表面性状、出血や**化膿性滲出物**（排膿）の有無を検査する。プラーク性**歯肉炎**による炎症と浮腫は、肉眼では、発赤・丸く膨れた辺縁・スティップリングが消失して光沢の出たのっぺりした表面（図7-10）、歯肉圧迫時の弾力性喪失、およびエア（圧縮空気）をあてたときに遊離歯肉が開く（歯から離れる）所見として見ることができる。さらに、プロービング時の明らかな出血（図7-10B、特にD）や自然出血（図7-10E）、歯肉嚢圧迫時の排膿が認められることもある。正常な歯肉の特徴は、歯肉炎を呈する組織と並べて表7-1に示した[8-12]。

B. 歯周炎

　歯肉炎は、治療されずに典型的な進行様式をとると**歯周炎**へと進行する。歯肉の破壊と同様に、周囲の歯根膜、骨、セメント質が炎症で破壊され、骨吸収や歯根膜の喪失に至るおそれがある。歯周炎への進行は、炎症性の破壊が歯肉から歯根膜や骨に波及したとき、結合組織性付着が破壊され接合上皮（通常CEJ部分で歯に付着）が根面に移動したときに生じる。歯周疾患に伴う歯槽骨の吸収は、歯科X線写真での診断が最も適している。健康者では免疫系が歯周組織を守っているが、細菌に対する免疫反応によりさまざまな宿主由来の生理活性物質も同時に産生され、骨の喪失（破壊）を起こすことがある。これが**骨吸収**である。図7-11Bで見られるように、歯周疾患が進行した患者の歯槽頂の高さは、罹患前のレベル（図7-11A）ではなくなっている。

第7章 | 歯周組織の解剖学的形態　205

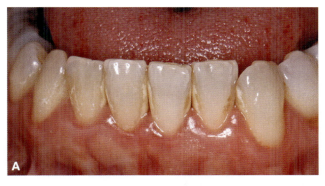
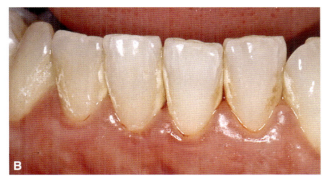
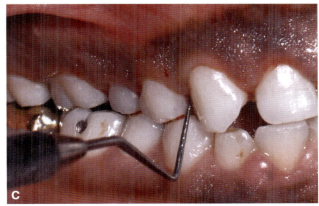
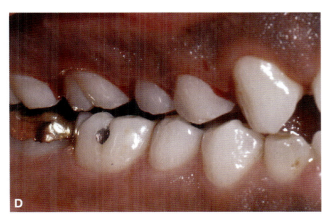
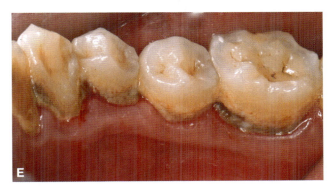

図7-10　**歯肉炎**　歯肉炎が生じると、歯肉の構造と硬度は正常でなくなり変化が生じる　**A**　歯肉変化は軽度から中等度で、発赤、丸く膨れた辺縁、丸みを帯びた乳頭が特に下顎前歯で認められる　**B**　同じ部位のプロービング後。歯間部にごくわずかな**プロービング時の出血（BOP）**を認める　**C**　犬歯と第1小臼歯のプロービング　**D**　明らかな**BOP**　**E**　**重度の歯肉炎**　顕著に丸く膨れた辺縁、丸みを帯びた乳頭、のっぺりして光沢がある表面、および**自然出血**（プロービングなしで出血）。エアをあてると歯肉は容易にめくれる

慢性歯周炎は歯周疾患で最もよくみられる型である。概して緩慢に進行し、成人患者が多く、歯垢と歯石に関連がある。歯周疾患の別の型としては**侵襲性歯周炎**があり、若年で発症することが多い。特徴としては、急速に進行する付着の喪失（アタッチメントロス）および骨破壊、家族性発症、免疫系の異常が挙げられる。いずれの歯周炎もポケットが形成され、（エナメル質よりも石灰化度が低い）セメント質は露出し、根面う蝕が発生しやすくなる。

1. 歯周炎の要因

　歯周炎の発症・進行の主な要因は細菌であるが、他にも要因がある[12,13]。現在、歯周炎の進行と歯の喪失の発生率を高めることが立証されている危険因子は2つのみで、喫煙[14]と糖尿病である[15]。他の要因としては、特定の細菌病原体、歯垢の蓄積と停滞に影響する歯の形と歯面の形状の変化、免疫応答に変化や障害が生じる全身的な疾患・状態（遺伝性要因や情動的ストレス）、歯の機能時の咬合過重（歯ぎしり〈ブラキシズム〉の習癖）による歯周組織の傷害がある。

　アタッチメントロスや骨喪失に至る歯周組織の破壊は、通常、自浄作用が働きにくく一般的な口腔衛生器具を用いても清掃されにくい操作困難部位（根の陥凹部や露出した分岐部近辺）から始まる。このため、この最も破壊されやすい操作困難部位に生じた歯周疾患を見逃さないように、歯科医と歯科衛生士の双方が歯根の解剖学的形態を完全に把握した状態

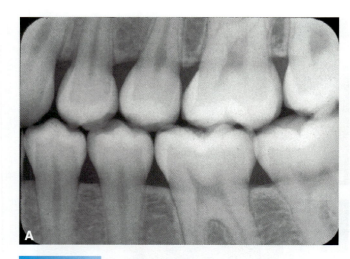
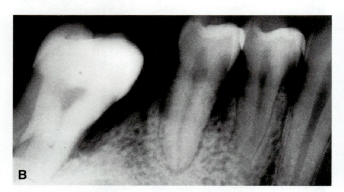

図7-11　**骨喪失のX線所見**　A　骨頂がCEJに対して正常な高さにある　B　骨の喪失から進行した歯周疾患が示唆される（特に下顎右側第二小臼歯と第二大臼歯周囲、第一大臼歯は欠損）。健康な状態では通常、ほぼCEJの高さ（2mm以内）まで骨が歯を取り囲んでいる

で歯周組織検査を行うことが何よりも重要といえる。さらに、専用の器具を使用して、沈着物（歯垢と歯石）を除去し歯周疾患が波及した根面セメント質の平滑化あるいは除去を図ることが欠かせない治療である。また、歯根の形態に関する知識があれば、処置が困難もしくは不可能な部位、要は治療効果を期待できない部位を判別することができ、患者に口腔衛生器具の適切な使い方を指導するときにも役立つ。

歯周炎は、心血管系疾患や脳卒中などいくつかの全身疾患を起こしたり、糖尿病患者の管理状態に影響を及ぼしたりする可能性がある。妊婦が歯周疾患に罹患している場合には低体重児や未熟児の要因となることもある[16-18]。

C. 歯肉退縮[19]

歯肉組織が失われ（通常支持骨の喪失も伴う）、根面の露出部が増した状態を**歯肉退縮**と呼ぶ（図7-12A、B）。歯肉退縮が生じると、歯肉縁はCEJよりも根尖側に位置し、歯間乳頭は辺縁や全体が丸みを帯びて歯間鼓形空隙を埋めていない。歯肉退縮は高齢者によく認められるため、高齢者を指す「long in the tooth」という表現がある。歯肉退縮は、進行中の歯周疾患の所見の1つである場合、もしくは鎮静しているものの過去に歯周疾患があったことを示す所見である場合がある。肝心なことは、歯周組織の破壊（歯肉退縮を含む）

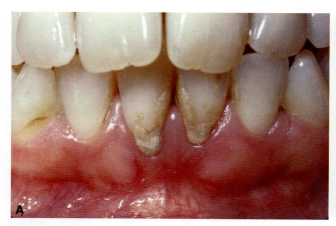
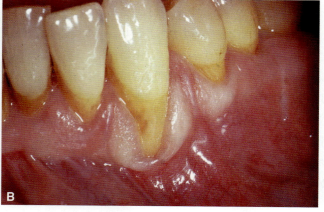

図7-12　**歯肉退縮**　A　歯肉退縮部。中切歯のCEJは歯肉に覆われておらず、根面は露出している（歯石が被覆）。側切歯にみられる角化歯肉が中切歯の歯根上にはみられない　B　高度の歯肉退縮。犬歯の歯根上に角化上皮はほとんど認められず付着歯肉はない。歯根の突出、薄い組織厚、付着歯肉の喪失が要因となり退縮が生じたと考えられる（Courtesy of Alan R. Levy, D.D.S.）

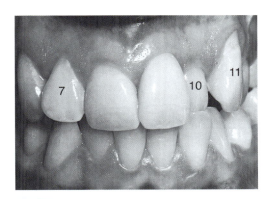

図7-13 歯肉形状に及ぼす**歯の配列位置の影響** 位置異常歯による多様な形状の例。唇側に変位した上顎左側犬歯には歯肉退縮があり、歯肉のアーチは深く厚みは薄くなっている。上顎左側側切歯は舌側転位と逆被蓋のため、歯肉縁の弯曲は緩やかで厚みは大きい。捻転した上顎右側側切歯の唇側歯肉縁はV形のラインを呈している

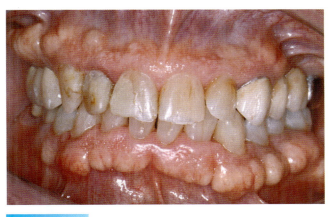

図7-15 **厚みが大きい歯周組織例** 歯肉組織は全体に厚みがあり、その下に非常に厚い骨が認められる。このような骨を**外骨症**と呼ぶ

を自然な加齢変化とみなさないことである[19,20]。

　ある歯に歯肉退縮が生じる要件としては、特に歯垢が存在する状態で、配列位置が不良で歯や歯根が異常に突出していること（図7-12B、7-13の犬歯）、付着歯肉を喪失していること[21]、ブラッシングにより過剰な刺激が加えられることがある。歯の位置異常があるからといって必ず退縮につながるわけではないが、平坦になったり大きく膨らんだりと歯肉の厚みが変わってしまうことは確かである。ちなみに、人によって歯周組織（歯根を覆う歯肉と骨）は薄いことも厚いこともある。歯周組織が薄い場合には、歯根が張り出し骨に完全に覆われていない可能性がある（図7-14）。歯周組織が厚い個体では皮質骨や歯肉組織に比較的厚みがある。図7-15にみられるような非常に厚みがある骨棚を**外骨症**と呼ぶ。歯周組織の厚みが薄い患者は歯肉退縮が生じる危険性が高い。頭蓋骨標本で歯槽骨を観察すれば歯肉退縮の要因を理解しやすい。正常な場合、骨頂はCEJの1〜2mm根尖側に位置する（図7-16）。犬歯のように突出した歯では、歯周疾患の徴候や歯肉退縮がない場合でも、根の大部分が骨に被覆されていないことがある。歯根の一部に骨性の被覆がない場合、その部分を**裂開**と呼ぶ（図7-17で第一小臼歯にみられる）。根の裂開部は、軟組織の被覆がある場合もない場合もある。

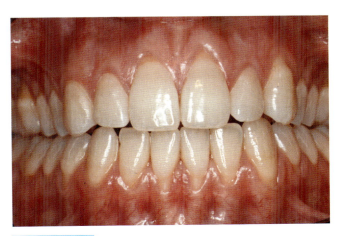

図7-14 **厚みが薄い歯周組織例** 歯肉組織の厚みは薄く、切歯の歯根はかなりの部分が露出している (Photo courtesy of Dr. Kourosh Harandi)

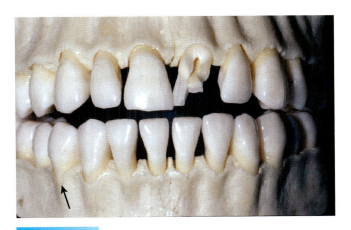

図7-16 **正常な骨構造** 歯槽骨頂の位置は正常でCEJの根尖側1-2mmにある。唯一の例外は下顎右側第一小臼歯（矢印）で軽度の骨の裂開が認められる (Courtesy of Charles Solt, D.D.S. and Todd Needham, D.D.S.)

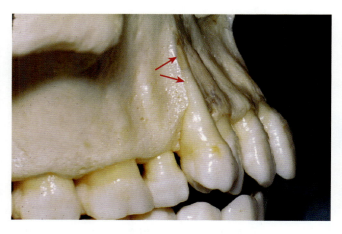

図7-17　裂開　矢印で示した上顎第一小臼歯の根は歯槽突起より頬側に位置している。他の歯では正常な高さまで骨の被覆があるにもかかわらず、当該根の頬側では大部分で骨の被覆がない。根が突出している場合、歯肉退縮が生じやすい（Courtesy of Charles Solt, D.D.S. and Todd Needham, D.D.S.）

セクション4　歯周組織検査：病的状態と現症を反映する指標

歯周組織の状態を総体的に評価する際には、いくつかの臨床検査項目が重要な役割を果たす。こうした臨床検査項目を指標として用いると、一歯ごとの安定度や支持組織喪失程度、ならびに患者ごとの炎症程度や病型を詳細に記録することができる。さらに、確定診断を下し、治療計画の立案を助け、積極的な治療後の変化を記録する上でも役に立つ。臨床検査項目の記録に関する説明はすべて、オハイオ州立大学歯学部で使用する診療録を例にとって行う（図7-18）。

A. 歯の動揺度

歯の動揺度とは力が加えられたときの歯の動きを指す[22]。繰り返し加えられる過剰な咬合力、炎症、および弱くなった歯周支持組織が原因となり、歯には動揺が生じる（X線像で歯根膜腔の拡大がみられることが多い）。健康な歯根膜は幅が0.2mmで、加齢に伴い0.1mmにまで狭まる。食事（咀嚼）や歯ぎしりにより力が加えられたとき、歯根の動きは回転中心（長軸方向）で最も小さく、歯頸部と根尖部の両端の方で大きく動

図7-18　歯周組織所見の記録（オハイオ州立大学歯学部で使用する記録用紙の一部を複製）　記録用紙により歯周組織所見（およびその他の所見）を体系的に記録できる　**A**　左列は記録内容の注解：**フレミタス**はFで表す‐上顎右側第一小臼歯（アメリカ式5番）：**動揺度**‐上顎右側第二大臼歯（2番）で1、上顎右側第一小臼歯で2、上顎右側第一大臼歯（3番）と上顎右側第二小臼歯（4番）では0（動揺なし）：**歯周ポケットの深さ**（1歯6点）は治療開始時に計測し（初診時プロービングデプス）、唇頬側3点と舌側3点の計測値を該当する3枠内に記録する。初期歯周治療を終えた後、できれば4-6週以内に再検査を行う。定期的な歯周メインテナンス来院時にも記録する。この記録を基に比較すると部位ごとの治療効果の有無を容易に判定できる：**プロービング時の出血（BOP）**は、プロービングデプス計測値の上に赤い点で記録する‐頬側では2番の近心・中央・遠心、3番の遠心、5番の近心・遠心、舌側ではすべての歯の近心と遠心：**歯肉縁の位置**は歯根上に赤色の数字として記録‐2番と3番の頬側で+1（セメントエナメル境〈CEJ〉より根尖側に1mm）、5番の頬側で+2、3番と4番の舌側で1（CEJより咬合面側に1mm）、他の全個所では0（CEJに一致）：**分岐部**の分類は赤色の三角（2辺・中抜き・塗り）で表す‐1度の分岐部は3番の頬側中央部、2度の分岐部は2番の頬側中央部と（舌側から）近心、および3番の（舌側から）遠心。下顎大臼歯にみられる3度の分岐部については、後述する：**付着歯肉の喪失**（歯肉歯槽粘膜異常）は赤色の波線‐5番の頬側　**B**　下顎右側第一大臼歯（30番）に頬舌側から3度の**分岐部**がみられる。三角の記号は下顎の分岐部では上向きに、上顎ではAに示したように下向きであることに注意すること　**C**　**プラーク指数**（％）とBOP（％）の算出。プラーク指数（％）はプラークの付着が認められた歯面数を総歯面数（1歯4面）で除して求める。図の4歯のみを例に挙げると、プラークの付着が認められた歯面は9面を16面で除して56％と算出される。BOP（％）はプロービング時の出血があった歯面数を総歯面数（1歯6面）で除した値である。図中の4歯で算出すると、14面を24面で除して58％となる

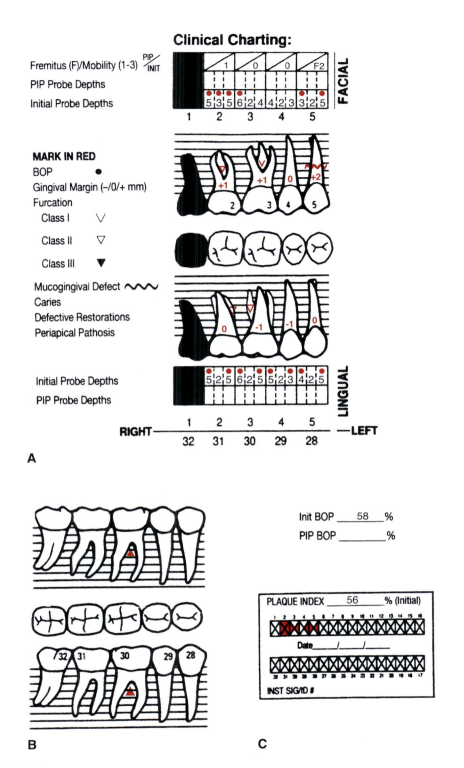

図7-18 (続き) 別紙

く。このため、3カ所の歯根膜の幅には機能的に差が生じている。年齢にかかわらず、歯根膜は歯頸部と根尖部で根中央部よりも幅が広く、歯が受ける回転運動量に応じた差が生じている。また、咬合機能に関与している天然歯の歯根膜は関与していない歯よりもわずかに広く、これは非機能歯では対合歯がないために歯根膜や骨細胞が刺激を受けず再構築（リモデ

リング）が行われないことによる[23]。

咬合力による歯周組織の損傷は**咬合性外傷**として知られている。骨の破壊的変化、歯根膜の拡大、歯根の短縮（吸収）を引き起こすと考えられ、いずれも歯の動揺度を増加させる要因である。変化の一部は可逆性であり、歯周組織が順応できることを意味している[24]。咬合性外傷は炎症性の歯周病を「発症させる」ものではないが、環境が揃えばその経過に影響を及ぼす可能性がある[25]。

1. 歯の動揺度の診断法

歯の**動揺度**を診断するには、まず、患者の頭部を安定させ動きを最小限に抑えるようにする。次に咬合面に視線を移し、（ミラーやプローブの柄のような）2つの硬い器具を用いて軽い力をまず一方向に、次いで逆方向に平等に素早く加えながら、隣在歯を基準にして診断する歯の辺縁隆線の動きを観察する。頰舌側方向と近遠心方向の動きに注目し、垂直的な「沈下」も観察する。図7-19A、Bで歯の動揺度の診断方法を図と写真で説明した。動揺度の分類基準を表7-2に示す。簡略化のため、動揺なしを「0」、軽度動揺を「1」、中等度動揺を「2」、沈下を伴う重度動揺を「3」として歯の動揺度を記録する。動揺度（0、1、2、3度）の記録例は図7-18で確認できる。

フレミタス（fremitus）とは咬合接触時に歯に生じるわずかな振動をいう。グローブをはめた人差し指の爪を歯冠の唇頰側面に直角に軽くあて、歯をカチカチと咬み合わせるように、または歯を咬み合わせながら下顎を左右に動かす（側方運動する）ように指示して診断する。明らかに振動が感じられれば、フレミタスが確認されたとして患者の診療記録の該当する歯の欄に「F」と記入する（図7-18の上顎右側第一小臼歯）。歯の変位が認められれば、その変位は機能的動揺である。**機能的動揺**（咬合力による動揺）とは、咬合機能時に他の歯によって歯に生じる動揺をいう。

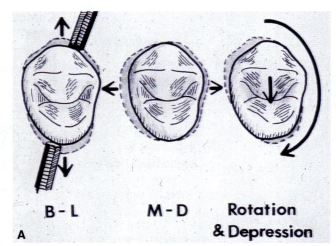

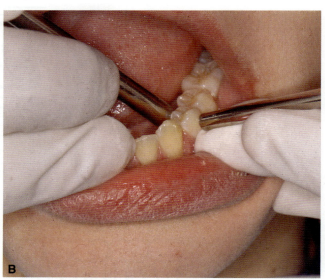

図7-19 **歯の動揺度の診断法** A 硬い器具の柄を歯にあてて頰舌的および近遠心的に変位があるかを確認する。大きく動揺している歯では、沈下や回転がみられる（動揺度3度） B 頰舌的な動揺の診断法。頰舌的に軽い力を間欠的に加え、隣在歯を基準に動きがあるかを確認する

表7-2	動揺度の分類基準	
動揺度分類	臨床所見	程度
0	動揺なし	
1度	軽度動揺	<1mm
2度	中等度動揺	>1mm
3度	重度動揺	沈下

B. 歯周ポケットの深さ（プロービングデプス）

歯と歯肉の間の閉じた隙間（**歯肉溝**もしくは**歯肉嚢**と呼ばれる）の深さを計測するプロービングは重要な歯周検査で、歯科診療室では常に行われており、歯周疾患の有無を示す指標にもなっている[26,27]。**歯周プローブ**（図7-20）と呼ばれるミリメートル単位の目盛りが付いた先端の丸い器具を歯肉に挿入して行う（図7-21に前歯、図7-22に臼歯での使用写真を示す）。歯周疾患がある場合は、歯肉溝は**歯周ポケット**と呼ばれる。**歯周ポケットの深さ（プロービングデプス）**（歯周疾患がある場合はポケットデプスといわれる）は歯肉縁から歯肉溝の根尖側（最深部）までの深さをいう。健康な歯肉溝の場合、プロービングデプスは1-3mmが正常である。3mmを超えるプロービングデプスが認められた場合は、注意が必要である。ただし、歯肉が過増殖している場合（萌出時やある種の薬剤の副作用としてみられることがある）には、歯周炎がなくても4mm以上の値が得られることがある（**仮性ポケット**という）。一方、歯肉退縮がある場合には、歯肉縁はCEJより根尖側に位置するため歯周疾患が実在しても歯周ポケットの深さは浅くなること

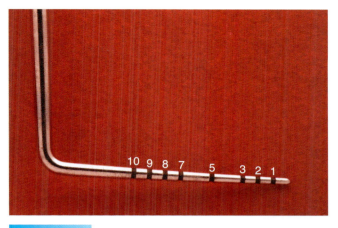

図7-20 日常的に使用される基本的な**歯周プローブ** 測定しやすいように、1、2、3、5、7、8、9、10mmに黒い帯状の印がある

がある。このため、歯周疾患の有無の確定診断は、**アタッチメントロス**量の測定によって行われる（本セクションで後に詳述する）。

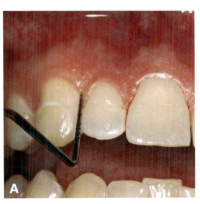
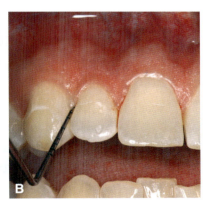
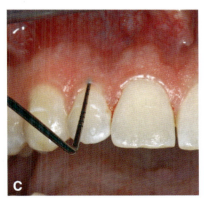
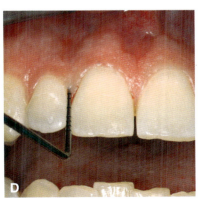
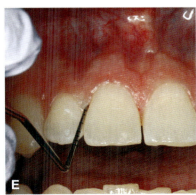

図7-21 歯肉溝に挿入された歯周プローブ 上顎右側犬歯の唇側近心から上顎右側中切歯の唇側遠心までの一連のプロービング A、B、D、E 隣接面に対するプローブの向きを示す。隣接面では歯冠の幅は徐々に小さくなる。歯肉を突かずに歯間部へ深く挿入できるように、プローブは頰舌的に十分に傾け隣接面に対し挿入角度が付けられている C 唇側中央のプロービング。唇側中央の歯肉溝の深さは1mmで、歯肉は薄くプローブが透けて見える

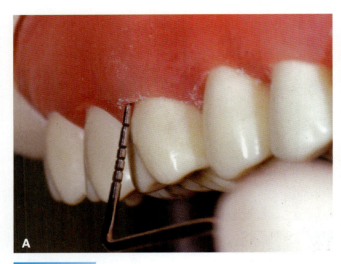
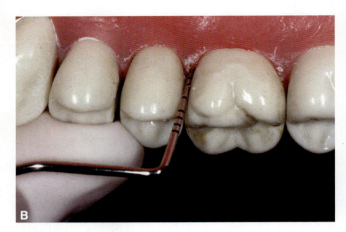

図7-22 歯型模型での**プローブ挿入方法**の確認　A　頰側面観：唇頰側（もしくは舌側）のプローブ挿入方法。プローブは歯面に沿って挿入し、歯肉嚢内の組織を突かないように注意する　B　口蓋側面観：歯間部へのプローブ挿入。上顎右側第一大臼歯の近心面では、歯面に沿って挿入する際に先端をわずかに遠心方向に傾けて、歯間乳頭にあたらないようにしている。この方向からでは分かりにくいが隣接部最深部まで到達させるために10-15度の角度も付けられている

1. プロービングテクニック

　歯肉嚢内を根尖方向に進めたプローブは正確に付着位置で止めることが本来意図するところだが、歯肉が健康であってさえ、大抵の場合に付着の一部に穴を開けている（侵入している）のが現実である。プローブは軽い力で「うろちょろ」させて、微妙な触感を感じとり、ポケット底の付着部を越えるプロービングは最小限にとどめなければならない。歯肉嚢／ポケットの底に達したら、弾力のある反発が感じられる。プローブは歯冠面または根面に対してやや傾斜させて、ポケット壁を突いたり、ポケット壁に阻まれたりしないようにする（図7-22Aに頰側中央での最良例を示す）。プロービングデプスは、通常、歯面を6区画に分け各区画内で最も深い値を記録する。唇頰側面では、歯肉嚢内を小刻みに移動させながら遠心歯間部から頰側中央へと進み、最終的に近心歯間部まで動かし、3点の記録を行う（図7-21B-Dに上顎右側側切歯の唇側面プロービングの例がある）。歯間部では、隣在歯と接触している場合、プローブを歯軸に対して頰側（または舌側）におよそ10度から15度まで傾けて両隣在歯に触れるまで接触点方向に進める（図7-21A、Dおよび図7-22Bで分かりやすく示されている）。隣在歯がない場合にはプローブは傾けない。唇頰側面で記録する3測定値は、近心歯間部、頰側中央部、遠心歯間部の各区画内で最も深いものとする。同様に、歯の舌側に沿ってプロービングを行い3区画について記録する。

C. 歯肉縁の位置（歯肉退縮の有無）

　歯周疾患を患ったことのない健康な若年者の歯肉縁はCEJのわずかに歯冠側にあり、この位置が基準点となる。歯肉縁がCEJより根尖側にある場合は**歯肉退縮**が生じている状態であり、歯根は露出している（図7-12Bに最も明らかな例を示した）。

　通則で、以下のように歯肉縁の位置を表す。

- マイナス（ー）が付いた数値は、歯肉縁がCEJより歯冠側にあることを意味する。正常であれば、完全に萌出した後にはCEJよりやや歯冠側に歯肉縁が位置する（唇側と舌側では約1mm、歯間部では約2mm）。歯肉縁がこの位置を超えて歯冠側にある場合は、歯肉が過剰にある状態（過増殖）であるか、歯が部分的に萌出している状態である。
- ゼロ（0）は、歯肉縁がCEJに位置することを意味する。歯肉退縮はない。
- プラス（＋）が付いた数値は、退縮を意味する（歯肉縁の位置はCEJよりも根尖側にある）。

1. 歯肉縁の位置の診断法

　退縮がある状態では、CEJから歯肉縁までの長さは歯周プローブを用い直視下で測定することができる。歯肉縁がCEJを覆っている場合には、歯肉縁からCEJまでの長さは歯肉溝

内にプローブを挿入しCEJを感覚から推定する。境界部が探知しにくい場合や歯肉縁下の場合には、プローブを45度に傾けるとよい。エナメル質とセメント質の境界部がプローブで感知できるようになる。図7-18の検査記録のように、歯肉縁の位置は赤字でCEJ近くの歯根上に「0」（歯肉縁はCEJと一致）、「＋」数値（CEJより根尖側、つまり退縮）、「−」数値（CEJより歯冠側）として記録する。

D. 臨床的アタッチメントロス（臨床的アタッチメントレベル）

臨床的アタッチメントロス（臨床的アタッチメントレベル） はCEJから根尖方向にある歯周嚢の底までの長さ（深さ）を表す用語である。この検査では現在までに失われた支持組織の量が示されるため、歯周病に罹患したことがあるかどうかが判定できる重要な項目である。

1. 臨床的アタッチメントロスの診断法

プロービングデプスと歯肉縁の位置の計測値を足し合わせて臨床的アタッチメントロスを得る。患者の歯周ポケットが3mmで歯肉縁の位置が＋2mm（すなわち、2mmの退縮）のとき、アタッチメントロスは5mmである。3mmのポケットの患者でも歯肉縁の位置が−2mm（歯肉がCEJより2mm上まで被覆）であれば、アタッチメントロスは1mmとなる。図7-23の例で臨床的アタッチメントロスを算出してみよう。歯肉溝の深さは1mmであり（図7-23A）、歯肉は1mm退縮しているので（図7-23Bに示された＋1mmの喪失）、総アタッチメントロスは＋2mmとなる。相当な歯肉退縮が生じていれば、ポケットが最小限の深さしかなくても臨床的アタッチメントロスは大きくなる。逆に深いポケットがあっても、**仮性ポケット** が存在する場合にはアタッチメントロスはないこともある。仮性ポケットは、適合状態のよくない修復物辺縁部の歯垢蓄積が原因で歯肉が増殖して生じたり、他にはある種の薬剤の副作用として、あるいはホルモン変化によっても生じる。

歯周病専門医は、隣接面の歯肉縁の位置も測定する。難易度の高い検査だがこうした測定の結果、各歯6つの区画ごとの歯周疾患の重症度が正確に診断される。

E. プロービング時の出血

プロービング時の出血 は、細菌性プラークの影響で歯肉嚢の上皮下結合組織に炎症が生じた結果生じる。プロービング後に歯肉縁に確認できる出血は、炎症の重要な指標である（図7-24A、Bおよび図7-10B、D、E）。

1. プロービング時の出血の記録法

数歯のプロービング後に出血が確認される場合、出血があった歯は、記録用紙の該当する個所のプロービングデプス値の上に赤色の点として記録する。出血があった個所の割合（％）は出血個所数を測定個所総数で除して算出できる（総数は残存歯数×1歯あたり6プロービング個所）。出血個所の記録例は図7-18にあり、4歯分の割合も算出されている。

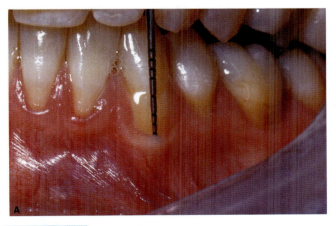
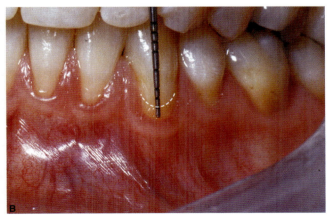

図7-23 臨床的アタッチメントロス（レベル）診断のための計測　A まず、歯肉溝のプロービングを行う（1mm）　B 次に、歯肉の位置を読み、退縮を示す＋の数値とする（点線で示したCEJより＋1mm）。2つの数値を足し合わせてアタッチメントロスが計測される。本例ではプロービングデプスが1mm、歯肉の位置が＋1（1mm退縮）で、アタッチメントロス2mmと算出される

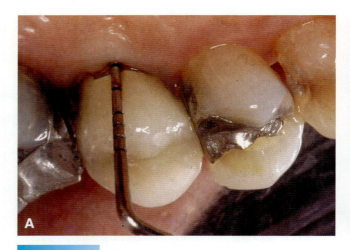
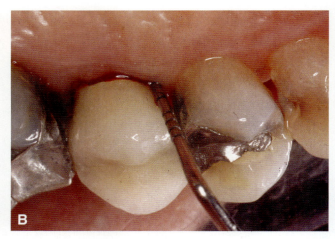

図7-24　**臨床例でのプローブの挿入とプロービング時の出血（BOP）**　A　上顎左側第二小臼歯の舌側（口蓋側）中央にプローブが挿入され、3mmの歯肉溝が示されている　B　上顎左側第二小臼歯の近心でプローブが舌側歯間鼓形空隙に挿入されている。ポケット深さは5mmでBOPが認められる

F. 根分岐部病変

　分岐部とは、複数の歯根を持つ歯における根が枝分かれしている部分をいう。病変がない場合、分岐部は骨や歯周組織の付着で埋められており、臨床でプローブが入ることはない。しかし歯周疾患が進行すると、アタッチメントロスと骨の喪失が分岐部に至り**根分岐部病変**が発生する[28,29]。分岐部に及んだポケットは、定期的な来院時の処置では歯科医や歯科衛生士によっても清掃されにくい領域であり、ましてや患者が家庭で日常的に清掃することは実に難しい部位となっている。そのため、根分岐部病変付近には軟らかい歯垢や石灰化した歯石が容易に蓄積する（図7-25で抜去歯上にみられる）。こうした沈着物は多くの場合に除去が不可能で、歯周疾患が波及する経路にもなる。

　発症時には限局した初期病変に過ぎないが、分岐部内（歯根間）に進行するにつれてアタッチメントロスと骨喪失が歯根間で水平方向に進行する。歯肉縁下の分岐部に分岐部用プローブ（ネイバースプローブ〈Nabor's probe〉などの先端が丸い曲線形のプローブ）が入るようになる。歯根間にある陥凹部の診査に適したプローブである（図7-26）。根分岐部病変は、最初に徴候が認められた段階は**1度**で、進行すると**2度**となり、図7-27Aに示されるようにプローブが分岐の屋根状部分（歯根分岐部で最も歯冠側の部分）に引っ掛かる。最も重度では、ある一面の分岐部から別の一面の分岐部まで分岐

部用プローブが完全に突き抜ける場合もある。この状態は分岐部の貫通と呼ばれ**3度**である（図7-27B）（分岐部病変のグレード分類の要約は後に表7-4に示す）。

　根分岐部病変を診断するためにはプローブ挿入位置を覚えておかなければならない（表7-3に要約）。下顎大臼歯の

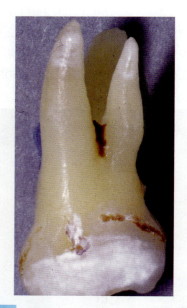

図7-25　**分岐部と根面溝の歯石**　抜去大臼歯の分岐部に石灰化した沈着物（歯石）がみられる。病変が分岐部に及んだ後には、歯科医や歯科衛生士による処置時にも非常に除去されにくい

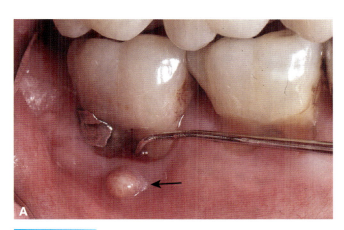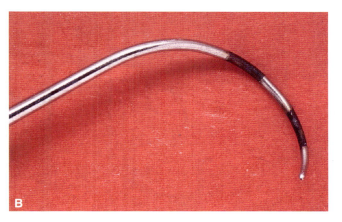

図7-26 **プロービングによる分岐部病変の診査** **A** 重度の下顎第二大臼歯頰側分岐部病変。歯周組織が破壊されているため、分岐部用プローブが根間に深く入る（矢印で示した膿瘍は感染を示唆） **B** 分岐部用プローブ（ネイバースプローブ）は先端が丸く曲線形で分岐部を探ることができる。通常3mm間隔でマークされていることが多い（本図の通り）。このマークによりプローブが分岐部へ水平的に挿入された長さを知ることができる

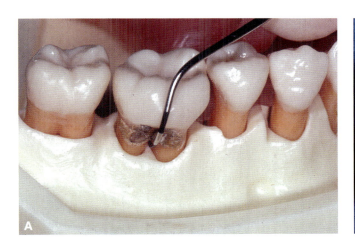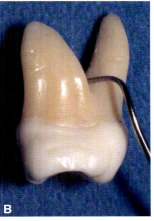

図7-27 **根分岐部病変の診査** **A** 根分岐部用プローブは分岐の屋根状部分に入ってはいるが、舌側の分岐部開口部まで完全に貫通していない。2度の根分岐部病変である **B** 根分岐部用プローブが上顎第一大臼歯近心の分岐部に置かれている。近心頰側根の幅径が大きいため、分岐部は近心舌側（近心口蓋側）の線角に近い位置にある

表7-3　分岐の正常な位置

歯 種	分岐部（ある場合）
上顎大臼歯	頰側中央
	近心（舌側〈口蓋側〉に開口）
	遠心（舌側〈口蓋側〉に開口）
下顎大臼歯	頰側中央
	舌側中央
上顎小臼歯（頰側と舌側の副根歯）	近心中央部
	遠心中央部

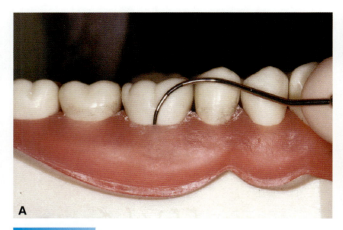
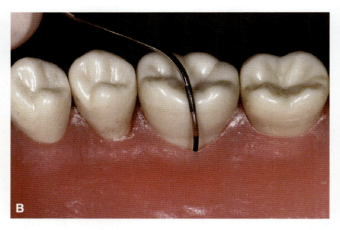

図7-28 下顎大臼歯の根分岐部病変　診査時のプローブ挿入位置2点　**A**　頬側面観。下顎歯の頬側分岐部は頬側中央に挿入し診査する。頬側分岐部での根尖方向と水平方向への貫通程度が示される　**B**　舌側面観。下顎歯の舌側分岐部は舌側中央近くに挿入し診査する

分岐部は、図7-28AおよびBに示されるように、頬側中央部および舌側中央部近くで近心根と遠心根の間にある。上顎大臼歯の分岐部は、頬側中央部では近心頬側根と遠心頬側根の間に（図7-29Aに示す）、近心では口蓋側（舌側）鼓形空隙から口蓋根と近心頬側根の間に図7-29Bで示すように、遠心では口蓋根と遠心頬側根の間に図7-29Cで示すように、プローブを挿入すると確認できる。

臨床的な観点からみると、少ない骨破壊でより多くの歯頸

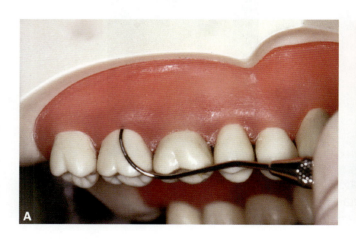
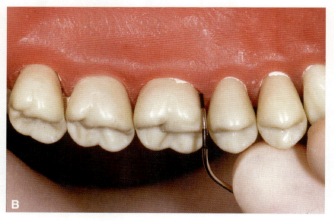
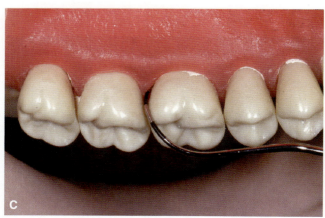

図7-29　上顎大臼歯の分岐部病変　診査時のプローブ挿入位置3点　**A**　頬側面観。頬側分岐部は頬側中央にプローブを挿入し診査する。図の上顎大臼歯では、分岐部が予想される頬側中央付近に根分岐部用プローブが挿入されている　**B**　口蓋側面観。上顎大臼歯の近心分岐部は、近心頬側根が口蓋根よりも幅広いため、口蓋側の鼓形空隙から診査する　**C**　口蓋側面観。上顎大臼歯の遠心分岐部に口蓋側鼓形空隙からプローブを挿入している。遠心頬側根は口蓋根とほぼ同じくらいの幅である

第7章 | 歯周組織の解剖学的形態   217

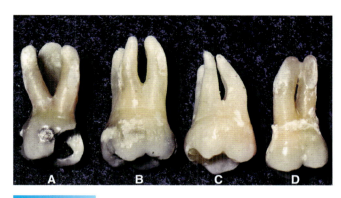

図7-30　上顎大臼歯分岐部のバリエーション　**A**　根幹は短く、根は歯冠側1/3で分岐し離開度が強い　**B**　根幹はやや長く、根は中央1/2で分岐しているが離開度は小さい　**C**　根尖が集まっている歯根　**D**　歯冠側1/3で分岐している癒合根

部分岐部が露出することから、根尖よりもCEJに近い分岐部の方が歯周疾患に罹患しやすい。一方で、分岐部が歯頸部に近いほど処置は行いやすく、従来の歯周治療法で治療されやすい。すでに述べたように、第一大臼歯の分岐部の方が第二大臼歯よりもCEJに近い位置にあり（第一大臼歯の根幹が比較的短いため）、第二大臼歯の方が第三大臼歯よりも近い位置にある（図7-30）。いったん病変が波及してしまえば、分岐部が根尖側にあるほど治療は困難になる。上顎第一小臼歯は、分岐部が根尖寄りに位置する良い例である（図7-31）。

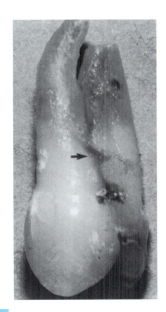

図7-31　上顎第一小臼歯の近心根面の縦溝に**歯石沈着**（矢印）がある

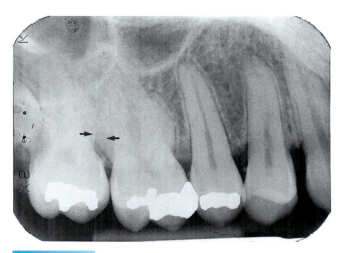

図7-32　X線像から上顎第一大臼歯の遠心根根面と第二大臼歯の近心根根面の近接した位置関係が観察できる（矢印）。こうした位置関係で分岐部や陥凹部に破壊が生じた場合、処置はまず不可能である

隣接面の分岐部は、病変が波及した後にはアプローチの確保が非常に難しい。これは歯冠から分岐部まで垂直方向に縦溝があること、隣在歯とかなり近接していることが理由である（図7-32のX線像で確認できる）。

1. 根分岐部病変の記録法

　露出していない分岐部をプロービングする際には、根分岐部用プローブを分岐していると思われる位置で歯に沿わせて歯肉溝内に挿入する。プローブは、まず根尖方向に向けて挿入する。ポケットの付着部に到達したら、歯の方に向きを変えて分岐の屋根状部分に入っていくかどうかを確認する。図7-27Aに、プローブが分岐の屋根状の部分に挿入されている状態が示されている。プローブが水平的に深く挿入されれば、重度の歯周疾患であることが示唆される。根分岐部病変分類度数の記録に用いる記号は表7-4に簡略に示しており、根分岐部病変重症度の記録例は図7-18で確認できる。歯根上に記した脱字記号（∧もしくは∨）は初期病変を表し、中抜き三角（△もしくは▽）は中等度の病変、塗り三角（▲もしくは▼）は完全に貫通した根分岐部病変を表す。

表7-4　根分岐部病変の3分類を表す記号

根分岐部病変の分類	記号	骨の喪失／アタッチメントロス	臨床所見	臨床上の補足
1度：初期	脱字記号 （∧もしくは∨）	根分岐部自体に骨の喪失やアタッチメントロスなし	プローブが陥凹部に入る	プローブは水平的には進まない、屋根状部分には入らない
2度：中等度	中抜き三角 （△もしくは▽）	明らかな骨の喪失またはアタッチメントロスあり	プローブが屋根状部分にある程度入る	プローブは屋根状部分に入り込み回転させなければ抜けないが、反対側まで貫通はしない
3度：（貫通）	塗り三角 （▲もしくは▼）	分岐の屋根状部分に完全な骨の喪失と臨床的アタッチメントロスあり	プローブが根分岐部を貫通する	

G. 付着歯肉の喪失（歯肉歯槽粘膜異常）

　ごくわずかな幅であっても角化歯肉があり、粘膜下の歯や骨にしっかりと結合（付着）している場合に、健康な歯肉といえる。角化歯肉の付着は通常、歯肉溝（歯肉嚢の最深部）から歯肉歯槽粘膜境までの間に帯状に存在する（図7-5参照）。歯肉歯槽粘膜境よりも根尖側の歯槽粘膜では、可動性が大きく、血管が多く（赤みが濃く）、硬さが減り、角化していない。**付着歯肉の喪失**が生じると歯肉退縮が進行するリスクが高まる。付着歯肉の喪失は次の3つの所見から確認できる[30]。

1. 角化歯肉はあるが、付着歯肉はない。この状態では、歯周プローブで歯肉溝の深さを測定したときに口腔内に見えている歯肉歯槽粘膜境の深さまで到達または超過することから、付着歯肉の喪失が診断される（図7-33A、B）。この場合、歯周ポケットの壁の一部は角化歯肉であることもあるが、歯肉溝の深さから分かるように、粘膜下組織には付着していない。
2. 目視で角化歯肉の喪失が確認できる。
3. 舌、口唇、頬とつながる粘膜の一部（**小帯**と呼ばれる、図7-2参照）が歯肉に入り込んでいる。小帯が引っ張られたときに歯肉縁が動いたり白くなったりする場合、歯の周囲で付着歯肉の喪失が生じている（図7-34B）。

　付着歯肉の喪失は、正常な状態で角化歯肉が可動性のある歯槽粘膜に接している部位、つまり、上顎歯の唇頬側面ならびに下顎歯の唇頬側面および舌側面にのみ生じる。上顎歯の口蓋側は、全体が角化した粘膜で覆われた硬口蓋で歯槽粘膜がないため、歯肉歯槽粘膜異常が生じることは通常ない。歯がかなり後方に位置し、軟口蓋の粘膜に近接している場合にのみ生じることがある。

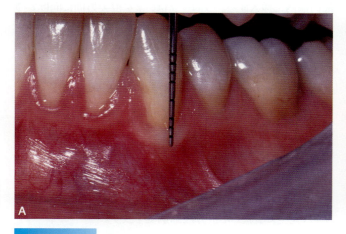
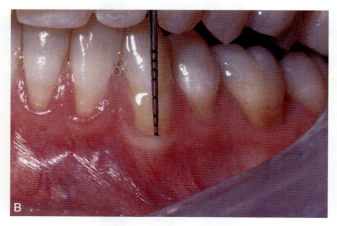

図7-33　付着歯肉喪失の診断法　**A**　角化歯肉の幅は2㎜　**B**　プロービングデプスは1㎜で歯肉歯槽粘膜異常はない。この例ではプロービングデプスが2㎜（歯肉歯槽粘膜境）に至るまたは超える場合、付着歯肉はないと診断される

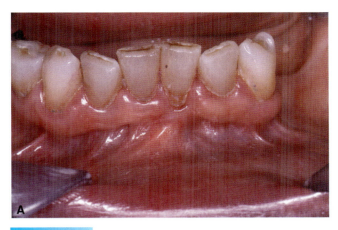 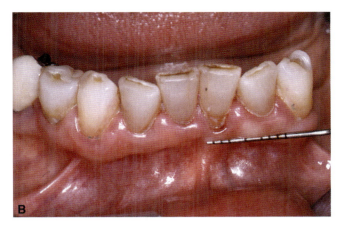

図7-34 歯肉歯槽粘膜異常の目視検査　**A** 下顎左側中切歯に付着歯肉の喪失が疑われ、角化歯肉の幅は極めて短い　**B** 歯周プローブを歯肉歯槽粘膜境に置き粘膜上を上下方向に滑らせる。歯肉縁が白くなったり動いたりすれば歯肉歯槽粘膜異常を意味する

1. 付着歯肉の喪失を診断する方法

　歯肉の付着喪失について診査する際には、目視観察と計測がともに欠かせない。目視診査では、歯周プローブを歯肉歯槽粘膜境に軽く乗せて上下方向に動かしながら歯肉縁を観察し、歯肉縁が動いたり白くなったりすれば歯肉歯槽粘膜異常があると診断する（図7-34B）。計測診査では、まず歯肉縁から歯肉歯槽粘膜境までの角化歯肉の幅を計測する。次いで歯周プローブを歯肉溝に挿入し、歯周プローブが角化組織の幅以上進んだ場合に歯肉歯槽粘膜異常と診断する。計測による歯肉歯槽粘膜異常の診断については、図7-33AとBに具体例を示した。付着歯肉喪失の記録は、歯肉退縮量を記録した根尖側に横方向の波線で行う（図7-18の記録用紙参照）。

H. プラークスコア（指数）

　細菌性プラーク（バイオフィルム）は、微生物の集合体でできた薄い層で歯に緩く付着しているが、適切なブラッシングとフロッシングにより取り除くことができる。口腔衛生状態が極めて良好な場合を除き、ほぼ目に見えないが層状に歯に蓄積している。プラークは非常に見えにくいため、付着部位を確認できる方法を取り入れるとプラーク除去方法の指導に役立ち、さらには、患者別のプラーク付着状態に合わせた口腔清掃指導後に効果をモニタリングする際にも活用できる。

　付着した膜状の微生物集合体で代謝が行われた結果、歯肉に炎症が引き起こされて歯肉炎を、骨や歯根膜の破壊が引き起こされて歯周疾患を発症することになる。う蝕の形成に関連しては歯質の脱灰が進む。プラークを停滞させる要因はいくつかあり、歯の位置異常や形態異常、う蝕の進行により形成された粗造な歯面、不良修復物、および歯石の沈着等を挙げることができる。

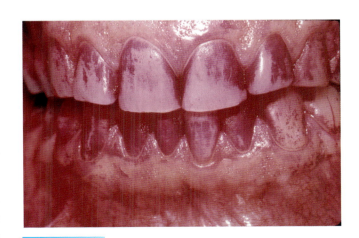

図7-35　**歯垢**　歯垢染色液で染め出したプラークの写真。4日間口腔清掃をしない状態で染め出した。プラークが特に顕著に認められた部位は歯間部と歯冠の歯頸側1/3で、この部位には自浄作用が働かない（頬や口唇、舌による自然な接触では容易に清掃されない）ことが分かる。また、軽度の位置不正がある下顎前歯に高度の歯垢蓄積が確認できる

1. プラークスコア(指数)を
   診査(算出)する方法[31]

歯垢染色液を使用すると、細菌性プラークは染料を吸収するため、染め出される(図7-35)。染色液を口内全体に含ませた後には、1歯ごとに近心面、唇頬側面、遠心面、舌側面の4面に染め出されたプラークを評価できる。**プラーク指数**はプラークが付着した面数を総歯面数(歯数×4)で除して算出した割合(%)である。染色液は、口腔組織を変色させるため初期所見の観察に影響を及ぼす可能性があり、歯周検査および口腔内理学的検査が完了する前に使用してはいけない。プラークスコア算出に関する4歯の記録例を図7-18に示した。

セクション5　歯周疾患と修復物(充填物)の関係

付着歯肉の**生物学的幅径**[32]は健康な状態では、接合上皮(幅約1mm)および歯肉をセメント質に付着させている結合組織線維(幅約1mm)からなる。歯を修復する際には、付着幅がこの生物学的幅径を維持するように慎重に行う。修復物が付着部位を侵害すると、歯周疾患(歯周炎・骨の喪失・アタッチメントロス)の発生、歯肉退縮、慢性的な歯肉の炎症の一因となるおそれがある。したがって、クラウンやインレーなどの修復物のマージンは骨頂から3mm以上離れていることが通常推奨される。骨に極めて近い歯質に及んだう蝕部位を含む修復物を装着する場合には、歯冠長延長術と呼ばれる外科処置を行い、修復物が生物学的幅径を侵害しないようにした方がよい。審美性が欠かせない部位では特に重要な処置である。**臨床的歯冠長延長術**は、歯肉の除去や根尖側移動によって歯質の歯肉縁上部分を増加させる術式で、通常支持骨の一部も除去される。

また、不良な修復物は、特にオーバーカントゥアの場合や歯質に滑らかに移行していない場合に細菌性プラークが停滞しやすく、つまりは歯周疾患の発症因子となる可能性を持つ。したがって、歯の修復が避けられない場合には、本書の他の章ですでに述べた理想的な歯の外形が再現される必要があることを常に念頭に置くことが重要である。

セクション6　歯の支持状態と歯根形態の関係[33]

歯根の面積は、歯が安定し健全であるために最も重要な要素である。歯根の面積は根の長さ、根の数およびCEJから根尖までの歯根の横断面の直径によって決まる。根のくぼみや弯曲などの有無によっても左右される(図7-36)。これらの特徴次第で、咬合力やさまざまな力、特に側方(頬舌的)方向に加わる力に対する歯の抵抗は大きく変わる。

歯周疾患に罹患する前の健康な状態では、セメント質への結合組織線維の埋入は根面全体に認められる。埋入には、CEJ近くでの歯肉線維の埋入(骨レベルよりも歯冠側)と、根の大部分での歯根膜線維の埋入がある。歯根が長い場合や横断面の直径が大きい場合に、大きな支持力が得られる。くぼみや弯曲などによって歯周組織による歯の支持は増強されるが、この増強には2つの機序がある。1つは総表面積の増大によるものであり、もう1つには、くぼんだ形状により線維が複数の方向に走行し、歯の安定や咬合力に対する抵抗が増強されることによる。例えば、歯根の近心面にくぼみがあれば、円錐形や膨隆した形の歯根よりも頬舌的な力に対する抵抗力が高まる(図7-36)。垂直に長く走る溝やくぼみは、多くの前歯と大部分の臼歯で近遠心の根面にみられる(他の章で既述)。また、比較的歯冠側に位置する根面の溝としては、上顎第一小臼歯の近心面(歯根と歯冠の両方にある)と大臼歯根面の分岐部真上(歯冠側)の溝が挙げられる。

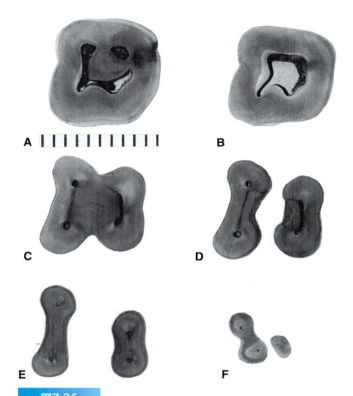

図7-36　下顎第一大臼歯の歯冠から根尖近くまでを染色した**歯根断面**の比較　各断面中、左が近心、上が舌側、右が遠心、下が頬側。左上図と左中央図の間の目盛りは10mm　**A** 歯冠歯頸部の断面には、エナメル質、象牙質、歯髄がみえる（遠心-右に明らかなう蝕がある）　**B** CEJ部の断面。歯髄腔の形状を観察　**C** 根分岐部真上（歯冠側）の根幹の断面。頬側と舌側で分岐部（2分岐）入口の歯冠側がくぼんでいる　**D** 分岐部真下（根尖側）での近心根と遠心根の断面図。両根に根管が認められる。分岐側（根間中隔側）に明らかなセメント質肥厚（濃染部）が認められる　**E** 分岐から4mm根尖側での断面。近心根の近心面と両根の分岐側ではくぼんだ形態がはっきりと認められる　**F** 根尖付近での断面。近心根（左）の方が長い。大臼歯の歯根は複雑な形状により接触面積が増大し安定性が向上するが、進行した歯周疾患では治療に困難を来す

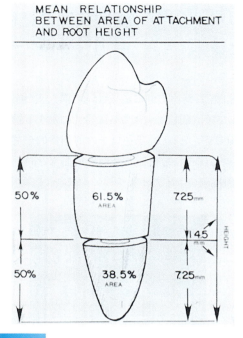

図7-37　**歯根の接触面積と長さの関係**第一小臼歯　根の歯冠側50％（半分）が歯根表面積の約60％を占め、根の根尖側半分の占める割合は40％に過ぎない。この値は、図7-36に示すような歯根連続断面を多数用意し表面積を測定して得た（Courtesy of Alan R. Levy, D.D.S.）

　同様の機序で、複数の根を持つ歯の場合に、加えられた力に対する支持と抵抗は増大する。複根歯では根分岐部の位置が重要で、歯冠に近い位置にあるほど高い安定性が得られる。それだけでなく、歯根の離開度も支持に影響を及ぼす。離開した根ではより高い安定性が得られ、根間中隔部の骨によって支持力も高まる（図7-30参照）。

　歯の安定性を決定する上で重要なもう一つの因子は、歯根のテーパー（歯頸部から根尖までの径の減少度合い）である。

下顎第一小臼歯のように円錐形の根を持つ歯は、根表面積の過半（60％を超える）が歯冠側1/2によるものであり、歯根側1/2の表面積は相対的に小さい（約40％に過ぎない）（図7-37）[34]。歯周疾患に罹患すると、歯根のテーパー度が歯の支持に影響する。円錐根は骨の高さとして50％のみ喪失していても、歯根膜は60％以上失っている。根尖付近では根の表面積が比較的小さいためである。円錐の程度が強い歯根では、歯根の根尖側1/2は図7-37に示す接触面積にさえ満たない場合もある。

　歯根表面積のみに基づくと、上顎犬歯が単根歯中で最も安定しており、下顎中切歯の安定性が最も弱いとみることができる。臼歯では、上顎第一大臼歯が離開した3根を持ち、癒合根が多い第三大臼歯よりも安定していると思うだろう。こうした法則は総じてあてはまるが、炎症性の歯周疾患や過剰な咬合力の有無などが、追加因子として、歯の安定性に大きな影響を及ぼす場合もある。支持骨の骨密度や構造も影響を与える因子である。

セクション7　歯周疾患の進行に影響を及ぼす歯根の解剖学的形態と形態異常

分岐、陥凹部、垂直方向に走るくぼみ（溝）、また歯根弯曲などは、概して接触面積を増加させ咬合力に対する歯の抵抗力を向上させるが、こうした部位はその解剖学的形態ゆえに応力が集中する部位にもなる。歯根の弯曲部と同部に接する骨および歯根膜には応力が集中し、歯によって歯根膜と骨にさまざまな方向の圧が加えられることになる。その上、歯周疾患が波及すれば、こうした部位のプラークは停滞しやすく清掃しにくい。

根には数タイプの構造上の異常があり、異常部位では歯周組織の付着が弱くなり歯周疾患が発生しやすい[35]。エナメル

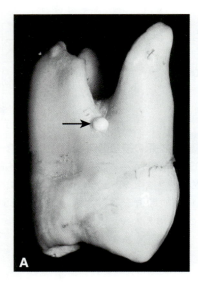
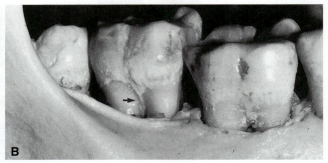

図7-38　根の**形態異常**はプラーク停滞を促進し、骨の喪失や分岐部病変の要因となる　A　上顎大臼歯の近心面分岐部の**エナメル真珠**（矢印）　B　下顎第二大臼歯の頰側分岐部に向かって伸びる**エナメル突起**（矢印）（Courtesy of Charles Solt, D.D.S. and Todd Needham, D.D.S.）

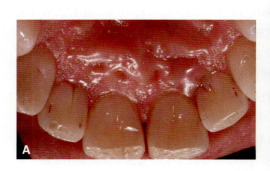
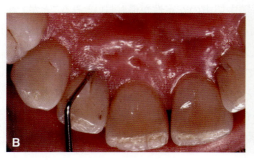
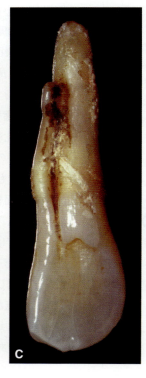

図7-39　**歯根口蓋側面の縦溝**（舌面歯頸溝）　A　両側上顎側切歯の舌側面にみられる切痕　B　挿入された歯周プローブから、根尖に向かって伸びる溝に沿って歯周ポケットが形成されていることが分かる　C　上顎犬歯の近心口蓋側で根尖に向かって伸びる溝。図の歯は口蓋側の重度の歯周疾患が原因で抜歯された（Courtesy of Leonard K. Ebel, D.D.S.）

真珠は上顎大臼歯に最も多くみられ、エナメル突起は下顎大臼歯に多い（図7-38）。どちらも正常な結合組織性付着を妨げ、分岐部への歯周疾患の波及路となる可能性を持つ。上顎切歯にみられる歯根口蓋側面の縦溝は、プラークの付着と停滞が起こりやすく、高い頻度で歯周組織の破壊をもたらす（図7-39）。歯根破折によっても、破折線に沿って歯周組織の破壊（歯根膜の付着喪失）が生じやすい。

セクション8　歯周疾患の治療法[36-38]

歯周組織に生じる諸症状に対し、現在幅広い治療法が実施されている。従来から行われている非外科的歯周治療としては、適切なルートプレーニング（専用歯科器具を用いた歯石の除去と根面の平滑化）、口腔衛生指導、抗菌剤の全身投与がある。抗生物質やその他抗菌剤の徐放剤を患部に局所投与する方法もある。他にも、結合組織の破壊を防止する薬剤（アンチコラゲナーゼ）が全身投与薬として処方されている。

中等度から重度の歯周疾患、つまり付着歯肉の喪失が認められると診断された場合は、歯周外科の適応となる。歯周疾患の治療に用いられる外科的術式には数種類がある。古典的な外科療法は、デブリードメントを行うための術野（根面へのアプローチ）を確保することを目的としている[39]。**歯周組織切除療法**は、歯肉・支持骨・根の除去または形態修正を行う術式で、ポケット壁を構成する軟組織および硬組織の除去により、歯周疾患の結果として生じた変化をある程度矯正するために施行される。切除術には、**歯肉切除術**（従来はメス、最近はレーザー[40]で歯肉を部分的に除去）、複根歯での歯周疾患の進行した根を切除する**ルートリセクション**[41]、骨手術の際の**フラップ手術**[42]などがある。歯周組織切除療法後は通常歯肉退縮が生じ、病変があった部位を処置しやすくなる。**歯周組織再生療法**は、セメント質の新生、骨の新生、歯根膜線維の新付着を得ることを目的として行われる。近年、歯周組織再生分野に進化をもたらした基本的な方法としては、3つを挙げることができる。**組織再生誘導法（GTR）**（guided tissue regeneration）は吸収性もしくは非吸収性の膜（バリアー）で歯周組織の欠損部を被覆し、再生細胞が歯根膜や骨から移動する基質を確保する方法である。**骨移植**材は、合成または自家・他家材料のいずれも、新生骨のための骨格を作り、骨の再生を誘導する成長因子を供給する。根面の**化学的処理**は、根面の毒素を排除し、新生セメント質の形成を誘導する成長因子が働くようにするものである。

歯周組織形成術は軟組織を再建する術式で、付着歯肉の再獲得や歯肉退縮により露出した歯根の再被覆を目的とする**結合組織移植**[43]、審美的に良好な歯冠長や歯肉形態を得たり修復を可能にしたりするための**臨床的歯冠長延長術**[44,45]などがある。

歯周治療は専門分野としてインプラント周囲外科も含み、具体的には歯科インプラント埋入の前処置としての硬組織・軟組織の増大や再生、歯科インプラントの埋入、インプラントを取り囲む組織の炎症（インプラント周囲の粘膜炎およびインプラント周囲炎）の治療が含まれる。

セクション9　歯周インスツルメンテーション（器具操作）、口腔衛生指導および歯周メインテナンスに歯根の解剖学的形態が及ぼす影響

付着して間もない細菌性プラークは、届く範囲の歯冠面や歯根面であれば歯ブラシとデンタルフロスを用いて簡単に除去できる。しかし頻繁に除去されなければ石灰化し、**歯石**と呼ばれる硬い複雑な構造を持つ無機質の層をなして歯に強固に付着する。歯肉縁上（歯肉縁より歯冠側）では、唾液がカルシウムの供給源となり歯に黄白色の無機沈着物を形成する（図7-40）。歯肉縁下では、血液や組織液の成分が石灰化時に取り込まれるため沈着物は暗褐色である（図7-41）。歯肉縁上および歯肉縁下のいずれも、石灰化した沈着物の除去は歯科医および歯科衛生士による専門的処置の対象であり、

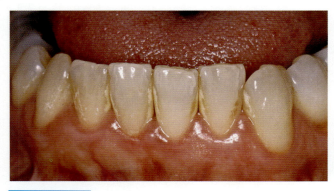

図7-40 **歯肉縁上歯石**（歯肉縁よりも歯冠側）はカルシウム供給源が唾液で、黄白色の無機沈着物が歯に付着する

沈着物の形成を予防する上手な口腔衛生管理方法を指導することも歯科専門家の役目である。

　解剖学的歯冠に対する**インスツルメンテーション（歯科予防処置）**では、専用の歯科器具（**スケーラーやキュレット**）を使用して歯面に付着した歯石・細菌性プラーク・着色の除去を行う。歯肉縁上歯石は解剖学的歯冠に形成されたもので、いくつかの理由から歯根に付着した歯肉縁下沈着物よりも除去しやすい。まず、歯冠表面の硬い沈着物に対しては、歯科器具を使用する際に直視しやすく器具を操作しやすい。軟らかい沈着物であるプラークは、歯ブラシとフロスを上手に使用すれば歯冠表面では比較的容易に除去できる。歯石が沈着する歯肉に近い部分の歯冠表面は大抵が膨隆した面であり、複雑な外形をした歯根、特に複数の根を持つ臼歯の根面よりも清掃しやすい。もう1つ、歯冠は人体で最も硬い物質（95%

無機質）であるエナメル質に覆われている。エナメル質は非多孔質であるため、インスツルメンテーションによる組織の損傷や剥離の様式が、相対的に硬さに劣り多孔質であるセメント質（約65%未満が無機質）とは異なる。

　歯周疾患がアタッチメントロスを生じる段階まで進行すると、セメント質への結合組織線維の正常な埋入は失われる。歯肉縁下にこうした環境が作られると、細菌と細菌により生成される物質（プラーク、歯石、細菌産物）が根面の粗造面と合体してバイオフィルムを形成し、プラークの停滞を増加させ歯周疾患の活動度を高めるようになる。骨と歯根膜による支持が失われ複雑な形態の根面が露出し、歯科医療専門家による清掃（インスツルメンテーション）や患者による管理が困難になる。深いポケットでは器具を届かせにくく、ポケットの場合は最深部まで進めないこともある。

　根面の**インスツルメンテーション**の目的は歯根に付着したプラークと歯石を除去することだが、肝心なことは、歯周疾患により口腔環境にさらされたセメント質の粗造面に沈着した歯石・プラーク・細菌産物を除去することである。汚染を減らし滑らかな根面を得るために、全体ではないが部分的にはセメント質の除去を要する場合もある。この処置は歯周組織の**スケーリングおよびルートプレーニング**として知られている。粗造になり、歯石が詰まり、毒素や微生物で汚染された、セメント質や象牙質表層の除去を目的とした治療術式である。ルートプレーニング中に根面を清掃するにあたっては、特に露出した根面では慎重に行ってオーバーインスツルメントを避け、根面歯質を破壊しないようにする（図7-8参照）。

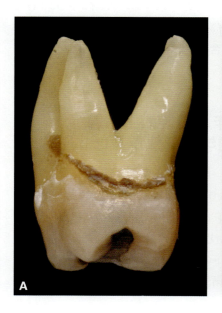
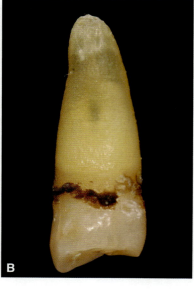

図7-41 **歯肉縁下歯石** A 上顎第一大臼歯の歯肉縁下に形成された歯石は、血液由来の成分が石灰化中に取り込まれ暗褐色である。歯石中の一部の細菌も色素を産生する。本大臼歯の歯石沈着がみられる部位は、一般的に歯石がよく沈着し、かつ専用器具を用いて清掃を行っても取り残されることが多い部位に一致している。CEJ周囲、線角、くぼみ（頰側分岐部の真上〈歯冠側〉の陥凹部）および分岐部である　B 小臼歯のCEJ根尖側に付着した歯石

粗造になったセメント質や象牙質の表面に対するインスツルメンテーションには困難が伴うが、通常は**超音波器具**を使用することで対応できる。超音波器具は、高周波の振動で歯石を剥がし細菌の細胞壁を粉砕する。手用器具と超音波器具を併用してルートプレーニングを行うことで、罹患したセメント質を細かい部分まで除去することができる。

　歯周治療器具が届きにくい部位およびインスツルメンテーション後も歯石がよく残る部位として、歯根のいくつかの部位が特定されている[31]。

1. セメントエナメル境は、器具は届きやすいものの、エナメル質とセメント質の接合する部分の凹凸がありプラークが停滞するため清掃されにくい。この凹凸のため、歯石とCEJの区別が付かないものも多い(図7-41A、B)。
2. 陥凹部(溝)は、根面におびただしく存在し、器具が届きにくい治療が困難な部位である。陥凹部は上顎第一小臼歯の歯冠・歯根の近心面、下顎第一大臼歯の近心面、全分岐部の真上(歯冠側)の根面に顕著にみられる(図7-42)。歯の形成異常により溝があることもある(図7-39)。
3. 分岐部には、器具を操作する上で極めて独特な問題がある。歯周疾患が波及する前には歯周組織が緊密に付着し、複根歯の分岐部は口腔環境に露出していない。歯周疾患の進行により骨の喪失が起こり分岐部が(歯肉ポケット深部で)プラークにさらされるようになってしまうと、ルートプレーニングのためのアプローチを確保することは難しい。この部位に歯科器具を挿入することはほとんどの場合で不可能であり、超音波器具でも分岐部の深部に到達することは不可能なことが多い。上顎の3根に分岐した個所は最も治療が困難な部位である(図7-43)。その上、大臼歯では歯根の分岐側(歯根間の内側)に陥凹部(溝)があることが多く、インスツルメンテーションをさらに困難にしている(図7-42)。それだけでなく、複根歯の歯根は互いに非常に近接している場合があり、手用器具は入らず超音波スケーラーでも届きにくい(図7-44A)。沈着物を除去し汚染を取り除くために、根分岐部病変や陥凹部がある根面のすべての表面に器具を届かせるには、歯根の解剖学的形態に関する専門知識と高度の臨床テクニックが欠かせない。図7-45に示した下顎大臼歯を例に、分岐部の輪郭や根面の陥凹部が深いポケット内に「隠されて」見えない状態で根面に付着した沈着物を完全に除去すると仮定して、必要な手順と角度を追いながら想像してみるとよい。深い分岐部病変のある歯の場合には、歯周外科が推奨される方法である。
4. 線角部の歯面も器具をあてにくい。

歯周疾患既往者の経過観察：歯周病の既往歴がある患者は再発を起こすリスクが高い。歯周治療の結果または歯周

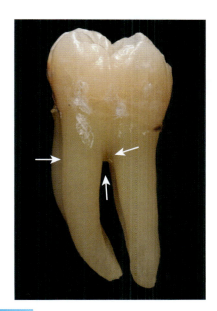

図7-42　**下顎第一大臼歯の陥凹部**　近心根の近心面、分岐部(内)側、分岐部真上(歯冠側)の根幹部(矢印)

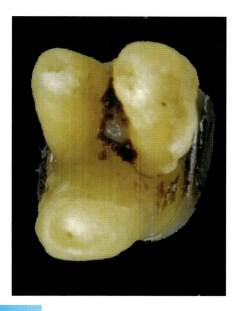

図7-43　**上顎第一大臼歯の根尖方向から見た分岐部**
重度の歯周疾患では歯石が3根の分岐部に形成され、除去はまず不可能である

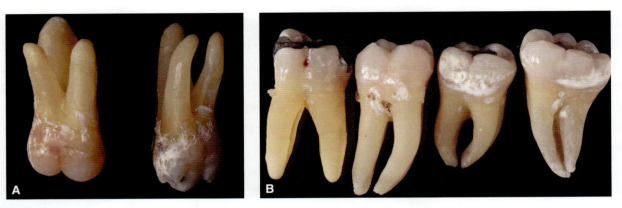

図7-44 さまざまな離開度の大臼歯　A　上顎大臼歯の離開度が強い根と弱い根　B　下顎大臼歯。左から右へ、離開した根、平行に走る根、根尖が集まった根、癒合根。歯根間の距離が1mm未満の場合には手用器具を分岐部に挿入することは不可能で、超音波器具の方が分岐部へのインスツルメンテーションには有効である

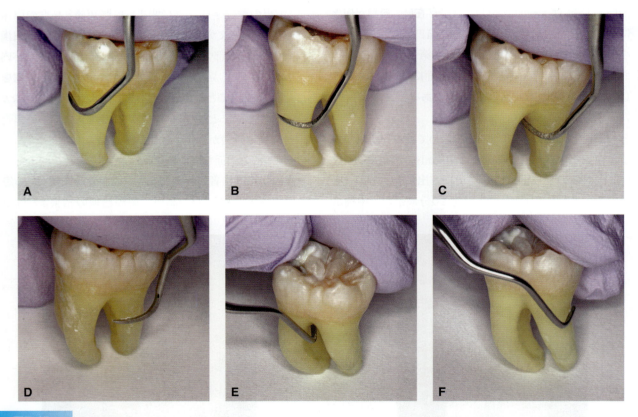

図7-45 複雑な根面へのインスツルメンテーション　下顎第一大臼歯（分岐部には超音波スケーラーの方が有効）　写真中の分岐部の汚染を、深い歯肉ポケット内に隠れている状態で完全に取り除けるか考えてみること　A　近心根の近心面（グレーシーキュレット15/16使用）　B　近心根の頬側面（グレーシーキュレット15/16）　C　遠心根の分岐側（グレーシーキュレット15/16）　D　遠心根の頬側面（グレーシーキュレット15/16）　E　遠心根の分岐側（グレーシー 13/14）　F　遠心根の遠心面（グレーシー 13/14）

疾患が進行した結果として、相当な歯肉退縮も往々にしてみられる。**歯周メインテナンス**（サポーティブペリオドンタルセラピー、予防的メインテナンス、定期健診とも呼ばれる）は、歯周病患者の口腔健康状態を維持するために患者別に決めた間隔（通常3カ月）で歯科医療専門家により行われる[1]。根面の形態は複雑なため、口腔内に露出してしまうと、歯科医療専門家でも汚染除去に相当に長い時間がかかるようになり、患者が次回の歯周メインテナンスまで清掃状態を維持することは

まず期待できない。露出した根面にはエナメル質の表面よりもプラークが付着しやすく、清掃しなければならない表面積も増大する。

歯周疾患罹患後には、患者による根面清掃にも特有の困難な問題が生じる。歯ブラシと歯間フロスは深いポケット、歯面の陥凹部、分岐部には届かない。歯ブラシ、歯間フロスといった基本的な口腔衛生用補助用具に、さらに歯間ブラシやエンドタフブラシ、ラバーチップなど専用の口腔衛生管理補助製品を活用する必要がある（図7-46）。適切な補助用具があっても患者にモチベーションが欠けていることも多く、届きにくい部位のメインテナンスを行う器用さがない場合も多い。

象牙細管を通して歯髄に分布する神経に感覚が伝わり、知覚過敏になっている患者もいる（特に冷たい食べ物や飲み物で生じる）。このため、**知覚過敏抑制剤**が歯周メインテナンス中には必要となる場合がある。それだけでなく、露出した歯根の表面は**根面う蝕**になりやすく、これは高齢者に共通して起こり得る問題で、特に口内を乾燥させ唾液量を減少させる薬剤を使用中の患者でよくみられる（口腔乾燥症）。

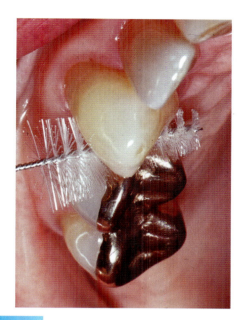

図7-46　歯間ブラシ　歯周疾患や歯肉退縮により歯間乳頭が失われたときには、歯間部を清潔にするために専用のブラシを用い、歯面陥凹部の清掃に役立てるとよい

復習問題

特に記載のない場合、各質問の解答は1つとは限らない。

1. 次のうち正常な健康歯肉に該当するものはどれか。
    a. 淡いピンク色もしくはメラニン色素が沈着したピンク
    b. 弾性あり
    c. スティップリングあり
    d. 軟らかい
    e. ナイフエッジ状（側面観）

2. 次のうち根分岐部があると思われる部位はどれか。
    a. 上顎大臼歯歯根の頰側
    b. 下顎大臼歯歯根の頰側
    c. 上顎大臼歯歯根の近心
    d. 下顎大臼歯歯根の遠心
    e. 下顎大臼歯歯根の舌側

3. 次の上顎歯のうち分岐部が歯頸線に最も近いものを選べ（1解答）。
    a. 第一小臼歯
    b. 第二小臼歯
    c. 第一大臼歯
    d. 第二大臼歯
    e. 第三大臼歯

4. 歯肉退縮が＋2mmでポケットが4mmの歯の臨床的アタッチメントロスを選べ（1解答）。
    a. ＋2mm
    b. ＋6mm
    c. 6mm
    d. 2mm

5. 次の歯周線維のうちセメント質と歯槽骨間に走行するものを選べ。
    a. 水平線維
    b. 斜走線維
    c. 歯間水平線維
    d. 根尖線維
    e. 歯槽頂線維

6. 次のうち歯周疾患の徴候と思われるものを選べ。
    a. 歯肉の出血
    b. 骨の喪失
    c. 3度の動揺度
    d. 歯肉歯槽粘膜へのストレス（張力）
    e. 歯肉溝の計測値が3mm

7. 次の歯のうち、分岐部が歯頸部から最も離れていると思われる歯を1つ選べ。

a. 下顎第一大臼歯
　　　b. 下顎第二大臼歯
　　　c. 下顎第三大臼歯
　　　d. 上顎第一大臼歯
　　　e. 上顎第二大臼歯

　8. 次のうち根の異常と思われるものを選べ。
　　　a. 分岐
　　　b. 基底結節・根の歯帯
　　　c. 歯根口蓋側面の縦溝
　　　d. 咬合面溝

　9. 仮性ポケットの定義で最も適しているものを選べ。
　　　a. 歯肉縁はCEJの歯冠側にある
　　　b. 歯肉縁はCEJの根尖側にある

　　　c. 歯肉縁からCEJまでの長さ
　　　d. 歯肉縁から分岐部までの長さ

10. 臨床的アタッチメントロスと関連するものを次のうちから選べ。
　　　a. 骨の喪失
　　　b. 歯根面の露出
　　　c. 根分岐部病変
　　　d. 歯根陥凹部の露出

11. 非外科的歯周治療を選べ。
　　　a. スケーリング
　　　b. ルートプレーニング
　　　c. 口腔衛生指導
　　　d. 抗菌剤の局所投与

解答：1-a, b, c, e, 2-a, b, c, e, 3-c, 4-b, 5-a, b, d, e, 6-a, b, c, d, 7-c, 8-c, 9-a, 10-a, b, c, d, 11-a, b, c, d

クリティカル・シンキング

1. **健康歯肉**の特徴について述べよ（病的歯肉を有する者との比較）。口腔内診査とX線写真に基づくこと。本章で使用されている用語をできるだけ使うこと。

2. A. 歯周疾患の存在を示唆する状態を可能な限りすべて述べよ。B. また、歯周疾患を悪化させる条件についても述べよ。

REFERENCES

1. American Academy of Periodontology. Glossary of periodontal terms. 4th ed. Chicago: The American Academy of Periodontology, 2001.
2. Gargiulo A, Wentz F, Orban B. Dimensions and relationships of the dentogingival junction in humans. J Periodontol 1961;32:261.
3. Polson A, Caton J, Yeaple R, et al. Histological determination of probe tip penetration into gingival sulcus of humans using an electronic pressure-sensitive probe. J Clin Periodontol 1980;7:479.
4. Lang N, Loe H. The relationship between the width of keratinized gingiva and gingival health. J Periodontol 1972;43:623.
5. Stern IB. Current concepts of the dentogingival junction: the epithelial and connective tissue attachments to the tooth. J Periodontol 1981;52(9):465–476.
6. Squier CA. The permeability of oral mucosa. Crit Rev Oral Biol Med 1991;2(1):13–32. Review.
7. Langer L. Enhancing cosmetics through regenerative periodontal procedures. Compend Suppl 1994;(18):S699–S705; quiz S714–S717.
8. 1999 International Workshop for a Classification of Periodontal Diseases and Conditions. The Annals of Periodontology Chicago: The American Academy of Periodontology, October 30 - November 2, 1999.
9. Savage A, Eaton KA, Moles DR, et al. A systematic review of definitions of periodontitis and methods that have been used to identify this disease. J Clin Periodontol 2009;36(6):458–467.
10. Armitage GC. Classifying periodontal diseases—a longstanding dilemma. Periodontol 2000 2002;30:9–23.
11. Hugoson A, Norderyd O. Has the prevalence of periodontitis changed during the last 30 years? J Clin Periodontol 2008;35(8 Suppl):338–345.
12. Offenbacher S, Barros SP, Beck JD. Rethinking periodontal inflammation. J Periodontol 2008;79(8 Suppl):1577–1584.

13. Kinane DF, Mark Bartold P. Clinical relevance of the host responses of periodontitis. Periodontol 2000 2007;43: 278–293.
14. Laxman VK, Annaji S. Tobacco use and its effects on the periodontium and periodontal therapy. J Contemp Dent Pract 2008;9(7):97–107.
15. Yuen HK, et al. Oral health knowledge and behavior among adults with diabetes. Diabetes Res Clin Pract 2009;86: 239–246
16. Bahekar AA, Singh S, Saha S, et al. The prevalence and incidence of coronary heart disease is significantly increased in periodontitis: a meta-analysis. Am Heart J 2007;154(5):830–837. Epub Aug 20, 2007.
17. Ebersole JL, Novak MJ, Michalowicz BS, et al. Systemic immune responses in pregnancy and periodontitis: relationship to pregnancy outcomes in the Obstetrics and Periodontal Therapy (OPT) study. J Periodontol 2009;80(6):953–960
18. Radnai M, Pal A, Novak T, et al. Benefits of periodontal therapy when preterm birth threatens. J Dent Res 2009; 88(3):280–284.
19. Wennström JL. Mucogingival therapy. Ann Periodontol 1996;1(1):671–701.
20. Huttner EA, Machado DC, de Oliveira RB, et al. Effects of human aging on periodontal tissues. Spec Care Dentist 2009;29(4):149–155.
21. Kennedy J, Bird W, Palcanis K, et al. A longitudinal evaluation of varying widths of attached gingiva. J Clin Periodontol 1985;12:667.
22. Hallmon WW, Harrel SK. Occlusal analysis, diagnosis and management in the practice of periodontics. Periodontol 2000 2004;34:151–64.
23. Renner RP. An introduction to dental anatomy and esthetics. Chicago: Quintessence Publishing, 1985:162.
24. Zander H, Polson A. Present status of occlusion and occlusal therapy in periodontics. J Periodontol 1977;48:540.
25. Ericsson I, Lindhe J. Effect of long-standing jiggling on experimental marginal periodontitis in the beagle dog. J Clin Periodontol 1982;9:497.
26. Greenstein G. Current interpretations of periodontal probing evaluations: diagnostic and therapeutic implications. Compend Contin Educ Dent 2005;26(6):381–382, 384, 387–390.
27. Mombelli A. Clinical parameters: biological validity and clinical utility. Periodontol 2000 2005;39:30–9.
28. Müller HP, Eger T. Furcation diagnosis. J Clin Periodontol 1999;26(8):485–498.
29. Renvert S, Persson GR. A systematic review on the use of residual probing depth, bleeding on probing and furcation status following initial periodontal therapy to predict further attachment and tooth loss. J Clin Periodontol 2002;29(Suppl 3):82–89; discussion 90–91.
30. American Academy of Periodontology. Parameter on mucogingival conditions. J Periodontol 2000;71(5 Suppl):861–862.
31. Lightner LM, O'Leary TJ, Drake RB, et al. The periodontal status of incoming Air Force Academy cadets. J Am Dent Assoc 1967;75(1):111–117.

32. Padbury A Jr, Eber R, Wang HL. Interactions between the gingiva and the margin of restorations. J Clin Periodontol 2003;30(5):379–385.
33. Leknes KN. The influence of anatomic and iatrogenic root surface characteristics on bacterial colonization and periodontal destruction: a review. J Periodontol 1997;68(6): 507–516.
34. Levy A, Wright W. The relationship between attachment height and attachment area of teeth using a digitizer and digital computer. J Periodontol 1978;49:483.
35. Blieden TM. Tooth-related issues. Ann Periodontol 1999;4(1):91–97.
36. Van Dyke TE. The management of inflammation in periodontal disease. J. Periodontol 2008;79(8 Suppl): 1601–1608.
37. Godberg PV, Higginbottom FL, Witson TG. Periodontal considerations in restorative and implant therapy. Periodontol 2000 2001;25:100–109.
38. Umeda M, Takeuchi Y, Noguchi K, et al. Effects of nonsurgical periodontal therapy on the microbiota. Periodontol 2000 2004;36:98–120.
39. Ramfjord SP, Nissie R. The modified Widman flap. J Periodontol 1974;45:601.
40. Zakariasen KL. New and emerging techniques: promise, achievement and deception. JADA 1995;126(Feb):163.
41. Basaraba N. Root amputation and tooth hemisection. Dent Clin North Am 1969;13:121.
42. Oschenbein C. Current status of osseous surgery. J Periodontol 1977;48:577.
43. B, Langer L. Subepithelial connective tissue flap for root coverage. J Periodontol 1985;56:15.
44. Esthetics and plastic surgery in periodontics. Periodontal 2000 1996;11:1–111.
45. Allen E. Surgical crown lengthening for function and esthetics. Dent Clin North Am 1993;37:163–179.

RESOURCES AND AUTHORITIES FOR PERIODONTICS

The American Academy of Periodontology, Suite 800, 737 North Michigan Avenue, Chicago, Illinois. Website: http://www.perio.org

The American Dental Association, 211 East Chicago Avenue, Chicago, Illinois. Website: www.ada.org

ADDITIONAL INTERNET RESOURCES

www.dental-learninghub.com

http://www.perio.org/resources-products/Perio-Terms-Glossary.pdf

BASIC TEXTBOOKS

Lindhe J, Lang N, Karring T. Clinical periodontology and implant dentistry, 2 Vols. 5th ed. Malden, MA: Blackwell Munksgaard, 2008.

Newman M, Takei H, Klokkevold P, et al. Carranza's clinical periodontology. 10th ed. Elsevier Health Sciences publishing, W.B. Saunders Company, 2006.

RESOURCES FOR THE PATHOGENESIS, DIAGNOSIS, AND RISK FACTORS FOR PERIODONTAL DISEASES AND PERIODONTAL THERAPY

Periodontal literature reviews: a summary of current knowledge. Chicago: The American Academy of Periodontology, 1996.

Proceedings of the 1996 World Workshop in Periodontics, 1996. The Annals of Periodontology. Chicago: The American Academy of Periodontology, 1996.

RESOURCE FOR PERIODONTAL DISEASE CLASSIFICATION

1999 International workshop for a classification of periodontal diseases and conditions. The Annals of Periodontology. Chicago: The American Academy of Periodontology, 1999.

歯肉溝の深さに関するウォールフェル博士の研究結果

　ウォールフェル博士の調査では、267名の歯科衛生士学生が自身の歯肉溝の深さを目盛り付きの歯周プローブで計測した。下顎第一大臼歯の歯肉溝深さは、頬側中央部で平均1.5±0.5mm、舌側中央部で平均1.7±0.6mm、近心舌側と遠心舌側で平均2.5±0.5mmであった。これらの計測値から、歯肉溝は一般的に歯間部で深いことが示唆された。同様に唇頬側面の近心で得られた計測値は、下顎犬歯で1.9±0.8mm、上顎犬歯で1.8mm、上顎第一小臼歯で1.9±0.7mm、上顎第一大臼歯で2.1±0.7mmであり、歯肉溝は後方にある歯の方がやや深いことが示された。

第8章 歯根・歯髄の形態と歯内療法

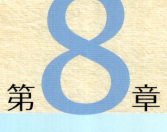

本章の改訂者：ジョン・M・ナシュタイン理学修士・歯科医師（John M. Nusstein, D.D.S., M.S.）　オハイオ州立大学歯内療法学分野准教授・主任。1987年イリノイ大学シカゴ校歯学部にて歯科医師資格を取得。1988年米空軍に入隊し、スコット空軍基地で卒後研修プログラムを修了、1995年オハイオ州立大学にて歯内療法研修を修了し、歯内療法医の資格と骨内麻酔研究での理学修士号を取得。1999年アメリカ歯内療法学会（American Board of Endodontics）認定医取得。12年の軍務と1年の開業医勤務の後、2000年にオハイオ州立大学歯学部の常勤教員となり、現在は卒後研修クリニックの歯内療法責任者を務めている。氏は2006年、アメリカ歯内療法学会から優秀な若手教育者に送られるEdward Osetek賞を受賞し、William J. Meyers寄附講座の歯内療法学主任に指名された。

1. 歯髄腔の形態：歯内療法および歯科修復との関係
    A. 歯髄腔の形状と根管の分岐形態
    B. 若年者の健全歯における歯髄腔の形状
    C. 加齢に伴う歯髄腔の狭窄
    D. 歯髄形態知識の保存修復臨床における応用
    E. 歯髄形態知識の歯内療法臨床における応用
2. 歯根の歯頸部と中央における陥凹部、分岐部、くぼみおよび根管
    A. 上顎中切歯
    B. 上顎側切歯
    C. 下顎の中切歯および側切歯
    D. 上顎犬歯
    E. 下顎犬歯
    F. 上顎第一小臼歯
    G. 上顎第二小臼歯
    H. 下顎第一小臼歯
    I. 下顎第二小臼歯
    J. 下顎第一・第二大臼歯
    K. 上顎第一・第二大臼歯
3. 歯髄と根管の形態における民族的多様性

目的

本章では以下の項目を習得できる。
- 根管分岐形態の4型（I-IV型）について説明する。
- 歯種ごとに、歯髄の典型的な形状と位置について述べる。
- 永久歯（成人の歯）の歯種ごとに、一般的な髄角数を把握する。
- 永久歯（成人の歯）の歯種ごと歯根ごとに、一般的な根管数を把握する。
- 歯内療法専門医の専門領域について述べる。
- 歯内療法について詳しく説明する。

セクション1　歯髄腔の形態：歯内療法および歯科修復との関係

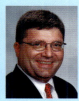

章では、具体的な統計データを引用した個所に「データ^A」のように記号を右上に記した。統計データは本章の末尾に一覧を掲載した。

A. 歯髄腔の形状と根管の分岐形態

歯髄腔は歯の内部にある空洞で、歯に分布する神経や血管などで満たされている。歯髄腔は髄室（歯冠側）と根管（歯根内）に分かれる。

1. 髄室と髄室角

髄室とは歯髄腔のうち咬合面もしくは切縁側にある部分をいう。髄室は各歯に1つずつあり、前歯では歯冠部にも一部が位置するが、臼歯では大部分が歯根の歯頸部寄りに位置する。象牙質の最深部が壁面をなしている。いずれの歯でも咬合面もしくは切縁側の端が屋根に相当し、大多数には**髄室**

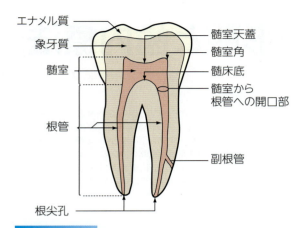

図8-1 **歯髄腔の各部分** 図の下顎第二大臼歯の歯髄腔は歯冠部の髄室と2本の根管からなり、髄室には髄室角がある

な咬頭数および髄角数を要約しているので、照らし合わせて確認すること。

2. 根 管

根管は歯髄腔のうち歯根内にある部分をいう。根管は髄床底にある**根管口**を通して髄室とつながっており、大多数の根では根尖または根尖近辺にある**根尖孔**と呼ばれる開口部を通して歯の外部へと開いている（図8-1）。1本の根における根管の数と形状は、4つの主な解剖学的形態（型）に分類される（図8-2）。I型の根では根管は1本であり、II、III、IV型では2本か、1本でも部分的に分岐がみられる根管を有している。根管の4型について、以下に定義を記す。

I型 - 髄室から根尖まで1本の根管が伸びている

II型 - 髄室からは2本の別々の根管として始まるが、根尖に至る前に癒合して根尖側では1本になり1つの根尖孔に終わる

III型 - 髄室から2根管で始まり分かれたままで、2つの別々の根尖孔に終わる

IV型 - 髄室からは1本の根管として始まるが、根尖側1/3で2本の別々の根管に分かれ2つの根尖孔を持つ

副根管（側枝）も存在する。歯根の根尖側1/3（図8-3A、B）にあることが最も一般的で、上顎と下顎の大臼歯では根分岐部にもみられる[A]。

角と呼ばれる突起部が認められる（髄室角にある歯髄は**髄角**と呼ぶ）。**複根歯**では床にあたる部分が歯頸部にあり、各根管への入り口（開口部）がある（図8-1）。咬頭のある歯（大臼歯、小臼歯、犬歯）では一般的に機能咬頭1咬頭に対し1つの髄角が認められ、若年者の切歯の場合には3つの髄角が認められる（切縁結節と発育葉が対応するように、3つの発育葉のそれぞれに1髄角ずつ）。ある種の形態を持つ上顎側切歯（1咬頭のような切縁形態の樽状側切歯）のみ例外で、髄角は1つのみである。表8-1に、歯種ごとにみられる標準的

表8-1	成人の歯における髄角数のガイドライン	
	咬頭数	髄角数
上顎中切歯	―	3
上顎側切歯	―	3（樽状側切歯の場合は1のみ）
上顎犬歯	1	1
上顎第一小臼歯	2	2
上顎第二小臼歯	2	2
上顎第一大臼歯	4（カラベリー結節がある場合は5）	4（カラベリー結節は非機能咬頭）
上顎第二大臼歯	3または4	3または4
下顎中切歯	―	3
下顎側切歯	―	3
下顎犬歯	1	1
下顎第一小臼歯	2	1または2（舌側咬頭は非機能咬頭である場合がある）
下顎第二小臼歯	2-3	2-3
下顎第一大臼歯	5	5
下顎第二大臼歯	4	4

学習ポイント
切歯には3つの髄角がある（上顎側切歯が樽状である場合は例外で1髄角）
咬頭を有する歯では各機能咬頭に1つずつ髄角がある

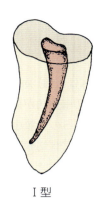 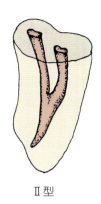 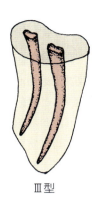 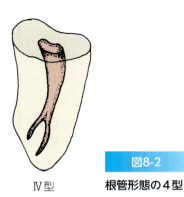

Ⅰ型　　　Ⅱ型　　　Ⅲ型　　　Ⅳ型

図8-2 歯根にみられる**根管形態の4型**

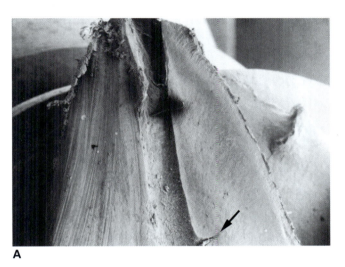

A

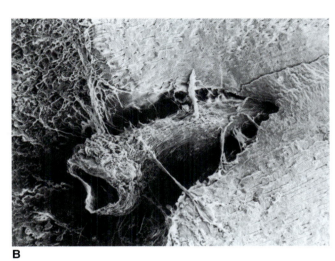

B

図8-3 副根管　**A** インスツルメンテーション（清掃）後の上顎中切歯根管の走査型電子顕微鏡写真。根管清掃後、走査型電子顕微鏡観察用に割断し固定した。上端に根尖を向けた根尖側1/3が写し出されている。写真のほぼ下端（根管の右壁）に矢印で示された副根管が見える。副根管には血管の走行がある　**B** 写真Aの副根管の走査型電子顕微鏡写真の拡大像。象牙質からのぞく血管が写し出されている。血管壁が薄く、径が太い血管であることから静脈と推測できる。血管の外側に付着した「筋状の」組織は、血管を支えているコラーゲン線維束である。顕微鏡写真の右側には象牙細管が見えている（Courtesy of Dr. Dennis Foreman, Department of Oral Biology, College of Dentistry, Ohio State University）

B. 若年者の健全歯における歯髄腔の形状

実習

抜去歯を切片にして歯髄腔を露出させる。歯髄腔の大きさ、形状、および多様性は、抜去歯の片側を削り取るという特異な作業を行うと最もよく観察できる。抜去歯は、本書の序論で述べたように、必ず滅菌処理を行い湿度を保っておく。マスクとグローブを着用後、歯科用研磨機

実習、続き

に直径約76mm厚み約9.5mmの細かい研削砥石を付けて使用すると、歯の全体を研磨することができる。研磨する面はどちらでもよい。決定後、指で歯をしっかりと把持し、研削砥石の平らな面にきちんとあてる。歯科用研磨機は低速回転よりも適度な高速回転で回すようにして、標本が指からはじかれないようにする。歯が研削されるときに少量の水が研削砥石上に流れるようにしておくと、歯牙削片の飛散や熱せられた歯牙組織の悪臭を防止で

1. 前歯の歯髄形状（切歯と犬歯）

a. 前歯の髄室と髄室角

　切歯を近遠心方向に沿って切削し唇側（もしくは舌側）から観察すると、髄室の幅は広く、歯によっては3つの髄室角が見える（歯科X線写真と同じように見える）。図8-5の上顎中切歯では髄室角は2つしかみられないが、若年者では切縁側の歯髄壁（髄室天蓋）に3つの丸い膨らみがみられることがあり、この場合、近心、中央、遠心の3つの髄角により形成されたことが分かる（ただし、例外として樽状側切歯があり、この場合髄角は1つのみである）。髄角の数と位置の把握は、歯が破折したり、う蝕が進行したりして切縁を修復するための形成が必要となったときに重要な意味を持つ。前歯を唇舌方向に沿って切削し、隣接面から観察すると、髄室は切縁に向かうにつれ幅を狭め先端は鋭く尖っている（図8-6）。犬歯は上下顎ともに、切縁側の歯髄壁つまり髄室天蓋が尖状というよりは単一の髄角とみなせる形状をしている（図8-7）。

b. 前歯の根管

　すでに述べた通り、前歯では種類を問わず単根歯が大多数を占める。根管数も、いずれの前歯でも1根管であることが最も多い。基本的に1根管（I型）を有する上顎の中切歯・側切歯・犬歯に対し、下顎前歯の場合は大多数で1根管ながら2根管（唇側に1根管と舌側に1根管）を有することもあり、その頻度については引用する研究によってばらつきがある[1-3,B]。前歯中で2根を有することが最も多い歯は下顎犬歯

実習、続き

きる。この設定ができない場合は、研磨中の歯を頻繁に水に浸したり薬用スポイトを用いて回転盤に水を滴下したりして、湿潤を保つようにする。切削中は歯面を頻繁に確認して、望む切断面を得られるように押す力を加減する。歯科用ハンドピースにバーを装着し、高速回転で削除すれば、格段に速く歯の内部を探査することができる。

　同じ種類の歯でも面ごとに観察し、歯の輪郭に相似した髄室の外郭の形態に注目する。切歯と犬歯を用意し、一部の歯は唇側と舌側から研磨して近遠心方向の切片を作製（図8-4A、E）、残る歯では近心と遠心から研磨して唇舌・頬舌方向の切片（図8-4B-D）を作製し観察する。小臼歯と大臼歯では、近遠心面を研磨すると髄室天蓋の輪郭が現れ髄角が咬頭の下に突出している様子を観察できる（小臼歯の例：図8-4C、D）。頬側と舌側を頬舌側の咬頭頂の位置まで研磨すると歯髄腔の近遠心方向切片（図8-4E）が得られ、歯科X線像とよく似た像が観察できる。大臼歯では咬合面の研磨も行うと、髄床底の高さで根管口（開口部）が現れる（図8-9の略図および図8-13の拡大像に掲示）。

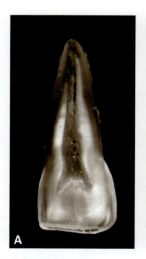 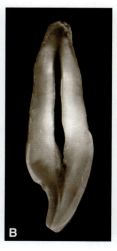 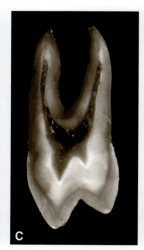 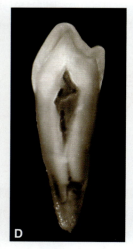 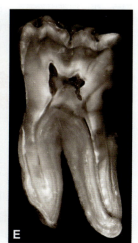

図8-4　**歯髄腔の形状**　切片標本では歯の外表面との相対的な関係が観察できる　**A**　上顎中切歯の近遠心方向切片で、3つの髄角中2つが認められる　**B**　上顎切歯の唇舌方向切片　**C**　2根の上顎第一小臼歯の頬舌方向切片で、各咬頭の下に突出した2髄角がはっきりと観察される　**D**　下顎第一小臼歯の頬舌方向切片　**E**　頬側3咬頭の位置まで研磨された下顎第一大臼歯の近遠心方向切片

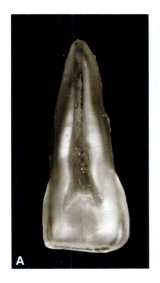
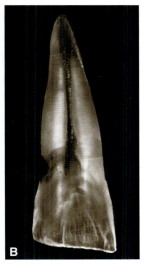

図8-5　**上顎中切歯**の近遠心方向切片　**A**　上顎中切歯（若年者）、唇側研磨。高く突き出た髄角（本切片では２つのみ）と幅広い根管から若年者の歯であることが示唆される。この向きからの歯髄腔の輪郭は歯科X線写真でも見ることができる　**B**　上顎中切歯（高齢者）、唇側研磨。高齢者の歯の髄室は修復象牙質で一部が埋められ、写真Aの根管よりも幅が狭くなっている。また、切縁は擦り減って直線状になっている（歯の遠心〈左〉に認められる歯根歯頸部の損傷は、内側にある象牙質が歯髄組織の防御機構により変性していることから、かなり経過したものであることが分かる）

で、唇側と舌側に１根ずつあり、この形態を持つ場合の根管数は各根に１本ずつ２本である（最多とはいえ、まれにしかみられない）。

2. 小臼歯の歯髄形状

a. 小臼歯の髄室と髄室角

小臼歯を近遠心方向に沿って切削し頬側面（もしくは舌側面）から観察すると、歯科Ｘ線写真（図8-8A）と同様の像が得られ、髄室の咬合面側の端（天蓋）は咬頭の内側で咬合面の弯曲形態と相似した曲線を描いている。唇舌方向に沿って切削し隣接面から観察すると、髄室の輪郭は概して歯の外表面と一致していることが多く、ときに歯頸部の近くまたは根尖側に狭窄がある（図8-8C参照）。天蓋の髄室角は各咬頭の下に認められ、髄室角の長さにはそれぞれの咬頭の高さに応じて差がある。つまり、頬側の髄室角は舌側の髄室角よりも長い。

一般に小臼歯では、１機能咬頭あたり１つの髄角がある。２咬頭型では髄角が２つであることが最も多いが（図8-4C参照）、３咬頭を持つ下顎第二小臼歯には３つの髄角があり、舌側咬頭が非機能咬頭である下顎第一小臼歯では髄角が１つで、犬歯と似ている（図8-4D）。

b. 小臼歯の根管と根管口

上顎第一小臼歯は大多数が２根性（頬側と舌側に各１根）であり、２根管（図8-8Bに示すように各根に１根管）を有す

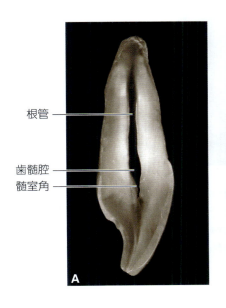
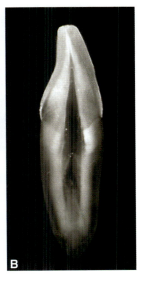

図8-6　**切歯**唇舌方向の切片　**A**　上顎中切歯、側研磨切片。根管の幅は中程度である。歯髄腔の大部分が歯根の歯頸側1/3にある典型的な例。歯髄腔のこの方向からの像は歯科X線写真では見ることができない。切縁には擦り減った部分（咬耗）があり修復象牙質が髄室の切縁側部分を埋め始めている　**B**　下顎側切歯、近心側研磨（若年者）。根の弯曲により１平面に歯髄腔断面のすべてが含まれず、根尖部の根管は見えない。切縁に向かうにつれ幅を狭め先端が鋭く尖っている歯髄腔を観察できる。切縁に過度の咬耗が生じても歯髄は露出しない。修復象牙質が髄室の切縁側部分に形成され、歯髄が保護されるためである

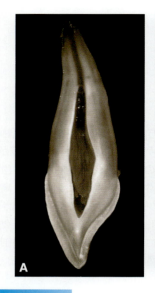
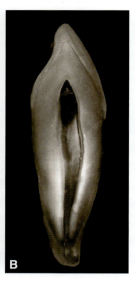

図8-7 犬歯唇舌方向切片　**A** 上顎犬歯、近心側研磨（若年者）。切縁に明らかな咬耗はなく、歯髄腔の狭窄もまだ認められない　**B** 下顎犬歯、近心側研磨（若年者）。歯髄腔は広く、切縁側の先端にのみ修復象牙質の形成をわずかに見ることができる。髄室天蓋は切歯よりもいくらか丸みを帯びている

る。単根性の上顎第一小臼歯でもほぼ必ず2本の根管を有している。頬側根と舌側根に1根管ずつ2根管を有する割合は90％[C]に至るが、少ないものの3根を有する場合もある[D]。治療にあたる歯科医は髄床底にある各根管の開口

位置を確実に把握し、病的な歯髄組織を歯髄腔から完全に取り除かなければならない。上顎第一小臼歯では頬側の根管口は頬側咬頭頂のわずかに舌側に位置する（図8-9に髄室開拡が行われ髄室天蓋が除去された状態で示されている）。舌側根管口は中心溝のすぐ舌側に位置する。

　上顎第二小臼歯は一般的に単根性で1根管を有するが、2根管もよくみられる[E]。根管が1本の場合、髄床底の根管口は歯のちょうど中央に位置する（図8-9）。根管口が頬側や舌側寄りにあった場合、その根は2根管を有すると考えてまず間違いない。

　下顎第一・第二小臼歯は、単根性で1根管（I型）であることが最も多いが（図8-10）、下顎第一小臼歯では2根管を有する場合もありIV型の形態をとる[F]。根管口は1つで、髄床底咬合面中央のすぐ頬側に位置している（図8-9）。

3. 大臼歯の歯髄形状

a. 大臼歯の髄室と髄室角

　上顎第一・第二大臼歯の髄室は近遠心径よりも頬舌径が大きく（歯冠と同様）、髄床底の近くで狭窄していることが多い（図8-11A、B）。**下顎第一・第二大臼歯**では、髄室は頬舌径よりも近遠心径が大きい（歯冠と同様）。上下顎の大臼歯間でみられる髄室形状の違いを把握するには、図8-9に示さ

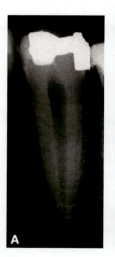
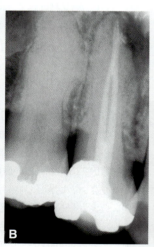
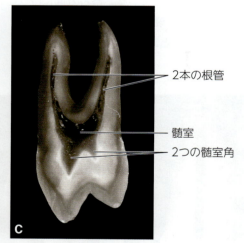

図8-8　**A**　下顎左側第二小臼歯のX線写真　近遠心方向切片と同様の形状が観察される　**B**　上顎第一小臼歯のX線写真　2本の根管が写し出されている（根管は充填材が詰められて濃白色に見えている）。小臼歯の近遠心方向切片と似た像である　**C**　上顎第一小臼歯　唇舌方向切片、近心側研磨（若年者）。根尖に弯曲があり1平面中に根管断面のすべてが含まれていない。2つの髄角は鋭く突き出し、修復象牙質はあるとしてもごく少ない。髄床底は丸みを帯びている。頬側の髄室角は舌側の髄室角よりもかなり長い。髄床底に各根管に1つずつ2つの根管口がある。また、髄室の狭窄が歯頸部の近くに認められる

第8章 | 歯根・歯髄の形態と歯内療法　237

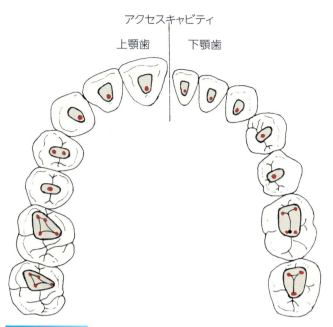

図8-9　**髄室開拡**による根管口の明示。適正な外形通りに開拡することで髄室の処置が可能になり歯内療法を進めることができる。髄床底には、歯種ごとに相当する根管数と位置に応じて根管口がある。左半分に上顎歯を、右半分に下顎歯を図示した

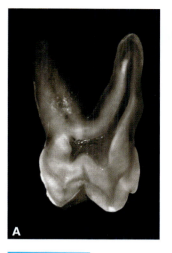 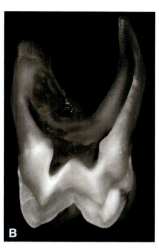

図8-11　**上顎第一大臼歯**の頬舌方向切片　**A** 若年者の上顎大臼歯、近心研磨。図の右側が舌側（カラベリー結節）。舌側根管の中央を通過する位置を基準に研磨し、近心頬側根管の中央は通過していない。本切片では、髄室は舌側根管に向かって開いている。髄床底は比較的平坦で、若年者の歯でよくある形態である　**B** 若年者の上顎大臼歯、近心側研磨。図の右が舌側。近心頬側根管と舌側根管を通過するように研磨。髄室は大部分が根幹にある。近心頬側と近心舌側の髄室角のみが突出し、解剖学的歯冠内にいくらか入り込んでいる。カラベリー結節と近心舌側咬頭が接している溝の部分に暗く見えるう蝕がある

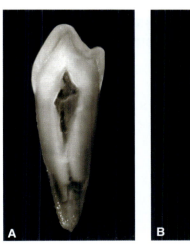 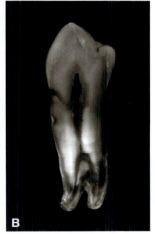

図8-10　**下顎第一小臼歯**の唇舌方向切片　**A** 下顎第一小臼歯、遠心側研磨。歯根の弯曲により1平面中に根管断面のすべては含まれていない。頬側咬頭にある髄角は大きい。舌側咬頭では髄角は非常に小さく、ほとんど認められない　**B** 下顎第一小臼歯、近心側研磨、根と根管が根尖の近くで分岐（Ⅳ型）。図の切片標本では1つの髄室角のみが明確に現れている

れた大臼歯の髄室開拡位置を参考にするとよい。咬頭を有する他のすべての歯と同様に、大臼歯は1機能咬頭に1つずつ髄角を有し、髄角は髄室天蓋が各咬頭に向けて突出した部分に納まっている。カラベリー結節を機能していない咬頭とみなすと、4咬頭型の大臼歯はすべて4髄角を有し、上顎大臼歯のうち3咬頭の歯では3髄角、5咬頭を有する下顎第一大臼歯では5髄角を有する。図8-12Aでは、3つの頬側咬頭の内側に3つの髄室角が認められる。一般的に髄室は、咬合面から深い位置にありある程度離れているため、実際のところ根幹の歯頸部に位置している（図8-12）。思うよりも深い位置にあるため、上顎大臼歯の治療で切削を進めたときに歯肉よりも高い位置で髄室に至ることはそう多くはない。ただし、上顎大臼歯の咬頭中で最も高さのある近心舌側咬頭下の髄角は長く、この場合にのみ例外もあり得る（図8-11A）。髄床底は歯頸線よりもかなり根尖側にあり、根幹に位置する。髄室の底面には複数の根管開口部があり、各根管につき1つずつ開いている。底面は若年者では平らだが、歳を取るにつれて修復象牙質が添加され凸面をなしていく。

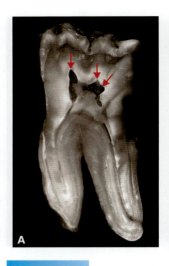
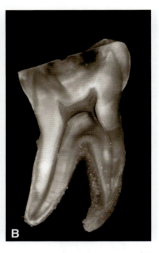

図8-12 **下顎第一大臼歯**の近遠心方向切片　**A** 頬側研磨（高齢者）。遠心根の根尖孔が根尖ではなく根の遠心面にある。本切片では3つの咬頭の内側に3つの髄室角（矢印）が認められる（根のセメント質の異常な肥厚はセメント質過形成症である）
B 高齢者の歯（咬合面が著しい咬耗している）、舌側研磨。髄室天蓋は歯頸線付近にある。2つの髄室角は咬合面に向かって歯頸線の高さまで伸びている。髄室の髄室角以外の部分は根幹にある。修復象牙質が沈着し髄床底は凸面を形成している（高齢者の歯にみられる状態）（近心舌側髄室角の上のエナメル質にう蝕と思われる像があるが、象牙質への進行はごく軽度）

b. 大臼歯の根管と根管口

大多数の**上顎第一大臼歯**は、3根（近心頬側根・遠心頬側根・口蓋根）ながら4根管を有する。遠心頬側根と口蓋根に1根管ずつ、近心頬側根に2根管を有する。口蓋根の根管は1本で太いため他の2根の根管よりも髄床底で確認されやすいが[G]、口蓋根も口蓋根管も根尖側1/3が頬側方向に弯曲していることが多く、根管清掃を行って治療するには熟練した手技を要する。上顎第一大臼歯では、各根管に1つずつ、髄床底に4つの根管口がある（図8-13）。**上顎第二大臼歯**は上顎第一大臼歯と同様に、大多数の歯で3根4根管を有する。近心頬側根には通常2根管が認められる[H]。遠心頬側根と口蓋根は、それぞれ1根管を有する。上顎第二大臼歯での根管口の位置は上顎第一大臼歯と同様だが、各根管口が第一大臼歯よりも互いに近い位置にある点が異なる（図8-9）。

下顎第一・第二大臼歯は、大多数が2根（近心根と遠心根）3根管を有する。近心根の方が幅が広く2本の根管（近心頬側根管・近心舌側根管）を有することが多い[I]。遠心根は近心根よりも幅が狭く、根管は1本であることが普通である[J]。髄室天蓋の位置はエナメル質下端の歯頸線の高さに一致していることが多く、髄角のみが解剖学的歯冠内に入り込んでいる（図8-12）。髄室の大部分は根幹にある。下顎大臼歯の根管口の位置は、図8-9に示した[K]。

上顎第三大臼歯は通常3根管を有し、**下顎第三大臼歯**は通常2根管を有する。ただし、第三大臼歯の歯根形態にはかなり大きなばらつきがみられる。第三大臼歯は第一大臼歯よりも生物学的に9-11歳若く、歯の形成は第一大臼歯や第二大臼歯よりも遅れて完了する。このため、X線写真で観察すると、同一個体の他の大臼歯よりも概して大きな髄室と太い根管がみられ、特に15歳から35歳までの個体では歴然としている。

表8-2にさまざまな歯種で典型的にみられる根管数を、歯根数と併記して要約したので参照すること。

4. 乳歯の歯髄形状

乳歯は概して、象牙質とエナメル質の厚みが薄く、歯髄腔の占める割合が永久歯よりも大きく、髄角は切縁や咬合面に近接している。

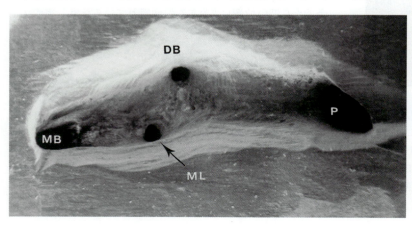

図8-13 髄床底の走査型電子顕微鏡写真
上顎大臼歯の4根管口の位置を示す：口蓋根管（P）、遠心頬側根管（DB）、近心頬側根に近心頬側根管（MB）と近心舌側根管（ML）の2根管（倍率×20）(Courtesy of Dr. James Gilles and Dr. Al Reader)

表8-2	成人の歯における標準的な根と根管数	
歯 種	歯根数	根管数
上顎中切歯	1	1
上顎側切歯	1	1
上顎犬歯	1	1
上顎第一小臼歯	2（頬側根・舌側根）または1	2（1根の場合も含む）
上顎第二小臼歯	1	1（または2）
上顎第一大臼歯	3（近心頬側根・遠心頬側根・舌側根）	4（近心頬側根に2根管）
上顎第二大臼歯	3（近心頬側根・遠心頬側根・舌側根）	4（近心頬側根に2根管）
下顎中切歯	1	1
下顎側切歯	1	1
下顎犬歯	1（ただし、他の前歯と比較すると頬側と舌側の2根を有する頻度が高い）	1
下顎第一小臼歯	1	1
下顎第二小臼歯	1	1
下顎第一大臼歯	2（近心根・遠心根）	3（近心根に2根管）
下顎第二大臼歯	2（近心根・遠心根）	3（近心根に2根管）

C. 加齢に伴う歯髄腔の狭窄

　若年期には、髄室は大きく歯冠の輪郭と似た形をしている。髄室角と呼ばれる突出部が髄室天蓋から咬頭や結節の下に伸びており、歯頸部では通常いくらか幅が狭くなっている。歯が形成されてから時間が経つにつれて、**象牙芽細胞**と呼ばれる髄室を層状に取り巻く特殊な細胞により**修復象牙質**が形成され堆積するため、歯髄腔は小さくなり根尖寄りに位置するようになる。象牙質の形成は通常、歯髄が健全な状態である限り（生きている限り）継続して行われる。つまり、象牙質が形成され続けるため髄側壁は次第に厚みを増し、歯髄腔は小さくなる。大臼歯の髄床底は、若年時にはほぼ平らだが、後には凸彎するようになる[L]。髄室が象牙質で完全に埋められることもある。高齢の患者では髄室が小さくなっているため、探し出して処置を行う際には、歯髄腔がまだ大きい若年の患者よりも困難を伴う。

　象牙質は同様に根管内壁にも徐々に添加されるため、根管も加齢とともに直径が減少し小さくなるのが一般的である。裏を返せば、X線写真上で（第三大臼歯以外の歯で）異常に大きな髄室が認められる場合は、直ちに歯髄**壊死**が疑われる。歯髄壊死とは、歯髄の神経組織が生きておらず血管供給も途絶えている状態をいう。生きている歯では髄室は通常むしろ小さくなり続けるが、生きた歯髄組織がなければ象牙質の形成は止まり（歯髄が死んだ後には）大きさが変わらない。壊死歯髄は感染源になるおそれがある。

　歯に咬耗（擦り減り）・外傷・う蝕があるとき、または歯科材料の水酸化カルシウムが歯髄に貼薬されたとき、修復象牙質はより速くより大量に形成される。**覆髄**とは、歯髄上に残された非常に薄い象牙質の上に（**間接覆髄**）、もしくは感染がない歯髄の小さな露出部位に（**直接覆髄**）水酸化カルシウムを置き、新しい象牙質層の形成を促進させて歯の治癒を図る歯科処置をいう。

D. 歯髄形態知識の　　保存修復臨床における応用

　深いう蝕の処置では、歯科医が一般的な歯髄の形状、大きさ、およびエナメル質からの深さについて把握していることが大きな意味を持つ。歯髄を除去せずに修復することができると診断した場合には、歯髄組織を興奮させたり傷害したりすることのないように形成しなければならない。可能な限り、修復物（コンポジットレジンやアマルガムを用いた充填など）を保持するための健全な（う蝕のない）象牙質を窩底に残し、切削バーや手用器具で歯髄腔を露出させることがないように努める。そのためには、髄室と根管の形状に対する知識を持った上で患者のX線写真を注意深く観察し、う蝕や歯の外表面と歯髄との位置関係を推察する。歯髄に達している深部う蝕例を図8-14に示す。高速ハンドピースで切削バーを使用する

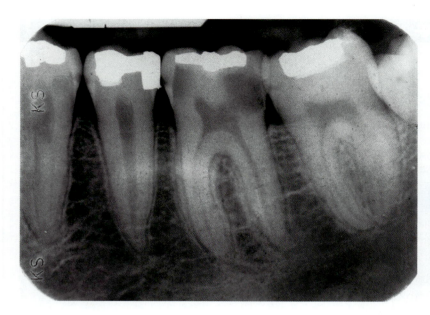

図8-14　**歯髄に至るう蝕**　下顎左側第一大臼歯のX線写真。遠心に大きなう蝕（エナメル質が失われ象牙質が暗く写った部分）があり、歯髄に至っている（露髄している）。う蝕は近心にもあるが歯髄には至っていないように見える

と熱が発生するため、注水を必ず行って形成中の過熱や乾燥を避ける。

しかし、徴候（見えているもの）や症状（患者が感じているもの）、診断テストにより、歯髄の炎症（**歯髄炎**）が不可逆性であると示唆された場合には、歯髄組織を除去しなければ解決しない。徴候や症状、診断テストから充填材（歯科用修復材：アマルガムまたはコンポジットレジン）を詰めるだけでは良い結果が得られないと判断される場合には、歯髄組織は取り除くよりほかはなく、**根管充填材**が代わりにその空間を埋める（必ず歯内療法を行う必要がある）。歯の解剖形態と保存修復治療の関係については、第10章でさらに詳しく取り上げる。

E. 歯髄形態知識の歯内療法臨床における応用

1. 歯内療法学の定義

歯内療法学は歯科学の一分野で、ヒトの歯髄および根尖周囲組織にかかわる形態学、生理学および病理学を専門とする。研究と治療は関連する基礎・臨床科学分野を対象としており、正常歯髄の生物学的特性、歯髄に生じる病的状態や傷害の原因（病因）・診断・予防・治療、および歯髄疾患の結果として歯根周囲に生じる病理学的変化が含まれる。

歯内療法専門医とは、歯内療法（根管治療）を専門とする歯科医師をいう。歯内療法専門医は根管治療を行うための専門的な研修を受けている。研修内容には一般歯科医が専門医に紹介するような、歯内療法を行う上で相対的に難易度が高く複雑な症例の治療が含まれている。具体的には、根管の解剖形態から治療困難な例、基礎疾患を有する例、根尖周囲の病変と感染に対し外科的治療を要する例などである。

2. 歯髄疾患と根尖周囲疾患の診断

不可逆性歯髄炎（治癒不能な歯髄の炎症）は、治癒は期待できず根管治療の適応と判断される歯髄組織の状態をいう。不可逆性歯髄炎が生じている歯は冷刺激や温刺激に過敏になっており、場合によっては温冷いずれの刺激に対しても過剰な反応が起きたり痛みが長く続いたりする。歯に自発痛（過剰な咬合力や温冷刺激がない状態で感じる痛み）が生じる場合もある。不可逆性歯髄炎を引き起こす典型的な原因は深部う蝕だが、深い修復が行われた場合や修復物の適合が不良な場合も原因となる。う蝕部位と歯髄の近さの診断には、多くの場合で歯科X線写真が最も適している（図8-14）。う蝕が歯髄に向かって進行すると、正常な防御反応が起こる。炎症が起こり、追って**修復象牙質**と呼ばれる象牙質の添加が行われる。ただし、う蝕が歯髄に至り歯髄が露出した場合には、細菌が防御機構を破り、通常は歯に痛みが生じるようになる。この状態になると、患者は歯科を救急受診する。髄室開拡を行い感染した歯髄組織を除去すると、痛みは和らぐ。投薬だけでは、不可逆的な損傷を受けた歯髄組織を治すことはできない。

根尖周囲疾患は歯髄が死んだ（**壊死**）状態で生じる。歯冠部で始まった病変が進行し歯髄が抗しきれなくなると、根管の歯髄組織は徐々に失活する。根管内に侵入した細菌および歯髄の破壊産物が根尖孔に至り、根尖孔の外にある根尖歯周組織がこの侵襲に対して反応を開始する。骨内に生じた慢性炎症反応は**肉芽腫**（線維性の外包被膜に包まれた慢性炎症性組織の塊）の形成につながる。肉芽腫は骨よりも密度が低いため、X線写真上に**X線透過像**が現れる（歯根先端の暗い領域が根尖周囲組織のX線透過像、図8-15）。一部の肉芽腫は変性し**囊胞**が形成される。囊胞は上皮組織に裏打ちされた囊（袋）で液状または半流動状の物質を中に容れている。肉芽腫と囊胞の違いはX線写真からは判別できない。根管に由来する細菌が根尖歯周組織の防御壁を乗り越えた場合や患者の免疫力が低下しているときには、細菌が骨を通過し周囲の軟組織へと侵入して顔が腫れたり激しい痛みが生じたりする。根管清掃を行い感染部位から滲出液を排出させると、通常2-3日以内に症状が軽減される。

歯髄への侵襲は、歯冠歯質の灰色や茶褐色への変色として現れる場合もある（野球ボールが口に当たった場合など）。変色は歯髄の損傷を示唆するものであり、歯内治療を念頭に歯を診断する必要がある。根管治療後に、髄室に漂白剤を一定期間置く**歯冠内漂白法**を行うと、変色を大幅に改善させることができる。歯の色の変化は図8-16を参照のこと。

3. 歯内療法

歯内療法は、痛みを和らげ、感染を制御し、正常な咀嚼機能を果たせるように歯を保存することを目標として行われる。一般に抜歯よりも歯内療法が好まれるのは、抜歯された場合には治癒を待って歯の代替物が作製・装着されるまでの長い間

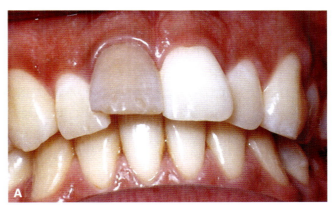

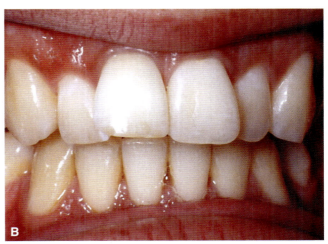

図8-15 **根尖周囲のX線透過像** 上顎第一小臼歯のX線写真で根尖孔周囲に暗い領域（赤矢印）が認められ、歯髄壊死が示唆される。骨内に形成された**肉芽腫**もしくは**囊胞**は深いう蝕に歯髄がさらされた結果生じたものと思われる。う蝕は除去され遠心面と咬合面を被覆する大きなアマルガム修復（白色の輪郭）が行われている

図8-16 **歯髄の病理学的状態の指標となる歯の色調**
A 変色歯。歯への侵襲（野球ボールが口に当たるなど）が加えられた後に歯髄組織が損傷した（失活した）歯　B 同一歯。失活歯の色調を明るくするために**歯冠内漂白法**が行われた

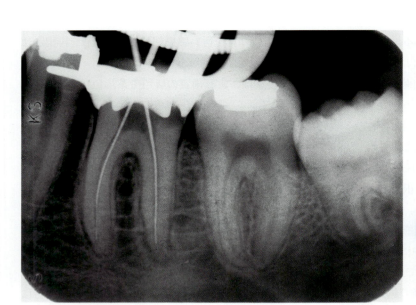

図8-17 X線写真に写された**根管治療用ファイル** 下顎左側第一大臼歯のX線写真で、根管治療用ファイルが根尖部のセメント象牙境に向かって根管内に挿入されている

を歯がないまま過ごすことになるからである。それだけでなく治療費の面でも、歯を抜いて歯科補綴物（ブリッジ）やインプラントで修復するよりも歯内療法の方が少なくて済む。

歯内療法では最初に、髄室と根管を処置できる状態に整える手順が必要で、歯冠から**アクセスキャビティの形成（天蓋除去）** が行われる。前歯では舌側面から形成し、臼歯では咬合面を貫通して行われる。アクセスキャビティ（窩洞）の形成は保存修復治療での窩洞形成とは大きく異なる。アクセスキャビティの形状（外形）、大きさおよび位置は、図8-9で上下顎の歯について示したアクセスキャビティの基本形を念頭に、患歯の治療前X線写真と重ね合わせて調整し決定する。高齢者や大きな修復物や深い修復処置がある例では、修復象牙質により髄室が完全になくなっていることがあり、この場合には歯髄の見極めが難しく歯内療法のためのアクセスは難航する。また、全部鋳造冠が装着されている歯では、X線写真で髄室を確認することはできない。

アクセスキャビティ形成の次には、髄床底にある根管口の明示を行う。それぞれの歯に存在する根管数の把握は、歯内療法の成功を左右する重要なポイントである。すべての根管を明示して清掃できなければ、患者の不快症状は継続し、歯内療法は失敗で根尖歯周組織疾患を発生させることになる。根管口の明示ができれば、根管治療用ファイルを使用し病的歯髄組織の除去と根管清掃を開始する。ファイルを挿入する長さは、術前X線写真で患歯の歯根および歯冠の長さを計

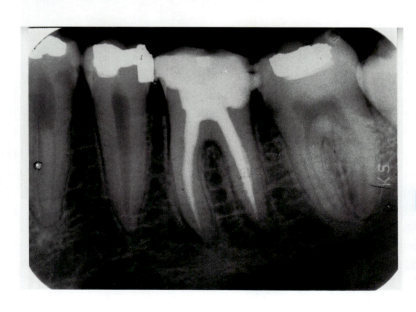

図8-18 **根管治療終了後のX線写真** 下顎左側第一大臼歯の根管がガッタパーチャとシーラーで充填されている。歯冠部分は失われ、仮封材が詰められている。X線写真では、ガッタパーチャと仮封材はともにエナメル質や象牙質よりも白く写る

第8章 | 歯根・歯髄の形態と歯内療法　243

測して設定する。設定後、ファイルを根管に慎重に挿入し、歯根内にファイルが挿入された状態でX線写真を撮影する（図8-17）。ファイルの位置・挿入深さはX線的根尖の約1mm手前（セメント象牙境部分での根管の自然な狭窄に一致する位置）になるように調整する。得られた長さに合わせて根管清掃と根管形成を行う。根管全体が充填できる状態に整えられるまで、徐々に太い径のファイルに変えていく。

根管清掃の完了後には、根管をガッタパーチャ（ゴム性の充填材）とシーラーで充填する（図8-18）。現在使用されているシーラーには、レジン、グラスアイオノマー、酸化亜鉛ユージノール、水酸化カルシウムなどがある。歯冠歯質が十分に残存していれば、歯髄へのアクセスに使用したアクセスキャビティは歯冠色のコンポジットレジンあるいは銀色のアマルガム修復材を用いて修復する。歯内療法を要した歯は、大きな修復がされていたり進行したう蝕で脆弱になっていたりすることが多いため、冠による修復も行われる。一部では、**ポストコア**と呼ばれる金属の充填物が維持や冠の支持を助けるために使用される。ポストは形成した根管に適合する部分であり、コ

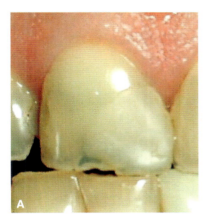
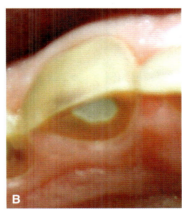
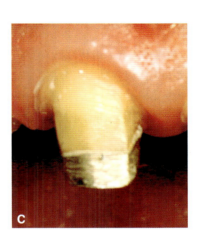
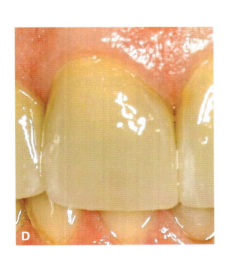
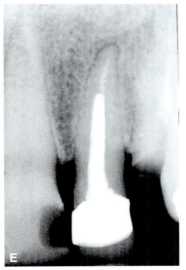

図8-19 上顎右側中切歯の治療：根管治療・ポストコア・オールセラミッククラウン　**A** 上顎右側中切歯は逆流した胃酸により唇舌的に非常に薄くなり、切縁が破折している　**B** 舌側の**アクセスキャビティ**（歯髄組織を除去するために歯冠舌側面を開けた部分）に暫間修復が行われている　**C** 修復冠の支持と維持を得るために、**ポストコア**が合着されて歯冠修復のための形成が行われている。**コア**は失われた歯冠部分を再現している金属部分である。コアから伸びる**ポスト**は歯根中央の形成部分にぴったりとはまっている　**D** オールセラミッククラウンが歯とポストコアに合着されている（A、B、C and D courtesy of Julie Holloway, D.D.S., M.S., The Ohio State University）　**E** ポストコア上に装着された陶材焼付鋳造冠のX線写真　**ポスト**が根管治療後の歯根の1/2を超えて差し込まれているのが観察できる

アは冠に必要な維持力を得るために失われた歯の構造を再建している部分である（図8-19）。

歯内療法で歯髄が除去された歯を、生活歯髄がないからと言って「死んだ歯」とみなしてはいけない。熱いや冷たいといった刺激には反応せず、修復象牙質も形成されないが、歯周組織による支持に変化は何もなく、歯内療法を受けていないときと同然である。つまりは、歯周組織が健康なまま保たれれば、治療された歯は特別なことがない限り一生涯を通して持ちこたえる。

セクション2　歯根の歯頸部と中央における陥凹部、分岐部、くぼみおよび根管

本章では歯根外表面の形状および歯髄形状を総括し、セメントエナメル境と歯根長軸中央の高さで具体的に説明した。デッサンでは近心（mesial）をM、遠心（distal）をD、唇頬側（facial）をF、舌側（lingual）をLで表している。

A. 上顎中切歯

- 歯頸部の高さでは、歯根の横断面は遠心よりも近心の一辺が長いやや不正な三角形で、基底結節はやや遠心に位置している。
- 歯根の頬側面および遠心面に根面溝（縦に走るくぼみ）はないが、近心面では平坦な場合と縦溝がわずかに認められる場合がある。遠心根面は凸弯している。
- 100％に近い確率で1根管性である。

B. 上顎側切歯

- 歯頸部の高さでは、歯根横断面は「卵のような形」つまり卵円形で、近遠心径は唇側で最も大きい。
- 近心根面の中央には根長の約半分にわたり縦に走る浅い根面溝がみられることがあるが、遠心面にはみられない。
- 100％に近い確率で1根管性である。

C. 下顎の中切歯および側切歯

- 横断面で見ると、歯頸部の歯根は卵円形で、近遠心径よりも唇舌径がかなり大きい。
- 縦に走る根面溝が両隣接面にあり、遠心溝が近心の溝よりも明瞭である。
- 1根管性である頻度が最も高い[M]。

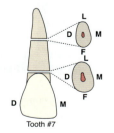
Tooth #8

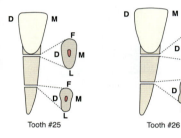
Tooth #25　　Tooth #26

D. 上顎犬歯

- 歯頸部の横断面は唇舌的に幅が広く、卵円形を呈する。
- 発育溝（縦に走るくぼみ）は両隣接面にあり、遠心で深いことが多い。
- 上顎切歯と同様に、ほぼ100％の確率で1根管性である。

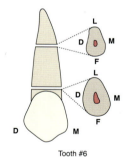
Tooth #6

E. 下顎犬歯

- 歯根の歯頸側半分では唇舌的に幅広い。
- 歯根の両隣接面に縦に走るくぼみをはっきりと確認できる。遠心面の方が深いことが多く、完全に根が分離していることもある（唇側根と舌側根）。
- 1根管性である頻度が最も高い[N]。

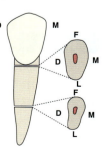
Tooth #27

F. 上顎第一小臼歯

- 2根管を有する頻度が最も高い[O]。
- 上顎第一小臼歯はほとんどが2根性（頬側根と舌側根）で2本の根管を有するが、単根性の場合でも通常2根管が認められる。
- 近心面と遠心面の根面溝は、単根性と2根性の第一小臼歯の両方に認められる（頬側根と舌側根の間。単根の場合は頬側半と舌側半の間）。
- 歯冠近心面にみられる明瞭な溝は歯頸線を越えて深い近心根面溝へと続いている。
- 全小臼歯のなかで上顎第一小臼歯は「独特」で、近心の根面溝の方が遠心の根面溝よりも深い小臼歯は上顎第一小臼歯のみである。
- 2根性の場合、分岐は根の根尖側1/3から中央の間で始まっている。

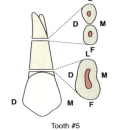
Tooth #5

G. 上顎第二小臼歯

- 通常は1根のみ有するが、2根を有する歯もある[P]。
- 根の近心面に縦に走る浅い溝（発育溝と呼ばれることもある）があっても歯冠まで続くものではなく、上顎第一小臼歯とは異なる。根面溝は遠心面によく認められ、近心の根面溝よりも深いことが多い。
- 1根管性である頻度が最も高い[Q]。

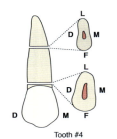
Tooth #4

H. 下顎第一小臼歯

- 横断面で見ると、歯頸部での輪郭は卵円形で、頬舌径の方が大きい。
- 縦溝は両隣接面にあることが普通で、遠心の方が深い。溝にはかなり深いものもあり、根尖部で頬舌的な分岐に至るものもある。
- 1根管性である頻度が最も高い[R]。

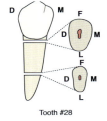
Tooth #28

I. 下顎第二小臼歯

- 歯頸部の横断面で見ると、歯根は頬舌的に長い卵円形をしている。
- 縦溝は近心根面では一般的ではないが、遠心面の中央1/3ではよくみられる。
- 歯根歯頸部の横断面では、3咬頭を有する小臼歯は2咬頭型の第二小臼歯より、舌側幅径が特に大きい。
- 2根に分岐していることは少なく、ほぼ常に1根管性である[S]。

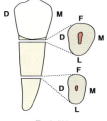
Tooth #29

J. 下顎第一・第二大臼歯

- 下顎大臼歯は通常、近心根（相対的に幅が広く長い）と遠心根の2根を有する。2根ともに頬舌的に広い幅を持つ。
- 下顎第一・第二大臼歯は通常、近心根に2根管と遠心根に1根管の3根管性である。
- 両歯とも**近心根**には、近心面と遠心面に明瞭な根面溝があり、ほぼ100%の歯で2根管を有する。近心根は頬側と舌側に分かれていることさえある。遠心根は比較的さまざまな外形をしているが表面は凸弯していることが多い。
- 下顎第一・第二大臼歯の**遠心根**の根管は1本である頻度が最も高い[T]。
- 口腔内では、根面の頬側中央および舌側中央部に根分岐部が開いている。
- 根幹は第一大臼歯で第二大臼歯よりも短く、分岐部が歯頸線に最も近い位置にあるのは第一大臼歯の頬側である。第一大臼歯の歯頸線は舌側の方が咬合面寄りにある。比較的短い根幹上に、頬側と舌側で歯頸線から分岐部に至る陥凹部が認められる（頬舌側のセメントエナメル境から分岐部までエナメル質が伸びている場合があることは既述した）。
- 第一大臼歯の歯根は第二大臼歯の歯根よりも大きく離開しており、遠心傾斜を呈することもある。

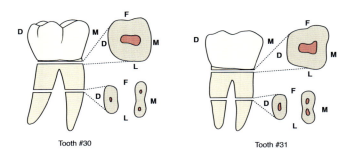
Tooth #30　　Tooth #31

K. 上顎第一・第二大臼歯

- 通常、近心頬側根、遠心頬側根（最短）、舌側根（最長）の3根を有する。
- 上顎第一・第二大臼歯は一般的に4根管性で、幅が広い近心頬側根に2根管、遠心根と舌側根に各1根管ずつある。
- **近心頬側根**は近心面と遠心面に根面溝がある（根管は通常2根管を有する）。
- **遠心頬側根**の遠心面の外形は多様だが、一般的には凸弯している（根管は通常1根管を有する）。
- 上顎第一大臼歯の**舌側根**の舌側面には浅い縦溝が認められるのが普通である。舌側根は1根管性である。
- 分岐部は、歯根の歯頸側1/3で根の間に開いている。頬側面では近遠心的中央に、近心と遠心面では頬舌的中央よりもやや舌側に位置する。
- 3根の分岐部と歯頸線を結ぶ部分は陥凹していることが多く、第一大臼歯では歯冠のエナメル質にまで続いていることがある。上顎第一大臼歯の歯冠遠心面には、陥凹がよく認められる。
- 歯根の離開度は第一大臼歯の方が第二大臼歯より大きい。第二大臼歯では、頬側の2根はほぼ平行に伸び、根尖側1/3は遠心方向に弯曲している。
- 根幹は下顎大臼歯よりも幅が広く（長く）、近心頬側根と遠心頬側根の間の分岐部は近心頬側根の歯頸1/3側と中央1/3の境界部分にあることが多く、特に第二大臼歯で長い。

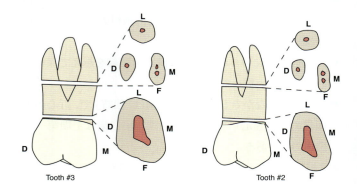

歯根の縦溝について有無と深さの違いを要約し、表8-3に示す。

表8-3 要約：歯根の縦溝（「根面溝」）の有無と深さの違い

	歯種	近心面の根面溝	遠心面の根面溝
上顎	上顎中切歯	なし（浅い・平坦）	なし（凸面）
	上顎側切歯	不特定	なし（凸面）
	上顎犬歯	あり	あり（近心面より深い）
	上顎第一小臼歯	あり（遠心面より深い、歯冠近心面まで延長）	あり
	上顎第二小臼歯	あり	あり（近心面より深い）
	上顎第一・第二大臼歯	近心頬側根：あり 遠心頬側根：不特定 舌側根：舌側面に溝	不特定 なし（凸面）だが、歯頸線から遠心頬側根までの根幹は陥凹している
下顎	下顎中切歯	あり	あり（近心面より深い）
	下顎側切歯	あり	あり（近心面より深い）
	下顎犬歯	あり	あり（近心面より深い）
	下顎第一小臼歯	あり（約50％はなし）	あり（近心面より深い）
	下顎第二小臼歯	なし（大抵の場合）	あり（近心面より深い）
	下顎第一・第二大臼歯	近心根：あり 遠心根：不特定	あり（近心面より深い） 不特定

学習ポイント
1. 上顎切歯では根面溝はあまりみられない
2. 犬歯、小臼歯および下顎切歯はすべて、大多数で遠心面の根面溝の方が深い（上顎第一小臼歯は例外）

第8章 | 歯根・歯髄の形態と歯内療法 247

| セクション3 | 歯髄と根管の形態における民族的多様性 |

根管および歯髄の形態に関する調査から、民族差があることが明らかにされている。根管形態の民族差は上下顎の小臼歯および大臼歯でよく認められ、アジア系、太平洋系、サハラ以南系、オーストラリア系、中東系、およびその亜集団で特に観察される。高頻度で報告された民族的特徴には、アジア系の民族集団でみられた上下顎大臼歯および下顎小臼歯のC型根管（訳注：C-shaped canal、日本では樋状根と呼ぶことが一般的）がある[4]。C型根管と呼ばれる理由は、横断面で通常は個別に離れて観察される根管がCの形をした細長い帯状を呈するためである。

民族差としては**下顎第一小臼歯**の2分岐した根管もよくみられる。文献によると、根管分岐を有する割合はアフリカ系米国人（16-33%）、トルコ人（36-40%）、クウェート人（40%）、中国人（22-36%）で白人（6-14%）よりも高い[5]。根管がこのような変異型である場合には、歯内療法前に（通常はX線写真を利用して）確認し、アクセスキャビティの形成を適切に調整する必要がある。調整が行われない場合、根管の完全なデブリードメントは難しい。

復習問題

次の各質問は複数の正解を持つこともある。

1. 歯根の近心面と遠心面の両面に根面溝が**ない**と思われる歯はどれか。
   a. 上顎の中切歯と側切歯
   b. 上顎犬歯
   c. 上顎第二小臼歯
   d. 下顎第二小臼歯

2. 上顎前歯の根管数で最も多いものはどれか。
   a. 1
   b. 2
   c. 3
   d. 1または2

3. 上顎第一大臼歯の根の数と根管の数の組み合わせで正しいものを選べ。
   a. 2、2
   b. 2、3
   c. 2、4
   d. 3、3
   e. 3、4

4. 2根（および2根管）である可能性が最も高い小臼歯は次のうちどれか。
   a. 上顎第一小臼歯
   b. 上顎第二小臼歯
   c. 下顎第一小臼歯
   d. 下顎第二小臼歯

5. 上顎第一小臼歯の2根は次のうちどれか。
   a. 近心根と舌側根
   b. 近心根と遠心根
   c. 頬側根と近心根
   d. 頬側根と舌側根
   e. 近心頬側根と遠心頬側根

6. 歯周疾患により骨喪失が進行した上顎第一大臼歯で、挿入したプローブが根分岐部に到達する面を選べ。
   a. 頬側面
   b. 舌側面
   c. 近心面
   d. 遠心面

解答：1-a, d, 2-a, 3-e, 4-a, 5-d, 6-a, c, d

クリティカル・シンキング

1. 患者ジェレミア・スミスの上顎第一大臼歯は歯内療法が必要である。歯科医が充填しなければならない根管数を判断する方法を考えてみること。宿題としても可。学生は歯科医に助言を求めてもよい。

REFERENCES

1. Benjamin KA, Dowson J. Incidence of two root canals in human mandibular incisor teeth. Oral Surg 1974;38: 123–126.
2. Rankine-Wilson RW, Henry P. The bifurcated root canal in lower anterior teeth. JADA 1965;70:1162–1165.
3. Bellizzi R, Hartwell G. Clinical investigation of in vivo endodontically treated mandibular anterior teeth. J Endod 1983;9:246–248.
4. Jafazadeh H, Wu YN. The C-shaped root canal configuration: a review. J Endod 2007;33:517–23.
5. Cleghorn B, Christie W, Dong C. The root and root canal morphology of the human mandibular first premolar: a literature review. J Endod 2007;33:509–16.
6. Perlich MA, Reader A, Foreman DW. A scanning electron microscopic investigation of accessory foramens on the pulpal floor of human molars. J Endod 1981;7:402–406.
7. Vertucci FJ, Gegauff A. Root canal morphology of the maxillary first premolar. JADA 1979;99:194–198.
8. Bellizzi R, Hartwell G. Radiographic evaluation of root canal anatomy of in vivo endodontically treated maxillary premolars. J Endod 1985;11:37–39.
9. Vertucci FJ. Root canal anatomy of the human permanent teeth. Oral Surg 1984;58:589–599.
10. Gilles J, Reader A. An SEM investigation of mesiolingual canal in human maxillary first and second molars. Oral Surg Oral Med Oral Pathol 1990;70:638–643.
11. Neaverth EJ, Kotler LM, Kaltenbach RF. Clinical investigation (in vivo) of endodontically treated maxillary first molars. J Endod 1987;13:506–512.
12. Skidmore AE, Bjorndal AM. Root canal morphology of the human mandibular first molar. Oral Surg 1971;32: 778–784.
13. Shaw L, Jones AD. Morphological considerations of the dental pulp chamber from radiographs of molar and premolar teeth. J Dent 1984;12:139–145.

OTHER GENERAL REFERENCES

Estrela C, Pereira HL, Pecora JD. Radicular grooves in maxillary lateral incisor: case report. Braz Dent J 1995;6(2): 143–146.

Pecora JD, Saquy PC, Sousa Neto MD, et al. Root form and canal anatomy of maxillary first premolars. Braz Dent J 1991;2(2):87–94.

Pecora JD, Sousa Neto MD, Saquy PC, et al. In vitro study of root canal anatomy of maxillary second premolars. Braz Dent J 1992;3(2):81–85.

Pecora JD, Woelfel JB, Sousa Neto MD. Morphologic study of the maxillary molars. Part I: external anatomy. Braz Dent J 1991;2(1):45–50.

Pecora JD, Woelfel JB, Sousa Neto MD, et al. Morphologic study of the maxillary molars. Part II: internal anatomy. Braz Dent J 1992;3(1):53–57.

Walton RE, Torabinejad M. Principles and practice of endodontics. 3rd ed. Philadelphia, PA: W.B. Saunders Company, 2002.

Web site: American Association of Endodontists (with information for the professional and for media/public). http://www.aae.org/media/index.html

研究データ・結果

本章では、本文中で具体的なデータや研究結果を引用した個所に「データ[A]」のように記号を右上に記した。以下に、参照内容を記す。

A. 根分岐点の歯根下面（外表面）には、64%で副根が認められる[6]。

B. 下顎中切歯および下顎側切歯は、60%が1根管性である。下顎中切歯は、3%が2根管・個別の2根尖孔（Ⅲ型）を有し、17-43%では2根管・1本に合流した根尖孔（Ⅱ型）を有している。下顎側切歯では20-45%で2根管（通常は根尖孔が1つのⅡ型であり、根尖孔が2つに離れているⅢ型は約3%）が認められる。下顎犬歯では4-22%の確率で2根管性である。2根管を有する場合、1根管は頬側に1根管は舌側にあり、Ⅳ型の形態を取ることが多い。

C. 上顎第一小臼歯では約57%が2根性で39%が単根性である。2根性の歯の場合、根管は両根ともにⅠ型の分岐形態を示し、単根性である場合はⅡ型もしくはⅢ型の根管分岐形態を取る[7]。

D. 3根の発現率は約4%である[7]。

E. ある報告によると、上顎第二小臼歯での2根管の平均発現率は50%（Ⅱ型もしくはⅢ型）に近い。3根管を有する確率は1%ほどである[8]。

F. 下顎第一小臼歯は70%が単根・1根管（Ⅰ型）であり（図8-10A）、第二小臼歯ではその確率が98%である。下顎第一小臼歯は24%で2根管（Ⅳ型）がみられるが（図8-10B）、下顎第二小臼歯では2.5%のみで2根管が認められる[9]。

G. 上顎第一大臼歯の近心頬側根は90％が2根管性で、頬側寄りに位置する根管を近心頬側根管、舌側寄りに位置する根管を近心舌側根管と呼ぶ。根管分岐形態がⅢ型である確率は33-60％と報告されている[10]。口蓋根管への入り口である髄床底の口蓋根管口は近心舌側咬頭の下に位置している（図8-9）。近心頬側根管への入り口である近心頬側根管口は近心頬側咬頭頂の下、やや近心に位置している。近心舌側根管口は近心頬側根管口のすぐ口蓋側に位置している。この根管口は、大抵の場合張り出した象牙質に隠されており発見しにくい。遠心頬側根への入り口である遠心頬側根管口は、口蓋根管口と頬側の発育溝を結ぶ線上で髄室の頬側壁と遠心壁がなす隅角の直前に位置している。

H. 上顎第二大臼歯の近心頬側根は70％が2根管性である[10]。

I. 下顎第一大臼歯の近心根はほぼ全例で2根管性である。分岐形態は60％がⅢ型で、Ⅱ型が40％に認められる[11]。下顎第二大臼歯の近心根は64％が2根管性で、分岐形態はⅡ型が38％、Ⅲ型が26％である。27％では根管は1本である[9]。

J. 下顎第一大臼歯の遠心根は約35％が2根管性で通常Ⅱ型の分岐形態を有するが[12]、下顎第二大臼歯の遠心根は92％が1根管性である[9]。

K. 下顎第一大臼歯および下顎第二大臼歯では、髄床底の近心頬側根管口は近心頬側咬頭頂から近心にわずかにずれて位置している（図8-9）。近心舌側根管口は近心辺縁隆線の近心発育溝のすぐ舌側に位置している。近心舌側咬頭頂の下ではなく、中央寄りに位置する。1根管性の遠心根である場合、遠心根管口は大きく開いており位置は歯冠中央のすぐ遠心である。2根管を有する場合、遠心舌側根管口は小さく中心窩のすぐ舌側にある。髄床底を頬側に向かって注意深く探っていくと遠心頬側根管口を確認できる。

L. 英国で259名の小児を対象にX線写真を用いた歯髄の大きさの調査が行われ、11歳の誕生日から14歳の誕生日までの間の近遠心的幅径および髄床底から髄室天蓋までの高径がLysta-Dent Digitizerを使用して記録された。下顎第一大臼歯の近遠心径の減少は3年間でほとんどみられなかったが（1-3.5％）、髄室の高径には大幅な減少（15％）が認められた。ほとんどが、髄室天蓋や髄室内への添加ではなく、髄床底への修復象牙質の添加によるものであった[13]。

M. 下顎前歯では、中切歯の約70％、側切歯の55％が1根管性である。

N. 下顎犬歯では約70％が1根管性である。

O. 上顎第一小臼歯では約90％が2根管性である。

P. 上顎第二小臼歯では11％が2根性である。

Q. 上顎第二小臼歯では約50％が2根管性である[8]。

R. 下顎第一小臼歯では70％が1根管性である。

S. 下顎第二小臼歯では96％が1根管性である。

T. 下顎大臼歯の遠心根では、第一大臼歯の65％、第二大臼歯の92％で1根管性である。

第9章 機能咬合と不正咬合

1. 正常咬合と不正咬合
   A. Ⅰ級正常咬合
   B. 歯性不正咬合
   C. Ⅱ級不正咬合
   D. Ⅲ級不正咬合
2. 顎関節内の動き
   A. 顎関節の解剖学的形態
   B. 下関節腔における動き
   C. 上関節腔における動き
   D. 関節全体の動き
   E. 下顎の転位
3. 上顎と下顎の顎間関係を表す用語
   A. 最大咬頭嵌合位
   B. 中心位
   C. 生理的安静位
   D. 下顎水平運動時の顎間関係
4. 摂食中の機能運動：咀嚼と嚥下
   A. 剪断（噛み切り）
   B. 咀嚼（噛み砕き）
   C. 嚥下（飲み込み）
5. 非機能運動と咬合過重：徴候と症状
6. 不正咬合の治療法
   A. 患者教育と行動療法
   B. ストレス管理と筋リラクゼーション
   C. 口腔内装置による顎間関係の修正
   D. 形態修正による不正咬合の諸症状の治療
   E. 歯の移動による不正咬合の治療
7. 咬合に関する発展的話題
   A. 運動域
   B. 中心位の正確な記録
   C. ロングセントリック・オクルージョン

謝辞：本章は現在使用されている用語について、シェリーン・S・アゼル口腔外科学士、科学修士、理学修士（Dr. Shereen S. Azer, B.D.S., M.Sc., M.S.）の校正を受けた。氏はエジプトのアレクサンドリア大学歯学部を卒業し、歯科保存修復学の修士号を取得した。その後イリノイ大学シカゴ校で「上級複合補綴学」（Advanced Combined Prosthodontics）の研修を積み、現在オハイオ州立大学歯学部の助教として「咬合と顎関節症（Occlusion and TMD）」コースを指導している。

正常咬合に関しては、概論として第１章のセクション７ですでに触れている。本章では咬合に関してさらに掘り下げ、機能時の歯と顎の関係ならびに不正咬合に関連する用語と概念について説明する。本章では、調査結果および発展的話題を引用した個所に、「データ[A]」のように記号を記した。参照文献は本章の末尾に一覧として掲載している。

目的

本章では以下の項目を習得できる。

- アングルⅠ級咬合、Ⅱ級咬合、Ⅲ級咬合の定義を述べる。
- さまざまなタイプの歯性および顎性の不正咬合を挙げる。
- 顎関節（TMJ）を構成する各部位について説明し、（頭蓋骨上で）位置を示す。
- 関節円板の位置と機能について解説する。
- 顎運動中の、下顎頭の側面および後面の触診を行う。
- 下顎の運動について下関節腔内（回転）および上関節腔内（滑走）に分けて説明し、実際にやって見せる。
- 下顎頭の転位（脱臼）について説明し、元に戻すための正しい整復術を実際にやって見せる。
- さまざまな不正咬合の徴候と症状を挙げ、説明する（早期接触および非機能運動の及ぼし得る影響についても触れる）。
- 最大咬頭嵌合位（MIP）、下顎中心位、咬合高径などの顎間関係について理解し解説する。

第9章 機能咬合と不正咬合　251

- 水平方向の偏心運動である前方運動と側方運動について理解し解説する（切歯誘導と水平・垂直被蓋の関係および犬歯誘導咬合と犬歯の被蓋との関係を含む）。
- 側方運動時に作業側と非作業側でみられる咬合様式について定義を知り、理解する。
- 摂食中の歯と口腔周囲組織との関係について解説する。
- 正常な運動域の前頭面および矢状面投影図を描き、各部に該当する下顎位や下顎運動を呼び分けて解説する。
- 非機能運動を説明し、例を示す。
- 口腔内装置（バイトガード）の作製手順も含めて、歯ぎしり、筋筋膜トリガーポイント（疼痛）、および顎関節症（TMD）に適用される治療法を挙げ、説明する。
- 下顎の中心位（CR）を正確に記録する方法について解説する。
- I級正常咬合を有する口腔での片側の歯冠外形を、何も見ないでスケッチする。

セクション1　正常咬合と不正咬合

正常咬合（理想咬合）は、静止状態および動的状態で上下の歯ならびに顎の間に調和が保たれている咬合関係をいい、適正な形態と機能の獲得を求めて口腔全体にわたる修復が行われるときに歯科医が目標とする咬合関係である。一方**不正咬合**は、「不正」という文字通り、正常範囲から逸脱した状態を指す。不正咬合の原因には、上下各歯列内での配列の不正、および上下の歯が適正にはまり合うことができない上下顎の大きさ・形の不調和がある。

1887年、エドワード・アングル（Dr. Edward Angle）により**顎間関係**の3分類が初めて定義された。上下顎間の前後的関係が正常なものが、I級咬合と定義された。これに対し、II級もしくはIII級顎間関係とは不正咬合があることを示し、上顎骨と下顎骨の大きさが大きく異なる場合や上顎骨に対する下顎骨の位置が異常である場合を相当するものとした。咬合関係の分類は成人歯列で最初に萌出する歯、すなわち上下顎の第一大臼歯の関係に基づいて行われ、第一大臼歯がない場合には上下顎犬歯の関係により分類される。

A. I級正常咬合

正常咬合を有する個体では、上下のすべての歯は歯列内に並んで互いにはまり合って調和して機能を果たしており、上下顎の関係はI級咬合をなしている。第1章ですでに述べたように、**I級咬合**（neutroclusionともいわれる）は上下の第一大臼歯の咬合位により定義されており、「上顎第一大臼歯の近心頰側咬頭頂が下顎第一大臼歯の近心頰側溝の真上にあるもの」をいい（図9-1A、B）、上顎犬歯は下顎犬歯と小臼歯間の唇頰側鼓形空隙に位置する（図9-1A）。

Class I (72%)

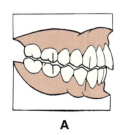
A

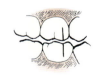
B　　　C

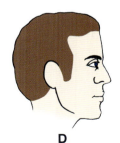
D

図9-1　**アングルI級咬合**　人口の約72%が相当する　**A** I級咬合の歯列を有する歯列模型の側方観　**B** 上下第一大臼歯の関係：上顎第一大臼歯近心頰側咬頭頂が下顎第一大臼歯の近心頰側溝の真上にある　**C** 上下切歯の正常な被蓋関係　**D** I級咬合を有する個体の正常な**ストレート型の側貌**

I級咬合の場合、顔貌は顔面の上半分から下顎の最前方点にかけて比較的真っすぐなラインであることが多く、**ストレート型の側貌**（オルソグナシック、orthognathic）と呼ばれる。語源をたどれば「gnathic」は「顎」、「ortho」は「真っすぐ」や「正常な」の意味を持ち、つまりは図9-1Dに示すような理想的な顎の側貌を指す（ストレート型の顎の側貌を指す用語はorthognathicであり、歯の矯正を指す用語はorthodonticsであることに注意）。このタイプの側貌は**メソグナシック**（mesognathic。mesiognathic〈前突型〉と混同しないこと）とも呼ばれ、安静位にある下顎骨が、上顎骨に対して明らかな前突や後退のない状態を指す。

正常咬合というには、上下顎の歯が完全にはまり合う（嵌合）ことも必要条件であり、以下に具体的に説明する。

- 上顎歯の切縁が下顎歯の切縁より唇側にある。**正常水平被蓋**すなわち**オーバージェットが正常**である例を図9-2Aに示す。
- 下顎切歯の切縁は、上顎切歯が重なることで隠されて見えない。**正常垂直被蓋**すなわち**オーバーバイトが正常**である例を図9-2Bに示す。
- 上顎臼歯の頬側咬頭・頬側面は、下顎臼歯の頬側咬頭・頬側面よりも頬側にあり、下顎臼歯の舌側咬頭・舌側面は上顎臼歯の舌側咬頭・舌側面よりも舌側にある（図9-3）。
- 上顎臼歯の舌側咬頭は下顎歯の咬合面の窩に納まり、下顎歯の頬側咬頭は上顎歯の咬合面の窩に納まる（図9-3）。

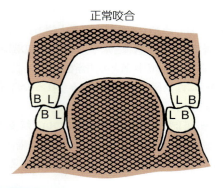

図9-3 **大臼歯の正常な上下関係を示す断面図** 上顎大臼歯の頬側咬頭は下顎大臼歯の頬側咬頭よりも頬側に位置し、下顎大臼歯の舌側咬頭は上顎大臼歯の舌側咬頭よりも舌側に位置する。上顎大臼歯の舌側咬頭が下顎大臼歯の窩に咬み込み、下顎大臼歯の頬側咬頭が上顎大臼歯の窩に咬み込んでいる状態も観察すること

- 上顎の各歯では、垂直方向（長軸方向）の正中線は、下顎の同一歯に比べてやや遠心に位置する。例えば、図9-4にみられるように、上顎犬歯の中央は下顎犬歯の遠心に位置し、上顎第一小臼歯の正中線は下顎第一小臼歯の遠心に位置し、他の歯でも同様の位置関係がみられる。
- 上下顎の歯が完全に嵌合するためには、上下顎の歯が、上下それぞれの歯列内で他の歯と一列に並んでいる必要がある。つまり、I級咬合の場合でも、1歯もしくは複数の歯が正常な歯列弓を形成している他の歯からずれた位置にある場合は、正常咬合ではないといえる[1]。歯列内での配列不正の例を次に挙げる。

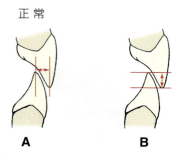

図9-2 **アングルI級咬合：上下切歯の関係** A 正常な水平的関係では上顎切歯の切縁が下顎切歯の切縁よりも前方にあり、この状態は**オーバージェットが正常**とも表現する（水平方向の矢印で示す） B 正常な垂直的関係では上顎切歯の切縁が下顎切歯の切縁側1/3に重なっており（を隠しており）、この状態を**オーバーバイトが正常**とも表現する（垂直方向の矢印で示す）

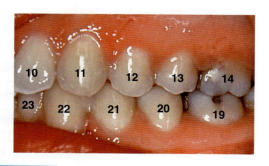

図9-4 **アングルI級咬合での正常配列** 上顎歯列弓の歯の正中軸は、下顎の同一歯の正中軸のすぐ遠心に位置する。対合する犬歯を見てみると、上顎左側犬歯は下顎左側犬歯のすぐ遠心に位置している

B. 歯性不正咬合

不正咬合は、外観、感覚、機能に悪影響を及ぼす場合に問題となる。I級、II級およびIII級咬合のいずれの咬合関係でも、1歯単位での歯性不正咬合は存在する。

1. 上下各歯列弓内での配列不正を定義する用語

不正咬合には、歯が1歯単位でもしくは数歯が連続して、理想的な放物線状の歯列弓に沿って並んでいない場合や、一定の高さの咬合平面をなしていない場合がある。

- 他の歯が並んでいる理想的な弓状のラインから唇側や頬側に外れて位置する歯を表す場合、図9-5の下顎左側中切歯のように前歯の場合には**唇側転位**、臼歯の場合には**頬側転位**という用語を用いる。
- 歯列弓内の他の歯から舌側に外れて位置する歯を表す場合には、**舌側転位**という用語を用い図9-5の上顎右側側切歯や上顎左側側切歯が該当する。
- 歯軸を中心にして回転している歯を表す場合には**捻転**という用語を用い、図9-6の上顎右側中切歯が該当する。
- 過剰に萌出した歯は、他の歯の咬合面と比べて異常に長く伸び、**挺出**または**過萌出**という用語で表す。図9-7の第三大臼歯が該当する。
- 他の歯の咬合面と比べて歯の高さが異常に短い場合には

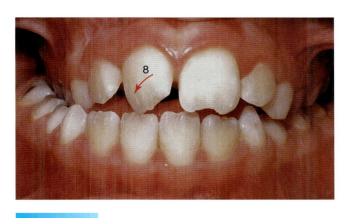

図9-6　**捻転**　上顎右側中切歯　右の顎（写真の左側）では臼歯の交叉咬合を認め、左の顎では影部分にある上下小臼歯の関係が咬頭対咬頭関係のようにみえる

低位という。高径の低い乳歯が成人期にも残存している場合や、乳歯や第二次歯列の歯が歯根膜を喪失し、根のセメント質が周囲の歯槽骨と癒着して萌出の進行を妨げた場合などに低位となる。このようなセメント質の骨への癒着を**強直（アンキローシス）**という。

2. 対合歯間の不正咬合に関連する用語

対合歯との位置関係に問題があり、理想とする完全な咬頭嵌合が得られない例には、次のバリエーションがある。

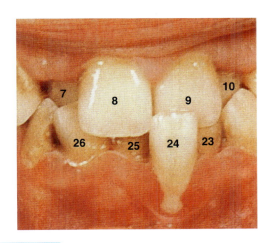

図9-5　**前歯の叢生**　下顎左側中切歯は**唇側転位**し（正常な歯列弓より唇側に位置しており）、一方左右の上顎側切歯は**舌側転位**している。配列不正によりこの3歯はそれぞれの対合歯との関係が反対咬合となっている

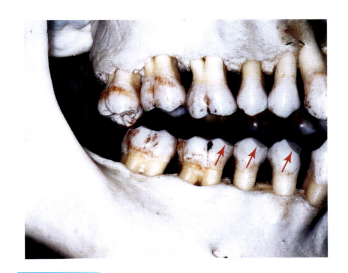

図9-7　**挺出**（過萌出）　上顎右側第三大臼歯。矢印が示す**咬合小面**（平坦な部分）は、臼歯が咬み合い機能する際に生じた過大な咬合接触が原因である

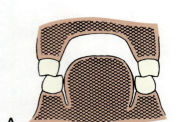 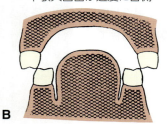 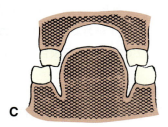

図9-8 大臼歯の横断面　**A　正常咬合**の模式図。上顎大臼歯の頬側面は下顎大臼歯の頬側にある　**B**　上顎大臼歯による**臼歯部交叉咬合**（下顎大臼歯が完全に上顎大臼歯の舌側にある）。この咬合関係は上顎に対して下顎が小さいII級不正咬合の場合によくみられる　**C　臼歯部交叉咬合（反対咬合）**。上顎大臼歯の頬側咬頭と下顎大臼歯の舌側咬頭は、それぞれ対合する窩に咬み込んでいる。この咬合関係は上顎に対して下顎が大きいIII級不正咬合の場合によくみられる

- 上顎臼歯の頬側咬頭が下顎の頬側咬頭の真上に対合している場合であり、**咬頭対咬頭**の咬合（end-to-end occlusion）という。図9-6の写真の右側で影になっている部分に見える上下第一小臼歯間の咬合接触関係に認められる。
- **臼歯部交叉咬合（反対咬合）**は、下顎臼歯が頬側に大きくずれて位置し、下顎臼歯の（頬側咬頭でなく）舌側咬頭が上顎歯の中心窩に位置する場合をいう。図9-8Cの大臼歯間および図9-6の写真で左側に認められる。下顎臼歯の頬舌側両咬頭が上顎対合歯の舌側に位置するタイプの交叉咬合もある。図9-8Bに示す例で、下顎大臼歯が舌側にあるために（もしくは上顎大臼歯が大幅に頬側にあるために）交叉咬合となっている。
- 下顎前歯が上顎前歯よりも唇側にある場合には、**前歯部交叉咬合（反対咬合）**といい、図9-9に示す。下顎前歯が上顎前歯の舌側にある正常な上下前歯の関係と比較すること。
- 正面から見ると、上顎切歯は通常上下方向の被蓋により下顎切歯の切縁側1/3を隠している（図9-2参照）。垂直被蓋量がこのように1/3程度の場合を、**正常なオーバーバイト**であるという。上顎切歯が下顎切歯の歯頸線の高さまで重なり、下顎前歯が見えなくなっている場合、過度のオーバーバイトとみなされる（図9-10A）。一部の例では**過度のオーバーバイト（過蓋咬合）**があることによって、下顎前歯が口の天井部分（硬口蓋）の組織に当たり、痕を付けたり傷を付けたりしていることもある。過度のオーバーバイトがある例では、下顎を前方に進めようとするとき、まず大きく顎を下げないと前方へ自由に動かせないため、顎の関節に問題が生じることがある。
- 臼歯の咬頭がしっかり咬み合った状態で、上顎前歯の切縁と下顎前歯の切縁に垂直的な被蓋がなく真っすぐに接している関係を、**切端**咬合という（図9-10B）。
- 前歯部**開咬**は、臼歯部が咬合した状態で対合する前歯の切縁間に隙間がある状態をいう（オープンバイトとも呼ばれる）（図9-10C）。この咬合関係を有する場合には、下顎の前方運動時、臼歯が接触し、前歯は接触しない。
- 対合歯間の水平的な被蓋量をオーバージェットという。上下の臼歯を閉じ合わせたときに、下顎切歯の切縁が上顎切歯の舌側面に近い位置にある状態が正常である。**過度のオーバージェット**の例を図9-11に示す。上顎切歯が下顎

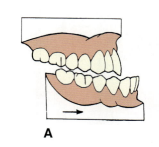 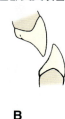

図9-9　前歯部交叉咬合　A　上下顎の配置が入れ替わっている上下歯列弓（アングルIII級咬合）では前歯は交叉咬合となる（下顎切歯が上顎切歯より前方に位置）　**B**　交叉咬合での前歯の拡大図

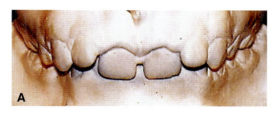
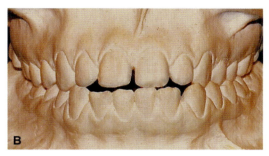
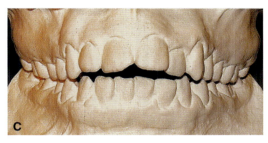

図9-10 　**3タイプの前歯咬合関係　A　過度のオーバーバイト（過蓋咬合）**　上顎切歯が下顎切歯を完全に被蓋している（重なっている）。通常は外に向けて傾斜している上顎中切歯が、側切歯と比べて内側に向けて傾斜している。**アングルⅡ級2類咬合**の場合によくみられる咬合関係である　**B　切端咬合**では、上顎切歯の切縁が下顎切歯の切縁の真上に位置する。この前歯の咬合関係はⅢ級咬合の場合によくみられる　**C　前歯部開咬**　上顎切歯の切縁による下顎切歯の切縁の垂直的な被蓋はなく、接触すらしていない

切歯よりも大きく前方に位置している。このような被蓋関係が原因となり、機能時に割れるような、きしむような音が顎関節内に生じることがあり、**【関節雑音（クレピタス音）】**と呼ばれる[A]。

不正な位置にある歯が口内の他の歯よりも先に咬合接触する場合、**早期接触**があるという。早期接触がある歯には他の歯よりも過大な咬合力が加わる。**歯ぎしり**（ブラキシズム）の習癖がある者では特に問題となり、とりわけ夜間に行われる場合には深刻である。歯ぎしりとは、無意識のうちに上下の歯を擦り合わせる習癖をいう。早期接触は、**偏位性の咬合接触**（deflective occlusal contacts）とも呼ばれる。後方位

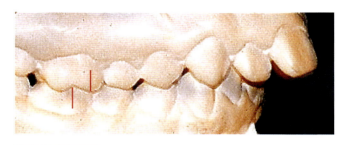

図9-11　**前歯部の過度のオーバージェット　Ⅱ級1類咬合**の場合によくみられる、上顎切歯のオーバージェットと外向きの傾斜。Ⅱ級咬合は下顎第一大臼歯の近心頬側溝が上顎第一大臼歯の近心頬側咬頭より遠心にあることから診断できる

での閉口時に上下の歯が完全もしくは最も緊密にはまり合う前に接触があるために、下顎が最終的な位置に直接向かうのではなく、接触後に偏位して（向きを変えて）はまり込むことに由来する。この閉口経路は、仮に歯がなければ、リラックスした状態の咀嚼筋と顎関節の解剖形態から導かれたであろう閉口経路とは異なる。この接触によりエナメル質は擦り減り、最終的に**咬合小面（ファセット）**と呼ばれる平坦な部分が形成される。図9-7では、下顎の小臼歯と第一大臼歯の咬合面にはっきりと確認することができる。いくつかの条件が重なれば、このバランス不良により筋肉痛が引き起こされる。

C. Ⅱ級不正咬合

Ⅱ級咬合関係（下顎遠心咬合）は、骨格性の不正咬合の一つで、下顎歯は対合する上顎歯に対して正常咬合よりも遠心（後方）にある（図9-12A）。Ⅱ級咬合の例では、下顎が小さすぎたり、上顎が大きすぎたり、両方であったりする。結果として、下顎は正常な場合にあるべき位置より奥まった（後退した）位置にあるように見える。つまり、下顎は遠心咬合の位置にあり、オトガイ部が後退した顔貌となる。この場合の側貌は凸面（下顎が後退）を描き、**下顎後退型（retrognathic）側貌**と呼ばれる（図9-12D）。

Ⅱ級咬合の場合には、下顎第一大臼歯の近心頬側溝が上顎第一大臼歯の近心頬側咬頭よりも、小臼歯1歯分の幅以上遠心に位置する（図9-12A、B）。つまり、下顎はⅠ級咬合での位置よりも遠心にある。小臼歯1歯分よりずれが小さい場合には、Ⅱ級咬合の傾向があるという。Ⅱ級咬合の骨格性不正咬合には、上顎切歯の傾斜と被蓋量に基づいた2つの亜型があり、1類および2類と呼ばれる（図9-12C参照）。

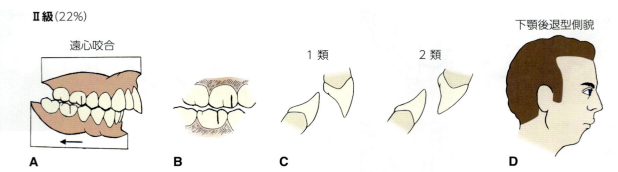

図9-12 アングルⅡ級咬合　**A** Ⅱ級咬合の歯列模型の側方観　**B** 上下第一大臼歯の関係は、下顎第一大臼歯の近心頰側溝が上顎第一大臼歯の近心頰側咬頭よりも遠心に位置　**C** 上下切歯の咬合関係の2つの亜型。**1類**では、上顎切歯と下顎切歯は唇側に傾斜している。**2類**では、上顎切歯（特に中切歯）は舌側に傾斜している　**D** Ⅱ級咬合を有する場合には**下顎後退型側貌**を呈する

- Ⅱ級咬合1類では、上顎切歯は正常なⅠ級咬合での切歯と同じように唇側傾斜している（図9-11）。この咬合関係がある場合によくみられる特有の口腔特徴には、上顎切歯が下顎切歯よりも唇側にある過度のオーバージェット、下顎切歯の挺出などがある[B]。
- Ⅱ級咬合2類では、左右上顎中切歯は大きく舌側傾斜して内側に入り、側切歯は唇側傾斜のままである。図9-10Aで明らかな通り、上顎中切歯は舌側に強く傾斜しており、唇側に傾斜した隣在側切歯と比較すると対照的である。この咬合関係を有する例の多くでは、水平的なオーバージェットはごく小さいながら垂直的にはオーバーバイトが深い独特な解剖形態も呈する[C]。

D. Ⅲ級不正咬合

Ⅲ級咬合（下顎近心咬合）は、下顎歯列弓が上顎歯列弓に対して前方に位置する骨格性の不正咬合をいう。この咬合関係を有する個体では下顎が上顎と比較して相対的に大きく、側貌は凹型で、オトガイ部が大きく突き出ている。この側貌形態（下顎の前突）は**下顎前突型（prognathic）側貌**と呼ばれる（図9-13A、B、D）。

大臼歯の咬合関係がⅢ級の例では、下顎第一大臼歯の近心頰側溝が上顎第一大臼歯の近心頰側咬頭よりも、小臼歯1歯分の幅以上近心に位置する（図9-13A、B）。つまり、下顎はⅠ級咬合である場合の位置よりも近心にある。小臼歯1歯分よりずれが小さい場合には、Ⅲ級咬合の傾向があるという。

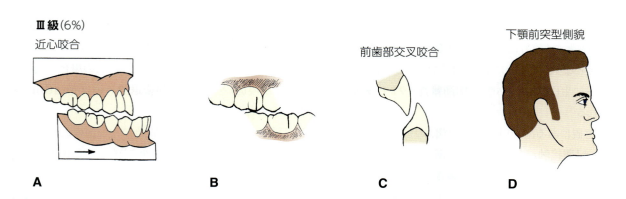

図9-13 アングルⅢ級咬合　**A** Ⅲ級咬合の歯列模型の側方観　**B** 上下第一大臼歯の関係は、下顎第一大臼歯の近心頰側溝が上顎第一大臼歯の近心頰側咬頭よりも近心に位置　**C** 上下切歯の関係：前歯部交叉咬合　**D** Ⅲ級咬合例での**下顎前突型側貌**

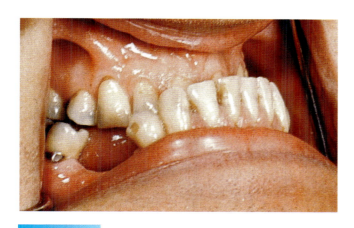

図9-14 Ⅲ級咬合を有する例での著しい**前歯部交叉咬合**

Ⅲ級咬合がある場合によくみられる特徴には、前歯の切端咬合もしくは下顎歯が上顎歯の唇側にある交叉咬合がある。切端咬合の例を図9-10Bに、前歯部交叉咬合の例は図9-9B、9-14に示す[D]。

1個体の咬合関係は、右側と左側で異なる咬合関係であることもある。Ⅰ級不正咬合が最もよくみられる不正咬合であり、Ⅲ級不正咬合は最も少ない[E]。

セクション2　顎関節内の動き

ヒトの顎関節は、「蝶番」運動と「滑走」運動が組み合わされた動きをするという点で、哺乳類に特有のものである[F]。このような複合タイプの関節は他に例がなく頭蓋底を軸として**蝶番**のように下顎を回転させる働きと、前方・左右へある程度下顎骨全体を移動させるつまり**滑走**させる働きから、「蝶番滑走関節（ginglymoarthrodial joint）」と呼ばれることもある。関節で行われる複合運動を理解するためには、まず、顎の関節がどのように組み立てられているかを把握する必要がある。

A. 顎関節の解剖学的形態

本章では顎の関節の解剖学的形態について、概説のみを簡単に述べる。顎関節に関する詳細な内容は、頭蓋の他の構造物（他の骨に加えて、筋、靱帯、神経および脈管系）と併せて第14章で取り扱う。

関節とは、骨格を構成する独立した2つの部分の連結個所をいう。**顎関節（temporomandibular joint：TMJ）**（側頭下顎関節、頭蓋下顎関節とも呼ばれる[2]）は、下顎骨と側頭骨との間の関節である。側頭骨は頭蓋底にあり、2つの骨から構成されている。顎関節は頭部の関節のなかで唯一の、目視できる、可動性の関節である。頭部の他の骨はいずれも縫合によって結合しており、可動性はない[3]。TMJは両側性の関節で、つまり、左右の動きは一対の動きとして行われる。左右の各TMJは、**下顎頭**と呼ばれる下顎骨の突起部、**関節窩**と呼ばれる頭蓋底の側頭骨の浅いくぼみとその横に続く**関節結節**（稜）、これら2つの骨部位の間に挟まれている**関節円板**の3つの部分に区分できる（図9-15）。**線維性の結合組織性関節包**がこの3つの部分を包んでいる[3-5]。

1. 下顎頭

歯列が含まれる下顎骨の水平部分は、**下顎体**と呼ばれる。下顎体の両側には**下顎枝**と呼ばれる広い幅を持つ垂直部分がある。**下顎頭**は下顎枝にある突起中で最大のもので、前後左右に丸みを帯びている（図9-15）。左右下顎頭の丸い先端部分（**下顎頭上部**）は、関節窩と呼ばれる頭蓋底のくぼんだ窩の部分にはまっている（図9-16頭蓋図参照）。

2. 関節窩と関節結節

下顎半側を取り除き上顎歯列、関節窩、および関節結節が見えるようにした図9-16の右半分を参考に学習を進める。横向きに走る骨稜は**関節結節**と呼ばれるもので、**関節窩**の前方の境界をなしている（図9-15）。この関節窩は関節の非機能部分とみなされているが、その理由は上下の歯がきっちりと咬み合った状態のときに、下顎頭上面と関節窩の凹面との間に強い接触がないためである。図9-17の顎関節切断面拡大写真には、上下の歯を最も緊密にかつ適正に閉じ合わせた状態での下顎頭上面の位置が写し出されている。下顎頭お

258　第2部　臨床における解剖学知識の応用

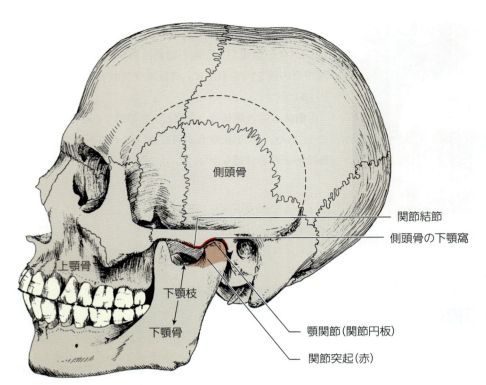

図9-15　ヒト頭蓋、左側
TMJを構成する骨すなわち側頭骨と下顎骨の側方観。赤色で薄く塗った部分は**下顎頭**である。赤い線は側頭突起の下縁で、**関節窩**の凹面と、すぐ前方にある**関節結節**の凸面の輪郭がはっきりと描き出されている。下顎が前方へ動く際には、下顎頭が関節結節の下に入ることで、下顎全体が押し下げられて口が開く

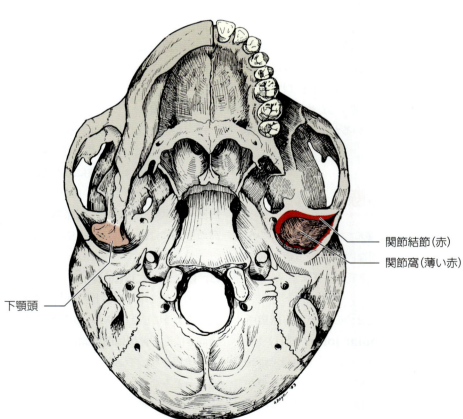

図9-16　ヒト頭蓋　下顎半側（図の右側）を除いた下面図。TMJを構成する下顎骨と側頭骨の一部を赤色で示している。左側では下顎骨の**関節突起**が赤色の陰影で、下顎が除去された右側では側頭骨の**関節窩**が薄赤色の陰影で、すぐ前にある**関節結節**が赤で表されている

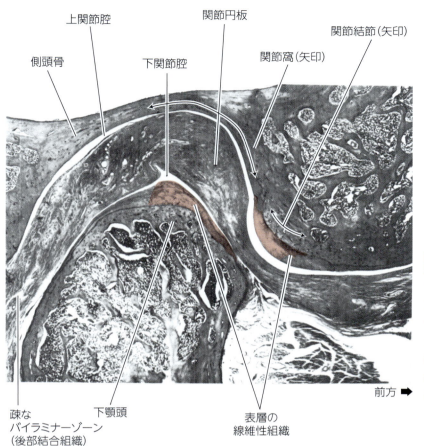

図9-17 **顎関節の側面観** 顕微鏡拡大写真 頭蓋の前方は写真の右方向である。関節窩の凹面と関節結節の凸面の輪郭が表れている部分を、矢印で指し示した。写真最上部の白い部分は脳頭蓋部である。機能を果たしている関節結節の後下面と下顎頭の上前面では、**表層の線維性組織**（赤で強調）とその内側の緻密骨の厚みが増している（Courtesy of Professor Rudy Melfi）

および関節結節の機能に関与している領域には、クッションの役割を果たす強靭な線維性組織の厚い層があり、この部分には血管や神経の走行がない[6]。この線維性組織の厚みは機能を果たしている部位で特に厚く、下顎頭の上面と前面の間および関節結節の後面で厚い。ただし、通常は関節円板が2つの骨の間に介在しているため、この2つの骨構造は間接的にのみ接触している。

3. 関節円板

　上下の臼歯を閉じ合わせて（しっかりと咬合させた状態で）頭蓋骨標本の診査を行い、下顎頭が関節窩の中に余裕を持って納まっている状態を確認してみよう。下顎頭と関節窩の間には目視できる隙間があるはずで、この隙間は生前には**関節円板**が占めていたスペースである。関節円板は骨ではないため、乾燥頭蓋標本には存在しない。関節円板（図9-18）は緻密な線維性結合組織でできた強靭なパッドで、下顎頭と関節窩・関節結節間で衝撃を吸収する役割を果たしている。外表面の形態の違いから生じる関節頭と関節窩・関節結節間の空間を埋めることによって、関節頭を安定させている[7]。関節円板は、骨と骨が接触しそうになるときに間でクッションとして働いてもいる（衝撃吸収材のような役割）。

　関節円板は関節頭上面と関節窩間のスペースを**上関節腔および下関節腔**（図9-18）に分け、下顎の複合機能運動を可能にしている[7]。下顎を前方に引く複数の筋は下顎頭だけでなく関節円板にも付着しているため、下顎が機能を果たすために動くと、左右の関節円板も同時に動く。関節円板の**固有受容線維**は無意識のうちに下顎位を感知し、関節頭の動きを制御する役割を果たしている。

4. 関節包

　関節包と呼ばれる管状の線維性組織は関節を包み、関節の動きを制限している。図9-19に分かりやすく示されている。線維包の内面を覆う滑膜は、潤滑油の役割をする**滑液**を分泌し、血液供給のない関節表面の線維性組織と関節円板中心部に潤いと栄養を与えている。

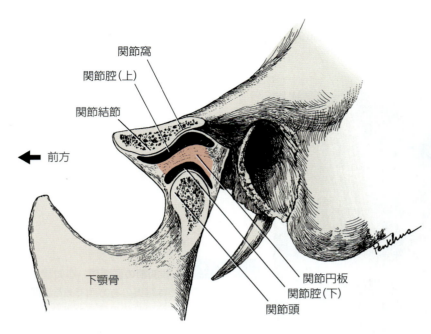

図9-18 **TMJ矢状断面** 左側が頭蓋前方。関節の上部は側頭骨の断面（**関節窩**と**関節結節**を含む断面）が、下部は**関節頭上部**の断面が相当している。その間にある関節円板は、赤色の陰影で表されている。上下の関節腔が関節円板を取り囲み、滑液で満たされている。（Reproduced by permission from Clemente CD, ed. Gray's anatomy of the human body. 30th ed. Philadelphia: Lea & Febiger, 1985:340）

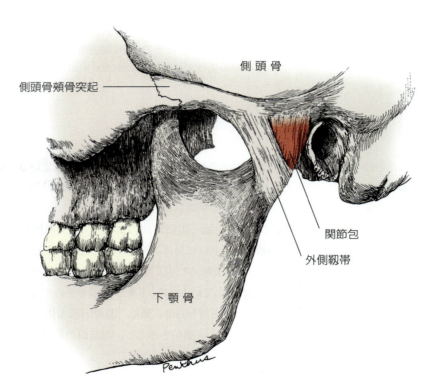

図9-19 側方観 TMJの関節包（赤色）が関節を取り囲んでいる（Reproduced by permission from Clemente CD, ed. Gray's anatomy of the human body. 30th ed. Philadelphia: Lea & Febiger, 1985:339）

B. 下関節腔における動き

　関節頭上面と関節円板の下面との間の動きは下関節腔内で行われる。下関節腔では、軸を中心とした**蝶番**運動すなわち**回転**運動のみが行われる。つまり、下顎体は、両側の関節頭を結ぶ水平方向の仮想ラインを軸として回転する。2つの関節頭の間に水平方向に走る軸を中心とした、完全に回転のみ（蝶番型）の動きは、ブランコに例えることができる。ブランコは、2本の鎖（両側の下顎枝と似ている）で吊り下げられ、支持棒（ブランコの水平バー、すなわち左右の下顎頭を通過する軸線）を中心に前後に回転する。下顎体に相当するブランコのシートはかなり大きく動くが、最上部の鎖の連結部（関

節頭上面に相当）は、回転軸であるためほとんど動かない。開口量の約1/2までに限り、完全な回転運動のみで開口できる[G]。なお、この蝶番軸を中心とした下顎の回転は、下顎が前方へ引かれていない場合にのみ可能である。

C. 上関節腔における動き

関節円板の上面と関節窩（と関節結節）との間の動きは、上関節腔内で行われる。開口量が1/2（すなわち、完全な蝶番様運動の限界）を超えた辺りから、両側の下顎頭と関節円板はともに、前方に（開口時）もしくは後方に（閉口時）滑走つまり骨全体が移動する。**滑走運動**では、下顎骨全体（と関節円板）が関節結節の表面に沿って下方に、そして前方に体移動する。滑走運動では、関節頭と関節円板が関節窩からすぐ前方に続く関節結節へと滑って進むため、左右関節頭間の水平軸は、事実上、前方に移動する。この滑走運動を、前述の例に倣って、ブランコとして前方へ移動させる動きと考えると、水平バー（回転軸）を含めたシートと鎖の上端までの（下顎体と下顎頭の）前方への移動と考えることができる。さらに、ブランコを揺れさせると、蝶番運動は滑走運動と複合した動きになり、顎が行う動きの大部分と似た動きになる。

関節頭と関節円板が同時に動かない場合には、運動時に雑音が生じる。**クレピタス音**は、TMJに生じる割れるようなきしむような雑音で、下顎頭の動きが関節円板の動きと調和していないために発生する音だが、関節表面の滑液が不足して擦れて生じる音と誤って認識されてもいる。割れるような雑音がある場合、関節円板は、動いたときに定位置から内側もしくは外側にずれ込んだ可能性、または正しくない位置から戻れなくなっている可能性がある[1,8-12,H]。クレピタス音の発生は珍しいものではなく、疼痛や開口制限、**開口障害**（すなわち、咀嚼筋のスパズムで開口しにくい状態または顎が戻らない状態）を伴わない限り、通常は治療を要しない[10,13]。関節雑音は時間が経つと消失することも、何年も持続し厄介なだけの騒音程度になることもある。片側にクレピタス音がある患者も両側にある患者も、開口方法を訓練し、顎を前突させず蝶番のように動かせるようになれば、関節頭が関節円板の下にある状態で下顎を回転させることができるようになり、雑音はなくなる。

最大開口量の1/2程度を超えて口を開けると、滑走および回転運動が複合された開口運動となる。複合運動は、顎が蝶番運動による最大開口量を超えたときに始まり、開口の最後まで続く（図9-20）。

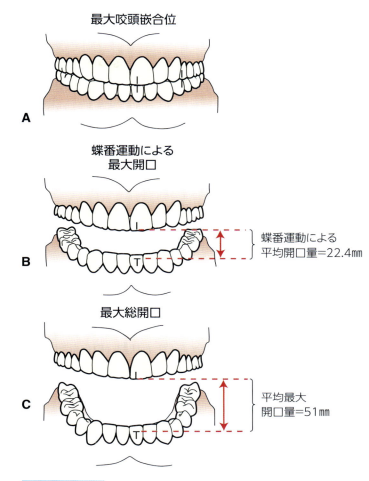

| 図9-20 | **蝶番運動と滑走運動の開口範囲** A **最大咬頭嵌合位** B **蝶番運動による最大開口** C **正常な最大総開口** B位からC位へ向かう間には蝶番運動と滑走運動が行われる |

実 習

各自、外耳孔に指を置いて開口と閉口を行い、下顎頭上部の側面を触診してみよう。大きく（アクビのように）開けたときには、下顎の回転と滑走が起こった状態である。関節頭が前方に動き（滑走し）、関節結節に沿って下方に滑るときに、膨らみを感じることができたり、カクンというクリック音やポンと割れるような音が聞こえたり、きしむ音が聞こえたりする（関節雑音）。こうした音は関節内で生じている機能障害を知らせる徴候である場合もあり、例えば、関節円板が関節頭の動きに追随していない場合などに聞こえる。関節頭が前方に滑走し始める前（上関節腔での滑走運動前）までの前歯部の開口量を各自計測してみよう。

D. 関節全体の動き

日常的に普通に行われる**下顎機能運動**は、食べる、飲み込む、あくびをする、話すといった動作を行うための運動で、TMJの上下関節腔内で蝶番のような回転運動と若干の滑走運動が連動して行われている。後方位での開口は意識して調節できるものではないため、蝶番と滑走の複合運動がとる曲線を描く運動経路は、関節結節後面と下面に沿って進む関節頭の動きに主に支配されている[14,15]。

咬合関係の不良はどのようなものであれ、顎関節にさまざまな問題を生じさせるおそれがある[1,9-11,16,17,I]。

E. 下顎の転位

口を大きく開けると関節円板と関節頭上部は前方へ向かい、関節窩から滑り出て関節結節の前まで移動する。つまり、下顎は定位置からずれて転位した状態（**脱臼**または**関節頭亜脱臼**）にある。この転位は滑走が起こる関節上部で生じる。下顎頭が関節円板から引き離されてしまうこともあり、その場合、顎は開いたまま戻らなくなる。閉口筋が急に拘縮した場合には、開いたまま戻らず疼痛を伴う状態になることもある。一般に人の開口筋は閉口筋と同じくらいに強いわけではなく、これはつまり自力では自身の転位した下顎を戻すことはできないということである（ワニの調教師がワニの顎を片手で閉じているのを見たことがあると思うが、ワニの開口筋はそのくらい弱い）。

亜脱臼した位置からは、第三者が下顎を強い力で後下方に押し下げて、下顎頭と関節円板が関節結節の下方に滑り込み関節窩に戻るようにすると整復できることが多い。筋肉の拘縮状態が解かれるときに救済者の指が咬まれないように、救済者の親指は下顎の歯の上に置かず、両側の大臼歯のすぐ外側で下顎骨骨棚（頬棚）に置くようにする。関節円板は関節頭に緩く付着しており、通常はともに移動する。救済者が親指を置いて下顎を下方に押し下げて復位させた後も、拘縮していた筋肉の緊張が解かれるまでは相当の疼痛が残ることがある。

セクション3	上顎と下顎の顎間関係を表す用語

顎間関係とは上顎に対する下顎の位置を表す用語で、上顎歯と下顎歯間の歯対歯の関係に基づいて、または上顎骨と下顎骨間の骨対骨の関係に基づいて表現される。上下歯列間および上下顎骨間のいくつかの位置関係について、本セクションで詳しく説明する。

A. 最大咬頭嵌合位

最大咬頭嵌合位（maximal intercuspal position：**MIP**）は、上下の歯と歯の関係を表す用語で、顎の筋群や関節の解剖学的構造により導かれる下顎の位置とは独立したものである。MIPは上顎と下顎の臼歯が最も緊密に適正に咬み合った状態で、口腔内を見なくとも上下顎の歯列模型を用いて再現することができる（図9-21B、9-22B）。

B. 中心位

中心位（centric relation：**CR**）は上顎骨に対する下顎骨の位置を表し、再現や反復が可能な顎位で重要な意味を持つ。噛んだり飲み込んだりする度に下顎が戻る位置であり、歯科医が広範囲の修復を行う前に診断用模型の咬合関係として利用する顎位である。この顎間関係は口腔内の歯による影響（もしくは歯の欠損による影響）を受けないため、歯性の不正咬合によって変化することがない。前方への体移動や歯の接触がない状態で蝶番運動により開閉口が行われる範囲の下顎位、ならびに最初の2歯が軽く接触しただけの、MIPに向かって緊密に咬み込む前の下顎位が相当する[18-20,J]。

CRとMIPが一致する例は比較的まれにしかみられないが、最も理想的な咬合関係である。下顎が閉じられてCRに

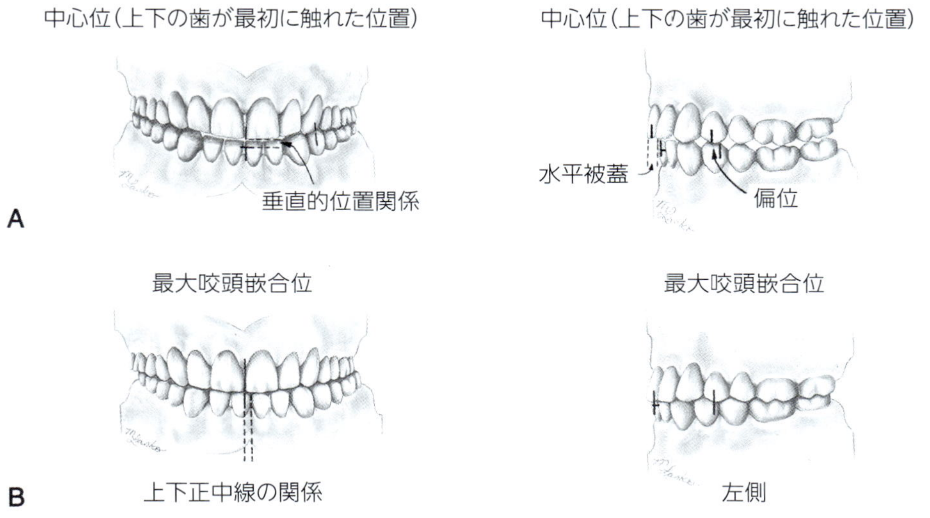

図9-21
最大咬頭嵌合位（MIP）と中心位の比較 A いずれの歯であれ上下の歯が最初に接触するまでが中心位への閉口（**早期接触つまり偏位性の咬合接触**が示唆されている） B 最初の咬合接触からMIPへと閉口し続けると、早期接触があったため、下顎は前方および左側方に偏位する（それぞれ、上下第一小臼歯に引いた垂直ラインの移動、および上下歯列の正中線のずれとして図に表れている）

至ると同時に最初の咬合接触が起こり、しかも歯列全体の最大嵌合が完全に得られる場合が相当する[8,19-22]。この理想的な咬合関係では、顎の筋群による誘導、関節円板と関節窩に対する関節頭の位置、および対合歯間の最大接触が調和した状態が得られている。大多数ではこの状態になく、歯科医により適切な咬合面形態修正（咬合調整）が行われ咬合面のエナメル質を少量削除することにより干渉部位が除かれて咬合力の均等な分散が図られた場合[22]、適切に作製された可撤性

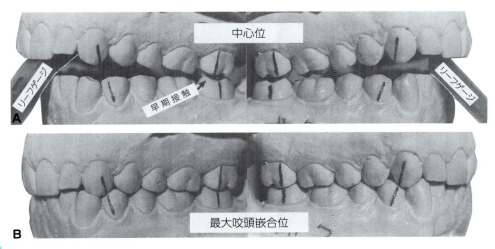

図9-22
著しい偏位性咬合接触がある患者でのMIPと中心位の比較　A 中心位で装着された患者の歯列模型（左側面観および右側面観）。リーフゲージを使用し歯列模型を中心位で咬合器に装着すると、左側第二大臼歯に咬合調整では修正できない著しい偏位性咬合接触が認められた。この患者ではMIPに至るまで前方に2mm右側に1mm偏位した　B MIPで装着された同一患者の歯列模型（左側面観および右側面観）

義歯の場合、歯列全体の咬合面を置換または再調整する咬合再構成が行われた場合にのみ得ることができる（詳細については本章で後述する）。

中心位がMIPと一致しないときは、**早期接触**つまり**偏位性咬合接触**が存在する。ほとんどの口腔では偏位での不適切な咬合接触がある程度みられる。早期接触つまり偏位性咬合接触は、下顎を最大後方位であるCRに向かって閉じるときに最初に鉢合わせする歯での接触である。下顎は、偏位性の咬合接触により、歯がなかったとしたら健全な筋群と関節の解剖形態により誘導されたであろう適正な位置からずれた位置に誘導される。**下顎偏位**とは、CRで最初に生じるわずかな早期接触からMIPに至るまでの下顎の動き（位置のずれ）をいう。下顎の偏位方向は、前方（約1-2mm）および上方が一般的で、側方への偏位は同時に生じる場合も生じない場合もある[18,20,21,24,25]。図9-21ではCRからMIP（AからB）に向かう間、早期接触後に下顎が前方および左方に偏位しており、図9-22では前方に2mm偏位している(AからB)ことが分かる。図9-22では、鉛筆を使用しMIPで上下の対合歯をつないだ短い縦線を引き、線の位置から中心位では下顎が遠心にあることが示されている。早期接触は図9-23の頭蓋骨標本で最も明らかで、CRに向かって閉口するときに挺出した上顎第三大臼歯に他の歯よりも真っ先に咬合接触がある例である。この偏位性咬合接触があるため、下顎はMIPに至る前に大きく前上方へ動くことを余儀なくされる。

無歯顎（すべての歯がない患者）で総義歯（入れ歯）を使用している患者では、下顎を後方に引けるようになり安定した反復性のあるCRに閉口できるため、CRとMIPが一致している。つまり、上下の義歯が緊密に咬み合う位置と反復可能な中心位が一致しているので、粘膜の影響を受けてもしっかりと安定したままで、機能時にグラグラと動揺しない。

咬合器は上下の歯列模型を装着する機械的装置で、患者の中心位での開口と閉口をほぼ忠実に再現できる（図9-24）。図を見ると、下部（下顎）の球の部分が、上部（上顎）のくぼみにはまっていることが分かる。このデザインは、下顎頭の上部が関節窩にはまっている状態を模倣している。歯と歯の関係は、患者の口腔内で手指を用いて把握するよりも、歯列（歯科石膏模型）を咬合器に装着して口腔外で観察した方が把握しやすい。上顎の舌側咬頭と下顎の舌側咬頭が最大咬頭嵌合位で緊密にもしくは適切に接触しているかどうかを診断するには、この方法が最も良い方法と思われる。

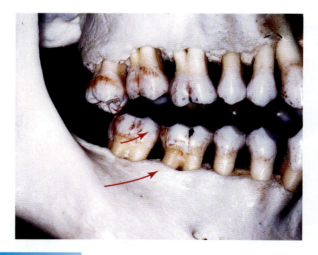

図9-23　中心位での早期接触：挺出した上顎第三大臼歯に生じる最初の接触　下顎が中心位へと閉口するとき、図の歯列で最初に接触する歯は第三大臼歯である。すべての歯がMIPで咬み合うために、下顎はこの早期接触の後に前上方（矢印）に向かわなければならない

実 習

下顎を前方に移動させず蝶番運動で上下の歯にわずかな隙間ができる程度に口を開け、最初の歯が軽く触れるまでゆっくりと閉じてみよう。最初の歯が軽く触れる前の上下顎の関係が、中心位の顎間関係である。開閉口が完全に蝶番運動のみで行われる範囲での顎間関係は、広範囲の歯科修復が行われる際に最も重要な顎間関係である。最も緊密に咬み合うMIPまで上下の歯をさらに閉じ合わせたときに、下顎が前方に偏位すれば（対合歯に当たった後に滑れば）、偏位性咬合接触つまり早期接触があることを意味し、CRがMIPに一致しない大勢の一人である。CRからMIPに向かうとき、下顎はほぼ常に前方に滑り、真っすぐに前方に向かう場合もどちらか片方に偏る場合もある。偏位性の咬合接触が図9-22にみられるほど重症であることは、まずない。自分の下顎が早期接触後にどの方向に偏位するかを診断してみること。CRで最初に接触する（早期接触が生じる）歯の位置を、表9-1に示したデータと比較しよう。このデータの集団ではMIPとCRの一致がみられた例は1％未満であったが、大部分に症状はなかった。

第9章 機能咬合と不正咬合　265

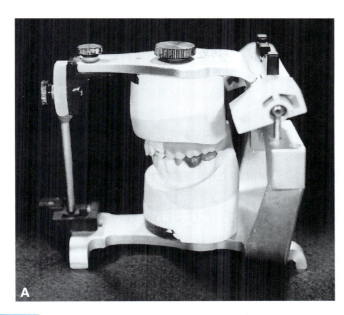
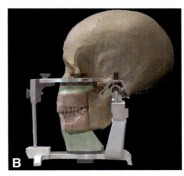

図9-24　咬合器に装着された模型　**A** 図の咬合器（Denar社、米国カリフォルニア州アナハイム）を使用すれば、患者の上下歯列模型を装着し上顎歯列に対する下顎歯列の位置と動きを再現できる。下顎左側第二小臼歯から下顎左側第二大臼歯の固定性歯科補綴物（ブリッジ、下顎左側第一大臼歯欠損）と上顎左側第一小臼歯から上顎左側第二大臼歯欠損に対する可撤性部分義歯の作製に向けて、歯の解剖形態および咬合関係の設計に使用した装着例（Mounting courtesy of Dr. Lisa Knobloch, Ohio State University）　**B 咬合器に頭蓋を重ねたモデル** 咬合器に装着された歯列模型によりTMJに対する歯の動きが再現される状態を表している（Photo complied by Dr. Julie Holloway, Ohio State University）

C. 生理的下顎安静位

　咬合高径とは、下顎と上顎の定点間の距離をいう。この距離は中心位または最大咬頭嵌合位にある上下顎間で測定することができる。**生理的下顎安静位（安静時の垂直的位置）** とは、下顎を支えるすべての筋が安静姿勢にあるときの下顎位をいう[26]。生理的下顎安静位をさらに詳しく定義すると、頭を起こし、下顎を動かす筋は平衡状態にあり、左右の下顎頭

表9-1	中心位での偏位性咬合接触に関するデータ 対象集団：歯科衛生士811名		
中心位で最初に接触する歯の位置		歯科衛生士数	割合(%)
小臼歯　片側		232	28.6
小臼歯　両側		90	11.1
大臼歯　片側		328	40.5
大臼歯　両側		113	13.9
片側大臼歯＋片側小臼歯		38	4.7
犬歯		4	0.5
MIP＝中心位（早期接触なし）		6*	0.7
偏位性接触のタイプと位置		割合(%)	
小臼歯のみ		39.7	
大臼歯のみ		54.4	
片側の早期接触		69.2	
両側の早期接触：同一歯		25.8	
両側の早期接触：小臼歯-大臼歯		4.7	

* 6名中3名は、かかりつけ歯科医による咬合調整を受けて間がなかった
調査は1974-1986年に、ウォールフェル博士によりオハイオ州立大学にて実施された

にはいかなる力も加えられていない状態での下顎位を指す。神経を尖らせたり、食事や会話、あくびをしたりするとき、ならびに普通には行わない動作（クラリネットを吹くなど）のために筋肉を動かすときでなければ、下顎はほとんどの時間この快適な安静位にある（1日のうち23時間を超える）。体を起こした状態で全身の力を抜いて意識的に口を開けようとも閉じようともしないとき、下顎は安静位にあり、上下顎の歯の咬合面の間には、**安静空隙**（フリーウェイスペース）と呼ばれる空隙がみられる。上下の歯と歯の間のこの空隙は、通常2-4mmである。歯を喪失した状態では（無歯顎患者では）、下顎が安静位にあるときの、歯のない残存歯槽堤間の距離はもちろん大きくなっている[27]。

空を見上げたり歯科診療用チェアーを倒して首が後ろに引かれたり、姿勢に少しの変化があったりしただけでも、下顎の安静位は影響を受け、頭を起こした適正な姿勢のときよりも後方に引かれ、上下の歯は大きく離れる（図9-25）。この変化には、皮膚とその下にある組織（筋膜）に張力がかかり下顎が引き寄せられて生じる。このことから、チェアーで上体を倒している患者に修復物を装着（充填）したときには、患者の上体を起こしてリラックスさせた状態で新しい修復物の咬合状態について最終的な評価を行い、必要なら調整を行わなければならない。

D. 下顎水平運動時の顎間関係

下顎が中心位を離れて水平方向に動き、他の顎位に向かうときの下顎と上顎の関係は、正確に確認し、記録することができる。**偏心位**とは、下顎が中心位にないときのすべての顎位を指す。下顎が前方に動いたとき（前突）、側方に動いたとき（下顎側方〈滑走〉運動）、ならびに両方向への動きが複合して行われたときの顎位である。

1. 前方位および前方咬合位

前方運動は、（前歯で食べ物を挟んで噛み切るときのように）下顎を前へ出す動きである。下顎頭と関節円板は関節窩内でともに前方に動いて関節結節の下方に入り、関節結節と面して機能を果たす。関節結節の下面は傾斜しており、前方へ向かうと下顎は下方に誘導される。前突時の下顎の動きは前歯の重なり具合にも左右される。上下の歯がMIPにあるとき、上顎の切歯・犬歯は下顎の切歯・犬歯と重なっている（図9-26）。本章ですでに述べたように水平被蓋および垂直被蓋と呼ばれ、水平的には上顎切歯の切縁が下顎切歯の切縁に対し唇側にあり、垂直的には上顎切歯の切縁が下顎切歯の歯冠に部分的に重なって（正面から見えなくして）いる（表9-2に歯学部・歯科衛生士学生1,114名の被蓋量について、

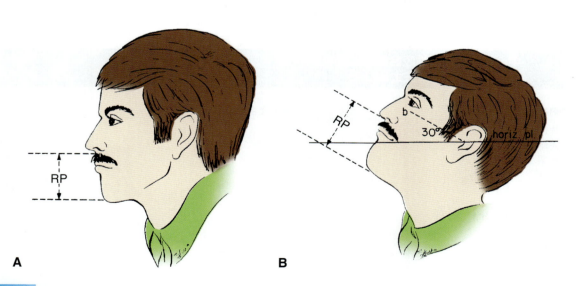

図9-25 **生理的下顎安静位：姿勢の及ぼす影響** A 図の男性は自然な姿勢をとり下顎は生理的下顎安静位（RP）にある。本図では描かれていないが臼歯は咬合していない B 男性が頭を上げて上を見た状態で同じように生理的下顎安静位をとると、筋膜、皮膚、筋が伸ばされているため、上下臼歯間の距離はA図のときよりも大きい。下顎の安静位は、体の姿勢や疲労、ストレスなどさまざまな要因によって変化する

第9章 機能咬合と不正咬合　267

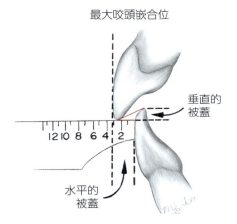

図9-26　切歯・犬歯の被蓋関係とアンテリアガイダンス
　上下切歯の側方面観で、臼歯が最大咬頭嵌合位にあるときの正常な垂直被蓋と水平被蓋が描かれている。切歯誘導の角度は、咬合平面（図中では水平方向に引かれた目盛り付きの線）と上下切歯の切縁を結んだ線がなす角度である。本図では37度に過ぎず、多くの歯列でみられるよりも緩い角度である。犬歯誘導咬合となるには（つまり、犬歯誘導が起こるためには）、犬歯誘導面の角度が60度以上である必要がある

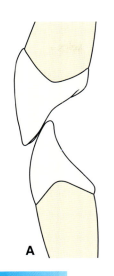 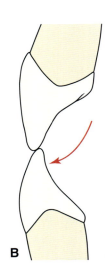

図9-27　前方運動中の切歯の動き　正常な被蓋関係の上下切歯（図A）における、下顎を下方に向かわせる前方への動き（図Bに示した赤い矢印）。通常、この動きにより臼歯部は離開する。アンテリアガイダンスと呼ばれる

平均値と範囲を示した）。切歯の水平被蓋関係および垂直被蓋関係が正常な場合、下顎を前方に向けて動かすと下顎前歯の切縁は上顎切歯の舌側面に沿って進むため、この動きに伴って前方運動時の下顎は下方に誘導される（図9-27）。この咬合様式は**アンテリアガイダンス**の1つの型であり、**切歯誘導**と呼ばれている。MIPから上下切歯の切端同士が接する位置まで、下顎切歯および下顎は前下方への動きを強いられるため、切歯誘導にはこの部分の角度が関係する。アンテリアガイダンスは理想的な顎間関係である。下顎が前方に動くときや、ものを噛むときのように左右に小さく動くとき、切歯の被蓋により下顎は下方に向かい、その結果臼歯部は離れるため（**離開咬合**の様式をとるため）である[22,28,K]。つまり、臼歯部は中心位でのみ接触し、前方位にあるときは接触しない。下顎を最大限に**前突**させたとき、下顎前歯の切縁は上顎前歯の前に位置する（図9-28）[L]。下顎が最大咬頭嵌合位に向かって後方に動くときの顎運動は、**後退運動**という。

表9-2　1,114名の学生における切歯および犬歯の被蓋量

		切歯の被蓋		犬歯の水平被蓋		犬歯の垂直被蓋	
		水平(mm)	垂直(mm)	右(mm)	左(mm)	右(mm)	左(mm)
歯科衛生士学生 (796)	平均	2.78	3.27	2.01	2.02	3.23	3.19
	最小値	−2.5	−1.0	−1.0	−1.0	−1.0	−1.0
	最大値	9.0	13.0	6.2	6.2	11.0	9.0
歯学部学生 (318)	平均	2.88	3.60	4.05	4.25	—	—
	最小値	−6.5（下顎前突型）	−2.0（開咬）	0.0	0.0	—	—
	最大値	10.0	8.0	8.5	9.0	—	—

オハイオ州立大学ウォールフェル博士による調査（1974-1986）

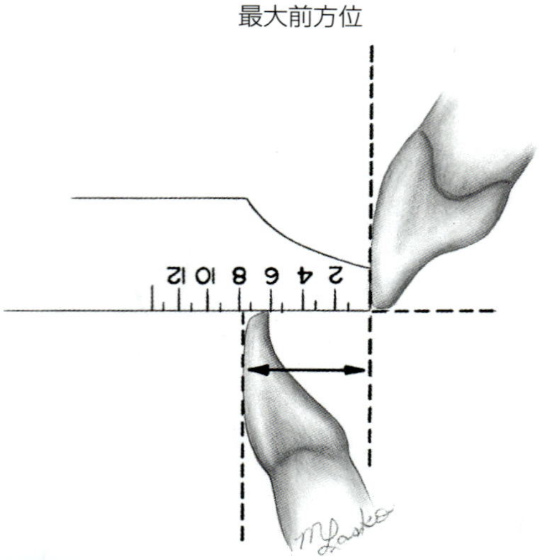

図9-28 **最大前方位**（前方限界位）　下顎を最大限に前突させたときの、上顎中切歯に対する下顎の位置。中心位では、下顎切歯は上顎切歯の3mm舌側にあるため、図の下顎は11mm前方に移動している

2. 下顎側方位および側方咬合位

下顎側方滑走運動では、下顎はものを噛むときのように、右や左のやや下に向かって動く。下顎がどちらか一側に向かうとき、両側の関節頭はその方向に同じだけ動くわけではない。むしろ下顎が右に動くときには、右側の関節頭は回転するものの比較的動きは少なく、左側の下顎頭と円板が前方、下方、正中方向に向かって関節窩内を移動する。下顎を最大限に動かした場合、直線的に進むことを思えば全体で2倍にもなる距離を動くこともある[M]。

下顎が側方に動くとき、側方運動中に下顎が向かう側が**作業側**であり（図9-29参照）、噛み砕き（または作業）が行われる側である。反対側は**非作業側**と呼ばれる。下顎が動いた方向に基づいた用語である。つまり、下顎が右に動くときは右側が作業側で左側が非作業側であり、対して、下顎が左に動くときには左側が作業側で右側が非作業側である。作業側は噛むという「作業」が行われる側である。正常な咬合関係がある場合には下顎を側方に動かすと、作業側の下顎歯の隆線が対合する上顎歯の隆線上を移動し、上顎歯の頬側咬頭と下顎歯の頬側咬頭、上顎歯の舌側咬頭と下顎歯の舌側咬頭が上下に並ぶ位置まで進む（図9-29参照）。作業側の下顎頭に大きな動きはみられず、作業側の関節頭は垂直軸上で回転し、側方には約1-2mmだけ動く（側方偏位、ベネット運動と呼ばれる）。作業側で上下歯列の咬頭が咬頭対咬頭の位置に並んだとき、非作業側では上顎の舌側咬頭が下顎の頬側咬頭の上に並んでいる。

犬歯誘導咬合は理想的な咬合関係であり、この咬合様式では下顎が左右に動いたとき、上下犬歯間の垂直被蓋により臼歯はすべて離開している。**離開咬合**とは、下顎が中心位以外の顎位にあるときに、上下の臼歯が離れている状態をいう[23,28]。つまり、右側（作業側）犬歯誘導面の傾斜が急なため、下顎を右側（作業側）に動かしたとき、作業側臼歯は接触せず（図9-29）、図には示さなかったが非作業側でも臼歯は接触しない。**非作業側咬合干渉**とは非作業側での咬合接触をいい、この接触はよくないものと考えられている[N]。実際に、非作業側での咬合干渉が強く頻繁な場合、干渉を起こしている歯の支持構造が破壊されたり、下顎が旋回し反対側TMJの靱帯や筋肉が引き伸ばされて疼痛が生じたりすることもある。多くの歯科医は、犬歯誘導型の咬合様式が望ましく健康であ

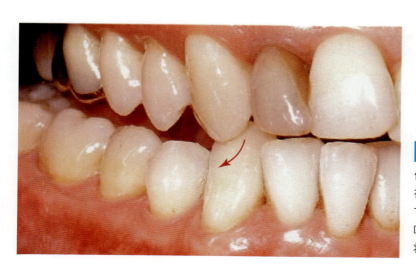

図9-29 **犬歯誘導咬合**　下顎が口腔内で右側に向かうとき（赤い矢印で示した方向）、上下犬歯の被蓋関係によって、右側上下臼歯は離れている（離開している）。本図は、下顎歯の頬側咬頭が上顎歯の頬側咬頭の真下に並んでいる（噛むときや作業を行うときの状態である）ことから、**作業側**と判断できる

るとみなしている。500名を対象とした研究では、犬歯誘導型の咬合様式を有する場合には、歯ぎしり（上下の歯を擦り合わせる行為）を行う傾向が低いことが示唆された[29]。咬合様式が犬歯誘導でない場合には、矯正治療や、（修復治療を行って）上顎犬歯の歯冠長を延長したり舌側の厚みを増加させたりすることで付与することができる。

グループファンクションドオクルージョン（片側性平衡咬合）は、下顎が作業側に向かうときに作業側の複数の歯が均等に接触する咬合様式をいう[O]。

総義歯の上下人工歯間に付与する咬合様式は、天然歯の咬合様式とは異なる[P]。

実 習

両耳のすぐ前または耳の穴に指を1本置き、下顎を右に動かしてみよう。右側と左側のどちらの下顎頭の動きが大きく感じられただろうか。左右の動きの差について、その理由を説明すること。同じように左にも顎を動かしてみよう（参照文献31に関連する内容について記載があるので確認すること）。

セクション4	摂食中の機能運動：咀嚼と嚥下

機能運動とは、話をする、ものを噛む、あくびをする、飲み込むといった動作時に、普通に行われる下顎の運動をいう。**機能咬合**は、このうち噛むときと飲み込むときに生じる歯の接触を指す。話すためにも歯は接触すると思うかもしれないが、アルファベットを順に発音して接触が必要な音があるか確認してみるとよい。「sss.」のような音は切歯が遠く離れていると「sh」や口笛のような音になるので近づける必要があるものの、大多数の人の場合、歯は実際には接触していないはずである。

食べるという動作は、食べ物を取り込んで口のなかに置く、（上下の切歯を合わせて）食べ物を**噛み切り（剪断）**適当な大きさにする、噛み砕く（**咀嚼**）、そして飲み込む（**嚥下**）という動作からなる。I級正常咬合の者が1切れの鶏肉を食べる場合を例にとり、剪断、咀嚼、嚥下について詳しく説明していくことにする。

A. 剪断（噛み切り）

剪断は前歯を合わせる動作で、噛み砕けるように食べ物の小片を切り取ることをいう。食べるという動作は、下顎を下げて口を開けた後に前へ出し、上下前歯の間に食べ物を置くことから始まる。次には前に出したままの状態で、前歯の切縁が食べ物に当たるまで下顎が閉じられる。続いて下顎前歯が上顎前歯舌側面に沿って上後方へ向かい、小さな食べ物の塊が切り取られる。

B. 咀嚼（噛み砕き）

次の段階では、舌が食塊を臼歯まで運ぶ。食塊は頬の筋肉と舌の働きによって作業側の歯の上に保持される。上下の歯列が近づき、下顎は作業側へ側方にわずかに移動し食べ物を挟み込む。上顎の頬側咬頭が下顎の頬側咬頭と向かい合う位置である。下顎は力を加えながら閉じていくため閉口はゆっくりと行われ[32]、臼歯で噛み砕けるように犬歯の被蓋や臼歯の咬頭傾斜に沿って最大咬頭嵌合位に向かう。咬頭傾斜と三角隆線が切断する刃の役目を果たし、一方で主溝や副溝は逃げ道（遁路）となり、砕かれた食塊は頬側と舌側の鼓形空隙を抜けて、頬側の歯面豊隆部の上や舌の上に絞り出される。そこで初めて味わえるようになり、唾液と混ざり、歯の上に戻され、さらに数回噛み砕かれる。この過程を経ることで歯に加わる側方力は相当に減少し、歯と支持組織に傷害を与えにくくなる。臼歯がMIPに到達した後、下顎が開き側方に動いて次の周期を開始するまでには、わずかな静止期[Q]がある。誰もがこのような噛み砕く動作を片側の顎で数回行った後、食塊を反対側に移して、同じように一連の動作を行っている。この過程を**咀嚼**という。

実習

鏡を見ながら顎をできるだけ大きくあらゆる方向に動かし（大きく開ける、左右に動かす）、自分の下顎が動く総範囲の幅と長さを正確に把握する。次にシュガーレスガムを噛んで見比べると、おそらく可動範囲の半分しか活用していないことに気付くはずである。ガムを噛んでいるときに自身の下顎が動くパターンを正面から観察し、下顎が咀嚼パターンに相似した涙形または円形を描いて動いているかを確認する。鏡をもう1つ45度の位置に置いて、側面すなわち矢状面の動きも観察しよう。

C. 嚥下（飲み込み）

嚥下は筋肉の随意運動から始まる（つまり、飲み込もうと本人が決めたときに始まる）が、反射運動によって不随意的に終えられる。その機序は次の通りである。

- 口の前方が封鎖される（唇が閉じられる）。
- 上下歯列は閉じられてMIPをとる。
- 口の天井部分の後方にある軟組織（軟口蓋）が引き上げられ、鼻腔への通路に食塊が入らないようにする。
- 喉頭の上にある**舌骨**が引き上げられて、気道が封鎖される。
- 舌の後部が関与してピストンのような推進力が働き、咬み砕かれた食べ物の小塊が**咽頭**に送り込まれる。
- **嚥下**（飲み込み）が起こる。

- 食塊が咽頭に送り込まれると、後壁の上部が前方に張り出して咽頭を封鎖し、嚥下の食道期が開始される。最後に不随意の**蠕動**（ぜんどう）（収縮の波）が起こり、食道期が完了する。消化管の全長を通して、食塊の移動は蠕動によって行われる。
- その後、大抵の場合、下顎は下がって開いた状態になり生理的安静位をとる。生理的安静位では筋は緊張が解けた状態で、上下の歯の間にはわずかな隙間がある。口内の食塊を送り出して空にするには、数回の嚥下が必要である。ちなみに、食べ物や飲み物がないときでも、人は1時間に何度も無意識のうちに唾液を飲み込んでいる。

実習

硬い食べ物を1切れ噛み取り、飲み込む準備をする間の顎の動きを、鏡を使用し観察する。この段階は咀嚼と呼ばれる過程で、この後には嚥下（飲み込み）が行われる。飲み込むときに、喉頭の上にある舌骨が引き上げられる様子を目で確かめ、その感覚も確認すること。飲み込んでいる間には、下顎（正中部あたり）の下の、舌骨までの部分に位置する筋群が張り出すので、その感覚を感じとる。また、唇や歯が離れた状態では飲み込みにくいことも確認すること。この事実は、歯科治療に携わる者はしっかりと覚えておかなければならない。長時間にわたり口を開けたままにさせると、患者は歯を閉じ合わせられず、それはすなわち嚥下できないまま過ごしているというわけである。

セクション5　非機能運動と咬合過重：徴候と症状

機能的咬合接触は日常的に普通に行われる咀嚼や嚥下の際にみられる。上下の歯の接触によってある程度の力が歯に加わることは、健康な歯周組織を維持するために、確かに必要なものである。一方、**非機能的咬合接触**は、咀嚼や嚥下のような通常の機能ではないところでの歯の接触をいい、例えば硬い物体との接触、軟組織との接触、または他の歯と接触などがある。歯と硬い物体との接触の具体例は、パイプ煙草の喫煙者がパイプの柄を噛む場合、クラリネットのようなリードを使用する管楽器を演奏する場合、鉛筆を噛む場合などがあ

る。歯と軟組織の接触には咬頬や咬唇があり、口腔診査時に頬や口唇の粘膜の傷や肥厚によって診断できる。非機能的な（パラファンクション時の）歯と歯の接触には、くいしばり（クレンチング、顎は動かさず上下の歯を強く押しあてる行為）、歯ぎしり（ブラキシズム、咀嚼時以外の上下の歯を前後に擦り合わせる習癖）、バイオリンの演奏（顎先で楽器を支えるために歯の接触がある）がある。とりわけ歯ぎしりは、歯とTMJに傷害を与える。

非機能運動時の歯の接触は厄介事程度に過ぎないことが

多いが、歯と筋肉が耐えうる範囲を超えて相当に強い力で頻繁に生じる場合には、歯、歯の支持組織（歯周組織）およびTMJに傷害を及ぼすおそれがある。歯ぎしりの習癖を持つ者では、ストレスを感じている状況ではほぼ常に、この過大で歯に傷害を与えるおそれのある咬合接触が起こると考えられる。咬合に問題のない健康な者では、機能的な咬合接触が起こっている時間は3回の食事を含めても24時間を通して合計でたった7-8分に過ぎない。これに対し非機能的な咬合接触は、日中もしくは夜間に数時間もの間生じることもある。その上、歯ぎしりやくいしばりの習癖のある者の咬合力は、歯ぎしりの習癖がない者に比べて6倍にもなることがあるので、ほんの少し考えるだけで、歯ぎしりのような非機能運動の習癖が好ましくない傷害性の習癖であることが理解できる[14,S]。歯ぎしりをしているかどうかは、他人に聞こえる音で確認することができ、他にも咀嚼筋の痛みとして現れることもある。歯ぎしりは、不正咬合がある場合、心配事やストレスがある場合、怒りをこらえている場合、活動が亢進している場合、カフェイン摂取、喫煙、コカインやアンフェタミンなどの薬物使用がある場合に悪化しやすい。（general referencesに記載したMayo Clinicのウェブサイトを参照すること。）

過大な咬合力が加わっている歯には、**咬合小面（ファセット）**と呼ばれる歯面が平坦になった部分、つまりエナメル質が小さく欠けたり象牙質が露出したりした部分が見られる。こうした状態の歯は、強い力で咬んだり歯科用インスツルメントで軽く叩いたりしたときに過敏に反応するようになる（**咬合痛、打診痛**が生じる）ことがある。過大な咬合力が加わり続けると、歯は動揺し歯槽骨との結合が緩くなり、フレミタスを認めるようにもなる。**フレミタス**（fremitus）とは過大な咬合力にさらされたときに生じる指や目で確認される歯の振動や動きをいう。フレミタスは必ずしも健康が損なわれた場合に生じるわけではなく、中心位での早期接触もしくは下顎の水平（側方）運動時の干渉による場合もある。

歯に加えられた過大な咬合力が原因でX線写真に現れる所見としては、歯根膜腔の拡大、垂直性骨吸収、分岐部の骨喪失（歯の動揺につながる）、歯槽窩表層の肥厚（歯槽硬線）、**歯根吸収**（歯根長の減少）などがある。歯周病の要因がある場合には、過大な咬合力が歯周病の経過を悪化させることもある。不正咬合があり隣在歯との間が開いていると、食片圧入や歯肉炎が発生し、清掃状態が悪い場合には歯周炎も発生する。

また、歯ぎしりのような非機能的咬合接触は筋を疲労させるため、口を開けたり閉めたりする動作に悪影響を及ぼす、つまり**開口障害**（三叉神経のかく乱により咀嚼筋にスパズムが生じ開口制限がある状態）を起こす可能性がある。顎の筋肉を酷使すると**筋筋膜性疼痛**が生じることもある[9,16]。「筋筋膜（myofascial）」とは筋と筋膜を表す用語で、筋膜とは筋を覆っている厚みの薄い結合組織である。症状は、顔面と頭部の筋肉の圧痛などの疼痛で、首と背中の筋まで広がることもある。過大な咬合力が原因で生じる症状には、他に、片頭痛、副鼻腔の痛み、顎関節の痛みがある。痛みの程度は、重症に至ることもある[1,9,16,17,27,33,34]。

関節の痛みは不適切な早期接触で過大な咬合力が加えられると生じるが[27]、関節炎のような疾患や損傷によっても生じる。**顎関節症**（Temporomandibular Disorder：TMD）はTMJの機能異常が原因で生じるもので、歯の摩耗や喪失による咬合高径の減少、臼歯による咬合支持の喪失、その他の不正咬合により引き起こされる。TMDの症状には、頭痛、耳鳴り（**耳鳴**）、耳の痛み、聴覚障害などがある。症状は、くいしばりや歯ぎしりの強度と頻度が増大すると増悪し、精神的ストレスがある場合、姿勢が悪い場合（例えば、同じ側で頬杖をつく場合）に発症しやすい。

歯によっては、他の歯に比べて過大な咬合力に対する許容範囲が小さく筋や歯の痛みを増加させやすいため、とりわけ接触しない方がよい歯がある。例えば、小臼歯と大臼歯のみに過大な咬合力や反復する咬合力が加わる場合は、過剰な咬合接触による徴候・症状が生じやすい。一方で、犬歯は過大な咬合力に対する許容能力が比較的大きく、このことから犬歯誘導咬合が理想的とされている。この咬合様式では、下顎の前方および側方運動時に臼歯が離れるためである。なお、非作業側での接触は許容されにくく、過大な咬合力の方向が歯の長軸に沿っていない場合には破壊力が大きくなりやすい。

幸いにも、誰もが過大な咬合力から歯を守る生まれつきの機序を持ち合わせている。いずれの歯の歯根膜にも第V脳神経（三叉神経）からの分枝が走行しており（特に犬歯に分布）、この神経線維により**固有受容器**と呼ばれる感覚終末器官からの情報が脳へと伝達される。つまり、過剰な外傷性の接触や偏位での接触が起こらないように、咬合接触状態に対応して下顎を動かす筋の運動が制御されている[R]。この複合的な保護メカニズムのおかげで、外傷性咬合接触や偏位性咬合接触は普通に行われる機能（噛む、話す、飲み込む）中には、ほとんど生じないようになっている[8,18-20,22]。

第2部 | 臨床における解剖学知識の応用

| セクション6 | 不正咬合の治療法 |

ひどい歯ぎしりや筋筋膜痛、TMDが原因の症状がある患者に対して、多くの治療法が行われている[29,30,33-35]。歯や顎骨の、移動、修復、形態修正といった不可逆的治療を行う前に、**可逆的**（歯や支持組織に永久的な変化をもたらさない）治療もしくは**診断的**（すなわち、症状の原因が不正咬合であることを確認するための）治療から始める方法が適切な方法である。

A. 患者教育と行動療法

不適切な早期の接触に由来する筋や歯の痛みを緩和させる自己療法について、患者に**教育**を行うことは重要である。まず、患者は痛みの原因が歯ぎしりである可能性があることについて知る必要がある。くいしばりと歯ぎしりが痛みの原因かもしれないと知るだけでも、少なくとも自覚がある日には、歯ぎしりを止める上で役に立つ。しばらくの間、上下の歯を接触させないこと、筋肉を休ませることに効果があると知らせた方がよい。咀嚼しやすい食べ物を食べ（パスタやスープなど）、咀嚼に相当な力が必要な食べ物は避け（飴でコーティングされたピーナッツやタコチップスなど）、さらに歯の接触回数を増やす食べ物（チューインガムなど）は避けた方がよい。それだけでなく、飲酒、タバコ、カフェインはすべて状態を悪化させるので制限する。悪い姿勢が首と顎の筋肉に痛みを生じさせた原因かもしれないという事実にも気付くべきである。**バイオフィードバック**（筋活動を記録するモニターの利用）も効果があり、印刷して患者に渡すと、自分がいつ筋肉に力を入れているかを確認し、該当する行為を避ける方法を身に付けることができる。

B. ストレス管理と筋リラクゼーション

精神的ストレスのある状態では、くいしばりや歯ぎしりの頻度と強度が増大することが多くなるため、**ストレスの減少**を図る治療に効果が期待できる。自己療法にはヨガ、瞑想、深呼吸および平和的な情景の視覚化などがある。必要時には**精神科のカウンセリング**を受けるように紹介する。歯科医が行う処方としては、まず痛みを軽減させるための**鎮痛薬**、患者のリラックスを図るための**精神安定剤**、または筋の緊張を解くための**筋弛緩薬**があるが、眠気や口内乾燥のような副作用が問題とな

る。ボツリヌス毒素（ボトックス）が、他の治療法では効果が得られない重度の歯ぎしり患者の一部で有効であることが明らかになっている[36]。また、別の調査研究から、いくつかの抗うつ剤（選択的セロトニン再取り込み阻害薬など）の服用で、副作用として歯ぎしりが起こる場合があることが明らかにされた[37]。身体の他の部分で筋肉痛の緩和に使用されている治療法は咀嚼筋の痛みを減少させるためにも適用されており、具体的には氷を数分間あてた後に湿熱で温めて筋のリラクゼーションを図る方法などがある。顎の筋肉エクササイズも、筋肉の痛みがいったん取り除かれた後には効果が期待できる。

C. 口腔内装置による顎間関係の修正

機能運動でなく患者自身にも不都合な習癖である歯ぎしりだが、その治療は容易ではなく、時間も技術も要し、なかでも根気を特に必要とする。咬合機能異常の治療における基本的な原則は、下顎が適正な位置にあるときに、（早期の不適切な接触なしに）すべての歯が均等に接触するようにすることである。患者に不正咬合が原因の痛みがあるときには、バイトプレーンのような口腔内装置の使用を検討し、広範囲にわたる歯科処置（複数歯の修復、ブリッジ、咬合調整、歯科矯正など）は、数週間問題のない状態が維持され、再診時に装置の調整がごくわずかもしくは不要で済むまで延期する。

口腔内装置（**バイトガード**もしくは**ナイトガード**とも呼ばれる）は咬合平面を付与した可撤性の装置で、咬合の安定を図ることができ、TMDに由来する痛みの治療や歯の摩耗防止に使用される。上顎用口腔内装置を作製する方法について、図9-30に詳細に示した。このタイプの口腔内装置は、上顎歯の上に薄い馬蹄形の透明なプラスチックシートが乗る構造で、下顎歯は平坦な面に接触することになり偏位性の早期接触が生じない。正しく作製された口腔内装置を使用すると、過大な咬合力が加わっても歯の周囲にある固有受容器にその刺激が伝わらず下顎の偏位が減少するので、非侵襲的で可逆的な治療法となるわけである[1,8,18-20,22,38]。この装置を使用することにより、下顎は閉口時に中心位をとれるようになる。中心位は最も適正で安定した下顎位である。口腔内装置は毎日24時間食事のとき以外は装着するよう患者に指示し、定

第9章　機能咬合と不正咬合　273

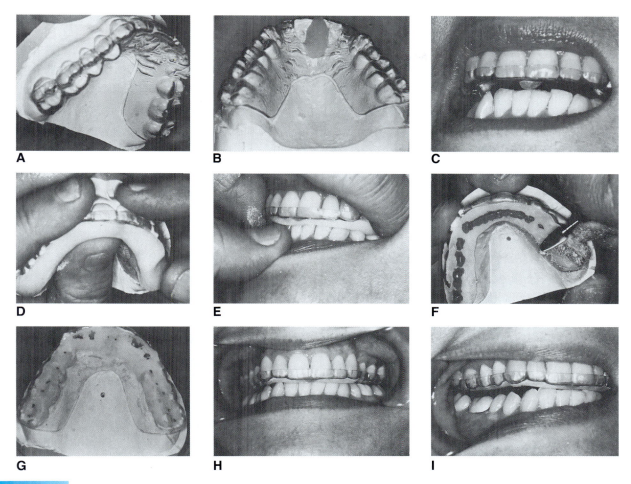

図9-30　上顎用口腔内装置の作製と調整　A　薄いプラスチックシート（厚み1.5-2.0mm）を温め、清掃し乾燥させた精密な上顎歯列模型上で真空成形する。中央の口蓋部分と左右両側・後部のはみ出た部分は取り除く。唇頰側面では3mmのみ覆うように残す。咬合面はカーバイドバーを使用して粗造にし、アクリリックレジンが強固に接着するようにする　B　左右中切歯間の舌側に常温重合のアクリリックレジンで三角形の前歯部傾斜板を付け足し、高径を保ちながら下顎を後方に誘導するようにする（リーフゲージ・スライディングガイドのような役割）　C　前歯部傾斜板との接触で高径が高くなり過ぎているので、下顎前歯と点で接触するように調整し、後上方に約45度の傾斜面で接触するようにする　D　矯正治療で使用する透明の常温重合アクリリックレジンを軟らかい状態で、粗造にしたレジンシートの咬合・切縁面に置く。前歯部では臼歯部よりやや幅広くかつ薄く置く　E　軟らかい状態のアクリリックレジン塊を盛ったレジンシートを口腔内に挿入し、患者に終末蝶番位で2、3回軽く口を閉じるように指示する。調整しておいた硬化した狭い幅のレジン傾斜板に下顎切歯が当たり、下顎が後方に誘導されるように閉口させる。レジン塊を硬化させる　F　アクリリックレジンの硬化後、口腔内装置つまりバイトプレーンを模型上に戻し、赤色のフェルトマーカーを用いて咬頭の圧痕を印記し、咬頭頂の印記部分のみを残して余剰のアクリリックレジンをすべて削除し、平坦な面にする　G　歯の圧印部分中で前歯部のものは取り除き、舌側が高い急な傾斜面に整えて傾斜台とし、側方運動時に離開咬合となるようにする。最初に装置を装着する際に、臼歯部に圧印がある状態が正しい。模型上で、アクリリックレジン表面の凹凸を布ホイールと研磨剤を使用し軽く研磨する　H　上顎用口腔内装置を患者の口腔内に初めて装着し中心位で閉口した様子。下顎臼歯部は均一に（偏りなく）平坦な面に接触している。下顎前歯は、顎が前方や側方に動かない限り、わずかに隙間がある状態である　I　下顎を左に滑らせた状態。下顎左側犬歯が舌側傾斜板に沿って動き、右側の歯はすべて離開している（Courtesy of Dr. Richard W. Huffman, Professor Emeritus, Ohio State University）

期的な診査と適切な調整を行わなければならない。何日かの使用で、顔面筋の激しい痛み、頭痛、TMJと咬合不均衡が関連している痛みであれば背中の痛みまでも、著しい緩和が期待できる。例えば、図9-22の患者は開口障害があり、4年間にわたり十分に開口することができなかった。切歯間で35mmの開口しかできなかったが、上顎用口腔内装置を18カ月装着した後、下顎は適正な中心位を安定してとれるようになり、切歯間で55mmの開口量を得ることができた。

D. 形態修正による不正咬合の諸症状の治療

咬合調整（咬合均衡化）は歯の咬合面や切縁の形態を修正する処置で、歯科医が歯科用ハンドピースに装着した回転切削器具を使用し早期接触部位のエナメル質をごくわずかに切削する[22]。咬合調整は、患者がまず上顎用口腔内装置を1-6週間使用し、下顎とTMJが本来あるべき適正な位置に復位したことを確認できた後でなければ行うべきではない。咬合調整後には、関節に生理的に無理な力が加わっていない状態で関節と歯の双方が安定した位置になくてはならない。咬合調整後は適切な間隔で再評価し、再調整の要否を診断する。

歯列から大きく外れた歯でなければ、歯の外形と咬合接触状態の不具合を解決する術式として、冠や固定性義歯（ブリッジ）のような大型で応力に対抗できる修復物を作製し、すべての歯もしくは大部分の歯の咬合面を再構成する方法もとれる。この術式は**咬合再構成（フルマウスリハビリテーション）**といい、ほとんどの歯をクラウン（全部被覆冠）で修復し理想的な咬合関係に変える。図9-31に2000年代に入って行われた咬合再構成の治療経過を示す。図の患者は重症の胃酸逆流症の既往により前歯部舌側面のエナメル質と象牙質の大部分で酸蝕が進行し、歯科を受診した。愁訴は歯の痛み（象牙細管の露出が原因）、筋肉の痛み、TMJの痛みであった。CRとMIP間に2mmのずれが認められた。初診時の検査終了後、臼歯部全体をクラウンで修復して偏位（ずれ）を矯正し、前歯部は形態を改善し、露出した象牙質を被覆するためにオールセラミッククラウンおよび舌側のコンポジットレジンベニア（間接法）による修復を行うことが決定された。図9-31の写真は、咬合再構成の術前、術中、術後の歯列である。治療後、患者からは症状の消失が報告され、審美性も向上している。

E. 歯の移動による不正咬合の治療

歯の配列状態が不良で、咬合均衡化または全顎にわたる咬合再構成のために必要量の歯質を削除すると、象牙質の露出による知覚過敏ひいては歯髄組織の露出が予想される場合、歯科医は他の治療方法を考える必要がある。**矯正治療**は歯体移動により歯をより理想的な歯列内に移動させる治療である。図9-22の例では中心位で片側大臼歯の重度の早期接触が認められる。本患者には2年間の矯正治療が行われ、中心位とMIP間のかなり大きなディスクレパンシー（差）が矯正された。これに替わる治療としては、外科的治療（臼歯の圧下）もしくは8大臼歯の鋳造冠による修復がある（大臼歯部の高さを低くする）。鋳造冠による修復ではおそらく、前処置として根管治療が必要となる。一般的には、中心位での早期接触はこの例ほど重度ではなく、必要時には最小限の咬合調整や小矯正によって矯正できることが多い。

Ⅱ級不正咬合やⅢ級不正咬合の治療を歯科矯正（ブラケット使用など）で行うときは、Ⅰ級不正咬合の治療に比べて、はるかに長い矯正期間が必要で外科処置が必要なこともある。不正咬合部の上下顎の歯の関係と、理想的な関係との間に大きな隔たりがあるためである。上下顎の位置関係が不正で、もしくは上下顎の大きさの差が大きくて、修復物や歯の矯正のみでは歯の形態上の不具合を解決できない場合には、**外科処置**により顎骨の形態修正や位置修正を行う。通常、歯列の不具合を解決するために歯の矯正も追って行われる。**外科的矯正**は外科的に行う顎骨の形態修正で、重度のⅡ級およびⅢ級骨格性不正咬合の矯正に、歯の矯正と組み合わせて施行される。この方法をとると、劇的かつ短期間で顔貌の改善と咬合関係の改善が得られるだけでなく、機能の向上も得ることができる。外科処置による側貌と咬合の変化は、図9-32によく表れている。

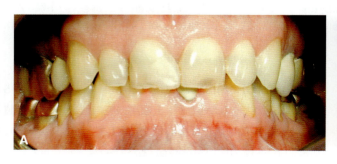
A

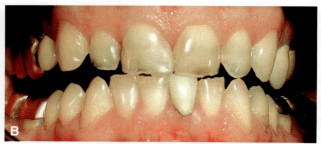
B

第9章　機能咬合と不正咬合　275

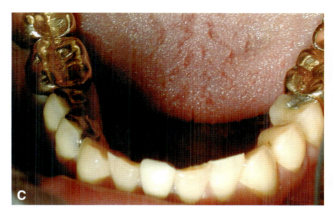
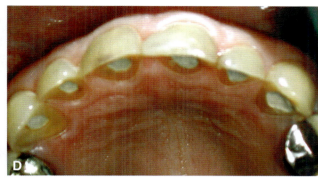
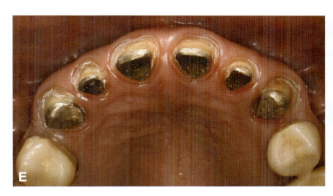
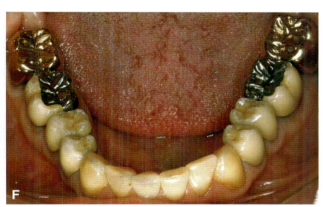
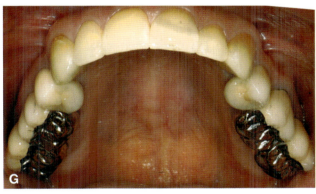
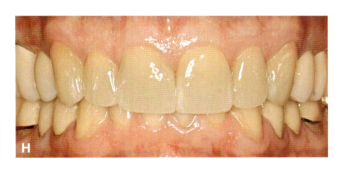

図9-31　**咬合再構成の治療経過**　**A**　術前：最大咬頭嵌合位での唇側面観。前歯部に過蓋咬合がみられる　**B**　術前：下顎を前突させて上下切歯が切端咬合になった位置での唇側面観。上顎中切歯に透過性があり、重度の酸蝕により舌側のエナメル質が非常に薄くなっていることが分かる。下顎左側中切歯に装着されている厚みのあるクラウンにより、歯肉の炎症も認められる　**C**　術前：下顎歯列の切縁／咬合面観。下顎前歯の厚みは舌側面の重度の酸蝕により薄くなっている　**D**　術中：上顎前歯部の切縁観。暫間修復物（仮封）が前歯の舌側面に見えている。この暫間修復物は歯髄除去（歯内療法）のために開拡した部分を埋めている　**E**　術中：上顎の前歯はすべて（歯内療法を受け）、クラウンを作製するために形成されている。残存歯質が少なくなったため、各歯には鋳造ポストコアが装着されている。ポストは歯科医が根管に沿って歯根に形成した空間に挿入接着される部分であり、コア（写真に見えている金属部分）は各歯に装着されるクラウンの支持と保持を補う部分である　**F**　下顎歯列の術後写真。両側第二大臼歯に全部鋳造冠、両側第一大臼歯にメタルセラミッククラウン、小臼歯4歯にも（金属部分は見えていないが）メタルセラミッククラウンが装着され、さらに下顎左側中切歯のオーバーカントゥアのクラウンも置換されている。他の下顎前歯（両側犬歯、両側側切歯、右側中切歯）には、間接法で作製したコンポジットレジンベニアが装着されている　**G**　上顎歯列の術後写真。メタルセラミック修復（陶材焼付鋳造冠）が両側第一・第二大臼歯に、（金属部分は見えていないが）メタルセラミッククラウンが残存する2本の小臼歯（右側第二小臼歯と左側第二小臼歯）に、オールセラミッククラウンが前歯（両側の中切歯・側切歯・犬歯）に装着されている　**H**　術後：最大咬頭嵌合位（中心位と一致している）での唇側面観。審美性に改善がみられる
(Provided by Julie Holloway. D.D.S., M.S., The Ohio State University)

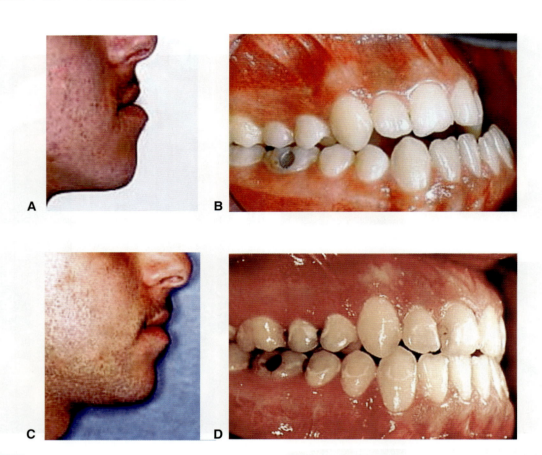

図9-32 外科的矯正前後の上下顎の関係　**A** 術前：患者の側貌は下顎前突型　**B** 術前：大臼歯の咬合関係はⅢ級で前歯部は交叉咬合　**C** 術後：患者の側貌はストレート型　**D** 術後：大臼歯の咬合関係は（ほぼ）Ⅰ級（Silde courtesy of Dr. Guillermo E. Chacon, D.D.S., The Ohio State University）

セクション7　咬合に関する発展的話題

A. 運動域

　患者の下顎運動を分析するためには、**運動域**と呼ばれる顎の動きの輪郭を得る。下顎の歯に測定装置（スタイラス）を付着し、正面から見た下顎の動き（前頭面）および側方から見た下顎の動き（矢状面）を紙上に投影する。図9-33は2方向の投影例で、下顎を最大に動かしたときの限界運動を再現している。前頭面投影像は、測定される者の正面から見た場合の運動域を意味し、下顎を全方向に限界まで運動させたときに下顎中切歯間に付けたマーカーによって形成（投影）される外形線である。下顎は、最大咬頭嵌合位（MIP）から始めて（わずかに歯を合わせた状態で）右に最大まで動き、次いで最も右の位置から最大開口の位置まで顎を下げた後、その位置から最大限に左を通りながら軽く歯が接触する位置まで閉じ、最終的に（歯を軽く合わせた状態で）MIPまで戻っている。

　図9-33に示した前頭面投影図の実例を分析し、図が示す内容を把握してみる。頂点のMIPから開始し、時計回りに進む。歯を軽く合わせた状態で、下顎はまず左（観察者の右）に

向かって側方に限界まで滑走している。運動路には犬歯の被蓋量が表れており、運動開始後に側方へ動くうち上顎犬歯と下顎犬歯の切縁が接する位置までは、下顎が下方へ移動する様子が見てとれる。切端と切端が接する位置を越えると、側方に動く間は上方へ向かう。次いで左側方限界位から30mm程度まで下方に開いた後には、方向を変えて正中に向かい、51mmの最大開口位に至っている。正中からは、閉口を開始し、右（観察者の左）に限界まで向かっている。最後に右側方限界咬合位からMIPに上下の歯が滑り込むが、この間の下顎の動きを見ると、正中に向かって戻り始めた後、（犬歯の被蓋に沿って）上方に移動し、運動を開始した顎位（MIP）に至っている。

矢状面の運動域は、側方から観察したときの動きに相当し、下顎中切歯間に付けた小さな測定装置によって形成（投影）された運動路として観察することができる。顎運動は、MIPのすぐ後にある、中心位（CR）から開始する。上下の歯を軽く合わせたまま下顎を限界まで前方に突き出し（前方運動させ）、その位置から最大開口した位置に、さらにその位置からできる限り後退させた経路をとり歯が軽くあたるまでCRに向かって閉じていく。最後に、下顎は（歯を軽く合わせながら）MIPに戻る。図9-33Bに示した運動域の矢状面投影図の解析を、中心位（CR）から始める。軽度の偏位性（早期）咬合接触があるため、下顎は前方およびわずかに上方に向かい

MIPに至る。上下の歯を軽く合わせた状態で下顎を限界位まで前方に移動させると、運動開始直後には下向きの動きがある。切歯の被蓋関係（正常なオーバーバイト）から、前方に進むにつれ上顎切歯の舌側面に沿って下方に誘導された、下顎の動きが表れている。切端と切端が接する位置を越えて下顎切歯が最も前方に至るまでは、前上方への動きが見られる。下顎は前突した状態で、51mmの最大開口位まで下がっている。この位置から、下顎はできる限り後退させた経路をとりながら閉口しており、曲線的な滑走部分の後に比較的直線的な蝶番運動による開口限界路（回転運動のみ）部分が続いて、最終的に開始点（MIP）に戻っている。この運動域から、図の被験者は開口する際に後方位での下顎の回転で、つまり前方への滑走運動が始まる前の蝶番運動だけで、切歯間で30mmまで開けることができると判定できる。

では、図9-34を検討し、運動域の前頭面投影図の最上部に関して、3名の患者で比較し、犬歯誘導量（被蓋量）に関連する上部での相違点を把握してみる。被験者Aは下顎の動きが最も小さく幅も狭い（垂直に32mm、左右に21mm）。MIPの両側に下向きの移動が認められないことから、この被験者の咬合様式は下顎を下方へ移動させ臼歯部を離開させる犬歯誘導ではない（つまり、上下犬歯間の被蓋は深くない）ことが分かる。被験者Bは下顎を53mmまで開口することが可能

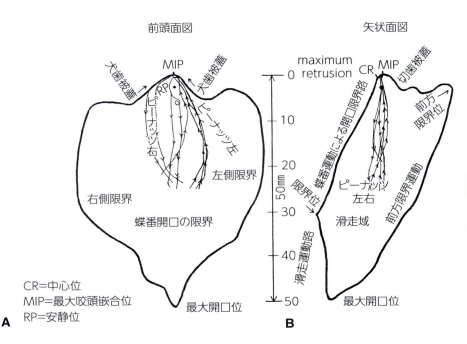

図9-33 前頭面および矢状面の最大**運動域**と咀嚼ストローク　**A** 前頭面図：ピーナッツ3mgを咀嚼したときの咀嚼ストローク4回分を、最大運動域内に示した。左側での咀嚼後、右側で咀嚼した（矢印は咀嚼ストロークの方向を示す）　**B** 同一患者の咀嚼中の**矢状面図**

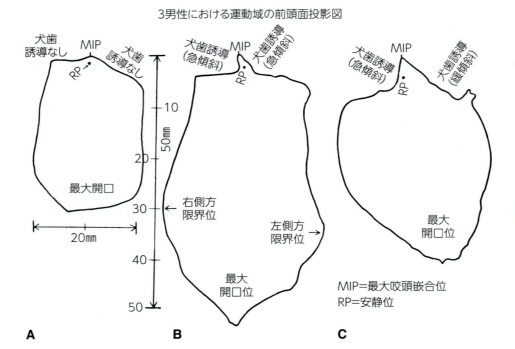

図9-34 **運動域**には、下顎運動と犬歯誘導のさまざまなパターンが表れる。運動域前頭面投影図から、運動範囲と咬合様式（犬歯誘導状態）に関し3男性間でばらつきが大きいことが分かる

で、側方には31mmの幅で動いている。咬合様式は犬歯誘導咬合であることが、MIPの両側で下顎が急角度で下がっている部分から読みとれる。被験者Cの運動域は中程度の大きさで、犬歯誘導は右側（運動域投影図Cの左）に認められ、左側では犬歯誘導面の角度が浅いグループファンクションであることが分かる。被験者Cが好んで咀嚼する側は、運動域に不均等な部分がある左側とのことであった。

総運動域との関連で**咀嚼**時に行われる下顎運動の量を把握するために、図9-33Aを再度分析してみる。被験者がピーナッツを左右で咀嚼したときの、矢印の付いたラインが描く小さい方のパターン（より大きな前頭面運動域に囲まれている）に着目する。開口ストローク中に投影されたライン（開口は下向きの矢印で示されている）はある程度直線的であり、一方で閉口ストロークのラインは、作業側での咬合接触を得るために下顎が作業側に向かうのでかなり外向きに膨らんでいる。図の男性の例では、咀嚼サイクルは最大51mmの開口範囲の25mmのみで行われている。横方向では、ピーナッツの咀嚼ストローク時、下顎運動の側方範囲のうち12mmのみを利用して行われている。

矢状面投影図（図9-33B）では、咀嚼ストロークがMIPで開始され、開口ストロークが閉口ストロークよりも後方にあることが示されている。開口ストロークは蝶番運動による開口限界路の7mmだけ前方で行われているが、閉口ストロークは限界路の10mm前方で行われている。しかし、上下の顎が食塊を砕くために閉じられるときは、下顎はわずかにMIPの後方に引かれている。食塊（団子状の食べ物）の粉砕は、MIPで行われる。

B. 中心位の正確な記録

中心位にある下顎を正確に記録する方法つまり咬合採得の方法を図9-35に示した。最初に、リーフウエハー[19,25,39]を選択し、患者に咬ませて凹凸を付ける。次に、アンテリアデプログラマー（anterior deprogrammer）[18,22,25,39-43]を上下の切歯間に上向きに挿入し、下顎を蝶番のように開けたり閉じたりするように指示する。切歯で把持したリーフゲージを、他のすべての歯をわずかに離れさせるくらいの厚みにする（図9-35C）。**アンテリアデプログラミング**（anterior deprograming）[18,22,25,39-47]は、歯の周囲の歯根膜にある固有受容器からの信号を遮断し受容器を無効にすることで、神経筋的に無理がない適正なTMJの位置（中心位）を得る処置である。この処置が行われないと、固有受容器の働きで下顎は反射的つまり無意識のうちに習慣性の後天的に形成された咬頭嵌合位に向かう。アンテリアデプログラミングは、上下前歯の間に何か（リーフゲージ、Lucia jig、スライディングガイド〈sliding guide〉）を挟み、通常10-15分で完了する[20,39,41,42,45,46]。このとき、下顎は後退した位置にあ

り前歯正中部には支点としてごく軽い力がかかっている（図9-35C）。この状態は、神経系と筋群のバランスがとれた「3点支持」状態（2つの下顎頭とリーフゲージによって安定した状態）で、個々の歯の固有受容器から脳への信号がないため後天的に形成された習慣性の咬頭嵌合位は一時的にとれなくなっている[38]。このようにしなければ、歯に誘導され下顎が中心位よりも前方に偏位する。デプログラミングが行われるためには、臼歯部を数分間離しておかなければならない[20,43]。デプログラミング後には、患者はまるで、臼歯部が正しくない位置で咬合しているような、異常な接触（偏位性の接触）があるような感じを持つようになる。一部の例では、口腔内装置を数週間装着した上で1週間以上にわたり安定した適正な下顎

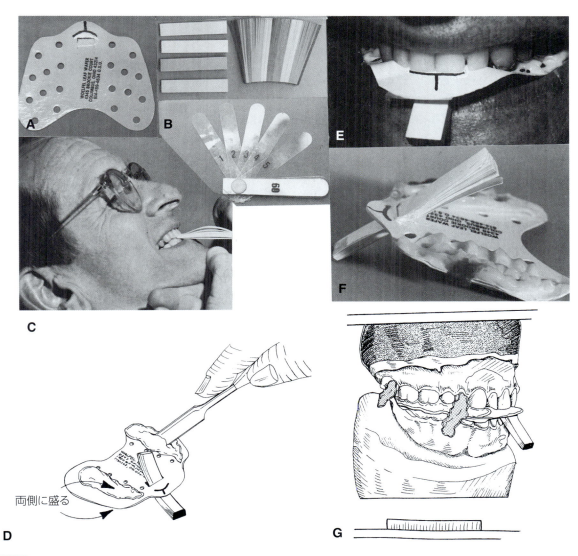

図9-35 **中心位の咬合採得手順** この顎間関係の記録（咬合面間記録）は、歯の形態修正や歯科矯正による移動に関する診断を行うために、模型を咬合器に中心位で装着する際に使用される **A** ウォールフェル・リーフウエハーは予め決められた厚みのリーフゲージ（写真B）と咬合採得材を口腔内に運ぶために使用される **B** 上段は紙製のリーフゲージ（厚みごとに色付けされている）、下段は数字が記されたプラスチック製のリーフゲージ **C** 頭を後に傾けた患者は下顎を蝶番運動の範囲で弧を描くように口を開け、他のすべての歯をわずかに離れさせるだけの最小限の厚みのリーフゲージを挟んで、身に付いた習慣性の閉口にならないようにする **D** 歯の印記を残すために、ウエハー上に咬合採得材であるポリエーテルラバーを盛る **E** リーフウエハーをしっかりと咬ませて、咬合採得材を硬化させる **F** リーフゲージが用いられた中心位での顎間記録 **G** リーフウエハーによる顎間記録は、咬合器への装着で、上顎に対する下顎の位置を決めるときに使用される。粘着性が強く脆いワックス（図中網掛け部分）を使用し、模型の咬合器装着に使用した石膏が硬化するまで、上顎模型と下顎模型の位置関係を保持する

位が維持された後でなくては、デプログラミングを達成できない場合もある[43]。

次に、リーフゲージをウエハーに組み込み、リーフウエハー上の歯の圧痕部分に印象材を薄く広げる（図9-35D）。一式全体を口腔内に移し（図9-35E）、デプログラミング時と同じように、リーフゲージをしっかりと咬ませて、咬合採得材が硬化するまで待つ。こうして得た**中心位の記録**（図9-35F）には上下の歯の印記があり、咬合器への装着時に上下顎歯列模型の関係を決定するのに使用される（図9-35G）。口腔内でいずれのタイプの咬合調整を行う場合も、装着された模型での診断が前もって行われなければならない[18,19,22]。こうして装着された歯科用石膏模型は、筋の緊張が解かれた状態で中心位を再現しているため、必要となる歯の形態修正量を診断し最も適した治療方法を決定するために活用できる。石膏模型で、咬合干渉つまり早期接触がある歯を形態修正（削除）し、咬合調整時に必要と思われる歯の削除量を予測する。咬合調整のために必要な削除量が多く、象牙質や歯髄の露出が予想される場合は、歯科矯正や外科処置を考慮しなければならない。

下顎のアンテリアデプログラミングと中心位の記録に使用する装置には、他に、スライディング・ガイディング・インクラインドゲージ（sliding guiding inclined gauge）つまりスライディングガイド[40-44]がある（図9-36）。3つの最大厚があり、使用する厚みは不正咬合の重症度により選択する（図9-36A）。スライディングガイドの厚みは、先端から柄に向けて徐々に大きくなっている。弯曲具合は重要で、咬合平面に対して比較的急角度で被蓋している上下切歯間に挿入する際に、口の天井の組織を傷付けることのないように考案されている（図9-36B）。上下切歯間に挟まれた正確な厚みはミリメートル単位の目盛りで読むことができる（図9-36C）。デプログラミングを行って顎位を記録する際の上下切歯間の離開量は、臼歯部が接触しない、つまり固有受容器によるインパルスが発生しないために必要なだけとする。離開量を最小限に抑えることは、中心位の顎間記録では時に重要で、咬合器と患者の口腔内との誤差を最小にすることができる。スライディングガイドはオートクレーブが使用できる硬いプラスチック製で、中心位の顎間関係の記録時に、咬合させて成形した各人用のウォールフェル・リーフウエハー（Woelfel leaf wafer）と組み合わせてもうまく適用できる（図9-36D、E）[40-43]。

C. ロングセントリック・オクルージョン

ロングセントリックとは咬頭嵌合位に幅がある咬合様式を指し、具体的には、下顎が中心位から最大咬頭嵌合まで、同一水平面内で真っすぐ前方に滑らかに（干渉なく）動く場合をいう。上方や側方への動きは含まない。咬合調整をこのような自由域を持つように行うことは多く、中心位からMIPへと向かう際に下顎を左右いずれかもしくは上方に偏位させていた偏位性の早期の咬合接触がすべて取り除かれると、患者の咬合関係にはロングセントリックが構築される。ロングセントリックが付与された患者では、同一の咬合高径内で短い前後的自由域（0.5-2.0㎜）を持って、均等な臼歯部咬合接触が得られる。

実習：各自、自身の顎の運動範囲・可動性を評価してみる

この実習は、簡易ながら学習効果が高く有意義な実習で、自身の顎の動きに対して実習前よりもはっきりと自覚できるようになる。この実習の所要時間はおよそ20分ほどである。

ゼロの位置に合わせて切断されたきれいなプラスチック製のミリメートル定規を用意する。鏡で自分の咬合関係を観察しながら、以下の項目について記載された通りに計測を行う。

図9-36 **中心位の顎間記録の採得** **A** 3厚径のスライディング・ガイディング・インクラインドゲージ。ミリメートル単位の目盛りにより被蓋に隠れて見えない上下切歯間の離開量が分かる（スライディングガイド左：16㎜、中央：9㎜、右：4㎜） **B** 4㎜スライディングガイドが咬合平面に対し急角度をなしている切歯間に置かれ2.5㎜離開させており、この離開量ですべての臼歯が接触していない **C** 9㎜スライディングガイドが口腔内に挿入され、筋のデプログラミングが行われる間、切歯を6.5㎜離開させている **D** 4㎜スライディングガイドを、作成しておいた各人用の「咬合させて成形したウォールフェル・リーフウエハー」に組み込んで中心位の顎間記録を採得する。前もって調べておいた切歯の必要最小離開量（2.5㎜）で中心位の顎間記録を行い、診断用模型を咬合器に中心位で装着するために使用する **E** 咬合平面に対し適度な角度で付与されたスライディングガイドの弯曲 **F** 顎間記録の上顎側。歯の圧痕と3.5㎜の前歯離開量が確認できる **G** 下面。咬合採得材上の下顎歯の印記とシャーピー・ファインポイントマーカーで書かれた患者情報

第9章 機能咬合と不正咬合

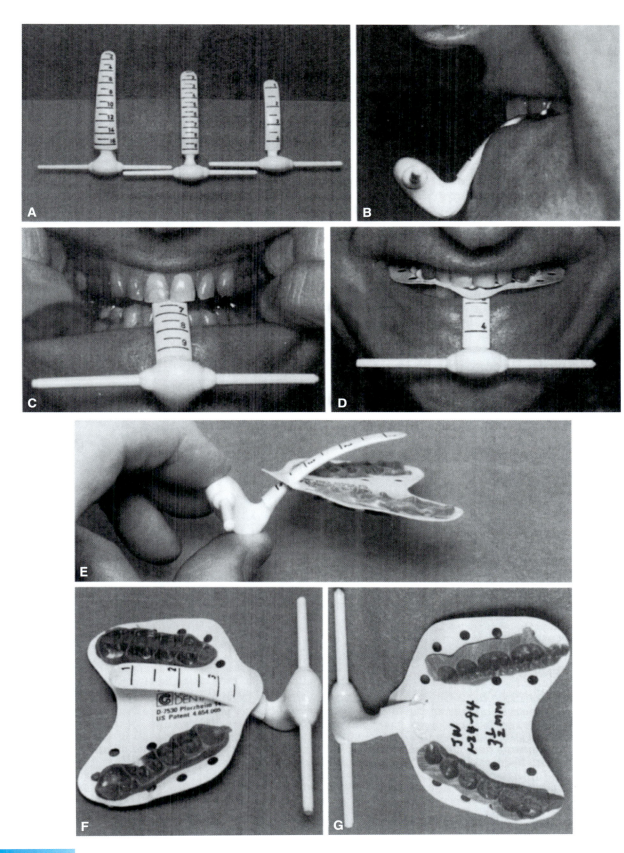

図9-36 (続き) 説明文は前頁に記載

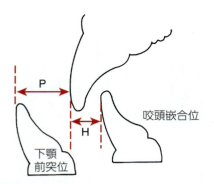

図9-37 Hは咬頭嵌合位での中切歯間の水平被蓋、Pは最大限に下顎を前突させた状態での水平被蓋

1. 切歯と犬歯の**水平被蓋(H)**

鏡を使って、上下の歯をMIPで咬み合わせた状態で(もしくは口腔外で歯列模型をきっちりと咬ませた状態で)、次の3部位の水平被蓋(図9-37のH)を計測する。

   1a. ＿＿＿ mm＝正中での上下中切歯唇側面間の水平被蓋

   1b. ＿＿＿ mm＝左側上下犬歯唇側面間の水平被蓋

   1c. ＿＿＿ mm＝右側上下犬歯唇側面間の水平被蓋

2. 前方位での被蓋(P)＝＿＿＿ mm

(ブルドッグのように)最大限に下顎を前突させた状態で、上顎中切歯唇側面と下顎切歯唇側面間の水平被蓋(図9-37のP)を計測する。

3. 側方位(左右側)での上下犬歯間の**水平被蓋**

側方運動時に最大に動かした位置で、上顎と下顎の犬歯唇側面間の水平的な距離を計測する。まず図9-38Aで示すように、下顎をできるだけ左側に動かし計測する。図9-37のPの計測とほぼ同様で、上下顎の左側犬歯唇側面間であるという点が異なる。

   3a. ＿＿＿ mm＝上下犬歯間の左側水平被蓋

次に図9-38Bで示すように、下顎をできるだけ右側に動かし最大側方運動を行ったときの、上顎犬歯と下顎犬歯の唇側面間の水平的な距離を計測する。

   3b. ＿＿＿ mm＝上下犬歯間の右側水平被蓋

4. 中切歯間の**垂直被蓋**(V)＝＿＿＿ mm

上下の臼歯を緊密に咬み合わせた状態もしくは歯列模型をMIPで咬ませた状態で、正中での上下中切歯切縁間の垂直被蓋(図9-39のV)を計測する。

5. **開口運動**(蝶番運動による開口と総開口)

蝶番運動による開口は、蝶番運動のみで限界まで開口した位置での上下切歯間の距離である。中心位でできるだけゆっくりと蝶番運動で開口するように練習する。蝶番運動による開口は一般的に最大開口の半分もしくは半分未満の開口量である(図9-39の**O**の**最初の部分**、図9-20Bでは蝶番運動による開口の限界として示されている)。正しく開口できていれば、関節円板と下顎頭は後方にあるままで、関節雑音はないはずである。

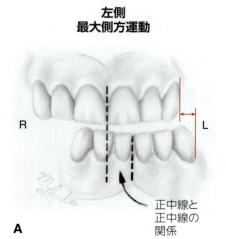

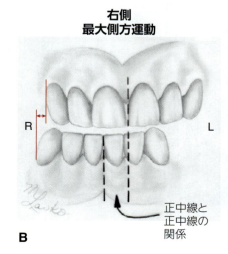

図9-38 下顎の側方運動　左側に最大移動(**A**)および右側に最大移動(**B**)

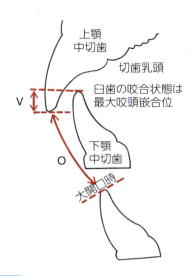

図9-39 Vは咬頭嵌合位での上下中切歯間の垂直被蓋、Oは上下切歯間の最大開口時の距離を表す

6e. 1aと2の計測値を足した**最大前方変位量**＝ ＿＿＿ mm

6f. 6cと6dの計測値を足した**側方総変位量**（右端から左端まで）＝＿＿＿ mm

意外にも、真っすぐ前方への動きよりも左右への動きの方が大きかったのではないだろうか。一般的に、顎は真っすぐ前に移動（前突）する量の約2倍の幅で、左右両側に（側方に）動くことができる。各自、自身の顎運動範囲の計測値を、表9-3に示した796名の歯科衛生士と318名の歯学部学生から得た調査結果と比べてみること。

5a. ＿＿＿ mm＝蝶番運動による開口

次に、できるだけ大きく口を開け、上下切縁間の**最大開口量**（図9-39の**O**）を計測する（正常では、4本の指が上下切歯の間に入る）。大きく開けたときに、雑音が片方あるいは両方の耳のあたりから聞こえたら、おそらく顎の動きと関節円板の動きが調和しておらず発生した雑音と考えられる。関節円板は両側で、下顎頭と頭蓋骨の間に挟まっている。大抵の場合深刻な問題ではなく、一生のうちしばらくの間に関節雑音がある人は多い。

5b. ＿＿＿ mm＝最大開口（図9-39の**O**）

6. 最大変位量を算出する

6a. 4と5bの計測値を足した**切歯間の総開口量**＝＿＿＿ mm

6b. 4と5aの計測値を足した**蝶番運動による最大開口量（切歯間）**＝＿＿＿ mm

6c. 1bと3aの計測値を足した**最大左側方変位量**＝＿＿＿ mm

6d. 1cと3bの計測値を足した**最大右側方変位量**＝＿＿＿ mm

実 習

I級正常咬合の歯列の右半分（口腔内での右）を、何も見ないでスケッチする（第三大臼歯は含めなくてよい）。

I級正常咬合の上顎歯および下顎歯の配列状態を完全に把握するために、次の指示に従って、右側全歯のスケッチを数回行い、何も見ないでスケッチを繰り返せるようになること。解剖学的形態の完全度よりも、それぞれの歯の正確な比率と形態の特徴（切縁または頬側咬頭〈1咬頭・2咬頭・3咬頭〉）を描き出せること、上下歯列間の正確な位置関係を表せることが重要である。

1. 見本として、理想的な配列状態の上顎歯列と下顎歯列の模型またはタイポドントを使用する。最初は上下の歯を最大咬頭嵌合位で咬ませ、次に上下の歯を少し離し、唇側から上顎と下顎のすべての頬側咬頭頂・尖頭・切縁が見えるようにする。

表9-3　1,112名の学生の下顎の運動範囲

		最大開口量 (mm)	右側最大側方変位量 (mm)	左側最大側方変位量 (mm)	最大下顎前方変位量 (mm)	総側方変位量 (mm)
歯科衛生士学生 (796名)	平均値	51.01	7.68	7.71	8.44	15.39
	最小値	27.0	2.5	2.0	3.0	7.0
	最大値	68.5	14.0	15.2	16.0	28.4
歯学部学生 (318名)	平均値	50.99	9.12	9.32	7.95	18.44
	最小値	35.5	2.0	3.0	2.5	6.0
	最大値	71.0	14.0	15.4	13.5	32.0
総平均 (学生1,112名)		50.29	8.09	8.17	8.30	16.26

ウォールフェル博士によるオハイオ州立大学での調査(1974-1986)

実習、続き

2. 作業が容易になるように、スピーの前後的弯曲は再現しようとしなくてよい。紙にわずかに離した2本の平行線を引き、すべての歯の咀嚼面の縁をそろえて描く。また、垂直に線を引き、上下顎歯列の正中線とする（図A）。

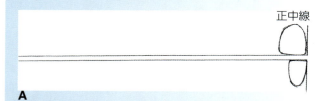

A

3. **上顎右側中切歯と下顎右側中切歯を（ごく薄い線で）スケッチする。** 正中をそろえて唇側から前歯部を観察する。両方の歯の近心面は正中線に接し、切縁は水平に引いた平行線に接するように、また、上顎中切歯は下顎切歯よりも大きな幅を持たせてスケッチする。

4. **次に、すべての上顎歯の切縁と咬頭を相対的に正しい形と幅を持たせて、（ごく薄い線で）スケッチする。** 切縁と咬合面は上の方の水平線に沿わせる。後方にある臼歯部を観察するときには、必ず歯列模型もしくはタイポドントを回転させて、スケッチする歯が真横（頬側面）から見えるようにする。上顎側切歯は中切歯より幅が狭く、犬歯と小臼歯2歯はほぼ同じ幅を持つことを忘れないこと（長さは犬歯がやや長く、水平に引いた線を超える）。第一・第二大臼歯はいずれも頬側にほぼ同じ幅の2つの咬頭を持ち、両咬頭とも小臼歯・犬歯よりも幅が狭い（図B）。

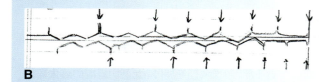

B

5. **今度は、下顎歯列のすべての歯の切縁と咬頭を（薄く）スケッチする。** 下顎の尖頭・咬頭を該当する上顎の尖頭・咬頭に合わせて、正しい位置に並べるようにする。例えば、下顎犬歯の尖頭は上顎の側切歯と犬歯の間の鼓形空隙に、下顎第一小臼歯の咬頭頂は上顎犬歯と上顎第一小臼歯間の鼓形空隙に描きいれ、以後同様に並べていく。下顎第一大臼歯には3つの頬側咬頭があるが、遠心咬頭は上下歯列弓間の配列関係がずれないように十分小さくすることを忘れないこと。咬合面／切縁側の鼓形空隙を、それぞれの歯の近心と遠心の「角」を丸めて整えていく（臼歯では特に丸める）。

6. **それぞれの歯の隣接面と歯頸部の外形を（ごく薄い線で）スケッチする。** 丸みを付けて、切縁／咬合面側の鼓形空隙と隣在歯との隣接面接触点を作った後、徐々に幅を狭めて歯根方向へ膨らんだ歯頸線（健康な状態では、遊離歯肉縁と平行に走っている）を描く（図C参照）。

実習、続き

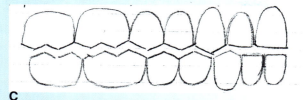

C

7. それぞれの歯について全体的な形と比率を確認し、修正が必要か検討してみる。ここまで薄くスケッチしていれば、簡単に線を消して書き直すことができる。**次の基準に照らし合わせて、薄い線でのスケッチを自分でチェックしてみよう。**

- **歯冠の形** 各歯種の唇頬側面の特徴をとらえているか。
- **径の比率** それぞれの歯での比率が再現されているか（概寸の幅径対高径）。
- **相対的な大きさ** 他の歯に対する相対的な大きさは正しいか。
- **隣接面接触点** 切縁側1/2までにあるべき接触点が、歯頸側1/2に位置していないか。
- **鼓形空隙** 正しい形態に描かれているか。

実習、続き

- **歯頸線の輪郭** 歯肉と歯の境界線にほぼ一致しているか。
- **正確なI級咬合** 再現されているか（つまり、上顎第一大臼歯の近心頬側咬頭が下顎第一大臼歯の近心頬側溝に、上顎犬歯の尖頭が下顎犬歯と第一小臼歯の間の鼓形空隙に合うように並んでいるか）。

8. 最後に、外形線を濃い線できちんと整え、それぞれの歯の形を明確に描き出す。図Dに、2名の歯学部学生が歯科解剖学最終試験時に何も見ずに行ったスケッチの例を示す。

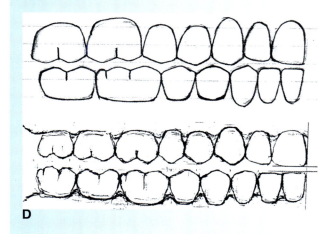

D

復習問題

I級咬合の歯列のスケッチを参考に、次の質問に最も適した解答を選べ。

1. 最大咬頭嵌合位（MIP）にあるとき、上顎第一小臼歯と咬み合う2本の歯は次のうちどれか。
    a. 下顎の犬歯と第一小臼歯
    b. 下顎の第一小臼歯と第二小臼歯
    c. 下顎の第二小臼歯と第一大臼歯

2. MIPにあるとき、下顎第二大臼歯と咬み合う2本の歯は次のうちどれか。
    a. 上顎の第一小臼歯と第二小臼歯
    b. 上顎の第二小臼歯と第一大臼歯
    c. 上顎の第一大臼歯と第二大臼歯

3. 下顎が前方位にあるとき、下顎右側側切歯の切縁と咬み合う2本の歯は次のうちどれか。
    a. 上顎の右側中切歯と左側中切歯
    b. 上顎の右側中切歯と右側側切歯
    c. 上顎右側の側切歯と犬歯
    d. 上顎右側の犬歯と第一小臼歯

4. MIPにあるとき、上顎第二小臼歯の舌側咬頭と咬み合う解剖学的指標は次のうちどれか。
    a. 下顎第二小臼歯の近心辺縁隆線
    b. 下顎第二小臼歯の近心窩
    c. 下顎第二小臼歯の遠心辺縁隆線
    d. 下顎第一大臼歯の近心窩

5. Ⅰ級咬合でなくⅡ級咬合（Ⅰ級咬合よりも下顎が完全に1歯分遠心に位置する）の場合、上顎第二小臼歯と接触する歯は次のうちどれか。
   a. 下顎の犬歯と第一小臼歯
   b. 下顎の第一小臼歯と第二小臼歯
   c. 下顎の第二小臼歯のみ
   d. 下顎の第二小臼歯と第一大臼歯
   e. 下顎第一大臼歯のみ

6. Ⅰ級咬合でなくⅢ級咬合（Ⅰ級咬合よりも下顎が完全に1歯分近心に位置する）の場合、上顎第二小臼歯と接触する歯は次のうちどれか。
   a. 下顎の犬歯と第一小臼歯
   b. 下顎の第一小臼歯と第二小臼歯
   c. 下顎の第二小臼歯のみ
   d. 下顎の第二小臼歯と第一大臼歯
   e. 下顎第一大臼歯のみ

解答： 1-b、2-c、3-b、4-c（上顎小臼歯の名側咬頭は舌側の正中よりわずかに近心にある）、5-b、6-e

クリティカル・シンキング

1. 2008年より株式仲買人として働く35歳の患者ランディ・マシューの上顎右側には第三大臼歯があり、咬合時に口腔内の他のどの歯よりも早く接触する。この第三大臼歯が原因で生じるおそれがある**徴候**と**症状**を、1列は徴候（目に見えるもの）、1列は症状（感じるもの）の2つの列に分けてできるだけ多く列記せよ。特に、マシュー氏に歯ぎしりの習癖がある場合の徴候・症状について述べること。

REFERENCES

1. Ramjford SP, Ash MM Jr. Occlusion. Philadelphia, PA: W.B. Saunders, 1966:142–159.
2. Sicher H, DuBrul EL. Oral anatomy. 7th ed. St. Louis, MO: C. V. Mosby, 1975:174–209.
3. Edwards LF, Gaughran GRL. Concise anatomy. 3rd ed. New York, NY: McGraw-Hill, 1971.
4. Clemente CD, ed. Gray's anatomy of the human body. 30th ed. Philadelphia, PA: Lea & Febiger, 1985.
5. Woelfel JB, Hickey JC, Rinear L. Electromyographic evidence supporting the mandibular hinge axis theory. J Prosthet Dent 1957;7:361–367.
6. Melfi RC. Permar's oral embryology and microscopic anatomy. 8th ed. Philadelphia, PA: Lea & Febiger, 1988:247–257.
7. Ricketts RM. Abnormal function of the temporomandibular joint. Am J Orthod 1955;41:425, 435–441.
8. Williamson EH. Occlusion: understanding or misunderstanding. Angle Orthod 1976;46:86–93.
9. American Dental Association. Temporomandibular disorders. JADA Guide to Dental Health Special Issue 1988; 45–46.
10. Seligman DA, Pullinger AG, Solberg WD. The prevalence of dental attrition and its association with factors of age, gender, occlusion, and TMJ symptomatology. J Dent Res 1988;67:1323–1333.
11. Turell J, Ruiz GH. Normal and abnormal findings in temporomandibular joints in autopsy specimens. J Craniomandibular Disord Facial Oral Pain 1987;1: 257–275.
12. Renner RP. An introduction to dental anatomy and esthetics. Chicago: Quintessence Publishing, 1985:162.
13. Lindblom G. On the anatomy and function of the temporomandibular joint. Acta Odontol Scand 1960;17(Suppl 28):1–287.
14. Gibbs CH, Mahan PE, Mauderli A, et al. Limits of human bite strength. J Prosthet Dent 1986;56:226–240.
15. Guernsey LH. Biting force measurement. Dent Clin North Am 1966;10:286–289.
16. Locker D, Grushka M. The impact of dental and facial pain. J Dent Res 1987;66:1414–1417.
17. Gross A, Gale EN. A prevalence study of the clinical signs associated with mandibular dysfunction. JADA 1983;107:932–936.
18. Williamson EH, Steinke RM, Morse PK, et al. Centric relation: a comparison of muscle determined position and operator guidance. Am J Orthod 1980;77:133–145.
19. Woelfel JB. New device for accurately recording centric relation. J Prosthet Dent 1986;56:716–727.
20. Carroll WJ, Woelfel JB, Huffman RW. Simple application of anterior jig or leaf gauge in routine clinical practice. J Prosthet Dent 1988;59:611–617.

21. Posselt U. The physiology of occlusion and rehabilitation. Philadelphia, PA: F.A. Davis, 1962.

22. Huffman RW. A cusp-fossa equilibration technique using a numbered leaf gauge. J Gnathol 1987;6:23–36.

23. Brose MO, Tanquist RA. The influence of anterior coupling on mandibular movement. J Prosthet Dent 1987;57:345–353.

24. Rosner D, Goldberg G. Condylar retruded contact position correlation in dentulous patients. Part I: three-dimensional analysis of condylar registrations. J Prosthet Dent 1986;56:230–237.

25. Fenlon MR, Woelfel JB. Condylar position recorded using leaf gauges and specific closure forces. Intern J Prost 1993;6(4):402–408.

26. Williamson EH, Woelfel JB, Williams BH. A longitudinal study of rest position and centric occlusion. Angle Orthod 1975;45:130–136.

27. Winter CM, Woelfel JB, Igarashi T. Five-year changes in the edentulous mandible as determined on oblique cephalometric radiographs. J Dent Res 1974;53(6):1455–1467.

28. Kohno S, Nakano M. The measurement and development of anterior guidance. J Prosthet Dent 1987;57:620–630.

29. Barghi N. Clinical evaluation of occlusion. Tex Dent J 1978;96(Mar):12–14.

30. O'Leary J, Shanley D, Drake R. Tooth mobility in cuspid-protected and group function occlusions. J Prosthet Dent 1972;27(Jan):21–25.

31. Sicher H, DuBrul EL. Oral anatomy. 7th ed. St. Louis, MO: C.V. Mosby, 1975:174–209.

32. Woelfel J, Hickey JC, Allison ML. Effect of posterior tooth form on jaw and denture movement. J Prosthet Dent 1962;12:922–939.

33. Green CS. A critique of nonconventional treatment concepts and procedures for TMJ disorders. Comp Cont Educ 1984;5:848–851.

34. Pierce CJ, Gale EN. A comparison of different treatments for nocturnal bruxism. J Dent Res 1988;67:597–601.

35. Young JL. Successful restorative dentistry for the internal derangement patient. Mo Dent J 1987;67:21–26.

36. Tan EK, Jankovik J. Treating severe bruxism with botulinum toxin. J Am Dent Assoc 2000;131(2):211–216

37. Gerber PE, Lynd LD. Selective serotonin reuptake inhibitor induced movement disorders. Ann Pharmocother 1998;32:692–698.

38. Crum RJ, Loiselle RJ. Oral perception and proprioception. A review of the literature and its significance to prosthodontics. J Prosthet Dent 1972;28:215–230.

39. Paltaleao JF, Silva-Netto CR, Nunes LJ, et al. Determination of the centric relation. A comparison between the wax prepared method and the Leaf Gauge-Leaf Wafer System. RGO 1992;40(5):356–360.

40. Woelfel JB. New device for deprogramming and recording centric jaw relation: the sliding guiding inclined gauge. Advanced Prosthodontics Worldwide, Proceedings of the World Congress on Prosthodontics, Hiroshima, Japan, September 21–23, 1991:218–219.

41. Woelfel JB. A new device for mandibular deprogramming and recording centric relation: the sliding guiding inclined gauge. Protesi occlusionone ATM a cura di Giorgio Vogel FDI 1991. Milan, Italy: Monduzzi Editore III, 1991:35–40.

42. Woelfel JB. Sliding and guiding the mandible into the retruded arc without pushing. Compend Contin Educ Dent 1991(Sept);12(9):614–624.

43. Woelfel JB. An easy practical method for centric registration. Jpn J Gnathol 1994;15(3):125–131.

44. Tsolka P, Woelfel JB, Man WK, et al. A laboratory assessment of recording reliability and analysis of the K6 diagnostic system. J Craniomandib Disord Facial Oral Pain 1992;6:273–280.

45. Donegan SJ, Carr AB, Christensen LV, et al. An electromyographic study of aspects of "deprogramming" of human jaw muscles. J Oral Rehabil 1990;17:509–518.

46. Carr AB, Donegan SJ, Christensen LV, et al. An electrognathographic study of aspects of "deprogramming" human jaw muscles. J Oral Rehabil 1991;18:143–148.

47. Christensen LV, Carr AB, Donegan SJ, Ziebert GJ. Observation on the motor control of brief teeth clenching in man. J Oral Rehabil 1991;18(1):15–29.

48. Kruger L, Michel F. A single neuron analysis of buccal cavity representation in the sensory trigeminal complex of the cat. Arch Oral Biol 1962;7:491–503.

49. Kawamura Y, Nishiyama T. Projection of dental afferent impulses to the trigeminal nuclei of the cat. Jpn J Physiol 1966;16:584–597.

50. Jerge CR. Comments on the innervation of the teeth. Dent Clin North Am 1965(3);117–127.

GENERAL REFERENCES

The glossary of prosthodontic terms. J Prosthet Dent 2005;94(1):10–88.

MayoClinic.com; http://mayoclinic.com/invoke.cfm?id=DS00337

ウォールフェル博士による研究結果

本章では、本章の内容に関連する**重要な調査データおよび結果**を引用した個所に「データ^A」のように右上に記号を記した。以下に参照内容を掲載する。

A. いくつかのエビデンスから、過度の水平被蓋がある場合には、明瞭に発音したり噛み切ったりするために大きく前方に下顎を前突させる必要が頻繁にあるため、関節から割れるようなきしむような音（関節雑音・クレピタス）がすることが多いことが示唆されている。

B. Ⅱ級1類不正咬合の場合には、長い顔貌、口蓋の位置が高い幅の狭い上顎歯列弓を持ち、上唇の筋緊張は弱く、下唇では強いことが多い[12]。

C. Ⅱ級2類不正咬合の場合には、独特の口腔形態特徴を有し、上下に短い幅広の顔貌を持ち、歯列弓は四角い形をとり、前後的弯曲（スピーの弯曲）がかなり大きく、前歯の叢生がみられ、オトガイ部の筋肉がよく発達している[12]。

D. Ⅲ級咬合の場合には下顎骨が大きいだけでなく、長くて幅が狭い顔貌を持ち、上顎歯列弓は尖形で口蓋が高く、上唇では筋活動量が増加しており、下唇では減少している。関節雑音はⅢ級咬合ではまれで、これは明瞭に発音したり噛み切ったりするために必要な前突量が、あったとしても、ごくわずかであるためである。

E. 米国で1951-1971年に8件の独立した研究が行われ、矯正歯科医により治療が行われた不正咬合の発現率が6-18歳の21,328名を対象に調査された。ウォールフェル博士は再分析を行い、以下のデータを導き出した。

- 71.7％に不正咬合がみられた（31-95％）。
- 28.3％では許容範囲の咬合関係であった。
- 不正咬合のうち72.3％はアングルⅠ級不正咬合であった（62-88％）。
- 不正咬合のうち22.0％はアングルⅡ級不正咬合であった（8-32％）。
- 不正咬合のうち5.7％はアングルⅢ級不正咬合であった（2-12％）。

F. 開口時の下顎は最も進化した類人猿（チンパンジー）でさえも単純な蝶番運動のみで行われる。

G. 純粋な蝶番運動のみによる上下切歯間の最大離開量（図9-20の最大蝶番開口）は、352名を対象とした調査の結果、平均で22.4㎜、つまり最大開口量の44％に過ぎなかった（表9-4）。

H. 1,099名の歯科衛生士学生と歯学部学生における関節雑音の発生率を表9-5に示す。1/3を超える学生で、大開口時になんらかの関節雑音があった。左側よりも右側でわずかに発生率が高く、男性よりも女性で多かった。

I. TurellによるTMJの包括的な研究は、ヒトのTMJカラー写真を多数用いたもので、健康例、関節円板の転位例、変形性関節炎の例が調査された[11]。この研究計画では、100体の死体（死後12時間未満）から関節を切除して解析した。関節の状態は既存の咬合関係と直接的な相関が認められた。歯が残存し、天然歯の咬合関係が保たれていた高齢者では、関節の状態は正常であった。関節内の変化が観察されたのは、咬合干渉、歯の喪失、重度の咬耗、および矯正されていない歯の位置異常があった場合のみであった。変形性関節炎のTMJに認められた変化の多くは、咬合不良により関節に加えられた異常な過度の咬合力により生じたとの結論が得られた[11]。図書館などのライブラリーを利用し、参照文献[13]を確認してみよう。用語集、TMJに関する重要な調査のレビュー、488件の参照文献を含むだけでなく、オーラルリハビリテーション（咬合再構成）を受けた患者318名の関節を、受けなかった患者61名の関節と比較したオリジナルデータも記載されている。非常に価値のある文献である。

J. ポッセルト（Possert）は中心位とMIP間の平均距離は1.25±1㎜で、範囲は0.25-2.55㎜であることを明らかにした[21]。

K. アンテリアガイダンスの平均角度は、1,114名の歯科衛生士学生と歯学部学生を対象にした調査では50°であり、表9-6に詳細を示した。対象とした学生の多くは理想的なⅠ級咬合ではなかった。

L. 1,114名の若い男女を対象に調査した結果、最大前方変位量は平均で8.3㎜であり範囲は2.5-16.0㎜であった（表9-3）。数値に著しい差がみられるが、極めて密な

構造のTMJを有する例で最小の前方変位量が観察され、かなり大きな顎で靱帯の付着が緩い例で16mmの前方変位量であった。

M. 左右側への平均最大変位量はいずれも約8.1mmであった。したがって、側方変位量は右から左の全体で平均16.2mmだが、前方への変位量は平均8.3mmに過ぎない（表9-3）。

N. 非作業側下顎頭は正中方向に、下方に、および前方に、5mmからことによると12mmまで移動する。表9-7に示すように、342名の歯科衛生士学生の調査では、26.8%に非作業側での咬合干渉が少なくとも片側で認められた。

O. **グループファンクション**咬合は臼歯離開咬合と大きく異なり、作業側で複数の臼歯が犬歯とともに接触する咬合様式である[1,8]。表9-6に示すように、犬歯誘導の平均

角度（56°および57°）はアンテリアガイダンスの角度（50°）よりも少し急である。犬歯の被蓋により側方運動時に臼歯部が接触しない犬歯誘導咬合を得るためには、犬歯の角度が60度を超えている必要がある。ウォールフェル博士によると、臼歯部が離開する犬歯誘導咬合は、歯科衛生士学生の天然歯列では60.2%に認められた（表9-7）。

P. **総義歯の咬合様式：**すべての歯を喪失し、上下総義歯を必要とする患者に適した咬合様式は、両側性平衡咬合である。この咬合様式は、作業側ですべての臼歯が接触し、同時に平衡側で1歯以上の接触がある状態をいう。総義歯に両側性平衡咬合が与えられていると、義歯が傾いたり浮いたりすることを防ぐ上で役に立つ。しかし、天然歯列の場合には、非作業側での接触はよくないとされている。

表9-4　終末蝶番（回転）運動範囲　歯科衛生士学生352名の調査結果[*]

開口状態	平均値	範囲	下顎頭の回転（平均角度）	下顎頭の回転範囲（角度）
最大開口時の切歯間距離	51.0±6.3mm	27.0–68.5mm	NA[**]	NA[**]
蝶番運動による切歯間距離	22.4±5.7mm	9.5–40.5mm	12.7	4.4–24.2
切歯間最大開口量に占める割合	44.0%	18.9–50.6%	—	—

[**] 上部で滑走が行われるため不明
[*] ウォールフェル博士による調査データ（1980-1986年）

表9-5　最大開口時の関節雑音の発生率[*]

	なし(%)	両側(%)	右側(%)	左側(%)	片側（右もしくは左）(%)
歯科衛生士学生594名	52.0	13.3	18.2	16.8	35.0
歯学部学生505名	72.0	4.2	15.9	7.9	23.8
全学生（1,099名）中の割合	61.2	9.1	17.1	12.7	29.8

[*] ウォールフェル博士による調査データ（1970-1986年）。本調査の専門学生のうち20%を超える学生が歯科矯正治療後もしくは治療中であった

表9-6　1,114名の学生におけるアンテリアガイダンスおよび犬歯誘導の角度

	切歯の角度（中切歯）	犬歯の角度　右側	左側
平均値	50°	56°	57°
最小値	−26°	0°	0°
最大値	86°	84.2°	83°

	咬合様式	右 側	左 側	合 計	%
作業側の咬合様式	犬歯誘導咬合	207	205	412	60.2
	グループファンクション	135	137	272	39.8
非作業側の咬合様式	接触なし	250	251	501	73.2
	干渉	92	91	183	26.8

表9-7　偏心位での咬合接触　歯科衛生士学生342名の調査結果*

咬合様式	学生数	%
両側性犬歯誘導咬合 (非作業側咬合干渉なし*)	129	37.7
両側性犬歯誘導咬合 (非作業側咬合干渉あり)	29	8.5
両側性グループファンクション (非作業側咬合干渉なし)	58	17.0
両側性グループファンクション咬合 (非作業側咬合干渉あり)	34	9.9
左右で異なる咬合様式	92	26.9

*最良の咬合様式とされている
調査はウォールフェル博士と十分な研修を受けた助手らにより実施された。博士は、疑わしい記録については独自に再検証を行った(1980-1986年)。342名の歯科衛生士学生中、30%を超える学生が歯科矯正治療後であった

Q. 咀嚼時にMIPに納まり、次に正味の咀嚼ストロークを開始するまでには、0.16秒の静止期（silent period）がある。咀嚼サイクルは、多くの人では1サイクル0.7-1.2秒で幅がある[32]。

R. 数件のネコを対象とした動物研究では、犬歯が、神経細胞（歯根膜中の機械的受容器）によって他の歯よりも大きな役割を果たしていることが明らかにされた[38,48,49]。別の研究では、歯根膜の固有受容器はごくわずかな重量に対しても方向を感知することが報告された[50]。このようなエビデンスは、犬歯誘導理論を裏打ちするものとなっている[8,23,28]。

S. 平均的な食物摂取時に天然歯列に加わる力は、最大咬合力をはるかに下回る0.23-15.0kgであり、45.4kgを超えることはめったにない[15]。ただし、ヒトの顎の筋肉は非常に強い。最大咬合力の最高記録としては、37歳の男性によるもので、442.3kgもの咬合力を2秒間維持した記録がある[14]。被験者20名の平均最大咬合力は87.1kgであった（範囲：24.9-127.0kg）。

第10章　歯のう蝕・破損・喪失に対する治療

1. う蝕病変の概要
2. 保存修復学、補綴学：定義
3. 歯の修復に用いる材料
4. 窩洞形成の原則
   A. 窩洞外形の設定
   B. 保持形態の付与
   C. う蝕除去と歯髄治療
   D. 形成面の整理
   E. 窩洞の清掃
   F. 窩洞形成の最終評価
5. う蝕の分類と修復方法
   A. Ⅰ級う蝕
   B. Ⅱ級う蝕
   C. Ⅲ級う蝕
   D. Ⅳ級う蝕
   E. Ⅴ級う蝕
   F. う蝕分類のⅥ級
6. 歯冠崩壊と歯の喪失に対する修復

目的

本章では以下の項目を習得できる。
- う蝕の発生過程と予防の重要性について説明する。
- 保存修復、歯科修復、補綴治療に該当するさまざまな治療内容を具体的に列挙する。
- 小窩裂溝う蝕と平滑面う蝕に分け、エナメル質内での進行形態と象牙質に達した後の進行形態について（図を描いて）解説する。
- 一般的に使用される修復材料を列挙し、それぞれの特徴を説明する。
- 窩洞形成の原則を列挙し、解説する。
- 根面う蝕の定義を知り、診断する。
- ブラックのう蝕分類を臨床所見とX線所見から解説し、診断する。
- 各級のう蝕に適用される修復方法について解説する。
- 各級のう蝕に対し、修復材に準じて適用される窩洞形成の原則を解説する。
- 各級のう蝕における、窩壁・窩面・線角・点角を表す名称を知る。
- 大きな歯質欠損に対して行われる修復法の説明と判別ができるようになる。
- 喪失した歯を再建する修復法について説明と判別ができるようになる。

セクション1　う蝕病変の概要

歯質が崩壊する原因には、虫歯（う蝕）、咬耗（歯と歯の擦り合わせ）、摩耗（研磨剤入り歯磨剤を使用した不適切な歯磨き）、酸蝕（酸による崩壊）、破折、旧修復物の破損などがある。歯質を崩壊させる最も一般的な原因は、虫歯という言葉で一般に知られる**う蝕（カリエス）**である（カリエス〈caries〉は腐った〈rotten〉の意）。う蝕は石灰化している歯質の**脱灰**、つまりエナメル質・象牙質・セメント質から無機質成分の喪失が起こり生じる。歯の表面には、ある種の細菌が歯に強固に付着して**歯垢（バイオフィルム）**と呼ばれる薄い層をなす。この細菌の塊に食べ物に含まれる糖質が長時間与えられると、脱灰過程が始まる。細菌が糖質から作る酸（乳酸など）は硬い歯質も溶かすため、無機質の喪失が起こる。無機質が失われるにつれて罹患歯質は「軟らかく」なり、この過程が進行すると穴や空洞ができる。ミュータンス連鎖球菌（*streptococcus mutans*）と乳酸桿菌（*lactobacilli*）の2つの**細菌**がう蝕を形成する原因菌として知られている。酸を作る材料を提供する**糖を含む食物**にはアメ、ハチミツ、ペスト

リーなどがあり、特に問題となるものはダイエット飲料でない糖入り飲料である。こうした食べ物の摂取は、無機成分で構成された歯質の崩壊につながる[1]。

脱灰の進行は、適切に口腔清掃を行って歯垢を頻繁に除去すると抑えることができ、また甘い物の摂取を控えても抑制される。脱灰過程は可逆的で、軟化した脱灰歯質は、正常な唾液中の無機質成分（特にカルシウム）が取り込まれた場合、またフッ素が取り込まれた場合には修復が起きる（**再石灰化**）。脱灰と再石灰化との間の「綱引き」は恒常的に行われているものであり、歯科専門家による予防処置はこの現象を踏まえて実施・指導されている。

患者教育と予防処置は患者の口腔管理において重要な側面である。予防と治療は、フッ素使用歴、唾液流量、糖摂取（とりわけ間食）の頻度などを含めた現在までの各患者のう蝕状況をもとに、個別リスクに応じて決定する[2,3]。歯面に適正な濃度で**フッ素**塗布が行われると、病巣を作る酸に対する抵抗性が増大し、う蝕の発生が減少することが明らかになっている。このため、フッ素含有歯磨剤（ペースト）やフッ素含有洗口液（処方薬と市販薬のいずれも）を日常的に使用することも、診療室でのフッ素塗布と同様にう蝕予防処置となる。さらに、唾液には通常カルシウムのようなミネラルが多く含まれ、**唾液分泌**が正常であれば再石灰化が良好に行われる。唾液量が減少している場合（放射線治療による唾液腺障害や、ある種の薬剤の副作用）にはう蝕になりやすい。

教育も必ず行う。患者には糖質摂取の量と頻度を減らし、歯面の有害な細菌を除去するように指導する。間食を頻繁にとると産生される酸が増加するため、間食は必ず制限されなければならない。ダイエット飲料でない場合、炭酸飲料は砂糖が含まれている上に炭酸によりやや酸性でもあり、頻繁な摂取はとりわけ有害である。歯垢中の細菌は、時間経過とともに歯質崩壊を引き起こす量の酸を産生していくので、すべての歯垢を頻繁にかつ徹底的に除去することが重要である。

1979-1980年に米国の5～17歳の学生4,530万人を対象に永久歯の推定崩壊率を調査したところ、1人平均う蝕歯面数（う蝕、喪失、処置）は4.77であった[4]。米国疾病管理予防センター（Centers for Disease Control and Prevention）によって行われた2件の調査におけるデータを比較すると、6-18歳の小児・青少年の永久歯う蝕歯数（処置歯および未処置歯）は、1971-1974年から1988-1994年の間に57％の減少が認められた（う蝕歯4.44歯から1.9歯への減少）[5]。同じ調査から、2-10歳の小児における乳歯のう蝕は40％減少したことも明らかになった（2.29歯から1.38歯への減少）。これらの調査だけでなく別の報告からも、特に小児と青少年における歯冠う蝕発生率の全世界的な減少が

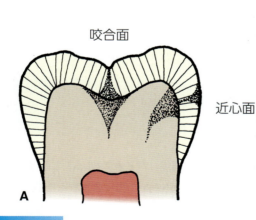
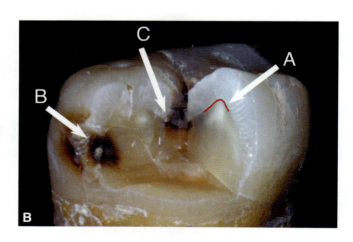

図10-1　小窩裂溝う蝕と平滑面う蝕の位置と進行形態 A　う蝕の進行形態が描かれた下顎大臼歯断面図。咬合面の病巣（I級小窩裂溝）は外表では小さくエナメル象牙境（DEJ）に近づくにつれ裂溝の奥に向かって広がっている。象牙質に達するとう蝕は横方向に広がり、歯髄に向かっても進んでいく。近心面の病巣（II級平滑面）は外表で広く、DEJに向かうにつれて幅が狭くなる。象牙質に至ると、病巣は横方向に広がり（I級と同様）、歯髄に向かっても進んでいく　B　**エナメル質と象牙質のう蝕進行形態**　「A」と示した赤いラインは1咬頭のDEJに沿って引かれている。「B」の矢印が指す部分では、隣接面のエナメル質平滑面から始まったう蝕（II級）が象牙質に達し、DEJに沿って広がっている。「C」の矢印は小窩裂溝（I級）う蝕を指しており、咬合面の小窩（臨床ではほとんど見えない）に始まり象牙質に至った後、やはりDEJに沿って広がっている

第10章 | 歯のう蝕・破損・喪失に対する治療　293

以上維持している)[6]、ある調査では、高齢女性の75%が臨床で確認できる根面う蝕を有することが明らかにされた[7,8]。したがって、損傷がある歯（う蝕その他、原因を問わず）の修復治療が一般歯科治療の一部であることには、当分の間は変化がないと思われる。さらに、最近は審美性修復材料の性能が著しく向上し、審美性の改善を求めて歯科処置を受ける患者数の増加によって、う蝕罹患率の減少は相殺されている。

　歯面の解剖学的形態からう蝕を分類すると、小窩裂溝う蝕と平滑面う蝕の2つに大きく分類される。う蝕になりやすい**小窩裂溝**は、歯の形成過程で発育葉間のエナメル質の癒合が不完全に終わることにより形成される。癒合状態の悪い小窩裂溝を清潔に保つことはまず不可能に近い。図10-1に大臼歯咬合面の深い裂溝を示した。小窩裂溝は、臼歯の咬合面にあることがほとんどであり、他の部位では上顎大臼歯の舌側面、下顎大臼歯の頬側面、上顎切歯（特に側切歯）の舌側面窩にも存在する。ごく小さな小窩裂溝の病変は、外表からはまず見つけることができないが（図10-2）、深く進行したときには、エナメル象牙境（DEJ）に近づくにつれ裂溝のなかで広い幅で歯質崩壊が起こる。DEJに至った後の進行は速い。象牙質はエナメル質よりも石灰化が弱く、とりわけDEJ付近では弱いためである（図10-1AおよびBで大臼歯における咬合面の例を示した）。

　小窩裂溝う蝕とは対照的に、**平滑面う蝕**は解剖学的歯冠の滑らかな面に発生するものだが、口唇や頬、舌による自浄作用が容易には及びにくい位置で生じる。具体的には、届きにく

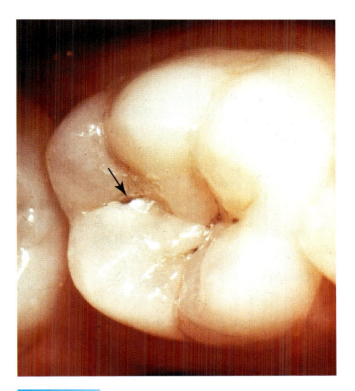

図10-2　**小窩裂溝う蝕**（矢印）　溝の着色と隣接する脱灰部。脱灰部は色の付いた小窩を取り囲む白濁部分として現れる

示されており、減少程度は論文により10-60%の幅がある。一方で、2025年には2倍に増加すると予測される65歳以上の高齢者では、残存歯が以前よりも増えたことに伴って根面う蝕が増加しており（65歳を超えても53%が自分の歯を20歯

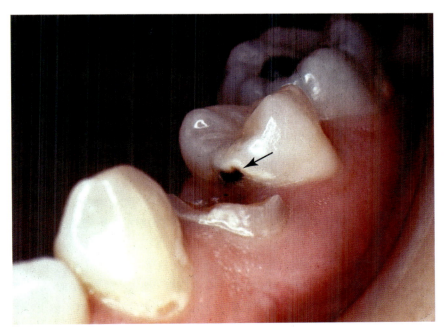

図10-3　**平滑面う蝕**　下顎第二小臼歯（矢印）の近心面。隣接する第一小臼歯が歯頸部で折れているためはっきりと確認できる。う蝕病巣の位置（隣接面コンタクトがあった位置の直下）と色調を確認すること。濃い色の穴が変色・白濁した歯質に囲まれている。このような位置にあるう蝕は、隣接する第一小臼歯が健在である場合、臨床では発見されにくい。診断には咬翼法によるX線写真が有効である

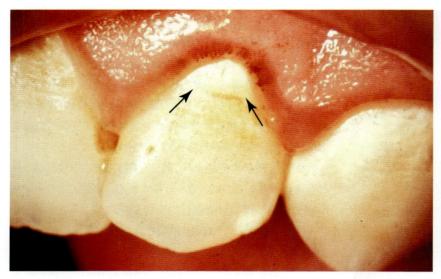

図10-4　平滑面の脱灰　白濁部（矢印）が上顎側切歯の歯頸側1/3に認められ、う蝕の第1段階が始まっていることが明らかである。この脱灰が継続し、適切な処置（良好な口腔衛生管理、食事調節、フッ素局所塗布による）が行われなければ、窩洞（穴）となって修復が必要となる。白濁部に接する歯肉に炎症（歯肉炎）もみられるが、これも細菌性プラークが原因で生じたものである

い隣接面コンタクトの直下（歯頸側）（図10-3）、歯冠唇（頬）舌側面の歯肉側1/3で最大豊隆部の歯頸側にあたる部分（図10-4）などがある。平滑面う蝕のエナメル質における進行形態は小窩裂溝う蝕の形態とは異なる。エナメル質表面で比較的広い崩壊部位で始まるが、次第に細くなるエナメル小柱に準じて、DEJに向かって深く進行するほど幅を狭くしていくからである。ただし、象牙質に達した後は、DEJに沿って横に大きく広がり小窩裂溝う蝕と同様の経過をたどる（図10-1AおよびBで大臼歯における平滑面の例を示した）。

根面う蝕は平滑面う蝕の別の型で、う蝕を形成する歯垢がセメント質（象牙質やエナメル質よりも石灰化がかなり低い）に付着するようになると生じる。セメント質は、歯周病患者や歯肉退縮がある高齢者では露出していることが少なくない。唾液量が少なくなっている場合には根面う蝕のリスクがかなり大きくなる。根面う蝕では、歯質の軟化や崩壊が起こっていても、ごく小さな病変であれば修復は不要なこともある[9]。修復しない場合には、根面の研磨やフッ素応用（局所塗布やフッ素含有コーティング剤）、良好な口腔衛生管理による清潔維持が治療となる。

セクション2　保存修復学、補綴学：定義

う蝕がある歯や、破損した歯、喪失した歯を修復する治療方法に対しては、複数の用語が使用されている。歯学課程で科目名として使用されたり、文献中で歯科治療を分類するために使用されたりもする。まず、**保存修復（保存修復学）：operative dentistry／restorative dentistry**は、臨床で使用される用語で、個々の歯の歯質欠損に対する修復や歯質の欠損に対して診断・治療・予防を行う上での専門技術と科学を指して用いる。ただし、修復に際し歯冠全体の被覆を要しない欠損に限定される。本章では、保存修復に適用される概念と窩洞形成に関する用語の説明に大部分を割いているが、エナメル質に限局しているかDEJをわずかに超える程度の小さなう蝕病巣の治療を想定している。

歯の崩壊程度が大きい場合には、咬合面の全部もしくは大部分を覆う（保護する）比較的大きな修復が適切な治療法と考えられる。この場合には通常、修復材は歯の口腔内に出ている部分の全体もしくは一部を取り囲んで覆う形をとり、クラウン（一般に「かぶせ物」と呼ばれている）やアンレーと呼ばれる。修復の大小にかかわらず、治療の目標は隣接する硬組織や軟組織と調和した適切な形態・機能・審美性を取り戻すことであり、修復処置を行うことで患者は処置前よりも健康で快

適な生活を営めるようになる[10]。

　ちなみに**補綴（補綴学）：prosthodontics**の定義は、複数の喪失・欠損歯に対する再建や、欠損歯がある場合や十分に機能できない歯がある場合の治療とされている（**補綴物**の定義は、人体の欠損した部分を再建する人工物）。**冠橋義歯学**は補綴の一分野で、口内から容易には取り外せない歯の再建・修復物を対象とする分野である。例えばブリッジ（固定性歯科補綴物と呼ぶ方が正しい）が該当し、人工の歯が口の中で両隣の歯にセメントで連結される。**有床義歯（学）**は容易に取り外せる装置で行う歯の再建を指す。総義歯（一般には総入れ歯と呼ばれている）や、可撤性部分義歯（部分入れ歯）などが該当し、いずれも、簡単に清掃したり口腔組織の健康を維持したりするために、適時取り出せるようになっている。これらの補綴物に関しては本章の最後のセクションで詳細に説明する。

セクション3　歯の修復に用いる材料

　う蝕の予防方法は歯科医院で指導されたり報道などで紹介されている。予防の成否は、成人に行われる修復の数と大きさを左右する重要な因子である。平滑面でう蝕になりやすい部位はフッ素塗布やフッ素含有コーティング剤で保護する。フッ素はエナメル質を強化するため平滑面の初期細菌性病変であれば、場合によっては回復することもある。また、う蝕のリスクが高い小窩裂溝の場合には、う蝕形成が開始される前にシーラントを行う。こうした処置で侵襲性の処置（外科的処置つまり切削）数を減らすことができる。

　修復を要する小さなう蝕病巣があり、外科的な除去が必要と思われる場合、ごく一般的には保存的な形成が行われ、歯科用アマルガム、コンポジットレジン、グラスアイオノマー、レジンアイオノマーなどで充填される。薄くなった残存歯質の保護が必要な比較的大きな修復物の場合には、修復材料として鋳造用合金（ゴールド、セミプレシャス、ノンプレシャス）や陶材が適している。

A. アマルガム

　歯科用アマルガムは詰めやすさと価格の点から修復材料として広く使用されてきた。色調は銀色で、つながった容器に各成分が少量ずつ詰められており、数時間のうちに咀嚼圧に耐える硬い塊となる。この特徴から通常、臼歯咀嚼（咬合）面の修復や臼歯隣接面コンタクト部の修復にアマルガムを使用するが、審美性が問われない場合に限られる（図10-5）。

B. 審美性修復材

　審美性修復材にはコンポジットレジン、グラスアイオノマー、レジンアイオノマーなどがあり、患者の審美性修復に対する要望が高まるにつれ使用が増えている。**コンポジットレジン**は歯と同じ色調をした修復材料であり、製品は餅状の硬さで提供され、光照射により迅速に硬化する。コンポジットレジンは強度と摩耗性に対する懸念から[11,12]、従来は主に前歯の隣接面や唇側面といった審美性が最優先される部位の修復に使用された（図10-6A）。新世代の審美性修復材料は臼歯部での性能も向上し、小さなⅠ級およびⅡ級う蝕に対しては、アマルガムに替わってコンポジットレジンが適用されるようになっている（図10-6B）。充填10年後のコンポジットレジンを対象とした長期調査（米国公的医療制度での成績を評価）によると、

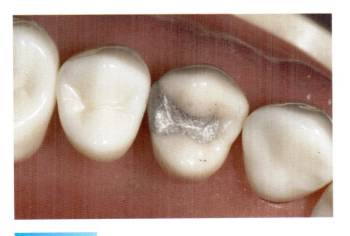

図10-5　**アマルガム修復**　上顎第一小臼歯（4｣ OD-Am）

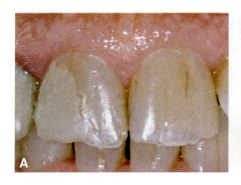
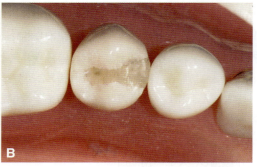

図10-6 コンポジットレジン修復　**A** 上顎右側中切歯のコンポジットレジン修復（1」DIBL-CR）　**B** 下顎左側第二小臼歯のコンポジットレジン修復（「5 MO-CR）

色調安定性、表面滑択性、解剖学的形態、う蝕再発なし、歯髄反応の項目で90％を超える満足度であると評価された[13]。辺縁部（マージン）の適合のみが90％を下回り、81％であった。近年の向上した物理学的性質[14]、エナメル質と象牙質を同時にエッチングすることが可能な新世代の象牙質ボンディング剤（接着剤）[15]、および新しい充填用コンポジットベースレジンにより、こうした審美性修復材はより高い頻度で使用されるようになっている。

　審美性が問題となる症例では、歯と同じ色調のコンポジットレジン修復物を口腔外で作製した後、歯に合着することもできる。窩洞が大きい場合にも、間接法で作製した十分な耐摩耗性を持つコンポジットレジン修復物を接着すれば、残存歯質の補強に利用できる[10]。

グラスアイオノマーやレジン含有グラスアイオノマーのようなグラスアイオノマー系材料は根面う蝕や酸蝕病変に対する治療での使用が推奨される[16]。グラスアイオノマー系修復材は、象牙質に化学的に接着し、適度に審美的で、う蝕予防効果のあるフッ素を含有する。

C. 鋳造修復

　残存歯質が脆弱で咬合力から保護する必要があるときは、概して鋳造修復が最も適している。アンレー（咬頭頂を覆う修復物）や全部鋳造冠（歯冠全体を覆う修復物）にはゴールドやセミプレシャスメタルが使用される。ゴールドアンレーは図10-7Aの上顎右側第一大臼歯に、**全部鋳造冠**は図10-7Bの下顎右側第二大臼歯に装着されている。鋳造修復物は、形成した歯を1歯ごとに分割した**支台歯模型**と呼ばれる精密な石膏模型上で作製する（図10-21）。口腔外で作製される鋳造修復では、口腔内でしか外形が付与できないアマルガム修復よりも、適切な外形に仕上げることができる。鋳造修復はアマルガムより強度も優れており、外力が加わる咬合面全体

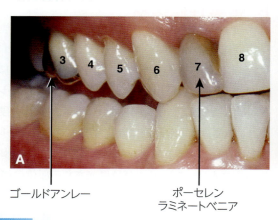
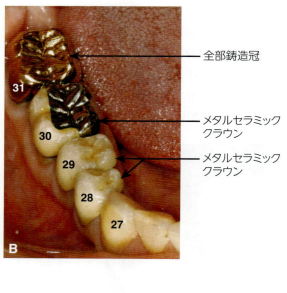

図10-7　**鋳造冠と陶材（ポーセレン）修復**　A 上顎右側第一大臼歯に鋳造ゴールドアンレーが装着され咬合面全体が被覆されている（6」MOD-On）。上顎右側側切歯には**ポーセレンラミネートベニア**修復が行われている。ベニアの形態は適正だが色調は暗い　**B** 下顎右側第二大臼歯に**全部鋳造冠**（ゴールド）、第一大臼歯に**メタルセラミック修復**（陶材焼付鋳造冠）、第一・第二小臼歯にも**メタルセラミッククラウン**（金属部分は隠れている）が装着されている（Photos courtesy of Dr. Julie Holloway）

第10章 | 歯のう蝕・破損・喪失に対する治療　297

を修復する場合でもアマルガムよりも薄い厚みで済み、修復物が入るスペースを確保するための咬合面の歯質削除量が少なくて済む。その上、鋳造修復は経時的な辺縁部の安定性も比較的優れている。ただし、鋳造修復により歯を修復する場合、形成した日に充填されるコンポジットレジン修復やアマルガム修復よりも相当に長い時間がかかり（口腔外での技工作業時間を含む）、患者の負担する治療費は増加する。

D. 陶材：インレー・アンレー・ベニア

間接法（口腔外で作製し合着する方法）で作製する**陶材（セラミック）**修復は、作製方法と接着技術の進化により適合性が向上し、審美性をそなえた修復として金属を使用したインレーやアンレーに替わるものになった[17,18]。コンピューター制御による陶材修復物作製法でも進化が起こっている[19]。**ポーセレンベニア**は、審美性の改善を目的に前歯の唇側面に陶材を薄く張り付ける修復方法で、ごく少量の歯質削除もしくは無削除で行える保存的な方法である（図10-7Aの上顎右側側切歯）。修復費用は陶材前装冠よりも概して少ない。陶材を使用する修復には、**オールセラミッククラウン**（図10-45参照）、および審美性のために金属の土台の上に陶材を焼き付けた**メタルセラミック修復**がある（図10-7Bの下顎右側第一・第二小臼歯と第一大臼歯）。

セクション4	窩洞形成の原則

基本的な**窩洞形成の原則**はブラック（Dr. G. V. Black）によって1900年代初期に確立されたもので、う蝕の分類と修復材の種類ごとに適用される。今日ではブラックの時代にはなかった新しい歯科用修復材料が導入されているため、原則に修正が加えられている。なお、個々の保存修復処置の形成に際し、歯科医が該当する原則を再検討すべきであることは言うまでもない。

A. 窩洞外形の設定

窩洞外形は窩洞の外枠の形をいい、形成された歯面と形成されていない歯面との境界がなす形である。最小限の歯質削除で、以下に記載する各原則に即するように設定する。

1. 健全歯質への拡大

窩洞の外形線は広くとり、活動性のう蝕病変が認められないエナメル質上に位置するようにする。う蝕の問題だけでなく、エナメル質であれば、修復物が装着されるときに加わる力や歯が機能するときに加わる力に十分に耐えることが期待できるため、辺縁がエナメル質上に来るように形成を終える。多くの場合、拡大した部分のエナメル質辺縁は健全象牙質に裏打ちされている、つまり内側で健全象牙質に支えられている。健全象牙質では、象牙質内にう蝕の進行がなく脆弱になっていない。エナメル質は脆いため健全象牙質や接着技術による補強がなければ、裏打ちのない脆いエナメル小柱が折れて歯と修復材の間にギャップ（隙間）が生じる。

2. 予防のための拡大

将来的にう蝕になりやすいように思われる周辺歯質を含めるために、病巣の範囲を超えてエナメル質の深さで形成を広げる必要があるかどうかは、歯科医が判断する。例えば小窩裂溝う蝕の治療では、隣接する深い窩や溝の部分にう蝕が認められなくても、罹患しやすいと考えられる場合は窩洞に含めると考えてよい。平滑面う蝕の形成時にも同じように、隣接する平滑面がう蝕になりそうな場合には窩洞の外形を広げてもよい。

外形を広げるかどうかの判断は、患者のう蝕リスクを評価して決定する。35年前と比べると、フッ素の使用（地域での水道水添加、歯磨き粉、うがい薬、歯科診療室での定期的な局所塗布）は驚異的に増加し、歯科専門家は一般集団への予防教育に多くの努力を割くようになった。この事実を踏まえて、平滑面の予防拡大は、特に歯質の崩壊がそれほど進んでいない場合には、良好な口腔衛生管理やフッ素により崩壊の進行停止や回復までも起こる可能性があることを考慮して要否を検討するようにする。拡大範囲は、患者の年齢（幼若エナメル質は成熟エナメル質よりもう蝕になりやすい）、う蝕活動性、口腔衛生状態、食事習慣などの因子を基に決定する。例えば、若い患者で複数の活動性う蝕病変があり、口腔衛生状

態が不良で、糖類が多く含まれる間食や糖入り炭酸飲料を頻繁に摂取しながら、「改善する気がないもしくは改善できない」場合には、高齢者でう蝕歯数が少なく、食事習慣も比較的良好、口腔衛生状態が良好もしくは改善傾向にある場合よりも、予防拡大が適切な処置となる。

3. 便宜形態の付与

修復窩洞の外形は、罹患歯質の完全な除去と充填に要する器具操作を歯科医が確実に行える大きさがなくてはならない。最表層のエナメル質開削部が小さく幅の狭い状態では、DEJに沿って側方に広がっている可能性のあるう蝕病巣のすべてを取り除くことはできない。肉眼またはプローブで罹患歯質の残存がないことが確認されたとしても、除去段階の形成では小さすぎて、修復物を詰める際に内側に隙間が残ってしまうおそれがある。このような要求から与える形態を**便宜形態**という。

4. 抵抗形態の付与

窩洞の形態は、修復材の強度に必要な適切な厚みを得るためのスペースを確保し、かつ咬合力に耐える十分な量の頑強な歯質を残せるように設計する。この目的で与えられる形態を**抵抗形態**という。使用する修復材に応じた窩洞の深さがなかった場合、修復物は咬合力に耐えられず破損する可能性がある。残存歯質は、相当に薄い場合や裏打ちが無い場合には破折するおそれがある。

B. 保持形態の付与

保持形態は、修復物の脱落防止を目的に窩洞に付与される形態である。保持力を得る方法は修復材によって異なり、う蝕部位によっても異なる。アマルガム修復の保持は、保持溝などの内側性の保持構造や、窩洞の壁面のうち一部を内開きになるように形成することで得る。コンポジットレジン修復の保持には、まず**酸エッチング**でエナメル質表面に微細な凹凸（極めて小さい引っ掛かり）を作る。一層目の**フロアブルレジン**（ボンディング材）が凹凸に流れ込んで保持となる**レジンタグ**を形成し、硬化すると、エッチングされたエナメル質（図10-8）の微細な保持構造との間で機械的に嵌合する。続いて、より強度のあるコンポジットレジンが最初に形成されたフロアブルレジン層に化学的に結合し、修復が完了する。近年の接着剤は、歯とレジンの間に化学的結合が得られるため、保持力がさらに補われている。

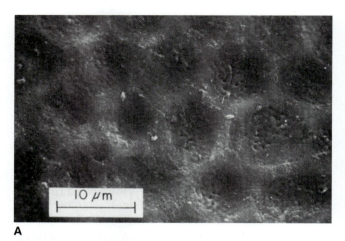

A

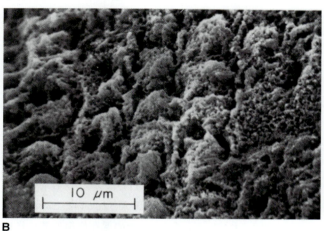

B

図10-8　エナメル質エッチングの作用　**A**　エッチング処理前のエナメル質表面の拡大像（3,260倍）　**B**　50％リン酸エッチング後のエナメル質表面の拡大像（3,600倍）。エッチング後の表面には、コンポジットレジン修復用ボンディング材が凹凸のある不規則な微細構造の間に流れ込み、充填物の機械的な保持が得られる（Courtesy of Dr. Ruth Paulson, Ohio State University）

C. う蝕除去と歯髄治療

これまで述べてきた窩洞形成の原則はすべて、う蝕がDEJをわずかに超える程度で象牙質に及んでいる例を想定している。DEJをわずかに超える深さで窩洞外形と保持形態の形成を行う際は、高速回転の歯科用ハンドピースに装着したカーバイドバーやダイヤモンドバーを使用し、冷却水を適切に注水して傷害を引き起こすおそれのある過熱を抑えながら、短時間のうちに切削する。象牙質内に深く進行したう蝕を除去する際には、低速ハンドピースにラウンドバーを装着し低い回転数で使用

の前にセメントなどの裏層材を用いた**裏層**を行って、歯の生活組織（歯髄の象牙芽細胞、血管、神経）を保護した方がよい（図10-9）。さまざまな歯科材料が裏層用に開発されている。適切な組合せの裏層材を正しい手順で使用することで、細菌の侵入を阻み、温度刺激を遮断し、歯髄の鎮静を図り、また修復象牙質の生成を促進することができる。

D. 形成面の整理

この段階では、適切なバーを装着したハンドピースや手用インスツルメント（チゼル）を使用して、堅固でないエナメル質（亀裂が入ったエナメル質や健全象牙質の裏打ちがないエナメル質）を除去し窩洞の壁面を滑らかな平面に整える。

E. 窩洞の清掃

修復の種類を問わず、形成された窩洞の修復処置を行う前に歯のかけら、血液、唾液、過剰なセメント裏層材を除去しなければならない。除去により、修復材が全面で健全な汚染のない歯質に接するようになる。

F. 窩洞形成の最終評価

最後に形成が終了した窩洞を評価し、窩洞形成の原則がすべて遵守されているか必ず確認する。

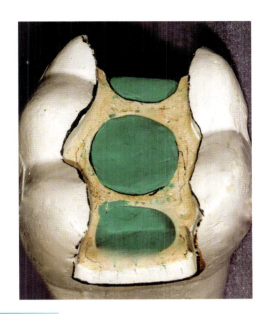

図10-9 アマルガム修復用の形成が行われた模型上で、軸側壁と髄側壁（窩底面）に完成形よりも深いう蝕部分が3カ所示されている。アマルガムを充填する前に**セメント裏層**（緑色で明示）が行われる

したり、手用インスツルメントを用いたりする。低速ハンドピースや手用インスツルメントを使用すると、う蝕により軟化した象牙質と硬いう蝕のない健全な象牙質の違いを触知できる。

う蝕が波及し歯髄に近接していた場合には、最終的な充填

セクション5　　う蝕の分類と修復方法

1908年にブラックがう蝕病変を分類する包括的な方法を確立し、窩洞形成の原則はこの分類に沿って論じられている[20]。ブラックの分類は本来、I、II、III、IVおよびV級に分類されていた。すべての小窩裂溝型のう蝕病変はI級で、II、III、IVおよびV級う蝕は平滑面う蝕のみが該当する。ブラックによって1908年に考案され公表されたう蝕の5分類は現在も通用するが、窩洞形成の原則はう蝕の級に加えて新しい修復材料別に、それぞれに特化して適用されている。歯科用アマルガム、コンポジットレジン、鋳造用金属などの修復材に対しそれぞれの材料別に、修復操作が可能で修復後のメインテナンスに問題がなく、同時に残存歯質が温存されるような窩洞形態が設定されている。

本セクションで述べる歯の修復に関する内容は、修復のために形成される歯は歯周病学的な観点からは健全（つまり歯周組織が健全で骨の十分な支持がある状態）であること、歯のメインテナンスは修復が行われる患者の治療全体において必須であることを前提としたものである。

A. I級う蝕

1. I級う蝕：定義

I級う蝕はエナメル質の小窩裂溝に形成された病変を指し、小窩裂溝が深く清掃が行き届かない場合に生じる（図10-10）。1979-1980年に米国で5-17歳の学生を対象に行っ

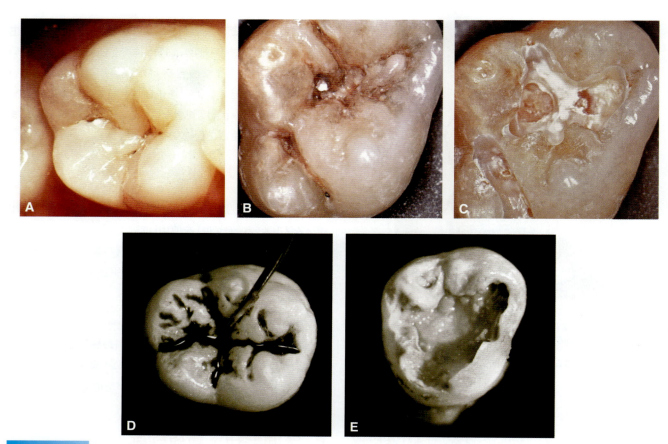

図10-10 **I級う蝕** **A** I級う蝕が着色した溝と着色がみられる小窩周囲の白濁した脱灰部分として観察される **B** 図の上顎大臼歯は中心小窩（と舌側溝）に小さな穴がありI級う蝕が示唆される **C** 写真「B」の大臼歯でう蝕を除去したところ、DEJで相当に広がっていたため窩洞の幅はかなり大きくなっている **D** 典型的に見られる堆積物の付着した咬合面の溝に対しては、取り除いて乾燥させた後に適切な照明をあててう蝕の診断を行う **E** 写真のI級う蝕は大きくクラウンによる修復が最良と考えられるほどである

た調査では、全う蝕病変の54％が咬合面に生じたものであった[4]。2000年には、う蝕リスクの高い歯について調査した複数の研究から、初発部位としては第一大臼歯の咬合面で最もリスクが高く、次に下顎第二大臼歯の咬合面、追って上顎第二大臼歯の咬合面でリスクが高いことが明らかにされている[21]。

　臨床でのI級病変の診断は視診と触診で行う。汚れを落とし乾燥させた状態で照明をあてて注意深く観察すると、I級う蝕は周囲よりも不透明な白濁したエナメル質に取り囲まれた裂け目や小さな穴としてとらえられる（図10-10A）。先端が鋭い探針をこうした疑わしい部位に挿入する診断法を積極的に行う歯科医もいる。歯質欠損部に中くらいから強い圧をかけて探針を入れ、引き抜くときに抵抗（**タグバック**と呼ばれる）を感じる場合には、欠損部や裂け目の壁に軟化した部分があるということで、つまりう蝕と診断できる。ただし、咬合面う蝕の診断で探針を強く挿入する行為は、慎重に行われなければならない。ある研究によると、タグバックに基づいたう蝕の診断は必ずしも正確とはいえず（う蝕ではなく単に深い溝であることもあり）、壊れやすいエナメル小柱に過度な力でかえって傷が付くおそれがあると示唆されている[22]。タグバックがはっきりと感じられなくても小窩裂溝部のエナメル質に透明感がなくなっている場合には、う蝕が及んでいる信頼できるエビデンスとみなしてよい。大きめの明らかなう蝕病変（図10-10BおよびE）では、探針により痛みが出たりエナメル小柱がさらに破壊されたりするため、必要以上の圧をかけないことが特に重要である。

　I級う蝕は象牙質にある程度まで進行しなければ、ほとんどの場合X線写真上には現れない。相対的に白く写し出される（X線不透過性の）頬側と舌側の表層にある厚いエナメル質が病巣に重なって、比較的暗く写るう蝕が隠されてしまうためである。X線写真でう窩が確認できる段階（図10-11）で

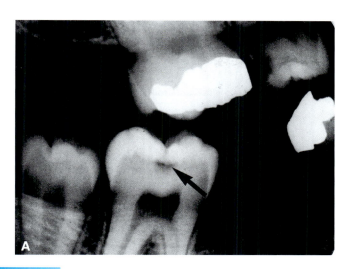 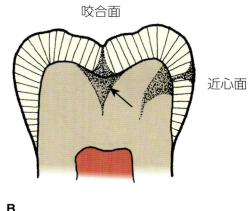

図10-11　A Ⅰ級病変のX線所見（矢印）、下顎右側第二大臼歯。X線像でこの深さの病変が観察されたときには象牙質の破壊はすでに進行しており、金属修復物を通して伝わる熱から歯髄を保護するために、断熱効果がある歯科用セメントによる裏層がおそらく必要となる。この小窩裂溝う蝕は口腔診査で見逃さず早期に発見されるべきであった（捻転歯と思われる上顎右側第二小臼歯の遠心に、大きなⅡ級病変も認められる〈写真右上〉）　B Ⅰ級う蝕の進行形態。矢印で示した咬合面のう蝕部位（Ⅰ級、小窩裂溝）は表面では小さいが、裂溝を深く進むにつれ幅を増しDEJに至る。象牙質に波及した後は、う蝕は横方向に広がり、歯髄方向にも進行している

は、口腔内診査が正しく行われ小さいうちに発見されていた場合よりも、う蝕をすべて除去するために必要な形成は相当に深く（歯髄に近く）なる。したがって初期Ⅰ級う蝕の診断には、順を追った綿密な口腔内診査が最も適しており、適切な照明下で清掃後の乾燥させた歯面に先の尖った探針をあてて行うようにする。

エナメル質の断面におけるⅠ級病変の形態についてはすでに触れたが、ほぼ三角形で、その頂点はエナメル質表面にあってほとんど見えず、広い底辺はDEJに沿っている（訳注：日本では「う蝕円錐」とも表現する）。象牙質でもDEJに沿った病変が三角形の広い底辺となっており、象牙細管に沿って進行するため歯髄側に頂点を作っている（図10-11B参照）。Ⅰ級う蝕がエナメル質を越えて象牙質に進行したとき、病変は底辺をDEJで向かい合わせている2つの三角形の形をとる。

2．Ⅰ級う蝕：修復の適応

Ⅰ級病変のなかには、エナメル質が小さく深く欠けただけのう蝕でないものとの区別が難しいものもある。深い小窩や裂溝に尖った探針を挿入しタグバックが確認されるだけでなく、周囲のエナメル質が白濁し透明感が落ちている場合に修復の適応とみなされる。タグバックがわずかに感じられても他の徴候が明らかでなければ、特に患者が高齢でう蝕歯が少ない場合には、定期的に当該部位を診査することにしてもよい。う蝕がなくても深い裂溝に探針を挿入したときにはタグバックが生じることがあるためである。臨床では通常複数の徴候に基づいてう蝕と診断され、診断後に修復の必要性について検討が行われる。もう一つ必ず知っておかなければならないものとして、**歯科シーラント**がある。シーラントを萌出直後に行えば、永久歯の小窩裂溝う蝕が予防できる。第一大臼歯は6歳頃に生え、第二大臼歯は12歳頃に生える。X線写真にはっきり現れるようなⅠ級う蝕は相当に大きく、臨床でもたやすく発見される段階であり、修復の対象である。

3．Ⅰ級う蝕：窩壁の名称

従来型のアマルガム咬合面窩洞は、（天井がない）部屋の4面の垂直な壁と水平な床（5番目の壁とすることもある）に例えることができる。4つの垂直面はそれぞれ対応する歯面により、頰側壁、近心壁、舌側壁、遠心壁と呼ばれる。水平な床面は歯髄の上にあることから**髄側壁（髄壁）**（窩底）と呼ぶ（図10-12Aで、B、M、L、DおよびPで表記）。窩洞における**線角**は、2壁が接合する部分にできる線状の隅角を指す。最も小さい形態のⅠ級窩洞（咬合面に限局し頰側面溝や舌側面溝を含まない）には8本の線角がある。それぞれの線角を形成する2壁の名称を組み合わせて名付けられている（訳注：線角・点角の名称を組合せる順は複数あり、日本で使用されているもののうち代表的と思われるものを採用して

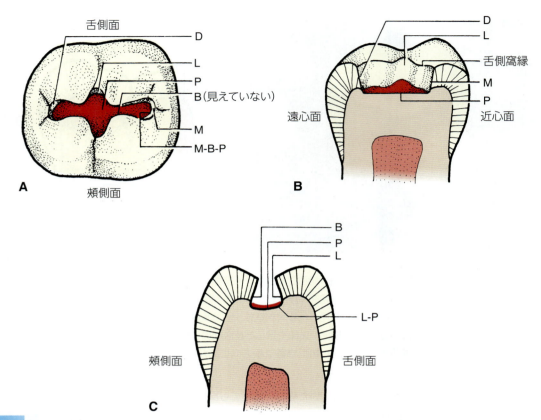

図10-12 下顎右側第二大臼歯の従来型アマルガムI級窩洞　**A** 主な溝に沿って予防拡大されている咬合面　**B** 同じ歯の近遠心的な断面図では、髄側壁（窩底、赤塗り）が適正な深さにあり、象牙質にわずかに（約0.5mm）及んでいる。窩洞の舌側壁と形成していない歯面との境界に舌側窩縁が示されている　**C** 頰舌的な断面図で、保持・抵抗形態となるように内開きに形成された頰側壁と舌側壁を示した。略字：B＝頰側壁、L＝舌側壁、M＝近心壁、D＝遠心壁、P＝髄側壁（窩底、赤塗り）。線角の略記例：L-P＝舌側髄側線角、点角の略記例：M-B-P＝近心頰側髄側点角（図A）

いる）。I級咬合面窩洞の線角は全部で、水平方向に4線角（遠心髄側線角・近心髄側線角・頰側髄側線角・舌側髄側線角）と垂直方向に4線角（近心頰側線角、遠心頰側線角、近心舌側線角、遠心舌側線角）とがある。

形成した壁面と形成していない歯面との境界を**窩縁**という。つまり、窩洞（すなわち修復部）を囲む外枠の輪郭部分が窩縁である。

もう一つ、I級窩洞には3壁が接合する部分に4つの**点角**がある（部屋でいうと、2面の壁と床の間の隅）。点角はそれぞれを形成する3壁から、近心頰側髄側点角（図10-12AでM-B-Pと表記）、近心舌側髄側点角、遠心舌側髄側点角、遠心頰側髄側点角などと呼ぶ。形成した窩洞における壁面境界部は丸みを帯びていることが多いため、線角や点角は鋭角をなした明確なものというよりは少し幅を持った曖昧な領域である。

I級修復は、含まれる歯面と使用される修復材によって明確に表現することができる。例えば、上顎左側第一大臼歯の咬合面と舌側面溝を含むアマルガム修復は ⌊6 OL-Amと略記できる（図10-13C）。「O」が窩洞の咬合面部分を表し、「L」が舌側面溝、「Am」は修復材であるアマルガムを表している。図10-13および図10-23中の写真の修復を略号で表記してみよう。図の解説内にさまざまなアマルガム修復の略号表記が正しく記されている。コンポジットレジンが修復に用いられた場合は、⌊6 OL-CRと表記できる。下顎右側第三大臼歯で咬合面と頰側面溝にアマルガム修復がある場合は8⌋OB-Amとなる。頰側もしくは舌側の小窩がコンポジットレジンで修復された場合にはそれぞれB-CR、L-CRが歯の番号の後ろに付けられる。

4．I級う蝕：窩洞形成の原則の適用

小窩裂溝シーラントは、特に若年者を対象に、深くてう蝕罹患リスクの高い小窩裂溝に生じるI級う蝕の予防法として使用される。**シーラント**はう蝕ではないがう蝕リスクの高い小窩

第10章 歯のう蝕・破損・喪失に対する治療　303

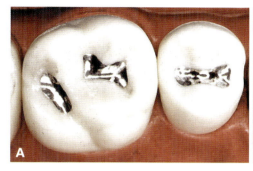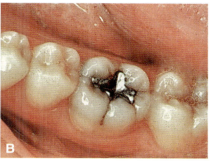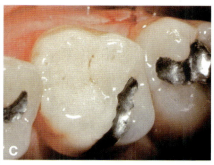

図10-13　**従来型I級う蝕のアマルガム修復**　**A** 上顎第二小臼歯の咬合面アマルガム修復（5⌋ O-Am）と上顎第一大臼歯の2カ所の咬合面アマルガム修復（6⌋ O-Am、O-Am）。斜走隆線を横切る溝がう蝕になることはまれなため、斜走隆線は残されている　**B** 下顎第一大臼歯の咬合面アマルガム修復（⌈6 O-Am）。頰側面溝は、再修復時に新しい修復に含めるかどうかを注意深く診断する必要がある　**C** 上顎第一大臼歯の修復されたI級う蝕病変。窩洞は遠心小窩と舌側面溝（⌊6 OL-Am）

　裂溝に形成せずに充塡する「フロアブル」レジンで、萌出から間がない歯に使用される。シーラント処置の小窩裂溝う蝕に対する予防効果は明らかにされている[23-25]。初回のシーラント処置は、大臼歯と小臼歯のすべてに行っても子供1人あたりで15-20分しかかからない[26]。溝の中にわずかにう蝕がある場合、エナメル質に限局して極めて少量の形成を行うこともある。このごく少量の形成部分の修復をコンポジットレジンで行った後、他の深い溝はシーラントで処置し進行を食い止めるようにすることもできる。この非常に小さな修復処置を**予防的なレジン修復（プリベンティブ・レジン・レストレーション）**という。シーラントと予防的なレジン修復を行うための形成を図10-14に示す。予防的なレジン修復用の形成は、エア・アブレーション（噴射切削）によっても可能である。歯に研粒を吹き付けて歯質を削り取る手法で、この手法を用いれば歯質の削除が最小限で済む。しかし、この新手法に対する修復窩洞の原則は今後も検討が必要である（保持形態、う蝕へのアクセスの確保、健全エナメル質への拡大などに関する検討）。保持は、シーラントと同様に、エナメル質粗造面の微細な凹凸面に流れ込んだボンディング層によって得られる[27]。

　アマルガムは、咬合面I級窩洞のなかでも比較的大きな窩洞で外力が加わる場合によく選択される（図10-13）。臼歯でも小さなI級窩洞（小窩や裂溝）で審美性が問われる場合にはコンポジットレジンを使用することも可能であり、病巣と連続したう蝕になりやすい小窩や裂溝に対しては、切削してしまうよりもシーラントでの予防をできる限り併用するようにする。

　ブラックの窩洞形成の原則は、アマルガムI級窩洞では一部に、以下に記すような独自の特徴がある。窩洞形成の要件について、レジン系修復材と比較して述べていく。

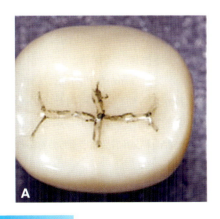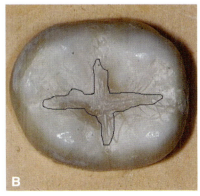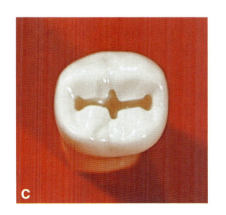

図10-14　**I級う蝕病変の予防的治療**　**A** 下顎第二大臼歯の典型的な溝の形　**B** 下顎第二大臼歯の溝に充塡された**シーラント**は見にくいため、外形を書き入れてある　**C** 保存的レジン修復の窩洞形成

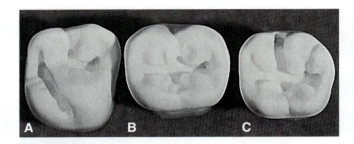

図10-15 さまざまなアマルガムⅠ級窩洞　A　上顎右側第一大臼歯の咬合面および咬合面-舌側面アマルガム窩洞（O-Am、OL-Am）。この例では斜走隆線を横断して形成する必要はないため、別々の窩洞になっている　B　下顎右側第二大臼歯の咬合面アマルガム窩洞（O-Am）　C　下顎右側第一大臼歯の咬合面-頬側面アマルガム窩洞（OB-Am）

a. 予防拡大（Ⅰ級）

予防拡大は、活動性う蝕病変がある実質欠損部に連続する小窩裂溝に対して行うものである。若い患者でう蝕歯数が多い場合、口腔衛生管理状態が不良な場合には検討される必要があるが、隣接する小窩裂溝に対する予防にはシーラントも選択することができる。主な溝をすべて含めたアマルガム修復窩洞の例を図10-15に示す。

b. 抵抗形態（Ⅰ級）

外力が加わる面にアマルガムを使用する場合には、比較的薄い厚みでは脆弱なアマルガムの特性のため、少なくとも1.5-2.0㎜の深さを確保することが推奨される。ちなみに金属鋳造により修復が行われる場合には、この削除量よりも少ない削除量（1㎜のみ）で咬合力に耐え得る十分な厚みが確保されるため、歯質を多く残すことができる。可能な限り、アマルガムの場合には辺縁破折が起きないように、形成していない歯表面とアマルガムの接合個所が直角をなすようにし、小型の鋳造修復の場合は窩縁に**ベベル**（窩縁斜面）を付ける（図10-16）。**ベベル**は、金属鋳造修復窩洞窩縁のエナメル質を斜めに形成した部分で、鋳造物のマージン（外縁）部分の厚みを薄くし、歯科医が最終的に調整して歯と金属の間の段差をごく小さく減らせるようにするものである。鋳造物と歯の間の段差を極力減らすようにするのは、段差部分を埋める歯科用セメントの強度と耐久性が金属ほど高くないためである。

c. 保持形態（Ⅰ級）

アマルガム修復では、頬側壁と舌側壁をやや内開きに（咬合面側で相互に近づく方向に）形成することで保持力を得る。

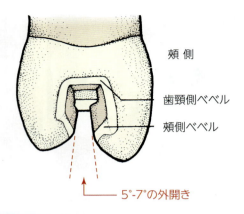

図10-16 Ⅱ級MOD鋳造メタルインレー窩洞の保持形態（ポーセレンインレーと類似）　向かい合う窩壁がごくわずかに外に開き（5-7°のみ）、ワイン・デカンターの栓のようにインレーがぴったりとはまり込む。また、図のメタルインレー窩洞には**ベベル**があり、金属の薄い部分を研磨してエナメル質とのより滑らかな適合を図れるようになっている

窩縁では頬側と舌側の窩壁が非形成面とほぼ直角をなして、アマルガム塊の端が硬いエナメル質に接しても壊れない形態となっている（図10-12C）。

コンポジットレジン修復では、この他にも、**酸エッチング**で生じたエナメル質表面の微細な凹凸に流動性の良いボンディング材が流れ込んでボンディング層を形成することにより保持力を得ている。

インレーやアンレー（金合金やポーセレン）修復では、硬い鋳造体が歯の中にぴったりと納まるように、向かい合う窩壁はごくわずかに角度（5°-7°）を付けて外開きに（咬合面側で離れる方向に）形成して保持を図る（図10-16にⅡ級ゴールドインレーの例を示した）。デカンターの口の部分にガラス栓がはまり込むイメージを想像して欲しい。保持力は、インレーと歯の間に介在させる歯科用セメント（もしくはポーセレン用接着材）からも得る。セメントにより、辺縁封鎖による保持と、エナメル質形成面とインレー・アンレー体表面の細かな凹凸間に広がった後で硬化することによる保持が得られる。歯科用セメントの中には、歯のカルシウムと化学的に結合するものもあり、金属鋳造体のエッチングされた表面と機械的に接着するものもある。

第10章 歯のう蝕・破損・喪失に対する治療　305

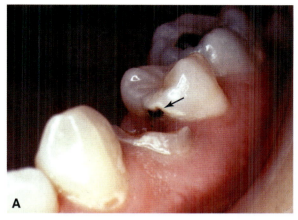
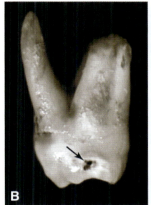
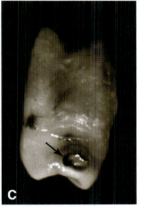
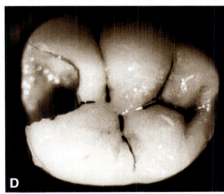

B. Ⅱ級う蝕

1. Ⅱ級う蝕：定義

Ⅱ級う蝕病変は、臼歯隣接面コンタクトの直下（歯頸側）に生じた平滑面う蝕を指す（図10-17A、B）。隣接歯間の奥まった部分の歯面に歯垢が取り残されることが原因である。デンタルフロスを適宜使用して臼歯歯間部の細菌性プラークを除去することが、Ⅱ級う蝕の予防（および脱灰歯質の修復）方法の一つである。

Ⅱ級う蝕の発生部位は目視や触診ができないため、小さなⅡ級病変をX線写真もなく口腔診査のみで発見することは難しい。Ⅱ級う蝕の臨床的エビデンスとして最初に認められる所見は、辺縁隆線の下に透けて見える不透明なエナメル質である（図10-18）。う蝕病変が大きくなるにつれて、病変は濃色の崩壊した部分（穴）として現れ、細いプローブ（探針）を歯間部に挿入すると発見できるようになる。Ⅱ級う蝕の相当に大きなものでは辺縁隆線の根元が弱くなっており、最終的には咀嚼中にエナメル質の辺縁隆線全体が崩れ落ちる（図10-17D）。

初期Ⅱ級病変（発生直後、限局）の診断法で最も的中率が高いものは、**咬翼法**によるX線診断である。Ⅱ級う蝕病変は普通、臨床的に発見される前にX線上で観察される。Ⅱ級病変は、隣接面コンタクトの直下（歯頸側）のエナメル質内に幅の狭い三角形の影として現れる（図10-19A）。Ⅰ級う蝕の進行形態とは異なり、三角形の長辺はエナメル質の外表面が相

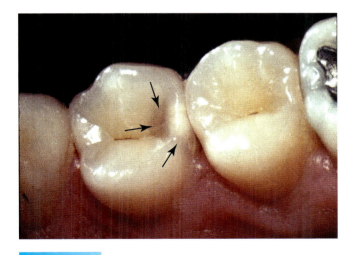

図10-17　**Ⅱ級病変**　**A**　下顎第二小臼歯隣接面のⅡ級う蝕（矢印）。隣接する第一小臼歯が歯頸部で破折しているためはっきりと確認できる。病変の位置（隣接面コンタクトがあった位置のすぐ歯頸側）と色調を確認すること（変色・白濁した部分に囲まれた濃色の穴）。第一小臼歯が健全な状態では臨床で発見されにくい。咬翼法X線写真が小さなⅡ級う蝕病変の診断には最も適している　**B**　上顎左側第一大臼歯近心面の空洞を形成していない限局病変（初期）（矢印）。隣在歯がある状態では、おそらくX線写真上でしか確認できない　**C**　上顎左側第二大臼歯近心面の空洞が形成されているⅡ級病変（矢印）。エナメル質の変色もあり、口腔内でも隣接面コンタクト直下に確認できたと思われる　**D**　下顎右側第一大臼歯近心面の非常に大きなⅡ級病変。近心辺縁隆線部のエナメル質全体が崩壊している

図10-18　**Ⅱ級う蝕が疑われる例**　臼歯隣接面コンタクトの上に相当する辺縁隆線部で、表層のエナメル質下に透明度が変化した部分があり褐色もしくは灰色を帯びて見えている（矢印）。この部位のう蝕は、隣接面コンタクト周囲の歯面診査と咬翼法X線写真により診断する

第2部 臨床における解剖学知識の応用

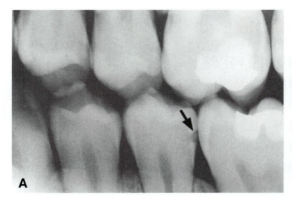

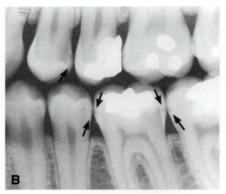

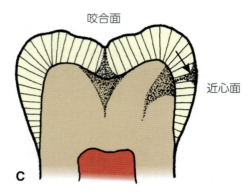

図10-19 Ⅱ級病変のX線像　A　X線写真で、象牙質にわずかに及ぶ深さのⅡ級病変が下顎左側第二小臼歯遠心面（矢印）に認められる。隣接面コンタクト直下（歯頸側）に位置し、DEJよりもエナメル質表面で病変の幅が広いことが分かる　B　さまざまな深度のⅡ級病変（矢印）。一部はエナメル質に限局し、2面（上顎左側第一小臼歯と下顎左側第一大臼歯の遠心面）は象牙質に及んでいる（上顎左側第二小臼歯にアマルガムのⅡ級修復があり、深い裏層と不適切なオーバーハングが確認できる。オーバーハングは歯肉側窩縁を超えてアマルガム塊が余剰にある部分をいう）　C　Ⅱ級平滑面う蝕の進行形態（矢印）。表面で広くエナメル象牙境（DEJ）に向かって幅を狭めていく。象牙質に至った後、病変は（Ⅰ級病変と同じように）DEJに沿って横方向に広がり、歯髄に向かって進行する

当し、DEJに向かって幅を狭め頂点をなす。病変が進行し象牙質に至ると、Ⅰ級う蝕と同じ進行形態をとる。DEJが広い底辺となり三角形をなしており、象牙細管に沿って進行するため歯髄側に頂点がある（図10-19Bの2つの大きな病変および図10-19C断面図の隣接面に示した）。

2. Ⅱ級病変：修復の適応

空洞（表面に割れ目や穴）が形成され臨床ではっきりと確認できるⅡ級病変は、修復が必要である（図10-17D）。X線写真上で確認される小さな病変の修復処置は、病変がDEJに至り、象牙質内に広がり始めたときに適応となる（図10-19Bの上顎左側第一小臼歯と下顎左側第一大臼歯）。病変が小さくX線写真上でエナメル質に限局している場合には、患者の過去のう蝕活動性、口腔衛生状態、年齢を考慮し、直ちに修復を行うか後の定期健診時に再評価するかを判断する。フッ素やフッ素含有バーニッシュ剤が適用されるようになり、以前よりも初期病変の進行は抑制されるようになった。しかし若年の患者で、他に深いう蝕病変が多く口腔衛生状態が不良で改善されない場合には、エナメル質の2/3までに限局した小さな病変でも処置する方がよいと思われる。特に、「実際の病変はX線写真よりも深い」[9]ことを踏まえて決定する。

3. Ⅱ級病変：窩壁の名称

Ⅱ級病変の場合、器具を挿入して（隣接面コンタクトの直下にある）罹患歯質を除去するためには、ほとんどの例で辺縁隆線から歯頸部に向けて**側室**を形成する必要がある。側室は、Ⅰ級窩洞の髄側壁よりも歯肉寄りまで広がっており、垂直方向の頬側壁・舌側壁・軸側壁（**軸側壁**〈軸壁〉は歯の長軸に沿った方向）と水平方向の**歯肉側壁**（歯肉壁）から構成される（図10-20にこれらの名称を相当する個所に略号で示した）。

Ⅱ級病変は臼歯の隣接面の片面だけ、もしくは両面を含めている（つまり、側室も1つもしくは2つ）。一般に隣接面にあるう蝕病巣は、咬合面の辺縁隆線を通じてでなければ処置できないため、修復物は少なくて2面（咬合面と近心面もしくは咬合面と遠心面）、または3面（近心面、咬合面、遠心面）を含む。

近心もしくは遠心の側室にある線角は形成する窩壁の名称を連ねて、軸側髄側線角、軸側歯肉側線角、頬側歯肉側線角、舌側歯肉側線角、頬側軸側線角、舌側軸側線角などと呼ぶ。咬合面と近遠心面を含む窩洞では、近心面の側室と遠心面の側室のいずれに位置するかを加えて側室の各線角を区別すればよい。例えば、咬合面と近遠心面を含むアマルガム修復の窩洞形成では2つの軸側髄側線角があるが、一方は近心側室の軸側髄側線角、もう一方は遠心側室の軸側髄

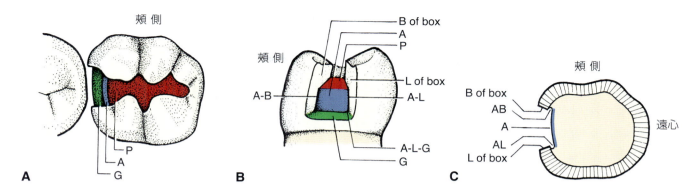

図10-20　下顎右側第一大臼歯におけるⅡ級アマルガム修復の従来型窩洞形成　A 咬合面から見ると、側室の頬舌的な幅は隣接面コンタクト部のみを通過するように形成されている　B 近心面から見ると、側室の頬側と舌側の窩壁が内開きに形成され、頬側軸側線角（A-B）と舌側軸側線角（A-L）に保持溝がある。点角（A-L-G：舌側軸側歯肉側点角）が確認できる　C A・B図に示した歯を歯間中央1/3での断面図で見ると、頬側軸側線角と舌側軸側線角部の象牙質内に保持溝が入っている。窩壁の略字：B＝頬側、P＝髄側（赤）、L＝舌側、A＝軸側（青）、G＝歯肉側（緑）。線角の略字：A-B＝頬側軸側線角、A-L＝舌側軸側線角（保持溝の位置）

側線角というようにする。各側室には、舌側軸側歯肉側点角（図10-20BのA-L-G）、頬側軸側歯肉側点角、頬側軸側髄側点角および舌側軸側髄側点角がある。

　アマルガムⅡ級窩洞のうち2面のみのもの、つまり近心と咬合面もしくは遠心と咬合面を含むものは、従来MO-Am、OD-Amと表記されている（OM-Am、DO-Amでない点に注意）。近遠心面と咬合面を含むアマルガム窩洞は、MOD-Am（DOM-Amではない）と表記される。コンポジットレジンⅡ級窩洞の形成は、2面のみを含む場合、「CR」を使用して同様に表記され、MO-CR、OD-CRと表記される。インレーは「In」、アンレーは「On」であり、表記はそれぞれ、MO-In、OD-In、MOD-InならびにMO-On、OD-On、MOD-Onと表記される。

4. Ⅱ級病変：窩洞形成の原則

　Ⅱ級窩洞は、アマルガム、コンポジットレジン（直接法）、インレーまたはアンレー（鋳造用金属もしくは審美性材料）で修復

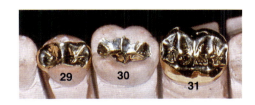

図10-21　支台歯模型上で作製された金合金鋳造修復物
下顎右側の第二小臼歯にインレー（MOD In）、第一大臼歯に咬合面インレー（O In）、第二大臼歯にアンレー（MOD On）

される。コンポジットレジン修復材の性能や修復技術の向上により、特に審美性が重要な例では、Ⅱ級修復に歯の色調を持つ修復材を使用することが多くなった。窩洞が大きくなるほど（つまり残存歯質が薄くなるほど）、咬頭頂の被覆・残存歯質の保護・十分な保持力獲得のため、アンレー修復が適するようになる（図10-21の下顎右側第二大臼歯にゴールドアンレーが装着されている）。

a. 予防拡大（Ⅱ級）

　Ⅱ級窩洞の形成ではⅠ級窩洞の形成時と同様に、連続する咬合面小窩裂溝に欠けた部分やう蝕病変部がある場合、咬合面の形成を少し拡大して窩洞に含むようにすることが多い。側室は咬合面方向ではなく歯肉方向に向かって降りる階段に例えることができる（図10-22A、B）。隣接面う蝕がありながら咬合面の溝にはう蝕がない場合には、スロット形成としてもよい。この形成方法は歯質を最大限に保存する方法で、従来型Ⅱ級アマルガム修復窩洞の側室のみの窩洞とし、咬合面の溝を含めるための咬合面への拡大はしない（図10-22C）。図10-22Aの上顎大臼歯の窩洞形成では、斜走隆線部に感染しやすい溝はほとんどないため、斜走隆線まで拡大していない。同じように、下顎第一小臼歯のアマルガムOD窩洞でも横走隆線（深い溝はほとんどない）は含めず、近心小窩も深くない場合やう蝕に罹患していない場合は含めない。

　Ⅰ級窩洞部分では、すでに説明したⅠ級病変の修復に対する原則に従うが、隣接面部分（側室）に関して新しい部分がある。例えば、Ⅱ級窩洞の側室の頬側壁と舌側壁は隣接面

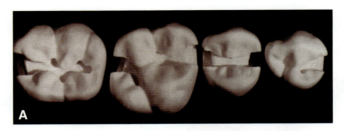

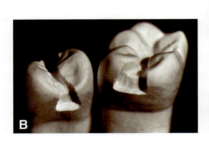
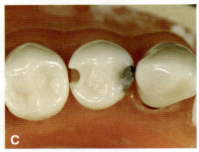

図10-22　予防的なアマルガムⅡ級窩洞模型　**A** 咬合面観　左：6⏌ MOアマルガム窩洞（近心-咬合面）、左中：6⏌ MO・ODアマルガム窩洞（近心-咬合面・咬合面-遠心）と保存された斜走隆線、右中：5⏌ MODアマルガム窩洞（近心-咬合面-遠心）、右：4⏌ ODアマルガム窩洞（咬合面-遠心）と保存された横走隆線　**B** Ⅱ級アマルガム窩洞の隣接面観　左：4⏌ MODアマルガム窩洞　右：6⏌ MOアマルガム窩洞　頰側壁と舌側壁が内開きに形成され保持形態および抵抗形態となっている。実質崩壊が深く広く進むほど、2つの窩壁は当然この例よりも離れることになる　**C** タイポドントの「4遠心面と咬合面の保存的な**スロット形成**　近心面から咬合面に充塡された既存のアマルガム修復（MO）も同様のスロット形成が行われている。隣接面う蝕があっても咬合面には病変がない場合、歯間部にあるう蝕に対してこのような保存的な窩洞形成が選択される

コンタクトエリアを超えて頰舌側の鼓形空隙まで延ばす（図10-23）。延ばすことで、歯科医は修復物の辺縁適合状態を確認しやすくなり、患者は清掃しやすくなる。

b. 保持形態（Ⅱ級窩洞）

アマルガム窩洞では、咬合面と側室の頰側壁と舌側壁を内開きに形成し、修復物が咬合面方向に脱落することを防いでいる（図10-22Bを参照）。保持溝も側室内側の垂直壁上で頰舌側に形成する。この垂直方向の壁は歯の長軸方向に沿った面であり軸側壁と呼ばれる。保持溝は充塡したアマルガムの隣接面方向への脱落を防ぐために付与される。頰側軸側（A-B）および舌側軸側（A-L）線角に付与された保持溝が、図10-20Cに示されている。レジン修復は、概ねアマルガムと類似した形態に形成する。ただし、エナメル質のエッチングとボンディングによる保持力が加わるため、内壁に保持溝を付ける必要性は比較的少ない。

金属鋳造やポーセレンを使用したインレーやアンレーの場合には、向き合う頰側壁と舌側壁は咬合面側でわずかに開いた

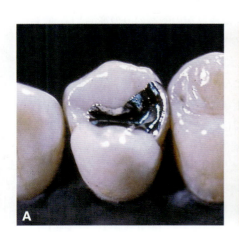
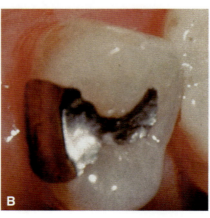

図10-23　Ⅱ級アマルガム修復　**A** 上顎左側第一小臼歯の仕上げられたⅡ級アマルガム修復（⌊4 OD-Am）　**B** 隣在歯のない歯のⅡ級アマルガム修復。う蝕があった部位（隣接面コンタクトより歯肉側）を処置するために歯肉方向への拡大を要したことが分かる

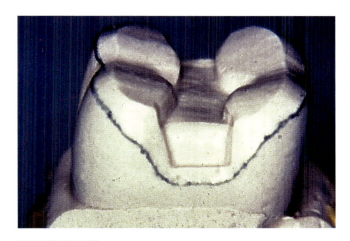

図10-24 **鋳造アンレー修復窩洞の支台歯模型** 近心面-咬合面-遠心面の被覆（MOD-On）。支台歯模型には、全周にわたり**ベベル**の付いた窩縁にラインが引かれている。頬側壁と舌側壁は外開きに形成され、修復物を模型から取り外し口腔内で形成歯に装着できるようになっている

外開きに形成し（図10-24に示した鋳造アンレー用**支台歯模型**を参照）、咬合面と近遠心面を含むインレー窩洞における2つの軸側壁は、咬合面側でわずかに内側に倒れるように形成されなくてはならない。口腔外で作製した修復物を口腔内の窩洞に装着する際に、良好な適合を得るために必要な形態である。

C. Ⅲ級う蝕

1. Ⅲ級う蝕：定義

Ⅲ級病変は前歯の隣接面に位置する平滑面う蝕を指し、隣接面コンタクトの直下（歯頸側）にあり切縁隅角（角）を含まないものをいう（図10-25）。

Ⅲ級限局病変（初期の小さいもの）を臨床で発見するには、隣接面コンタクトのすぐ下の部分のエナメル質に着目し、唇側からもしくは舌側から透過性の変化を観察するとよい（図10-26）。内側に病変があると、外層のエナメル質が周囲の健全エナメル質に比べてやや暗くもしくは不透明に見える。この変化を確認するには、舌側から隣接面エナメル質に光源（光ファイバーなど）をあて唇側で透過性の違いを見る方法が適している（図10-27）。この臨床診断法を**透照診**という。

前歯のX線写真も、Ⅲ級病変の診断に使用される（図10-28）。位置（隣接面コンタクトの直下）・進行形態ともに、Ⅱ級病変に対してすでに述べた通りの典型的な平滑面う蝕の様式をとる。

2. Ⅲ級う蝕：修復の適応

修復を行う適応となるⅢ級病変はⅡ級病変と同一である。歯面に空洞がある場合もしくはX線診査や透照診で象牙質に達するう蝕が認められる場合に、修復の適応となる。

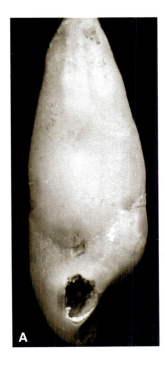
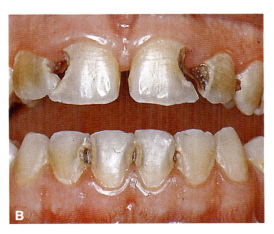

図10-25 **Ⅲ級病変** A エナメル質に大きな実質崩壊（穴）がある上顎右側犬歯近心面のⅢ級う蝕 B ほとんどの前歯に大きなⅢ級う蝕が認められる。上顎中切歯遠心面のう蝕は、病変が切縁隅角に近くⅣ級う蝕である可能性もある

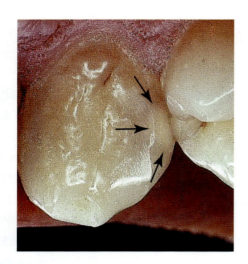

図10-26 **上顎右側犬歯舌側面から見たⅢ級病変** 舌側から隣接面コンタクトにかけた辺縁隆線部の透明度に変化（矢印）が現れ、エナメル質外表の内側に褐色ないしは灰色の影があるように見える場合はう蝕を疑う。隣接面コンタクト周囲の精査に透照診またはX線診査を併用して、こうしたう蝕病変を診断する

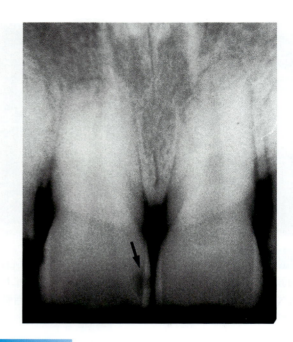

図10-28 **Ⅲ級病変のX線所見**（矢印） 上顎右側中切歯。う蝕病変の位置は隣接面コンタクト直下で、特徴的なDEJでの波及・横広がりの様相を見せている

3. Ⅲ級う蝕：窩壁の名称

大抵の場合Ⅲ級レジン修復は、エッチングしたエナメル質と象牙質に対するレジンの接着により保持されるため、Ⅲ級窩洞の最終形態は特に決められた形はなく罹患した歯質のみを除去し、可能な限り健全歯質を保存するようにする。しかし場合によっては、いくらか規定された従来型の窩洞が適することもある。舌側からアプローチする従来型のレジンⅢ級窩洞を図10-29Aに示した。舌側アプローチによる形成はⅡ級窩洞におけるスロット形成に相当し、同じように辺縁隆線を削り込んでいく。ただし、Ⅲ級窩洞の側室部分は水平方向に傾いているため、窩壁に付けられた名称が異なる。Ⅲ級窩洞の4壁は、歯肉壁、唇側壁、切端壁および軸側壁などと呼ばれる（図10-30A、Bに略号を提示）。線角は、唇側歯肉側、唇側切縁側、歯肉側軸側、唇側軸側、切縁側軸側の5つとなる。窩洞内の点角は唇側歯肉側軸側、唇側切縁側軸側の2つがある。

唇側からアプローチする従来型コンポジットレジン窩洞は、形態が三角形に近づき（歯肉側が底辺）、3壁と床を持つ（図10-29B）。3壁は唇側壁、舌側壁、歯肉壁で、4つ目の壁（床に相当）は軸側壁である。したがって窩洞内には、唇側軸側、舌側軸側、歯肉側軸側、唇側舌側、舌側歯肉側および唇側歯肉側の6つの線角がある。窩洞内の点角は、唇側舌側軸側（図10-30CでF-L-Aと略記）、舌側歯肉側軸側、唇側歯肉側軸側の3つとなる。

Ⅲ級コンポジットレジン修復は隣接面に加えて、処置のために開削した歯面と使用した修復材に基づいて略号で表すことができる。例えば、上顎左側側切歯の近心面にあるⅢ級レジン修復（図10-29C）は舌側のエナメル質から処置が行われており、「⌊2 ML-CR」と表記できる。犬歯遠心面に舌側から処置された既存のアマルガムⅢ級修復が認められるが、こ

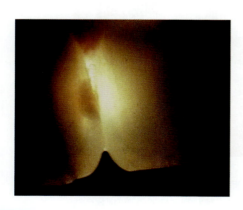

図10-27 **透照診** 前歯の隣接面に向けて光源をあて、隣接面コンタクト直下の透過性の変化を見る。Ⅲ級う蝕の存在が示唆されている

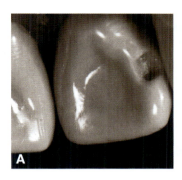
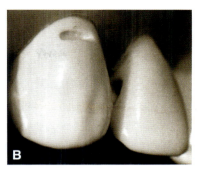
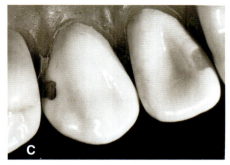

図10-29　Ⅲ級窩洞　A　上顎右側中切歯の舌側から形成したコンポジットレジン修復窩洞（DL窩洞）。切縁側軸側に保持形態が付与されている。（歯肉側軸側の保持形態はこの図ではよく見えない）　B　唇側から形成したⅢ級レジン修復窩洞（2| DF-CR）が唇側鼓形空隙に見える（Gregory Blackstoneの歯学部2年生による窩洞形成）（犬歯唇側面にⅤ級窩洞も形成されている）　C　Ⅲ級修復が行われた2歯。上顎左側側切歯は舌側からの形成で近心にコンポジットレジンによる修復（|2 ML-CR）、犬歯は舌側からの形成で遠心にアマルガムによる修復（|3 DL-Am）が行われている

れは「|3 DL-Am」と表記できる（図10-29C）。下顎左側中切歯近心面の唇側から処置されたコンポジットレジン修復は「1| MF-CR」となる。唇側面（labialもしくはfacial）を表す記号として「F」を使用する理由は、舌側面を表す「L」との混同を避けるためである。

4．Ⅲ級う蝕：窩洞形成の原則

Ⅲ級病変はほとんどの患者にとって審美性が問題であり、外力は加わらない位置にあるため、歯の色調をしたコンポジットレジンが修復材料として基本的に選択される。

a．予防拡大：Ⅲ級

Ⅲ級コンポジットレジン修復窩洞における予防拡大は、審美的見地からエナメル質をできるだけ保存したいため最小限とする。他に問題がなければ、う蝕の除去は舌側面から行い、唇側のエナメル質層を残して最大限に審美性が保たれるようにするが（図10-29A）、う蝕がすでに唇側のエナメル質に至っている場合は唇側からの形成も行われる（図10-29B）。

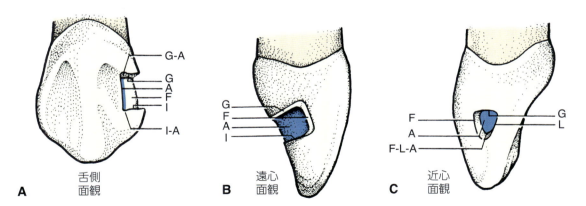

図10-30　Ⅲ級窩洞　A　上顎右側犬歯遠心面の舌側から形成したⅢ級アマルガム窩洞舌側面観。保持溝が歯肉側軸側と切縁側軸側の線角部窩壁に確認できる　B　舌側から形成したⅢ級コンポジットレジン窩洞の遠心面観。切縁側と歯肉側の窩壁は保持を図るために舌側の開削部が狭まったわずかに内開きの形態をしている。歯肉側軸側線角部に保持溝も付与されているが（G-A間の黒い部分）、窩縁までは伸ばされていない。　C　唇側から形成したⅢ級コンポジットレジン窩洞の近心面観。外形が三角形をしている。保持のための形態は、内側で軸側歯肉側線角と唇側舌側軸側点角部に付与されている。舌側形成（AおよびB）の略字：G＝歯肉側、A＝軸側（青）、F＝唇側、I＝切縁側。保持形態を付与した隅角部の略字：G-A＝歯肉側軸側線角、I-A＝切縁側軸側線角。唇側形成（C）の略字：F＝唇側、A＝軸側（青）、G＝歯肉側、L＝舌側

b. 保持形態：Ⅲ級

比較的大きなう蝕病変の修復では、DEJに沿って広がったう蝕部位を除去するだけで、形成部位が外側よりも内側で幅広い形態をとり保持形態が得られることもある。従来は、軸側壁に保持のための小孔や溝を付与し、コンポジットレジンやアマルガムⅢ級修復窩洞の保持力の向上を図ってきた（図10-30Aを参照）。しかし、ベベルを付けたエナメル質表面に酸エッチングを行ってコンポジットレジンを接着させる方法をとれば、充填物の保持を確保し窩縁における辺縁漏洩を減らしながら従来よりも歯質を保存できる。この方法であれば、歯質削除量が少ない窩洞形態で済み、内側壁に保持のための溝や孔は不要となる。

D. Ⅳ級う蝕

1. Ⅳ級う蝕：定義

Ⅳ級病変は（Ⅲ級病変と同様に）前歯の隣接面を含み、さらに切縁隅角まで至った病変を指す（図10-31）。Ⅲ級病変が進行し、歯の角にあたる部分の根元が掘り崩され破折して生じることが多い。同じような形の欠損は、口元を殴られて歯の角の部分が破折した場合にもみられる。切縁隅角部の欠損は口腔診査時に一目で確認される。X線診査はⅣ級病変の発見には不要だが、病変と髄室までの距離を判断するために利用できる（図10-32）。

2. Ⅳ級う蝕：修復の適応

Ⅳ級修復は、活動性のう蝕が認められる場合に行う。ただし、う蝕によってではなく、切縁隅角部の不意の破折によりⅣ級修復の適応となるものも多い。こうした例では、破折の程度、破折面から髄室までの深さ、温度変化に対する過敏性、審美性に対する患者の要求度などを十分に考慮し、歯を修復するかどうかが決定される。破折が象牙質に至らず、患者が歯の外観を気にしない場合には、歯の鋭縁を滑らかにするだけで十分である。しかし、象牙質に至っている場合、う蝕がある場合には、象牙質露出による不快症状やう蝕拡大を予防するために修復の適応となる。

3. Ⅳ級う蝕：窩壁の名称

病変の範囲に準じて、Ⅳ級窩洞は平坦な1面のみの窩壁となることもあり（破折時にみられる。図10-33の例を参照）、あるいは歯肉壁と軸側壁に近い2面といえる場合もある。2面の場合、境界は軸側歯肉側線角と呼ばれる。点角はない。

切縁隅角のコンポジットレジン修復は、1カ所の修復がその実4面の一部ずつを修復しているため、略して表記する場合には、MIFL-CRやDIFL-CRとなり（図10-34）、近心切縁隅角部または遠心切縁隅角部ですべての面を含めた修復であることが表される。両隣接面が含まれる場合には、MIDFL-CRと表される。通常、略号の前に歯の記号を加えて表す。例えば「⌊1MIDFL-CR」と表す。

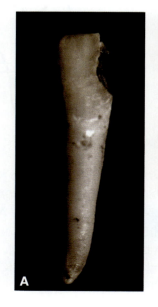
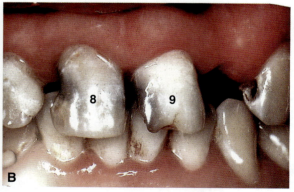

図10-31　Ⅳ級う蝕　A 下顎右側側切歯の近心切縁隅角を含む大きなⅣ級う蝕病変　**B** 上顎左側中切歯に広範囲のⅣ級う蝕があり、コンポジットレジンによるMIFL修復が必要である

第10章 | 歯のう蝕・破損・喪失に対する治療

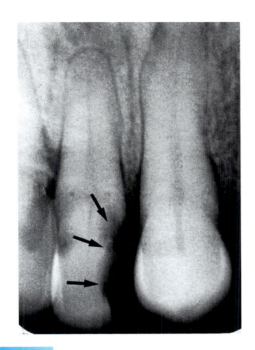

図10-32 Ⅳ級病変のX線像　上顎左側側切歯の遠心切縁隅角が含まれている（矢印）

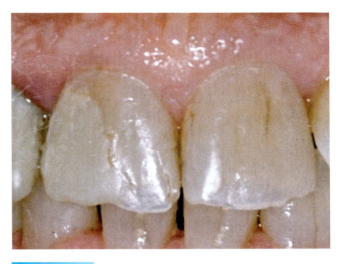

図10-34 Ⅳ級コンポジットレジン修復　上顎中切歯（1｜DIFL-CR）

4. Ⅳ級う蝕：窩洞形成の原則

　Ⅳ級窩洞を保存的に修復する場合には、コンポジットレジン、特に酸エッチング処理を行うコンポジットレジンが選択される。レジンに替わる治療としては歯の唇側面にポーセレンベニアを接着し、破折した切縁部を修復する方法がある（図10-7Aを参照）。切縁と両隣接面全体が含まれる場合など窩洞の範囲が広い場合には、十分な残存歯質があったとしても審美性と長期安定性を考慮して、唇側面に歯の色調を配した全部被覆冠（フルクラウン）、オールセラミッククラウンによる修復の方が適している。

　う蝕除去とエナメル質の凹凸が激しい部分や裏打ちのない部分を整理することが、Ⅳ級コンポジットレジン窩洞に求められる。通法通り咬合状態の確認も行い、患者がものを噛んだり噛み切ったりする位置で修復材の厚みが確保されるようにする。特に前突した位置での確認を行う。保持力は主に酸エッチングにより得る。レジンタグが形成されコンポジットレジンが歯に接着する。酸エッチングされたエナメル質ベベル部分をコンポジットレジンが袖状に薄く被覆して保持力を最大限に引き出し（図10-33B）、色調の異なるコンポジットレジンとエナメル質を一体化させ審美性を向上させる。

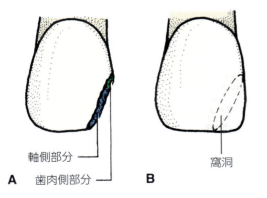

図10-33 Ⅳ級う蝕病変　上顎右側中切歯の修復例　**A** 破折面に歯肉側部分と軸側部分がある　**B** 窩洞を滑らかに整え、エナメル質の酸エッチングを行った後に修復を行う。薄いレジン層がエッチング面を袖状に取り囲んで接着するように修復し、最大限に保持力を得るとともに色調の適合（一体化）を図る

E. Ⅴ級う蝕

1. Ⅴ級う蝕：定義

　Ⅴ級う蝕は、前歯臼歯を問わず、歯冠の唇頬側面および舌側面の歯頸側1/3に位置するう蝕を指す（図10-35）。頬舌側の最大豊隆部と歯肉の間にみられる平滑面う蝕であり、位置的に口唇や舌、頬による自浄作用が働きにくい上に、清掃不良が重なって発生する。歯垢が蓄積しやすいため、結果としてう蝕が生じやすい。歯肉と支持骨は年を経るにつれて根尖方向に下がり、根面の露出が多くなる。唾液量の減少や清掃

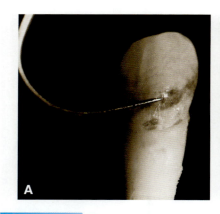
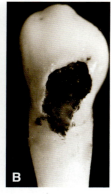
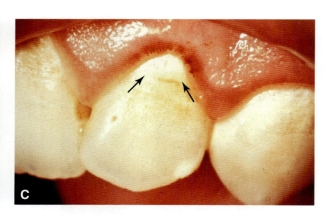

図10-35　**V級う蝕病変**　A　唇側面の初期限局病変は白濁・変色部位として観察され、はがすことができる　B　実質欠損が一目で確認できるV級病変。歯冠頬側面のエナメル質が大きく崩壊し、歯根のセメント質と象牙質までつながっている　C　V級の脱灰病変。切縁が擦り減った上顎側切歯の歯頸側1/3に白濁した部分（矢印）があり、う蝕初期段階であることが分かる。脱灰が進行し、修復が起こらなければ（修復は良好な口腔衛生状態、食事管理、フッ素塗布により起こる）、白濁部分は実質欠損（穴）になり修復の対象となる。周囲の歯肉には炎症もみられるが、この歯肉炎も細菌性プラークにより生じたものである

不良といった条件がそろえば、V級う蝕の発生が増え、その程度は重くなる（図10-35B）。

　V級う蝕の形成が始まると、歯面の白濁または着色が認められるようになる（図10-35C）。この初期（限局）病変の段階では、脱灰が始まっただけでまだ実質欠損がない部分を突き刺さないように、探針の使用には慎重を期す。良好な口腔衛生管理とフッ素により、脱灰歯質の修復が起きることが明らかにされているからである。歯肉に炎症があると病変が隠されている場合があり、この場合には、実質欠損の発見[9]や、う蝕病変（実質欠損）と石灰化した歯石の堆積（歯面上の盛り上がりとして感じる）との鑑別に、探針を用いた触診は避けられない。

　歯冠の歯頸部や歯根の歯頸部寄りの部分に生じる実質欠損（陥凹部）には、う蝕によるもの以外にも、酸蝕による欠損、摩耗による欠損（歯磨き粉の研磨剤や歯ブラシの不適切なあて方が主な原因〈図10-36〉）があり、さらにアブフラクション（歯の硬組織の喪失で摩耗と同じように見えるが、過大な咬合力により歯がたわんで生じるもの）と呼ばれるものもある。これらの実質欠損でも深部ではう蝕に移行すると思われる。歯肉退縮により口腔環境に露出した歯根表面も、エナメル質に比べて石灰化の程度がかなり低いセメント質の表層を持つため、う蝕になりやすい。こうした経過をたどって生じる根面う蝕は、高齢者によくみられる（図10-37）。

　V級病変でも、I級病変のX線像と同じように白く写る（X線不透過性の）頬舌側のエナメル質層が重なり、暗く写る（X線透過性の）う蝕病巣は隠されてしまう（図10-38）。V級病変がX線写真上に認められたときには初期限局段階を大きく越えて進行した状態で、口腔内診査でごく初期段階で発見されていた場合よりも、かなり大きな修復が必要になる。したがって、V級病変の診査ではX線写真に依存してはいけない。ただし、X線写真で歯頸部にX線透過像が認められたときは口腔内で精査し、V級う蝕の有無を検証する必要がある。歯頸部の摩耗や旧型のX線透過性修復材は暗い像（X線透過像）として写り、X線写真上ではV級う蝕や根面う蝕のようにも見える。

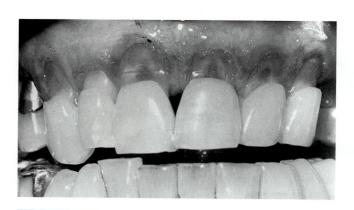

図10-36　上顎前歯の**歯頸部の摩耗**　不適切なブラッシングと研磨剤入りの歯磨剤がおそらく原因で、う蝕に罹患しやすく知覚過敏を呈することも多い。1歯ずつ丁寧に診断を行い、知覚過敏抑制剤を適用するか修復を行うかを決定する

第10章 歯のう蝕・破損・喪失に対する治療　315

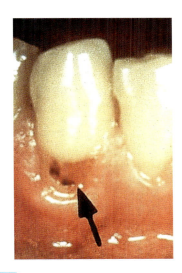

図10-37　歯肉退縮後に露出したセメント質に生じた**根面う蝕**(矢印)

2. V級う蝕：修復の適応

　歯頸部に白濁や濃い着色がある場合でも、常にV級修復を要するわけではない（図10-35C例）。初期（限局）病変はフッ素塗布や口腔衛生状態の改善に反応して実際に再石灰化が起きる可能性があり、再石灰化すれば修復は要しない。また、歯頸部のこのような欠損部は進行が止まった（病変形成後の経過が長い、非活動性の）う蝕である場合や、う蝕ではなく摩耗や酸蝕、アブフラクションが原因の実質欠損である場合もある。V級病変では、歯質が軟化し、空洞がある場合が修復の適応である（図10-35B例）。この場合以外にも、う蝕でない欠損（摩耗部位など）で保護を要する場合に修復を検討する。知覚過敏があり知覚過敏抑制剤の効果がない場合、欠損が深く清掃が困難な場合、不良な口腔衛生状態や非機能的習癖により進行が予想される場合に、歯質欠損部の保護が必要となる。

3. V級う蝕：窩洞の名称

　V級窩洞は概ね箱型で、遠心、咬合側、近心、歯肉、軸側に5壁を有する。窩洞内には、近心軸側、軸側歯肉側、遠心軸側、軸側咬合側、近心歯肉側、遠心歯肉側、近心咬合側、および遠心咬合側の8つの線角を有する。保持溝が付与された軸側咬合側と軸側歯肉側の線角は、図10-39BでA-OおよびA-Gと示した。点角は、遠心軸側咬合側（図10-39AのA-O-D）、近心軸側咬合側、遠心軸側歯肉側、近心軸側歯肉側の4つがある。

　修復は、歯面と材料に基づいて表記できる。例えば、下顎左側第一大臼歯頬側面のアマルガム充填は「6 B-Am、上顎右側側切歯唇側面に行われたコンポジットレジン充填は2⌋F-CR、上顎左側犬歯唇側面のグラスアイオノマー充填は⌊3 F-GIと表記できる。通常、唇頬側面を表す略語としては、前歯には「F」（facial）、臼歯には「B」（buccal）を使用する。

4. V級う蝕：窩洞形成の原則

　V級病変は外力が加わらない位置にあり審美性が問題となる部分であるため、アマルガムに比べて摩耗しやすいと思われるにもかかわらず、修復にはコンポジットレジンが使用される（図10-40B）。歯肉に近い摩耗や根面う蝕の修復にはグラスアイオノマーやレジン含有グラスアイオノマーが使用される。両材ともに象牙質への接着性を有し、フッ素を含有しているためである。アマルガムは審美性が特に重要な問題でない場合に使用される（図10-40A）。まれではあるものの、患者の要望を取り入れて鋳造インレー（もしくはポーセレンインレー）により形態の再建を行うこともある。

　V級コンポジットレジン窩洞は通常、可能な限り保存的に行い（図10-40B）、軸側壁は象牙質にわずかに至る深さで凸彎させて形成し（図10-39C）、予防拡大はごくわずかに行うか、

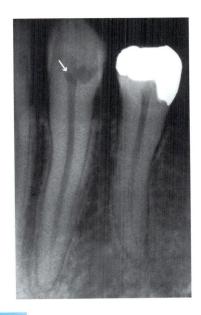

図10-38　**V級病変のX線所見**(矢印)　下顎左側犬歯。X線写真から病変位置の頬側と舌側との判別、う蝕とX線透過性の（X線像で暗く見える）コンポジットレジン修復との判別はできない

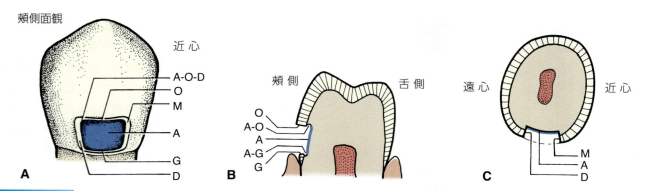

図10-39 **保存的なV級アマルガム窩洞** 下顎右側第二小臼歯 **A** 頬側から見た台形の外形。点角の例：遠心軸側咬合側点角（A-O-D） **B** 頬舌的断面で軸側咬合側（AO）線角と軸側歯肉側（AG）線角、保持溝が示されている **C** Bの横断面。ごくわずかに象牙質に至る深さ（0.5mm）の凸弯した軸側壁。略字：O＝咬合側、M＝近心、A＝軸側（青色）、D＝遠心、G＝歯肉側

まったく行わない。将来のう蝕に対する予防としては、患者への口腔衛生指導と定期的なフッ素塗布を行う。アマルガム修復では軸側壁に咬合面方向と歯肉方向に保持溝を付与し、保持を図る（図10-39BのA-OおよびA-G）。コンポジットレジン修復でも同様の保持溝を付与する場合があるが、ベベルを付与したエナメル質に酸エッチング処理を行って保持力を得る場合の方が多い。歯頸部の深い摩耗（V字形・くさび状）に対するグラスアイオノマー充填では、形成は必ずしも必要ではなく、象牙質処理（デンチン・コンディショナー／プライマー）のみで象牙質とグラスアイオノマー間の化学的結合が得られる。

F. う蝕分類のVI級

う蝕および修復におけるVI級は、ブラックによる本来の分類にはない。Baumの教科書では、咬頭頂もしくは切縁を含む、う蝕や実質欠損と定義されている[9]。Sturdevantの教科書では、VI級う蝕は臼歯の咬頭頂を含む病変とされている[10]。VI級病変に対する窩洞形成は、従来のブラックの窩洞形成の原則に準じ、修復材の選択は病変の大きさと位置、ならびに強度と審美性の必要性を考慮して決定する。

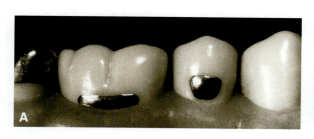
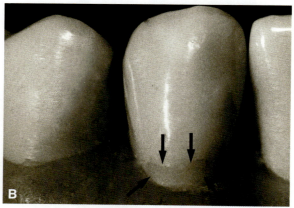

図10-40 **V級修復 A** 下顎右側第二小臼歯と第一大臼歯の頬側に行われたアマルガム充填（B-Am）。通常う蝕部位をアマルガム修復範囲とする **B** 下顎右側犬歯頬側面のV級コンポジットレジン修復（B-CR）。修復材の色調が優れていれば、修復部は判別しにくく、歯科用インスツルメントが触れたときに粗い感触があるため限局した歯石沈着と混同されることもある（Gregory Blackstone歯学部2年生による修復）

セクション6　歯冠崩壊と歯の喪失に対する修復

　保存修復治療では対処できないほど歯の崩壊が進み、エナメル質の薄い殻だけが残っている場合には、う蝕を除去した後に、アマルガムやコンポジットレジンを使用し、ある程度元の形を取り戻すように埋めて、歯の「芯」と土台になる部分を作らなければならないことがある。土台がなければ全部被覆冠（フルクラウン）による修復を行うことができない。クラウン（冠）形成の前段階として歯の形を再構築することを支台築造といい、築造体をコア（アマルガムを使用したときはアマルガムコア）と呼ぶ。歯冠部の残存歯質がほとんどない場合は、ポスト（杭）を付与した鋳造メタルコア（クラウン用に形成済みの歯と同じ形に作製）で築造する。ポストは、歯内療法済みの根管を形成し、差し込めるように設計した部分で、保持のために必要な構造である。この修復物は**鋳造ポストコア**と呼ばれる（図10-41）。

　臼歯のクラウンで全体を鋳造金属で作製したものを**全部鋳造冠**という（図10-42）。全部被覆冠の形成時には、ダイヤモンドバーを用いて築造しておいた解剖学的歯冠（または用意したコア）をひとまわり小さくし、鋳造冠に必要な厚みを確保する。形成は普通、築造部の辺縁を越えて歯肉の方向に伸ばし、クラウンの辺縁（マージン）が健全歯質に終わるようにする。全部鋳造冠のマージン（歯肉側の形成面の端）は、シャンファーと呼ばれる丸みを帯びた形に設定する（図10-42A、10-43A）。

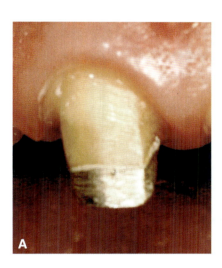
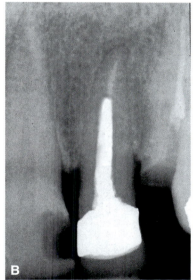

図10-41　**鋳造ポストコア**　**A**　ポストとコアのうち、口腔内で見える部分が**コア**で、支台歯として不足する部分を補っている　**B**　本X線写真の**ポスト**は、ポストコア上に装着されるクラウンの保持に十分な深さがある

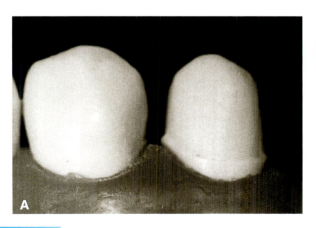
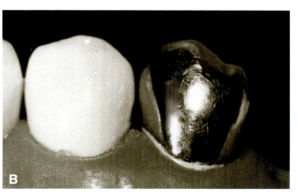

図10-42　**全部鋳造冠**　**A　クラウン形成**　全部鋳造冠の形成が行われた下顎左側第二小臼歯。歯肉側の辺縁で形成量が減る形態をシャンファーという　**B**　合着された**全部鋳造冠**

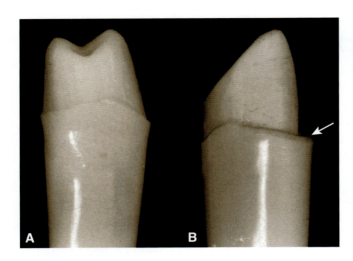

図10-43 クラウン形成の隣接面観　右が頬側　**A** 下顎小臼歯の全部鋳造冠（陶材前装）の形成　**B** 審美性の見地から唇側に陶材を焼付けた鋳造冠を装着するための形成が行われた上顎犬歯。唇側の歯質削除量が増えている（矢印）

審美性が問題となる場合、特に前歯や上顎の小臼歯の場合には、唇頬側面の削除量を増やす必要がある。薄い鋳造冠の分だけでなく、鋳造冠の唇頬側面に焼き付ける白いポーセレン前装部分のための厚みもさらに要するためである。このタイプの修復物は**メタルセラミック修復物**（陶材焼付鋳造冠）と呼ばれ、図10-44の下顎右側第一大臼歯に装着されている。クラウンの保持は、わずかに傾斜を付けたほとんど平行の向き合う2壁、精密な適合、セメントで得ている。歯冠全体を被覆する修復で審美性をそなえたものには、**オールセラミッククラウン**（旧称ポーセレンジャケットクラウン）もある。全周にわたり、ディープシャンファーに形成される。陶材の内側に金属部分がないため、透過性が高くなり、天然歯により近い色調を呈する（図10-45の上顎前歯）。

う蝕病巣や崩壊部分がごくわずかな場合やない場合でも、歯に亀裂があるとき、欠損歯の代わりを務めるダミーの歯（ポンティック）を隣で支える必要があるときには、クラウンによる修復を行った方がよい。ダミーの歯と歯に装着されたクラウンを一塊で、**固定性歯科補綴物**と呼ぶ（固定性部分義歯ともいうが、一般にはブリッジと呼ばれる）（図10-46）。ダミーの歯

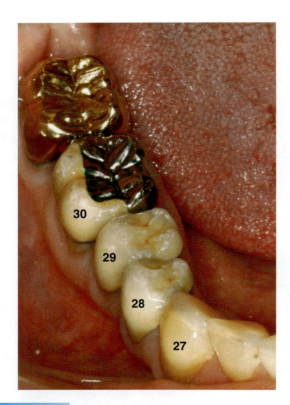

図10-44 さまざまなクラウン　下顎右側第二大臼歯に**全部鋳造冠**、第一大臼歯に**メタルセラミック修復**（陶材焼付け鋳造冠）、第一・第二小臼歯に**メタルセラミッククラウン**（金属部分は隠れている）（Photographs courtesy of Dr. Julie Holloway）

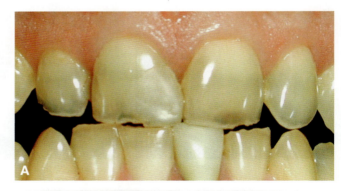

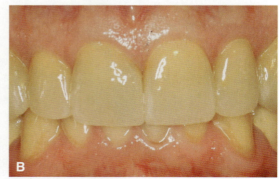

図10-45　**A** 厚みの薄い、損傷を受けた上顎切歯　**B** **オールセラミック修復**（ポーセレン・フルジャケットクラウン）の装着後（Photographs courtesy of Dr. Julie Holloway）

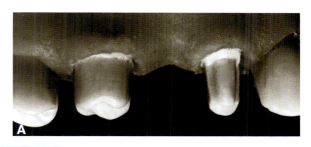 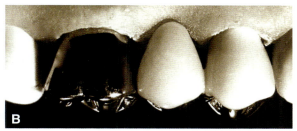

図10-46 **固定性歯科補綴物** 一般に「ブリッジ」と呼ばれる **A** 頬側から見た上顎右側第二小臼歯欠損ブリッジの形成。第一大臼歯（左）はフルクラウン用の、第一小臼歯は前装冠用の形成が行われている **B** 完成した第二小臼歯欠損に対する3歯の**固定性歯科補綴物**（固定性部分義歯・ブリッジ）。小臼歯の**リテイナー**（支台歯に装着される部分）と**ポンティック**（ダミーの歯）は陶材焼付鋳造冠、大臼歯は全部鋳造冠で修復されている

を**ポンティック**、ポンティックを支えている連結された歯を**支台歯**、支台歯に装着される部分を**リテイナー**と呼ぶ。上顎右側の固定性歯科補綴を図10-46Bに示す。支台歯の第一小臼歯と第一大臼歯はそれぞれメタルセラミッククラウンと全部鋳造冠で修復され、第二小臼歯部のメタルポンティックは陶材で前装されている。

1980年代から1990年代にかけて、喪失した歯を**歯科インプラント**（外科的に骨内に埋入するチタニウム合金製の代用歯根）を用いて修復する手法が確立し、現在では広く普及している（図10-47）。歯科インプラント術では、骨内に人工歯根（チタニウム合金）が埋入される。埋入したインプラントは外科的埋入から3-6カ月経過した後、クラウンの保持やスクリューで固定する固定性歯科補綴の保持、可撤性部分義歯の支持に利用される。下顎における歯科インプラントの10年成功率は91%と報告されている[28]。

喪失した歯が複数の場合は、1歯の場合と同じ方式で複数のインプラント埋入や固定性歯科補綴により、あるいは**可撤性歯科補綴**（**可撤性部分義歯**）による修復が行われる。可撤性歯科補綴の1例として、欠損部の顎に沿わせた鞍状のアクリリックレジン部分、鞍状部に並べられた人工歯冠部分、安

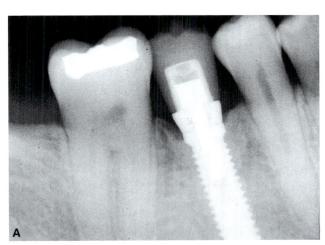 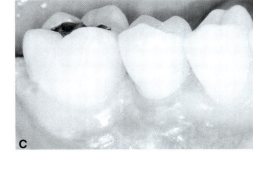 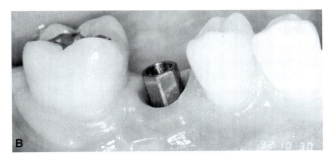

図10-47 **インプラント** 下顎右側第二小臼歯が抜歯されインプラントに置換されており、陶材前装冠が装着されている
A X線写真に写し出されたインプラントとスクリュー固定装置、フルクラウン **B** クラウン装着前に、スクリュー固定装置（クラウン固定用）がインプラントに取り付けられ、口腔内に見えている **C** インプラントのスクリュー固定装置上に合着されたクラウン (Photographs courtesy of Ed McGlumphy, D.D.S., M.S., Associate Professor, Ohio State University, College of Dentistry)

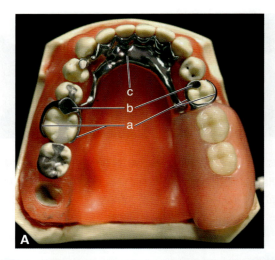

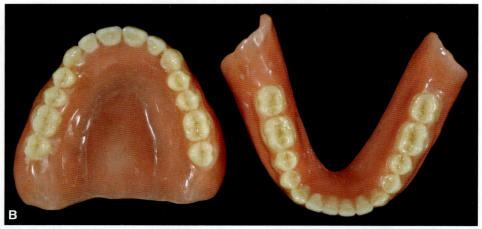

図10-48　**A** タイポドント上の下顎右側第一・第二大臼歯欠損に対する**可撤性部分補綴**（可撤性部分義歯）。鉤歯（維持歯）として、下顎左側第一大臼歯と下顎右側第二小臼歯にクラスプ（a）とレスト（b）を設け、補綴物の口腔内での保持と固定を図っている。補綴物の左右を連結する金属骨格部分である大連結子（c）は、下顎前歯部舌側面に沿わせたリンガルプレートとし、安定性を補っている　**B** **可撤性総義歯**（総義歯）。図の左が上顎義歯で口蓋を被覆しているが、右の下顎義歯では舌が入るスペースを確保する設計となっている

定・保持を担う骨格部分（通常は金属）から構成されている補綴物を図10-48Aに示す。左右の補綴部分を結ぶ骨格部分（フレームワーク）は**大連結子**という。骨格からは**クラスプ**（鉤）が伸び、支台となっている歯（鉤歯）を巻くように進んで頰舌側の最大豊隆部のすぐ下（歯頸側）をつかみ、義歯の保持を図っている。また、**レスト**部分は、辺縁隆線や隣在歯のエナメル質上に前もって形成しておいた小さなくぼみ（レストシート）に適合するように作られた部分で、部分義歯が粘膜を強く圧迫するほど沈み込むのを防ぐ役割を果たしている。すべての歯を喪失した場合には、**可撤性総義歯補綴**（**総義歯**や総入れ歯と呼ばれる）の作製が行われる（図10-48B）。

実習

本章に掲示した写真の修復に対して、修復材と修復歯面を見分け略字で表記してみる。解説は見ないこと。修復が行われている抜去歯に対しても、同じように練習する。自身の口の中を鏡で見たり、友人の口の中を見たりして、口腔内の修復を分類する（ブラックの分類に従う）。他の歯に比べて広く修復されている歯に注目して、歯科医が拡大して形成したもの、あるいはう蝕病変の波及によるもののいずれであるかを考えてみる。う蝕が疑われる個所があっただろうか（あれば、歯科を受診すること）。

復習問題

以下の各質問に対する正しい答えを選べ。解答は一つとは限らない。

1. 下顎左側第一大臼歯の頬面小窩にあるう蝕を分類せよ。
   - a. Ⅰ級
   - b. Ⅱ級
   - c. Ⅲ級
   - d. Ⅳ級
   - e. Ⅴ級

2. 上顎右側中切歯で保存的にⅢ級修復（近心面と唇側面）を行う場合、第一に選択されると思われる修復材を1つ選べ。
   - a. アマルガム
   - b. 金属鋳造冠
   - c. コンポジットレジン
   - d. ポーセレンインレー
   - e. 鋳造金属インレー

3. 上顎右側側切歯の舌側面窩にあるう蝕にはどの分類が該当するか。
   - a. Ⅰ級
   - b. Ⅱ級
   - c. Ⅲ級
   - d. Ⅳ級
   - e. Ⅴ級

4. 20世紀末を通して、小児う蝕は増加、減少、変化なしのいずれであったか。
   - a. 増加
   - b. 減少
   - c. ほぼ横ばい

5. 臼歯にのみ該当し、前歯にはない蝕はどれか。
   - a. Ⅰ級
   - b. Ⅱ級
   - c. Ⅲ級
   - d. Ⅳ級
   - e. Ⅴ級

6. 前歯にのみ該当し、臼歯にはない蝕はどれか。
   - a. Ⅰ級
   - b. Ⅱ級
   - c. Ⅲ級
   - d. Ⅳ級
   - e. Ⅴ級

7. 点角は、何面の窩壁の境界部を指すか。
   - a. 1面
   - b. 2面
   - c. 3面
   - d. 4面
   - e. 5面

8. 保存的なⅠ級窩洞に存在する点角は次のうちどれか（頬側面溝や舌側面溝を含めるための頬舌側面への拡大がされていない窩洞）。
   - a. 頬側歯肉側軸側
   - b. 頬側咬合側軸側
   - c. 近心頬側髄側
   - d. 遠心舌側髄側
   - e. 頬側舌側髄側

9. OD-Am窩洞に存在する線角は次のうちどれか。
   - a. 頬側軸側
   - b. 軸側髄側
   - c. 遠心髄側
   - d. 遠心軸側
   - e. 近心髄側

解答：1-a, 2-c, 3-a, 4-b, 5-b, 6-c,d, 7-c, 8-c,d, 9-a,b,e

クリティカル・シンキング

1. **上顎切歯**の小さな実質欠損の修復に適用されるさまざまな修復（修復材にも言及）について、知っている限り解説せよ。続けて大きな欠損の場合についても触れること。まず、ごく小さな病変を修復する場合の歯面と修復材の多様な組合せについて、ブラックのう蝕窩洞の分類別に挙げていく。歯面と修復材に関しては正式名称の後、略号にも触れる。次に、同じ上顎切歯部に対し、歯冠崩壊や欠損がある場合に行われる広範囲の修復について挙げる。略号が適用できる場合は併用して説明すること。

REFERENCES

1. DiOrio LP. Clinical preventive dentistry. East Norwalk, CT: Appleton-Century-Crofts, 1983.
2. Newbrun E. Problems in caries diagnosis. Int Dent J 1993;43:133–142.
3. Powell LV. Caries risk assessment: relevance to the practitioner. JADA 1998;129:349–353.
4. National Caries Program. The prevalence of caries in U.S. children, 1979–1980. NIH Publication No. 82-2245, December 1981.
5. Brown JL, Wall TP, Lazar V. Trends in total caries experience: permanent and primary teeth. JADA 2000;131:223–231.
6. American Dietetic Association. Position of the American Dietetic Association: oral health and nutrition. Available at www.eatright.org/aoral.html
7. Hicks MJ, Flaitz CM. Epidemiology of dental caries in the pediatric and adolescent population: a review of past and current trends. J Clin Pediatr Dent 1993;18:43–49.
8. Heinrich R, Heinrich J, Kunzel W. Prevalence of root caries in women. Z Stomatol 1989;86:241–247.
9. Baum L, Phillips RW, Lund MR. Textbook of operative dentistry. Philadelphia, PA: Saunders, 1995.
10. Robertson T. Sturdevant's art and science of operative dentistry. 4th ed. St. Louis, MO: C.V. Mosby, 2002.
11. Leinfelder KF. Posterior composite resins. JADA 1988;11(Special Issue):21E–26E.
12. Roulet JF. The problems associated with substituting composite resins for amalgam: a status report on posterior composites. J Dent 1988;16:101–113.
13. Ishikawa A. 10-year clinical evaluation of a posterior composite resin [Abstract 2178]. J Dent Res 1996;75:290.
14. Leinfelder KF. Posterior composite resins: the materials and their clinical performance. JADA 1995;126(May): 663–676.
15. Kugel G, Ferrari M. The science of bonding: from first to sixth generation. JADA 2000;131:20S–25S.
16. Shaw K. Root caries in the older patient. Dent Clin North Am 1997;41(4):763–793.
17. Nathanson D, Riis D. Advances and current research on ceramic restorative materials. Curr Opin Cosmetic Dent 1993;34–40.
18. Leinfelder KF. Porcelain esthetics for the 21st century. JADA 2000;131:47S–51S.
19. Leinfelder KF. Advances in biorestorable materials. JADA 2000;131:35–41.
20. Black GV. A work on operative dentistry. Vol. 1. Chicago: Medico-Dental Publishing Company, 1908;203–234.
21. Hannigan A, O'Mullane DM, Barry D. Caries susceptibility classification of tooth surfaces by survival time. Caries Res 2000;34:103–108.
22. Radike AW. Criteria for diagnosis of dental caries. In: Proceedings of the Conference on the Clinical Testing of Cariostatic Agents. Chicago: American Dental Association, 1972.
23. Simonsen RJ. The clinical effectiveness of a colored sealant at 36 months. J Dent Res 1980;59:406.
24. Simonson RJ. Preventive resin restorations: three-year results. JADA 1980;100:535.
25. Craig RG, O'Brien WJ, Powers JM. Dental materials properties and manipulation. 3rd ed. St. Louis, MO: C.V. Mosby; 1983:33–44.
26. Harris NO, Cristen G. Primary preventive dentistry. Reston, VA: Reston Publishing, 1982.
27. Guirguis R, Lee J, Conry J. Microleakage evaluation of restorations prepared with air abrasion. Pediatr Dent 1999;21,6:311–315.
28. Rosenstiel S, Land M, Fujimoto J. Contemporary fixed prosthodontics. 3rd ed. St. Louis, MO: Mosby, Inc., 2001.

第11章 歯の異常

謝辞
本章の原著者は、オハイオ州立大学およびテキサス大学歯科衛生士課程の教員であられたコニー・シルベスター氏 (Connie Sylvester, R.D.H., B.A., M.S.) である。本章に掲載した写真 (X線写真を含む) の入手にご協力頂いたC.C. Dollens氏、Rudy Melfi氏、Donald Bowers氏に御礼を申し上げたい。また、膨大な数の異常歯ならびに異常が確認できる模型を収集してくれたオハイオ州立大学歯科衛生士課程1年生諸君にも感謝の意を表する。

1. 無歯症：歯の欠損
    A. 全部性無歯症
    B. 部分性無歯症
2. 過剰歯
    A. 上顎前歯部
    B. 第三大臼歯部
    C. 下顎小臼歯部
3. 歯の形態異常
    A. 歯冠の形態異常
    B. 歯根の形態異常
    C. 歯の位置の異常
    D. その他の発生学的形態異常（および変色）
    E. 萌出後に受けた損傷による歯の変形
    F. 特異な歯列

目的
本章では、以下の項目を習得できる。
- 1歯列弓中の歯の数について、正常でないもの（異常）を見分ける。
- 歯冠の形態異常を判別し、発見した異常に対して名称と成因（病因）を述べる。
- 歯根の形態異常を判別し、発見した異常に対して名称と成因（病因）を述べる。
- 1歯列弓中の歯の配列異常を判別する。

異常とは正常範囲から逸脱した状態をいい、身体では胚発生の過程に関連していることが普通で、一部の欠損、過多、変形として現れる[1]。歯の異常は、永久歯の上顎側切歯に形態異常（奇形）が生じた樽状側切歯のように「よくみられる」ものから、全部性無歯症（まったく歯がない状態）のように非常にまれなものまで、多岐にわたっている。歯の異常を起こす原因としては、遺伝的因子（遺伝子が関連）や、発生障害、代謝障害が多い。異常は乳歯よりも永久歯で、下顎よりも上顎でよく発生するが、発生自体が多くないことも忘れてはいけない。例えば、無歯症はすべての重症度（1歯欠損から複数歯欠損まで）を含めても全体の1-2%でしかみられず、逆に過剰歯を有する例も1-2%に過ぎない[2-4]。歯に特定の変形や形成異常が比較的高い頻度で認められる場合には、その逸脱を「真の」異常とみなすか、単に変異（多様性）とみなすかについては判断が難しい。

歯科治療や口腔衛生管理の臨床業務にあたる者は、歯の異常に精通している必要がある。異常を発見した上で正しく鑑別し表現できなければ、診療チーム内で情報を共有することができない。特に、別の歯科医療機関に照会したり照会されたりする場合には決定的に重要である。また、歯科医療専門家から患者（患児の場合は保護者）への説明の際にも、口腔内にみられた正常ではない状態に関して、持っている情報を織り込んだ方がよい。4歳の子供に癒合した前歯があったとき、その異常は「乳歯の0.5%にみられるものであり、永久歯の歯数に関連していることはほとんどない」と親にはっきり説明できれば、歯科医と医療機関に対する患者の信頼は随分高まるに違いない。他にも、自分には上顎（下顎）の大臼歯頬側に副咬頭があり虫歯になりやすいと教えられ納得した患者では、自分に合ったホームケアの個別指導を以前よりも受け入れるようになることが予想される。もう一つ、いずれの異常にせよ特定の異常がある場合には、その病因（成因）を把握することが一連の治療を行う上で重要である。これから解説するさ

まざまな歯の異常の詳細な病因に関しては、口腔組織学・発生学分野や口腔病理学分野で研究されている。

本章では、異常の発生率を括弧「（　）」を用いて記した。詳細な発生率は、特に記憶する必要のあるものではないが、それぞれの異常がどのくらいの頻度で認められるものかを考察するときに参考となる。

セクション 1 　　無歯症：歯の欠損

A. 全部性無歯症

全部性無歯症（完全無歯症）は、すべての歯が先天的に欠損した状態をいう。全部性無歯症では乳歯と永久歯のすべてが欠損しており、極めてまれにしか認められない。全身的な先天性奇形（伴性遺伝）を伴っていることがほとんどで、発生過程で外胚葉（胚盤の外側の層）に生じる異常が関連している。発生過程で外胚葉に生じた障害により影響が及ぶ器官には、他に、毛髪や爪、脂腺、汗腺、唾液腺などがある。

B. 部分性無歯症

部分性無歯症は歯の先天性欠損とも呼ばれ、乳歯や永久歯中で1歯以上の歯がないことをいう。遺伝性に関して確立はされていないが、家族内で同一歯の欠損がみられる傾向がある。歯が本当に欠損しているか、単に萌出していないかを診断するためには、X線診査が必要である。

1. 欠損好発部位（歯種）：第一位

欠損が最もよくみられる永久歯は第三大臼歯であり、上顎第三大臼歯欠損の方が下顎第三大臼歯欠損よりも多い。

2. 欠損好発部位（歯種）：第二位

次に欠損していることが多い歯は永久歯の上顎側切歯であ

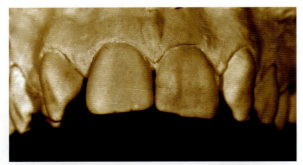
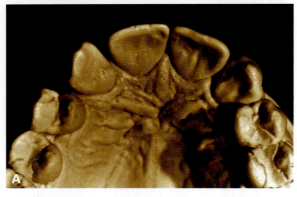
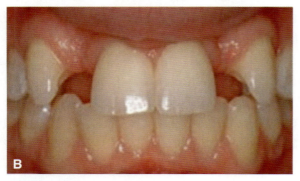

図11-1　**部分性無歯症**　両側上顎側切歯の先天性欠損　A　犬歯が本来は側切歯があるスペースに移動している　B　両側上顎側切歯の欠損

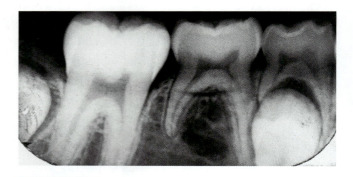

図11-2　**部分性無歯症**　X線写真から下顎第二小臼歯が欠損していることが分かる。定期健診時のX線診査を行った10歳女児で、下顎第二小臼歯が左右両側で欠損していることが確認された。第一小臼歯は萌出中であり、第一乳臼歯の根の間に認められる。第二乳臼歯は機能しており、歯根はおそらく吸収せず残存乳歯となると思われる（第一大臼歯は完全に萌出し、一部が左端に見える第二大臼歯はまだ萌出していない）

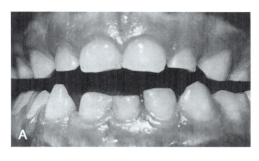
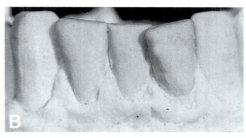

図11-3　部分性無歯症
A　下顎乳中切歯の先天性欠損
B　下顎永久中切歯の先天性欠損

る（図11-1）（母集団の約1-2%に片側もしくは両側の上顎永久側切歯の欠損が認められる）[4,5]。

3. 欠損好発部位（歯種）：第三位

3番目に欠損率が高い歯は下顎第二小臼歯である（図11-2のX線写真）（母集団の1%に片側もしくは両側性の欠損が認められる）[4]。研究のなかには、第三大臼歯、上顎・下顎の小臼歯の順に欠損がよくみられ、上顎側切歯はその次とするものもある[6]。永久歯のうち最も恒常的に存在する歯は犬歯であり、欠損は極めてまれと考えられる[6]。

他の永久歯および乳歯先天性欠損の例を図11-3に示した。

セクション2　過剰歯

過剰歯は、正常な歯数（各1/4顎に乳歯：I-2・C-1・M-2、永久歯：I-2・C-1・P-2・M-3）を超えて過剰に形成された歯をいう。母集団の0.3-3.8%にみられる[7]。永久歯群においても乳歯群においても認められ、全過剰歯の90%は上顎に生じる[8]。好発部位は2つあり、上顎切歯部と上顎第三大臼歯部のいずれかに過剰歯のほとんどが出現する。ある文献では、過剰歯は下顎よりも上顎に8倍の頻度で発生し、女性よりも男性に2倍の頻度で発生すると報告されている[9]（16カ月-17歳の50名の患者を調査した別の研究では、過剰歯の20%が逆生埋伏歯であることが明らかになった。患者のうち14%には複数の過剰歯が認められ、80%の過剰歯は歯列よりも舌側に位置していた[10]）。過剰歯の大きさと形状には相当なばらつきがみられる。

A. 上顎切歯部

永久歯群における過剰歯の好発部位は、上顎の正中部である（正中部と呼ばれる）。**正中歯**は小さな過剰歯で、左右の中切歯の間に形成される。歯冠は円錐形で、根は短い（図11-4）。萌出し口腔内で確認できることも、未萌出のまま存

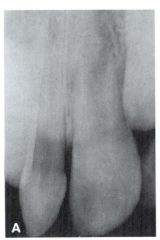
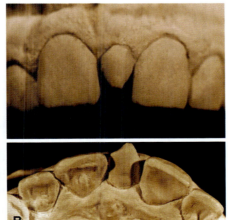

図11-4　**正中過剰歯**　A　完全に萌出した上顎永久中切歯に隣接してみられた正中歯のX線写真
B　完全に萌出した樽状の形態を持つ正中歯（唇側面観と舌側面観）

在することもある。萌出しない場合には、一部の例では歯隙（隣接面間の隙間）が生じている[11]（正中歯を有する375名の小児を対象に行った1研究では、正中歯の埋伏方向は逆生であることが多く、まれにしか口腔内に萌出しないと報告された[9]。永久歯における正中歯の発生率は、白人では0.15-1.9%である[12]）。正中部よりも少ないものの、中切歯と側切歯の間や側切歯と犬歯の間に過剰歯が位置することもある。上顎中切歯が3本あるような珍しい例を図11-5に示した。乳歯群での過剰歯の発生率は低い（約0.5%）[12]。

B. 第三大臼歯部

第三大臼歯の遠心に位置する過剰歯は、上顎では比較的よくみられるが、下顎ではそうでもない。この部位に位置するものは通常、**臼後歯**、**臼傍歯**、**第四大臼歯**と呼ばれる。これらの過剰歯が口腔内に萌出することはまれで、通常はX線診査を通して発見される（図11-6）。

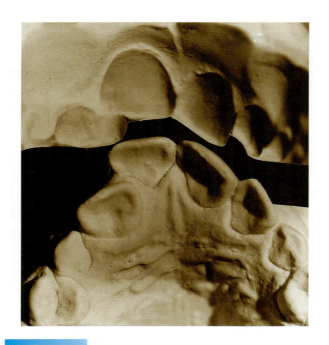

図11-5　**過剰歯**　中切歯様の形態の3本の切歯が上顎歯列にみられる（側切歯様の切歯は1本）

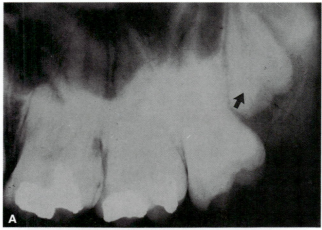

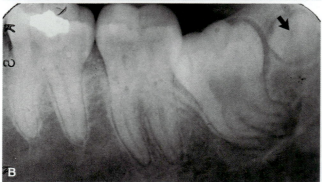

図11-6　**臼傍歯、臼後歯、第四（過剰）大臼歯**　**A** X線写真上で上顎臼歯部に（四本目の）臼後歯が確認できる　**B** 下顎第三大臼歯のすぐ後方に位置する（四本目の）臼後歯

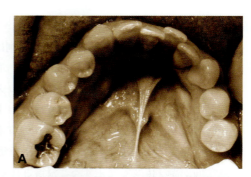

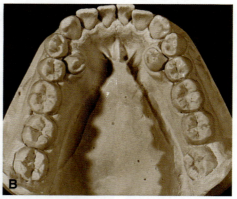

図11-7　**下顎小臼歯部の過剰歯**　**A**（口腔内左側）過剰な下顎第一小臼歯が完全に萌出したものの、叢生が生じている（Courtesy of Dr. L. Claman）**B** 過剰な下顎第一小臼歯が両側にあり、下顎歯列弓の舌側に位置している

C. 下顎小臼歯部

下顎における過剰歯の好発部位は第一・第二小臼歯部である（図11-7）。この部位で確認される過剰歯は、概して、本来の正常な小臼歯と類似した大きさと形を有する[13]。

過剰歯は口腔内の他の部位にも形成される。例えば、かなり特異なものだが3本の下顎中切歯を有する例もあり、X線写真を図11-8に示す。

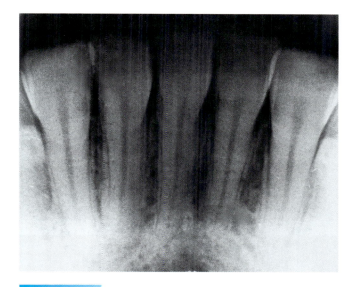

図11-8　**過剰な下顎中切歯**　下顎切歯部のX線写真上に、3本の中切歯と2本の側切歯が認められる。歯根の癒合はなく歯髄腔の形態も正常である

セクション3　歯の形態異常

A. 歯冠の形態異常

歯冠に生じた形態異常（奇形）は、臨床で口腔内診査により肉眼で確認することができる。

1. 第三大臼歯の奇形

上顎第三大臼歯の歯冠は永久歯のうちで最も変化に富んだ形状を有し、次には下顎第三大臼歯で多様な形状がみられる。小さな樽状の歯冠から、第一大臼歯もしくは第二大臼歯に奇形が生じたような複数の咬頭を持つものまで、さまざまな形状が認められる。

2. 樽状歯（側切歯）

永久歯列の前歯部にみられる歯の形態の異常のうちよくみられるものが、側切歯の**樽状歯**（円錐歯）である（図11-9）（母集団の1-2%にみられる）[4]。円錐状の歯で、歯頸部の幅が最も広く、切縁に向かって幅を狭め先端は丸みを帯びている。一卵性の双生児を調査した複数の研究は、欠損歯や樽状側切歯は同一の遺伝形質に由来し、表現型の違いから生じた可能性を示唆しているように思われる[14,15]。中切歯の形態が樽状を呈す例は、かなりまれである（図11-10）。発育葉については既述したが、樽状歯は1つの発育葉から発生したもので、前歯の場合4つの発育葉からの発生が正常である。

3. 双生

双生は1歯の形成中に分離（2分割）が生じたものである。不完全に分裂するため、対になった歯冠は1本で2本分の幅を持つように見え、切れ込み（ノッチ）があることもある（図11-11）。歯根は1本で分割されておらず、根管は共有している。2倍幅の歯を2歯と数えると、双生歯を含む歯列では正常歯数を超え、過剰歯があることになる。永久歯よりも乳歯で多くみられ、好発部位は上顎の切歯部と犬歯部である[3]（双生は母集団の1%未満にみられる）。図11-12に示したネイティブアメリカンの上顎前歯は幅広で切れ込みのある歯冠を有し、双生歯と似ている。

4. 癒合（融合）

癒合は、隣接する2つの歯胚の融合（結合）をいい、象牙質も必ず融合している。癒合歯の歯冠は幅が2倍ある1つの歯冠のように見えるため、口腔内診査では双生と同じようにみえる。しかし、双生とは異なり、X線診査では2本の独立しながら癒合した歯根が一般に観察される（図11-13に示した例

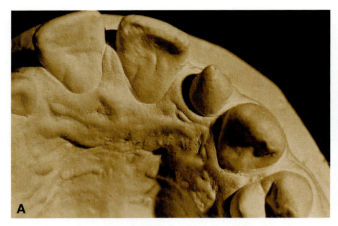
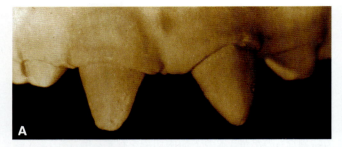
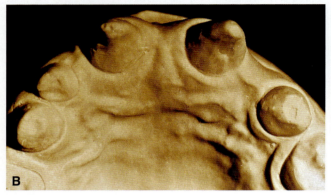
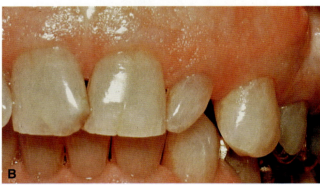

図11-9 上顎側切歯の樽状歯　A　石膏模型の切縁観　B　口腔内の樽状側切歯

図11-10 非常にまれな**上顎中切歯の樽状歯**　A　唇側面観　B　切縁観。両側犬歯、片側側切歯、樽状の2本の中切歯が確認できる

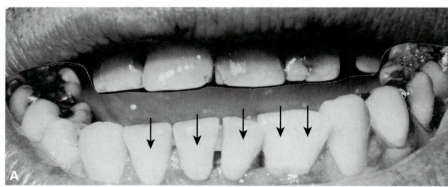
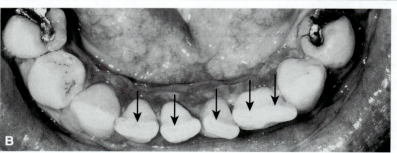

図11-11 双生　左側側切歯の歯胚が2つに分割されて形成されたと推測される歯。2歯と数えると前歯が5歯（5つの矢印）になり、正常より多くなるため分割されたものと判別できる。双生歯は、概して根が1本で根管も共有している。同一歯列を唇側から観察した写真をAに、切縁からの写真をBに示した

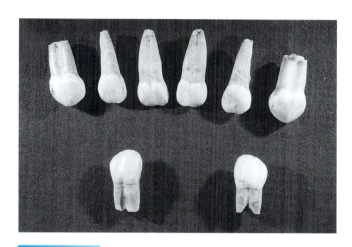

図11-12　**深い唇側面溝**　ネイティブアメリカンの上顎中切歯4歯と犬歯4歯（上下）。幅が広く深い溝を持つ歯冠形態は、双生歯の歯冠と類似している

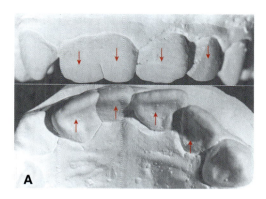

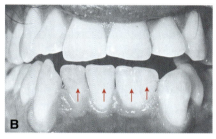

図11-14　**癒合**　**A**　歯の幅が本来の2倍ある歯を2歯と数えると、切歯の総数が4となり（4つの矢印）、正常な切歯総数に一致する。図の歯は、上顎右側側切歯と右側中切歯が癒合したものと推測できる。中切歯と過剰な正中歯が癒合したもので、側切歯は先天性欠損であるとみることもできる　**B**　下顎中切歯と側切歯に癒合があり、4歯（4つの矢印）が3つの歯冠に見える

では独立した2髄室を有する）。また、歯列全体の歯数からも癒合と双生を鑑別できる。癒合歯を2歯と数えれば、歯列内にある歯の総数は正常歯数となる（図11-14）。双生歯と同様に、癒合歯は前歯部に臼歯部よりもよく認められ（それでも母集団の1%未満に過ぎない）、永久歯より乳歯で発生頻度が高い。上顎よりも下顎切歯部で多く発生する[2,3]。

癒合は、隣り合う歯根の間に発生の段階で加えられた圧力や外力が原因と考えられている。癒合歯に関する調査報告の多くでは過剰歯と近傍にある歯の結合例が報告されており、具体的には図11-15に示すような下顎第三大臼歯と第四大臼歯の癒合や、上顎側切歯と前歯部の過剰歯との癒合などがある[16-18]。

5. ハッチンソン切歯と桑実状臼歯

母親から胎児へ梅毒の感染が生じると、子供では乳歯と永久歯の両方で、特異な形状が現れる。上下顎の切歯はネジ回しのような形となり、歯頸部で幅が広く、切縁に向かって幅を狭め、切縁には切れ込みがある。このような歯を**ハッチンソン歯（切歯）**と呼ぶ。図11-16Aを見ると、ハッチンソン歯（切歯）の歯冠が、図11-14に示した切れ込みがある癒合切歯の歯冠といくらか似た形であることが分かる。また、胎内感染した子供で第一大臼歯の咬合面形態を見ると、多数の細かな結節で構成され明確な咬頭の発達は不良である場合がある。咬合面の形状がベリー類（小果実）の形状に似ていることから、こうした特徴を持つ臼歯は**桑実状臼歯**と呼ばれる（図11-16B）。先天性梅毒の徴候としてはこの他に、口周囲の皮膚瘢痕、骨の痛み、関節の腫れが認められることがある。

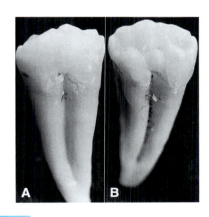

図11-13　**癒合**　下顎第一小臼歯のように見える2歯が癒合している。頰側面観（**A**）と舌側面観（**B**）。歯根の間には不完全な分離が認められ、根管は2本である

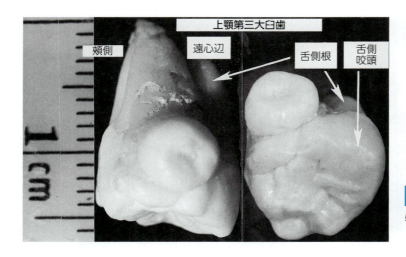

図11-15　**癒合**　過剰な臼傍歯が遠心に癒合した特異な上顎第三大臼歯

6. 副咬頭、結節、隆線

　エナメル質突起部のうち基本的に存在するもの以外は、発生中の局所的な過形成（新しい細胞の増殖による組織量の増加）により形成されたものや、萌出前に近接した位置関係から過剰歯との癒合が生じ形成されたもので、咬頭が余分にあるように見える（図11-17）。下顎大臼歯の舌側に発生した第3の舌側咬頭は、**第七咬頭**と呼ぶ（図11-18）。過剰な咬頭が遠心辺縁隆線上にある場合は**第六咬頭**と呼ぶ。

　距錐咬頭（「動物の鉤爪」のような形態）は、永久歯で上下顎前歯の舌側面に発生した小突起を指す（図11-19A）。この咬頭には高い頻度で髄角が発達しており、X線写真では、前歯に重なって写っている過剰歯と間違われたり、歯内歯（本章で後述する）と取り違えられたりすることもある。距錐咬頭は、最大嵌合位まで口を閉じるときに干渉を起こすことが多く、その場合除去が行なわれる。髄角を容れているため、この咬頭の削除時には大抵の場合に歯内療法を要する[2,19]。辺縁隆線に奇形があり、図11-19Bのように前歯舌側面に大きく広がっている場合には、距錐咬頭と似た形態となる。

　下顎第二小臼歯の舌側咬頭数は多様で、1咬頭から3咬頭までが存在する。咬合面の溝と窩のパターンは舌側咬頭の数によって決定されるため、咬合面形態にはかなり大きな差がある[20]。ちなみに、下顎第二小臼歯は大多数が3咬頭性（頬側1咬頭と舌側2咬頭）である。

　歯には他にも小さなエナメル質突起があり、**結節**（図11-20）または副咬頭と呼ばれる。最後にもう1例、上顎中切歯の唇側面にみられた特異な隆起を図11-21に示す。

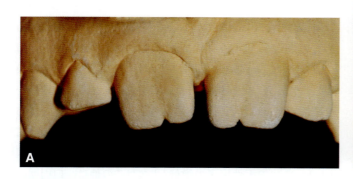
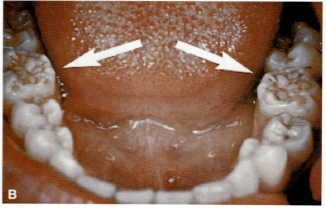

図11-16　**歯に現れた先天性梅毒の影響**　A　ハッチンソン歯。9歳女児の上顎中切歯に切れ込みがみられる（Model courtesy of Dmitri J. Harampopoulos, D.D.S.）　B　球状の小突起がある桑の実に似た形態の**桑実状臼歯**（矢印）

第11章 歯の異常　331

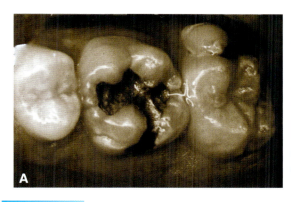
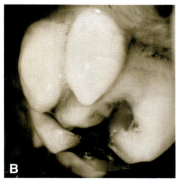
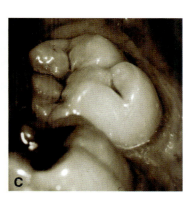

図11-17　**過剰咬頭**　A　上顎第二大臼歯に認められた過剰な頬側咬頭（もしくは癒合した臼傍歯）　B　上顎大臼歯の頬側面にみられた2つの過剰咬頭（もしくは2つの癒合臼傍歯）　C　下顎大臼歯頬側の過剰咬頭

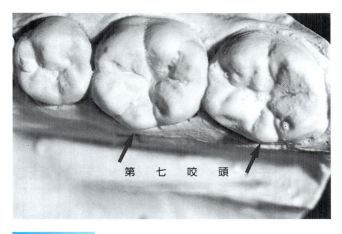

図11-18　**第七咬頭**（矢印）　下顎第一・第二大臼歯の舌側中央にみられる過剰咬頭は第七咬頭と呼ばれる

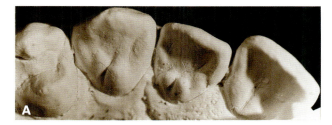
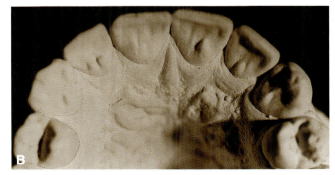

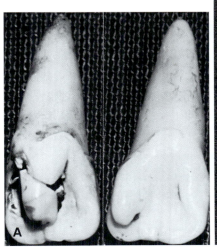
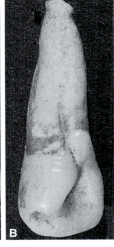

図11-19　**距錐咬頭**　A　距錐咬頭を有する上顎中切歯2歯の舌側面観　B　上顎左側側切歯の舌側面観。舌側面窩にエナメル突起があり、距錐咬頭に似た形態を呈している。3切歯とも、舌側面形態が問題となり咬合に悪影響が及ぶおそれがある

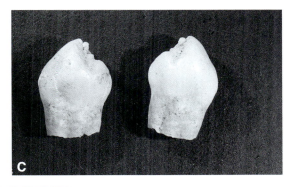

図11-20　**結節**　A　犬歯と側切歯の基底結節に認められた隆起・結節（または小咬頭）　B　上顎前歯基底結節上の明瞭な結節。左側の中切歯・側切歯・犬歯では（照明があたり）はっきり確認できる　C　若年のネイティブアメリカンから抜去された両側下顎第一小臼歯の隣接面観。頬側咬頭の三角隆線上に結節が見える

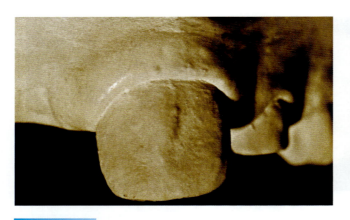

図11-21　上顎永久中切歯の**通常みられない突出した唇側面隆線**

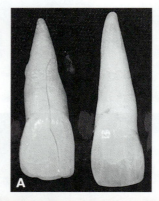

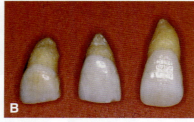

図11-22　**大きさの多様性：巨大歯と矮小歯**（非常に大きな歯と非常に小さい歯）　**A**　巨大歯の例：2本の非常に長い切歯（1歯は全長34mm）　**B**　矮小歯の例：3本の非常に短い中切歯。短根である

7. 歯の大きさの多様性

矮小歯（形態は正常で大きさは非常に小さい歯）や**巨大歯**（形態は正常で大きさが非常に大きい歯）は、乳歯群や永久歯群中の1歯、数歯、または全歯に生じることがある[21]。巨大歯は切歯と犬歯にみられることが多く、矮小歯は上顎側切歯と第三大臼歯にみられることが多い[11,22,23]。歯の大きさの多様性を表す例を図11-22AおよびBに示した。全長39mmの上顎犬歯、全長31mmの上顎第一大臼歯の報告があるが（歯の全長の平均値はそれぞれ、26.3mmと20.1mm）、両歯とも下垂体性巨人症患者から抜去されたものであった[21]。

8. シャベル型上顎切歯

シャベル型切歯はおそらく真の異常ではないと考えられ、人種別の生物学的特徴として、高い頻度でみられる形態である[4]。舌側面の基底結節と辺縁隆線が盛り上がった形態で、「シャベル」の形に似ている（図11-23A）。この型の切歯は、アジア系集団、蒙古系集団、北極圏の民族集団、ネイティブアメリカン集団でよくみられる。ダブルシャベル型は、舌側面の辺縁隆線の膨隆とともに、図11-23Bに示すように唇側面にも近遠心に明瞭な隆線が認められるものを指す。

B. 歯根の形態異常

歯根に生じた奇形は、通常はX線所見として確認されるにとどまるが、抜去歯の直接観察では、はるかに多様な異常が確認される。

1. エナメル真珠（エナメル滴）

エナメル真珠は、象牙質のごく小さな核がある小さな円形のエナメル質塊をいう。エナメル質の表層には通常の結合組織性付着が得られず、この付着不良はプローブでも確認できるほどで、歯周病の見地から周囲に問題が生じる可能性がある。

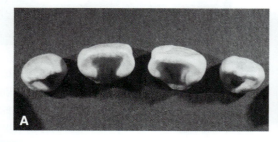

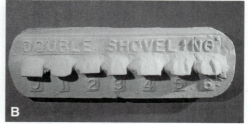

図11-23　**A**　若年のネイティブアメリカンの**シャベル型切歯**（切縁観）。舌側面の辺縁隆線の膨隆が著しい　**B**　**ダブルシャベル型切歯**の唇側面隆線は、左端の唇側面隆線（ほとんどなし）から右端の比較的明瞭な唇側面隆線まで、さまざまな程度で認められる

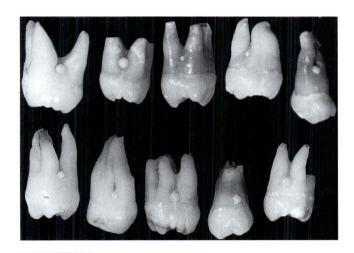

図11-24　上顎大臼歯の**エナメル真珠**　大多数の例で根分岐部に認められる

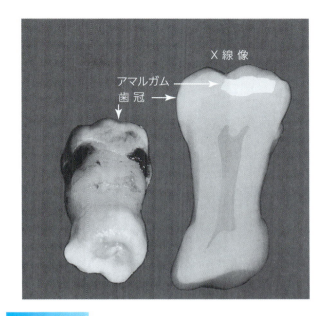

図11-25　**タウロドンティア**　左が抜去歯の写真、右がX線写真（Courtesy of Professor Rudy Melfi, D.D.S.）

　第三大臼歯の遠心と、大臼歯の頬側根分岐部周辺に最もよく存在する[24]（図11-24）。X線写真では、エナメル真珠は小さな円形の不透過像として現れる（すなわち、撮影したフィルム上に明るい白い像として写る）。

2. タウロドンティア

　タウロドンティアは、牡牛歯とも呼ばれ、髄室が非常に長くセメントエナメル境部の狭窄がない（図11-25）。永久歯にのみ認められる（アメリカインディアンと北極圏の一部の集団で、1,000人に1人未満の確率で発生）[25]。タウロドンティアは石灰化組織の構成における異常が原因と考えられ、他にも、歯列に過剰な負担が加えられたときに起こると考えられている。

3. 歯根弯曲

　歯根弯曲とは、歯根が大きく曲がっている状態を指す用語で、相当の角度を持って捻れていることをいう（図11-26）[26]。この特異な形態は、外傷や形成時の空間不足などが原因と考えられており、後者によるものとしては第三大臼歯でよくみられる（図11-27）。歯根弯曲は副根のある歯でみられることが多い。他に屈曲という用語もあり、従来から鋭角に曲がった歯根に対して使用されている。

4. 歯内歯

　歯内歯は発生異常であり、エナメル質組織が歯冠内へ陥入した状態である（図11-28Aを参照）。臨床では、ほとんどの場合に、切歯の基底結節付近の深い裂け目として観察される。上顎側切歯に主にみられるが、上顎中切歯や下顎切歯にも出現が報告されている。歯内歯をX線写真で観察すると、歯の大きさは正常なままで、象牙質内に相当な量のエナメル質塊が陥入した像として現れる（図11-28B）。通常、歯の歯冠側1/3に認められるが、歯根の先端まで全長にわたり伸びていることもある。樽状側切歯は近心と遠心の発育葉が正しく発達しなかった歯であり、X線診査で歯内歯が発見されることが多い（出現率は母集団の1-5%である[2]）。

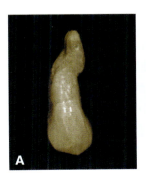
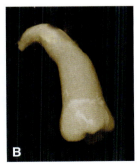
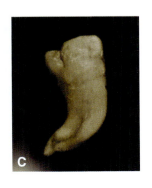

図11-26　**歯根弯曲**　A、B、C　歯根に弯曲が認められる3歯

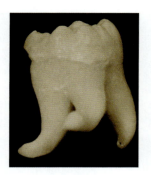

図11-27　下顎大臼歯の**歯根弯曲**（重度）

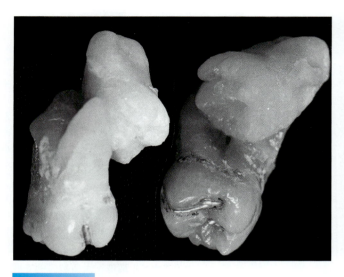

図11-29　**癒着**は隣接する2歯間のセメント質の結合である。本図では上顎第一大臼歯のセメント質が隣接する第二大臼歯のセメント質と結合している　**左**：舌側面観、**右**：頬側を右に向けて遠心方向から斜めに見た咬合面と遠心面

5. 癒着

癒着は隣接する2本の歯根が表層で融合している状態をいい、セメント質だけが融合している（図11-29）。癒合（fusion）とは異なり、癒着（concrescence）歯は、歯根間の近接した位置関係やセメント質の過剰形成により口腔内萌出後に融合が生じたものが一般的である[6]。この異常は上顎臼歯部でよく発生する。

6. 短根

上顎歯では、歯冠が正常な大きさでも歯根が異常に短い歯が往々にしてみられる（図11-22Bを参照）。短根を有する上顎歯の切縁は、通常よりも舌側にあることが多い（下顎切歯でみられる特徴と同様）。この異常は大抵の例で遺伝性だが、（ブラケットを用いた）矯正治療中に歯の移動速度が速すぎた場合にも、1歯に、もしくは歯列全体に根の短小化が引き起こされることがある。

7. セメント質増殖症

セメント質増殖症は歯根の周囲にセメント質が過剰に形成される状態をいい、歯が萌出した後に生じる（図11-30）。外力によるもの、代謝機能異常によるもの、根尖周囲炎によるものと考えられている。過剰なセメント質は薄い層をなし、隣接する歯根とつながって、カモの足の水かきに似た様相を呈する薄い組織のようになる。

8. 過剰根（副根）

過剰根は出生後に根が形成される歯に出現することが普通で、原因はおそらく外力や代謝機能異常、圧力である。第三大臼歯は最も過剰根の出現率が高い副根歯である（図11-31A）[2]。他の大臼歯でも過剰根の発達はみられる。図11-31BおよびCに下顎大臼歯の例を示した。単根歯のな

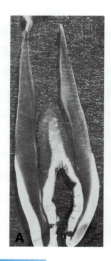
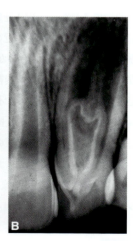

図11-28　**歯内歯**は硬組織形成前に生じるエナメル上皮組織の陥入が原因である　**A**　歯内歯を有する上顎側切歯の非常に薄く研磨した唇舌方向切片。図の側切歯では歯の内部にある空洞と舌面小窩がつながっており、う蝕が発生しやすい部位であることが予想される　**B**　上顎右側中切歯の歯内歯のX線写真（Courtesy of Professor Rudy Melfi, D.D.S.）

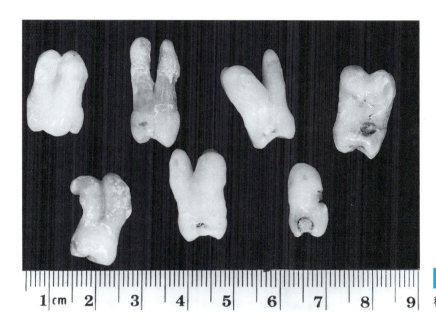

図11-30　**セメント質増殖症**　さまざまな歯種で厚みが増大したセメント質がみられる

かで最もよく過剰根がみられる歯は下顎の犬歯と小臼歯である。2根性（唇側と舌側に1根ずつ）の下顎犬歯は目を留めるくらいに珍しくはあるが、驚くほど珍しくはない（図11-32A）。下顎第一小臼歯にも頬側と舌側に1根ずつ2根に分岐した根が観察されることがあり（図11-32B）、この出現率の方が下顎犬歯よりも少ない。近心と遠心に1根ずつ2根を有する下顎小臼歯はまれで、1例を図11-32CにX線写真で紹介する（500本の下顎第一小臼歯を調査した日本の1研究では、この型の分岐は日本人の歯の1.6％に出現した。研究者らは頬側に2根と舌側に1根の3根を有する極めて珍しい1標本も確認した[27]）。

上顎第一小臼歯に上顎大臼歯のような3根（頬側2根舌側1根）がある、非常に特異な例を図11-33に示す。根が近遠心に分岐している上顎乳犬歯も比較的珍しい例であり、図11-34に示す[21,28-33]。上顎乳犬歯の分岐（2根）に関しては複数の報告がある。5例は診療時のX線撮影で発見され、第6の例は定期検診時の口腔内診査で確認された[28-33]。

C. 歯の位置の異常

1. 未萌出歯（埋伏歯）

未萌出歯（unerupted teeth）は顎骨内にある歯で、萌出力が不足して口腔内へうまく萌出できなかったものである。一方**埋伏歯**（impacted teeth）は、機械的な妨害があって萌

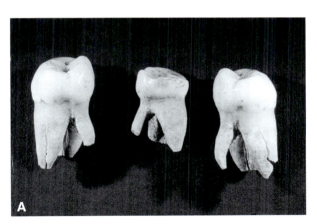

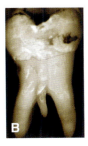
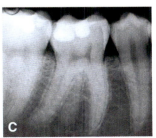
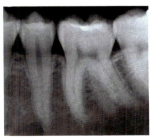

図11-31　**過剰根**　A　若年のネイティブアメリカンにみられた遠心舌側に出現した過剰根（副根）3例。両側の下顎第一大臼歯と第二乳臼歯　B　下顎左側第二大臼歯の分岐部に過剰根のような付属構造が認められる　C　2枚のX線写真で、左右の下顎第一大臼歯に（2根ではなく）3根を確認できる

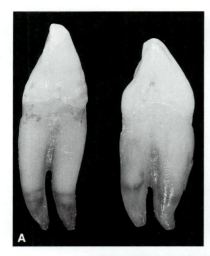
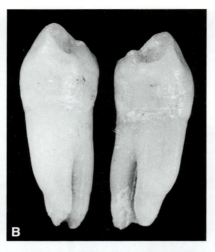
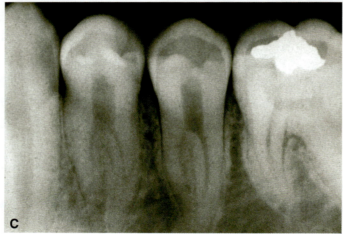

図11-32　**特異な分岐根**　**A** 2根（唇側と舌側に1根ずつ）に分岐した下顎犬歯2例　**B** 2根に分岐した下顎右側第一小臼歯2例。下顎第一小臼歯にこの形態がみられる頻度は下顎犬歯よりも少ない　**C** X線写真上で下顎第一・第二小臼歯に近心根と遠心根が写し出されている。このような近遠心的な分離は極めて珍しい。下顎第一小臼歯では頬舌的な分岐の方が比較的よくみられる（B）

出できなかったものを指し、多くは進化による現代人の顎の小型化と関連がある（訳注：日本語の「未萌出歯」は単に萌出前の歯も含み、「埋伏歯」は特に機械的な妨害の有無にかかわらず萌出時期を過ぎても顎骨内にあるものを指す場合が多い）。埋伏歯となることが多い歯は上下顎の第三大臼歯（図11-35）および上顎犬歯である[2,4,34]（母集団の10%以上で埋伏歯がみられる）。

2. 歯の位置の異常（転位）

歯を形成する細胞塊（歯胚）は時折本来の位置をそれてしまうことがあり、普通とは違う位置に歯が生えることがある。最も好発する歯は図11-36に示す上顎犬歯であり（報告された25例中20例）、[35] 下顎犬歯が次に多い（図11-37）。上顎犬歯は、中切歯部に位置する例さえもみられる[36,37]。

3. 歯の捻転

捻転はまれな異常で、上顎第二小臼歯に好発し（図11-38）、上顎の切歯と第一小臼歯、下顎の第二小臼歯にも時にみられる[38]。歯軸を中心として最大で180°の捻転がみられる。

4. 強直（アンキローシス）

強直は歯根膜の感染や外傷により引き起こされることが多い病態で、歯根膜腔が消失し、歯根が歯槽突起つまり骨と癒着した状態をいう。歯根膜に感染や外傷を受けたからといって口腔内への萌出が止まるわけではないが、強直が生じた場合には対合歯と咬み合う位置まで至らず、歯列内で隣在歯よりも低く見える。乳歯の強直は多くの場合、代生する永久歯が欠損している場合に生じる。顎の成長に応じて最後まで萌出できないことが多い歯は、下顎第二乳臼歯である。強直が生じると、歯は対合歯と咬み合う位置まで2-4mm不足することになる。

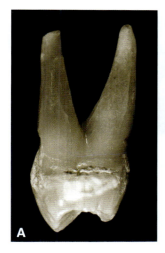
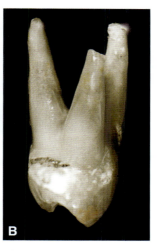
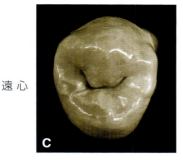
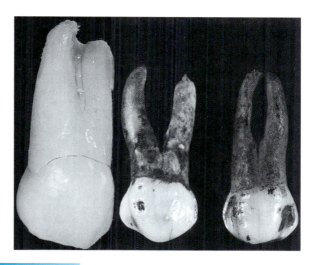

遠心　　　　近心

図11-33　**特異な3根性の上顎小臼歯**　一般的な歯冠形態の上顎右側第一小臼歯に頰側2根舌側1根の3根がみられた（近心頰側根、遠心頰側根、舌側根）。3根は上顎大臼歯の根とやや似ている。3方向からの観察。**A**：近心面観、**B**：遠心面観、**C**：咬合面観

図11-34　**特異な分岐根**　上顎乳犬歯の唇側面観[41]。左端の歯は9歳のアフリカ系アメリカ人から抜去された（右が近心）。中央と右の2歯はオハイオ州ウッド郡で発見された5歳のネイティブアメリカンから得られたもので、2,580年前のものとされている。向かい合う面が近心面（Courtesy of Dr. Ruth B. Paulson）

D. その他の発生学的形態異常（および変色）

歯の形態異常（奇形）で前項までに言及していないものは、形成途上で遺伝的素因が関与、または損傷を受けたと思われるもので、この場合1歯や2歯にのみにではなく多数歯にわたって影響が現れる。こうした例は先天的な異常ではないが、歯科専門家は他の先天性異常と鑑別できるように知っておくべきである。

本節の内容を理解するために、いくつかの用語をまず頭に

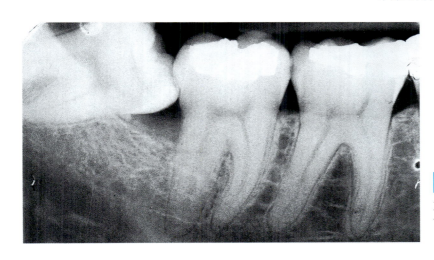

図11-35　**埋伏した下顎第三大臼歯**　水平方向を向いているため、第二大臼歯の遠心豊隆部の下に機械的にはまり込んでいる

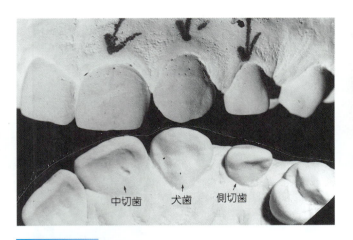

図11-36　**歯の位置の交代**　永久歯列の上顎左側で側切歯と犬歯が入れ替わっている

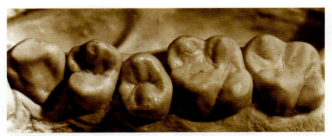

図11-38　**捻転**　上顎第二小臼歯が180°回転し、頬側面が舌側に向いている

入れておこう。**異形成（形成異常）** は発生学的な異常を全般的に表す用語である。構成する無機成分の不足（**無機質減少**）、つまり主としてエナメル質や象牙質に添加されるカルシウム量の減少（**低石灰化**）があると、異形成が生じる。**形成不全（減形成）** は異形成の1つで、組織の形成が完全でない状態を指す。エナメル質や象牙質の異形成を生じる要因は多数あり、フッ素過剰摂取、テトラサイクリン系抗生物質の使用、先天性梅毒、歯の損傷などが、歯の形成途上に関与したと考えられる。

1. エナメル質異形成

エナメル質異形成は、エナメル質形成初期にエナメル質を形成する細胞（エナメル芽細胞）に障害が生じたものをいう。エナメル質異形成の原因としては、遺伝性のもの（遺伝性エナメル質形成不全症）と、歯の形成初期の全身的要因（高熱、栄養障害、フッ素過剰摂取など）や局所障害（外傷や根尖周囲炎など）によるものがあると考えられている。一般に、歯の色調変化（白色から黄色や褐色）や形態変化（あばた状の粗造なエナメル質など）として現れる。エナメル質の形成障害について、以下に説明する。

a. 遺伝性エナメル質形成不全症

エナメル質形成不全症は遺伝性疾患であり、乳歯と永久歯の両方でエナメル質の形成に影響を受ける（図11-39）。エナメル質が部分的もしくは完全に形成されないため、歯冠

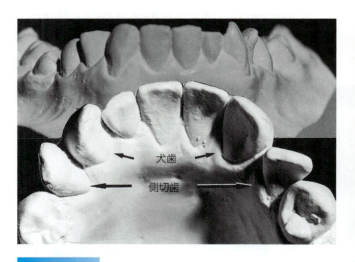

図11-37　**特異な歯の配列**　下顎の両側で犬歯と側切歯が誤った位置にあるまれな例。小さな歯は残存した乳側切歯である

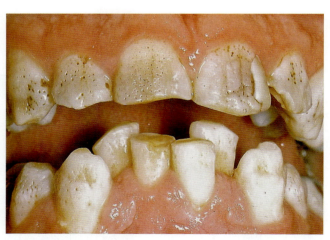

図11-39　**エナメル質減形成**　エナメル質の形成に影響を及ぼす遺伝性疾患（Courtesy of Carl Allen, D.D.S., M.S.D.）

は黄色から褐色を帯びた粗造な表面を呈し、う蝕にも罹患しやすい。この異常の発生はまれである（米国での発生率は15,000人あたり1人[2]）。

b. フッ素症

フッ素症は、エナメル質の形成時期に高濃度のフッ素化合物を飲料水から摂取した場合に生じる。う蝕抑制を目的とした推奨濃度をかなり大幅に超過した高濃度のときに生じる。自然界のミネラルウォーター（天然鉱水）にもフッ素症を発生させるものがあるが、そのフッ素化合物含有量は、う蝕発生を効果的に減少させるために飲料水に添加される量の数倍（ppm単位）もの量である。摂取された高濃度のフッ素の影響をエナメル質の形成期に受けた歯は、白色ではなく黄色から褐色がかった領域が歯冠に部分的に生じ、**斑状歯**と呼ばれる。重症の場合にはエナメル質に形態的な変化も起こり、複数の微細な穴が形成される（**pitted enamel**と呼ぶ）（図11-40に示した萌出中の永久中切歯の例を参照）。臨床では、高濃度のフッ素を摂取した期間が長い場合に、永久歯全体に発現を見ることがある。フッ素症の歯は大抵の場合う蝕抵抗性を持つ。

c. 高熱によるエナメル質の損傷

幼児期早期に麻疹（はしか）などの疾患により高熱を患った場合、永久歯のエナメル質に小さな穴が形成されることがある[4]。通常、高熱が出たときにちょうど歯冠を形成していた歯に現れる。例えば、図11-41の例では、第二大臼歯と第二小臼歯の歯冠に影響が出ているが、これは2歳3カ月頃に出た

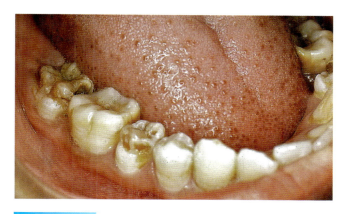

図11-41 **エナメル質異形成（形成不全）** エナメル質形成途上に受けた作用による下顎第二小臼歯と第二大臼歯の変化。この2歯の歯冠が形成される2歳頃に高熱を患った（Courtesy of Carl Allen, D.D.S., M.S.D.）

高熱によるものである。この時期は下顎の第二小臼歯や第二大臼歯のエナメル質形成時期に相当する。

d. 限局性形成不全（低成熟）

限局性形成不全はエナメル質が完全に形成されなかったものを指し、歯に局所的な変色部や変形部が現れる。エナメル質形成中に、外傷、膿瘍を形成した近傍の乳歯による局所感染、エナメル基質の成熟を障害するその他の要因があった結果と考えられ、ほとんどの場合が代生歯に生じる（**ターナー歯**と呼ばれる）。図11-42に例を示す。脱灰（う蝕初期）は歯の歯頸側1/3や臼歯の咬合面によくみられるが、この低成熟は、概して歯冠中央1/3の平滑面に生じる（頬舌側に生じる）。低成熟がある場合エナメル質は全体に軟らかく、う蝕に罹患しやすい部位となっている。

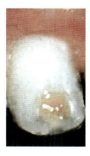

図11-42 **エナメル質形成不全（限局性の低成熟）** エナメル基質形成期に受けた障害により生じる。唇側面に欠損部分がある上顎中切歯（いわゆる**ターナー歯**）は、交換前の乳中切歯にあった感染（膿瘍）が原因と考えられる

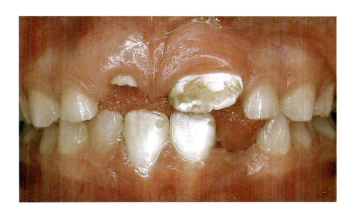

図11-40 **フッ素症** 上顎と下顎の中切歯にかなり明瞭に現れている。白濁して斑状を呈し、微細な穴が形成されていることもある（萌出中の上顎左側中切歯）（Courtesy of Carl Allen, D.D.S., M.S.D.）

2. 象牙質異形成

異形成はエナメル質よりも象牙質で多くみられ、発生率は2倍である（8,000人あたり1人）[39]。象牙質に生じる発生異常には、遺伝的素因と全身的要因によるものがあり、以下に説明する。

a. 遺伝性象牙質形成不全症

遺伝性象牙質形成不全症は遺伝性疾患であり、乳歯と永久歯の両方で象牙質の形成に影響を受ける。臨床的には、すべての歯にわたる審美的に問題のある変色として観察され、薄い青みがかった灰色ないし黄色を帯び、曇ったような色に見える（図11-43A）。髄室と根管は石灰化していることがあるため、X線写真では一部もしくは全体が認められない場合もある（図11-43B）。象牙質形成不全症の歯は象牙質の構造が完全でないため弱く、重度の咬耗を起こしやすい。

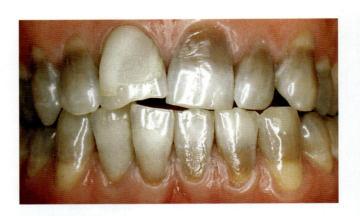

図11-44 **テトラサイクリン着色** テトラサイクリン系抗生物質を歯冠が形成される時期に投与された例。黄色ないし灰褐色の水平方向の帯がすべての歯冠に走っている（上顎右側中切歯は歯の色調をした修復材〈コンポジットレジンなど〉で覆われている）(Courtesy of Carl Allen, D.D.S., M.S.D.)

b. テトラサイクリン着色

テトラサイクリン系抗生物質が、妊婦や乳児、歯の形成や石灰化が進行中の小児に使用された場合、象牙質の発生過程に影響を及ぼすことがある。影響があった場合には、薬剤の量に依存して、黄色や灰褐色に歯が変色する（図11-44）。薬剤による着色は、乳歯ではすべての歯に現れるが、永久歯ではテトラサイクリンが投与された年齢に応じて一部に現れる。テトラサイクリンによる治療中に石灰化が進行中であった歯にのみ着色が生じるため、テトラサイクリンが投与された年齢と、その時期に石灰化する歯とを照合し検討すると、病因を確定できる。歯に着色が生じた原因は形成期に行われたテトラサイクリン治療であるにもかかわらず、自治体による飲料水へのフッ素添加が原因と誤って認識し非難する人もいるが、飲料水へのフッ素添加は歯に有益であり全般的な健康にも好ましいものである。

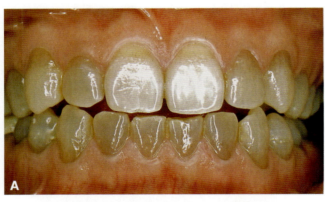

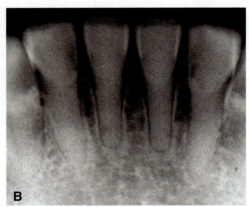

図11-43 **象牙質形成不全症**（乳白色象牙質）は象牙質に影響を及ぼす遺伝性疾患で、すべての歯の審美性にかかわる。8,000人に1人の割合でのみ出現する **A** 灰色から黄色がかった曇った色調 **B** X線写真では、髄室と根管の部分的もしくは完全な喪失が観察される(Courtesy of Carl Allen, D.D.S., M.S.D.)

E. 萌出後に受けた損傷による歯の変形

傷害が加えられて生じた変化は異常と分類されるものではないが、具体的な原因ごとに特有の形態変化が生じるため、それぞれの特徴を把握していれば病因（成因）を鑑別できる。この診断は重要で、適切な場合には介入し、より悪化させるおそれのある素因を取り除くことができる。

1. 咬耗

咬耗は、日常機能を行うなかで上顎の歯に下顎の歯があたるうちにエナメル質（最終的には象牙質も）が擦り減ることをいい、上下の歯を必要なく擦り合わせる**歯ぎしり**と呼ばれる習癖がある場合、特に進行する。2例の重度の咬耗例を図11-45に示した。精神的ストレスがあると、歯ぎしりの症状はかなり重くなる。咬耗は、摩耗や酸蝕といった他の原因による歯の傷害と鑑別する必要がある。各病態は異なるものであり、したがって進行を防ぐ治療法もまったく異なるためである。第9章（咬合）で歯ぎしりについて解説した通り、咬合に問題のない健常者の場合、1日のうちに正常な機能の一環として歯と歯を接触させている時間は食べ物を咀嚼している最中のたった7-8分に過ぎず、加わる力は通常最高でも15kgである。一方で歯ぎしり患者では一晩に5時間もの間歯を咬み合わせていると考えると、驚くことに86kgを超える有害な力が歯に（筋肉や顎関節にも）加わっていることになる。

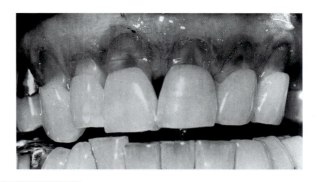

図11-46　**磨耗**（クサビ状欠損とも呼ばれる）　成因の一つは、歯肉退縮後に露出したセメント質表面に対する不適切な横磨きである。過大な咬合力が加えられて歯がたわんだ後に生じるエナメル質の脱落（**アブフラクション**）も摩耗に寄与している可能性がある。摩耗とアブフラクションの外観は似ている

2. 磨耗

機械的な作用で歯質が擦り減る場合には**磨耗**という。磨耗の一般的な例（クサビ状欠損ともいわれるもの）は、歯冠の唇側面でセメントエナメル境付近にみられるエナメル質の欠損である。特に小臼歯と犬歯で顕著に認められ、ブラッシング方法が不適切なことが原因である（図11-46）。硬い歯ブラシの毛先、横磨き、粗い研磨剤が入った歯磨き粉などが原

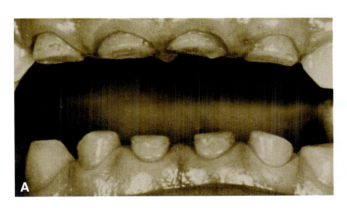

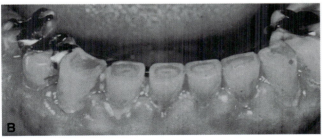

図11-45　**咬耗**　長年の歯ぎしり（歯を擦り合わせる習癖）の結果　**A** 上顎前歯はほとんど歯肉溝の位置まで擦り減っている　**B** 下顎永久切歯は、数年前には髄室があった高さまでが擦り減っている（切縁に修復象牙質が露出し、暗い色調の円形や楕円形が見える）

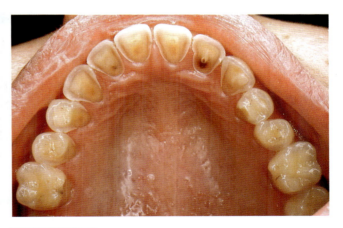

図11-47　**酸蝕**　重度の酸蝕が図の上顎歯の舌側面にはっきりと認められる。特に前歯で著しい。この種の歯の崩壊は、重症の酸逆流症患者や頻繁に吐き戻す過食症患者に典型的にみられる。上顎左側側切歯で髄室が露出している（Courtesy of Carl Allen, D.D.S., M.S.D.）。唇側面のエナメル質における酸蝕は、東南アジアの一部でみられる習癖を真似てレモンのような酸性の果物を歯の傍にしばらく含んだままにした場合に生じると考えられる

因で生じる。セメントエナメル境付近の歯質に欠損が生じる他の原因としては**アブフラクション**がある。アブフラクションとは過大な咬合力により生じる歯を曲げる作用（たわみ）のことをいう。CEJに近い部分でエナメル小柱間の結合が破壊されて、歯質の欠損につながると考えられている。

咬合面の磨耗は、硬い食べ物や食べ物以外の何かを臼歯で砕いたり噛み切ったりする行為あるいは噛みタバコなどにより生じ、臼歯部では咬頭が平坦になり、前歯部では切縁が擦り減る（咬耗に似た形態）。磨耗の特異な例として、左右の上顎中切歯間にトゥースピック（楊枝）を長年使用した結果形成されたものが、Melfiにより報告されている[40]。同様の機序の隣接面摩耗としては、トゥースピックの代わりに真っすぐなピンを長年使用して生じた例の報告もある。

3. 酸蝕

酸蝕は（機械的ではなく）化学的な機序により歯質が失われることをいい、平滑面や咬合面に生じる。酸蝕は、クエン酸（レモンなど）や炭酸飲料などを過剰に摂取したり使用したりした結果、ならびに胃酸の逆流の結果生じるものと考えられている（日常的に誘発して嘔吐する過食症患者、「ビンジパージ」症候群のような場合にみられる）[2]。原因が不明のものもある（突発性）。上顎前歯舌側面のエナメル質に重度の酸蝕が認められる例を図11-47に示す。写真に写された歯の損傷部位をよく観察すると、少なくとも1ヵ所、上顎左側側切歯で髄角が露出していることが分かる。

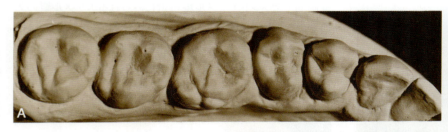
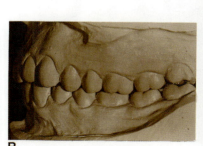
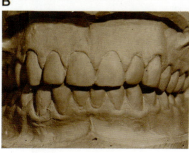
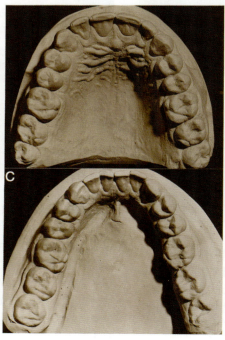

| 図11-48 | 特異な下顎歯列の例 |

A 23歳男性の下顎歯列の拡大像。小臼歯と大臼歯の形態が上顎の小臼歯と大臼歯に似た形態をしており、特に左側で顕著である **B** 咬み合わせた状態。最大咬頭嵌合が得られている **C** 上下歯列の咬合面観。上図が上顎、下図が下顎歯列。下顎の小臼歯はいずれの型の下顎小臼歯にも似ず、むしろ上顎小臼歯に似た形態を有している。一方で、下顎6前歯は典型的な下顎歯の特徴をそなえている。下顎右側第一大臼歯は頬側咬頭こそ3つあるものの、上下顎の第一大臼歯を混ぜたような形態をしている。近遠心的に長い長方形は下顎歯のようながら、近心舌側咬頭が大きすぎる上にカラベリー結節様の咬頭もあり上顎第一大臼歯のようでもある。下顎左側の3本の大臼歯は上顎大臼歯の形態的特徴しか有さないようにみえる。この男性の上顎歯列は完全に正常にみえる。最も興味深い点は、下顎左側臼歯（特に小臼歯）が上顎右側の歯の形態を有していることである。同様に、下顎右側にある歯は上顎左側にある歯に似ているように見える

F. 特異な歯列

ある23歳男性の模型で、下顎左側第一大臼歯の形態が上顎第一大臼歯にかなり似ており、斜走隆線とカラベリー結節のような構造が認められる（図11-48A）。さらに詳細に観察を進めると、下顎の両側で第一・第二小臼歯および第一・第二・第三大臼歯のすべてが、上顎の臼歯と似た形態をしていることが分かる。下顎の6前歯は間違いなく下顎歯列にみられるものである。驚くべきことに、この男性の歯を咬合させてみると、上顎臼歯の対合歯は左右ともに実際上は同じ上顎の歯であるにもかかわらず、かなり良好な関係がみられた。

アフリカからの留学生にみられたかなり特異な歯列の例を図11-49に示す。上顎に総24歯が萌出もしくは半萌出している。前歯は4本、犬歯が1本、小臼歯が6本、大臼歯が13本あるように見える（大臼歯のうち5本はやや下顎大臼歯に似た形態である）。

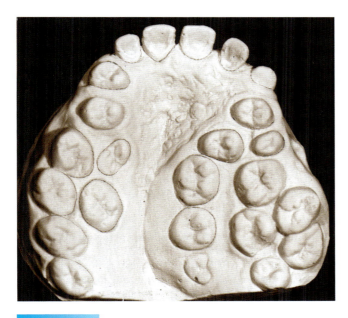

図11-49　非常に特異な上顎永久歯　24歯を有し13歯の大臼歯を含む（This cast was furnished courtesy of J. Andrew Stevenson, D.T.L. and Dr. Robert Stevenson, Columbus, OH）

復習問題

正しい解答に丸印を付けよ。

1. 乳歯にできた膿瘍と形成中の代生歯が近接した位置にあるとき、生じる可能性のあるものはどれか。
    a. ターナー歯
    b. フッ素症
    c. テトラサイクリン着色
    d. 象牙質減形成
    e. エナメル質減形成

2. 成人の上顎切歯部に並ぶ歯冠が3つしかなく、1つは幅が2倍で切れ込みがある。どの異常が該当するか。
    a. 癒合
    b. 双生
    c. 癒着
    d. セメント質増殖症

3. レモン（酸味の強いもの）をくわえる習癖によって生じるものはどれか。
    a. 咬耗
    b. 酸蝕
    c. 摩耗
    d. エナメル質減形成
    e. 形成不全

4. 過剰歯が形成される可能性が高い3部位を選べ。
    a. 下顎小臼歯部
    b. 上顎小臼歯部
    c. 上顎切歯部
    d. 下顎切歯部
    e. 第三大臼歯部

5. 通常は単根性の歯でありながら、2根に分岐した歯根を有する確率が高いものを選べ。
    a. 上顎中切歯
    b. 上顎側切歯
    c. 下顎犬歯
    d. 下顎第一小臼歯
    e. 下顎第二小臼歯

6. 次の歯のうち、歯冠に特異な形態がみられることが多いものを2つ選べ。
    a. 上顎中切歯
    b. 上顎側切歯
    c. 下顎犬歯
    d. 上顎第三大臼歯
    e. 上顎第一大臼歯

解答：1-a, 2-a, 3-b, 4-a,c,e, 5-c, 6-b,d

クリティカル・シンキング

口腔内で上顎切歯部に見ることができる異常をできるだけ多く挙げ、説明してみよう。

REFERENCES

1. Dorland WA, Dorland's pocket medical dictionary. Philadelphia, PA: W.B. Saunders, 1965.
2. Smith RM, Turner JE, Robbins ML. Atlas of oral pathology. St. Louis, MO: C.V. Mosby, 1981.
3. Croll TP, Rains JR, Chen E. Fusion and gemination in one dental arch: report of case. ASDC J Dent Child 1981; 48:297.
4. Rowe AHR, Johns RB, eds. A companion to dental studies: dental anatomy and embryology. Vol. 1, Book 2. Boston, MA: Blackwell Scientific Publications, 1981.
5. McDonald TP. An American Board of Orthodontics case report. Am J Orthod 1981;80:437–442.
6. Fuller JL, Denehy GE. Concise dental anatomy and morphology. Chicago, IL: Year Book Publishers, Inc., 1984:264–265.
7. McKibben DR, Brearley LJ. Radiographic determination of the prevalence of selected dental anomalies in children. J Dent Child 1971;28:390–398.
8. Jones AW. Supernumerary mandibular premolars. Report of a case in a patient of mongoloid origins. Br J Oral Surg 1981;19:305–306.
9. Rothberg J, Kopel M. Early versus late removal of mesiodens: a clinical study of 375 children. Compend Contin Educ Pract 1984;5:115–120.
10. Nazif MM, Ruffalo RC, Zullo T. Impacted supernumerary teeth: a survey of fifty cases. JADA 1983;106:201–204.
11. Robinson HB, Miller AS. Colby, Kerr and Robinson's color atlas of oral pathology. Philadelphia, PA: J.B. Lippincott, 1983:38.
12. Primosch RE. Anterior supernumerary teeth—assessment and surgical intervention in children. Pediatr Dent 1981;3:204–215.
13. Ranta R, Ylipaavalniemi P. Developmental course of supernumerary premolars in childhood: report of two cases. ASDC J Dent Child 1981;48:385–388.
14. Rubin MM, Nevins A, Berg M, et al. A comparison of identical twins in relation to three dental anomalies. Multiple supernumerary teeth, juvenile periodontosis, and zero caries incidence. Oral Surg 1981;52:391–394.
15. Zvolanek JW. Maxillary lateral incisor anomalies in identical twins. Dent Radiogr Photogr 1981;54:17–18.
16. Hemmig SB. Third and fourth molar fusion. Oral Surg 1979;48:572.
17. Good DL, Berson RB. A supernumerary tooth fused to a maxillary permanent central incisor. Pediatr Dent 1980;2:294–296.
18. Powell RE. Fusion of maxillary lateral incisor and supernumerary tooth. Oral Surg 1981;51(3):331.
19. Myers CL. Treatment of a talon-cusp incisor: report of case. ASDC J Dent Child 1980;47:119–121.
20. Speiser AM, Bikofsky VM. Premolars with double occlusal surfaces. JADA 1981;103:600–601.
21. Goldman HM. Anomalies of teeth (part 1). Compend Contin Educ Pract 1981;2:358–367.
22. Hayward JR. Cuspid gigantism. Oral Surg 1980;49: 500–501.
23. Ruprecht A, Singer DL. Macrodontia of the mandibular left first premolar. Oral Surg 1979;48:573.
24. Melfi RC, Alley KE. Permar's oral embryology and microscopic anatomy: a textbook for students in dental hygiene. Philadelphia, PA: Lippincott Williams & Wilkins, 2000.
25. Hamner JE, Witkop CJ, Metro PS. Taurodontism. Oral Surg 1964;18:409–418.
26. Pindborg JJ. Pathology of the dental hard tissues. Philadelphia, PA: W.B. Saunders, 1970:15–73.
27. Takeda Y. A rare occurrence of a three-rooted mandibular premolar. Ann Dent 1988;44:43–44.
28. Paulson RB, Gottlieb LJ, Sciulli PW, et al. Double-rooted maxillary primary canines. ASDC J Dent Child 1985;52: 195–198.
29. Bimstein E, Bystrom E. Birooted bilateral maxillary primary canines. ASDC J Dent Child 1982;49:217–28.
30. Kelly JR. Birooted primary canines. Oral Surg 1978;46:872.
31. Brown CK. Bilateral bifurcation of the maxillary deciduous cuspids. Oral Surg 1975;40:817.
32. Kroll SO. Double rooted maxillary primary canines. Oral Surg 1980;49:379.
33. Bryant RH Jr, Bowers DF. Four birooted primary canines: report of a case. ASDC J Dent Child 1982;49:441–442.
34. Becker A, Smith P, Behar R. The incidence of anomalous maxillary lateral incisors in relation to palatally-displaced cuspids. Angle Orthod 1981;51:24–29.
35. Schachter H. A treated case of transposed upper canine. Dent Rec 1951;71:105–108.
36. Jackson M, Leeds, LD. Upper canine in position of upper central. Br Dent J 1951;90:243.
37. Curran JD, Baker CG. Roentgeno-oddities. Oral Surg 1973;41:906–907.
38. DeJong TE. Rotatio dentis. Gegenbaurs Morphologisches Jahrbuch 1965;108:67–70.
39. Schulze C. Developmental abnormalities of the teeth and jaws. In: Gorlin RJ, Goldman HM, eds. Thoma's oral pathology. 6th ed. St. Louis, MO: C.V. Mosby, 1970:138–140.
40. Dr. Rudy Melfi, Columbus, Ohio, personal communication.
41. Paulson RB, Gottlieb LJ, Sciulli PW, et al. Double rooted maxillary primary canines. ASDC J Dent Child 1985; 52:195–198.

第12章　法歯学

謝辞

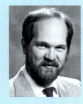

本章の執筆者ダニエル・E・ジョリー氏（特殊歯科認定医）（Daniel E. Jolly, D.D.S., D.A.B.S.C.D.）は、オハイオ州立大学歯学部および大学附属メディカルセンターにおいて臨床歯科医学の教授および一般歯科研修医プログラムの責任者を務めた後、現在は開業している。アメリカ特殊歯学会委員会（American board of special care dentistry）の認定医であり、オハイオ州コロンバスのフランクリン郡検視官事務所の法歯学主任、オハイオ州歯科医師会法科学・大災害チーム幹事、アメリカ法歯学会会員、アメリカ法科学会の準会員として活動している。

本章に挿入された実例の大部分は、フランクリン郡検視官事務所などオハイオ州内の複数の機関で、著者が職務として直接関与した症例から得ている。章末の3図は旧版で本章を執筆したDr. Theodore Berg氏によるもので、許可を得て使用した。

1. 法歯学の定義
2. 個人識別における歯学
3. 民事訴訟（医療過誤）と虐待・放置
4. 咬痕
5. 大災害
   A. 備えと研修
   B. 初動対応
   C. 遺体安置所での歯科的個人識別
   D. 法人類学
   E. 大災害事例
6. 開業歯科医と法歯学

目的

本章では以下の項目を習得できる。
- 個人識別および犯罪捜査における歯学の重要性について例を挙げて説明する。
- 虐待行為の発見と報告に関して、歯科医が果たすべき役割を知る。

セクション1　法歯学の定義

歯学（歯科法医学）は、司法制度と連関した口腔・顎顔面領域の構造物に対する概念と実務のすべてを網羅する歯学の分野である。法歯学は多分野にわたる法科学の一翼であり、法科学は司法に関連して行われる業務や探求活動を包括的に対象としている。法科学は司法制度上でも、科学界からも、真偽を鑑別する手段として公認されている。

法歯学は1つの科学分野であり、米国内にはさまざまな法歯学組織が設立されている。アメリカ法科学会（American Academy of Forensic Sciences：AAFS）の歯科部会、アメリカ法歯学会委員会（American Board of Forensic Odontology：ABFO）、アメリカ法歯学会（American Society of Forensic Odontology：ASFO）などが代表的な組織である。法執行機関では、歯学が持つ潜在的な能力や高い信頼性に対する認識が年々高まっており、法歯学に関与する歯科医も増加している。

本章では、法歯学について概説を述べ紹介しながら、実例を用いて歯科解剖学知識が不可欠であることを示した。本教科書は、アメリカ法歯学会の手引きで歯科解剖学の参考文献として第一に挙げられている。

法科学は、多数の専門分野と部会から構成されている。AAFSは世界最大の法科学専門組織で、全世界に5,600名の会員を擁している（http://www.aafs.org）。AAFSが認定する、法科学研究を目的として設けられた10分野を以下に

挙げる。

1. **法人類学**　考古学分野と類似した方法で骨の検証を行う学問である。法人類学者は、殺人事件のような法的審判を要する事件に際して、骨、歯、髪、衣類、加工品などの証拠物を調査する。死亡時間、年齢、性別、人種、民族性、文化、体長および体重、ならびに死亡の原因と経過を検討する。

2. **法病理学および法生物学**　他殺・自殺・事故死などの犯罪死や不審死、および死亡者が身元不明の場合の調査において、死体解剖や組織分析を行う分野。この業務は法的に、病理学と法科学の専門教育を受けた監察医または検視官の責務である。法病理学医は死亡の原因や経過などの特定を目的としている（例えば、胸に銃弾による傷があり左心室の裂傷に至っている場合、他殺による心停止と特定する）。

3. **犯罪捜査学**　指紋や弾道、工具痕（ナイフ・ノコギリ・金づちなど）、その他調査現場から得た物的証拠の分析を行い、犯罪（あるいは事象）を再構成することによって被疑者と被害者間の関連性の有無をする法科学。

4. **毒性学**　化学、写真技術、生物学を用い、被害者に残された医薬品、毒物および不法薬物などの加害物質を究明する。

5. **法精神医学および行動科学**　犯罪等の事件調査に関連する精神健康度、動機、人格上の問題などを鑑定し、法的意見を提供する。

6. **法工学**　法的手続きの一部として行われる、航空機などの乗り物事故および構造物倒壊の調査を行う。

7. **疑問文書**　専門技術者が印刷物、手書き文書、タイプライター文書、インク、紙、およびその他文書の特徴について分析し、法的鑑定書を作成する。

8. **その他の法科学分野**　設計者、写真家および各種専門技術者など、専門知識が必要な証拠検証を実施できる専門家が属する分野。例えば、死亡や傷害に対する製品の法的責任を問うような場合に報告書の作成が行われる。

9. **法律関係者**　事件の司法処理過程で前述した専門家、報告書、鑑定書を使用する刑事弁護士および民事弁護士が所属する分野。

10. **法歯学**　5分野に大別される対象を取り扱う。（a）歯科的個人識別、（b）大災害時の歯科的個人識別、（c）咬痕分析、（d）虐待、（e）身体被害にかかわる紛争における標準治療判断などの法的問題。

セクション2　個人識別における歯学

　歯は人体で最も頑丈な組織であり、歯列は指紋と同様に個体ごとに異なる。このことから、各個体の歯の形態や歯に残された修復物が個人識別に利用できる。腐敗した状態や骨のみが残された状態では、顔貌の特徴や指紋はまったく得られないことがある。歯や顎骨、補綴物、口腔内装置は、生前記録が存在し正確なものであった場合には、死後も識別に活用できる。識別手段として一般的であり価値が認められているDNAにしても、正確で完全な生前記録を要する。したがって、正確で、全体的で、かつ最近の、X線写真と歯科診療記録があれば、一個人を犠牲者として正しく鑑定（同定もしくは排除）する上で決定的な役割を果たす。

　生前記録がなくても歯科診査は行うべきであり、年齢や性別、社会経済学的な階層（場合によっては人種や文化的特徴の分類）を推定する上で役に立つ。手掛かりとなる情報は、1歯単位・歯列全体の形態学的・解剖学的特徴、修復材、咬耗の様相、歯周組織の状態、萌出の様相、骨格の特徴、漿液（血液などの体液）に対する検査から得られる。

　ごく一般的にとられる法歯学手法は、遺体の歯と顎骨を含む部分、歯科X線写真、写真、印象と模型、生前・死後記録を収集して保存し、これらの記録を比較検討することである。重点的に比較する事項は（個体ごとの特徴を有するものは）、（a）歯数・歯種、（b）歯の捻転・空隙・位置異常、（c）異常の有無・全般的な形態（図12-1）、（d）修復物（図12-2）・補綴物もしくは口腔内装置（図12-3）、（e）う蝕・その他の病変、（f）歯内治療、（g）インプラント・外科的治療、（h）骨梁の構造、（i）咬合状態・酸蝕・咬耗である。

　DNAは歯周組織や歯髄組織から採取することも可能で、歯の硬組織からも得ることができる。DNA解析は法科学検査において有力な手法ではあるが、費用が高く解析時間も長く要することが難点である。さらに、他のすべての方法と同じように、DNA解析もやはり生前資料がなくてはならない。DNA採集キットを図12-4に示す。法歯学手法は、正確性、

第12章 法歯学　347

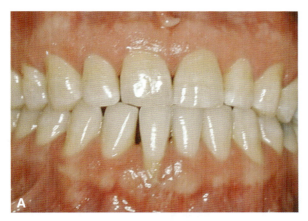

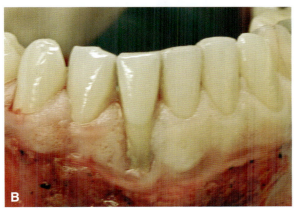

図12-1　**生前と死後の比較写真**　全般的に似た形態が確認できる　**A**　生前の口腔内写真。歯肉の裂開が認められる　**B**　死後の写真。剖検時に犠牲者の口腔内に同様の裂開がみられた。歯列の形も似ており、全般的な歯冠形態も似ている

低コスト、生前記録の入手しやすさ、鑑定終了までの必要時間の短さから、法科学領域で不動の価値がある。

　法歯科医はすべての証拠を細心の注意を払って整理し、歯科医以外の関係者でも理解が容易で法的手続き中に正当性を保てるような、一貫性のある標準化された方法を用いて体系的に分析しなければならない。適切に体系化された方法で徹底的に分析が行われることで、正確性が生まれ、誤りを犯す確率は抑えられる。診査を行う者は、歯、顎骨、X線写真で確認した特徴を規格化された歯科記録用紙に残すようにする（図12-5B）。生前記録も同様であるべきで、X線写真、模型、写真を、同一様式の別の記録用紙に残す。生前記録は1枚ごとに、質と完全性に相当の開きがある。患者を正面から見た方向でX線写真をマウントする歯科医もいれば（法歯学での標準）、逆に患者の舌側から見た方向でマウントする者

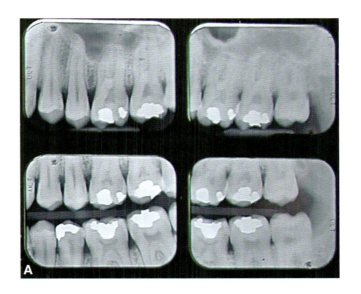

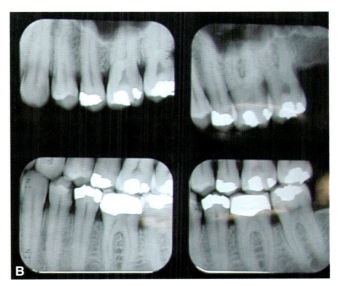

図12-2　**生前と死後のX線写真の比較**　修復物と全般的な形態の類似点の同定　**A**　**生前のX線写真**　図12-1に示した犠牲者のX線写真。複数の修復部位、歯根と上顎洞の形態、髄室の形態、歯間部の骨レベル、骨梁構造が写し出されている　**B**　**死後のX線写真**　生前のX線写真と一致する修復部位が一部で認められるが、数歯では生前記録のX線写真撮影後に再修復が行われている。例えば、上顎左側第二小臼歯にMO-Am、下顎左側第一大臼歯にクラウンが装着され、下顎左側第二小臼歯ではMO-AmがMOD-Amに変わり、左側上下第三大臼歯は抜歯されている。再処置が行われなかった一致する修復物もあり、根や上顎洞の形態、髄室の形態、歯間部の骨レベル、骨梁構造も一致している。同一個体であると鑑別するのに十分な証拠である

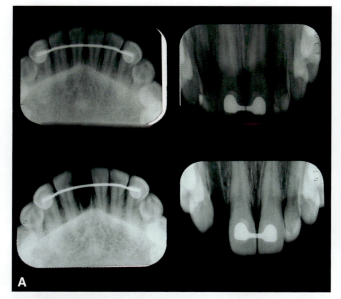
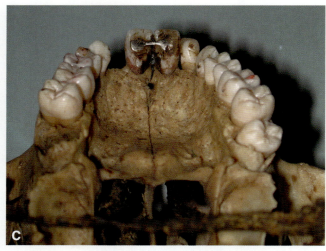
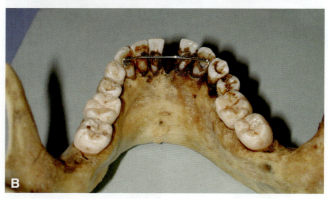

図12-3 生前のX線写真と死後の所見（写真）の比較
A **上段**に他殺遺体の生前X線写真、**下段**に死後のX線写真を示す。犠牲者には装着された矯正装置は、実際の遺体所見（写真BおよびC）と一致がみられ、識別の根拠となった。樽状歯の上顎左側側切歯に行われた修復も一致している **B** 生前X線写真で下顎歯列に確認できる矯正の保定装置が、図の死後写真で確認できる **C** 生前X線写真で上顎歯列に確認できる矯正の保定装置が、図の死後写真で確認できる

もいる。歯科診療時に行われる歯の記録（生前記録）は、常にアメリカ式（ユニバーサルシステム）で行われるとは限らない（パーマー式や国際歯科連盟式など歯の他の表記法については第1章を参照すること）。

歯科的個人識別の力量を試された実例に、33件の殺人で有罪判決を受けたシカゴのジョン・ウェイン・ゲイシー（John Wayne Gacy）の事件がある。軟部組織が残存していた遺体は5体のみで、個人識別は相当に困難と思われた事件であった。それにもかかわらず、確認された33名の犠牲者のうち20名が、歯科記録から識別されたのである。

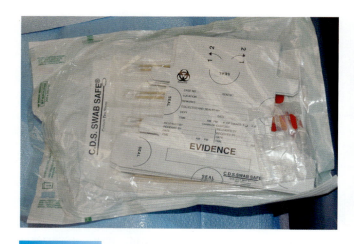

図12-4 FBIが使用する**DNA採取キット** 咬痕の擦過検体など人体組織を、生前記録と比較するために採取する

第12章 | 法歯学   349

Antemortem Dental Record   ID#: ___05-1111_____

Last: ____Doe_____   First: _____John_____   MI: ___E_____

Date: _3/15/05__   Sex: ___M__   Race: _ C___   Age/DOB : __8/8/1951_____

Height: _____   Weight: ____   Eye: _____   Hair: _____   Blood Type: _____

Team Member: Daniel E. Jolly, DDS

☐ Confirmed by: William Baldwin, DDS

Type, Date, and Number of X-Rays _____

Panorex and 2 bitewings 11/10/04

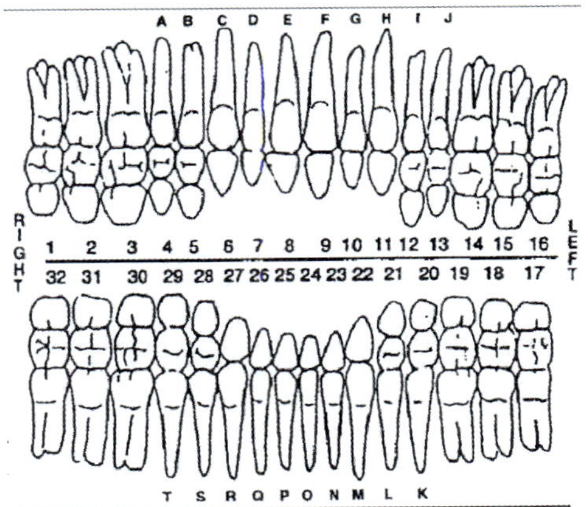

				Description	Code
1	18				OS
2	17				OS
3	16				MODFS
4	15	A	55		V
5	14	B	54	ORTHO EXT	X
6	13	C	53		V
7	12	D	52		V
8	11	E	51		V
9	21	F	61		V
10	22	G	62		V
11	23	H	63		V
12	24	I	64	ORTHO EXT	X
13	25	J	65		V
14	26				OFS
15	27				OFS
16	28				OS
17	38				OS
18	37				OS
19	36				MOS
20	35	K	75		V
21	34	L	74	ORTHO EXT	X
22	33	M	73		V
23	32	N	72		V
24	31	O	71		V
25	41	P	81		V
26	42	Q	82		V
27	43	R	83		V
28	44	S	84	ORTHO EXT	X
29	45	T	85		OS
30	46				OS
31	47				OS
32	48			? OFS	OS

Codes

Primary Codes	Secondary Codes
M - Mesial	A - Annotation
O - Occlusal	B - Decidious
D - Distal	C - Crown
F - Facial	E - Resin
L - Lingual	G - Gold
I - Incisal	H - Porcelain
U - Unerupted	N - Non-precious
V - Virgin	P - Pontic
X - Missing	R - Root Canal
J - Missing Cr	S - Silver Amalgam
/ - NoData	T - Denture Tooth
	Z - Temporary

A: _____

B: _____

C: _____

ID As: _____

Comments: _____

____Aircraft crash victim_____

Copyright © 2001 James McGivney, DMD

A

図12-5　　A WinID フォーマットとコーディングを使用した**生前歯科記録用紙**

第2部 | 臨床における解剖学知識の応用

Postmortem Dental Record   ID#: __05-1111_____

Date: _3/15/05___   Sex: ___M__   Race: __C____   Estimated Age: __53__

Height: _____   Weight: ____   Eye: _____   Hair: _____   Blood Type: _____

Code	Description				
OS				18	**1**
OS				17	**2**
MODFS				16	**3**
V		55	A	15	**4**
X		54	B	14	**5**
V		53	C	13	**6**
V		52	D	12	**7**
V		51	E	11	**8**
V		61	F	21	**9**
V		62	G	22	**10**
V		63	H	23	**11**
X		64	I	24	**12**
V		65	J	25	**13**
OFLS				26	**14**
OFS				27	**15**
OS				28	**16**
OS				38	**17**
OFS				37	**18**
MOFS				36	**19**
V		75	K	35	**20**
X		74	L	34	**21**
DE		73	M	33	**22**
V		72	N	32	**23**
V		71	O	31	**24**
V		81	P	41	**25**
V		82	Q	42	**26**
V		83	R	43	**27**
X		84	S	44	**28**
OS		85	T	45	**29**
OFS				46	**30**
OFS				47	**31**
OFS				48	**32**

Comments: _____
_____
_____

Copyright © 2001 James McGivney, DMD

Team member: Daniel E. Jolly, DDS

☐ Confirmed by: William Baldwin, DDS

Type and Number of X-Rays _____

_____Full mouth radiographs with bitewings_____

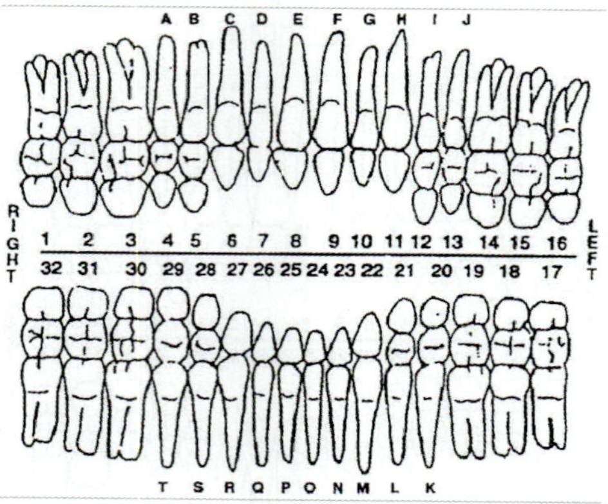

WinID Codes

Primary Codes	Secondary Codes
M - Mesial	A - Annotation
O - Occlusal	B - Decidious
D - Distal	C - Crown
F - Facial	E - Resin
L - Lingual	G - Gold
I - Incisal	H - Porcelain
U - Unerupted	N - Non-precious
V - Virgin	P - Pontic
X - Missing	R - Root Canal
J - Missing Cr	S - Silver Amalgam
/ - NoData	T - Denture Tooth
	Z - Temporary

A: _____
B: _____
C: _____

Body ID As: _____

B

図12-5   （続き）　**B** WinID フォーマットとコーディングを使用した**死後歯科記録用紙**。
2枚の記録を並べたときに比較しやすい配置になっている

セクション3　民事訴訟（医療過誤）と虐待・放置

　民事訴訟（標準治療の判定や医療過誤）と虐待・放置の2分野は、法歯科医がよく関与する領域である。本書は歯の解剖学に関連した内容を対象としているため、これらの分野に関しては簡潔に記すのみとする。

　民事訴訟では、さまざまな訴えが起こる可能性がある。図12-6のX線写真に示されるような不適切な歯科治療（医療過誤）、他人から受けた傷害（犯罪事件における暴行や殴打）、食べ物への異物混入（ガラス、殻など）による傷害（製品保証・企業責任）、患者や第三の支払者に請求した特定の治療の不履行（不正請求）などがある。こうした案件の調査担当者は、評価や比較、鑑定人による証言を頻繁に必要としており、法歯科医も鑑定人に該当する。法歯科医は鑑定のために、本人を診査することもあれば、前医から診療記録やX線写真の提供を受けて調査することもある。前項までに述べた

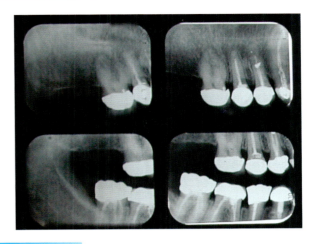

図12-6　**標準治療**事例で提出された咬翼法X線写真
歯と修復物の辺縁の適合が悪く滑らかに移行していないこと（特に上顎右側第一大臼歯に装着されたクラウンの近心）、歯内治療が不良であることから、医療過誤訴訟に至った

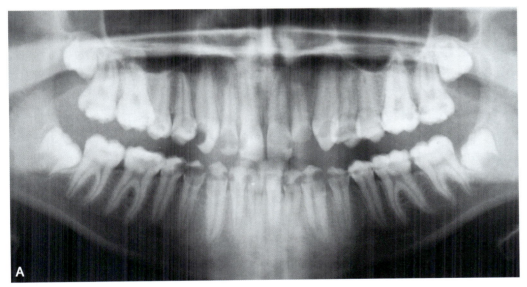

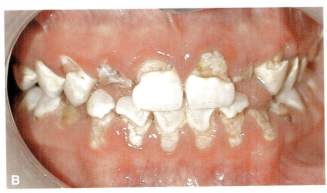

図12-7　A　14歳女児のパノラマX線写真。数年にわたる進行で、すべての歯の抜歯が検討されるほどのランパントカリエスである。歯科医は**育児放棄**の証拠とみなし、子供の虐待・放置が疑われると法的機関に連絡した　B　同一女児（14歳）の口腔写真。ランパントカリエスが確認できる

352 第2部 | 臨床における解剖学知識の応用

あらゆる手法を用い慎重に比較して対応するとよい。

歯科医や保健関係者には、患者が**虐待や放置**を受けていると疑われたときに報告する義務がある。つまり、なんらかの事故にあった徴候や症状、身体部位を見逃さず、子供・配偶者（男・女）・高齢者や障害者に加えられた傷害かどうかを判別できなければならない。虐待の一例を挙げる。若い成人男性が、交際中の女性を歯科診療室に連れて来て救急治療を求めた。数本の前歯が折れて上下の口唇には裂傷があり、男性が傷を受けた事故について説明する間、女性は黙っていた。男性は治療中も付き添うことを強く望み、問いかけられた内容に関しては答えを避けた。米国のすべての州法で規定されている通りに、事態は直ちに該当する法執行機関に報告された。

話す内容と受けた傷には矛盾があり、歯科医に疑念を抱かせるには十分であった。治療が終了する頃に警察が到着し、男性は逮捕された。被害者は加害者から将来復讐を受けることを恐れたため、X線写真、歯科診療記録、歯科医の証言が重要な証拠となった。歯科医が遭遇する可能性のある傷害には、骨折、歯の破折、打撲傷、裂傷、咬傷（痕）などがある。

放置により生じる歯科病変も報告すべきものであり、犯罪行為といえる場合がある。著者がよく遭遇する例としては、う蝕治療が必要な子供が歯科を受診していない例がある。この場合、子供の歯には痛みや感染が生じ、幼いうちにすべての歯を失ってしまう場合もある（図12-7）。

セクション4　咬痕

咬痕（咬傷）はパターン損傷（pattern injury）の範疇に属する。パターン損傷には歯によるもの、ベルトのバックルによるもの、金づちやパイプなどの鈍器によるものがある。多数の他殺事件や暴行・殴打事件が咬痕の識別、分析、比較によって解決されている。ほとんどの咬痕は深く、暴行後も長い間消えない動かぬ証拠となる。複数ある比較分析法があるが、その1つでは、咬痕をトレースしたものを被疑者もしくは被告人の歯から得た圧痕のトレースと比較する。被疑者の歯列模型や写真は、裁判所の捜査令状を取った上で収集する（図12-8A、B）。

どのような例であれ咬痕の分析にあたり、法歯科医は歯の形態や咬合様式、歯列の特徴、さらに顎機能の生理学にまで及ぶ深い知識を持ち、よく把握した上で臨まなければならない。歯に位置異常がある場合、咬合に関与していない場合、破折している場合、修復されている場合、犠牲者に残される咬痕は正常配列の歯の場合とは異なる。このような正常からの逸脱は（もしくは被疑者間の差は）、法歯科医が分析し識別する上で有効に利用できる。

こうした咬痕による手法は子供の虐待例、暴行例、他殺例の一部で有用だが、総体的には、絶対的な確実性を持って被疑者を特定できるものではない。咬痕の分析により、被疑者は当該事件の加害者として「排除できる」か、被疑者として「含まれる」のいずれかに分類される（図12-8C、D）。通常、別の証拠がなければ確定するには至らない。しかし著者の経験では、法歯科医が法廷で咬痕に関して証言する場合、被疑者が審理の前に罪を認めることが多い。

写真も咬痕の鑑定に役立つ。カラーフィルム写真や白黒フィルム写真が現在も基本的に使用されているが、デジタル写真がかなり普及してきている。赤外線写真を利用すると、皮膚表面では確認できない皮下に残された咬痕を識別できる。紫外線写真は、刺青や皮膚損傷など他の無関係な痕跡がある部位で、咬痕のみを浮かび上がらせるために利用できる。

法歯科医は、必ず第一に、そのへこみ痕が人間による咬痕であるかどうかを判別した後、可能な場合には、関与した歯の識別に移る。固有の特徴として、歯の喪失、挺出（過萌出）、低位つまり強直、回転（捻転）、傾斜、破折、および異常が利用できる。歯の異常は咬痕分析に際しても積極的に活用されるべき要素であり、この目的からも本書の異常に関する章はしっかりと学習しなければならない。法歯学的調査にあたる者は、動物による咬痕、犠牲者本人の咬痕、咬痕と誤認される可能性のある他の物体で付いた痕である可能性も必ず検討するようにする。物体による痕と鑑別された場合には、犠牲者の傷害部位と被疑者が所持する工具などの成傷器との関連性について、法執行機関が検証に入ることができる。

咬痕からは、事件の加害者であることを証明するDNAを採取できる場合もある。複数のDNA情報を得る手法があり、現在では、採取したDNAを標準方法（ミトコンドリアDNAや核DNAに対するポリメラーゼ連鎖反応〈PCR〉）を用いて増幅・解析し、咬痕を付けた者と咬痕部位の関連性について

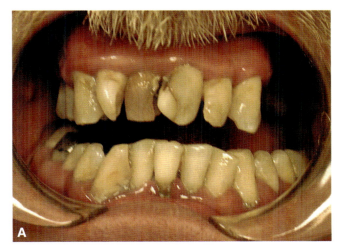
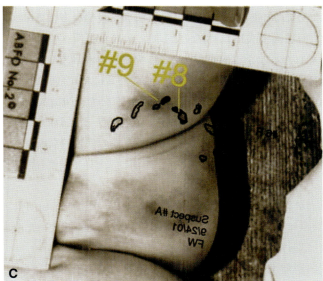
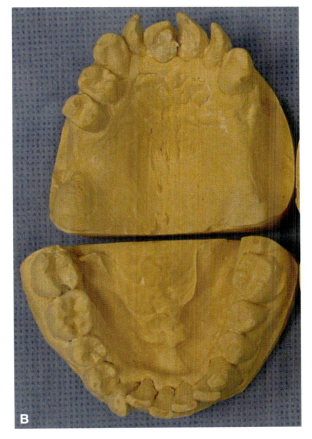
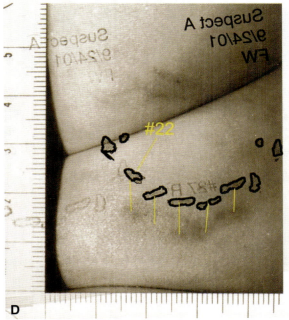

図12-8 咬痕証拠　**A** 2歳女児を虐待により死亡させた加害者の歯の写真　**B** 被疑者の模型では図Cに示した傷害部位の歯型によく一致した歯型がはっきりと確認できる　**C** 犠牲者に残された咬痕と、図AおよびBの上顎歯との関連を表す写真　**D** 下顎歯による咬痕が残されている

可能性を数値化して得られるようになっている。

　法執行機関では、歯科専門家による識別能力に対する認識が日増しに高まっている。咬痕に関する代表的な事件である米国カリフォルニアで起きた「カリフォルニア州対マルクス事件」では、法歯科医Dr. G. Valeが剖検時の写真で鼻に残された咬痕を発見した。法歯科医が捜査員に行った勧告により遺体の発掘と調査が進められた結果、犠牲者の鼻の咬痕と被疑者の歯の関係から、殺人者の同定と有罪判決につ

ながったのである。当時歯科的手法は一般的な方法ではなく、科学的手法とはいえないとして、最高裁判所への上訴が行われた。上訴は棄却され、この判例は再審理でも認定された米国初の咬痕判例となった。この判定により、歯科的鑑定の信頼性は、法的に検証されたものとなった（People［of California］versus Marx, 54 Cal. App. 3rd 100, 126 Cal. Reptr. 350, Dec 29, 1975）。この代表的な事件の判決は、以後、州法廷、連邦法廷、軍法廷において幾度も判例として引用されている。

大量殺人事件として有名なテッド・バンディ（Ted Bundy、1989年1月死刑）は、若い女性犠牲者の臀部に残された咬痕によって加害者と同定された。

法科学分野で発展が望まれる重要な事項に関しては、2009年に米国科学アカデミーが作成した報告書「米国における法科学体制の強化：今後の方針（Strengthening Forensic Science in the United State, A Path Forward）」にまとめられている。法科学全体を包括した報告書で、全分野にわたり向上を図る内容を重点的に扱っている。法歯学に関しては、咬痕に関する分野を特に取り上げている。アカデミーが採択した内容は、（1）ヒトの歯の個体差に対する科学的な検証が行われていない、（2）皮膚に残される歯型が個体ごとに完全に固有のパターンをとるか否かに対する科学的な検証が行われていない、（3）咬痕パターンの誤認（本来と違う形で残される場合）について未解析である、（4）他の比較方法に及ぼす誤認の影響は十分に把握されておらず、定量化もされていない、（5）証拠として採用できる咬痕が残されるための必要基準（個体特徴の種類、質、数）が科学的に検証されていないという点であった。

法歯学会はこの報告書を受けて、法廷で利用できる十分な証拠として認められるように、ヒト咬痕分析の科学的価値の向上を図っている。しかしながら現段階でも、犯罪捜査において咬痕は専門的で有意義な方法であることに変わりはない。

セクション5 大災害

大災害はこの世の中でそれほど珍しいことではない。ほとんどの人は、2001年9月11日にニューヨークのワールドトレードセンターとペンシルバニアの国防総省に引き起こされた大災害をはっきりと思い出せる。一方で自然災害も多く、多数の死亡者が発生している。自然災害には2005年の8-9月に米国のメキシコ湾岸を襲ったハリケーン（カトリーナ、リタ、ウィルマ）、2004年12月にインドネシアとインド洋に押し寄せた津波など、ハリケーン、地震、洪水、竜巻などがある。人災による大災害には、さまざまな形で表れるテロ活動、武力紛争、建物の倒壊、高速道路での大規模自動車事故、産業事故、飛行機事故、列車事故がある。大災害の予測はまったく不可能で、ごく近い将来にも、その先にも起こり続ける。

大災害における法歯科医の職務は主として、遺体の個人識別（身元確認）であり、歯の解剖学的知識が決定的な役割を果たす。大災害時の死亡者数は、少人数から、数千人、場合によっては数十万人に至る可能性もある。小規模の災害は対応も比較的容易だが、災害の規模が大きくなるほど事態は込み入る。規模にかかわらず、有害な化学物質や生物学的作用物質（バイオテロリズムなどの場合）に対する対策を講じる必要があることもある。こうした状況下で、歯科医は災害勃発直後から参加し十分に活動できなければならない。法歯科医を含め歯科チーム全員が十分に研修を積んでいること、経験者に統率されていること、作業に全力を尽くすことが要求される。

A. 備えと研修

法科学的調査に携わる歯科チームは、個人単位でもチーム単位でも研修を積んでいなければならない。AFIP（米軍病理学研究所、Armed Forces Institute of Pathology）コースは、第一級の国際的な研修コースであり、メリーランド州ベセスダで年に一度開催されている（訳注：AFIPは2011年9月に閉鎖された）。テキサス大学サン・アントニオ校ヘルスサイエンスセンターでは、2年に一度6月にシンポジウム（Southwest Symposium）が開催される（http://www.uthscsa.edu）。ASFO（アメリカ法歯学会）は研修コース（年に一度）や複数の科学的プログラムを開催しており、国内外の他のコースに関する情報も提供している（http://www.asfo.org）。2001年9月11日のワールドトレードセンターでの災害勃発時、ニューヨークに召集された法歯科医やチーム

メンバーは、AFIP の研修を受けているか、アメリカ法歯学会委員会の認定を受けていることが条件であった。

B. 初動対応

大災害が勃発したときには、地方レベルの法執行機関と救急医療チームが最初に出動する。災害が起きた市や州の機関に法的権限があり、司法権を行使する。救急医療従事者は人命救助を最優先し、法執行機関は現場の安全を図ることを最優先する。

初動対応の段階で、連邦や州レベルでの救援活動が展開されることもある。対応機関には、アメリカ国家運輸安全委員会（National Transportation and Safety Board：NTSB）、アメリカ合衆国連邦緊急事態管理庁（Federal Emergency Management Agency：FEMA）、災害死亡者家族支援チーム（Disaster Mortuary Operational Response Team：DMORT）、アメリカ連邦捜査局（Federal Bureau of Investigation、FBI）、国家災害医療システム（National Disaster Medical System：NDMS）、アメリカ合衆国国土安全保障省（Department of Homeland Security）ほか、関連する州機関である。

歯科医は必ず災害の現場で活動し、歯科的知識のない者では困難な、遺体や歯を含む遺体片の発見と識別を行う。発掘・回収作業の全期間を通して、現場に歯科医がいるべきである。歯の解剖学的知識がこの局面で不可欠であることは言うまでもない。基本的には、個人識別に必要なすべての歯科的情報が利用・追跡に適した形で保存されるように、各遺体回収チームに法歯科医が同行することが推奨される。発見したすべての遺体は、まずそのままの状態で現場に印を付け、次に条件を整えて写真を撮影し、その後に移送する。高度に焼損した遺体の場合には、歯の固定のためにラッカーを吹き付ける必要があることもある。ポリウレタンや、なければヘアスプレーも使用する。脆くなった遺体の歯と周囲の部分を、移送時の破損から守ってくれる。

遺体片には個別に識別番号を付与する。つまり1個体の顎の断片が複数ある場合、別々に固有の識別番号を持つことがしばしば起こり、それら複数の番号は最終的に1体の識別された個体に帰属するということを意味する。ニューヨーク市・ワールドトレードセンターの災害時には、別々に番号を付けられた200もの遺体片が、後に1犠牲者のものと識別された。1本の歯が遺体や顎を含む遺体片から離れて発見された

場合には、後になって関連が判明する顎とは異なる番号が付けられる。追跡調査に適した方法としては、格子状の区画を設定して位置を記録し、遺体や遺体片それぞれの発見位置を図上に残す方法がある。この記録は、後に災害の原因や拡大様相に対する法科学的調査が行われる際の資料にもなる。

C. 遺体安置所での歯科的個人識別

遺体安置所での歯科的な作業は、生前資料の作成、死後資料の作成、両者の比較という、3作業に大きく分かれる。この主な3作業には、それぞれ2名ずつ法歯科医を配置する。各チームで少なくとも1人が経験のある法歯科医であるようにする。チームリーダーは、体制を決定し全体を監督する役割を果たす。通常、書記的な役割を担当する者が全体的な調整のために別にいる。図12-9は、歯科X線写真と切断された歯を含む顎骨部分で、身元確認に歯科的識別を要した実際の飛行機事故犠牲者のものである。

歯科的識別で決定的な役割を果たすものに、Dr. James McGivney によって開発されたコンピューターを利用する**WinIDプログラム**がある。このプログラムを実行するために使用する情報の1例を図12-9Dに示す。生前と死後の歯科所見に特定の符号を適用したデータベースプログラムであり、適合する可能性がある記録を抽出できる。抽出されたデータを出力した後で、法歯科医チームが最終的な照合にあたる。このプログラムはウェブサイトhttp://www.winid.comで無料配布されている。

生前記録担当者は、犠牲者と予想される者が治療を受けた歯科医から歯科診療記録を収集する。記述された診療記録と診査表すべての写本に加え、姓名・日付・撮影部位（左、右など）が明記されたX線写真原本も必ず収集する。生前資料班は収集したデータを検証し、WinIDプログラムに入力して電子データベースを作成する。

歯科X線写真は、単独では生前記録として完全ではない。生前記録が残された時点と、死亡推定時点との間の時差を考慮することを忘れてはいけない。別の歯科医が治療を行い、別の生前記録が存在する可能性もある。診療記録に徹底的に目を通し、X線写真撮影後にどのような修復や処置（抜歯など）が行われたかを確認する。例えば、生前記録のX線写真にない近心と咬合面を含むアマルガム充填があっても、X線写真の撮影がこの比較的新しい修復の充填前に行われたものである場合、そして、他の所見がすべて一致している場合

には、死後記録は生前X線写真と一貫しているものと考えてよい。紙ベースの記録は、生前資料ファイルに保管する（図12-2で生前と死後のX線写真を比較し、生前のX線写真と死後のX線写真間に生じ得る変化の実例を示したので参照すること）。

歯科診療記録は英文で記載されていないこともあるため、翻訳も必要である。本書の冒頭で説明したように、記録を行った歯科医は異なる方式の歯の記号（パーマー式やFDI式など）を使用している場合もあるので、生前記録の確認作業をする際にはアメリカ式のユニバーサルシステム（永久歯は1-32、乳歯はA-Tで表記）に必ず変換する。審美修復（コンポジットレジンやベニア修復など）は、付着物に覆われていたり、焼損していたり、外力で破損していたりすると遺体の検査時に見逃しやすいため注意する。もう一つ、診療記録の確認に際しては、筆跡が読みにくかったり記録内容が不完全であったりすると、正確な生前資料を得るためには相当の障害が見込まれることも覚えておく。

死後検査は法歯科医が2名1組であたり、徹底的な検査後

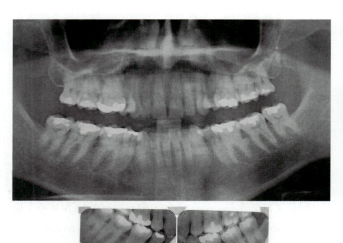
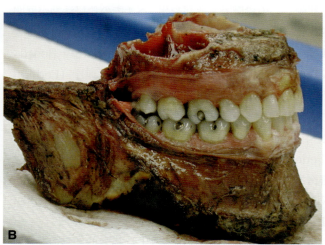
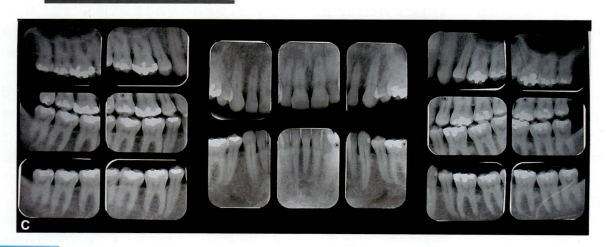

図12-9 A **生前X線写真** 犠牲者は飛行機事故で激しく焼損した状態で発見された。法歯科医が必ずX線写真の原本を見るようにし、正しい解剖学的位置を確認できるようする。修復物の形態や、狭窄や歯髄結石などの歯髄状態の比較観察には咬翼法が最も適している。本写真の例の生前記録は図12-5Aにある　B 本写真の犠牲者では、目視検査およびX線検査を正確に行うために上下の顎骨を切断する必要があった。適切な切断処理を行うことで、すべての歯面の目視、診査、写真撮影、X線撮影ができるようになる（法歯科医は顎など遺体の一部を取り外すときには監察医や検視官から必要な許可を得なければならない）。葬儀場で犠牲者の姿が見えるような蓋の開いた棺を使用しない場合にのみ、この処置は許可される　C **死後の歯科X線写真** Aの生前記録と比較しやすい。歯全体・歯根の形態、副鼻腔、骨梁構造、骨レベル、修復物に注目する

（続く）

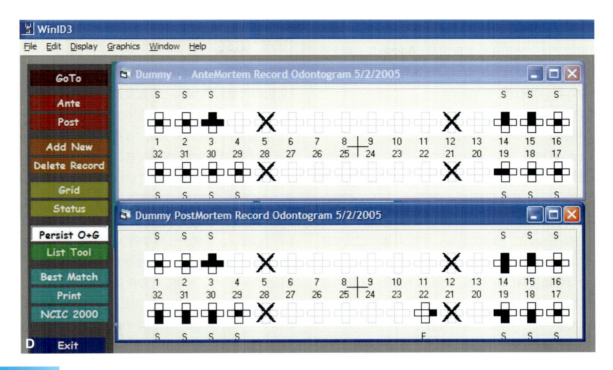

図12-9 （続き） **D 生前と死後の記録データ** 図12-5AおよびBに掲示した紙に書かれた診療記録からWinIDデータベースへ入力する。入力後に、身元が確認されていない全犠牲者と生前記録が照合できるようになる。電子化された情報は、上に示すような図式で表示される。電子情報による照合だけでなく、法歯科医がX線写真や診査内容を直接比較し識別内容を検証した後に、初めて1件の「適合」となる

に相互検証を行って誤診を減らすようにする。激しく焼損した例では、歯科領域の観察を正確に行い、X線写真を撮影するために、顎骨を切断することが必要なこともある（図12-9B）。犠牲者の所見は、遺体安置所に収容されたときに、写真、X線写真、手書きにより記録をとる。死後の歯科検査では、目視検査とX線検査の両方にわたり多くの項目を検討しなければならない。目視検査では、検査を行う前に検体から不要な付着物を慎重に取り除く必要があるが、脆くなっている歯の破片を崩壊させないように、歯や歯の破片と歯列本体との位置関係が狂わないように、注意を払うようにする。焼損した遺体の場合に特に重要な点である。前記したように、脆くなった歯の保存は、ラッカーやヘアスプレー剤を吹き付けると役に立つ。処理が不成功に終わった場合には、エナメル質が象牙質から分離し、修復物は脱落し、ポーセレン修復物は割れてしまうことになる。染め出し液や透照法を利用すると、コンポジットレジンなど審美性修復物が判別しやすい。

死後検査で検討する項目は以下の通りである。（a）現在歯と喪失歯の同定、（b）発達段階と萌出段階、（c）歯科的な推定年齢、（d）歯の咬合状態と配列、（e）歯冠の構造（基本的な解剖学的構造、人類学的特徴、修復物、咬耗・摩耗状態、装置など）、（f）歯根の状態（根の発達段階、弯曲、歯根数、歯内療法など）、（g）歯髄の解剖学的特徴（歯髄結石、髄室の狭窄）、（h）病理的変化、（i）乳歯残存、過剰歯、埋伏歯、根尖の残存、（j）副鼻腔の解剖学的形態、（k）X線写真上の骨構と骨梁の構造、（l）骨の病理学的所見（外骨症、嚢胞、腫瘍、歯周組織状態、根尖周囲疾患、骨折および異物）、（m）骨固定用のプレート・スクリュー・ワイヤーなど、（n）全身性疾患や全身状態、先天性異常の証拠。

この時点で、記録様式に応じて適切な符号が適用された死後記録が完成される。WinIDプログラムで使用される符号は、通常の歯科診療で使用されるものとは少々異なるものである。誤って適切な符号が付与されなかった場合、WinIDプログラムによる比較は正しく行われない。その結果、一致するデータとして検出されず、犠牲者が正しく同定されない可能性がある。

最後の段階は、生前記録と死後記録の**比較**である。数件の個人識別や診療記録確認の場合には手作業で行う。大規模の災害の場合には、WinIDのような比較プログラムが大

きな意義を持つ。2001年のワールドトレードセンターのような大規模災害では、数千件の生前記録と1,000件を超える歯科領域の死後記録が発生するため、その管理にはWinIDや電子情報による処理が必須である。

比較プロセスでは、3つの判定が起こり得る。適合の判定が得られた場合は、もちろん何の問題もない。残る判定は「矛盾しない」または「適合しない・同定されない」である。喪失歯、歯面の修復物、特異な歯根形態、慢性の病的状態といった所見が生前記録にあって死後記録にない場合は、直ちに**不適合**といえる。一方で、生前記録が行われた時点から死亡時点までの間に、歯が抜かれたり修復されたり、時には歯科矯正で移動していることもあり（図12-2AとBの比較を参照）、これらの所見の場合は死後記録にあっても、ある個人と身元不明の犠牲者との適合を否定するものではない。生前記録に残された病的状態は治療されていること、死後記録に認められた病的状態は生前記録の時点では存在しなかったこともあり得る。こうした変化はすべて、容易に納得のいく説明がつくはずである。

比較の最終的な「終了」に関しては、法歯学資質に対し適切な認定を受けた歯科医が法的責任を持つ。

D. 法人類学

別の観点で行う法科学的鑑定もある。犠牲者の年齢、人種（文化的背景）、性別などの鑑定が行うものである。年齢は、事例によっては歯列から推定が可能で、特に第6章で詳しく述べた乳歯列期や混合歯列期には推定しやすい。歯列の成長と発育は18歳頃までに完成する。乳歯が脱落し、埋伏・萌出を問わず第三大臼歯の発育が完了した後には、歯の発達時期による年齢計測はもはや確実なものではなくなる。咬耗・磨耗の様相や歯髄結石・狭窄といった髄室の変化は正確なものではない。著者が法科学的調査に関与した症例では、歯の咬耗・摩耗や歯髄腔の狭窄状態から35-50歳と予想されたにもかかわらず、判明した犠牲者の年齢は20代前半であったこともあった。別の他殺例では、21歳女性と判明していた個体で、上顎左側第三大臼歯の埋伏からは歯の発達年齢は15歳と推定され、下顎左側第三大臼歯の埋伏状態から18歳以上と推定される例があった（図12-10）。

歯に現れる人類学的特徴は他にもあり、人種的背景や文化的背景を示唆する指標となっている。シャベル型切歯は、ア

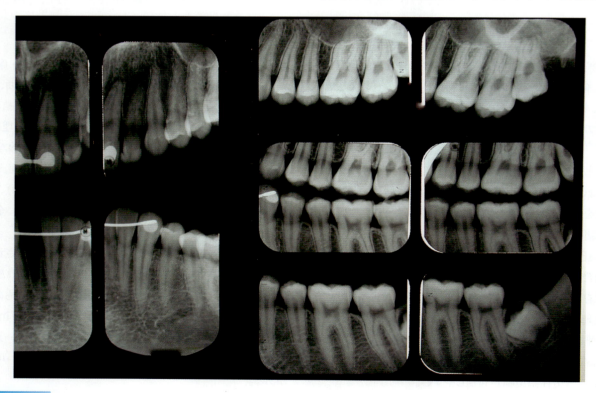

図12-10　歯年齢　図12-3の他殺犠牲者の歯年齢は部位によりさまざまに表れている。下顎左側第三大臼歯の歯根完成度からは15歳前後とみえるが、上顎左側第三大臼歯からは18歳以上の個体のようにみえる。犠牲者の実年齢は20歳であった。歯の発達程度、萌出様相、根尖の発達・完成状態は良好に記録されるが、現実には個体差があり、一個体の年齢の正確な判定には問題が残る

ジア系・黄色人種であることをうかがわせる。この系統の特徴としては、張り出した頬骨突起、やや前突した下顎、切歯の捻転、頬側面の窩、楕円形の歯列弓、直線的な下顎縁、幅広く垂直に立ち上がった下顎枝などもある。カラベリー結節があればまずコーカソイド系であると考えてよい。コーカソイド系の他の特徴は、放物線状の歯列弓、二葉性の（2つに分かれたような）オトガイ、突出したオトガイ部、傾斜した狭い幅の下顎枝、犬歯窩、頬骨の張り出しがないこと、下顎前突でないことである。アフリカ系米国人では、垂直方向に伸びた頬骨、明らかに前突した下顎、咬合面に凹凸のある大臼歯（スキャロップ形・ノッチ形）、双曲線状の歯列弓、丸みを帯びた垂直方向に長いオトガイ、幅の狭い傾斜した下顎枝が認められる。ただし人種や民族的間で混血が進む昨今では、これらの特徴は明瞭でなくなっている可能性があり、系統を判定する際には必ず慎重に解釈する必要がある。

　人類学的な決定因子には他に頭蓋骨の特徴があり、民族や性別が推定できる。頭蓋縫合は、加齢とともに骨化し痕跡がなくなるため、年齢の鑑定に利用することができる。

E. 大災害事例

　いくつかの大災害では、遺体の正確な識別における法歯学チームの価値が特によく表れている。1996年7月17日、ニューヨーク・イーストモリシェズ（East Moriches）沖で、フランス・パリ行きTWA800便（ボーイング747機体）が230名の乗客乗員とともに爆発した事故では、12時間以内に、30名の歯科医が回収された遺体の識別作業に取り組み始めた。遺体には衣服が残されていなかった。2週間半経過後、210体の回収された遺体または遺体片のうち、208体で身元の確認が得られた。95体は歯科的識別単独で同定され、60体は歯科的識別と医科的識別（X線写真、磁気共鳴撮影法〈MRI〉など）、医科的異常および指紋によって同定された。

　すべての血縁者からDNA検体を得てスクリーニングを行ったのはこのときが初めてで、400体を超える回収された遺体片との照合が行われ、遺体はそれぞれの家族の元に帰り正しい永眠の地に埋葬されることができた。核DNA検体は骨と歯髄から採取された（1週目より後にはこの2つが残されたすべてであった）。ミトコンドリアDNAも歯質から抽出されたが、この検査は母系関係の判定のみが可能な検査である。1体は、自宅の歯ブラシに残されたDNAの検査から身元が確認された（Columbus Dispatch, Columbus, Ohio, April 1, 1997）。歯ブラシ使用中に擦り取られ硬い毛先に付着した歯肉や口腔粘膜の細片がDNA検査に利用できる。他の方法が適用できずDNA単独で身元が確認された犠牲者は、全体で7名であった。

　1カ月後の1996年8月には、ノルウェーのスピッツベルゲンで飛行機事故があり、死亡者141名中139名の遺体が確認された（Journal of Nature Genetics, April 1997）。ノルウェーの調査者らは257の遺体片が141名のものであると証明した。DNA検体が近親者から収集された。近親者から得られなかった場合は、自宅に残されたヘアブラシ、着用済みの洗濯物、歯ブラシからDNAを採取した。

　2001年9月11日のテロリストがハイジャックした航空機によってニューヨークのワールドトレードセンタービル2棟が破壊された事件は、2,726名の人命が奪われた災害であり、この死亡者数は1941年の日本海軍によるパールハーバー攻撃における死亡者よりも多い。歯科識別チームには200名を超える歯科関係者が参加し、1年以上にわたり診療記録を基に遺体および遺体片の識別作業を行った。犠牲が確認された死亡者の約50%（1500人未満）で遺体が同定されたが、その半分ほどが歯科診療記録による同定であり、半分ほどがDNAによる同定であった。2001年11月12日、アメリカン

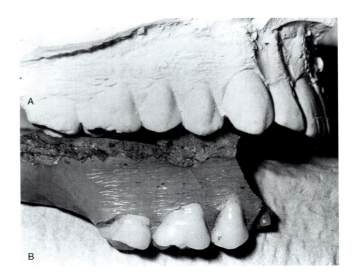

図12-11　飛行機事故調査のために収集された資料の上顎義歯石膏模型（A）。事故現場から回収された上顎右側第二小臼歯・第一大臼歯・第二大臼歯部を含む義歯の一部分（B）が、生前記録と一致する。衝撃が加わった際に第二大臼歯の遠心部分が破折している。頬側のレジン義歯床の特徴的な横溝が、生前に作製された模型と正確に一致している（Photograph provided by Dr. Theodore Berg）

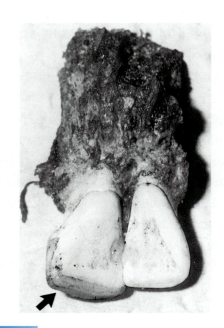

図12-12 識別の証拠資料として不足と思われるかもしれない1歯や2歯の検体も、徹底的に診査し、X線撮影も行う。唇側に装着されたラミネートベニア（矢印）は、この手法のごく初期に行われたもので、この検体に特徴を与えている。同様に、歯冠・歯根・歯髄の形態、歯の位置、修復物、ピンや裏層材、支台築造、歯内療法、ポスト、骨梁構造も個人識別に有用である（Photograph provided by Dr. Theodore Berg）

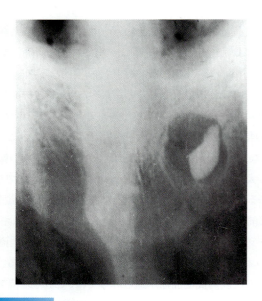

図12-3 無歯顎も、図のように上顎犬歯部に含歯性嚢胞があるなど、個性的な特徴がある場合には、識別の大きな手掛かりとなる。いずれの症例に対しても、すべての可能性を慎重に検討し早まった思い込みを避けることが、調査者には課される（Photograph provided by Dr. Theodore Berg）

航空587便がクイーンズ・ロングアイランド上空で機械的な故障と乱気流により分解した。全265名の犠牲者に対し、ワールドトレードセンター事件と同じ体制で歯科的識別が行われた。識別作業は約1カ月で完了し、ニューヨーク市検視局の歯科識別班はワールドトレードセンターの犠牲者の調査に再び集中した。

2004年12月26日インド洋沿岸の広い地域を津波が襲い、推定で21万2千人を超える死亡者が発生した。この災害での歯科的識別は困難であった。被害を受けた歯科医院では歯科診療記録が失われ、社会経済的状況や文化水準から歯科受診率は低いこともあって、比較に使用できる生前資料がほとんどなかった。

2005年8月29日、ハリケーン・カトリーナはカテゴリー5からわずかに勢力を弱めカテゴリー4の暴風雨となって、ニューオリンズを含む米国メキシコ弯岸ルイジアナ一帯を強襲した。少なくとも1,386名が命を奪われた。歯科識別チームにとって最大の問題は生前記録を得ることであった。歯科医院も多数がハリケーンの被害を受け、診療記録も完全に失われていたり、浸水で利用できない状態になっていた。なんらかの可能な手法を用い遺体の身元確認ができたのは、ほんの一握りの犠牲者のみであった。

図12-11から図12-13に、大災害の犠牲者で身元を同定する根拠となった3例の具体例を紹介する。図12-11は可徹義歯、図12-12は珍しい修復が行われている2歯を含む顎骨片、図12-13は埋伏歯に特徴があるX線写真である。

セクション6　開業歯科医と法歯学

法歯学は、広範な領域を網羅する専門分野である。本章は短いため、この専門分野の業務を合理的に行う基盤として歯科解剖学がいかに重要であるかを、簡単に概説として述べたにすぎない。すべての歯科従事者は、法的に、標準治療のために、および法科学的な利用のために、正確で包括的な歯科診療記録を作成し保存する義務がある。文章による記録、

X線写真、模型を含み、これらの記録は口腔の解剖形態と人類学的形態を詳細に説明・再現できるものでなくてはならない。（生前記録がある歯科医を突き止めた後に）歯科的個人識別が順調に進むかどうかを握る最大の因子は、記述された診療記録とX線写真の質である。法歯学的調査の第一ステップは、歯科に従事するすべての者が日常的に行っているわけである。

平均的な歯科医があえて法歯学にかかわろうとしなくても、適切な世話がされていないことがうかがえる例や、目に見える外傷（児童虐待や配偶者暴力の疑い）に遭遇して疑念を持ったり、法執行機関に協力を求められたりすることもある。価値のある貢献ができるためには、法科学の中で歯学が果たす役割を十分に理解し、歯科的証拠や咬痕を認識し、後の分析に耐える決定的な証拠として適切に保存できる必要がある。

歯科従事者は、法科学分野で歯の解剖学的知識が持つ価値を十分に理解していなければならない。本書の他の章で、関連するいくつかの解剖学的形態に関して詳細な説明がされ

ている。上顎第一大臼歯のカラベリー結節はコーカソイド系であることを示す。シャベル型切歯があれば黄色人種・アジア系であると識別できる。根尖の完成度は年齢を推定できる指標である。咬頭の解剖学的形態に基づいて上下小臼歯の鑑別ができれば、咬痕が残された事件で下顎小臼歯の痕が手掛かりとなり咬まれた方向を確定できる。歯根の弯曲、歯髄結石、高齢者か歯ぎしりを行う者でみられる歯髄の狭窄、上顎洞の形態など、事実上、すべての歯科解剖学的様相が、法歯学的個人識別で有用であり、標準治療の基準に沿っているかどうかを評価する上で役に立つものである。ワールドトレードセンターのような事例では、1本の小臼歯を上顎歯であるか下顎歯であるか正しく識別することが、生前記録のデータベースと照合し同定するための重要な鍵となった。

歯の解剖学的知識があらゆる法歯学的調査の基礎となり根拠となることは、参考文献を読めば自明である。本章の参考文献として、法歯学全般およびその手法を初心者に向けて解説した実際的かつ代表的なものを選んで紹介する。

GENERAL REFERENCES

Seven concise articles with an overview introduction on bite marks, crime investigation, child abuse, photographic computers, and mass disasters are presented in the May 1996 Journal of the California Dental Association.

American Board of Forensic Odontology. Guidelines for bite mark analysis. JADA 1986;112(3):383–386. Available at: http://www.abfo.org;

American Society of Forensic Odontology's information source via the Internet: http://www.asfo.org

Bowers CM. Forensic dental evidence. Boston, MA: Elsevier Academic Press, 2004

Bowers CM, Bell GL, eds. Manual of forensic odontology. 3rd rev. ed. Saratoga Springs, NY: American Society of Forensic Odontology, 1997. This manual can be obtained from the American Society of Forensic Odontology at http://www.asfo.org

Clark DH, ed. Practical forensic odontology. Boston, MA: Wright (Butterworth-Heinman Ltd), 1992.

Cottone JA, Standish SM. Outline of forensic dentistry. Chicago, IL: Year Book Medical Publishers, Inc., 1982.

deVilliers CJ, Phillips VM. Person identification by means of a single unique dental feature. J Forensic Odontostomatol 1998;16(1):17–19.

Dorion RB. Bitemark evidence. New York: Marcel Dekker, 2005.

Gill GW, Rhine S. Symposium ed: skeletal attribution of race—methods for forensic anthropology. Manual available from Maxwell Museum of Anthropology at the University of New Mexico, Albuquerque, NM, 1990.

Guidelines for bite mark analysis by the American Board of Forensic Odontology. JADA 1986.

Harvey W. Dental identification and forensic odontology. London: Henry Kimpton Publishing, 1976.

Krogman W. The human skeleton in forensic medicine. Springfield, IL: Charles C. Thomas Publishers, 1973.

Lampe H, Roetzcher K. Age determination from adult human teeth. Med Law 1994;13(7–8):623–628.

Luntz L, Luntz P. Handbook for dental identification. Philadelphia, PA: J.B. Lippincott, 1973.

Melia E, Carr M. Forensic odontology and the role of the dental hygienist. Access 2005;19(3);15–23.

Nuckles DB, Herschaft EE, Whatmough LN. Forensic odontology in solving crimes: dental techniques and bite mark evidence. Gen Dent 1994;42(3):210–214.

Rothwell BR. Bitemarks in forensic dentistry: a review of legal, scientific issues. JADA 1995;126(2):223–232.

Sopher M. Forensic dentistry. Springfield, IL: Charles C. Thomas, 1976.

Standish SM, Stimson PG. Symposium on forensic dentistry: legal obligations and methods of identification for the practitioner. Dent Clin North Am 1977;21(1):145–158.

Strengthening Forensic Science in the United States: A Path Forward. Committee on Identifying the needs of the Forensic Sciences Community; Committee on Applied and Theoretical Statistics, National Research Council, 2009 (ISBN: 0-309-13131-6, 24 pages).

Stimson PG, Mertz CA. Forensic dentistry. Vol 21(1). Boca Raton, FL: CRC Press, 1997.

Wood JD, Gould G. Mass fatality incidents: are California dentists ready to respond. J Calif Dent Assoc 2004;32(8):681–688.

Wright FD. Integrating new technologies in bitemark analysis. Am Soc Forensic Odontol News 1999;Winter.

Wright FW. Forensic dentistry: an introduction. Columbus: Ohio Dental Association 2005. Available from the Ohio Dental Association, 1305 Dublin Road, Columbus, Ohio 43215.

第13章 デッサン、スケッチ、歯型彫刻

1. 歯のデッサン
   A. 準備物
   B. 歯の輪郭を正確に写す方法
   C. デッサン例：下顎犬歯外形の正確な描写
   （抜去歯または歯牙模型の写生）
2. 歯のスケッチ：見本なしで描き分ける
3. 歯型彫刻
   A. 準備物
   B. 歯の彫刻方法
   C. 彫刻例：ワックスブロックを用いた上顎中切歯の彫刻
   D. 歯型彫刻の上達方法

目的

本章では以下の項目を習得できる。
- さまざまな方向から歯をデッサンし、精密な輪郭をとらえる。
- 見本なしで歯の各面をスケッチし（時間をかけない）、当該歯と分かるように描ける。
- ワックスで歯の形を作る。

セクション1 歯のデッサン

A. 準 備 物

- 1インチ（25.4mm）を8つに区切った方眼紙
- 鋭く削ったデッサン用鉛筆
- 消しゴム
- ミリメートル単位の定規
- ボーレイゲージ（ノギス）
- 歯列模型もしくは歯の模型
- デッサンする歯の諸径表（表1-7など）

B. 歯の輪郭を正確に写す方法

　何であれ物体の輪郭を正確に写そうとするときには、物をただ見るだけでなく、詳しく観察し頭の中に描いてみる必要がある。美術的感覚があまりないとしても、ヒトの歯を描いて必要最低限のデッサンができない者はまずいない。デッサンを正確にできない場合は、1インチ（25.4mm）を8つに区切った方眼紙を使用すれば解決できる（正確な輪郭をとらえるために特別な美術訓練は必要ない）。歯の標本は、ノギスを使用してミリメートル単位で計測し、計測値1mmを1目として方眼紙上に写し出す。すべての種類の歯（上下顎の切歯2本・犬歯・小臼歯2本・大臼歯3本）を、計測値に即してデッサンする。口内での向き通りに、上顎の歯は歯冠を下に向けて、下顎の歯は歯冠を上に向けてデッサンを行う。

　損傷のない抜去歯もしくは歯の模型を見本として使用し、ノギスで次の6径を計測する（図13-1A、B）。
- 歯冠長
- 歯根長
- 歯冠の近遠心径
- 歯冠の唇頬舌径
- 歯頸部の近遠心径
- 歯頸部の唇頬舌径

計測は一定の方法で行い、計測点が曖昧にならないようにする。前歯の歯冠長は、唇側面の歯頸線から切縁までを計測する。小臼歯では、頬側面の歯頸線から頬側咬頭の咬頭頂までを歯冠長とする。大臼歯は複数の咬頭があるため、常に

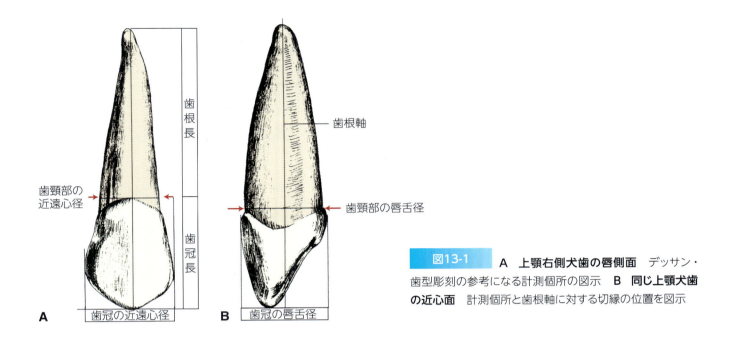

図13-1　**A　上顎右側犬歯の唇側面**　デッサン・歯型彫刻の参考になる計測個所の図示　**B　同じ上顎犬歯の近心面**　計測個所と歯根軸に対する切縁の位置を図示

近心頰側咬頭頂を計測点とする。他の咬頭は、測定した咬頭との相対的な高さに応じてデッサンする。高い場合も低い場合もある。複数の根がある場合には、近心根もしくは近心頰側根の根尖から近心頰側咬頭までを歯の全長として計測する（表1-7を参照）。

　方眼紙上にデッサンする位置を決める。唇頰側面を左上に、舌側面を右上に、近心面を左下に、遠心面を右下に、そして切縁面を中央に置くと、分かりやすい配置になる。用紙の周囲に4マスずつ余白をとれば、各面の図は中央にうまく納まる（図13-2、13-3）。

C. デッサン例：下顎犬歯外形の正確な描写（抜去歯または歯牙模型の写生）

1. 唇側面観

　デッサンの前に見本とする歯の計測を行っておく。まず、唇側面からのデッサンを用紙の左上に始める。上端に4マス空けた位置からマス目を数えて、歯冠長に相当する分だけ下ろした高さで横線を引く。この線から、歯根長（ミリメートル）の分だけマス目を数えて下りていき、2本目の横線を引く。左端に4マス空けて、右に向かって歯冠の近遠心径の分だけマス目を数え、縦に線を引く。この箱の中に歯の唇側面を描くようにする。最初は修正しやすいように、ごく薄い線で描くこと。図13-2に示すように、4マス空けた位置（上端および左端）から始めることを忘れないようにする。

　歯冠の唇側面を描き始める前に、近心と遠心のコンタクト部にあたる高さに薄く印を付けておく（歯根軸に平行に鉛筆や定規を持って歯の側面に沿わせると、印を付ける位置が分かりやすい）。次に、根尖の位置の印付けと、歯冠と歯根を分ける横線上に付ける歯頸部の近遠心幅の印付けに入る。歯根を垂直に保持していれば、箱の中で歯冠の位置取りをしたとき、歯根軸は必ずしも近心と遠心の端から等距離には来ない。歯冠の近遠心的中央の方が、歯根の近遠心的中央よりも遠心に寄っている歯もあるからである。歯頸部の近遠心的な位置を、計測した通りにごく薄く印を付ける。

　ここまでの準備を終えて初めて、コンタクトエリア部（高さは印済み）の彎曲したラインを描き入れ、次に歯頸線と切縁を描く。根尖部と歯根の歯頸部を描く。位置や形状に不具合があれば修正した後、今までに描いた線をつなぐ。歯のデッサンの完成である。初めてのスケッチにしては意外にも、ありのままに正しい形態で描かれていて嬉しくなるはずだ。本職の芸術家でも、写実的な歯を描ける者は少ない。歯の形態をよく知らないためであり、実測値から歯の縦横比を得て設定することもできないためである。

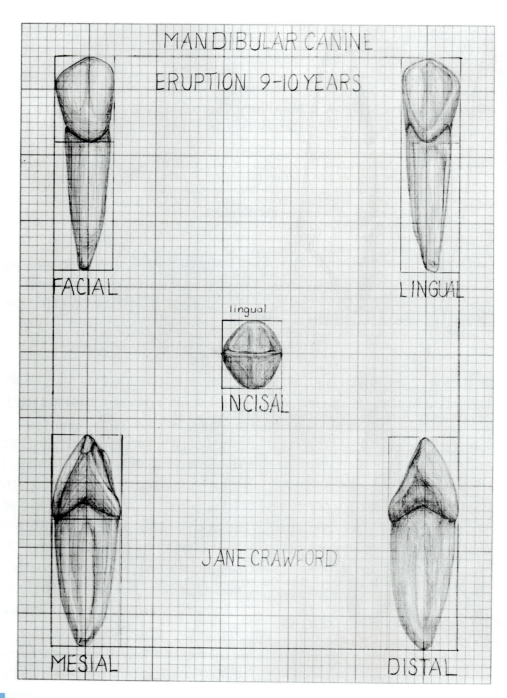

図13-2　**精密デッサン**　歯科衛生士課程1年生が方眼紙上に描いた下顎右側犬歯

2. 舌側面観

用紙(図13-2)の右上に、唇側面のときと同様に計測値に即して箱型の線を引き、その中に舌側面から見た歯を描き入れる。ほとんどの歯は舌側の方が唇側より幅が狭いこと、ただし輪郭自体は舌側から見ても同一幅であることを忘れないようにする。基底結節は唇側からスケッチしたときの歯頸部の幅よりも狭く、中央もしくはやや遠心寄りの位置が正しい。

3. 近心面観と遠心面観

用紙(図13-2)の左下と右下に、同じように歯根長と歯冠長の計測値を基に2つの箱を作る。ただし、歯冠近遠心径で

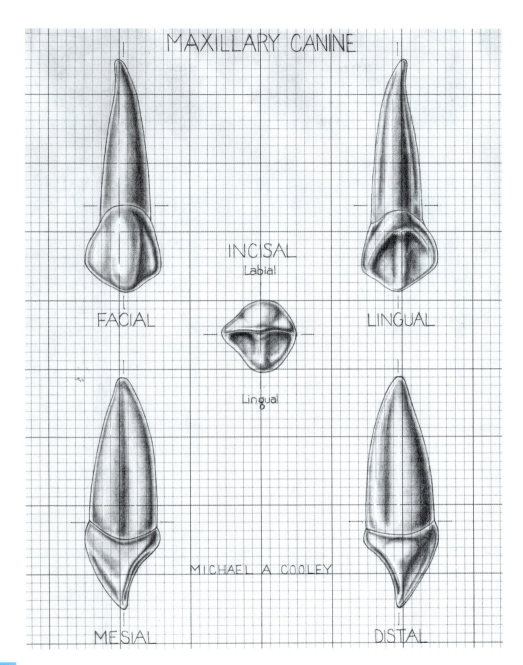

図13-3 **専門家のデッサン**（メディカル・アーティスト）　表1-7の計測値に基づいて描かれた上顎犬歯

なく唇舌径を適用する。歯を描き始める前に、切縁、唇側の最大豊隆部（つまり、箱の外枠に接する唇側面の最も凸弯した部分）、基底結節の最大豊隆部（図13-1B）、および根尖の位置に薄く印を付けておく。次いで歯頸部に唇舌径に合わせて印を付けた後、歯を描く。用紙の左右端と下端に4マスずつ余白をとることを忘れないようにする。

4. 切縁観

用紙の中央付近に箱を描く。上下の横線は、歯冠の唇舌径（ミリメートル）に相当するマス目の数だけ正確に空ける。左右の縦線間の距離は、歯冠の近遠心径（ミリメートル）と一致させる。唇側面を下に向けて歯を持ち、正確に歯根軸の方向から観察する。歯冠が上下に傾かないように注意する。左右

の縦線上に、近心と遠心の接触点に相当する位置の印を付ける。切縁は通常、遠心隅角がやや舌側に捻れており（図13-2では明瞭でない）、箱の唇舌的中央あるいは中央よりもやや舌側に位置する（近遠心面のデッサンと一致した位置にある）。基底結節は通常、歯根軸上の中央にあるか、わずかに遠心にある。

咬耗によってできた直線以外に、デッサンのラインが直線（定規で引いたような線）を描く歯があるだろうか。直線状の輪郭はまず存在しない。

同じ手法を用いて、犬歯以外の歯もデッサンできる。臼歯をデッサンし、咬合面の溝や窩、隆線を描き分ければ、形態を頭に焼き付ける上で大いに役立つ。

セクション2　歯のスケッチ：見本なしで描き分ける

本章のセクション1で説明した極めて正確で精緻なデッサンは、各歯各側面から微妙な輪郭と溝の一つ一つを正確にとらえ転写する能力を身に付けるという点で、価値がある。しかし、デッサンは時間のかかる歯の写生方法である。指導教官や患者との会話のなかでは、その時々に必要な歯面を見本もなく素早くスケッチできなければならないのに、デッサンでは無理がある。そこで本セクションでは、歯学部や歯科衛生士課程の学生が、特定の歯を特定の方向から見本もなしに素早くスケッチできるようになる、ガイドラインを紹介する。

見本がない状態で、その歯と分かるようにスケッチするためには、描こうとする歯について、次に挙げる特徴を知っていなければならない。唇頬側面を描く場合を例に挙げると、（a）おおよその歯冠歯根比（歯根が歯冠よりどのくらい長いか）、（b）歯冠の高径と幅径の比（歯の幅と高さのどちらが長いか）、（c）歯冠の最大豊隆部の位置、（d）歯冠の形状（テーパー度〈径の減少度〉、切縁の形状もしくは咬頭の数と咬頭間の相対的な大きさ、セメントエナメル境〈CEJ〉の形状）、（e）歯の全体が必要なときには、歯根の形状（テーパー度、歯根数）がある。上記の特徴を適切な順序で取り入れて歯のスケッチを進めると、比較的簡単にでき上がり、本書第1部「各歯の解剖形態」に記載した歯の形態に関する知識をすべて反映する素晴らしい練習になる。

唇側から見た上顎右側中切歯を実際にスケッチしてみよう。各ステップを読みながら図13-4の通りに実習を進めるようにする。

ステップA：歯根歯冠比を検討する。上顎中切歯の正確な比（1.16対1）を覚えている必要はなく、歯根は一般に歯冠よりも長いと覚えておくことの方が大事である。上顎中切歯では、歯根は歯冠よりもわずかに長い。この事実に基づいて、切縁から歯頸線までの歯冠長と歯頸線から根尖までの歯根長の相対的な関係（歯根長がわずかに長い）が反映されるように、3本の横線を平行に引く。横線間の幅は、歯冠に相当する短い方の幅を、下顎では上に、上顎では下に持ってくる。この例では上顎中切歯のため、歯冠用の幅は下に設定する。

ステップB：歯冠の比率、つまり歯冠の高さ（切縁-歯頸部）と幅（近心-遠心）を検討する。ここでも、この歯の平均歯冠幅は8.6 mmで平均歯冠長は11.2 mmであるなどと具体的に暗記している必要はなく、上顎中切歯の歯冠は幅よりも上下の長さの方が少し大きいとだけ覚えておけばよい。この認識があれば、2本の縦線を横線に直角に引き、歯冠の比率を設定できる。この縦線を歯根の部分まで延長して引け

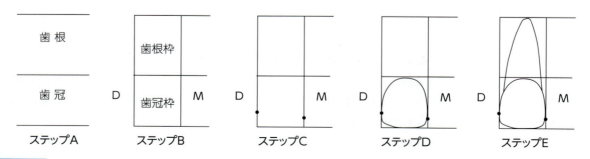

図13-4　スケッチの5ステップ　唇側面観（上顎右側中切歯例）

ば2つの箱が出来上がる。歯冠を取り囲む歯冠枠と、歯根を容れる歯根枠である。ここで、左右どちらの歯かによって、歯冠枠に近心（M）と遠心（D）を書き入れる。右側中切歯では枠の右側を近心、枠の左側を遠心とし、患者と向き合っているときに見える状態と同じようにする。

ステップC：近心面と遠心面の最大豊隆部に入る。この2ヶ所は近心面と遠心面が最も外側に膨らんで最大の歯冠幅を持つ位置であり、ステップBまでで作っておいた枠に接する個所である。正常に配列している歯では、隣接歯と接触している部位になる。いずれの前歯も隣接面の最大豊隆部（接触点）は切縁側1/3に位置し（上顎側切歯遠心面は例外で中央1/3にある）、近心面で遠心面よりも切縁に近い（下顎中切歯は対称形なので例外）。この認識を基に、枠の近心と遠心上で適切な高さに点を打つ。このステップを終えて初めて、歯冠の形状（輪郭）自体のスケッチを始めることができる。

ステップD：歯冠の輪郭のスケッチを始める。各歯の特徴をとらえたスケッチに仕上げるために、付録に収録された標準的な形状をできる限り思い出して取り入れる。上顎中切歯の場合を頭に浮かべてみると、近遠心のコンタクトエリア前後は凸彎している。歯冠の近心面と遠心面は根に向かうにつれわずかに幅を狭めている。切縁はほぼ平らか、わずかに膨らみがあり遠心ではやや短い。唇側から見たときに歯頸線の幅は広く根尖方向に凸彎した曲線であることも思い出せる。こうした認識に基づいて、最大豊隆部が緩やかな曲線を描いて歯冠枠（点を打った位置）に接触するように、歯冠の輪郭を描き始める。この曲線を根尖方向に延ばし近心面と遠心面のラインを描くが、歯頸線につながるように（ごくわずかに）中心に向かわせておく。切縁方向にも隣接面の曲線を進めて、比較的真っすぐに伸びる切縁に移行させる。切縁では近心半分が歯冠枠の切縁線に接し、遠心に向かうにつれて徐々に枠から離れるようにする（短くなる）。歯頸線は近心面と遠心面のラインの延長上にあり、根尖方向に凸彎して歯冠枠の歯頸線に頂点がちょうど接するようにする。歯冠のスケッチのみを行うのであればこれで完了である。歯根を付け加えるのであれば、最後のステップに進む。

ステップE：歯根を描く。根尖は歯根軸（歯頸部で歯根の中心を通る垂直線）の中心に近い位置にある。歯根の幅は歯頸側1/3が最も大きく（かなり大きな差があるわけではないが歯冠よりは小さい）、概して歯頸側1/3までは幅に変化

がほとんどなくて、その先で徐々に径を狭めて丸みを帯びた根尖に向かうとも学んだはずだ。この認識を基にスケッチを完成させる。歯根の輪郭線を描くときは、CEJとの接合部が実際には歯冠枠内にある点、丸みを帯びた根尖は歯根枠の根尖ラインにちょうど接する点に気を付けて描くこと。

他の歯を唇頬側面からスケッチするときは「枠」を作り最大豊隆部を位置付ける部分までは上記ステップA-Cを適用し、その次のステップで輪郭線自体をスケッチするときに付録に記載された各歯の特徴を取り入れればよい。練習を重ねれば枠もなしに1分未満で、縦横比と最大豊隆部の位置も誤らずに、正しくスケッチできるようになる。図13-5Aは学生がスケッチしたもので、下顎第二大臼歯と分かる特徴をしっかりととらえている。

舌側面をスケッチするためのステップもすべての歯で唇頬側面と同様だが、唯一異なる点は、唇頬側面から見た図の鏡像であることである。また、歯は舌側に向かうにつれ幅径が小さくなっていくので、前歯歯冠舌側面を見たとき、基底結節、辺縁隆線、舌側面窩、歯頸線は唇側よりも幅が狭いことが普通で、隣接面のCEJも部分的に見えることが多い（図13-2の舌側面観を参照）。上顎大臼歯では、舌側根が最前面にくる。

隣接面のスケッチでは、最初の2ステップは上記ステップA・Bと同じだが、歯冠が入る枠を唇舌径と切縁（咬頭）-歯頸径の比率に合わせて作る点が異なる。唇頬側面の最大豊隆部に歯種ごとの差はほとんどなく、歯頸側1/3に位置している。舌側の最大豊隆部は、前歯では歯頸側1/3で基底結節上にあり、臼歯では大抵の場合中央1/3にある。付録のガイドラインに従って、歯冠と歯根の形態を描き起こす。図13-5Bは学生による、下顎第二大臼歯近心面観のスケッチである。

臼歯の咬合面観は、歯根軸の真上から見下ろしてスケッチする。この面を描くときには歯冠歯根比は不要で、近遠心径と唇舌径の比率を基に歯冠枠を設定する。下顎小臼歯の歯冠縦横比を見ると、頬舌径が近遠心径よりわずかに長いものの正方形に近い。上顎小臼歯の咬合面観は下顎小臼歯に似ているが、歯冠縦横比は正方形というよりも頬舌径が近遠心径よりも大きい長方形になる。下顎大臼歯を咬合面から見ると、近遠心径の方が頬舌径よりも大きく、上顎大臼歯では頬舌径の方が近遠心径よりもわずかながら大きい。大臼歯と小臼歯の近遠心面における最大豊隆部は頬舌的中央もしくはやや頬側寄りにある。大臼歯頬舌側面の最大豊隆部は中央よりも近心寄りにあり、下顎第一大臼歯の頬側のみが例外で中央

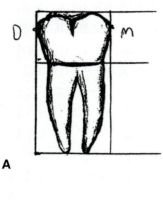
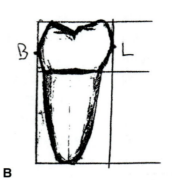
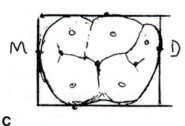
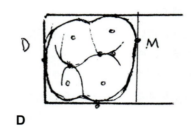

図13-5　**4枚のスケッチ**　歯学部・歯科衛生士過程1年生のスケッチ。完全ではないが、いずれのスケッチも描かれた歯の特徴をつかんでいる　**A**　下顎右側第二大臼歯の頬側面観　**B**　下顎右側第一大臼歯の近心面観　**C**　下顎右側第一大臼歯の咬合面観　**D**　上顎右側第一大臼歯の咬合面観。AとBのスケッチは線が太く濃い点が改善されればさらによい

付近にある。「枠」が出来上がり最大豊隆部の印を付けたら、付録記載内容に従って歯冠の輪郭をスケッチする。

　咬合面のスケッチでは輪郭を描いた後に、咬頭頂・溝・小窩を位置通りに描き込む作業がある（咬合面の修復処置時に、診療室で充填・装着し仕上げ研磨するときや、技工所でワックスを盛って削り込むときに必ず行われる作業である）。

　咬頭頂は位置通りにスケッチ上に小さな点（もしくは小円）で印を付け、位置決めをする。小窩と溝にかかわる基本的な法則を覚えておけば役に立つ。大抵の場合、小臼歯には近心小窩と遠心小窩があり、2つの小窩は頬側咬頭と舌側咬頭間を近遠心方向に走る溝でつながっている。大臼歯（および3咬頭性の下顎第二小臼歯）の大多数は3つの小窩を有し（近心小窩、中心小窩、遠心小窩）、小臼歯と同じように頬側咬頭と舌側咬頭間を近遠心方向に走る溝がつないでいる。大臼歯には1本か2本の頬側溝もあり、それぞれ2つもしくは3つの頬側咬頭の間に伸びている。下顎大臼歯では舌側溝が中心窩に向かうが、上顎大臼歯の舌側溝（遠心舌側溝）は斜走隆線と平行に走り、遠心窩に終わっている。発育溝（三角溝）や副溝など咬合面にある溝は、ほとんどの臼歯では近心小窩や遠心小窩から曲線を描いて走り、歯の「角」に向かっている。図13-5CおよびDは咬合面から見た大臼歯を学生がスケッチした2枚で、該当する歯が判別できる。

セクション3　歯型彫刻

A. 準備物

- 彫刻用ワックスブロック（大臼歯用34×17×17㎜、その他の歯32×12×12㎜）
- ボーレイゲージ（ノギス：Vernier caliper）
- ミリメートル単位の定規
- 事務用カッターと砥石
- ローチ彫刻刀（Roach carver）、No.7ワックススパチュラ、P.K.トーマスワックスインスツルメントPKT-1（融解および築成用）
- No.3、No.5-6、6C、PKT-4彫刻用インスツルメント
- 鋭く削ったデッサン用鉛筆
- 大小の歯の見本とその諸径の計測値

B. 歯の彫刻方法

歯の彫刻を行うと、3次元的に歯を観察できるようになり、指先の器用さが大きく養われる。歯科衛生士学生が行った彫刻を図13-6に紹介する。最終的には、計測値による前準備なしでもワックスブロックから歯を削り出せるようになるだろうが、初心者はデッサンを始めたときと同じように、正しく身に着けるために順を追って彫刻に取り掛かる方がよい。まず、ワックスブロックに箱型の線を引く。次に、箱の中に歯の輪郭を描き入れる。3番目に、スケッチつまり輪郭に沿って削る。一面は一度に削るようにする(順序は図13-7の通り)。

歯型彫刻を始めたときは難しく感じるが、かのミケランジェロが「大理石に封じ込められた彫像を解き放つ」というイメージを持って彫り進めたという話を思い浮かべよう。彼のような大家でも、時にはミスを犯し、半ば完成していた像を放棄しなければならないこともあったという。歯型彫刻でも同じことは起こり得る。なるべくその憂き目を見ないように、ワックスを削り取るときは彫刻中のワックス塊をあらゆる面から繰り返し眺めるようにする。幾度も面を変えながら、見本の各面からの眺めと比較する。丸く膨れ過ぎている部分の修正はたやすく、削り足せばよい。ワックスを削りすぎた部分に対しては、溶かしたワックスを不足部分に添加、彫刻体全体を縮小する、新しいワックスブロックでやり直し、のいずれかの方法を選択する。

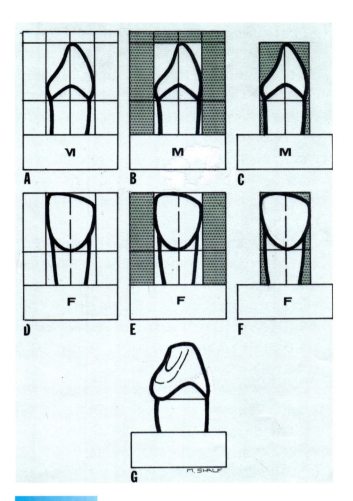

図13-7 本章で解説する**ワックスブロックからの歯型彫刻**の順序。最終完成物は図13-6のようになるはずである。大文字のMは彫刻体の近心面を指す。同様に、Fはブロック体の唇側を示す印である

C. 例：ワックスブロックを用いた上顎中切歯の彫刻

デッサン時と同じ計測値を使用する（歯冠長は小臼歯では頬側咬頭、大臼歯では近心頬側咬頭を、大臼歯の歯根長には近心頬側もしくは近心根を計測点とする）。一貫した方法をとることで統制を図ることができる。計測点とした頬側咬頭より舌側咬頭の方が高い場合には、計測値より歯の全長が大きくなることもある。図13-7を参照しながら、以下のガイドラインを読み進めるようにする。

ステップ1：ブロック面を薄く削って平らにならし、すべての角は直角に整える。

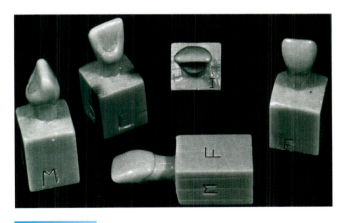

図13-6 **歯科衛生士課程1年生によるワックス彫刻** 上顎中切歯の近心面(M)、舌側面(L)、切縁(I)、唇側面(F)、近心-唇側面(M、F)。歯冠と歯根1/2が、彫刻に利用した見本の縦横比通りに彫刻されている。図中のよくできた彫刻は、実技試験として3時間未満で完成されたものである

ステップ2：ブロックの一端から2㎜下げてブロック全周（4面）に線を引く（切縁もしくは咬合面を彫刻する側のブロック端に引く。この2㎜は、大臼歯の舌側咬頭が歯冠長計測点とした頬側咬頭よりも長い場合の超過量を見込んだ部分である。便宜上すべての歯の彫刻時に設定するが、必要な歯は大臼歯のみである）。

ステップ3：2㎜下げたラインから歯冠長の分だけ測り、ブロック全周に水平に2本目のラインを引く。このラインは、唇側・舌側・近心・遠心面の歯頸線の位置に相当する（図13-7A）。

ステップ4：この歯頸線ラインから歯根長の1/2だけ下げて3本目の線をブロック全周に引く（このラインの下のブロック端は、土台ということになる）。

ステップ5：ブロック土台の該当する面にそれぞれ、F（唇側面）、L（舌側面）、M（近心面）、D（遠心面）と彫る。彫刻しようとする歯の左右に合わせて、M・DとF・Lとの関係を間違わないように注意する。

ステップ6：細く削った鉛筆を用い、ブロック近心面の中央に上端から下端まで薄いラインを引く。遠心面にも同様に引き、2本のラインが同じ位置を通っていることを確認する。

ステップ7：歯冠唇舌径の計測値に0.5㎜を足して、2で割る。ブロック近心面と遠心面で、中央ラインから両側にこの距離だけ離してラインを引く（図13-7A）。この2本の外側のラインは中央ラインに平行に、ブロックの上端から土台まで伸ばす。2本のラインで、歯冠唇舌径に0.5㎜が足された径の箱ができ上がる。0.5㎜は彫刻時の余裕をみたものである。余裕が大きすぎると手間が増えるだけなので、0.5㎜を超えないようにする。

ステップ8：Mと彫り込んでおいたブロックの近心面に、方眼紙にデッサンしたときと同様に、箱の中に歯の近心面を描き入れる。切縁と唇舌側の最大豊隆部を正確に位置付ける。デッサンより彫刻がよくなることはまずないので、正確な位置になるよう慎重に行う。

ステップ9：ブロックの遠心面にも同様に輪郭線を描き入れる。近遠心両面ともに、デッサンの唇側が、F（唇側面）と記したブロック面の方向になければならない（誤りやすいポイントである）。歯冠唇舌径に0.5㎜の余裕をとっているので、この時点での歯冠のデッサンはわずかに太って見える。

ステップ10：図13-7Bで影の付いた部分のワックスを、ブロックの唇側、舌側、切縁側から削り取り、図13-7Cのような形

にする。この段階では、歯の輪郭線までは削らず、歯が描き込まれている箱の直線に合わせて削るのみとする。

ステップ11：削った後に向かい合う2面間の距離を、ボーレイゲージで正確に測定する。2面は全面を平坦で滑らかな面にしておく。平行な2面間のワックス柱の厚みが、設定した歯冠唇舌径に0.5㎜を加えた値と正確に一致していることを確認する。

ステップ12：確認できたら、図13-7Cで影が付いている唇舌側面の輪郭線の外周部分を削り取る。デッサンに沿って慎重に行い、ブロックのすべての部分で、歯の形と一致するようにする。彫刻面は常に滑らかな面にしておく。面が荒れてしまうと、滑らかに仕上げるときに、彫刻体の形が崩れたり小さくなってしまったりする。

ステップ13：先を尖らせた鉛筆で、図13-7Dのように、彫刻体の唇側面と舌側面に中央ラインをごく薄く引く。2本のラインが唇舌側で正確に同じ位置を通るようにする。

ステップ14：歯冠近遠心径の計測値に0.5㎜を足し、この距離の1/2の長さだけ離して中央ラインの両側にラインを引く。このラインで、最大歯冠近遠心径に0.5㎜が足された径の箱が、彫刻体上に作られる（図13-7D）。

ステップ15：唇舌側面の切縁から正確に歯冠長の長さだけ離して横線を再度引く（一度引いたラインは削り取られている）。枠外を削った後のブロック唇側面に、歯冠と歯根1/2の唇側輪郭線を描き入れる（図13-7D）。

ステップ16：ブロックの舌側面に、唇側面と同じように輪郭線を描き入れる。ただし、舌側では当然ながら鏡像である。唇舌側で、歯の遠心がブロックの同じ側を向いているようにする。舌側面でも歯冠長を確認し、歯冠が長すぎないようにする。

ステップ17：デッサンが入った箱枠の外側部分のワックスをすべて削り、図13-7Eで影が付いている部分がすべてなくなるようにする。第一大臼歯のなかには、離開した根が箱の枠を超えている場合もあるので、この場合は残して削る。幅径を再度確認する。

ステップ18：図13-7Fで影が付いた部分を取り除く。近遠心の輪郭線に沿って慎重に削って歯の形を整え、見本とした歯の唇舌側から見た形と似るようにする。

ステップ19：次は、角をとり、舌側面の幅を狭め、基底結節を形作り（中央ラインの遠心にあり、近心辺縁隆線は遠心辺縁隆線よりも長い）、舌側面窩を削り出す段階である。あ

第13章 | デッサン、スケッチ、歯型彫刻　371

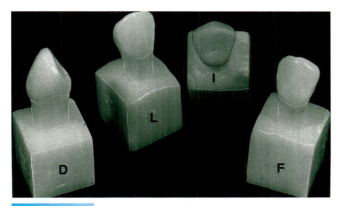

図13-8 **上顎犬歯のワックス彫刻**　遠心面観（D）、舌側面観（L）、切縁観（I）、唇側面観（F）。歯科衛生士課程1年生が実技試験（制限時間2時間50分）で完成させたものである

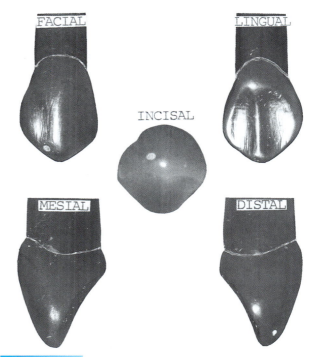

図13-9 **上顎右側犬歯の彫刻**　歯学部最上級生 Keith Schmidt君の作品。すべての方向から見てほぼ完全な外形が得られているが、歯冠との接合部の歯根幅が狭まっていない（歯頸線を精緻に仕上げようとして、彫刻時に非常によくみられるミスである）

らゆる方向から歯の形を点検し、彫刻を完成させる。もちろん、切縁から（図13-6）もしくは咬合面からの形も確認する。図13-8に紹介した4つのよくできた上顎犬歯の歯型彫刻は、オハイオ州立大学歯科衛生士課程の学生によるものである。図13-9には、歯学部の学生が作製した非常に優秀な歯型彫刻を、5面から見た図で紹介する。

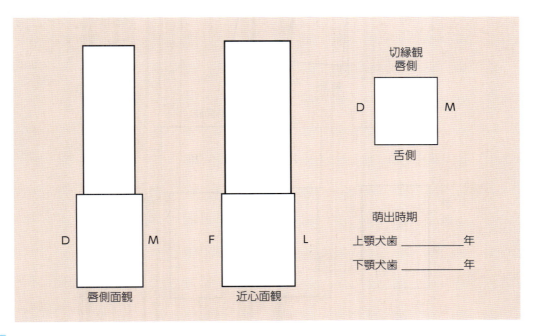

図13-10 **3方向から見た上顎犬歯の輪郭を枠内に描き入れる**　枠は表3-2に掲示した天然歯の平均値の比率に沿ったものである。歯冠の幅が最も広い個所（近遠心の接触点部）は、幅が広い方の下枠で左右の枠線に触れるように描く。歯根では、最も太い個所だけが幅の狭い方の上枠の両横に触れ、根尖は枠の上辺に触れる。切縁から見た図では、切縁が枠の唇舌的中央のすぐ唇側に位置するようにする。この3方向からのデッサンは、上顎犬歯の彫刻時にワックスブロック上に同じように輪郭を描き入れる際に役に立つ

ステップ20：ブロックの土台部分の底面に名前のイニシャルを**彫る**。自分の作品に対しては批評家となったつもりで冷静に見直し、絶えず改善の余地がある部分を探すようにする。

歯のデッサンに熟達するための練習として、図13-10から図13-11に挙げた白い枠内に輪郭を描きいれるとよい（最初は薄く描く）。各歯をそれぞれの方向から見たときの正しい縦横比に沿った枠となっている。スケッチをするときには、歯の模型や抜去歯を見て行う。図13-12の白い枠内に歯を描き入れる例を図13-13に示した。

D. 歯型彫刻の上達方法

習うより慣れろと言われるように、少なくとも後に作った歯型

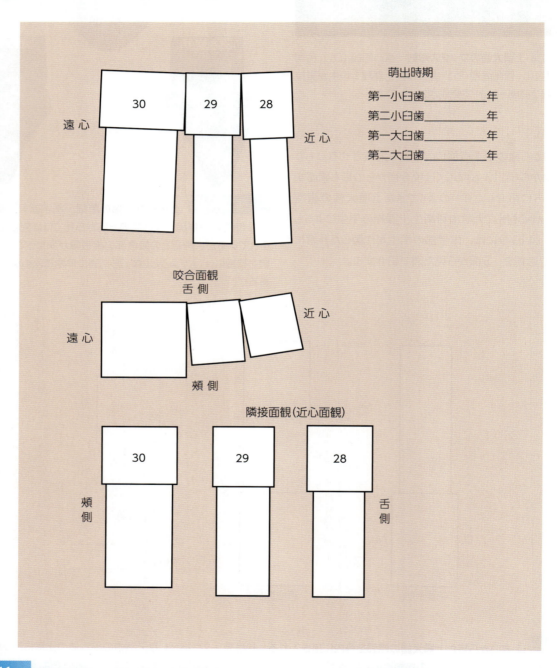

図13-11　**下顎右側第一・第二小臼歯および第一大臼歯のデッサン用に作られた縦横比の箱枠**　正常な配列位置に準じた。3本の歯の適当な模型もしくは標本を用意し作業を始める

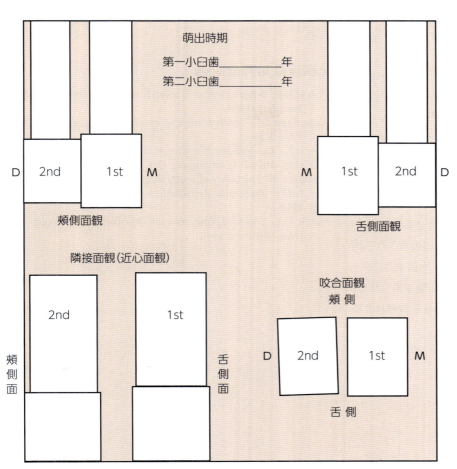

図13-12 さまざまな方向からの上顎第一・第二小臼歯のデッサン用に作られた縦横比の箱枠　正常な配列位置に準じた。図13-10の解説に準じて進める。この箱枠を使用して歯科衛生士課程の学生が描き入れた2本の歯のデッサンを図13-13に紹介した

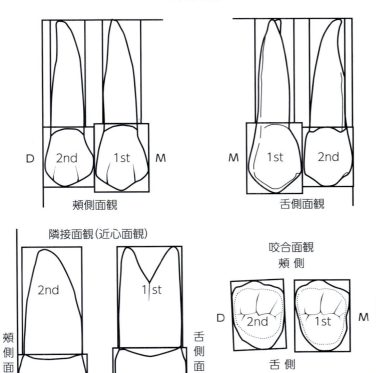

図13-13 箱枠内にデッサンした例。図13-12の白い枠内にデッサンを描き入れるときに参考にする。この例を検討してからデッサンすれば、より良いデッサンに完成させることができる。例えば、舌側面観における上顎第一小臼歯の舌側咬頭が長過ぎる点に気を付ける。近心面観での長さが正しい

彫刻にははっきりと上達が現れているはずだ。1本目の彫刻は捨てないで、後に比較するためにとっておこう。最初の1本目が最大の難関だ。難しく感じるかもしれないが、長年の指導から、経験のない者でも解説してきたような方法で段階を踏んで進めると、最終的にクラスで最上級の彫刻作品を仕上げることが往々にしてあると請け合える。おっくうがらずに始めよう。歯型彫刻に慣れればいつの間にか、いくつかの鍵となる標準値があるだけで見本もなしに歯を彫り出せるようになっているだろう。4,572本の抜去歯から得た歯の大きさの平均値は表1-7に掲示してある。この表にある平均値通りにデッサンや彫刻を行うと、不思議なほどに正しい形態が得られる。歯型彫刻の上達には、General Referencesを参考にするとよい。

GENERAL REFERENCES

Ash MM Jr. Wheeler's atlas of tooth form. Philadelphia, PA: W.B. Saunders, 1984.

Beaudreau DE. Tooth form and contour. J Am Soc Prev Dent 1973;3:36–37.

Burch JG. Coronal tooth contours: didactic, clinical and laboratory. 3rd ed. Worthington, OH: James G. Burch, 1980.

Grundler H. The study of tooth shapes: a systematic procedure. Berlin: Buch-und Zeitschriften-Verlag "Die Quintessenz," 1976.

Linek HA. Tooth carving manual. Pasadena, CA: Wood and Jones, Printers, 1948.

第3部　口腔の解剖学的構造

第14章　歯の機能に関連する構造物

本章の7つのセクションで取り上げる項目は以下の通りである。

1. ヒト頭蓋を形成する骨（蝶形骨、側頭骨、上顎骨、下顎骨に重点を置く）
   A. 神経頭蓋の上部を構成する骨
   B. 神経頭蓋の底部を構成する骨
   C. 顔面の大きな骨と顎関節（TMJ）
   D. 顔面の小さな骨
   E. 舌骨
2. 顎関節（TMJ）
   A. 顎関節の解剖
   B. 顎関節を支持し、顎関節の動きを制限する靭帯
   C. 顎関節の発育
   D. 発展的話題：TMJに関連する計測値
3. 口の筋
   A. 咀嚼に関連する筋
   B. 下顎骨の動きに影響を与えるその他の筋
   C. 歯の位置と運動に関連するその他の要素
   D. 下顎を動かし制御する筋のまとめ
4. 口腔の神経
   A. 三叉神経（第V脳神経）
   B. 顔面神経（第VII脳神経）
   C. 舌咽神経（第IX脳神経）
   D. 舌下神経（第XII脳神経）
   E. 舌、唾液腺、顔面の皮膚と筋への神経支配のまとめ
5. 口腔に関連する脈管（動脈、静脈、リンパ管）
   A. 動脈
   B. 静脈
   C. リンパ管
6. パノラマX線写真で見える構造物

　本章では、口腔の機能のに関連する構造物について読者に紹介する。特に、顎と歯の機能に関連する構造物に重点をおいて述べる。本章ではまず、ヒト頭蓋を形成する骨の大まかな解剖について述べる。ここには、神経や血管が脳から口内の構造物へ至る通路となる重要な孔の確認と、下顎骨を支持し動かす筋や腱の付着部位の確認、顎関節（TMJ）の解剖が含まれる。次に、主要な咀嚼筋の付着部位と機能について述べ、続いて神経の経路と機能、血液供給、顔と口を分布するリンパ管について説明する。

セクション1　ヒト頭蓋を形成する骨（蝶形骨、側頭骨、上顎骨、下顎骨に重点を置く）

　人間の骨格には206個の骨がある。そのうち、頭蓋の骨は、左右両耳のツチ骨、キヌタ骨、アブミ骨を含めて28個である。本章を読み進めるにあたって、頭蓋骨または頭蓋骨モデルが手元にあることが望ましい。頭蓋骨を手元に置いておく

目的

このセクションでは以下の項目を習得できる。
- 頭蓋骨において、ヒト頭蓋を形成する各々の骨の特徴を解説し、識別する。
- 本章において太字で強調されている骨構造について特徴を解説し、識別する（上顎骨、下顎骨、側頭骨、蝶形骨の構造が太字になっている）。
- 下顎骨に付着している咀嚼筋と靭帯について、付着部位の特徴を解説し、識別する。
- 歯と口腔を支配する神経と血管が通過する孔の特徴を解説し、識別する。

ことにより、頭蓋の骨および頭蓋の骨同士や歯と骨との相互関係を明確に理解できる。本章を読みながら手元にある頭蓋骨を触って確認することで、それぞれの骨の特徴をしっかりと記憶できる。また、手元にある頭蓋骨における**骨性**の構造の位置が自分の頭部でどこにあたるか、この章を読みながら、関連付けていくことが望ましい。自分の頭部では、骨性の構造は顔面の皮膚や口腔粘膜の下にある。筋肉がどこに付着しているか、筋肉がどのようにして下顎骨を全方向に動かすことができるのかを完全に認識するために、骨の構造に関する理解は重要である。また、第15章でさらに詳しく説明されているように、歯や口腔に向かう神経の経路に沿って局所麻酔を行う際の注射部位を理解するためにも重要となる。

　それぞれの骨を描写するにあたり、突起や陥凹、穴、重要な解剖学的指標の相互の位置関係を示すために使う用語が定められている。多くの用語が同様の定義を有するので、学習を容易にする目的でここに用語の定義の一覧を示す。解剖学用語は頻用される日常的単語と同じであることも多いので、新出用語はいつでも日常的単語と照らし合わせて考えることができる。

突起
―骨や歯の凸状構造を描写するために用いられる用語
　稜（crest）：骨に沿って膨隆した隆起線
　隆起（eminence）：骨の隆起、高くなっている部分
　突起（process）：骨からの突起物、骨から伸び出ている構造
　（大きな）隆起（protuberance）：突出部、膨隆部
　隆線（ridge）：骨や歯における線状の細い隆起した部分
　結節（tubercle）：骨や歯の小さな丸い突起

くぼみ
―骨や歯の凹状構造を描写するために用いられる用語
　歯槽（alveolus）：歯が顎の骨にはまる際ソケットとなる小さなくぼみ
　窩洞（cavity）：体や骨（または歯）のくぼんだ部分
　裂（fissure）：各部分の間の割れ目や溝
　窩（fossa）：小さなくぼんだ部分
　小窩（fovea）：小さな穴やくぼみ
　溝（groove）：線状のくぼみ、溝
　洞（sinus）：頭蓋骨の内部にある中空の場所。または静脈血の流路

開口部
―骨や歯にある穴を描写するために用いられる用語

　口（aperture）：開口部。英語ではカメラの絞りと同じ単語が用いられる
　孔（foramen）：骨や歯にあって神経と血管を通す小さな穴
　卵円孔（foramen oval）：特定の楕円形または卵型の穴
　正円孔（foramen rotundum）：特定の円形の穴。アメリカ合衆国国会議事堂の円形大広間（＝rotundum）が、上から見るとまるいことを思い出すとよい
　道（meatus）：体内に生来存在する通路、開口

位置関係を描写するために用いられる用語
アスタリスク（*）のついた用語については、図14-1を参照すると理解の助けとなる。
　前*（anterior）：体の前方
　頬（buccal）：頬に関連して、頬の近くで。頬神経は頬を支配し、頬筋は頬内にあり、歯の頬側面は頬と相対する側である
　頸（cervix）：首、または首のような。首にある「頸」椎のように用いる
　外（external）：体の外側、外から見える
　顔面*（facial）：顔の方向
　下*（inferior, 接頭語はinfra-）：下に位置する、～より下の
　側*（lateral）：側面の、側面に位置する
　内*（medial）：体の正中面に向かう、または正中面に最も近い。近心（mesial）と混同してはならない
　正中面*（median plane）：体を左右均等に2つに分ける長軸方向の面
　正中矢状面*（midsagittal plane）：正中面と同じ
　後*（posterior）：口や体の後方
　後（接頭語retro-）：後ろ、後方
　下（接頭語sub-）：下方の。同じく接頭語であるinfra-と対照して理解せよ
　浅（superficial）：表面に近い
　上*（superior, 接頭語はsupra-）：上方に位置する、より高い

骨に関する一般的な用語
　聴性（acoustic）：音や聴力に関する、耳に近い
　頸（cervical）：首に関連する。首にある「頸」椎のように用いる
　顆（condyle）：指関節に似た関節の突起
　冠状の骨（coronoid）：戴冠式で用いる王冠がはまる場

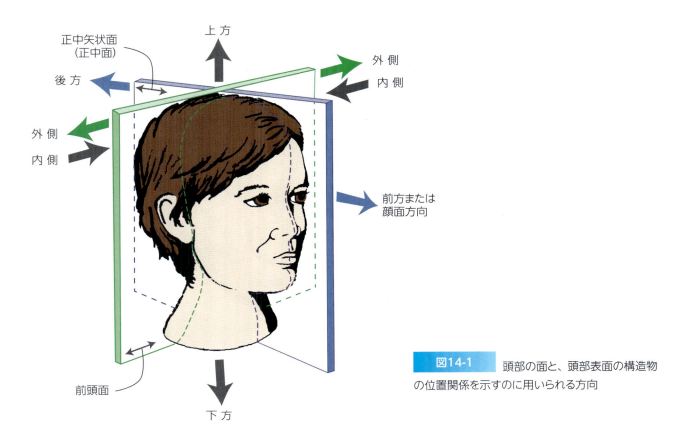

図14-1 頭部の面と、頭部表面の構造物の位置関係を示すのに用いられる方向

所のような。または王冠状の形の（戴冠式coronationという単語は参考になる）。例えば、下顎骨の筋突起は戴冠式の王冠の先端のような形をしている。また、冠状溝は王冠がはまる場所にある

硬（dura）：硬い、軟らかくない

関節窩（glenoid）：ソケットのような

舌（glosso-）：舌をあらわす接頭語

唇側の（labial）：唇に関する、唇に向かって

涙骨（lacrimal, lachrymal）：涙骨に関する（モーツアルトの楽曲名「Lacrimosa」は"涙の日"と訳される）

板（lamina）：薄い層。"ラミネート"木材という表現が参考になる

小舌（lingula）：舌の形をした構造物。舌の、言語のという意味の「lingual」という単語が参考になる

頬（malar）：頬や頬骨に関する（臼歯を現すmolarと混同しないこと）

管（meatus）：通路あるいは開口部

眼瞼（palpebral）：まぶたに関する

梨状（piriform）：梨の形をした

隔（septum）：仕切り。隔てるという意味の「separate」という単語が参考になる

縫合（suture）：隣り合う頭蓋の骨をつなぐ線

結合（symphysis）：向かい合う骨性の構造物が結合する線維軟骨の関節または癒合（縫合線は必ずしも明らかでない）

滑車（trochlea）：滑車の形をした

頭蓋の骨は大きく2つのカテゴリーに大別される。脳を囲んでいる**神経頭蓋**と、顔と口を形成し呼吸と摂食にかかわる顔面骨である。**神経頭蓋**は、頭蓋の一部として脳を支え、収容し、保護する。神経頭蓋は8個の骨で形成されている。そのうち4つは1つずつ別個の骨として（蝶形骨、後頭骨、篩骨、前頭骨）存在し、残りの4つは左右一対となっている（側頭骨、頭頂骨）。

A. 神経頭蓋の上部を構成する骨

前頭骨と頭頂骨に関する説明を読むときは、図14-2を参照のこと。**前頭骨**は正中に位置する大きな骨で、ひたいと眉の周辺を形成する。**頭頂骨**は左右対を成している大きな骨である。頭頂骨は、脳の上方、側方、後方を保護する。これらの骨の一部により**側頭窩**と呼ばれる領域が形成される（図14-2に点線で示す）。側頭窩には、主要な咀嚼筋である側

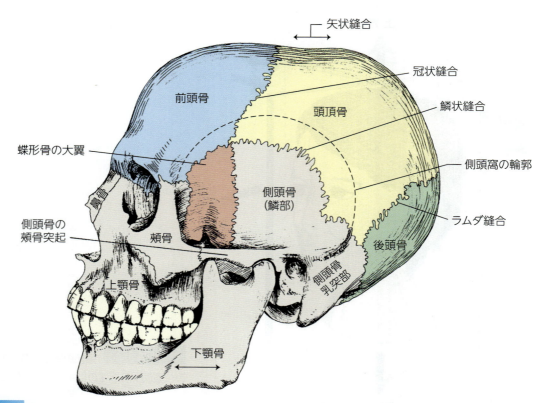

図14-2 左から見たヒト頭蓋：神経頭蓋を形成する大きな骨のうち、**前頭骨**（青色）は前上部を、**頭頂骨**（黄色）は、上部と側部の表面を、**後頭骨**（黄緑色）は後下部を形成する。蝶形骨の大翼を淡赤色で示す。点線で輪郭を示してあるのは**側頭窩**と呼ばれる浅い陥凹で、側頭骨、頭頂骨、蝶形骨、前頭骨の一部からなる

頭筋の上端が付着する。

縫合線とは、図14-2に示す通り、可動性を残さず2つの頭蓋骨を結合する線状の線維性結合組織である。**冠状縫合**は前頭骨と2つの頭頂骨の間にある（ヒント：この部位は王の戴冠式で王冠が被せられる部位である）。**矢状縫合**は、頭蓋骨の上方にある結合で、正中線、すなわち頭蓋骨の正中矢状面に沿って右と左の頭頂骨を正中で結合する（頭蓋骨の上面で最もよく見える）。

B. 神経頭蓋の底面を構成する骨

後頭骨、蝶形骨、篩骨、2つの側頭骨が脳の底部を支える。これらすべての骨には、顔や口へ向かう神経の通り道となる穴（孔）がある。顎の機能において最も重要な役割を果たす側頭骨については、顎関節について述べる項で別に説明する。

1. 後頭骨

後頭骨では、**後頭顆**の部分が椎体と頭蓋の境界となる（図14-3の頭蓋の下面図に示されている）。**大後頭孔**は末梢神経と脳をつないでいる脊髄の通り道として機能する。**舌下神経管**は、大後頭孔の左右の側壁に位置する。舌下神経管は舌下神経（CN XII）の通り道である。大後頭孔の外側（後頭骨と側頭骨の間）には**頸静脈孔**がある（図14-3）。頸静脈孔は脳から内頸静脈へ還流する血液と舌咽神経（CN IX）の通り道である。

ラムダ縫合は後頭骨と頭頂骨の間を結合する（図14-2）。この結合を後ろから見ると逆V字型に見えるため、形が似ているギリシャ文字のλ（ラムダ）になぞらえてこのように呼ばれる。

2. 篩骨

篩骨は、脳の正中前下方に位置し、内部に篩骨洞を有する中空の骨である。この骨の上面は神経頭蓋内から見えるふるい状の**篩板**である（図14-4）。篩板は三角形の突起である**鶏冠**を取り囲む。篩板には多くの孔があり、嗅覚をつかさどる神経である嗅神経（CN I）線維が脳から鼻腔へと向かう経路となる。

第14章 歯の機能に関する構造物　381

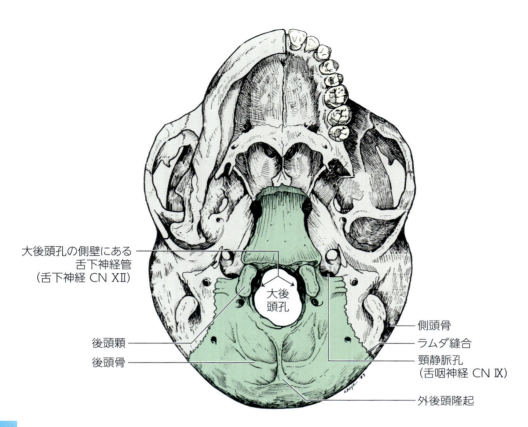

図14-3　ヒト頭蓋：下面。図の右側では下顎骨を取り除いてある。**後頭骨**を黄緑色で示す。舌下神経管の位置（大後頭孔の側壁）と、頸静脈孔が後頭骨と隣り合っていることに注意せよ

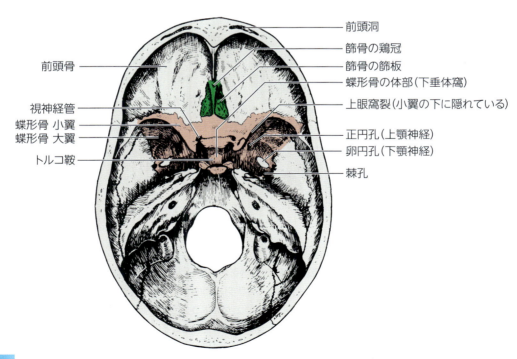

図14-4　ヒト頭蓋：神経頭蓋底の骨を上から見た図。この図では**蝶形骨**を淡赤色塗りで示す。また、正中の**篩骨**（緑色）は神経頭蓋の前面からもみえる

篩板の下では、中空の篩骨がもり上がるような形となり、左右眼窩の内側部分を形成する（図14-5と後に示す図14-7で篩骨の眼窩面を見ることができる）。篩骨には鼻腔内へと伸びる渦巻型の突起が存在する。この突起は本セクションで後に述べる下鼻甲介と同様の形をしている。最後に、篩骨垂直板は下方に向かって、**鋤骨**に沿って鼻腔内へ伸びて**鼻中隔**を形成する（図14-7）。鼻中隔は、左右の鼻腔を隔てている。篩骨の渦巻き状の部分と篩骨垂直版は、梨状口（鼻腔の前の開口部）から見える。

3. 蝶形骨

　蝶形骨は不整形の骨で正中に位置し脳の底部の受け皿となる（図14-7に示すように眼窩の後部も形成する）。複雑な蝶形骨の形を正しく認識するためには、複数の方向から観察する必要がある（図14-4は上から、図14-6は下から見た図である、図14-7では眼窩の外側面として蝶形骨がみえる）。蝶形骨は歯科医療関係者には重要な骨である。なぜならば、蝶形骨の突起は、4つの主要な咀嚼筋のうち3つの付着部位の一部だからである。蝶形骨にはまた、歯と周囲組織を支配する第Ⅴ脳神経（CN Ⅴ、三叉神経）の枝を通す孔もある。

　蝶形骨の中央にある蝶形骨体には、上部の表面に**下垂体窩**または**トルコ鞍**（トルコの椅子または鞍という意味）と呼ばれるくぼみがある（図14-4）。これは下垂体の受け皿となる。下垂体は体の機能を調節する多くのホルモンを分泌する。蝶形骨体からは外側と上方に向かって、大翼と小翼の二対の突

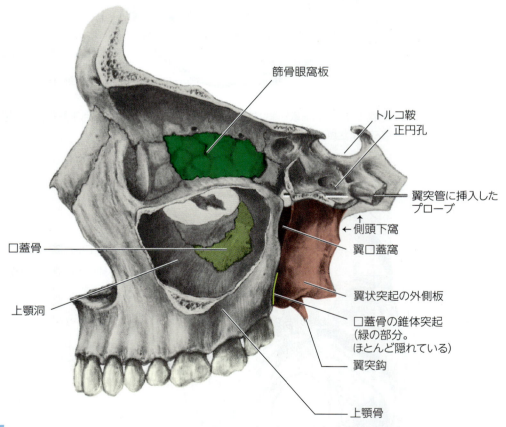

図14-5　ヒト頭蓋の一部　横から見た図。左上顎骨の外側の壁を除いて、大きな**上顎洞**を露出してある。蝶形骨の**翼状突起の外側板**の表面（淡赤色）が、上顎骨のすぐ後ろであることに注目せよ。翼状突起の内側板の**翼突鉤**も見え、第三大臼歯のすぐ後ろやや中央よりに位置する。正中にある**篩骨**の一部（緑色）が左右の眼窩の間にもり上がるような形で眼窩の内側の壁を形成していること、口蓋骨の一部（黄緑色）が口蓋から上に伸びて上顎洞の一部と翼口蓋窩の一部を形成していることにも注意する (Reproduced from Clemente CD, ed. Gray's Anatomy of the human body. 30th ed. Philadelphia, PA: Lea & Febiger, 1985:166, with permission)

第14章 | 歯の機能に関する構造物　383

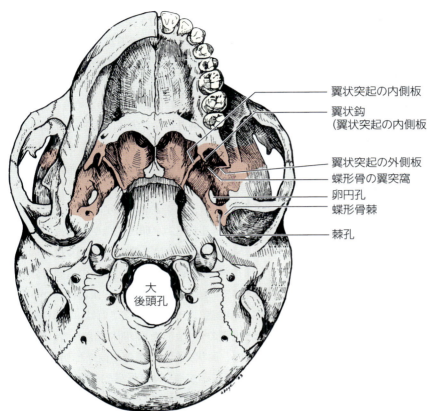

図14-6 ヒト頭蓋　下面：**蝶形骨**が見えやすいように図の右側で下顎骨の半分を除いてある。蝶形骨を淡赤色で示す。**翼状突起**の外側板と内側板の相互の位置関係に注意。また、翼状突起の外側板・内側板と硬口蓋の骨のすぐ後ろにある**翼突窩**の位置関係にも注意する

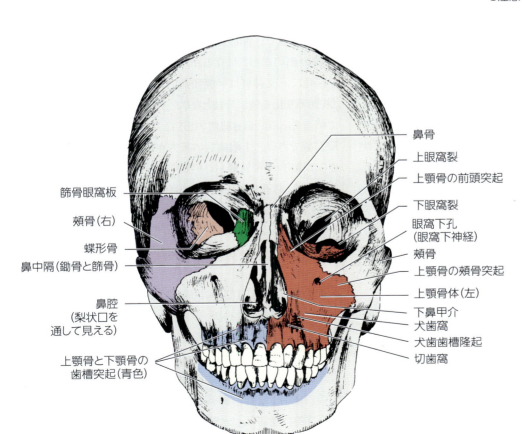

図14-7 ヒト頭蓋　前面：左上顎骨は図の右側で赤塗りに、右の**頬骨**は図の左側で紫塗りにしてある。また、青塗りにしてあるのはアーチ型をした**上顎骨の歯槽突起（左側のみ着色）**（歯根を囲む突起）と**下顎骨の歯槽突起**の下顎骨の歯槽突起の顔側の表面（青塗り）である。右の眼窩を形成する部分として、眼窩内側表面の**篩骨**眼窩板は緑塗りに、**蝶形骨**の一部は右眼窩内（図の左側）で淡赤色塗りにしてある

起が突出している。**大翼**は脳の側からは図14-4で見られるが、外側からは図14-2で最もよく見える。大翼の表面に外側から親指をあて、内側から人差し指をあててみると、神経頭蓋の内側における大翼の位置を確かめることができる。大翼は蝶形骨体から上方に、上顎骨の後ろ、下顎骨と頬骨の内側へ伸びる。大翼の外側表面は、側頭骨、前頭骨、頭頂骨とともに、左右の**側頭窩**を形成（図14-2に輪郭を示す）。咀嚼筋である側頭筋は側頭窩において神経頭蓋に付着する。**小翼**は、眼窩の後部にある裂溝の上部に位置する（図14-4で脳の側から、図14-7では外側から眼窩の後面として観察できる）。この、大翼と小翼の間の裂溝は、**上眼窩裂**と呼ばれる。上眼窩裂は眼神経（三叉神経第1枝）の通路である。この裂溝を神経頭蓋内部から確認した後、頭蓋の前面から見ると、この裂溝が眼窩の後面上部にあることが分かる。

また、蝶形骨には、頭蓋底から下に向けて上顎骨の後面近くに伸びる重要な2本の突起がある。これらは**翼状突起**と呼ばれ、図14-5に示された側面図ではっきり観察できる。（ヒント：この突起の名前を覚えるためには、突起の扇型の縁がプテラノドン（pterodactyl）の翼と似ていることに注目するとよい）。それぞれの翼状突起を下から、または後ろから見ると、この突起が2枚の薄い骨の板でできていて（**翼状突起の外側板と内側板**）、**翼突窩**と呼ばれる小指ほどの大きさのくぼみに囲まれていることが分かる（図14-6）。翼突窩は、主要な咀嚼筋の1つである内側翼突筋の付着部位である。翼状突起の外側板の外側表面は（図14-5で確認できる）外側翼突筋の付着部位である。内側板にはフック状の突起があり、第三大臼歯の後内側の口蓋後方に伸びる。この突起は、**翼突鈎**と呼ばれる（図14-5、図14-6）。外側板のすぐ外側後方、側頭骨の下にある場所を**側頭下窩**と呼ぶ（図14-5）。側頭下窩には後述する筋、靭帯、脈管、神経がある。"翼状"のつく単語はすべて蝶形骨の翼状突起と関連していることに注意する。自分の頭でこの突起を確認する場合、清潔な指を口に入れ、後上方、上顎第三大臼歯の内側へ指を滑らせると、この突起を触れることができる。頭蓋を見てこれを確認すること。

蝶形骨にある二対の孔は歯科医療従事者にとって重要である。二対の孔とは正円孔と卵円孔である。**卵円孔**は正円孔よりも後方にある卵型の孔で、重要な三叉神経の分枝である下顎神経の通路である。下顎神経は、卵円孔を通って、脳から下顎と下顎の歯、咀嚼筋へと走行している。卵円孔が一番よく見える図は、内側から見る場合は図14-4、外側から見

る場合は図14-6である。頭蓋骨を使って、卵円孔に注意深くこよりを通してみると、こよりが**側頭下窩**（側頭骨の一部の下方）を通って下顎の方へ降りていくのが分かる。卵円孔は、**棘孔**に比べると目立つので分かりやすい。棘孔は卵円孔と比較するとずいぶん小さい。棘孔は卵円孔のすぐ後ろに位置している。頭蓋の下面で棘孔のすぐ後ろにあるトゲのような突起は**蝶形骨棘**である（図14-6）。この棘は蝶下顎靭帯の上方の付着部位である。蝶下顎靭帯は、蝶形骨棘から下方へ伸びて下顎の内側面に向かう。

正円孔は円形の孔で、頭蓋の内部からのみ見ることが可能である（図14-4）。正円孔は、卵円孔のやや前方の内側にある円形の孔である。正円孔は上顎神経の通り道への入り口となる。上顎神経は、三叉神経のもう1つの重要な分枝であり、上顎のすべての歯を支配している。頭蓋内部から正円孔に注意深くこよりを通していくことができれば、こよりの先端は、翼状突起と上顎の骨（上顎骨）の間に隠されているような状態になる。この、翼状突起と上顎骨の後壁との間にあるスペースは、図14-5に示す通り**翼口蓋窩**と呼ばれる。翼口蓋窩の一部は、口蓋骨の垂直板によって覆われている。正円孔を通って頭蓋の外に出た上顎神経は、顎（上顎）と歯に分枝を出しながら、翼口蓋窩を通過する。

この時点で、神経頭蓋の内面を見て、三叉神経の3本の分枝の出口がどこになるか左右両側で復習しておこう（図14-4）。三叉神経は神経頭蓋内で1つの脳神経として始まるが、頭蓋を出る前に分枝となり、3本がそれぞれ別の孔を通って頭蓋を出る。最も前側の出口となる孔は、眼神経の通る上眼窩裂である。上眼窩裂の後方が、上顎神経の通る正円孔、さらに後方（やや外側）に下顎神経の通る卵円孔がある（復習となるが、棘孔は卵円孔より小さく、卵円孔のすぐ後ろに位置する）。

C. 顔面の大きな骨と顎関節

顔の外見は、14個の顔面骨によって作られている。顔面頭蓋は、呼吸と摂食の両方の機能を果たす。顔面頭蓋は、ひたいより下方に位置して、頭蓋前面の大部分を形成する。顔面の5つの大きな骨は、下顎骨、2つの上顎骨、2つの頬骨（ほほ骨）である。顔面には、もっと小さい骨として、鋤骨、2つの口蓋骨、2つの鼻骨、2つの涙骨、2つの下鼻甲介が存在する。歯の土台と機能について考えるとき、最も重要な

のは下顎骨と上顎骨である。そのため、ここでは下顎骨と上顎骨について、最も詳細に述べる。側頭骨は正確には顔面骨には含まれないが、顎関節について理解するときに重要なので、側頭骨についてもここで述べる。

1. 上顎骨

図14-7では、片方の**上顎骨**を赤塗りにしてある。左右の上顎骨は、中央にある上顎骨体と呼ばれる中空の部分と、4本の突出する突起または骨の延長した部分からなる。2つの上顎骨は上顎のすべての歯を容れる。

a. 上顎骨体（構造は図14-7に示す）

上顎骨体は、4つの面を持つ中空のピラミッドのような形をしている。上顎骨体の底部は鼻腔と垂直に隣り合い、頂上は、頬骨の一部に向かって側方に伸びる。上顎骨の上の部分は眼窩底を形成する。眼窩底には**下眼窩裂**がある。下眼窩裂は、前面では表面からは見えなくなり**眼窩下管**となる（図14-7では骨の中に隠れている）。第V脳神経の重要な枝や脈管は下眼窩裂から眼窩下管に入り、眼窩下管内で上顎の歯の一部や周囲組織を支配する枝を分枝する。眼窩下神経と脈管は顔面で**眼窩下孔**を通じて眼窩下管を出る。眼窩下孔は上顎骨体の前面、眼窩の下で犬歯窩の上部にある。犬歯窩とは犬歯の上側方にある浅いくぼみである。

b. 上顎洞

洞とは骨の中で中空になったスペースのことで、左右それぞれの上顎骨とともに蝶型骨、前頭骨、篩骨の中にもみられる。**上顎洞**は左右それぞれの上顎骨体の中にある。上顎洞の機能として（a）頭蓋骨を軽くする、（b）声を反響させる、（c）呼吸している空気を暖める、（d）鼻腔を加湿することが挙げられる（それぞれの上顎洞の大きさの平均は成人において横幅25 mm、前後幅30 mm、高さ30 mm。成人での容積の平均は15 mℓ（範囲：9.5-20 mℓ）[1]。15 mℓは概ね大さじ1杯に相当する）。

上顎洞に関して読み進めるにあたって、図14-8を参照のこと。この4つの面を持つ中空のピラミッドのような形をした大きな空洞は、左右の上顎骨体の中にある。上顎洞は歯と密接な関係があるので、歯科医療関係者にとって重要である。上顎洞底は下に向かって、大臼歯の根尖部がある上顎骨の歯槽突起の上部まで広がっている。時には小臼歯の根尖部がある部分まで広がっていることもある。歯と上顎洞のスペースとの間にこのような非常に密接な関連があるということは、

図14-9A、Bを見るとはっきりと理解できる。上顎の大臼歯根尖と上顎洞底との間は非常に薄い骨で隔てられているのみである。珍しいケースでは、根尖と上顎洞の間を隔てる骨が存在しないこともある。しかし、根尖と上顎洞の間には、歯根の上にある歯根膜と上顎洞を裏打ちする粘膜が必ず存在する。歯科医師が大臼歯の抜歯を行っている最中に歯根が折れてしまった場合、上顎洞内に歯根を押し込んだという理由で、不当にも訴えられる事態が生じることが時々ある。歯科医師が上顎洞に押し込んだとされた歯根は、抜歯前から既に上顎洞内に突き出していた可能性もある。ピラミッド型の他の3つの壁は眼窩、顔面、後面と側面に向かっており、側頭下窩と隣り合っている。

大臼歯へ向かって走行する上顎の神経（後上歯槽枝）は、**歯槽孔**と呼ばれる非常に小さな穴を通って上顎骨内に入る。歯槽孔は、上顎第三大臼歯の後上方に位置している（図14-8）。後上歯槽枝は上顎洞を被覆する粘膜の直下、または上顎洞壁内にある骨性の管を通って走行する。上顎洞または上顎洞と密接に関連している歯のどちらかが感染した場合、感染は相互に拡大し得る。上顎洞感染に起因する痛みが、同側の大臼歯や小臼歯のうちどれか、またはこれらすべての歯に由来すると誤診されることがある。慢性の上顎洞感染による痛みであるにもかかわらず、健康な歯が無益に抜歯されてしまうということも残念ながら時々起こる。

左右の上顎洞の鼻腔への開口部は前上壁にある（図14-8）。上顎洞の表面は、気道にあるのと同様の特別な細胞（線毛円柱上皮）で被覆されている。この被覆からは粘液が分泌される。分泌された粘液は、前上部の壁にある上顎洞の開口部に向かって重力に反して上方に向かい、らせん状に粘膜上を移動して鼻腔に排出される（図14-8）。人間が他の動物と同様に四足歩行をするならば、この排出のための開口部は上顎洞の屋根部分ではなく底部にあることになるので、人間が副鼻腔の問題に悩まされることは少なくなるだろう。上顎洞内に液体がうっ滞した場合、数分間顔を下に向けることにより上顎洞内からの液体の排出が促進され、痛みが軽減する。

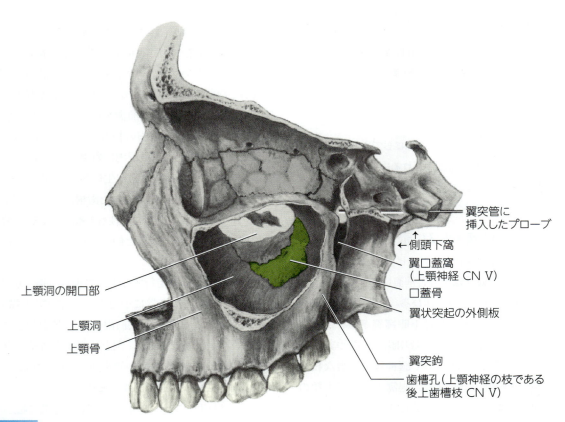

図14-8　**ヒト頭蓋の一部を側面から見た図**：左上顎骨の側壁を取り除いて、大きな**上顎洞**を露出してある。上顎洞底は上顎後部の歯と近接しているが、上顎の前歯のところまで前方に伸びてはいない。上顎洞の鼻腔への**開口部**は上顎洞内側壁の上部にある。上顎洞後壁上にある口蓋骨の一部（黄緑色）は、翼口蓋窩に隣接している口蓋骨の垂直板である（Reproduced from Clemente CD,ed. Gray's Anatomy of the human body. 30th ed. Philadelphia, PA: Lea & Febiger, 1985:166, with permission）

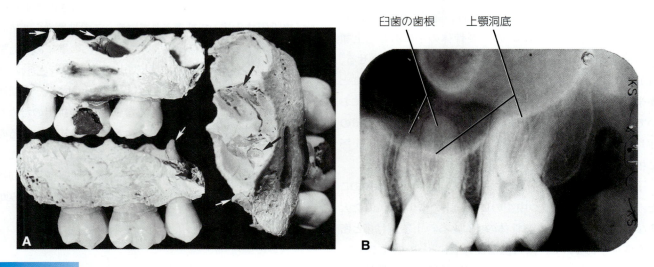

図14-9　**A** 左上顎骨の**歯槽突起**の一部を3方向から示す。歯槽突起は第一、第二大臼歯と第二小臼歯の歯根を囲んでいる。矢印で示す歯根の先端（歯尖）が上顎骨を超えて、手を加えていない標本で**上顎洞**の底部となる場所まで伸びていることに注意。　**B** 上顎臼歯部のX線写真。第一大臼歯の歯根が上顎洞内（白い境界に囲まれた黒い部分）に数mm突出しているところを示す。第二大臼歯の歯根の一部も上顎洞内にある。第二小臼歯の歯根の先端も上顎洞内にある。このような位置関係はしばしばみられる

c. 上顎骨の突起

上顎骨体は4本の突起を有する。以下に説明する突起のうちはじめの3本は、図14-7で示されている。

(1) 前頭突起（鼻前頭突起とも呼ばれる）

前頭突起（鼻前頭突起）は、その内側縁が鼻骨と接しており、上方は前頭骨とも接していることから、このように呼ばれる。内側表面は鼻腔側壁の一部と鼻腔開口部（梨の形状をしているので**梨状口**と呼ばれる）の半分をなす。

(2) 頬骨突起

頬骨突起は大きな突起であり、左右の上顎骨の前面（顔側の面）の一部をなす。頬骨突起の側方は頬骨の上顎突起と接する。

(3) 歯槽突起

歯槽突起は左右の上顎骨の馬蹄形の突起で（下顎骨の歯槽突起については後述する）、上顎体から伸びて上顎のすべての歯根を囲んでいる。上顎骨体から歯槽突起が出ている様子は、上顎骨体を外側から見ると最もよく見える。後方から見ると歯槽突起は上顎骨体と連続して見える（図14-7では、赤塗りになっている左上顎骨やその他の顎の骨に影をつけた部分として示されている。図14-10では横断面を示す）。歯槽突起内で歯根はそれぞれの**歯槽**に埋め込まれている。歯槽は抜歯後すぐの口内で実際に観察できる。歯槽の形はそれぞれの歯根の形によく似ている。**歯槽隆起**は上顎骨体から盛り上がる骨の隆線で、歯根の尖った部分の外側を被覆している。犬歯に覆いかぶさる歯槽突起を**犬歯歯槽隆起**と呼ぶ（図14-7）。犬歯歯槽隆起の内側、上顎側切歯の歯根上には**切歯窩**と呼ばれる浅い窩がある。犬歯歯槽隆起の上外側で上顎小臼歯の歯根上にある窩を**犬歯窩**と呼ぶ。

歯槽突起を形成する骨は層状構造を持つ（図14-10に示す上顎骨の横断図を参照）。上顎骨は、密度が高く分厚い内側（舌側）と外側（顔側）の皮質骨と、間に挟まれたより密度の低い海綿骨よりなる。海綿骨は、骨の内部にある骨髄を仕切る多くの不整形の板状の骨で構成される。海綿骨を示す英単語は「trabecular bone」であるが、「cancellous」や「spongy bone」も同義語である。小さな神経の分枝や脈管がこの海綿骨を通過し根尖孔を通ってすべての歯に入る。それぞれの歯槽の壁面は薄い骨の層で裏打ちさ

れている。この層はX線写真では白い線として確認され、**歯槽硬線**と呼ばれる。この薄い骨の層を指し示す単語として、歯槽硬線（lamina dura）の他に「alveolar bony socket」「alveolar bone」「true alveolar bone」「alveolar bone proper」「cribriform plate of alveolar process」「cribriform plate of the alveolar process」がある。セメント質で覆われた歯根の外層と歯槽骨との間にあるのは歯根膜のみである。歯根膜は、それぞれの歯根表面と周囲にある歯槽とをつなげることにより、歯を歯槽内に固定している。**歯根膜**は非常に薄く、厚さは1/3mm以下である。

(4) 上顎骨の口蓋突起

口腔の骨性の上壁を**硬口蓋**と呼ぶ。左右の**口蓋突起**が集まって硬口蓋の3/4を形成している（図14-11）。残りの1/4は口蓋骨により形成される。口蓋骨についてはこの章で後に述べる。上顎骨の口蓋突起は薄い棚状の骨で、水平に突き出して反対側の口蓋突起とつながる。硬口蓋全体は、鼻腔と口腔を区切っている。つまり、硬口蓋は口腔の屋根であり、鼻腔の床である。口蓋突起の形状と位置が一番はっきり見えるのは後ろから見た場合で、蝶形骨の左右の翼状突起の間に見える。

左右の口蓋突起がつながる前後方向の線（左右口蓋骨の水平板がつながる線）は、**正中口蓋縫合**と呼ばれる。正中口蓋縫合は切歯孔から後ろに向かい正中を走る線である（図14-11）。**切歯孔**はこの縫合の最も前方にある開口部で、中切歯のすぐ後ろ、正中に位置する。切歯孔は鼻口蓋神経の分枝と周囲の口蓋粘膜を栄養する動脈を通す。最後部の上顎大臼歯の歯槽突起のすぐ後ろにある骨の膨らみを**上顎結節**という。各上顎の上顎結節と近傍の蝶形骨の翼状突起を隔てる溝を**ハミュラーノッチ**という。翼状突起内側板の翼突鈎を思い出してみると、翼突鈎はハミュラーノッチのすぐ後ろに位置する。実際の口内では、上顎結節のやや内側で硬口蓋の後ろにある軟口蓋の粘膜下に、舌や清潔な指を使って翼突鈎を触れることができる。

胎生期の**切歯骨**は成人の頭蓋では通常確認できない。切歯骨は上顎骨の前方の部分で、切歯を容れる。もしも切歯骨が見える場合、切歯骨と2つの上顎の口蓋突起との間は縫合線で分けられる。

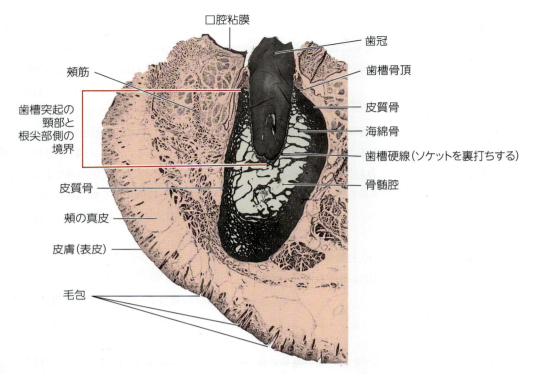

図14-10 ヒト下顎骨と大臼歯の頬舌断面（厚みは約30μm）：下顎骨の左側は頬の顔面の軟組織。赤いカッコで示された歯根を囲んでいる**歯槽突起**の範囲に注意せよ。**顔側（左）**と**内側（右）**の両方で、下顎骨は分厚い**皮質骨**により囲まれている。一方、歯根を囲むソケット（歯槽窩）は歯槽硬線の薄い骨で裏打ちされる。ソケットを裏打ちする**歯槽硬線**と歯根の表面との間には非常に薄い**歯根膜**がある。歯根膜はソケット内で歯を支持する。下顎骨の多くの部分がスポンジ状で中空のスペース（骨髄腔）を有することに注意。孔から骨に入った神経や脈管は、この**海綿骨**を通って歯や周囲の骨性構造に至る（標本を包埋、薄切する準備段階での硝酸処理のため生じた脱石灰化により歯のエナメル質は消失している）。これらの構造の組織学に関するさらなる情報は参考文献を参照のこと[10,23,34-38]

2. 口蓋骨

口蓋骨の説明を読むときは図14-11を参照のこと。左右の口蓋骨水平板は**硬口蓋**の後ろ1/4を形成する。硬口蓋は、これらの口蓋骨と上顎骨の口蓋突起により形成される。**口蓋横縫合**は上顎骨の口蓋突起と口蓋骨の水平板の結合部位であり、正中口蓋縫合と垂直な縫合である。口蓋と上顎歯列弓は、長さ、幅、高さに個人差がある。硬口蓋は上顎骨歯槽突起の口蓋部とスムーズにつながっている。口蓋裂の患者では、口蓋突起が部分的に、またはすべて欠損している。

左右の口蓋骨が硬口蓋の上顎骨歯槽突起と接する角の後方に、左右それぞれの**大口蓋孔**がある（図14-11）。大口蓋孔は、口蓋に向かって下行する大口蓋動静脈と大口蓋神経を通す。口蓋骨には**小口蓋孔**もある。小口蓋孔は大口蓋孔のすぐ後方外側に位置する。小口蓋孔は小口蓋神経を通す。

口蓋骨には垂直板もあるが、垂直板は頭蓋で実際に観察できない。垂直板は上顎洞後壁の一部を形成する（図14-8）。口蓋骨の垂直板と蝶形骨の翼状突起は、**翼口蓋窩**と呼ばれるスペースにより隔てられている。翼口蓋窩については上顎骨の項で前に述べた。重要な神経である上顎神経（第Ⅴ脳神経の枝）は正円孔を通って頭蓋を出た後、上顎の歯と周囲の構造へ向かうが、翼口蓋窩がその重要な通り道であることを思い出しておこう。

第14章 | 歯の機能に関する構造物　389

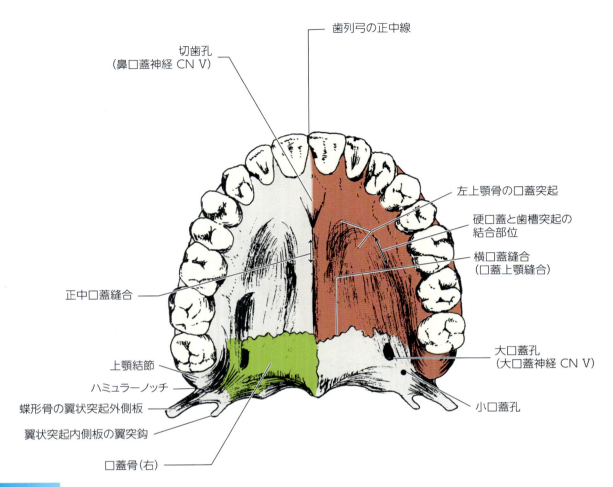

図14-11　**硬口蓋と上顎の歯を下方から見た図：左上顎の口蓋突起**を赤塗り（図の右側）、**右口蓋骨の水平板**（図の左側）を黄緑塗りにしてある。口蓋の組織を支配する脈管や神経が通る重要な孔に注意せよ。**大口蓋孔**は口蓋骨にあり、**切歯孔**は左右の上顎骨の前の方で口蓋突起の間にある。また、硬口蓋と歯槽突起の結合部位にも注意せよ

3. 頬骨

　頬骨は左右の頬の隆起を形成する（左右1つずつあり、図14-12では紫色塗りの部分である）。頬骨の側頭突起は側頭骨の頬骨突起とつながって**頬骨弓**を形成する。頬骨弓は、咀嚼筋である**咬筋**の付着部位である。

4. 下顎骨：顎関節の下半分の骨

　下顎骨を前から見た図を図14-13に示す。下顎骨は対をなさない1つの骨で、馬蹄形をしており、顔面の骨のなかで最も頑丈で大きな骨である。通常、下顎骨は左右対称で、すべての下顎の歯を容れる。神経頭蓋の一部であり可動性のない側頭骨は、靱帯および筋により下顎骨とつながっている。そのため、頭蓋の骨のなかで唯一、下顎骨には可動性がある。頭蓋の他の骨が動くのは頭蓋全体が動くときに限られ、頭蓋全体で一体として動く。下顎骨と側頭骨の間の**顎関節（TMJ）**は可動性のある関節で、頭部において唯一可動性のある関節である。

　下顎骨は3つの部分に分けられる。1つ目は水平な馬蹄形の下顎体、2つ目は2本の垂直な**下顎枝**である（図14-13）。下顎骨の解剖学的構造について、位置別に述べる。まずはじめに、下顎体の外側にある構造、次に下顎枝の外側にある構造、最後に内側にある構造について説明する。

a. 下顎体の外側

　上顎骨と同様に、**歯槽突起**が歯根を取り囲んでおり、**歯槽隆起**が歯根の唇側をおおって上方に向かって垂直に伸びてい

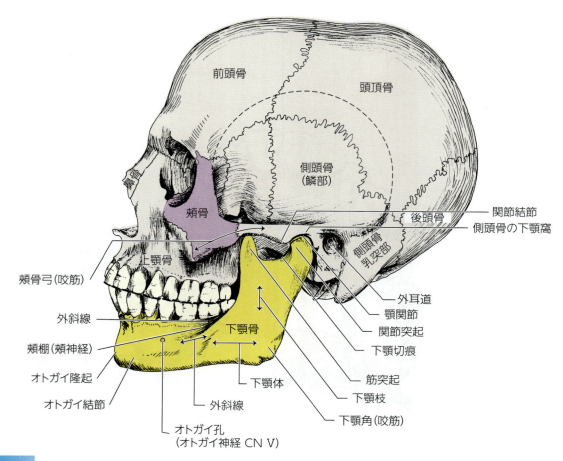

図14-12 ヒト頭蓋の左側：**下顎骨**を横から見た部分を黄塗りに、左の頬骨を紫塗りにしてある。この方向から見ると、垂直な下顎枝と2つの突起（関節突起と筋突起）がよく見える。また、頬骨、側頭骨と上顎骨の頬骨突起が頬骨弓を形成しているのが分かる

るのがみえる。犬歯の歯根を覆っている隆起が**犬歯歯槽隆起**である。

　弯曲した太い下顎体と平たい垂直な下顎枝は左右それぞれに下顎角のところで連結する。**下顎角**は下顎体の最下部と下顎枝の最後部で構成される部分である（図14-12）。下顎角に近い下顎骨の外側面の粗い部分は、力の強い咬筋の下側の付着部位である。下顎枝の後端には、茎突下顎靭帯の端が付着する（茎突下顎靭帯のもう一方の端は茎状突起に付着する）。

　下顎結合とは、生後1年の間に左右の下顎骨が中央でつながるときの線である。それゆえ、通常この線は見えない。結合の近くには2つのオトガイ結節と1つのオトガイ隆起があり、人間のオトガイを形成している。哺乳類でオトガイがあるのは人間だけである。2つの**オトガイ結節**は、下顎骨の下端近くに左右1つずつある。**オトガイ隆起**は下顎骨の中央で2

つのオトガイ結節の中間にあるが、オトガイ結節よりも約10mm上方にある。オトガイ結節とオトガイ隆起は、女性よりも男性の方が突き出している。

　外斜線は下顎枝の前端から犬歯領域に伸びる。外斜線と歯槽突起の間の大臼歯周辺にあるほぼ水平な棚状の骨を頬**棚**という。頬神経は頬棚のすぐ上の頬内を走る。

　オトガイ孔は第二小臼歯の歯根の近くに位置する（図14-12）。下顎骨内部の神経（下歯槽神経）からの分枝（下歯槽神経のオトガイ枝）がこのオトガイ孔を通って同側の顎の皮膚を支配する。オトガイ神経は、外側上後方へ向けて下顎を出て、その後前方へ広がる。この孔の方向を確認するために、こよりを下顎孔に入れてみるとよい。オトガイ孔は多くの人でほぼ同位置にあり、下顎の下端から13-15mm上である。40個の頭蓋骨を検討した結果[2]、オトガイ孔は第二小臼歯のすぐ下にあることが最も多く（42.5％）、次に多かったのは第二

第14章 歯の機能に関する構造物　391

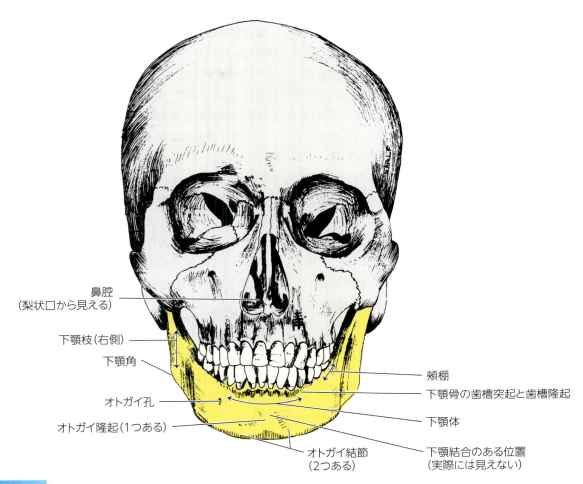

図14-13　ヒト頭蓋の正面図：**下顎骨**を黄塗りにしてある。太い**下顎体**は下顎の歯を囲む歯槽突起を含む水平部分で、神経頭蓋の底部にある側頭骨に向けて垂直に延びる2本の突起は**下顎枝**と呼ばれる

小臼歯と第一小臼歯の歯根の間だった（40％）。第二小臼歯よりも遠心側にあることは少なく（17.5％）、第一小臼歯の歯根の下にあることはなかった。歯科Ｘ線写真では、オトガイ孔は小臼歯の歯根のとなりにある小さな黒い円として確認できる。オトガイ孔と歯根周囲膿瘍（歯根尖周囲の骨を破壊する感染症）とは区別する必要がある。歯根周囲膿瘍は歯科Ｘ線写真上、正常なオトガイ孔と非常によく似ている。

b. 下顎枝の外側面

　下顎枝の外側面について読むときには図14-12を参照のこと。左右の下顎枝の上端にはそれぞれ2本の突起がある。**筋突起**は、下顎枝の上端で前方にある尖った突起である。後方にあって、筋突起よりも先端が丸い突起は下顎骨の**関節突起**である（**下顎頭**とも呼ばれる）。関節突起には、太い突起の先端と細い頸部があり、頸部は下顎枝につながっている。**下顎切痕**は筋突起と関節突起の間にある。重要な咀嚼筋のうちの1つである外側翼突筋は、関節突起の頸部にあるくぼみである**翼突筋窩**において頸部の前面に付着する（図14-14）。下顎頭の頭部は、側頭骨の関節窩の下部に納まって機能する(この章で後に詳述する)。

c. 下顎の内側面

下顎の内側面について読むときには図14-14を参照のこと。**下顎孔**は下顎枝の内側にある大きな開口部で、下顎切痕の下にあり、前後方向では下顎枝の中央付近に位置している。下顎孔は、下歯槽神経と動静脈が側頭下窩から下顎骨に入る際の入り口である。下顎の**小舌**は舌の形をした骨の突起で、下顎孔の前方、やや上方にある。蝶下顎靱帯の下端が小舌に付着する。蝶下顎靱帯の上端は蝶形骨棘に付着する。**顎舌骨筋神経溝**は下顎孔から前下方に走る小さな溝で、顎舌骨筋神経がここに納まる。

側頭稜は筋突起の先端から下顎枝内側を通って第三大臼歯の近くまで続く骨の稜である。扁平で幅広い扇状をした側頭筋の筋線維から続く腱が、側頭稜に付着する。側頭稜の下1/4は、**内斜線**と呼ばれる。内斜線は、解剖学的指標というよりはむしろX線写真上で最も重要な位置の指標である。内斜線は、X線写真上、カーブした短い線として外斜線よりもやや下に見える。

臼後窩は粗く浅い窩で、最後部の大臼歯の遠心側にある。内側は側頭稜の一番低い部分により、外側は外斜線によって区切られる。**臼後三角**は、臼後窩の一部分で、臼後窩最前部の水平部分のみを指す。頬筋の最後部は、臼後三角内の頬筋稜と呼ばれる小さな骨の稜に付着する。

下顎骨の内側には左右の**オトガイ棘**がある。2つの大きな筋（オトガイ舌筋とオトガイ舌骨筋）がこれらの棘および周辺の粗い隆起した骨に付着する。

顎舌骨筋線は大臼歯周辺からオトガイ棘に向けて前下方に伸びる。顎舌骨筋線と内斜線は同義語ではないが、X線関連の教科書では誤って同義語とされていることもある。顎舌骨筋は、口腔の床の一部を形成するが、右内側の顎舌骨筋線から左内側の顎舌骨筋線へと付着してハンモック状となっている。顎舌骨筋線は顎下腺窩と舌下腺窩を隔てている。非常に広くて浅い**舌下腺窩**は、顎舌骨筋線の上側でオトガイ棘より外側に左右それぞれある。舌下腺窩内には舌下腺がある。浅い**顎下腺窩**は顎舌骨筋線のすぐ下の小臼歯部および臼歯部にある。顎下腺窩には大きな顎下腺がある。下顎骨の下端で下顎角の前方には、浅い切痕がある。顔面の動静脈がこの切痕を通って頸部から顔面に至る。自分の下顎を触ってみると、この部分に拍動を触れるはずである。

5. 側頭骨：顎関節の上部を形成する骨

側頭骨は左右一対の骨で、神経頭蓋の側面と底面の一部を形成する。側頭骨は、図14-15の側面図（青塗り）で最もよく見える。外側の**側頭窩**（図14-15に点線で輪郭を示す）は顔の側頭部にある大きな浅いくぼみで、主に側頭骨の外側部分により形成されている。大きな魚のうろこ形をしていることから鱗部とも呼ばれる。側頭窩は、側頭骨の他に、蝶形骨の大翼、頭頂骨と前頭骨の一部により形成される。これらの骨については前述した。側頭窩には、主要な咀嚼筋である側頭筋の上端が付着する。**鱗状縫合**は側頭骨と頭頂骨を結合する。

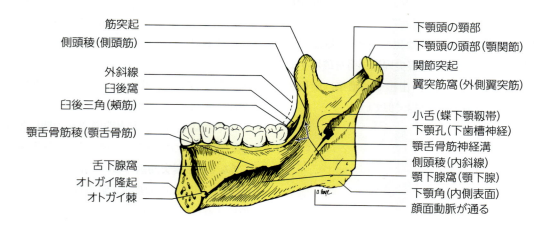

図14-14 **下顎骨の内側面**：稜、窩、突起に加えて、重要な**下顎孔**に注意せよ

左右一対の側頭骨はそれぞれに**下顎窩**（図14-16の右側に示す）を有することから、歯科医療関係者には特に重要な骨である。下顎窩は側頭骨の下の部分にある。神経頭蓋の下面において下顎窩内で、下顎骨の関節突起が側頭骨と関節を形成する。この左右にある顎の関節は**顎関節**と呼ばれ、英語ではTMJと略されることが多い。顎関節で下顎骨と側頭骨が関節を形成している。左右それぞれの下顎窩は、錐体鼓室裂により2分される（図14-16）。下顎窩の前2/3（錐体鼓室裂よりも前の部分）は重要な**関節窩**である。左右の関節窩には関節窩の前端を区切る骨稜があり、**関節結節**と呼ばれる。

左右の側頭骨にはいくつかの突起がある。頬骨突起（図14-15）は、顎関節の下顎窩の前外側へ伸びる突起である。頬骨突起は頬骨の側頭突起、上顎骨の頬骨突起とつながって**頬骨弓**を形成する。図14-16の下から見た図でアーチ型に見える頬骨弓は、大きな咀嚼筋である咬筋の一端の付着部位である。図14-15で下顎窩の後下部に見える**乳様突起**（乳突部）は、主要な頸の筋である胸鎖乳突筋の一端の付着部位である。実際に、耳たぶの後ろに乳様突起を触れることができる。同じく側頭骨の底部でさらに内側には、尖った鉛筆のような（または尖筆のような）形をした**茎状突起**がある（図14-15）。茎状突起は、下顎へ伸びる茎突下顎靱帯の一端の付着部位である。

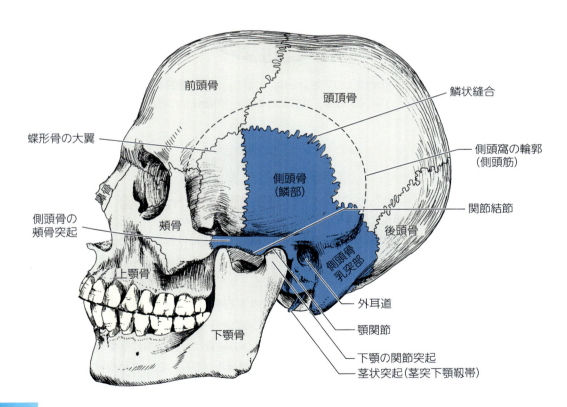

図14-15　**ヒト頭蓋の左側**：左の**側頭骨**の外側面を青塗りとした。鱗部、乳様突起、茎状突起、頬骨突起に注意すること

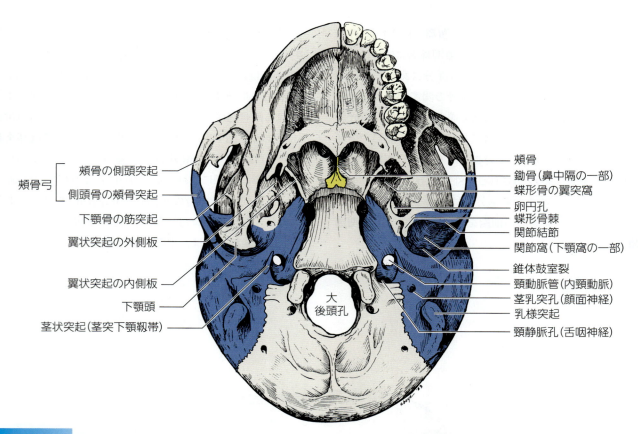

図14-16 ヒト頭蓋を下から見た図：図の右側では下顎骨を除いてある。左右の**側頭骨**は青塗りにしてある。頬骨突起が頬骨弓の一部と**下顎窩、関節窩、関節結節**を形成していることに注意。中央にある黄塗りの**鋤骨**が左右の鼻腔を隔てている

側頭骨では左右対の重要な孔がいくつかある。外耳道は耳道の入り口である（図14-15）。顎関節と耳道の開口部が近いことに注意。顔面神経（CN Ⅶ）は内耳道（図14-17）を通って側頭骨の岩様部に入り頭蓋内を出る。そして茎乳突孔を通って側頭骨から側頭下窩（図14-16）へ出る。側頭下窩は茎状突起と乳様突起の間にある。側頭骨の**岩様部**には内耳道が含まれ、聴覚にかかわる小さな骨であるツチ骨、キヌタ骨、アブミ骨がある。**頸動脈管**は頭蓋へ流入する内頸動脈の通路である。**頸静脈孔**は側頭骨と後頭骨の間にあって、舌咽神経（CN Ⅸ）が頭蓋内から外へ出る通路である（外側から見た図は図14-16、内側から見た図は図14-17に示す）。

D. 顔面の小さな骨

鋤骨は正中に位置する骨で、篩骨垂直板とともに**鼻中隔**を形成する。鋤骨は図14-16で後ろから2つの鼻腔の間に見える。また、鼻中隔は図14-18で前から見える。鼻中隔は鼻腔の左右を隔てている。鼻中隔弯曲があると呼吸に制限が生じるため手術を要する。

2つの**鼻骨**は骨性の鼻根部を形成している（図14-18）。

涙骨は小さな長方形の骨で眼窩の内側に位置し、涙腺を容れるくぼみを有する（図14-18）。

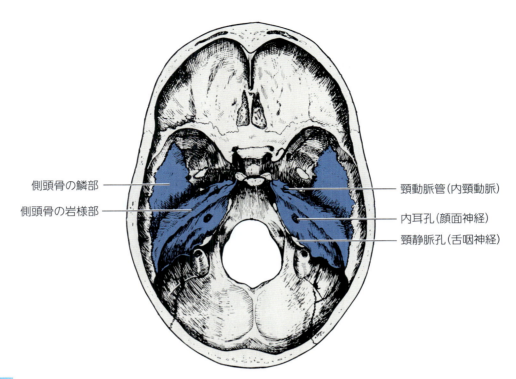

図14-17 **ヒト頭蓋の一部**：頭蓋の底部を形成する骨を示す。**側頭骨**は青塗りにしてある。分厚い**岩様部**には、内耳の小さな骨が含まれる（ツチ骨、キヌタ骨、アブミ骨）。この図には重要な神経や脈管の通路である孔の名前を示す（Reproduced from Clemente CD,ed. Gray's Anatomy of the human body. 30th ed. Philadelphia, PA: Lea & Febiger, 1985:166, with permission）

下鼻甲介は巻貝の横断面のような渦巻き型の骨で、鼻腔内にあって上顎洞壁の一部を形成する。鼻腔の開口部（梨状口）から見ると最もよく見える（図14-18）。前述した篩骨の渦巻き型の突起とともに、鼻腔の粘膜面の面積を増やして呼気を暖め、加湿している。

E. 舌骨

舌骨（図14-35に後に示す）は頭蓋を構成する骨ではなく、頸部の甲状軟骨の喉頭隆起の上部にある（アダムの林檎として知られている。訳注：日本では喉仏として知られている）。舌骨は頭蓋の骨と結合しておらず、軟組織でつながっているのみである。舌骨から起こり下顎骨に付着する筋を舌骨上筋群という（オトガイ舌骨筋もオトガイ結節に付着する）。舌骨から下に伸びて胸骨や鎖骨に付着する骨は舌骨下筋群という。

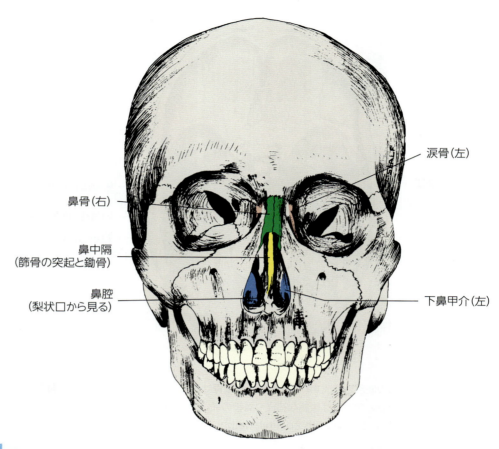

図14-18　**ヒト頭蓋**　前面：顔面と鼻の小さな骨を着色してある：鼻根部を形成する**鼻骨**は緑塗り、眼窩内側面の**涙骨**は赤塗りに、鼻腔の外側にある**下鼻甲介**は青塗りに、**鼻中隔**は黄塗りにしてある。鼻中隔は、**篩骨**垂直板と**鋤骨**で形成される

復習問題

最も適切な答えを1つ選べ。

1. 次の骨のうち側頭窩の一部でないものはどれか。
   a. 頭頂骨
   b. 前頭骨
   c. 蝶形骨
   d. 側頭骨
   e. 後頭骨

2. オトガイ孔はどこにあるか。
   a. 下顎骨の外側面
   b. 下顎骨の内側面
   c. 上顎骨の口蓋側面
   d. 上顎骨の外側面
   e. 蝶形骨

3. 上顎神経が正円孔を出た後すぐに通るのはどの場所か。
   a. 鼻口蓋管
   b. 下顎管
   c. 上顎洞
   d. 眼窩下管
   e. 翼口蓋窩

4. 歯根を取り囲んでいる骨性の突起はどれか。
   a. 鼻前頭突起
   b. 前頭突起
   c. 歯槽突起

d. 頬骨突起
e. 口蓋突起

5. 蝶形骨の構造でないものはどれか
   a. 卵円孔
   b. 正円孔
   c. 大翼
   d. 翼状突起
   e. 関節窩

6. 上顎洞に近い位置に歯根を有する可能性が最も高い歯はどれか
   a. 上顎の小臼歯と大臼歯
   b. 上顎の犬歯

c. 上顎の切歯
d. 下顎の臼歯

7. 左右の頭頂骨をつないでいる縫合はどれか
   a. 鱗状結合
   b. 冠状結合
   c. 矢状結合
   d. 上顎間結合
   e. ラムダ結合

解答 : 1-e, 2-a, 3-e, 4-c, 5-e, 6-a, 7-c

実 習

これから示す骨性の解剖学的構造は、顔面や口腔内の軟組織の下にあって、視診もしくは触診が可能である。これらの構造は、臨床的診察を行った際に異常の部位を示すのに用いられる。それぞれの構造につき、まず位置を説明し、自分の頭部や頭蓋の標本（または本書の図）でどこにあたるか指し示せ。示された図を参照して解剖学的構造の位置を正しく示したか確認せよ。口腔内の構造物を手で触れるときは清潔な手を用いよ。

● 上顎と下顎の犬歯歯槽隆起—図14-7

● オトガイ隆起—図14-13

● 上顎結節—図14-11

● 外耳道—図14-12

これから示す解剖学的構造は、歯科医療関係者にとって重要な筋や靱帯の付着部位である。それぞれの構造につき、まず位置を説明し、自分の頭部や頭蓋の標本（または本書の図）でどこにあたるか指し示せ。示された図を参照して解剖学的構造の位置を正しく示したか確認せよ。可能な場合は、自分の頭部や口腔で構造物に触れてみるとよい（清潔な手を使うこと）。

● 下顎角の外側表面（咬筋の下端）—図14-12

● 頬骨弓（咬筋の上端）—図14-12

● 下顎角の内側面（内側翼突筋の下端）—図14-14

● 蝶形骨の翼状突起の外側板の内側面と近傍の翼突窩（内側翼突筋の上端）—図14-16

● 側頭窩（側頭筋の上端）—図14-15

● 下顎骨の筋突起と側頭稜（側頭筋の下端）—図14-14

● 蝶形骨の翼状突起の外側板の側壁（外側翼突筋の前端）—図14-5

● 翼突筋窩：下顎頭頸部の前側（外側翼突筋の後端）—図14-14

● 蝶形骨棘（蝶下顎靱帯の上端）—図14-6

● 下顎骨の小舌（蝶下顎靱帯の下端）—図14-14

● 側頭骨の茎状突起（茎突下顎靱帯の上端）—図14-15

● 側頭骨の乳様突起（胸鎖乳突筋の上端）—図14-15

● 下顎骨の顎舌骨筋線（顎舌骨筋）—図14-14

● 下顎のオトガイ棘（舌骨上筋の一部の上端）—図14-14

これから示す孔や間隙は歯科医療関係者にとって重要な神経や脈管の通路である。まず位置を説明し、頭蓋の標本（または本書の図）でどこにあたるか指し示せ。示された図を参照して孔や管、間隙の位置を正しく示したか確認せよ。次に、自分の頭部で、該当の構造物にできるだ

け近く指を近づけてみよ。指を近づけるのは困難な場合でも、皮下注射用シリンジにつけた針なら近くまで到達できそうなことが分かる。

- 蝶形骨の正円孔(三叉神経の上顎神経)—図14-4
- 翼口蓋窩(三叉神経上の顎神経)—図14-5
- 蝶形骨の卵円孔(三叉神経の下顎神経)—図14-4、図14-6
- 下顎骨の下顎孔(下歯槽神経)—図14-14
- 下顎骨のオトガイ孔(オトガイ神経)—図14-12

- 口蓋骨の大口蓋孔(大口蓋神経)—図14-11
- 左右の上顎骨の間にある切歯孔(鼻口蓋神経)—図14-11
- 眼窩下孔(眼窩下神経)—図14-7

セクション2　顎関節(TMJ)

目的

このセクションでは以下の項目を習得できる。
- 顎関節の関節部分の特徴を解説でき、頭蓋における位置が分かる。
- 関節円板の位置と機能を解説できる。

- 顎が動いているときに下顎頭の後外側表面を触診できる。
- 頭蓋骨において、顎関節の靭帯付着部位の特徴を解説でき、位置が分かる。

本書第9章の咬合の項で、TMJについては既に紹介した。本章では、顎関節の解剖についてさらに詳しく述べる。関節は、骨格において2つの別々の骨が結合する部位である。TMJは、左右の下顎頭と左右それぞれの側頭骨との関節である。そのため、顎関節は2つあると述べている本もある。顎関節は、固定されている頭蓋骨と可動性のある下顎骨の間の関節であるので、頭蓋下顎関節という用語もある[3]。顎関節は左右が一対として動く関節である。顎関節は頭部における唯一の可動関節である。頭部の他の骨の結合は縫合であって、可動性がない[4]。

左右の関節の調和の取れた動きは複雑で、通常反射により制御されている。可動域はあるものの関節の自由度は高く、下顎が発語や咀嚼に必要とされる動きができるようになっている。練習すれば、下顎を特定の経路や位置を通るように動

かすことも可能である[5-9]。上顎も下顎も歯を支持しており、歯の形と位置は下顎の動きに大きく影響する[3]。TMJが正しく機能することは、歯の咬合に大きく影響し、歯学のほぼ全領域に関連する。

A. 顎関節の解剖

左右の顎関節にはそれぞれ3つの関節部分がある。下顎頭、側頭骨の関節窩(近くに関節結節がある)、骨性の部分に挟まれた関節円板である(図14-19、図14-20)。これらの部分は線維性の結合組織で包まれている[1,4,7]。

1. 下顎頭

左右の**下顎頭**はデーツ(ナツメヤシ)の核と同じような形と

第14章 | 歯の機能に関する構造物　399

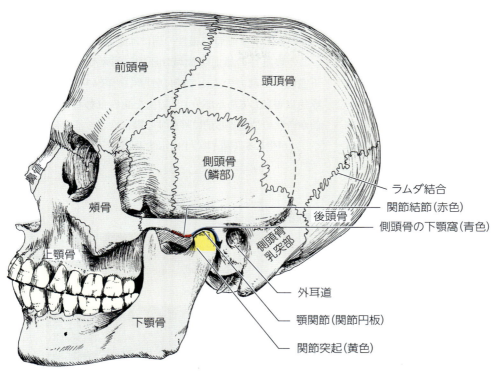

図14-19 **ヒト頭蓋　左側**：この側面図では**顎関節**に関する骨である側頭骨と下顎骨を示す。下顎頭の頭部は黄塗りに、側頭骨の頬骨突起の下端で**下顎窩**の凹面は青塗りにしてある。下顎窩のすぐ前方にある赤色の線は**関節結節**の輪郭である。下顎が前方に動く際には、下顎頭が関節結節に沿って下顎骨を下方に押し下げ、口が開く

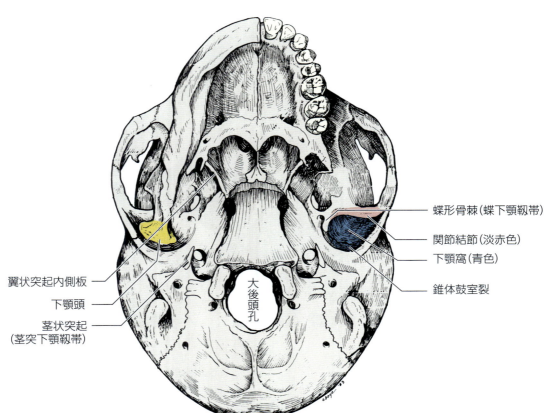

図14-20 **ヒト頭蓋**　下面：図の右側半分で下顎骨を取り除いてある。図の左側で**下顎頭**は黄塗りにしてある。下顎を取り除いた右側では、側頭骨の**下顎窩（関節窩）**が青塗りに、前方の関節結節が淡赤色塗りにしてある

大きさをしていて、前後径よりも左右径が長い。図14-20で左右径を確認し、図14-19の側面図でみた前後径と比較すると明らかである。前後方向から見ると、左右に幅広く、狭い頸部があることが分かる。下顎頭の上部の表面は前後方向に大きく凸、左右方向にやや凸となっている。

人間のTMJの顕微鏡写真である図14-21を注意深く観察しよう。歯をきっちりと噛み締めたとき（最大咬頭嵌合位）の下顎頭の位置を示す。機能部位は線維性の結合組織で覆われている。下顎頭の線維性の層には血管も神経もない[10]。

この線維性の無血管領域は圧力に耐えるのに適しており、下顎頭の上前方の表面で特に分厚くなっている（図14-21で赤色に着色してある部分）。切歯を噛み合わせたときに下顎頭が自然の位置から前に移動する際に、この部分において多くの力が生じる（図14-21に示すように、同様の線維性組織

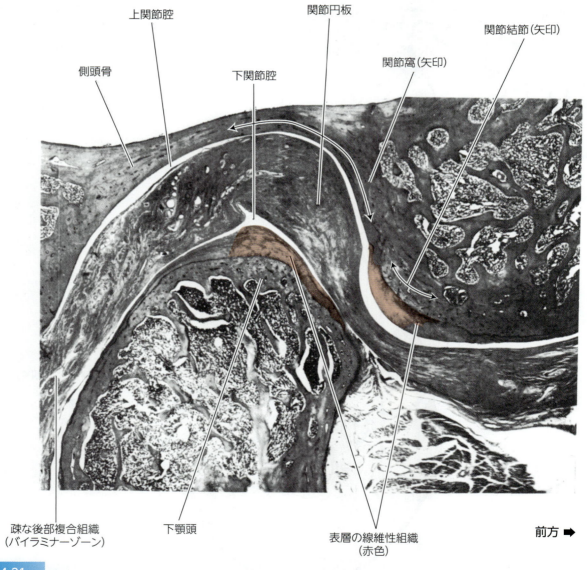

図14-21 **顎関節** 側面から見た顕微鏡写真：頭蓋の前方は図の向かって右方向である。最上部に横に広がる白い部分は頭蓋部である。下顎頭の前上部で関節結節後下部にある**機能部位**では、**表層の線維性組織**（赤塗り）と下にある緻密骨の厚みが増している。側頭骨の関節窩のくぼみの豊隆部と、盛り上がった関節結節を矢印で示した（Courtesy of Professor Rudy Melfi）

が、下顎頭の中央だけでなく関節結節の後方表面や付近の窩も覆っている）。

2. 関節窩（非機能部分）と関節結節（機能部分）

図14-20の右半分では、下顎の半分が除去されて、上顎の歯、側頭骨の関節窩、関節結節が露出している。この図をしっかり学習すること。**関節窩**は**下顎窩**の一部で**錐体鼓室裂**の前方にある。関節窩は関節の非機能部分と考えられている。なぜなら、歯がしっかり咬合されているとき、下顎頭と関節窩のくぼみとの間に関節円板を介した接触がないからである。

関節結節は関節窩のすぐ前下方に位置する骨稜である（図14-19）。前述した通り、関節結節の後下面は、関節窩の他の部分よりも厚い線維性の結合組織に覆われている（図14-21）。なぜならば、下顎骨を少し前方や外側へ動かして食物を噛むときに、力を支える機能部分であるからである。下顎頭の前上方から力が加わる部分がこの部分であるが、通常関節円板が2つの骨の機能部分の間に挟まるので、下顎頭が直接こすりつけられるわけではない。

3. 関節円板

上下の臼歯をしっかり合わせて（咬合させて）頭蓋を観察し、下顎頭が関節窩に入っている様子を学習しよう。関節円板は、処理済みの乾燥頭蓋骨には存在しない。なぜならば、関節円板は骨ではないからである。下顎頭と関節窩の間には目に見える隙間があるはずで、処理前はこの隙間に関節円板があった。

関節円板（図14-21、図14-22）は密度の高い線維状の結合組織でできている丈夫な卵型をしたパッドである。下顎頭と関節窩および関節結節との間の衝撃吸収体として働く。関節円板の表面は非常に滑らかである。円板の中央部は端の部分よりも薄くなっており、下顎頭の前部と後部の滑り止めとなっている。関節円板はまれに穿孔することがある。円板の中央には血流がないが[10]、他の部分は血流が豊かである。円板の上面は前方にくぼんでいて関節結節の凸面に沿っている。後方では関節窩のくぼみに沿って凸面となっている。関節円板の下面は前方後方ともにくぼんでいて下顎頭に沿っている。

関節円板には多くの機能がある[11,12]。関節円板は下顎頭の頭部と関節窩を上下の関節腔に分け（関節腔を図14-22に示す）、下顎の複雑な機能運動を可能にしている[12]。関節円板の前部と後部には**固有受容線維**と呼ばれる特別な神経線維がある。固有受容線維は下顎の位置を無意識に決定し、下顎頭の動きを制御するのに役立つ。凸面である下顎

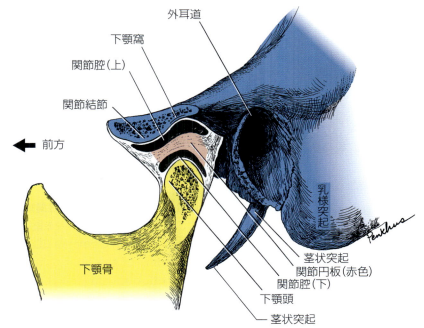

図14-22　**顎関節**　矢状断：頭蓋の前面は図の左側である。切断された側頭骨を下顎窩と関節結節とともに青塗りにしてある。側頭骨は顎関節の上部を形成する。切断された下顎頭を黄色に着色してある。下顎頭は顎関節の下部を形成する。関節円板は淡赤色塗りにしてある。上下の関節腔が円板の周囲を囲んでいる（Reproduced from Clemente CD, ed. Gray's Anatomy of the human body. 30th ed. Philadelphia, PA: Lea & Febiger, 1985:340, with permission）

表14-1　最大開口時の関節雑音の発生率*

	なし(%)	両側(%)	右側(%)	左側(%)	片側 （左または右）(%)
歯科衛生士過程の学生594人	52.0	13.3	18.2	16.8	35.0
歯学部学生505人	72.0	4.2	15.9	7.9	23.8
全1,099人中の割合	61.2	9.1	17.1	12.7	29.8

* ウォールフェル博士により確認された(1970-1986)。これら専門課程の生徒のうち20％以上が歯科矯正の治療経験がある、または治療中であった。

頭と、凹凸のある下顎窩および関節結節とは本来噛み合わないが、関節円板によりその間が埋められて下顎頭が固定される[12]。関節円板は、関節の骨の接触面で衝撃吸収体として働く。衝撃の吸収と潤滑効果により、関節面の摩耗と劣化を軽減する。

下顎骨が前に動くと、関節円板も下顎とともに前に動く。これは、関節円板の辺縁が下顎頭に沿う形で厚くなっており、下顎骨を前に引く筋（外側翼突筋）が下顎頭の頸部（翼突筋窩）と関節円板に付着していることによる。関節円板の辺縁で厚くなっている部分が平たくなったり、中心部が厚くなったりすると、関節円板は下顎頭と同調して動けなくなり、ポンという音が鳴ったりきしんだりするようになる（**関節雑音**）。相当な不快感を伴う関節雑音であるが、非常によくある出来事でもある。

捻髪音の発生率を表14-1に示す。後部の付着部位に弾力性があるため、関節円板は下顎頭と同調して動ける。

B. 顎関節を支持し、顎関節の動きを制限する靭帯

靭帯はやや弾力性のある組織である。関節を動かすのは筋であり、靭帯ではない。靭帯は顎関節を支持して動きを制限することにより、筋が許容範囲を超えて過度に伸展されるのを防止する。

1. 線維性関節包（関節包靭帯）

線維性関節包は、顎関節を包む線維性組織である。外側

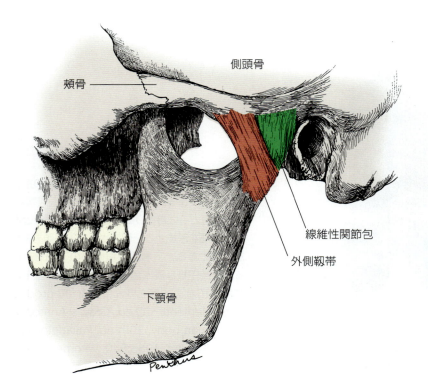

図14-23　顎関節を包む**線維性間接包**を緑塗りに、分厚い外側の外側靭帯を赤塗りで示す (Reproduced from Clemente CD, ed. Gray's Anatomy of the human body. 30th ed. Philadelphia, PA: Lea & Febiger, 1985:339, with permission)

第14章 歯の機能に関する構造物　403

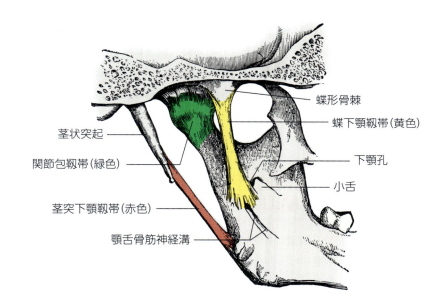

図14-24　下顎の動きを制限している靱帯：線維性関節包(緑色)は顎関節を囲み、茎突下顎靱帯(赤色)は側頭骨の茎状突起と下顎角付近の下顎骨後面に付着し、蝶下顎靱帯(黄色)は蝶形骨棘と下顎孔付近の小舌に近い下顎骨内側面に付着する。顎関節を包む**線維性間接包**を緑色に、分厚い外側靱帯を赤色に着色してある (Reproduced from Clemente CD,ed. Gray's Anatomy of the human body. 30th ed. Philadelphia, PA: Lea & Febiger, 1985:339, with permission)

からは図14-23で、内側からは図14-24で最もよく見える。外側以外はとても薄い関節包であるが、**外側靱帯**のある部分は厚くなっている[13]。線維性関節包の上端は、関節窩周囲と関節結節の部分で側頭骨に付着する。下端は下顎頭の頸部付近に付着して、下顎頭を包んでいる。

線維性関節包の内面は**滑膜**で裏打ちされていて、骨と関節面の周囲を囲んでいる。滑膜は**滑液**を分泌する。滑液は氷よりも3倍滑りやすく関節面を潤滑にする。滑液は、関節面の線維性組織と関節円板の中央部を潤滑にするとともに、血管のない部分に栄養を与えている。正常の場合、滑液の量はわずかである(1滴か2滴)。

関節円板は頭蓋骨に付着しないが、前部で線維性関節包に付着している。後部では、関節円板と線維性関節包は弾力性のある血管結合組織でできた厚いパッドにより結合されている。このパッドを**後部結合組織（バイラミナーゾーン）**（図14-21）と呼ぶ。外側と内側では、関節円板は線維性関節包とはつながっていないが、それぞれ下顎頭に付着している。それゆえ、下顎頭の頸部と関節円板に付着している外側翼突筋が下顎頭と関節円板を前に動かしたとき、関節円板は下顎頭の動きについていくことが可能である。この付着様式により、関節円板は自由に前方へ移動可能である一方で、下顎頭前方への脱臼を防止するため、あまりにも前方へ行き過ぎないように制限されている[14]。大きく開口したとき、線維性関節包の前部はぴんと張った状態となり、下顎頭が動きすぎないようにしている。

2. 外側靱帯

線維性関節包の外側の層は付属の靱帯により補強され、線維性組織がより分厚くなっている。顎関節の**外側靱帯**は、線維性関節包の前外側壁を強力に補強している（図14-23）。外側靱帯は頬骨弓から斜めに下後方へ向かい、下顎頭の頸部の後側面へ至る。外側靱帯は、下顎頭を関節窩付近に固定し、下顎が外側または後方へ脱臼するのを防いでいる。左右の顎関節が同時に一体となって動くことを考えると、内側に同様な構造物は必要ではなく、実際に内側には同様の靱帯は存在しない。下顎頭が内側に動く際には、逆側にある外側靱帯の伸展に限界があることにより内側への脱臼が防止される。

3. 茎突下顎靱帯

茎突下顎靱帯は顎関節の後方にあって、下顎骨の支持に役立っている（図14-24）。口が閉じているときに茎突下顎靱帯は弛緩しているが、下顎が非常に前突したときにはぴんと張った状態になる[13]。茎突下顎靱帯の上端は側頭骨の茎状突起に、下端は下顎角の後部端に付着する。

4. 蝶下顎靱帯

蝶下顎靱帯は顎関節の内側にある（図14-24）。蝶下顎靱帯は下顎骨を支持し、顎が開きすぎるのを防ぐ働きをしている。蝶下顎靱帯の上部は蝶形骨棘に付着し、下方に向けて扇状に広がって下顎骨では下顎孔に近い小舌に付着する。

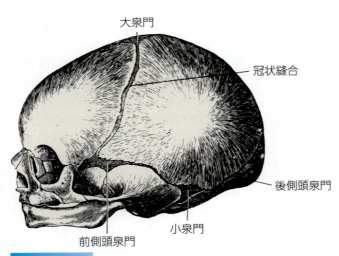

図14-25 **誕生時の頭蓋骨**：泉門（骨の間の膜で覆われた隙間）を示す。下顎頭は下顎骨の顎堤よりもやや高いだけである

C. 顎関節の発育

小児においては、関節窩、関節結節、下顎頭はかなり扁平である。そのため顎関節がスライドする幅は広くなっている。また、誕生時には下顎枝の高さがほとんどなく、顎関節は咬合面とほぼ同じ高さである（図14-25）。成長に従い関節窩は深くなり、関節結節は隆起してきて、下顎頭は丸くなり、関節円板は関節窩と下顎頭の形に添うように形を変える。また、下顎枝も長さを増す。下顎頭の表面下には軟骨があって、関節突起と下顎枝は20歳から25歳くらいになるまで長さを増す。下顎枝周辺の成長の結果、下顎体は頭蓋よりも下方に位置するようになり、成人の咬合面は下顎頭よりも2.5cm程度下方となる。

D. 発展的話題： TMJに関連する計測値

下顎頭の幅と皮下の深さの平均値を図14-26に示した。下顎頭は大きな固い構造物で前後の厚みが10mm、左右の幅が20.4cmである。下顎頭外側面の皮膚からの深さは平均15mmであるが、下顎頭はすぐに触診でき、食事をしているときの下顎頭の動きはまるで皮膚のすぐ下にあるかのように見える。ウォールフェル博士とイガラシ博士による男性25例の検討の結果、下顎の外側表面の深さの平均は15.0mmで、範囲は10.3mmから21.4mmだった。

関節窩の大きさの平均は左右径が23mmで、関節突起から15mm後方まで広がっている。下顎頭は可動性が大きいので、関節包の表面積は下顎頭の2倍から3倍である。関節窩全体と関節結節を包む関節包の前部は、関節結節の堤から10mm前方に付着している[11]。

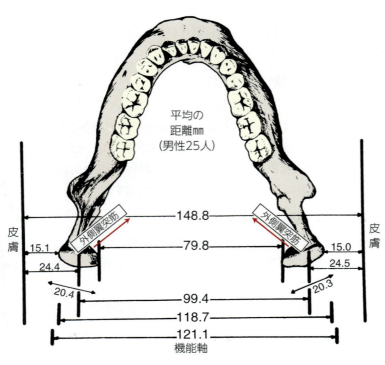

図14-26 皮膚表面から下顎頭の解剖学的構造までのまでの深さと、**外側翼突筋の筋線維の方向**（赤い矢印）。矢印の向きは、下顎頭の頸部にある停止から起始（蝶形骨の翼状突起の外側板にあるが、図には示されていない）に向かう。（これらの計測値を得る目的で、男性25人を対象に、分析、透写、計測を行うためのオトガイ頭頂方向X線写真撮影を行った。撮影に先立って、皮膚と歯に金属のマーカーをつけた。下顎の開口の時の回転の中心である蝶番軸は、下顎頭の中央付近を通ることがわかった。パントグラフ描記法により運動軸を決定した。その結果、関節として機能している部分は下顎頭の幅よりも広いことがわかった。過去の報告にもあるように、外側の可動域は、骨ではなく靱帯や筋により制御されていることが確認された。この研究は、ウォールフェル博士とイガラシ博士により、オハイオ州立大学と日本大学歯学部の支援により行われた）

実習

下顎頭がいかに下顎窩にぴったりおさまっているか、頭蓋骨で学習しよう。納まり方を調べると、臼歯をしっかり咬合した状態では関節窩と下顎頭の間にスペースがあることが分かる。このスペースには、処理前には関節円板があった。

自分自身の顎関節を触診して下顎頭の動きを触診してみよう。まず、人差し指を耳の穴のすぐ前に置いて、口を開閉しながら触診する。

下顎を少しだけ開閉すると下顎頭が少しだけ動き、下顎を大きく開閉すると大きな動きを感じる。これは、小さな下顎の開閉のときは下顎頭は関節窩のなかで回転するだけであるが、大きく開けたときは下顎全体が前下方に大きく動き、下顎頭は前方に向かい関節結節の下へ引かれるからである。次に、下顎を左右に動かしてみる。左右の下顎頭の外側面の動きを感じられる。最後に、小指を耳にそっと入れて口を開閉し、顎を後ろに引いてみる。とくに口を閉じて顎を引いたときに、下顎頭の上後部の動きが強く感じられる。

復習問題

最も適切な答えを１つ選べ

1. 顎関節のなかで関節円板と関節を形成するのはどの2つか。
   a. 下顎骨の筋突起と側頭骨の下顎窩
   b. 下顎骨の関節突起と側頭骨の下顎窩
   c. 下顎骨の筋突起と蝶形骨の下顎窩
   d. 下顎骨の関節突起と蝶形骨の下顎窩
   e. 下顎骨の関節突起と上顎骨の下顎窩

2. 下顎の動きを制限する靱帯で神経頭蓋の後面と下顎骨の小舌に付着するのはどれか。
   a. 外側靱帯
   b. 茎突下顎靱帯
   c. 蝶下顎靱帯
   d. 胸鎖乳突靱帯

3. 下顎骨が機能するのは側頭骨のどこか。
   a. 関節窩と呼ばれる下顎窩の前3/4
   b. 関節窩と呼ばれる下顎窩の後ろ1/4
   c. 関節結節の後下部
   d. 関節結節の前下部

解答：1-b、2-c、3-c

セクション3　口の筋

目的

このセクションでは以下の項目を習得できる。
- 4対の主要な咀嚼筋を特定できる。
- 主要な咀嚼筋について、頭蓋上で起始と停止を特定し特徴を説明できる。また、自分自身や他の人の主要な咀嚼筋を（可能である場合）触診できる。
- それぞれの筋の機能の特徴を説明し、動かしてみることができる。
- 歯の位置や下顎の動きに役割を果たす他の因子を列挙できる。
- 表情を作るのに役立つ一連の筋について、特徴を説明し位置を特定できる。また、それぞれの機能を列挙できる。

これから述べる筋に関する一般的な用語は、本セクションを読む際に有用である。

角（Anguli）：三角の領域、構造物の角の部分

下制（Depressor）：抑えるようにまたは下げるように働く

咀嚼筋の停止（Insertion of the muscles and mastication）：動く骨である下顎骨に付着している筋のように、動く骨に付着する筋の付着部位

唇側（Labial）：口唇に関連する、口唇に向かう。例えば「唇側の歯」など

挙（Levator）：持ち上げるように働く（エレベーターという単語が参考になる）

舌（Lingual）：舌に関連する。例えば、舌神経は舌を支配し、舌筋は舌内にあり、歯の舌側面は舌に向いている面である

オトガイ（Mental）：オトガイ部に関する。オトガイ孔は下顎骨にある孔で下顎神経はこの孔を通って下顎骨から顎に出る。オトガイ筋は顎内にある

輪（Orbicularis）：Orbit（軌道）という語を参照のこと

咀嚼筋の起始（Origin of the muscles and mastication）：筋の近位端が付着する固定された始めの部分。停止は遠位端の付着部位で可動性のある部位である

口（Oris）：口の端に関係する。Oral（口の）という語を参照のこと

鼻根筋（Procerus）：長くてほっそりしている

体重に占める筋の割合は40-50%である[15]。筋は、伸ばされるか自身が収縮するかどちらかにより目標とする動きを作り出す。決して自身が伸びたり、押したりすることはない。骨格筋（随意筋）は収縮する特別な細胞でできている。骨格筋は代謝が活発であるため、豊かな血流を要する[15]。筋の種類は他に2種類、心筋と平滑筋（不随意筋）があり、これらは自分の意思で動かせない筋である。

個々の筋細胞は小さく、収縮可能な長い線維が粗な結合組織でできた皮膜に包まれている。多くの筋線維が束となり、複数の束が集まって筋となる。最も長い筋線維は300mmもある。細胞の束は、最長に伸展したときの57%の長さまで短縮可能である[16]。全か無かの法則に従い、個々の筋線維が収縮するときは常に最大限短縮する[11]。筋全体に弱い収縮が必要な場合、少ない数の筋線維が個々の最大限収縮する。収縮する筋線維が多いほど、力が強くなる。動いたり姿勢を保つのに、1つの筋が単独で働くということはない。体の一部が制御された一定の動きをするためには、多くの筋が完全に調和して動かなければならない。構造物を動かす際に筋が収縮する場合、その動きは等張性収縮という。静止している部分のために筋が長さを変えずに収縮する場合、その動きを等尺性収縮という。すべての歯を合わせるまで顎を閉めるとき、顎を閉める筋は下顎が上部に動くにつれて短縮するので、筋は等張性に収縮していると言える。すべての歯を合わせた後、さらに噛みしめていくとき、同じ筋は等尺性に収縮している。なぜならば、歯は既に噛み合わさっているので筋はそれ以上短縮できないからである。

姿勢を保つために必要である最小限の収縮を筋トーヌスという。筋トーヌスを保っている筋を「抗重力筋」という。本書を読んでいるこの瞬間も、咀嚼筋は最小限の筋トーヌスを保ち、咀嚼筋相互、頸部の筋、重力とのバランスを保って、上下の歯を離して下顎骨を快適な安静位に保っている。顎の正常な安静位は、体位（座位、背臥位、立位）や緊張状態により若干異なる。机に座った状態で眠っている人の抗動筋が弛緩して、口が空いているのを見たことがあるだろう。

A. 咀嚼に関連する筋

咀嚼筋は下顎骨を動かす。咀嚼筋は4対（左右）ある。咬筋、側頭筋、内側翼突筋、外側翼突筋である。主にこれらの筋により下顎骨の動きが制御されている。これらの筋にはそれぞれ起始と停止がある。筋の**起始**は起点であり、固定された近位端である。咀嚼筋の場合、神経頭蓋の骨にあって比較的可動性がない。筋の**停止**は可動性のある骨にある筋の付着部位である。咀嚼筋の場合は、下顎骨に付着し下顎骨を動かす。

下顎骨の動き方には5種類ある。下顎の**挙上**（口を閉める）、下顎の**下制**（口を開ける）、下顎の**後退**（下顎骨を後方に引く）、下顎の**前突**（下顎骨を前に突き出す）、**側方運動**（咬んでいるときのように下顎骨を左右に動かす）である。

1. 咬筋

咬筋は、最も表層にあって大きな力の強い咀嚼筋である（図14-27）。四角形をしている。平均的な大きさは内側翼突筋の2倍以上である。男性25例の検討の結果、咬筋の体積は30.4±4.1 cm³で、内側翼突筋の11.5±2.1 cm³と比較して2.6倍である[17]。

起始：咬筋の起始は頬骨弓の内下面で、頬骨、上顎骨の頬骨突起、頬骨の側頭突起からなる（図14-28に示す）。起始から後下方に向かう。

停止：咬筋の停止は、下顎枝の外下面と下顎角である（図14-28）

運動：下顎骨を挙上して（口を閉めて）、食物を砕く大きな力を加える[6,8,9]。

> **実習**
>
> 第三大臼歯周辺の頬の外表面に指をあてて何度か歯を噛みしめてみると、咬筋の収縮を感じる。噛みしめるたびに、咬筋は指の下で大きく膨らむ。頬骨のすぐ下で耳介の前付近が起始である。下顎角の上に触れる膨らみ付近が停止である。

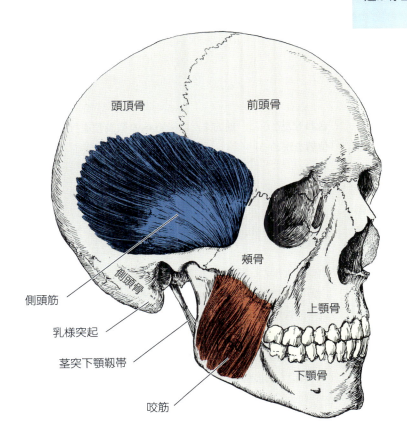

図14-27 咬筋（赤塗り）と扇形の**側頭筋**（青塗り）（Reproduced from Clemente CD, ed. Gray's Anatomy of the human body. 30th ed. Philadelphia, PA: Lea & Febiger, 1985:450, with permission）

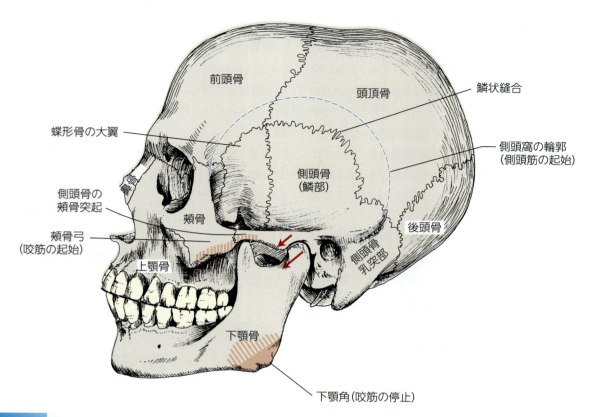

図14-28 **ヒト頭蓋　左側：側頭筋の付着部位**（輪郭を青色で示す）**と咬筋の付着部位**（赤色）を示す。この側面図では、扇状の側頭筋の起始（青色の点線で示した浅い側頭窩内）と咬筋の起始（頬骨弓上の淡赤色の部分）、咬筋の停止（下顎角の外側表面で淡赤色の部分）を示す。赤色の矢印は関節結節の後部の斜面と、下顎骨が両側の外側翼突筋により前方に引かれたときの下顎骨の下方への動作を示す

2. 側頭筋

側頭筋は扇状の大きく平たい筋で、垂直な前方筋線維とより水平な後方筋線維からなる。垂直な線維と水平な線維は図14-29で濃く示している

起始：側頭筋の起始は側頭窩全体（図14-28）である。側頭窩は、側頭骨の鱗部、蝶形骨の大翼と隣接する前頭骨と頭頂骨の一部分からなる。側頭窩から、**前方筋線維**と中央の線維は垂直に下へ向かい、**後方筋線維**は水平方向に、多くは前下方へ向かい頬骨弓の内側を通る。

停止：側頭筋は、下顎骨の筋突起（下顎枝の前端）の内側面と下顎骨の側頭稜（図14-30）に1本の腱として停止する

運動：前方筋線維と中央の垂直な線維は、特に強い力が必要ないときに、収縮して下顎を挙上する（顎を閉める）。後方筋線維は下顎骨を後方に引く[6,8,9]。側頭筋は上下の歯を合わせたときに、前方または後方への微調整を行って下顎の位置を決める。

実習

耳の上部から前にかけて指を数本置いて、側頭筋の起始の収縮を感じてみよう。何度か歯を強く閉めてみると水平の線維が収縮しているのが分かる。次に、顎を後ろに引いたとき、耳のすぐ上か後ろでほぼ水平な線維の収縮を感じてみよう。後者の方が膨らみが分かりにくく、感じにくいかもしれない。

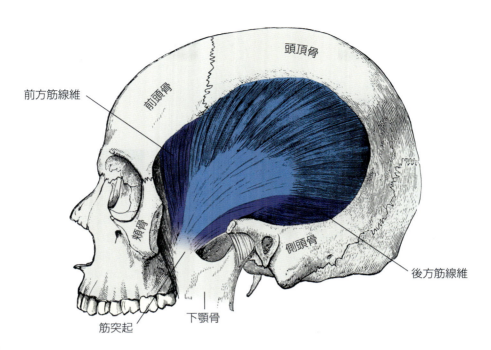

図14-29 側頭筋：前方筋線維（垂直）と後方筋線維（水平）は紫塗りにしてある。側頭骨の頬骨突起と頬骨の側頭突起は除いてある。この図を学習することにより、側頭筋の垂直な前方筋線維の収縮により顎が閉じ、水平な後方筋線維の収縮により顎が後退する理由が分かる（Reproduced from Clemente CD, ed. Gray's Anatomy of the human body. 30th ed. Philadelphia, PA: Lea & Febiger, 1985:449, with permission）

3. 内側翼突筋

内側翼突筋は下顎枝の内側面にある（図14-31、図14-32）。咬筋が下顎角の外側に、内側翼突筋が内側に付着することにより、2つの筋は下顎骨を吊り下げるような役割を果たしている。咬筋と内側翼突筋の働きは同様である。

起始：内側翼突筋は翼状突起の外側板の内側面、および

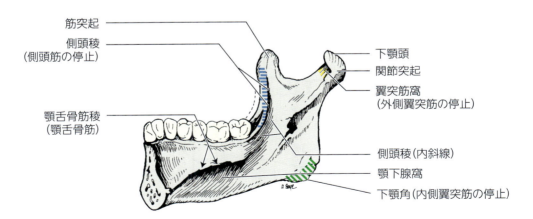

図14-30 下顎骨 内側面：側頭筋と内側翼突筋と外側翼突筋の**停止**を示す。**側頭筋**の停止（青色）は下顎枝の側頭稜にある。**内側翼突筋**の停止（緑色）は下顎角の内側面にある。**外側翼突筋**（黄色）の停止は下顎頭頸部の前面にある翼突筋窩と関節円板である（関節円板は図には示されていない）

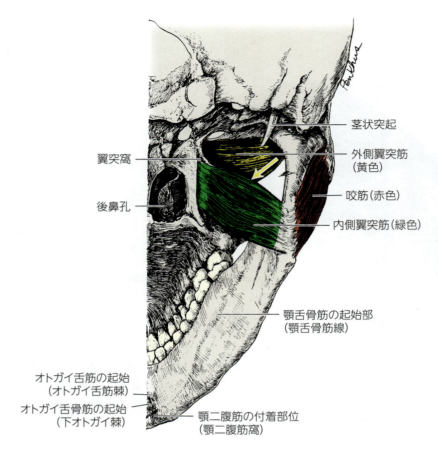

図14-31 頭蓋を下から見た図：内側翼突筋、咬筋、外側翼突筋を示す。**内側翼突筋**（緑塗り）と**咬筋**（赤塗り）が下顎骨を吊り下げて支えている。また、この方向から見ると**外側翼突筋**（黄塗り）の起始（頭蓋の底部）が停止（下顎頭頸部の前部と関節円板）よりも内側にあることがはっきりと分かる。外側翼突筋が矢印で示したように右側だけ収縮した場合、下顎頭は起始の方に向かって動くので下顎体は逆に左側に動く (Reproduced from Clemente CD,ed. Gray's Anatomy of the human body. 30th ed. Philadelphia, PA: Lea & Febiger, 1985:452, with permission)

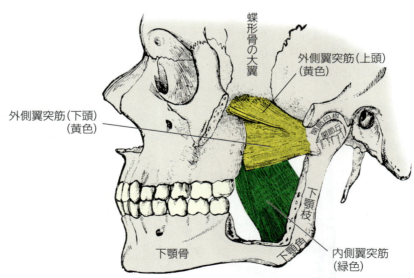

図14-32 **外側翼突筋**（黄塗り）の上頭と下頭、および**内側翼突筋**（緑塗り）を横から見た図を示す。頬骨弓と下顎枝の前半は除いてある。**外側翼突筋の上頭**の起始は蝶形骨の下面にあり、**下頭**の起始は蝶形骨にある翼状突起の外側板の外側表面にある（図中では筋に覆われている）。外側翼突筋の上頭と下頭の停止は、ともに下顎頭の頸部にある翼突筋窩と関節円板にある。外側翼突筋の筋線維が水平であるのに対して、内側翼突筋の筋線維は垂直であることに注意。外側翼突筋が同時に収縮すると、下顎頭と関節円板は前に導かれ、結果として下顎骨が前突して口が開く。内側翼突筋と咬筋の調和した収縮により下顎骨は挙上する（口は閉じる）

(Reproduced from Clemente CD,ed. Gray's Anatomy of the human body. 30th ed. Philadelphia, PA: Lea & Febiger, 1985:451, with permission)

蝶形骨の翼状突起の内側板と外側板の間にある翼突窩（図14-33の右側）から始まる。上顎骨の後面や近くの口蓋骨の水平板、上顎結節に付着する筋線維もある[3]。咬筋と同様に、起始部から下後方に停止に向かう（咬筋とは逆に外側へ走る）。

停止：内側翼突筋の停止は、下顎角内側と、下顎角のすぐ上の下顎枝内側にある（図14-30）。

運動：咬筋および側頭筋の前方（中央）線維と同様に、下顎を挙上する（顎を閉める）。咬筋よりも小さく力も弱いが、内側翼突筋は咬筋とともに働き、歯を噛み合わせる力を加える。

4. 外側翼突筋

筋線維のほとんどが垂直方向に向いている他の3つの咀嚼筋とは異なって、**外側翼突筋**の筋線維の多くは水平方向に

> **実習**
>
> 口のなかで内側翼突筋の停止を触診しよう。頭部を前に曲げて頸部の皮膚と筋をリラックスさせ、下顎角内側に置いた人差し指を上外方へ押し付けてみるとよい。歯を噛み合わせると、筋の盛り上がりを感じることができる。

走る（図14-32）。外側翼突筋は短くて分厚く、円錐形に近い形をした筋で側頭下窩（側頭骨の下方で上顎骨の後方）の深いところにある。外側翼突筋も下顎を動かす主要な筋で閉口以外の動きに働く。

起始：外側翼突筋の起始は2頭に分かれていて、起始は両

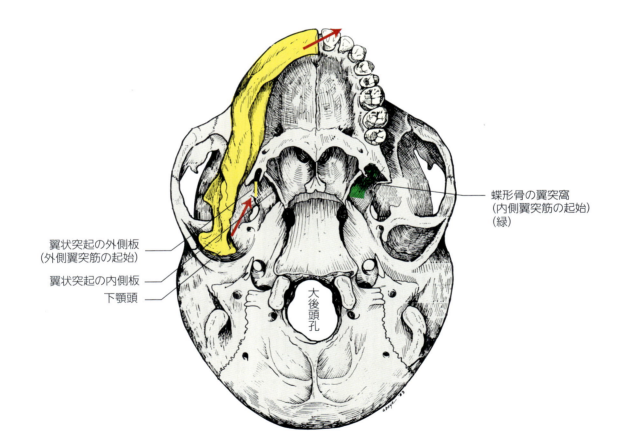

図14-33 頭蓋骨 **下面：**外側翼突筋の起始（黄色の線）と翼突窩内にある内側翼突筋の起始（緑色）を示す。下顎骨（黄塗り）は図の左側に半分のみ示す。矢印は、外側翼突筋の停止（**下顎頭の頸部の前面**）から起始（**翼状突起外側板の外側面**）に向かう。外側翼突筋が起始に向かって矢印の方向に収縮するときのみ、下顎骨は内側に向かって動く。この動きでは、下顎の前方に示したもう1つの矢印が示すように下顎骨が左右の反対側に動く（右の下顎骨は左方向に動く）。**内側翼突筋**の起始は、図の右側に緑塗りで翼突窩内に示した

方蝶形骨にある。小さい上頭は蝶形骨大翼の側頭下面に付着し、より大きな下頭は翼状突起の外側板の外側面に付着する（図14-32、図14-34）。筋線維は後外方に向かって水平に停止に向かう。下から見た場合の、停止である下顎頭の前面からの筋線維の方向は図14-33に矢印で示されている。

停止：外側翼突筋の停止は、関節突起の頸部前面にあるくぼみの部分と関節円板の前方の端である。このくぼみは翼突筋窩と呼ばれる（図14-30）。上頭が前方へ弱く収縮すると関節円板が引かれ、関節の後部にある弾力のある組織（関節円板後部結合組織）の伸展を伴って、下顎頭が前方に動くときに関節円板が一緒に動くようになっている。これにより、関節円板の後方への脱臼が防止される。

運動：左右の外側翼突筋が同時に動くとき、下記のような運動となる。

- 下顎の前突―下顎を前突させる筋は外側翼突筋のみである。他の3つの咀嚼筋は下顎の安定性を保ち、下顎の開き具合を調節することにより下顎の前突を助けるのみである[5,6,8,9,18]
- 下顎の下制―外側翼突筋は関節円板と下顎頭を前方の関節結節上まで引く。これにより、下顎骨は下に動いて回転が容易になるので開口が容易になる（図14-28に、関節突起の傾斜と、下顎頭が関節結節の下で前方に引かれたときのやや下方に向けての運動方向が矢印で示されている）。頸部にあって下顎骨から舌骨に付着している一群の筋（舌骨上筋群と呼ばれる）は、外側翼突筋のこの動きを助けている。舌骨から頬骨や鎖骨に付着している筋は、舌骨下筋群と呼ぶ。

片側の外側翼突筋のみが収縮すると、同側の下顎頭は正中に向かって（内側）および前方に引かれ、下顎と下顎の歯は対側に向かって動く。これは、外側翼突筋の起始が停止よりも内側にあるからである（図14-33）。例えば、右の外側翼突筋が収縮すると右の下顎頭が内側（左側）前方に引かれ、下顎骨は左に向かって動く（左側方運動）。逆に、左の外側翼突筋が収縮すると下顎骨は右に動く（右側方運動）[8]。下顎を側方に動かすのは外側翼突筋のみであるが、反対側（下顎が動いていく側）の側頭筋の後方筋線維が片側のみ同時に収縮する[8]。

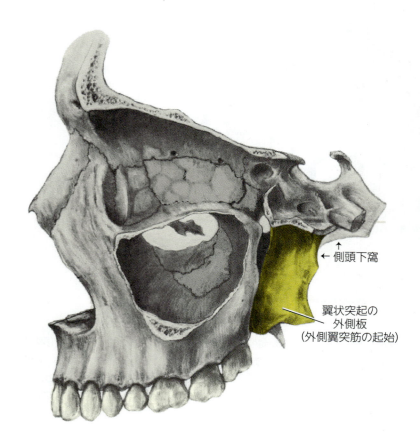

図14-34 側面から見たヒト頭蓋の一部：上顎骨側面を除いて上顎洞を露出してある。上顎骨の後部にある**外側翼突筋**の2つの起始に注目すること。これらの起始は、**翼状突起の外側板**（黄塗り）側面に位置する。翼状突起の外側板は、上顎骨のすぐ後ろにあって**側頭下窩**の天井と頭蓋の底部を成す (Reproduced from Clemente CD, ed. Gray's anatomy of the human body. 30th ed. Philadelphia, PA: Lea & Febiger, 1985:166, with permission.)

実習

下顎骨が動かせる頭蓋標本を下から見ながら、左右両側で外側翼突筋の起始から停止までゴムがついていると想定してみよう。頭蓋にある起始は動かないが下顎骨にある停止は動くので、左右のゴムが収縮すると（短縮すると）下顎骨が前下方に動くことがわかる。次に、ゴムが片側のみ収縮すると（短縮すると）どうなるか確認してみよう。もしも右側だけが収縮すると、右の下顎頭は内側（左）の翼状突起の外側板に近づく方向に動くので、下顎体と下顎の歯は左に向かって動く。実際に動かしてみると、外側翼突筋の収縮により下顎がこのように動く理由が理解できる。次に、自分の口内で外側翼突筋を触診してみよう。清潔な指を口に入れて、下顎の歯槽突起外側面に沿って指をすすめ、その後指を下顎の後面に沿って後内側へ、次に翼状突起の外側板の外側面へ向かって指を上方へ滑らせると外側翼突筋の付着部位が触れる。下顎骨を触診している側へ向かって動かすと、指が筋まで届くのに必要な空間が広くなる。この触診は若干の不快感を伴うかもしれない。

B. 下顎骨の動きに影響を与える その他の筋

下顎骨の動きに影響を与えるその他の筋には、舌骨上筋群と舌骨下筋群と呼ばれる一群の筋がある。舌骨上筋群は舌骨から下顎骨へ上方に伸び、舌骨下筋群は舌骨から鎖骨と胸骨へ下方に伸びる（図14-35）。舌骨下筋群は舌骨の位置を保っており舌骨が上に上がらないようにしているので、舌骨上筋群が収縮したときに舌骨のみではなく下顎骨を動かすことができる。舌骨上筋群と舌骨下筋群は、外側翼突筋とともに働いて下顎骨を下制し（口を開け）、側頭筋の後方筋線維（水平部分）とともに働いて下顎骨を後退させる（後ろに引く）。

舌骨上筋群には、茎状突起から起こる**茎突舌骨筋**、前腹がオトガイ棘または二腹筋窩に付着する**顎二腹筋**、下顎内側の左右それぞれの顎舌骨筋線から起こり口腔底を形成する組織の一部である**顎舌骨筋**、オトガイ棘から起こる**オトガイ舌骨筋**がある。**舌骨下筋群**には、**肩甲舌骨筋**、**胸骨舌骨筋**、**甲状**

舌骨筋がある。

胸鎖乳突筋は頸部の筋で、側頭骨の乳様突起から起こり胸骨と鎖骨に付着する。一連の頸部リンパ節が胸鎖乳突筋を取り囲んでいるので、がんのスクリーニングにおいてはこの筋の周囲を触診する（図14-35）。

C. 歯の位置と運動に関連する その他の要素

歯の相対的な位置と運動に関連するその他の要素としては、靱帯、筋膜がある。表情筋も、ある意味では歯の相対的な位置と運動に関連する要素に含まれる。**靱帯**には、関節包、外側靱帯、茎突下顎靱帯、蝶下顎靱帯があり（図14-23と図14-24を思い出すこと）、下顎骨の前方や側方への運動と開口を制限している。

筋膜もまた、下顎の動きをある程度制限していると考えられている。筋膜は、解剖学的構造物の間にあるシート状やひも状の結合組織である。骨に付着したり、筋や腺、脈管、神経、脂肪を包んでいる。

特定の**表情筋**（特に唇と頬の筋）と舌の筋は、歯列弓の発達、位置、形状に影響を与えると考えられている。表情筋を図14-36に示す。表情筋には下記の筋が含まれる。

● **口輪筋**は口の開口部の周囲で口唇内にあって、ストローを吸うときや歯科で唾液の吸引管をくわえるときのように、口唇を閉じたりすぼめたりするのに働く。

● **頬筋**は頬筋稜（下顎第三大臼歯の後方）と周囲の軟組織に付着して、頬の膨らみを形成する。頬筋が収縮すると、頬が内側に引かれるので、咀嚼している間は食物が歯の上の咀嚼面に留まるようになる。

● **挙上筋群**には、**大頬骨筋と小頬骨筋、上唇挙筋、口角挙筋**が含まれ、微笑んだときに唇や口角を上げる働きをしている。**笑筋**は口角を引っこめる（広げる）。上唇鼻翼挙筋は、例えば軽蔑したときのように鼻を膨らませる。

● **下制筋群**（下唇下制筋と口角下制筋を含む）は収縮して、顔をしかめるような動きで下唇または口角を動かす。オトガイ筋は顎にあって、口をとがらせるときのような動きでオトガイ部を前突させる。

表情に影響するその他の筋は以下の通りである。

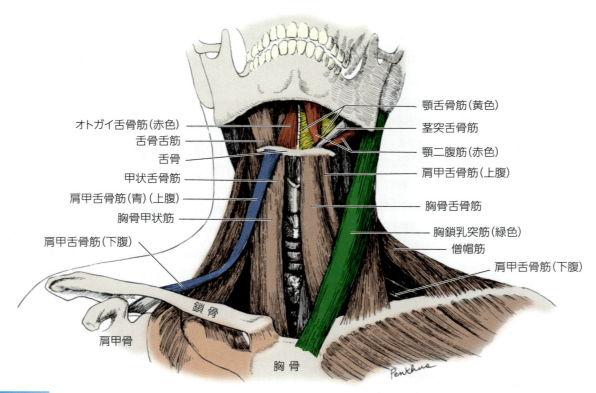

図14-35 **頸部の筋**を前方から見た図：表層の広頸筋と他のいくつかの筋を除いてある。**舌骨**周囲には、舌骨の上部に**舌骨上筋群**と呼ばれる一群の筋があり、下部に**舌骨下筋群**と呼ばれる別の筋群がある。舌骨上筋は一般的に舌骨から下顎骨へ付着していて、**顎二腹筋**（黄塗りの顎舌骨筋の上にあって赤塗りになっている）と、**オトガイ舌骨筋**（赤塗り）を含む。舌骨下筋は一般的に舌骨から鎖骨と胸骨へ付着していて、青塗りの**肩甲舌骨筋**を含む。これら２つの筋群が調和して働いて、下顎骨を開口させ前突させる。**胸鎖乳突筋**は緑塗りとなっている（Reproduced from Clemente CD, ed. Gray's Anatomy of the human body. 30th ed. Philadelphia, PA: Lea & Febiger, 1985:451, with permission）

- 鼻の筋には、鼻孔を膨らませる**鼻筋**、鼻孔を引き下げることにより鼻孔の開口を狭める**鼻中隔下制筋**（図には示されていない）、鼻背の上部にあって眉毛の内側を下げて鼻にしわを寄せる**鼻根筋**がある。
- 目の筋には、目の周りを囲んでいて目を細める**眼輪筋**、顔をしかめたときのように眉の内側を下げる**皺眉筋**がある。
- 耳の筋には、**後耳介筋**、**上耳介筋**、**前耳介筋**があって、耳や頭皮を動かす。これらの筋を動かして耳介を揺らすことができるか、試みてみよう。
- **前頭後頭筋**は頭皮を後方に引いたり、おでこに皺を寄せたり、驚いたときのように眉毛を上に上げたりする。
- **広頸筋**は、口の周囲から首の前側と側面まで広がっていて、しかめっ面をしたときに収縮する。

首の後部および深部の筋は、筋膜や皮膚とともに、すべてが安静位にある下顎骨の位置に若干の影響を与える。これ以外には、頬筋を含む多くの表情筋は、下顎骨の動きに影響しない。しかし、姿勢や精神状態、健康状態、身体的精神的疲労はいつでも下顎の安静位に明確な影響を及ぼす[19]。

第14章 | 歯の機能に関する構造物　415

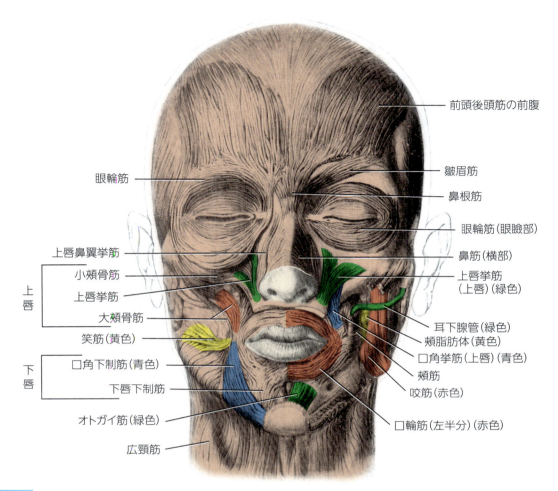

図14-36　**表情筋**：上唇より上の筋である**大頬骨筋**(赤塗り)、**小頬骨筋**、**上唇挙筋**(緑塗り)、**口角挙筋**(青塗り)は、唇を上げたり微笑むのを助ける。また、下唇より下の筋である**口角下制筋**(青塗り)、下唇下制筋は唇を下げたり顔をしかめる。**笑筋**(黄塗り)は口を広げる。**オトガイ筋**(緑塗り)はオトガイ部に、**頬筋**(黄塗り)は頬にある。口をすぼめる**口輪筋**(赤色)は口の周りを囲んでいる。広頸筋は頸部の深部にある筋を囲んでいる薄い筋である (Reproduced from Clemente CD, ed. Gray's Anatomy of the human body. 30th ed. Philadelphia, PA: Lea & Febiger, 1985:444, with permission)

D. 下顎を動かし制御する筋のまとめ

下顎の動かし方には5通りある。これらの組み合わせは無数にあって、下顎は常時動いている。まとめとして、それぞれの動きに貢献する筋をここに挙げる。

1. 下顎の挙上

挙上(下顎を上げて口を閉めること)は、左右両側の3対の筋の収縮の結果として起こる。**側頭筋**の水平な線維は、食物を噛み砕くように下顎を上方へ移動させる。側頭筋は、基本的には位置を決める筋で、側頭筋により下顎骨が力を加えるべき位置に移動したら、下顎を閉じる他の筋により力が加えられる。**咬筋**と**内側翼突筋**は協力して、にんじんを噛み切るときのように食物を噛み砕くとき、下顎が力強く閉じるように力を加える。

2. 下顎の下制

下顎の下制(下顎を下げて口を開けること)は第一に左右両側の外側翼突筋の収縮により起こる。舌骨の位置を保つ筋である舌骨上筋群と舌骨下筋群、特に顎二腹筋の前腹と肩甲舌骨筋が、外側翼突筋を助ける。

3. 下顎の後退

下顎の後退(下顎を後ろに引くこと)は左右両側の**側頭筋**

の後方筋線維の収縮により起こる。**舌骨上筋群**、特に**顎二腹筋**（前腹と後腹。図14-35）がこれを助ける。

4. 下顎の前突

下顎の前突（下顎を前に突き出すこと）は、左右**両側の外側翼突筋**が同時に収縮することにより起こる。

5. 下顎の側方運動

下顎の側方運動（横に動く）は、**片側の外側翼突筋**の収縮の結果起こる。右の外側翼突筋が収縮すると、下顎骨全体は左へ移動する[8,20]。

復習問題

最も適切な解答を1つ選べ。

1. 翼突窩に起始のある筋はどれか。
    a. 内側翼突筋
    b. 外側翼突筋
    c. 咬筋
    d. 側頭筋

2. 咬筋は下顎を挙上する。次の筋のうち下顎の挙上に関連しているのはどれか。
    a. 側頭筋（前方筋線維）と外側翼突筋
    b. 外側翼突筋と内側翼突筋
    c. 側頭筋（前方筋線維と後方筋線維）
        および内側翼突筋
    d. 内側翼突筋と側頭筋（前方筋線維）
    e. 外側翼突筋と側頭筋（後方筋線維）

3. 外側翼突筋の筋線維が起始から停止まで至る方向として正しいのはどれか。
    a. 内側後方
    b. 内側前方
    c. 外側前方
    d. 外側後方

4. 次の表情筋のうち、口唇を動かすのに貢献しない筋はどれか。
    a. 口輪筋
    b. 笑筋
    c. 上唇挙筋
    d. 下唇下制筋
    e. 眼輪筋

5. 耳の前方で、2.5cm―5cm上方に触れることのできるのはどれか。
    a. 咬筋の起始
    b. 咬筋の停止
    c. 側頭筋の後方筋線維
    d. 側頭筋の前方筋線維
    e. 側頭筋の停止

6. 収縮したとき下顎骨を右側へ動かすのはどれか。
    a. 左の内側翼突筋
    b. 右の内側翼突筋
    c. 左の側頭筋、水平線維
    d. 右の外側翼突筋
    e. 左の外側翼突筋

解答：1-a, 2-d, 3-d, 4-e, 5-d, 6-e

セクション4	口腔の神経

目的

このセクションでは、以下の項目を習得できる。

- 12の脳神経（CN）を列挙し、それぞれの機能を簡単に説明する。
- 三叉神経の重要な分枝の名前を挙げ、三叉神経が脳から口腔内の構造物に至るまでの経路を示す。
- 顔面神経が口腔に至る経路の特徴を説明し、顔面神経が分布する口腔内の構造を特定する。
- 舌咽神経が口腔に至る経路の特徴を説明し、舌咽神経が分布する口腔内の構造を特定する。
- 舌下神経が口腔に至る経路の特徴を説明し、舌下神経が分布する口腔内の構造を特定する。

神経線維は機能により3種類に分けられる。求心性（感覚）線維、遠心性（運動）線維、分泌神経線維である。求心性（感覚）線維は、刺激（感覚、触覚、痛覚、味覚など）を末梢の器官（皮膚や舌表面など）から中枢神経系へ伝える。ヒント：求心性（＝afferent）のaはアプローチのaと覚えるとよい。求心性というのは、感覚の入力を受けた器官から脳が「感じられる」ように、脳に向かって刺激を送ることを意味する。それゆえ、これらの刺激は感覚刺激で、感覚、触覚、痛覚、味覚などに関連する。

遠心性（運動）神経線維は中枢神経系から末梢の器官へ刺激を伝える。筋線維に刺激を伝えて収縮させることは遠心性（運動）神経線維の働きの一例である。求心性（運動）神経は4つの咀嚼筋や口の周囲のその他の筋を支配する。ヒント：遠心性（＝efferent）のeはexit（＝外へ出る）のeと覚えるとよい。遠心性（運動）線維では、脳から刺激を送って筋を収縮させ、意図した方向に骨を動かしたり、動かすことなく力を加えたりするので、運動線維と呼ばれる。

分泌性神経線維は特別な遠心性線維で、刺激を受けると

表14-2　12の脳神経

脳神経の番号	脳神経	機能
I	嗅神経	嗅覚
II	視神経	視覚
III	動眼神経	眼球運動のための眼窩筋
IV	滑車神経	眼球運動のための眼窩筋
V	*三叉神経	運動神経：顎の運動と咀嚼に関する筋
		感覚神経：顔面、歯、歯根膜、舌の前2/3の感覚
VI	外転神経	眼球運動のための眼窩筋
VII	*顔面神経	運動神経：表情筋
		感覚神経：舌の前2/3の味覚
		分泌神経：顎下腺と舌下腺
VIII	聴神経	聴覚、位置感覚、平衡感覚
IX	*舌咽神経	分泌神経：耳下腺、咽頭の運動
		感覚神経：咽頭の感覚と舌の後部1/3の感覚と味覚
X	迷走神経	咽頭と喉頭の運動：消化管
XI	副神経	頸部の運動：胸鎖乳突筋と僧帽筋
XII	*舌下神経	運動神経：舌の運動（筋）

* アスタリスクのついた太字の神経は、口腔の機能に関連して最も重要な神経である。これらの神経については、歯や歯根膜、歯槽突起、歯肉、口蓋と口腔底、咀嚼筋、表情筋、舌（筋の運動と味覚の両方）を含む口内の構造物へ至る主要な分枝についても詳述する。12の脳神経を示す英単語を記憶するために便利な、それぞれの頭文字をとったフレーズとして「"On old olympus' Towering Top, A Finn and German Viewed Some Hops."」が知られている。
（訳注：日本での有名な覚え方には、「嗅いで見る 動く車の三つの外、顔耳舌の迷う副舌」がある）

唾液腺や涙腺などの腺へ刺激を伝達して唾液や涙を分泌させる。

12ある脳神経（CN）は、頭部を支配している。表14-2に12の脳神経のリストを示す（ローマ字のIからXIIで示されている）。各脳神経にはそれぞれの役割がある[1,21-26]。

A. 三叉神経（第V脳神経）

口腔の機能を考えるとき、最も重要な神経は三叉神経であろう。**三叉神経（第V脳神経）**は主に顔面と頭皮の感覚を支配する神経で、最大の脳神経である。三叉神経は神経細胞が集合している三叉神経節から始まる。三叉神経節は、側頭骨の岩様部にあって卵円孔の内側に位置する三叉神経圧痕にある。三叉神経はその名の通り、**3つの主要な分枝**に分かれる（ヒント：三叉神経は英語でtrigeminal nerveであるが、"tri"とは3を示す接頭語である）。**第1枝は眼神経、第2枝は上顎神経、第3枝は下顎神経**である。第1枝と第2枝は求心性の感覚神経のみであるが、第3枝には求心性の感覚神経と遠心性の運動神経両方がある。第3枝の遠心性線維は咀嚼筋を支配する。三叉神経は顔面の感覚（触覚と痛覚）をつかさどる唯一の脳神経である。図14-37に、三叉神経の枝の顔面における分布を示す。

上顎神経と下顎神経には求心性の感覚神経があって、歯と顎の位置に関する情報を常に脳に伝えている。脳によって解釈された位置情報を、**固有受容**と呼ぶ。固有受容に関連する神経のレセプターは筋や歯根膜を含む靱帯、およびTMJの関節包にある。それぞれの歯根周囲にある歯根膜は、三叉神経の枝である上顎神経や下顎神経から出る固有受容に関連する神経に密に支配されている。上顎神経や下顎神経から、上顎と下顎の歯の相対的な位置情報が脳に送られる。これにより、歯の相対的な位置や動き、歯の咬合（上下の歯を合わせること）は強い影響を受ける。固有受容にかかわる神経の神経終末が最も多いのは犬歯であると報告されている。

顎関節（TMJ）にも固有受容に関連する神経があり、下顎神経（三叉神経の第3枝）の枝である耳介側頭神経により関節包と関節円板が支配されている。主に歯からの固有受容に関する情報に基づいて、左右の複雑な顎関節の動きが無意識に決定される[24,25]。この機能がなければ、歯の不愉快な接触や顎関節痛が頻回に生じることとなるだろう。

三叉神経の3つの主要な枝は、さらに小さな多くの分枝に分かれる。口腔内やその周囲に分布する上顎神経と下顎神経の分枝については、このセクションで詳しく述べる。

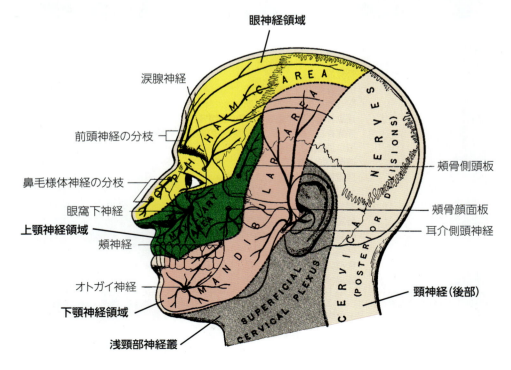

図14-37 三叉神経の3つの**感覚神経**の分枝の皮膚における分布：この部の痛みは**眼神経**（黄色）、**上顎神経**（緑色）、**下顎神経**（赤色）を通して送られる刺激により感じられる。これら3つの分枝は図に示したように分布している
(Reproduced from Clemente CD,ed. Gray's Anatomy of the human body. 30th ed. Philadelphia, PA: Lea & Febiger, 1985:1164, with permission)

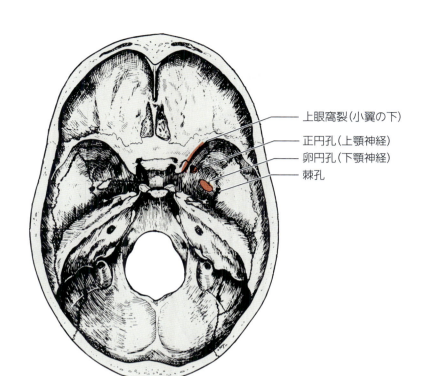

図14-38 **ヒト頭蓋**：神経頭蓋底部の骨を上から見る。**三叉神経**の3つの主要な分枝が脳から出るときに通る3つの開口部に注目しよう。眼神経は**上眼窩裂**から、上顎神経は**正円孔**から、**下顎神経**は**卵円孔**から出る。図の右側で開口部が赤塗りとなっている

1. 三叉神経の第1枝（眼神経）

眼神経は、眼窩の上部表面にある上眼窩裂を通って頭蓋を出る（図14-38）。眼神経には3つの主要な分枝がある。最も小さい枝が涙腺神経で、最も大きい枝が前頭神経、もう1つが鼻毛様体神経である。顔面の皮膚を支配するこれらの感覚神経の枝の分布を図14-37に示す。眼神経とその分枝は、顔面の上1/3の一般的な感覚（触覚、痛覚、圧覚、温度覚）をつかさどる。支配領域には、前額と頭皮前部、眼球周囲の皮膚、眼瞼と鼻、鼻粘膜と上顎洞の一部を含む。眼神経は、その名の通り目の周囲を支配し、口腔を支配しない。

2. 三叉神経の第2枝（上顎神経）

上顎神経とその分枝は、顔面の中央1/3と口蓋の一般的な感覚（触覚、痛覚、圧覚、温度覚）をつかさどり（図14-37）、上顎の歯髄にも感覚神経の分枝を持つ。上顎神経は正円孔を通って頭蓋を出る（図14-38）。正円孔を通った後、上顎神経は翼口蓋窩を通って、最終的に4つの枝に分かれる。翼口蓋神経、後上歯槽枝、眼窩下神経、頬骨神経である。

a. 上顎神経の1番目の分枝：翼口蓋神経

上顎神経の1番目の分枝である**翼口蓋神経**は、正円孔に最も近い位置で上顎神経から分かれる。翼口蓋神経の分枝である**下行口蓋神経**は大口蓋孔を通って**大口蓋神経**になる。大口蓋神経は前方に広がって、硬口蓋の後部の粘膜（表面の軟組織）と臼歯の内側にある口蓋の歯肉を支配する（図14-39に赤線で示す）。大口蓋孔のすぐ後ろで、**小口蓋神経**が小口蓋孔から口蓋に入って後方に広がり、扁桃と軟口蓋を支配する。

翼口蓋神経のもう1つの長い分枝である**鼻口蓋神経**は、鼻腔の天井に沿って走った後、鼻中隔に沿って斜めに前下方に下がって口蓋の骨に入り、切歯孔を通って口蓋の前に出る。鼻口蓋神経は鼻中隔の軟組織と歯肉、前歯舌側の口蓋の軟組織に分布する。左右の鼻口蓋神経は大口蓋神経とともに硬口蓋の軟組織全体に分布する（図14-39に赤い線で示す）。

b. 上顎神経の2番目の分枝：後上歯槽枝（PSA）

上顎神経が下眼窩裂と眼窩下管に入るすぐ前で、2番目の分枝である**後上歯槽枝**が出る。この分枝は上顎骨の側頭骨下部にある歯槽孔に入る（図14-40）。上顎骨の海綿骨と上顎洞に入ると、後上歯槽枝の**上歯枝**は小さな入り口から歯根に入り、上顎大臼歯を支配する（上顎第一大臼歯の近心頬側根を除く）。後上歯槽枝は、歯を支える歯槽骨、歯根膜、上顎大臼歯に隣接する唇側歯肉、上顎骨の一部の粘膜、上顎大臼歯に隣接した頬粘膜に分布する。

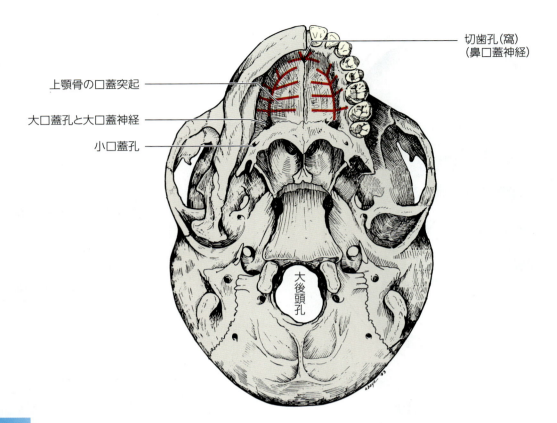

図14-39 ヒト頭蓋：口蓋を含む下面：口蓋の粘膜を支配する三叉神経の分枝が通る孔を示す。**大口蓋孔**（大口蓋神経が通る）と切歯孔（鼻口蓋神経が通る）。後方の赤い線では、大口蓋神経が歯槽突起と口蓋突起の接している部分に沿って臼歯の間にある口蓋の組織（粘膜）に広がる様子の概略を示す。前方の赤線は、鼻口蓋神経の分枝が前歯の間にある粘膜に広がる様子を示す

c. 上顎神経の3番目の分枝：眼窩下神経

上顎神経の3番目の分枝である眼窩下神経は、翼口蓋窩において分枝して眼窩底にある下眼窩裂を通って眼窩下管に入り、**眼窩下神経**となる（図14-20）。眼窩下管内で、眼窩下神経は、2本の分枝を出す。この分枝が、中上歯槽枝（MSA）と前上歯槽枝（ASA）である（図14-40に示す）。

中上歯槽枝は上顎洞の表面に沿って前へ進み、小さな上歯枝を出す。上歯枝は、歯根にある根尖孔から小臼歯に入る。上歯枝は、上顎小臼歯と上顎第一大臼歯の近心頬側根と上顎小臼歯領域の歯を支える歯槽骨、歯根膜、頬側の歯肉、および上顎洞の一部を支配する。乳歯の支配神経が、生え変わった永久歯も支配することは覚えておかねばならない。すなわち、乳臼歯を支配するのは中上歯槽枝であるので、乳臼歯と生え変わる永久歯である小臼歯を支配するのは、同じく中上歯槽枝ということになる。

眼窩下管内で眼窩下神経から出る2番目の枝は、**前上歯槽枝**である。前上歯槽枝の上歯枝は、上顎の前歯領域の歯髄と、歯を支える歯槽骨、歯根膜、唇頬側の歯肉、および上顎洞の一部を支配する。

三叉神経の分枝である上顎神経から出る3つの枝（後上歯槽枝、中上歯槽枝、前上歯槽枝）により、上顎の歯がすべて支配されている。これら3つの神経の分布は、非常に多様性に富んでいる。時には中上歯槽枝が欠損している場合もあり、その場合には後上歯槽枝や前上歯槽枝により、中上歯槽枝の機能が果たされている。

眼窩下孔を出た後、**眼窩下神経**は最後の枝を出す。最後の枝である眼窩下神経の**外鼻枝**は鼻の横の皮膚と粘膜に、**下眼瞼枝**は下眼瞼の皮膚と粘膜に、**上唇枝**は上唇の皮膚と粘膜、前歯と小臼歯領域の唇頬側の歯肉に分布する（図14-40）。

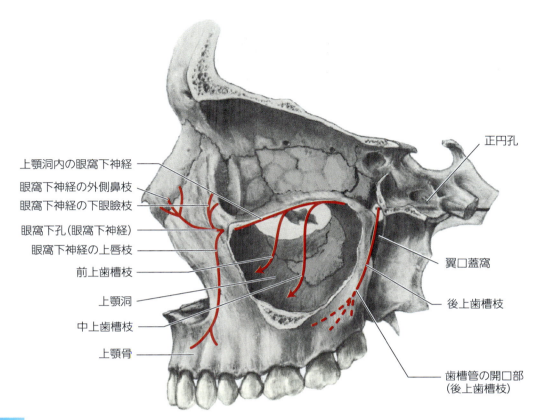

図14-40 **三叉神経の分枝である上顎神経**：上顎の歯に分布する枝を示す。左の上顎洞の外側壁を取り除いて、上顎洞の内部を露出してある。後上歯槽枝は、**翼口蓋窩**を出て下行し、上顎骨後壁に到着して、**歯槽管**から上顎骨内に入り上顎大臼歯の歯根に至る。もう1つの枝である眼窩下神経は、**翼口蓋窩**を通って眼窩底（上顎洞の天井でもある）に至り、**眼窩下管**（図には示していない）に入る。眼窩下管内で2本の分枝が**上顎洞壁**に沿って下へ伸びて上顎骨に入る。中上歯槽枝は上顎骨の海綿骨を貫通して上顎小臼歯と、第一大臼歯に至る。前上歯槽枝は、上顎前歯の歯根へ至る。眼窩下神経は眼窩下管を進み、**眼窩下孔**から上顎骨を出た後、同側の鼻の横と頬の前部、上唇の感覚を支配する

d. 上顎神経の4番目の分枝：頬骨神経

　頬骨神経は翼口蓋窩から出て、下眼窩裂を通って眼窩に入り、上方の枝である頬骨側頭枝と、下方の枝である頬骨顔面枝に分かれる（図14-37）。頬骨神経は側頭部と眼窩の下の皮膚を支配する。

3. 三叉神経の第3枝（下顎神経）

　下顎神経は、感覚（求心性）線維と運動（遠心性）線維の両方を持つ混合神経である。下顎神経の運動線維は、三叉神経のうち唯一の運動神経である。下顎神経の運動線維は咀嚼に関連する8つの筋に加えて、下顎を後退させる顎舌骨筋と顎二腹筋の前腹を支配する。感覚線維は、図14-37に示したように顔面の下1/3皮膚と口腔底、舌の前2/3の一般的な感覚（触覚、痛覚、圧覚、温度覚）をつかさどる（味覚には関与しない）。

　下顎神経は**卵円孔**を通って神経頭蓋を出る（図14-38）。その後、頬骨弓と下顎枝のすぐ内側で側頭骨の下にある**側頭下窩**に入る。下行して下顎孔を通り下顎骨に入るとき、以下の感覚線維の枝を出す：耳介側頭神経、頬神経、舌神経、下歯槽神経。

a. 耳介側頭神経

　下顎神経の最初の枝は、**耳介側頭神経**である。耳介側頭神経は頭蓋の下ですぐに下顎神経から分枝して後方に走り、TMJの痛覚と固有感覚、外耳の皮膚と頭蓋の側面および頬を支配する（図14-41）。

b. 頰神経

下顎神経の枝である**頰神経**は、卵円孔のすぐ下で分枝して側頭下窩を進み、外側翼突筋の2つの筋腹の間を通って下前方に進んで頰筋に達する（図14-41）。頰神経は、口角までの頰の皮膚と、下顎大臼歯部（ときに第二小臼歯部）の頰側粘膜に分布する。頰神経支配領域の麻酔には、頰の内側に注射針を進めて、下顎大臼歯付近で頰筋内に麻酔薬を注入するのが最も適している（図14-42）。

c. 舌神経

下顎神経の次の分枝は舌へ向かう舌神経であり、卵円孔の下で下顎神経から分枝する（図14-41、図14-42）。舌神経は、下顎枝の内側で内側翼突筋の外側を通って下へ向かい、最後大臼歯のすぐ舌側の口腔粘膜へ向かう。舌神経は、舌の前方2/3の舌背と舌下面において周囲の組織の一般的な感覚（触覚、痛覚、圧覚、温度覚）をつかさどる。味覚には関与しない。周囲の組織には、口腔底の口腔粘膜、下顎の内側面、下顎全体の舌側の歯肉が含まれる。

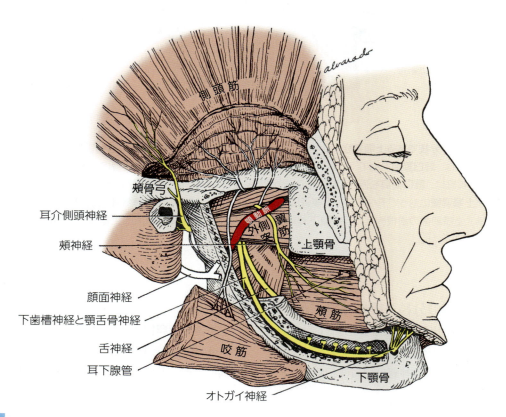

図14-41 三叉神経の分枝である下顎神経（黄色）：右上顎骨の外側の壁を取り除いて下顎骨内の下歯槽神経を露出してある。下歯槽神経は下顎骨内でそれぞれの歯に向かって小さな枝を出す（この図では、歯は頰筋に隠れている）。小臼歯部付近の下顎内で、**下歯槽神経**は2本の末枝に分かれる。1本は**オトガイ神経**で、**オトガイ孔**から出て同側の顎と唇に分布する。もう1本は下歯槽神経が下顎骨内をそのまま前方に進んだ神経で、下歯槽神経の切歯枝と呼ぶ（図には示されていない）。また、下顎神経のその他の分枝も確認すること。**舌神経**は、近位では後方で下歯槽神経と近接しているが、前方に走行するにつれて離れていき、舌に入る。**頰神経**は、頰と下顎大臼歯に隣接する組織に分布する。他の着色していない神経の枝は下顎神経の運動線維で、咀嚼筋に分布する。図では運動線維が側頭筋と咬筋に入る様子を示す（Reproduced from Clemente CD,ed. Gray's Anatomy of the human body. 30th ed. Philadelphia, PA: Lea & Febiger, 1985:1166, with permission）

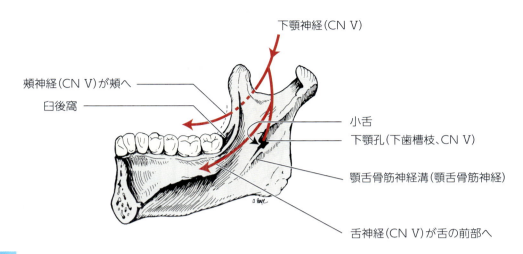

図14-42 三叉神経の分枝である**下顎神経**の分枝の位置(赤色)：下顎神経が側頭下窩に入るとき、頬へ至る頬神経の分枝を下顎枝の方向(側方)に向けて出す。下顎孔に入る前に、下顎神経(下顎枝の内側)は舌に向けて**舌神経**を出す。**下歯槽神経**は**下顎孔**に入り、終枝である切歯枝とともにすべての下顎の歯に向けて小さな枝を出す

d. 下歯槽神経

　最終的に、下顎神経は外側翼突筋の内側で**下歯槽神経**となる(図14-41、図14-42)。この大きな神経は、舌神経とほぼ併走して蝶下顎靱帯と下顎枝の間を下顎孔に向かって下行する。**下顎孔**のところで**顎舌骨筋神経**を分枝し、下顎孔から下顎骨に入る(図14-42に下顎骨の内側面を示す)。顎舌骨筋神経(遠心性)は蝶下顎靱帯を貫き顎舌骨筋神経溝を通って前方に向かい、顎舌骨筋を支配する。

　下歯槽神経は下顎孔を通って、下顎体内の**下顎管**に入る。下歯槽神経は、下顎管内から多くの小さな**下歯枝**を出す。下歯枝は下顎骨の海綿骨を通って、下顎大臼歯と小臼歯のすべての根尖孔に入る。下歯枝は、歯根膜と大小臼歯部の歯槽突起にも分布する。下歯槽神経は、小臼歯根付近の下顎管内で、オトガイ神経と切歯枝となる。**切歯枝**(図14-43)は下顎管とともに前方に進み、下顎の切歯と犬歯、切歯と犬歯の歯根膜、周囲の歯槽突起を支配する。下歯槽神経の分枝である**オトガイ神経**は**オトガイ孔**を通って下顎を出て(図14-41)、下顎の切歯と犬歯と小臼歯部の唇頬側歯肉、同側の下唇とオトガイ部の皮膚と粘膜を支配する(図14-37)。

　下顎孔伝達麻酔を行う際、下顎孔開口部付近に麻酔薬を注入すると、同側の全下顎歯における感覚のブロック(下歯槽神経と終枝である切歯枝の麻酔と、オトガイおよび唇周囲の皮膚感覚のブロック(もう1つの枝であるオトガイ神経の麻酔)が得られることを覚えておくようにする。また、舌神経は下顎孔付近で下顎神経と近接するので、舌神経も同時にブロックされて同側の口腔底と舌側歯肉、舌の前2/3が感覚を失うこともある。下顎のうち、この麻酔によりしびれない領域は、大臼歯より頬に近い部分の組織だけである。大臼歯より頬に近い部分の組織を麻酔するためには、頬内に麻酔薬を注射して頬神経をブロックする必要がある。

　図14-43、図14-44、表14-3は、上顎神経と下顎神経の感覚線維が歯と周囲の組織に分布する様子の復習に役立つ。

　下顎神経の運動線維(遠心性)は咀嚼筋を支配する。咬筋神経はTMJと咬筋を、深側頭神経(前・後板)は側頭筋を、**内側翼突神経**は内側翼突筋を、**外側翼突神経**は外側翼突筋を支配する。

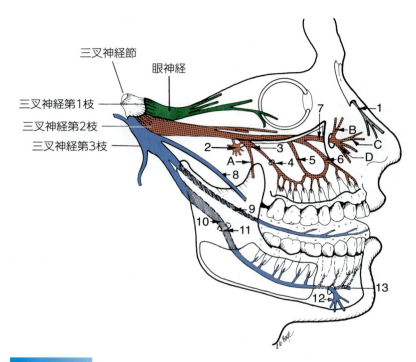

図14-43 **三叉神経**の分枝である**上顎神経**と**下顎神経**の分布：眼神経は緑塗り、上顎神経とその分枝は赤塗り、下顎神経とその分枝は青塗りになっている。下顎神経から分かれた頬神経（8と示されている）が下顎枝の外側を通って頬に入ることに注意せよ。一方、舌神経（9）と下歯槽神経（10）がそれぞれ舌と下顎骨に向かうときには、下顎枝の内側を通る。また、上顎神経の枝である眼窩下神経は、眼窩底（上顎洞の天井）にある眼窩下管内で中上歯槽枝（5）と前上歯槽枝（6）を出すことにも注意しよう。

1. 外鼻神経
2. 翼口蓋神経節
3. 後上歯槽枝
   A. 上歯肉枝
4. 歯槽管
5. 中上歯槽枝
6. 前上歯槽枝
7. 眼窩下神経
   B. 下眼瞼枝
   C. 外鼻枝
   D. 上唇枝
8. 頬に向かう頬神経（下顎枝の外側を走行する）
9. 舌神経（下顎枝の内側を走行する）
10. 下歯槽神経（下顎枝の内側を走行する）
11. 下顎孔
12. オトガイ神経（下歯槽神経の枝）
13. 切歯枝（下歯槽神経の枝）

B. 顔面神経（第Ⅶ脳神経）

　顔面神経は運動神経と感覚神経の両方を有する混合神経である。脳を出た顔面神経は、**内耳道**（図14-45）を通って側頭骨の岩様部を貫き、茎状突起と乳様突起の間で**茎乳突孔**（図14-46）を通って頭蓋から出る。顔面神経は耳下腺内を通過する。**遠心性の運動線維**は口輪筋を含む表情筋と顔面と頭皮の筋に分布する。顔面神経により支配されるその他の筋には、顎二腹筋の後腹と茎突舌骨筋（図14-35）、広頸筋（首の前の部分の大半を覆う幅広く薄い筋。図14-36）、アブミ骨筋（中耳にある）がある。これらの筋はすべて、下顎の動きに影響しない。遠心性の**分泌線維**は2線の唾液腺（左右の顎下腺と舌下腺）からの唾液の分泌を調節する。舌下腺は口腔底の粘膜直下で顎舌骨筋の上にある。顎下腺は、顎舌骨筋の直下で下顎骨内側にある顎下腺窩内にある。
　顔面神経の**求心性の感覚線維（鼓索神経）**は、側頭骨の岩様部で分枝する。鼓索神経は鼓室内を通って最終的には錐体鼓室裂から頭蓋の外に出る。顔面神経の枝である鼓索神経の線維は舌神経（三叉神経の分枝である下顎神経の枝）とともに舌の前2/3（舌の体部と先端）を支配して、味覚をつかさどる。
　味蕾に関する発展的話題：若年成人における味蕾の総数は約8,000-9,000個である。味蕾の数は若年成人よりも小児で多く、年齢が進むにつれて少なくなる。そもそも味については、4つの基本味（酸味、甘味、塩味、苦味）が特定されている[27]。アルカリ味、金属味を味覚に加えてある本もある。また、うま味と呼ばれるグルタミン酸ナトリウム関連の味が証明された[28]。味に関する初期の研究においては、舌の区域により感じられる味が異なるとされた。舌の先端では甘味、塩味、アルカリ性の物質を最も鋭敏に区別し、舌の側面は酸味のある物質に最も敏感だった[27]。しかしながら、最新の研究では、それぞれの味蕾内にある細胞が多種類の味に反応し、舌の区域による味覚はそれぞれの味の強さに依存することが示されている（この章の最後にあるGeneral refferencesの項にお

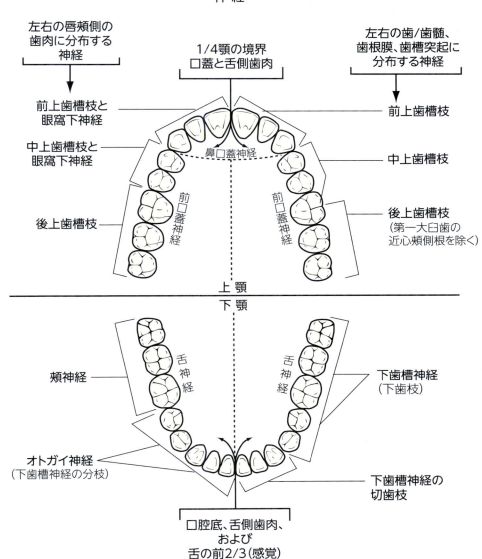

図14-44 口の組織に分布している三叉神経(CN V)の枝の分布のまとめ。図の左側に示した神経は左右両方の頰側の歯肉に分布する。図の向かって左側に示した神経は、左右両方の頰側の歯肉を支配する。図の向かって右側に示した神経は、左右両側の歯、歯髄、歯根膜、歯槽突起を支配する。これらの神経は、歯の内側の粘膜も支配する

表14-3	歯と周囲組織に至る三叉神経の分布

(この総括的かつ単純な表をしっかり学習した後、1列ずつ隠して、神経をいくつ暗記できているか確認しよう。これらの神経について、歯学生、歯科衛生士学生、卒後の歯科医師および歯科衛生士はよく知っておかねばならない。それぞれの神経の位置も特定できる必要がある)

歯	歯髄	歯肉	歯根膜と歯槽突起	硬口蓋
上顎歯列弓				
前歯	前上歯槽枝	口蓋：鼻口蓋神経 唇側：眼窩下神経と前上歯槽枝	前上歯槽枝*	鼻口蓋神経

(続く)

表14-3　歯と周囲組織に至る三叉神経の分布（続き）

歯	歯髄	歯肉	歯根膜と歯槽突起	硬口蓋
上顎歯列弓				
小臼歯	中上歯槽枝	**口蓋側**：上口蓋神経 **頬側**：中上歯槽枝と眼窩下神経	中上歯槽枝*	大口蓋神経
大臼歯	後上歯槽枝 （中上歯槽枝により支配される第一大臼歯の近心頬側根を除く）	**口蓋側**：上口蓋神経 **頬側**：後上歯槽枝	後上歯槽枝*	大口蓋神経 **軟口蓋**：小口蓋神経
下顎歯列弓				口腔底
前歯	下歯槽神経の切歯枝	**舌側**：舌神経 **唇側**：オトガイ神経	切歯枝	舌神経
小臼歯	下歯槽神経の下歯枝	**舌側**：舌神経 **頬側**：オトガイ神経	下歯槽神経の下歯枝	舌神経
大臼歯	下歯槽神経の下歯枝	**舌側**：舌神経 **頬側**：頬筋神経（頬神経）	下歯槽神経の下歯枝	舌神経

*上顎洞も支配する

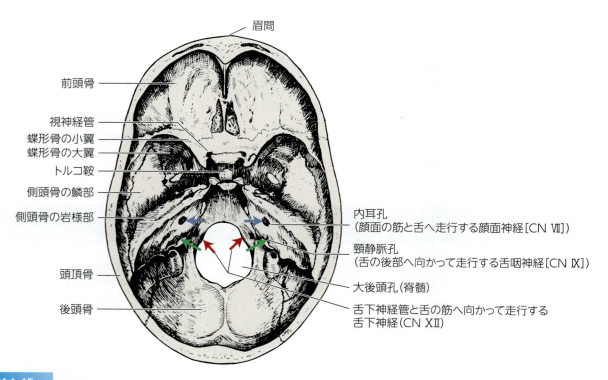

図14-45　**顔面神経（CN Ⅶ）、舌咽神経（CN Ⅸ）、舌下神経（CN Ⅻ）**が神経頭蓋底部の骨を通って頭蓋を出る孔を示す。青い矢印は顔面神経が通る**内耳孔**、緑の矢印は舌咽神経が通る**頸静脈孔**、赤い矢印は舌下神経の枝が通る**舌下神経管**を示す（見えないが大後頭孔の側壁にある）

第14章 | 歯の機能に関する構造物　427

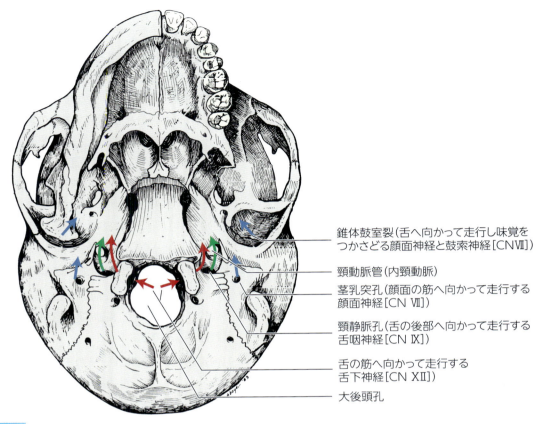

図14-46　顔面神経（CN Ⅶ）、舌咽神経（CN Ⅸ）、舌下神経（CN Ⅻ）が通る孔を下から見た図：顔面神経の一部は**茎乳突孔**（青色）から出る。他の小さな枝は**錐体鼓室裂**（青色）から出て、三叉神経の枝である舌神経とともに舌の前2/3の感覚（三叉神経の神経細胞による）と味覚（顔面神経の神経細胞による）をつかさどる。舌咽神経は**頸静脈孔**（緑色）から出る。舌下神経は**舌下神経管**（赤色）から出る。また、内頸動脈が頭蓋に入る**頸動脈管**にも注意しよう

いて、味覚に関する秀逸な資料＜Travers JP, Travers SP著、Cummings CW編集lによる参考図書＞を紹介した）。

C. 舌咽神経（第Ⅸ脳神経）

　舌咽神経は頸静脈孔を通って頭蓋を出て（図14-45、図14-46）前下方に向かい舌に入る。舌咽神経は混合神経で（感覚線維と運動線維の両方を持つ）、舌の一部と咽頭を支配する。

　舌咽神経の**遠心線維**は舌の後ろ1/3の味覚と感覚（触覚と痛覚）、および咽頭喉頭の一般的な感覚をつかさどる。（苦味の感覚は、舌の後1/3にある有郭乳頭領域の背側上側で優位である。口峡の口蓋弓や軟口蓋と硬口蓋、喉頭蓋、喉頭といった口の後方にも味蕾が存在することがある[27,29]。）舌咽神経の運動線維は、茎突咽頭筋に分布する。

　分泌線維は、耳下腺に分布して分泌に関与する。耳下腺は左右の耳介の前で頬骨弓のすぐ後ろにある頬の組織内にある（図14-48。ヒント：舌咽神経はその名の通り「舌」と「咽頭」に関係する）。

D. 舌下神経（第Ⅻ脳神経）

　舌下神経は、**大後頭孔**の前端に近い**後頭顆**のすぐ上で、**舌下神経管**を通って頭蓋を出る（図14-46）。運動神経である舌下神経は、舌を動かす筋に向けて急勾配で下行する（舌を動かす筋には、オトガイ舌筋、茎突舌筋、舌骨舌筋、縦舌筋、垂直舌筋、横舌筋がある）。外傷や腫瘍により舌下神経が損傷されると、舌は患側に大きく変位する（ヒント：舌下神経はその

名の通り「舌」の「下」を支配する）。

E. 舌、唾液腺、顔面の皮膚と筋への神経支配のまとめ

1. 舌の一般的な感覚（触覚と痛覚）をつかさどる神経
- 三叉神経（第Ⅴ脳神経）の枝である下顎神経から分枝した舌神経は、舌の前2/3（体部）の触覚と痛覚をつかさどる
- 舌咽神経（第Ⅸ脳神経）が、舌の後ろ1/3の一般的な感覚（触覚と痛覚）をつかさどる。

2. 舌の味覚に関わる神経
- 顔面神経（第Ⅶ脳神経）と鼓索神経が、舌の前2/3の味覚をつかさどる。
- 舌咽神経（第Ⅸ脳神経）が舌の後ろ1/3の味覚をつかさどる。

3. 舌の筋へ走行する神経
- 舌下神経（第Ⅻ脳神経）の運動線維が舌の筋を支配する。

4. 主な咀嚼筋へ走行する神経
- 三叉神経（第Ⅴ脳神経）の枝である下顎神経の運動線維が咬筋（咬筋神経）、側頭筋（深側頭神経）、内側翼突筋と外側翼突筋（翼突筋神経）を支配する。

5. 多くの表情筋へ走行する筋
- 顔面神経（第Ⅶ脳神経）は表情筋の大半を支配する。

6. 唾液腺へ走行する分泌線維
- 顔面神経（第Ⅶ脳神経）は顎下腺と舌下腺を支配する。
- 舌咽神経（第Ⅸ脳神経）は耳下腺を支配する。

7. 顔面の皮膚へ走行する神経
- 顔面の皮膚のすべての感覚（触覚と痛覚）は三叉神経（第Ⅴ脳神経）により支配される。顔の上部は眼神経により、中央部は上顎神経により、下部は下顎神経により支配される。

実 習

- 第Ⅴ脳神経の分枝である下顎神経の分枝について、脳を出て標的臓器（特に歯と周囲の軟部組織）に至る通路を説明してみよう。主な枝から分枝が出る場所と、それぞれの分枝が通過する孔の名前を挙てみよう。その後、学習用の頭蓋において、可能であればこよりを神経の通路に注意深く通してみるとよい。麻酔用の注射針が神経に到達する場所はどこになるか、また、その場所より遠心側の神経からのすべての刺激が麻酔薬によりブロックされたときにどの構造物が麻酔されるかについて考察してみよう。

- 上顎神経においても、上記と同様の実習を行う。

- 舌の背側をスケッチして、前2/3と後ろ1/3について、一般的な感覚、味覚、運動（筋）を支配する神経をそれぞれ書き込んでみよう。

- 12の脳神経を列挙して、それぞれの機能を述べてみよう。

第14章 | 歯の機能に関する構造物 429

復習問題

最も適切な答えを1つ選べ。

1. 上下の歯を噛み合わせる咬筋の収縮を起こすのはどの神経の分枝か。
   a. CN V：上顎神経
   b. CN V：下顎神経
   c. CN V：眼神経
   d. 顔面神経
   e. 舌神経

2. 以下の神経のうち、右下犬歯の抜歯に先立って歯髄と周囲の骨および歯肉の感覚をブロックする目的で、麻酔する必要のない神経はどれか。
   a. 頬神経
   b. オトガイ神経
   c. 切歯枝
   d. 下歯槽神経
   e. 舌神経

3. 次の神経のうち、眼神経から眼窩下管内で分枝する2つを選べ。
   a. 中上歯槽枝と後上歯槽枝
   b. 前上歯槽枝と中上歯槽枝
   c. 後上歯槽枝と前上歯槽枝

   d. 中上歯槽枝と鼻口蓋神経
   e. 鼻口蓋神経と大口蓋神経

4. 舌の前2/3の半分の感覚をなくしたい場合、どの神経を麻酔するのがよいか。
   a. 舌下神経
   b. 舌咽神経
   c. 三叉神経の枝である舌神経
   d. 顔面神経の枝である舌神経

5. 下顎の歯の痛覚をつかさどる三叉神経の枝が頭蓋を出るときに通過する孔はどれか。
   a. 卵円孔
   b. 正円孔
   c. 下顎孔
   d. オトガイ孔
   e. 眼窩下孔

解答：1-b, 2-a, 3-b, 4-c, 5-a

セクション5 　口腔に関連する脈管（動脈、静脈、リンパ管）

目的

このセクションでは、以下の項目を習得できる。
- 心臓から歯に走行する主な動脈と、歯から心臓に走行する主な静脈に沿って血流を追うことができる。
- 歯を支配する主要な動脈について走行経路（孔、間隙等）を説明できる。また、触診可能な場所では拍動を触知できる。
- 歯や歯関連の構造からリンパ系を通じての感染経路を特定できる。
- 口腔の感染症の広がりに関連するリンパ節を触診できる。

心臓から顔面や口腔に血液を届ける動脈は、脳から来た神経とともに顔面や口腔に分布する。同名の動脈と神経は、頸部もしくは顔面で互いに伴行するようになる。同名の動脈と神経は、出会った後に同じ孔や管を通ることもある。一般的に、顔面や顎の動脈は、静脈よりも曲がりくねった経路をとることが多い。

A. 動 脈

心臓から歯に向かって走行する血液の経路を図14-47に示す。血液は、心臓の左心室から出て大動脈を通り総頸動脈に至る。総頸動脈は頸部を上行して、**外頸動脈**（図14-48）と**内頸動脈**に分かれる。外頸動脈は口腔内の構造物（上顎

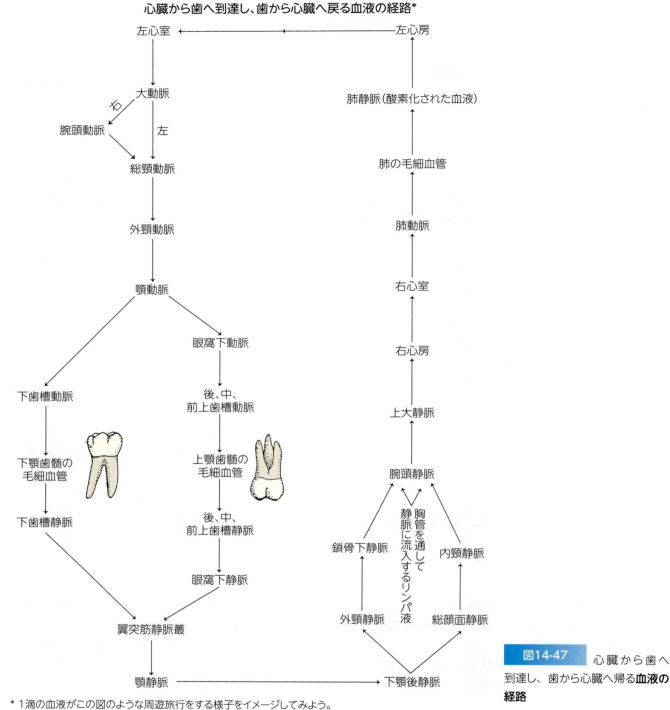

図14-47 心臓から歯へ到達し、歯から心臓へ帰る**血液の経路**

* 1滴の血液がこの図のような周遊旅行をする様子をイメージしてみよう。

と下顎）を支配する**顎動脈**を分枝する。内頸動脈は頸動脈管から頭蓋内へと入るが、口腔内の血液供給は行わない。胸鎖乳突筋のすぐ前において外頸動脈の拍動を触知することができる。外頸動脈の触知は、心肺蘇生訓練としても必要である。

外頸動脈は上行しながら重要な分枝である舌動脈、顔面動脈、顎動脈を口に向かって出す。まず、**舌動脈**（図14-48には示されていない）が舌骨近くで分枝して舌に入る。舌神経と同様に、舌動脈は口腔底と隣接する歯肉、および舌下腺に分布する。

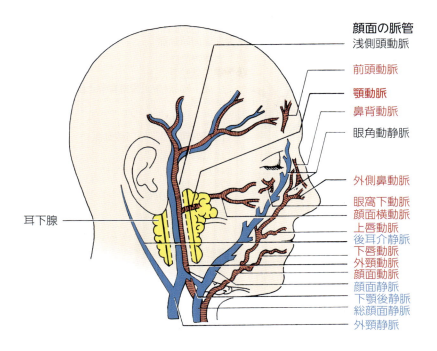

図14-48 顔面の脈管：**外頸動脈**から**顎動脈**が分枝して耳下腺深部を通過する様子を示すために耳下腺（黄色）は半割の状態となっている。動脈は赤塗り、静脈は青塗りとした

舌動脈の次に、舌動脈と同時もしくは舌動脈のやや上方で**顔面動脈**が分枝する（図14-48）。分枝の後、顔面動脈は前斜め下方の顎下腺に向かって進んだ後、下顎骨の下端に沿って外側へ進む。顔面動脈と顔面神経はともに、下顎下端で咬筋の停止部位のすぐ前方にある浅い切痕を通り過ぎる（図14-14で再確認のこと）。緊急時に顔面後部に至る血流を止めて止血を図るために、この切痕は覚えておくべき重要な解剖学的指標である。自分で、この切痕にある顔面動脈を指で触れてみよう。正しい位置に指があるならば、顔面動脈の拍動を触れることができるはずである。顔面動脈は、この切痕から下顎骨表面上を上行して顔面に到達する。

ここで顔面動脈の4本の分枝について説明する。**上行口蓋動脈**は顔面動脈が顔面に到達する前の最初の屈曲部位の最高点で分枝する。上行口蓋動脈は上行して、軟口蓋、咽頭の筋、咽頭粘膜、口蓋扁桃を含む咽頭付近の構造物を分布する。**オトガイ下動脈**は、顎舌骨筋神経と合流する動脈で、顎舌骨筋、顎二腹筋の前腹、顎舌骨筋よりも下のリンパ節を含む口腔底の構造物を分布する。顔面に到達した後は、**上唇動脈**と**下唇動脈**（図14-48）が口唇と口輪筋を取り巻いて支配する。**外側鼻動脈**と**眼角動脈**が顔面動脈最後の枝である。

顔面の正中では、多くの細動脈が動脈の終末となる様式よりも、左右から来た動脈同士の合流が多くみられる。このような、左右逆方向から来た小さな動脈の合流を端々吻合という。端々吻合の1例としては、左右の上唇動脈と下唇動脈が正中で合流している。予測される通り、このような吻合は顔面の大出血の際に問題となることがある。

外頸動脈の3本目の分枝は、**顎動脈**である。顎動脈は歯科医師と歯科衛生士にとって最も重要な動脈と言えるだろう。顎動脈は、耳下腺内で外頸動脈から分枝する（図14-48）。顎動脈の枝は、図14-49に示したように3つの部分に分けられる。下顎枝部と翼口蓋部（始めの部分と終わりの部分）は、それぞれ上顎と下顎の歯への血液供給に直接関与する。翼突部（中央の部分）は4対の咀嚼筋に血液を供給する。これから述べる顎動脈の3つの部分それぞれについての説明を読みながら、図14-49の学習を行うようにする。同一の構造物を支配する動脈と神経の名前が同じであることにも注意すること。

● **顎動脈の下顎枝部**：下顎骨へ向かう動脈

顎動脈の下顎枝部（始めの部分）から出る分枝は、下顎（下顎の歯と歯根膜を含む）に血流供給を行う。**下歯槽動脈**は、下歯槽神経と同様に下顎孔から下顎骨に入り、分枝して下顎の大臼歯と小臼歯を支配する。その後、下歯槽動脈は2つに分かれて、**オトガイ動脈**と**切歯枝**となる。オトガイ動脈は、オトガイ孔から出て下唇とオトガイ部に至る。切歯枝は下顎骨内を前方に進み、前歯を支配する（これらの動脈の経路は、図14-43に示した同名の神経の経路と同様である）。

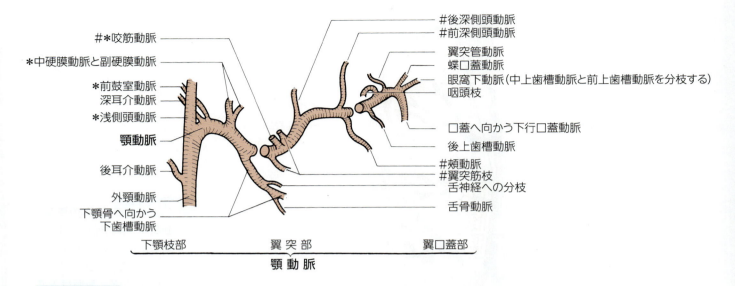

図14-49 **顎動脈**と主要な3部位から出る分枝：下顎枝部から出る枝は、下顎の歯に血液を供給する。翼突部は咀嚼筋を支配する。翼口蓋部は、上顎骨と上顎の歯を支配する。＊をつけた脈管は顎関節へ向かう分枝で、#をつけた脈管は咀嚼筋に血液を供給する

- **顎動脈の翼突部**：筋へ向かう動脈

　顎動脈の翼突部（中央の部分）から分枝する動脈は歯には直接関連せず、咀嚼筋に血液を供給する（前深側頭動脈、後深側頭動脈、咬筋動脈、翼突筋枝）。また、頬筋に向かう頬動脈もここで分枝する。

- **顎動脈の翼口蓋部**：上顎骨へ向かう動脈

　顎動脈の翼口蓋部（終わりの部分）から分枝する動脈は上顎の歯と歯根膜に分布する。**後上歯槽動脈**は、後上歯槽枝と同様に上顎洞を横切って上顎大臼歯に分布する。眼窩下神経と同様に、**眼窩下動脈**は眼窩下管内で**中上歯槽動脈**と**前上歯槽動脈**を分枝する。中上歯槽動脈は小臼歯を、前上歯槽動脈は前歯に分布する。

　顎動脈の分枝である**下行口蓋動脈**は、軟口蓋と硬口蓋および舌側の歯肉を支配する神経と同様に、大口蓋孔（図14-39）を通って口蓋に出る前に鼻腔の一部分に分布する。下行口蓋動脈の終末部は切歯管内を上行して鼻腔に入る。

　顎関節は5つの動脈から酸素に富む血液の供給を受ける。外頸動脈の枝である上行咽頭動脈（図中には示されていない）と浅側頭動脈、顎動脈の枝である前鼓室動脈と咬筋動脈、中硬膜動脈である（図14-49）。

B. 静 脈

　静脈は一般的に動脈よりもまっすぐ走行する[30,31]。静脈の経路は、多くの場合動脈とほぼ同じである。顔面の静脈には弁がないので、顔面の感染症は静脈を介してどの方向にも拡大する可能性がある。顔面から心臓へ向かって血液を還流する静脈は図14-50に示されている。

　多くの静脈により、上顎と下顎の歯および近接する組織から翼突筋静脈叢へと血液が運ばれる。**翼突筋静脈叢**は、下顎枝上部の内側にある網状の静脈で側頭筋と外側翼突筋の間にある[31]。顔面上部、唇の組織、口周囲の筋、鼻腔の後部、口蓋、上顎骨の歯槽突起、上顎の歯から血液を還流する深部の静脈からの血液は、翼突筋静脈叢に集められる。また、**下歯槽静脈**（図14-50には示されていない）も、下顎と下顎の歯、つまり口腔内で下歯槽動脈と下歯槽神経によって支配される領域から還流する血液を翼突筋静脈叢へと運ぶ。密集した静脈叢が顎動脈を取り囲むことにより、咀嚼筋が収縮したときに顎動脈がつぶれることを防いでいる。一方で、咀嚼筋の収縮に伴って静脈血は押し流される[31]。

　翼突筋静脈叢の静脈血は、**顎静脈**へ流入する。

　耳下腺内では、顎静脈と浅側頭静脈から来た静脈血が**下顎後静脈**へ流入し、顎動脈と浅側頭動脈に分布する領域を

第14章 歯の機能に関する構造物　　433

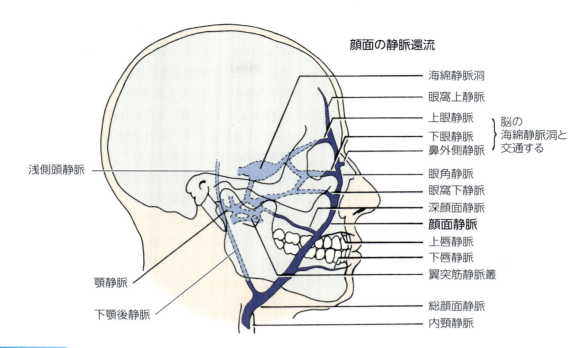

図14-50　**顔面の静脈還流**：点線は深部の静脈を示す。多くの静脈が**翼突筋静脈叢**で合流する。麻酔用シリンジにより翼突筋静脈叢内の脈管壁を傷つけると、この領域は出血しやすい

還流する。下顎後静脈は顔面静脈へ流入し、総顔面静脈となり**内頸静脈**へと注ぐ。

　顔面の血液を還流する重要な表在静脈としては、他に**顔面静脈**がある。顔面静脈は顔面動脈とほぼ同じ経路をたどるが、当然ながら血流の向きは逆である。顔面静脈は、目と鼻の周辺から眼角静脈と外側鼻静脈を通じて、また口唇から上唇静脈と下唇静脈を通して血流を受ける。顔面静脈は、咀嚼筋からも血流を受ける。下顎後静脈と同様に、顔面静脈も総顔面静脈を経て内頸静脈へ注ぐ。舌からの血流は舌静脈（図14-50では示されていない）を経て、内頸静脈に至る（総顔面静脈を経る場合もある）。

　深顔面静脈を考慮に入れると、顔面の静脈還流はさらに複雑になる。深顔面静脈は翼突筋静脈叢と顔面静脈の間にある。深顔面静脈は弁を有さず、頭部から流れる血液は翼突筋静脈叢、下顎後静脈、または顔面静脈とその分枝を経て内頸静脈まで下行する。

　血液が内頸静脈に入ると、腕頭静脈、上大静脈、心臓から肺を経て酸素化され、その後、口腔へ向かって再び送り出される（図14-47）。

実 習

1滴の血液が心臓を出て上顎と下顎の歯に到達し、心臓に戻るまでの経路を図14-47のように図示し、途中で通る脈管名を説明してみよう。この10秒から15秒で終了する興味深い周遊旅行のイメージを描いてみよう。顎動脈とその分枝は、歯科医師と歯科衛生士にとって最も重要な動脈である。

C. リンパ管

リンパ系は、毛細血管から外に出た組織液を回収して脈管系へ返すという役割の性質上、動静脈より若干複雑である[32]。毛細血管の動脈側では、血管内圧が浸透圧を上回るので、液体が組織内に漏出する。一方、毛細血管の静脈側では、血管内圧は低くなり浸透圧は高くなるので、漏出した組織液の90%は毛細血管内へ押し戻される[33]。残りの10%のうち大多数はリンパ液で、リンパ管を通ってリンパ節（図14-51に示す）に集められ、脈管系に戻る。

感染や外傷、および腫瘍の進行により組織液の漏出量が異常となり（炎症細胞とともに漏出するなど）、結果としてリンパ節が腫脹する。リンパ節はリンパ管でつながれた鎖状をしているので、感染は、感染部位から予測される通りの経路で特定のリンパ節へ拡大し、その後次のリンパ節へと排出される。これは、リンパ系が静脈に流入するまで続く。感染の拡大経路を以下に述べる。読みながら図14-51を参照のこと。

舌の先端と下顎の切歯を囲む組織（口腔底の前方、下唇、隣接する歯肉）を含む顎と顎周囲の感染は、オトガイの直下にある**オトガイ下リンパ節**に排出される。腫脹したオトガイ下リンパ節は下顎結合のすぐ後方に触れることが可能である。

数珠状の顎下リンパ節は、顎下腺の表面に位置しており、下顎角の前内側に触れる。数珠状の頸部リンパ節のうち最も目立つリンパ節は、顔面動脈の上に位置する。**オトガイ下リンパ節**リンパは顎下リンパ節に排出される。また、顎下リンパ節は、上顎と下顎のすべての歯、顔面と口蓋の歯肉（下顎の前歯を除く）、口腔の後壁、先端を除く舌前方の側面、頬、鼻の側面、上唇、下唇の外側を含む他の口腔内構造物の多くからリンパ液を受ける。顎下リンパ節へは上顎洞からも組織液が排出される。

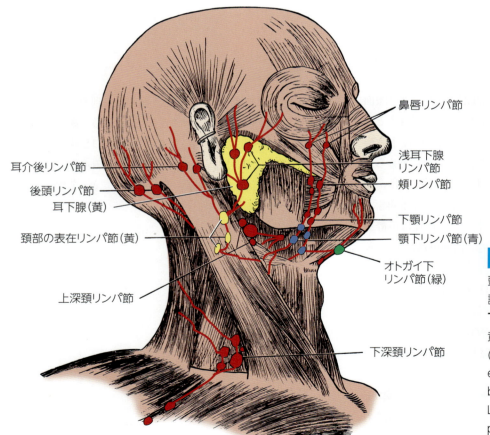

図14-51 頭頸部のリンパ節：頭頸部診査の際には図示した部位の触診を行う。**オトガイ下リンパ節**を緑、**顎下リンパ節**を青、頸部の**表在リンパ節**を黄色で示す
(Reproduced from Clemente CD, ed. Gray's anatomy of the human body. 30th ed. Philadelphia, PA: Lea & Febiger, 1985:880, with permission.)

耳下腺リンパ節は、耳のすぐ前の耳下腺上にあって、周囲の頭皮、耳、頬部、眼瞼を含む耳下腺周囲からリンパ液を受ける。耳下腺リンパ節と顎下リンパ節からのリンパ液は、咽頭痛（炎症を起こした咽頭と扁桃）から生じる余剰のリンパ液とともに**深部および表在の数珠状の頸部リンパ節**へ排出する。数珠状の頸部リンパ節は胸鎖乳突筋囲にある。感染の拡大様式を例示するために、下唇にできた吹き出物やアフタ性潰瘍を例にとると、組織液はオトガイ下リンパ節に排出され、顎下リンパ節を経て顔の側面からのリンパ液を受ける耳下腺リンパ節からのリンパ液とともに、頸部リンパ節に流入する。頸部リンパ節腫脹の原因は下唇の感染症である可能性もある。

頸部リンパ節を通過した後、リンパ液は脈管系の静脈を通って還流する。**左鎖骨下静脈**と**内頸静脈**の合流部付近で、左側にある**胸管**からリンパ液が静脈に排出される。左鎖骨下静脈と内頸静脈は合流して**腕頭静脈**となる。右側では、リンパ液は**右鎖骨下静脈**と**内頸静脈**の合流付近に排出される。

実 習

● 感染（または腫瘍細胞）が上顎の歯からリンパ系を通じて頸部へ到達し、その後静脈系を通じて拡大する経路を説明してみよう。

● 下顎の前歯の感染がリンパ系を通じて頸部へ到達し、その後静脈系を通して拡大する経路を説明してみよう。

復 習 問 題

最も適切な答えを1つ選べ。

1. 下顎の切歯に感染を生じたとき、最も早く腫脹するリンパ節はどれか。
   a. オトガイ下リンパ節
   b. 顎下リンパ節
   c. 耳下腺リンパ節
   d. 頸部リンパ節
   e. 耳前リンパ節

2. 数珠状の頸部リンパ節はどこで触診可能か。
   a. 胸鎖乳突筋周囲
   b. 下顎結合付近
   c. 顎下腺上
   d. 耳の後方
   e. 耳下腺の上

3. 下顎の歯を支配するのはどの動脈の分枝か。
   a. 顎動脈
   b. 咬筋動脈
   c. 翼突筋枝
   d. 翼口蓋動脈
   e. 浅側頭動脈

4. 上顎の歯を支配するのはどの動脈の分枝か。
   a. 顎動脈
   b. 咬筋動脈
   c. 翼突筋枝
   d. 翼口蓋動脈
   e. 浅側頭動脈

解答：1-a, 2-a, 3-a, 4-a

436 **第3部** | 口腔の解剖学的構造

セクション6	パノラマX線写真で見える構造物

目的

このセクションでは以下の項目を習得できる。

● X線写真上において、位置と形状に基づき、本書で既に学習した主な構造物を特定できる。

　頭部の多くの骨性の構造物についてその位置や形状の学習を終えたので、これに基づいて多くの構造物をX線写真上で特定できるはずである。X線写真上で構造物を特定するためには、頭部の中でも密度の高い構造物(特に骨と歯)は、X線写真上で最も明るく見える(白っぽい、またはX線非透過性である)ことを知っておく必要がある。また、頭部にあって密度の低い構造物(骨の孔、洞、神経管など)は、暗く見える(X線透過性が高い)。最後に、**パノラマX線写真**は、構造物を左右および前から見られるように、顎の周囲を回転する機器を用いて撮影される。馬蹄形の下顎骨と歯および下顎枝を、内側の表面を机表面につけて平坦な机に並べたかのように、外側面が1つの平面として見える。

実習問題

前述の簡単な説明と、構造物の位置と形状に関する自らの知識をもとに、図14-52について学習しよう。次に挙げるAからSまでの構造物は、それぞれX線写真上の番号で何番であるか。いくつの構造物を特定できるだろうか。ヒントは必要なときのみ参照すること。

A. **下顎の歯**　すべての歯にはそれぞれ1本以上の歯根があり、歯根は骨性の(X線透過性が低い)歯槽突起内に埋入している。下顎の歯は何本あるだろう。歯根周囲に、X線透過性が高くて薄い(ほとんど見えない)歯根膜を確認できるだろうか。

B. **上顎の歯**　すべての歯にはそれぞれ1本以上の歯根があり、歯根は骨性の(X線透過性が低い)歯槽突起内に埋入している。上顎の歯は何本あるか。

C. **下顎体**

D. **下顎角**
　(ヒント:下顎角は、水平な下顎体の後下部の端であり、下顎体が垂直な下顎枝と繋がっている場所である)

E. **下顎枝**(ヒント:下顎骨の垂直部分である)

F. **筋突起**
　(ヒント:王冠の突起部分に似た形状をしている)

G. **関節突起**
　(ヒント:関節突起は、側頭骨にある下顎窩と呼ばれる陥凹内で関節を形成する)

H. **下顎切痕**
　(ヒント:この切痕は、筋突起と関節突起の間にある)

I. **下顎管**
　(ヒント:X線透過性の高い管で、下顎管の下顎孔から下歯槽動脈が下顎骨に入る)

J. **オトガイ孔**
　(ヒント:小臼歯の歯根付近にあるX線透過性の高い円として見える。オトガイ孔付近で下歯槽神経の枝であるオトガイ神経が分枝して下顎骨を出た後、同側の下唇とオトガイ部を支配する)

K. **上顎結節**
　(ヒント:最後部の上顎の大臼歯の後ろにある隆起)

L. **上顎洞**　上顎の小臼歯や大臼歯の歯根と上顎洞がいかに近接しているかに注目すること。

M. **硬口蓋**
　(ヒント:上顎骨の口蓋突起と口蓋骨により形成される)

N. **下顎窩**
　(ヒント:下顎窩は、頭蓋底を形成する側頭骨にある陥凹で、下顎頭を容れる)

O. **関節結節**
　(ヒント:関節窩の前方にあるなだらかな骨の隆起で、口を開けるときに下顎頭と下顎骨を前下方に滑らせる)

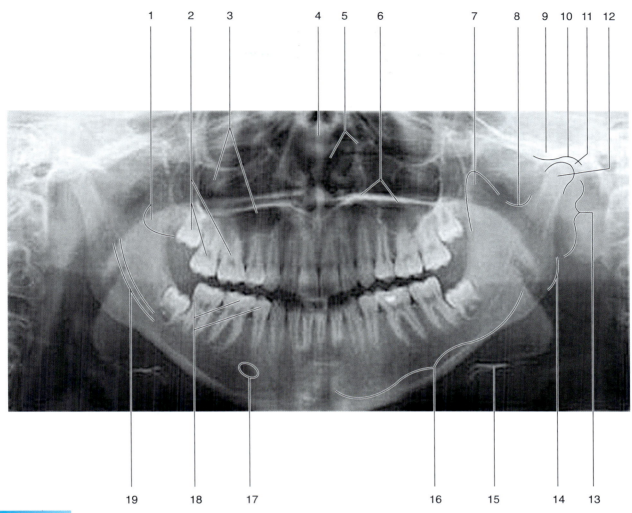

図14-52 パノラマX線写真では、多くの頭蓋の構造物を確認できる。自らの能力を試すべく、数字で示した頭蓋の構造物番号と本文中に示したAからSの構造名を、形状と位置に基づき一致させよ。(Radiograph courtesy of Dr.R.M.Jaynes, DDS, Assistant professor at Ohio State University)

P. **関節円板の場所**
（ヒント：下顎頭と下顎窩の間のX線透過性の高い部分）

Q. **鼻腔** （ヒント：このX線透過性の高い中空のスペースは上顎の前歯の上にある）

R. **鼻中隔** 鋤骨および篩骨の垂直板よりなる
（ヒント：鼻中隔は左右の鼻腔を隔てる）

S. **舌骨**
（ヒント：舌骨上筋と舌骨下筋はX線透過性が高いため写真上では確認できないので、舌骨は下顎骨の下に浮いているように見える）

解答：A-18（上顎の歯は14本持っている、小臼歯2本が欠損している）、B-2（下顎の歯は14本持っている、小臼歯2本が欠損している）、C-16、D-14、E-13、F-7、G-12、H-8、I-19、J-17、K-1、L-3、M-6、N-10、O-9、P-11、Q-5、R-4、S-15

REFERENCES

1. Clemente CD, ed. Gray's anatomy of the human body. 30th ed. Philadelphia, PA: Lea & Febiger, 1985.
2. Roman-Ruiz LA. The mental foramen: a study of its positional relationship to the lower incisor and premolar teeth [Master's Thesis]. Columbus, OH: Ohio State University, College of Dentistry, 1970.
3. Sicher H, DuBrul EL. Oral anatomy. 7th ed. St. Louis, MO: C.V. Mosby, 1975:174–209.
4. Edwards LF, Gaughran GRL. Concise anatomy. 3rd ed. New York, NY: McGraw-Hill, 1971.
5. Hickey JC, Allison ML, Woelfel JB, et al. Mandibular movements in three dimensions. J Prosthet Dent 1963;13:72–92.
6. Hickey JC, Woelfel JB, et al. Influence of occlusal schemes on the muscular activity of edentulous patients. J Prosthet Dent 1963;13:444–451.
7. Woelfel JB, Hickey JC, Rinear L. Electromyographic evidence supporting the mandibular hinge axis theory. J Prosthet Dent 1957;7:361–367.
8. Woelfel JB, Hickey JC, Stacy RW. Electromyographic analysis of jaw movements. J Prosthet Dent 1960;10:688–697.
9. Woelfel JB, Hickey JC, Allison ML. Effect of posterior tooth form on jaw and denture movement. J Prosthet Dent 1962;12:922–939.
10. Melfi RC. Permar's oral embryology and microscopic anatomy. 8th ed. Philadelphia, PA: Lea & Febiger, 1988:247–257.
11. Sharry JJ. Complete denture prosthodontics. New York, NY: McGraw-Hill, 1962:45–86.
12. Ricketts RM. Abnormal function of the temporomandibular joint. Am J Orthod 1955;41:425, 435–441.
13. Burch JG. Activity of the accessory ligaments of the temporomandibular joint. J Prosthet Dent 1970;24:621–628.
14. Turell J, Ruiz HG. Normal and abnormal findings in temporomandibular joints in autopsy specimens. J Craniomandib Disord Facial Oral Pain 1987;1:257–275.
15. Osborn JW, ed., Armstrong WG, Speirs RL. Anatomy, biochemistry and physiology. Oxford: Blackwell Scientific Publications, 1982:324–343.
16. Haines RW. On muscles of full and of short action. J Anat 1934;69:20–24.
17. Gionhaku N, Lowe AA. Relationship between jaw muscle volume and craniofacial form. J Dent Res 1989;68:805–809.
18. Montgomery RL. Head and neck anatomy with clinical correlations. New York, NY: McGraw-Hill, 1981:202–214.
19. Winter CM, Woelfel JB, Igarashi T. Five-year changes in the edentulous mandible as determined on oblique cephalometric radiographs. J Dent Res 1974;53(6):1455–1467.
20. Kraus B, Jordan R, Abrams L. Dental anatomy and occlusion. Baltimore, MD: Williams & Wilkins, 1969:203–222.
21. Basmajian JV. Grant's medical method of anatomy. 9th ed. Baltimore, MD: Williams & Wilkins, 1975.
22. Edwards LF, Gaughran GRL. Concise anatomy. 3rd ed. New York, NY: McGraw-Hill, 1971.
23. Sicher H, DuBrul EL. Oral anatomy. 6th ed. St. Louis, MO: C.V. Mosby, 1975:344–378.
24. Crum RJ, Loiselle RJ. Oral perception and proprioception. A review of the literature and its significance to prosthodontics. J Prosthet Dent 1972;28:215–230.
25. Jerge CR. Organization and function of the trigeminal mesencephalic nucleus. J Neurophysiol 1963;26:379–392.
26. Renner RP. An introduction to dental anatomy and esthetics. Chicago, IL: Quintessence Publishing, 1985:162.
27. Jenkins GN. The physiology of the mouth. 3rd ed. Revised reprint. Oxford: Blackwell Scientific Publications, 1970:310–328.
28. Kawamura Y, Kare MR. Umami: a basic taste. New York, NY: Marcel-Dekker, 1987.
29. Osborn JW, ed. Anatomy, biochemistry and physiology. Oxford: Blackwell Scientific Publications, 1982:542.
30. Edwards LF, Gaughran GRL. Concise anatomy. 3rd ed. New York, NY: McGraw-Hill, 1971.
31. Sicher H, DuBrul EL. Oral anatomy. 7th ed. St. Louis, MO: C.V. Mosby, 1980:351–376.
32. Montgomery RL. Head anatomy with clinical correlations. New York, NY: McGraw-Hill, 1981:75–82.
33. Paff GH. Anatomy of the head and neck. Philadelphia: W.B. Saunders, 1973.
34. Osborn JW, ed. Dental anatomy and embryology. Oxford: Blackwell Scientific Publications, 1981.
35. Montgomery RL. Head and neck anatomy with clinical correlations. New York, NY: McGraw-Hill, 1981.
36. Brand W, Isselhard B. Anatomy of orofacial structures. 5th ed. St. Louis, MO: C.V. Mosby, 1994.
37. Francis CC. Introduction to human anatomy. 6th ed. St. Louis, MO: C.V. Mosby, 1973.
38. Osborn JW, ed. Anatomy, biochemistry and physiology. Oxford: Blackwell Scientific Publications, 1982.

GENERAL REFERENCES

Ash MM. Wheeler's dental anatomy, physiology and occlusion. 7th ed. Philadelphia, PA: W.B. Saunders, 1993.

Clemente CD, ed. Gray's anatomy of the human body. 30th ed. Philadelphia, PA: Lea & Febiger, 1994.

Clemente CD. Anatomy: a regional atlas of the human body. 4th ed. Baltimore, MD: Williams & Wilkins, 1997.

Dorland's illustrated medical dictionary. 28th ed. Philadelphia: W.B. Saunders, 1985.

Fehrenbach MJ, Herring SW. Illustrated anatomy of the head and neck. Philadelphia, PA: W.B. Saunders, 1996.

Reed GM, Sheppard VF. Basic structures of the head and neck. Philadelphia, PA: W.B. Saunders, 1976.

Travers JB, Travers SP. Physiology of the oral cavity. In: Cummings CW, ed. Otolaryngology head and neck surgery, vol. 2, 4th ed. Philadelphia, PA: Elsevier Mosby, 2005.

Web site: http://education.yahoo.com/reference/gray/—Bartleby. com edition of Gray's Anatomy of the Human Body

第15章

口腔診査：口腔の正常解剖

本章の２つのセクションで取り上げる項目は以下の通りである。

1. 口腔外診査：正常構造
   - A. 外観
   - B. 頭部
   - C. 皮膚とその下にある咀嚼筋
   - D. 目
   - E. 顎関節
   - F. 頸部
   - G. リンパ節
   - H. 唾液腺（口腔外）
   - I. 口唇

2. 口腔内診査：正常構造と局所麻酔時に役立つ解剖学的指標
   - A. 唇側と頬側の粘膜：口腔前庭と頬
   - B. 口蓋：口腔の天井
   - C. 中咽頭：口峡、口蓋弓、扁桃
   - D. 舌
   - E. 口腔底
   - F. 唾液腺
   - G. 歯槽突起（粘膜の下にある骨）
   - H. 歯肉
   - I. 歯：歯の計数

目的

この章では以下の項目を習得できる。

- 頭頸部の詳細な診査（癌スクリーニング）に推奨されるすべてのステップを系統的に行うにあたり、口腔内・口腔外診査中にみられる正常な構造物をすべて特定し特徴を説明できる。
- 触診可能な咀嚼筋について、位置を説明し実際に触診できる（触診とは、手で触れて診察することである）。

- 顎関節の位置について説明し、下顎頭の後部と側面で関節を触診できる。
- 顔面と頸部からのリンパ液を還流するリンパ節の位置を説明し、リンパ節周辺を触診できる。
- 主要な唾液腺の位置を説明し、唾液腺周辺を触診できる。
- 歯と周辺組織を麻酔するための麻酔薬の注射部位を説明できる。

注意：本章で述べる事項に関連して、特定の研究結果やウォールフェル博士による研究結果を引用した個所に「このように[A]」上付き文字をつけた。研究結果は本章の末尾に一覧を掲載した。

解剖学用語：本章を読む前に、次の解剖学用語を頭に入れておくようにする。

有郭：周りに囲いのある様子。「郭」とは周りを囲む囲いのことである

糸状：糸のような様子

円蓋：アーチ状の形を示す

小帯：動きを制限する小さな組織のひだ

茸状：きのこ状の形をした様子

白線：白い線

咀嚼：食物を噛むこと

前庭：口の入り口部分

頭頸部の診査（癌スクリーニング）に際しては、口腔内および周辺のすべての構造について異常の有無を評価せねばならない。患者の全身状態から始まって、頭頸部にある口腔外の構造物についても評価を行った後、口唇から喉までにある構造物すべてに関して口腔内診査を行う。完全かつ詳細な口腔内・口腔外診査の目的は、経過観察や治療が必要な異常を発見することである。このセクションの第一の目的は、口腔内の正常構造を説明できることである。正常構造が理解できれば、異常を認識できるようになる。また、正常構造を理解していれば、近傍の正常部位と関連付けることにより異常の位置を説明できる。病変の進展を経過観察する場合や、病変の生検のために患者を紹介する場合、異常の位置を説明する必要がある。本章の第二の目的は、歯科治療に先立って局所麻酔を行うときに役立つ解剖学的構造を特に重視して学習することである。

セクション1　口腔外診査：正常構造

A. 外観

患者と対面して最初に観察できるのは、全身状態である。全身状態から、未だ診断に至っていない健康上の問題につながる鍵を得られるし、患者が歯科治療にどの程度耐えられるかの予測は全身の観察から始まる。あいさつをしながら、姿勢、歩行の様子、呼吸、全体的な健康状態の観察を行う。

B. 頭部

頭部を詳細に観察すると、頭部の左右非対称や上下顎間のずれが明らかになることがある。これらは、感染の徴候である腫脹の特定に重要な所見であったり、咬合に関わる問題を特定し治療する方法を決定する際に重要となる可能性がある。

C. 皮膚とその下にある咀嚼筋

皮膚に異常がないか観察し、異常があれば位置（正常構造と関連付ける）、大きさ、異常について患者が知っている経過を記録する。評価者に病理学の知識があれば、良性の病変か、専門家への紹介や生検を要する病変かを区別する上で役立つ。頭頸部の筋を触診して自発痛や圧痛が特定された場合、顎関節の問題や咬合の不均衡（習慣的に歯をくいしばっていると悪化する）に関連している場合がある。そのため、頭頸部の筋の位置を理解して、可能な部位で触診できることは重要である。左右の筋を中指で優しくマッサージするようにしながら、人差し指と薬指を使って筋周囲の軟組織に腫瘤や圧痛がないか確かめる。図15-1を参照しながら実習パートナーとお互いの筋を触診してみよう。

- **咬筋**：上下の歯を噛みしめた状態で下顎角近くの下顎骨外側面上にある膨らみを触診すると、咬筋を触れる。指を下顎角方向に移動させると、停止を触れる（図15-1の4番）。指を頬骨弓に向かって上に移動させると、頬骨と側頭骨頬骨突起の下端に起始を触れる（図15-1の3番）。
- **内側翼突筋**：上下の歯を噛みしめた状態で下顎角の内側の膨らみを触診すると、停止を触れる（7番）。下顎角付近の下顎骨内側面を上方と外側に向かって、中指と人差し指の先を使って優しく触診する。首の皮膚を弛緩させるべく頭を少し前に下げた状態で行うと、触診が容易になる。内側翼突筋の触診は不快感を伴う可能性がある。

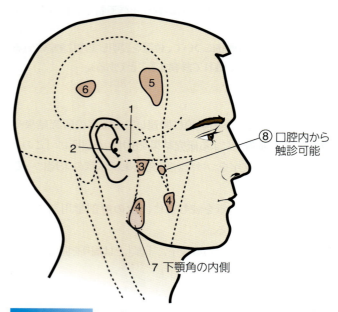

図15-1　顎関節と咀嚼筋の**触診部位**（起始と停止の位置）：1. 下顎頭の外側面、2. 下顎頭の後面、3. 咬筋（起始）、4. 咬筋（停止）、5. 側頭筋（下顎骨に近い前方筋線維）、6. 側頭筋（下顎骨を引く後方筋線維）、7. 内側翼突筋、8. 外側翼突筋（口腔内から触診可能）

- **側頭筋　前方筋線維**：前方（垂直）線維の起始は、前頭部にあって、ちょうど眉と耳の上端を結ぶ線の上にある（5番）。前方筋線維は閉口を助けるので、歯を噛みしめたときに膨らみを感じるかどうか試してみよう。
- **側頭筋　後方筋線維**：後部（水平）筋線維の起始は、耳の上端よりやや上後方にある（6番）。後方筋線維は下顎の後退に関連するので、下顎を後退させたときに膨らみを感じるかどうか試してみよう。
- **外側翼突筋**　口腔内からの触診：外側翼突筋は、口腔内からのみ触診可能である。口腔前庭の上顎結節後部に小指をあてて、外側翼突筋を触ってみよう（8番）（頭蓋標本を用いて蝶形骨翼状突起の外側板に到達する方法を予習しておくこと）。実習パートナーには、小さく口を開けて触診する側に下顎を少しずらした位置を取ってもらい、外側翼突筋の起始に向けて、小指を奥へ外側翼突板の方向に滑らせる。筋痛がない場合でも、この触診は患者にとって不愉快である。関節突起頸部の前面が外側翼突筋の停止であるが、停止を触診することはできない。

D. 目

いわゆる白目の部分（強膜）は、正常の場合白く透明感があり、充血はなく黄色でもない（黄色い強膜は肝臓病による黄疸の徴候かもしれない）。眼球を覆い、反転して眼瞼の内面も覆う薄い組織は結膜と呼ばれる。結膜は、過度に充血して赤くなったり炎症を起こしておらず（アレルギーまたはなんらかの疾病の徴候である）、健康的に見えるのがよい。瞳孔は虹彩に囲まれた目の中央にある色の濃い部分で、過度な縮瞳や散瞳は疾病や薬物使用を示唆する。

E. 顎 関 節

左右の下顎頭の外側面の位置を確認し、触診する。実習パートナーの後ろに立って、実習パートナーが口を開閉しているときに外耳道開口部直前で頬骨弓下の皮膚に中指を当ててみよう（図15-1、8番）。実習パートナーが下顎を上下左右に動かす際の下顎頭の動きを感じてみよう。口を小さく開けたときの下顎頭の動きは、大きく開けたときほどには感じられない。なぜならば、小さな開口の場合、下顎頭はブランコのように結合部分の周囲で回転するだけだからである。一方、大きく開口した場合には下顎頭と下顎骨全体が関節結節に沿って前下方に動く。また、側方運動の最中の下顎頭も触診して、右方向へ運動中の左右の下顎頭の動きの違いを確認し、左方向へ運動中についても同様に確認せよ。クリック音や弾けるような音とともにギクシャクした動きを感じることもある。このような場合には、下顎頭が関節円板の下から逸脱していることが多い。

小指を外耳道に入れて前方に押し付け、下顎頭の後面を触診せよ（図15-1、2番）。実習パートナーが下顎を開閉し、左右に動かしている際の動きが感じられる。

F. 頸 部

頸部は、腫瘤や隆起のないことを確認するために左右を対照して評価せねばならない。甲状腺は、体の代謝調節を行う甲状腺ホルモンを分泌する腺で、頸部に位置する。甲状腺は喉頭隆起の直下にあって、左右両側に羽を広げた蝶のような形をしている（図15-2、17番）。甲状腺の診査では視診と触診を行い、腫れていないか（甲状腺腫の可能性）を確かめる（図15-3のように）。甲状腺の腫れは、甲状腺機能障害の徴候で、ホルモン分泌異常を伴う可能性がある。胸鎖乳突筋周囲にある頸部リンパ節については次に述べる。

G. リンパ節

歯科診査中のリンパ節の評価は重要である。なぜならリンパ節腫脹は、当該リンパ節が還流する領域の感染や癌の進展を示している可能性があるからである。正常なリンパ節は触れられないが、感染や悪性腫瘍が生じるとリンパ節腫脹を生じる。感染が波及して腫脹したリンパ節は、緊満感があって圧痛を伴って腫脹しており、温かく、周囲の皮膚の発赤を伴う場合もある。このような場合には、前章で述べたリンパ節間での拡大パターンの知識をもとに感染部位を検索する。感染が治癒した後でもリンパ節腫脹が残っていることがあるが、その場合圧痛や緊満感はないだろう。悪性腫瘍によるリンパ節腫脹の場合、圧痛はなく硬いことが多い。また、リンパ節の下にある組織と一体となっているように感じられ比較的可動性に乏しく、持続的に拡大し続ける。

皮膚に置いた指の腹でリンパ節の位置を触れることにより腫大したリンパ節を触診できる。第14章の図14-51を参考

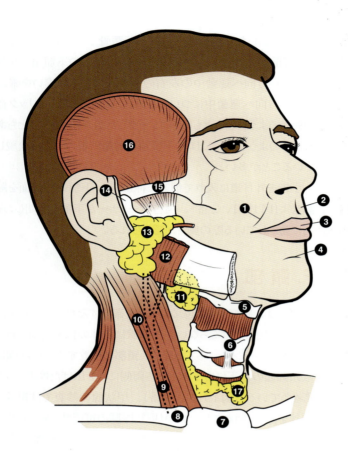

1. 鼻唇溝
2. 人中
3. 上唇結節
4. オトガイ唇溝
5. 舌骨
6. 喉頭隆起（喉仏）
7. 胸骨
8. 鎖骨
9. 内頸動脈
10. 胸鎖乳突筋
11. 顎下腺
12. 咬筋
13. 耳下腺
14. 下顎頭
15. 頬骨弓
16. 側頭筋
17. 甲状腺

図15-2 頭頸部の診査に際して特定できる（または触診できる）**頭頸部の構造物**

にして、オトガイ下リンパ節（オトガイ部のすぐ後下方）、顎下リンパ節（下顎角の内側で顎下腺の上）、耳下腺リンパ節（耳の前）、耳介後リンパ節（耳の後ろ）、頸部リンパ節（図15-4に示すように胸鎖乳突筋の周囲を囲んでいる）について、それぞれに該当する位置で皮膚の上から触診し確認すること。

H. 唾液腺（口腔外）

　口腔外では2対の唾液腺を触診できる。顎下腺と耳下腺である。**顎下腺**は下顎骨下端のすぐ内側にある浅い下顎窩内に位置する（図15-2、11番）。顔面動脈が頸部から顔面へ至る際に下顎骨の下面上を通過する場所のすぐ前に顎下腺がある。下顎骨の下端で顔面動脈を触診し（拍動を触れる）、指を内側に動かして顎下腺の場所を確認してみよう。左右の顎下腺は唾液のほぼ2/3を産生する。顎下腺の唾液は多くが漿液性であるが、粘液性の唾液も分泌する[1]。

　耳下腺は四角い大きな唾液腺で（図15-2、13番）、左右の耳介の前下部に位置する（幅は下顎枝から胸鎖乳突筋のところまで）。耳下腺は唾液の22％から33％を産生する（漿液性の唾液）[1]。左右の耳下腺は、流行腺耳下腺炎や唾液管の

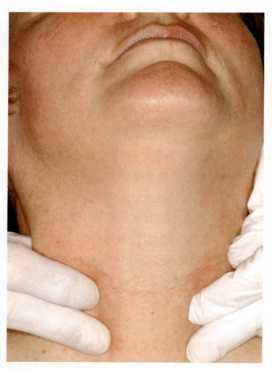

図15-3 **甲状腺**と**喉頭隆起**周囲の頸部組織の触診。左右差と腫脹の有無を調べる

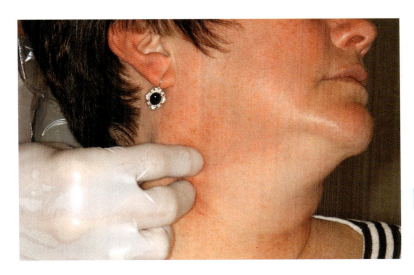

図15-4　**胸鎖乳突筋**を取り巻く組織の触診により、腫張した**頸部リンパ節**を特定できる。頸部リンパ節は胸鎖乳突筋周囲に位置する

閉塞により腫大する。

I. 口唇

　口唇を学習するにあたっては、図15-5を参考にすること。口唇は、上下の肉付きの良い口の境界部分であり、**唇交連**の部分で上下が会する。上唇の外側は鼻唇溝で頬と境界され、上部は鼻が境界となる。**鼻唇溝**は鼻孔の横から口の唇交連付近まで斜外方に走る。下唇の側方も頬と境界され、下方は**オトガイ唇溝**と呼ばれる水平な溝によりオトガイ部と境界される。口唇には開口部を取り巻く**口輪筋**があって、ストローで吸うときに口を閉じるのに役立っていることを思い出しておこう。上唇には、中央の下端に組織の結節があって、**上唇結節**と呼ばれる。上唇結節の上側の皮膚は、上唇結節から鼻まで続く幅のあるくぼみになっていて、**人中**と呼ばれる。

　赤唇縁は唇の赤い部分で、顔面の皮膚と粘膜（口腔内を裏

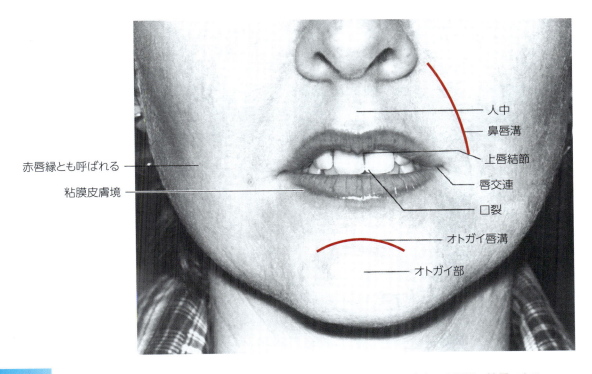

図15-5　**口唇の構造物**：口唇の境界は赤唇縁とも呼ばれる。皮膚粘膜境は顔面の皮膚と赤唇縁の境界である

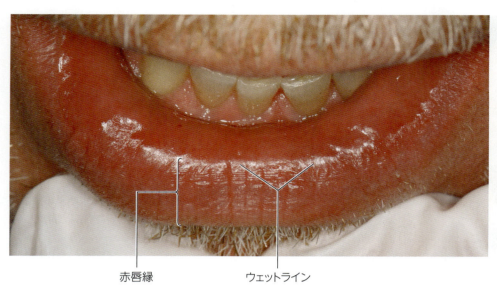

図15-6 下唇の赤唇縁とウェットライン

赤唇縁　ウェットライン

打ちしている組織）の移行部である。赤唇縁は、多くの女性が口紅を塗る部位である。口唇は、年老いた人よりも若い人で赤みが強い。茶色のメラニン色素のために口唇の色が赤茶色である人もいる。赤唇縁は外側は**皮膚粘膜境**により境界される。皮膚粘膜境は顔面の皮膚と赤唇縁の境である。赤唇縁の内側の境は**ウェットライン**である。ウェットラインは、通常乾燥している外側の赤唇縁と内側にあるしっとりして滑らかな粘膜との境界である（図15-6）。ウェットラインは、通常皮膚粘膜境から約10mm入ったところにある。赤唇縁と皮膚粘膜境の日光曝露による変化は皮膚癌につながることもあるため、この部分は頭頸部の診査において重要である。

セクション2　口腔内診査：正常構造と局所麻酔時に役立つ解剖学的指標

　口腔は、前面を口唇により、側面を頬により、上面を口蓋により、下面を口腔底により囲まれる。口腔は2つの部位に分けられる。口腔前庭と固有口腔である。外側にある**口腔前庭**は歯と歯槽突起、口唇と頬の間のスペースである。**固有口腔**とは歯と歯槽突起より後方の部位である。

　体の外表面の皮膚と開口部がつながる場所には、粘膜がある。**口腔粘膜**は、体表を皮膚が覆っているように、口腔を裏打ちしている。皮膚と粘膜の相違点は、粘膜が湿潤であることである。口腔の天井（硬口蓋上部）や歯肉といった最も摩耗が生じやすい部位には、**角化層**と呼ばれる丈夫な外層の組織がある。古くなるにつれ角化層は灰色がかった色を帯びるようになり、下層の細胞に置き換えられる。頬や口腔底といった角化層のない他の部の口腔粘膜は、構造的により繊細である。これらの粘膜は非常に薄いので粘膜下にある結合組織を走っている脈管が、赤系や青系の色で容易に透けて見える。

　麻酔用の注射針で頬側や唇側の粘膜を貫くことにより、歯と近傍の口腔内構造に分布する神経まで到達できる。麻酔の注射部位を決定するのに役立つ解剖学的指標について、このセクションを通じて説明する。

第15章 │ 口腔診査：口腔の正常解剖　　445

背景知識：口腔内構造を麻酔するために用いる局所注射麻酔の注射手技

　痛みを感じるためには、刺激されている歯や周囲の組織から脳へ向かって脳神経の枝を通じてメッセージが送られなければならない。神経付近に麻酔薬を注射すると、麻酔薬は軟組織や海綿骨を通じて拡散し（または浸透し）、神経細胞に入る。濃度が十分あれば、脳に送られる痛みのメッセージを減弱させる。麻酔を効かせるためには、麻酔したい組織と脳の中間にある神経に沿った部位に麻酔薬を注射する必要がある。それゆえ、治療を行っている組織（歯髄と歯周囲の組織など）から発生する痛みが脳へ到達（痛みの認識）するのをブロックするために麻酔薬をどこに注射すればよいかを把握する必要があり、口腔内の神経の経路を覚えておくことは重要である。

　多くの神経が動静脈と併走している。併走する動静脈内へ麻酔薬が注射されると、心臓に意図せぬ大きな影響が生じる（全身作用）。これを避けるために**吸引シリンジ**を用いる。このタイプのシリンジでは麻酔薬カートリッジのストッパーを引いて陰圧をかけることが可能である。それゆえ、針先が脈管内にある場合、ガラスの麻酔シリンジ内に血液が逆流してくるのが見える。逆流がある場合には麻酔薬の注射前に針先の位置を変えてもう一度吸引を試みることができるので、麻酔薬が脈管に注射されて速やかに心臓に到達し、予期せぬ有害作用を生じる事態を確実に避けるためことができる。歯から神経束を通って脳に届く痛みシグナルをブロックするためには、十分な濃度の麻酔薬が歯から脳に至る経路に沿った神経細胞に到達する必要がある。これを可能にするためには、神経が骨に入る部位のできるだけ近くに麻酔薬を注射する。または、骨が多孔性であったり薄くて浸透性が十分高い場合には、麻酔薬を骨の外面に注射して歯根に入る前の骨内の神経に直接浸透させる。上顎骨は下顎骨よりも密度が低いため、周囲の軟組織から骨内に麻酔薬が入り、歯髄に入る神経まで浸透しやすい。下顎骨では、歯髄を支配する神経の麻酔のためには、下顎神経が下顎骨に入る直前の部分（下歯槽神経）かオトガイ孔内（麻酔薬を下顎骨内へ注入できる。麻酔できるのは小臼歯と一部前歯の下歯槽神経の枝のみであり、大臼歯は麻酔されない）に麻酔薬が至るようにすると有効である。

A. 唇側と頬側の粘膜：口腔前庭と頬

　歯と唇または頬の間にある口腔前庭は、前歯の隣にある唇側の前庭と後方歯（小臼歯と大臼歯）の隣にある頬側の口腔前庭に分けられる。口腔前庭は、上方は上顎歯の隣にある粘膜で裏打ちされた場所まで、下方は下顎歯の隣まで広がる。口腔前庭は濃いピンク色の歯槽粘膜に覆われていて、脈管に富み、小唾液腺を多く有する。舌の先端はそれぞれの口腔前庭に届いて歯の唇側と頬側を掃除でき、咀嚼しているときには、さらに咀嚼するために食べ物を前庭から歯の上に戻せる。**前庭円蓋**（図15-16）は、下顎骨の隣にある口腔前庭で最も

低い部分と上顎骨の隣にある最も高い部分である。頬の神経に障害がある患者（脳卒中やベル麻痺により顔面神経の片側性機能障害の場合など）では、頬に隣接する前庭円蓋に食物が集まる。

　次の構造物を学ぶにあたって、図15-16を参照のこと。**唇小帯**は正中にある薄いシート状の組織で、中切歯の中央でそれぞれ上下の口唇を上顎骨と下顎骨を覆う粘膜に付着させている。**頬小帯**は下顎と上顎の小臼歯領域で頬を顎の粘膜に緩く付着させる。頬小帯は、頬と口唇を外側上方および外側下方に引くと見える。食べているときには、顔面の筋群により頬小帯が上下左右に動き、舌とともに食物を歯の咀嚼面に

後上歯槽枝　中上歯槽枝、前上歯槽枝への注射麻酔

上顎歯と周辺組織を麻酔するためにブロックすべき神経はどれか考えてみよう。ブロックすべき神経はすべて**第Ⅴ脳神経（三叉神経）の第2枝である上顎神経**の枝である。1本または2本の歯髄または特定の軟組織を麻酔するためには、後上歯槽枝、中上歯槽枝、前上歯槽枝のうち当該組織に分布する枝をブロックする必要がある。

上顎第二大臼歯および上顎第三大臼歯と隣接する組織のみを麻酔したい場合、**後上歯槽枝**（図15-7）が歯槽孔（図15-8）に入る直前の部位に到達するとよい。この部位に到達するためには、第三大臼歯の根尖よりもやや遠心の上内側で上顎骨の後面に麻酔針を向ける。**上顎結節**（図15-9）の上、頬側の口腔前庭（前庭円蓋）の高さで粘膜を貫いて後上歯槽枝が歯槽孔に入る直前の部位に到達する。上内側へ向けての注射を行うために、頬はやや外側に引き伸ばす必要があることもある。麻酔したい歯の根尖にできるだけ近い上顎骨付近に麻酔薬を注射することにより、麻酔薬が上顎骨から大臼歯の神経に浸透して、後上歯槽枝の特定の歯枝を麻酔できる。上顎第一大臼歯をこの方法で麻酔する場合、麻酔薬は2本の歯根に入る後上歯槽枝の枝を麻酔するのみならず、残り1本の歯根に入る中上歯槽枝の枝をも麻酔する。

その他すべての上顎歯と周囲組織の麻酔のためには、**中上歯槽枝**と**前上歯槽枝**をブロックする。中上歯槽枝と前上歯槽枝は脳から出て眼窩底または上顎洞内を通るので、容易に到達できない。上顎骨付近で、麻酔したい歯の歯根の先端の高さで前庭円蓋の軟組織内に麻酔薬を注射して麻酔を行う（中上歯槽枝に関しては図15-10、前上歯槽枝に関しては図15-11）。痛みをブロックするために、麻酔薬は軟組織と骨に浸透して前上歯槽枝（前歯の歯髄を支配する。図15-12）の歯枝と中上歯槽枝（小臼歯の歯髄と第一大臼歯の1本の歯根〈近心頬側根〉の歯髄を支配する。図15-13）の歯枝に到達する。前述の場合と同じように、中上歯槽枝をブロックする目的で注射された麻酔薬は骨に浸透して後上歯槽枝も麻酔し、第一大臼歯全体を麻酔することもある。

小臼歯や前歯よりも唇側の軟組織を支配する**眼窩下神経**の終枝は、上述した浸透による方法で麻酔できる。しかし、眼窩下神経の終枝すべてを麻酔する方法も有用である。眼窩下孔の開口部付近（図15-14）に麻酔薬を注射すると眼窩下神経を麻酔できる。皮膚の上から人差し指を用いて眼窩の直下にある眼窩下孔に触れる。その後、親指を口腔に入れて上唇を持ち上げ、小臼歯付近の前庭円蓋の組織に注射針を入れ（中上歯槽枝への注射と同様に）、針の先端を眼窩下孔の位置まで上顎骨表面に沿って顔面と平行に進める（図15-15）。

戻す役割を果たす。総義歯の床外縁の形態が適当でない場合、頬小帯により総義歯が外れてしまうことがある。

唇交連より通常4mmから6mm後部にある粘膜の突起を**唇交連部の結節**と呼ぶ。唇交連部の結節はしばしば見られ、触診できる（**図15-16**）。**耳下腺乳頭**は円いフラップ状の組織で、上顎第一大臼歯と第二大臼歯に隣接して咬合面の高さまたはやや上方の頬粘膜に位置している（図15-16）。耳下腺乳頭は**耳下腺管（ステンセン管）**の開口部を覆っている[A]。

頬粘膜は頬の内側にあって、光沢があるが部分的に粗いところもある。上下の歯が合わさる部分に前後方向の白い線がしばしば見られ、頬粘膜の**白線**と呼ばれる。白線は、後方歯の咬合面の高さで唇交連領域から第三大臼歯領域まで伸びる。頬を噛んだ場合、傷ができて痛むのはこの周辺である。

フォーダイス顆粒は、小さな黄色い不整形の領域で、人により目立つ場合がある。フォーダイス顆粒が最もよく見られる場所は、頬の内側の頬粘膜で口腔の角にあたる部分である（図15-17）。フォーダイス顆粒は、口腔内における脂腺である。脂腺は、口腔外の皮膚にあっては毛包に付随する。フォーダイス顆粒がこの位置にある理由は、おそらく、胎生期の発達の段階で上部と下部の頬が融合したときに由来する。このような腺は、口腔内の別の部分でもみられる。

腫瘤や隆起の有無を確認するための頬と口唇の触診においては、一方の面に親指を、もう一方の面に人差し指を押し当てて行う双指診を行う（図15-20）。

第15章 | 口腔診査：口腔の正常解剖　447

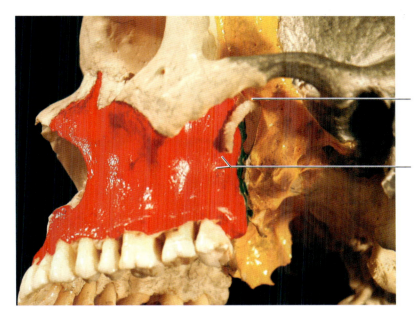

翼口蓋窩から出る
プローベ

歯槽孔開口部
（歯槽孔）

図15-7 **ヒトの頭蓋：**上顎骨を赤色に、口蓋骨（わずかに見える）を緑色に、蝶形骨を黄色に着色してある。**後上歯槽枝**を模したプローベが上部で翼口蓋窩から出て、上顎骨の後面にある歯槽孔開口部に向かう

歯槽孔開口部（歯槽孔）

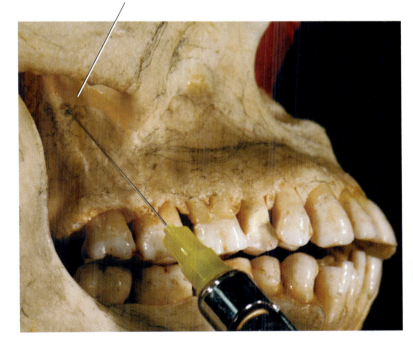

図15-8 **後上歯槽枝**が上顎の大臼歯の歯根に至る途中で上顎骨内に入る歯槽孔に向けた麻酔用シリンジにつけた注射針

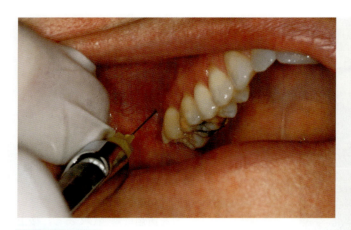

図15-9 上顎結節のすぐ後ろにおいて前庭円蓋の高さで粘膜を貫く針が内側上方の歯槽孔に向かう。歯槽孔から**後上歯槽枝**が上顎骨に入る。この注射部位は、上顎臼歯と（上顎第一大臼歯の近心頬側を除く）、隣接する軟組織、および歯肉の麻酔に用いる

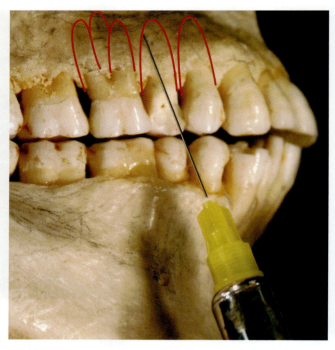

図15-10 ヒト頭蓋を示した図の上顎上に描いた輪郭は、小臼歯と第一大臼歯の歯根の位置である。注射針を、上顎の外形に沿って、麻酔すべき小臼歯または第一大臼歯の歯根の先端に届くように進める。麻酔薬は上顎骨を通して浸透して**中上歯槽枝**と同時に**後上歯槽枝**の枝もブロックすることによりこれらの歯の（隣接する軟組織と歯肉も）痛みを軽減する

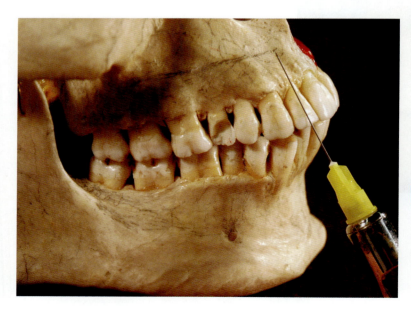

図15-11 ヒト頭蓋において上顎歯の歯根先端のおおよその高さを鉛筆の線で示す。注射針を上顎骨の外形に沿って前歯の歯根先端まで到達させて、**前上歯槽枝**の歯枝を麻酔する

第15章　口腔診査：口腔の正常解剖　449

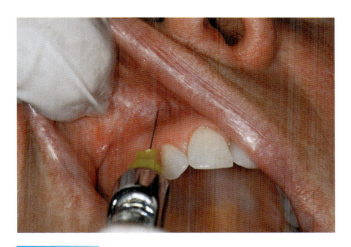

図15-12　麻酔用シリンジにつけた注射針が上顎側切歯付近の前庭円蓋の高さで粘膜を貫いて、針の先端はおよそ歯根の先端にある。この位置に麻酔薬を注射すると、上顎骨を通して**前上歯槽枝**に浸透して上顎切歯の痛覚を鈍麻させる

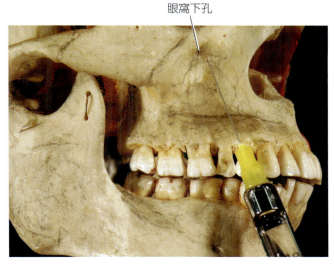

眼窩下孔

図15-14　麻酔用シリンジにつけた針が上顎骨の外形に沿って**眼窩下神経**の高さまで到達している。眼窩下神経により支配される上唇と唇頰側の歯肉（および鼻の一部と眼瞼下部）を麻酔するためには、眼窩下管の出口で眼窩下神経をブロックする

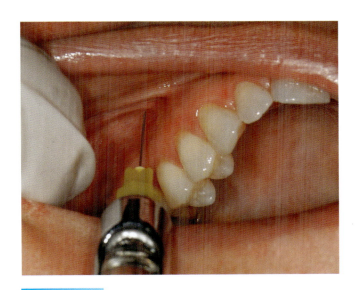

図15-13　麻酔用シリンジにつけた針が頬小帯に近い前庭円蓋の高さにおいて上顎小臼歯の付近で粘膜を貫いて、針の先端はおよそ歯根の先端にある。この位置に麻酔薬を注射すると上顎骨を通じて**中歯槽枝**と**後歯槽神経**の枝に浸透し上顎小臼歯と第一大臼歯の痛覚を鈍麻させる

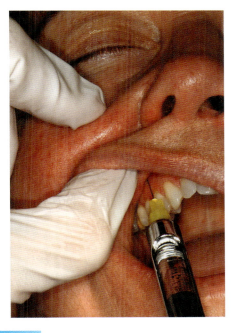

図15-15　麻酔用シリンジにつけた針が、上顎犬歯または第一大臼歯付近の前庭円蓋の最高部で粘膜を貫く（中上歯槽枝の麻酔でも前上歯槽枝の麻酔でも注射部位とシリンジの角度は同じ）。この場合は針先は歯根の高さを超えて**眼窩下神経**まで到達している（眼窩下管開口部のくぼみを触診して、写真のように人差し指で場所を明らかにしている）

450 第3部 | 口腔の解剖学的構造

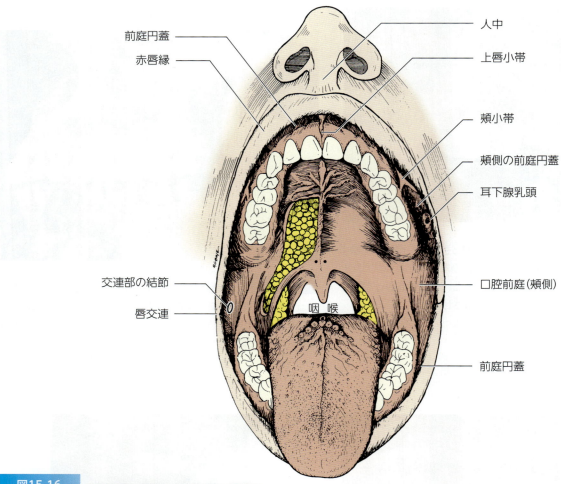

図15-16 口腔前庭と隣接する頰粘膜の構造物

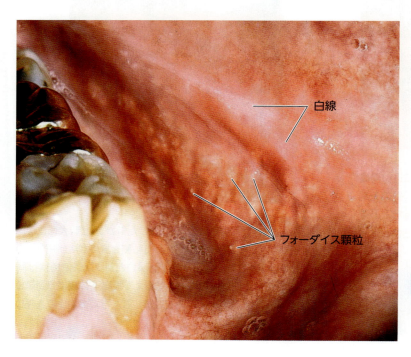

図15-17 臼歯に隣接する**頰粘膜：白線とフォーダイス顆粒**を示す
(Courtesy of Carl Allen D.D.S.,M.S.D.)

頰神経の注射麻酔

頰神経は下顎神経の枝で、下顎孔を通らず頰の軟組織に分布する。この神経の麻酔は、頰側の組織の麻酔を要する下顎大臼歯に隣接する頰粘膜下に頰棚のすぐ上で注射できる（図15-18、図15-19）。

B. 口蓋：口腔の天井

硬口蓋は口腔の天井のうち前側にあって粘膜で覆われた硬い部分、すなわち口蓋骨の水平板と上顎骨の口蓋突起の部分である。**軟口蓋**は口腔の天井のうち後方の可動性のある部位で、骨性の支持体を持たない。**振動線（アーライン）**は軟口蓋と硬口蓋の境目の線である（図15-21）。

1. 硬口蓋の構造物

硬口蓋の構造物について学ぶにあたっては図15-21および図15-22を参照のこと。硬口蓋は、角化した灰赤色からサンゴ色をした組織である。**切歯乳頭**は、中切歯の口蓋側正中にある円形の隆起した組織である。この乳頭は、切歯孔の上を覆っている。鼻口蓋神経が、鼻腔から切歯孔を通って口蓋に至り、硬口蓋の前半部分に分布する。切歯乳頭付近は、この周囲の口蓋の組織を麻酔する際の麻酔薬の注射部位である[B]。

口蓋縫線は、硬口蓋の正中を前後に走るやや隆起した隆線で、固い組織である。口蓋縫線は、左右上顎骨の口蓋突起間にある上顎間縫合の縫合面の上にある（図15-22）。口蓋縫線上の粘膜と下にある骨との接着は強く、脂肪や腺が介在しない。この部分を除くと、口蓋縫線の両側の組織は、表面下に脂肪と唾液腺があるため比較的軟らかい。硬口蓋と歯槽突起の境界で臼歯の横にあるスポンジ状の組織には、大口蓋

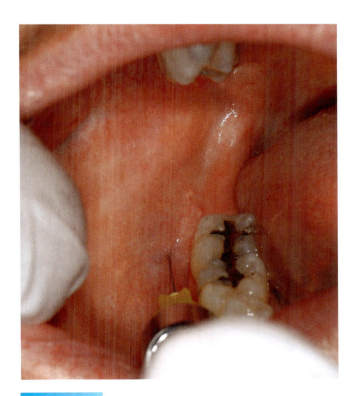

図15-19 下顎大臼歯のすぐ頰側で粘膜を頰へ貫いて**頰神経**を麻酔している麻酔用シリンジを示す。この麻酔により、顔面の軟組織と歯肉の痛みが軽減される

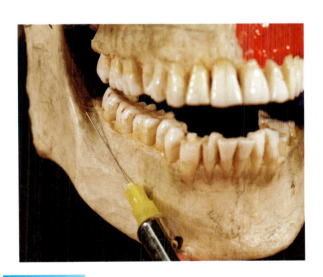

図15-18 **頰神経**の終末枝を麻酔するための位置を頭蓋骨上で示す。下顎大臼歯の頰側、頰棚の上である

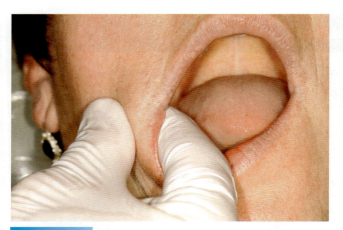

神経が位置している。硬口蓋の後ろ1/3には非常に小さい口蓋腺が350以上ある[2]。口蓋腺は、粘稠で滑らかな唾液を分泌する。

横口蓋ひだは口蓋組織の一連のひだで、上顎前歯のすぐ後ろの口蓋にある（図15-22）。横口蓋ひだは、口蓋縫線を幹にたとえた場合、そこからで出る木の枝のような模様をしている[c]。横口蓋ひだには2つの重要な機能がある：口内にある食べ物等の場所を感知することと、特定の音を発音するときに舌の適切な位置どりを助けることである[3]。横口蓋ひだの部分は、厚いピザを食べたときなどに熱傷になりやすく、ポップコーンを食べ過ぎたときなどに擦過傷ができやすい。

図15-20 頰の組織内に腫瘤や隆起がないか確認するために、頰の外側に親指を押し付け、逆側の口内から人差し指を押し付けて**双指診**を行う

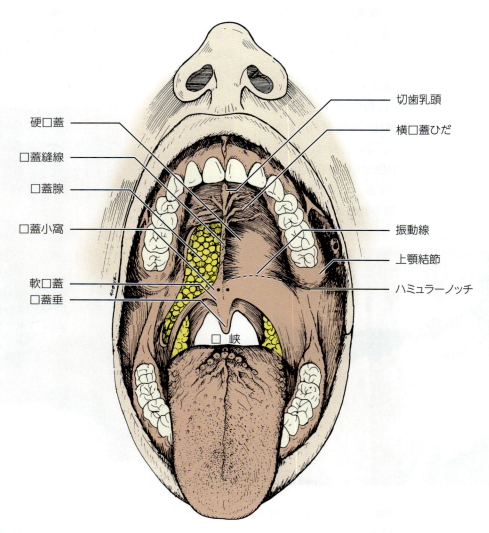

図15-21 硬口蓋と軟口蓋の構造物

第15章 | 口腔診査：口腔の正常解剖　453

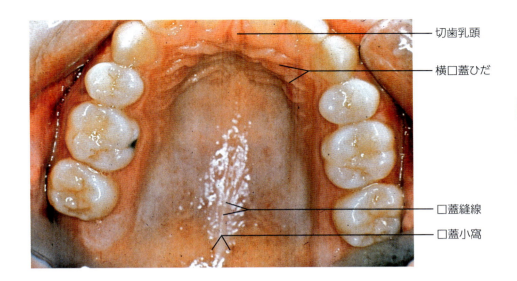

図15-22　硬口蓋の構造物：隆起した**横口蓋ひだ**と**切歯乳頭**、および**口蓋縫線**を示す。口蓋縫線は、左右上顎骨の口蓋突起間にある上顎間縫合の縫合面の上にある。口蓋縫線の後部両側にある小さな2つの孔が**口蓋小窩**である

鼻口蓋神経への注射

　口蓋の組織を麻酔するためには、1つまたは2つの神経をブロックする必要がある。**大口蓋神経**は口蓋の大部分（小臼歯及び大臼歯より舌側で硬口蓋を覆うすべての組織）へ分布している。**鼻口蓋神経**は前歯の舌側の組織へ分布する。大口蓋神経と鼻口蓋神経が翼口蓋窩内で上顎神経から分枝し、鼻腔を通過した後、切歯孔から口蓋の組織に入ることを思い出しておこう（図15-23）。切歯孔は切歯乳頭と呼ばれる非常に硬い組織の下にある（図15-24）。切歯乳頭は上顎中切歯の中間のすぐ口蓋側にある。この組織は硬いので、組織内へは少量の麻酔薬しか注射できず、この部への注射は最も痛みを伴いやすい。注射に先立って、歯科用鏡の柄か綿棒の先端を用いて注射部位に10から20秒間にわたり圧を加えておくと、この痛みをできる限り軽減できる。

大口蓋神経への注射

　大口蓋神経は鼻腔から大口蓋孔を通って口蓋の組織に至る。大口蓋孔は第三大臼歯のすぐ舌側で、硬口蓋の最後部の水平な部分と上顎の大臼歯を囲んでいるほぼ垂直な歯槽突起が結合する付近にある（図15-25）。大口蓋神経は、第一小臼歯の舌側にある組織に向かって、硬口蓋正中の表層の組織よりも柔らかくスポンジ状の組織に覆われた歯槽突起と口蓋の結合部に沿って前方に広がる。この位置を確認するときには、軟口蓋（口蓋の下層にある骨の後方）に触れないよう気をつけねばならない。なぜならばこの部分に触れると嘔吐反射を引き起こし、患者を嘔吐させるおそれがあるからである。このスポンジ状の組織に少量の麻酔薬を使用して、注射部位の前方と近傍の組織を麻酔してもよい（図15-26）。

　注意：正円孔を通って頭蓋から出た直後で翼口蓋窩にある**三叉神経の枝である上顎神経**に到達して、上顎神経の枝すべてを麻酔することは可能である（上顎神経ブロックと呼ばれる）。この部位は、前述した後上歯槽枝ブロックの上方である。この部位に麻酔薬を使用すると、後上歯槽枝、中上歯槽枝、前上歯槽枝、大口蓋神経、鼻口蓋神経の支配領域の痛覚が鈍麻する。同部には翼突筋静脈叢があり、脈管を損傷すると血腫と呼ばれる皮下での出血を生じるため注意を要する。

切歯孔

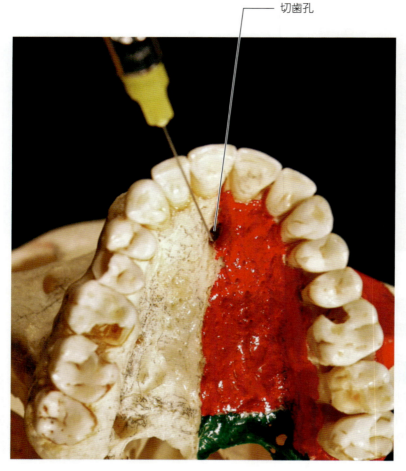

図15-23 麻酔用シリンジにつけた注射針を切歯孔に向けている。**鼻口蓋神経**が口蓋に入るこの部位で、鼻口蓋神経を麻酔できる（この頭蓋では、片側の上顎骨口蓋突起を赤色、口蓋骨を緑色に塗ってある）

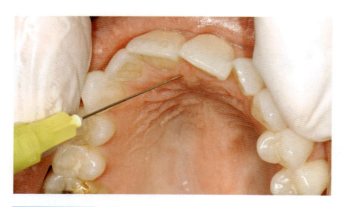

図15-24 **鼻口蓋神経**を麻酔するため、注射針が切歯孔の上にある硬い切歯乳頭の組織を貫いている。この麻酔により、前歯より舌側の口蓋の組織の痛みが軽減される。注射部位は非常に敏感なので（涙が出る程といわれる）、針で注射をする前に、歯科用鏡の柄か綿棒の先端を用いて注射部位に短時間圧力をかけておくことが推奨される

2. 軟口蓋

軟口蓋（図15-27）は、硬口蓋の後方にあって、振動線が境となる。硬口蓋とともに、軟口蓋は口腔を鼻腔と隔てている。軟口蓋は硬口蓋よりもやや血管が多いので、赤みが強いこともある。軟口蓋の前端は左右第三大臼歯の間にある。硬口蓋と違って、軟口蓋には下層に骨がない。「アー、アー、アー」と声を大きく出してみると、軟口蓋が動く（振動する）のを観察できる。一方で硬口蓋は動かない。軟口蓋の動きを確認できる端の部分が**振動線（アーライン）**である。**口蓋小窩**は軟口蓋にある左右一対の小さなくぼみで、振動線のすぐ後方で正中線の左右にある（図15-22）。口蓋小窩は小さな口蓋腺の管の開口部である[3]。**口蓋垂**は軟口蓋の後端で中央に吊り下がっている構造物である（図15-27）。

軟口蓋は嚥下時と発語時に機能する。**咽頭**は、鼻腔と口腔

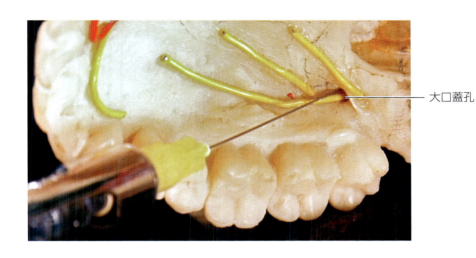

図15-25 麻酔用シリンジにつけた針が大口蓋孔へ向かっている。この位置において、口蓋に入る**大口蓋神経**（この図では黄色い線で示す）を麻酔できる。大口蓋神経の枝は臼歯部にある硬口蓋の半分の組織を支配する

大口蓋孔

と食道の間にある部分で、消化管の上の部分となる。嚥下の途中で食物が鼻腔へ向かって上行するのを防止するため、軟口蓋は、咽頭の口腔部分（中咽頭）から咽頭の鼻部分を閉じるように動く。息を吹きつけたり、「b」や「p」などの破裂子音を発音する時には、軟口蓋が持ち上がって口腔と鼻腔の間を閉じる。

C. 中咽頭：口峡、口蓋弓、扁桃

口峡と周囲の構造物について学ぶ際には図15-27を参照のこと。**口峡**は口腔後部の境界である。口峡は、口呼吸をしたときの空気が肺に至る途中で、また食べ物が食道を通って胃に至る途中で口から中咽頭に入る入り口である。口峡の下端は舌背により、外側は口蓋舌弓により、上方は軟口蓋により

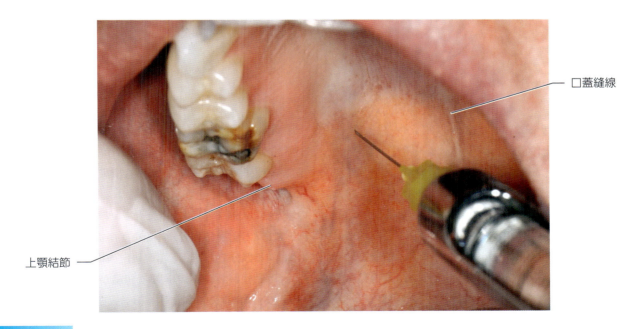

口蓋縫線

上顎結節

図15-26 麻酔用シリンジにつけた針が、垂直な歯槽突起と水平な口蓋突起が第三大臼歯近くで結合する部分の付近でスポンジ状の口蓋粘膜を貫いて、大口蓋孔を通って口蓋に広がる大口蓋神経に到達している。この部位に麻酔注射を行うと、左右臼歯間にある口蓋組織のうち同側の組織の痛みを軽減できる

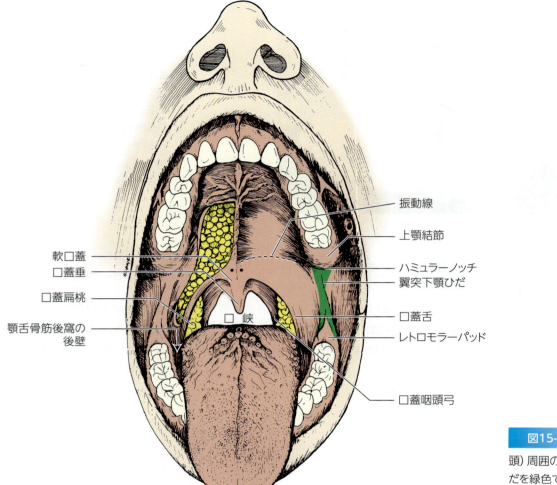

図15-27　口峡（中咽頭）周囲の構造物：翼突下顎ひだを緑色で示す

境界される。パートナーが口を大きく開けて「アー」と声を出しているときに口峡と口蓋弓をよく観察せよ。舌圧子を使って舌を優しく押し下げる必要があるかもしれないがこの行為は患者を嘔吐させる可能性があるので気をつける。

前後の口蓋弓にはそれぞれ2つのアーチがある。軟口蓋から下がる口蓋舌弓の2つのアーチをまず確認する。口蓋弓の後方に見える口蓋舌弓よりも小さいアーチが、口蓋咽頭弓である。それぞれの下層にある筋にちなんで**口蓋舌弓**は**前口蓋弓**とも呼ばれ、**口蓋咽頭弓**は**後口蓋弓**とも呼ばれる。舌から口蓋に至るアーチの方が、咽頭から口蓋に至るアーチよりも前方にある（図15-28）。**口蓋扁桃**は口蓋舌弓と口蓋咽頭弓の間にある。呼吸器系の感染症が生じている場合、扁桃は炎症を起こして腫大する。扁桃を手術的に切除している患者もいる。

中咽頭の一部ではないが、最後部の大臼歯よりも後方の解剖学的構造について、いくつかここで解説する。上顎の最後部にある大臼歯のすぐ後ろには、歯槽隆線の骨の上に硬い組織の膨らみがあり、**上顎結節**と呼ばれる（図15-27）。すべての歯が抜けた後でも高さが保たれているため、上顎の総義歯作成にあたり上顎歯列弓の印象を採得する際に印象に含めるようにする部分である。下顎最後臼歯後部にも上顎結節よりも低く可動性があるものの同様な組織があって、**レトロモラーパッド**と呼ばれる（図15-28）。第三大臼歯が完全に萌出している場合、近接する歯にスペースを占められ、両側の上顎結節とレトロモラーパッドは小さい。**翼突下顎ひだ**は、上顎大臼歯と下顎大臼歯の遠心端同士をつないでいるように見えるひだ状の組織である。口を大きく開くと、翼突口蓋ひだが伸展して、下顎骨のレトロモラーパッドから上顎結節のすぐ後ろにあ

第15章 | 口腔診査：口腔の正常解剖　457

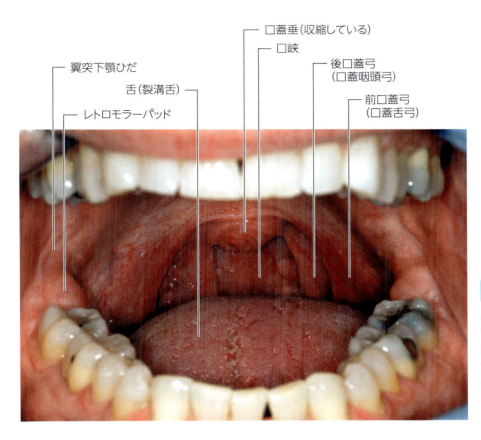

図15-28　中咽頭：レトロモラーパッドと、翼突下顎ひだが下顎大臼歯の最後部から上に伸びる様子を示す。口峡周囲の構造物である口蓋垂（収縮している）、前口蓋弓（口蓋舌弓）、後口蓋弓（口蓋咽頭弓）も示す

る蝶形骨翼状突起まで伸びているのがよく見える（図15-27。ヒント：翼突下顎ひだの名前は、このひだが下顎骨を上顎骨のすぐ遠心にある翼状突起とつなげていることに由来する）。下歯槽神経を下顎管に入る前でブロックするために麻酔用シリンジにつけた注射針で下顎孔を狙う場合、翼突下顎ひだは重要な解剖学的指標となる。**顎舌骨筋後窩の後壁**は口腔底近くの上顎骨後部内側に沿ったカーテン状の粘膜である。顎舌骨筋後窩の後壁は、口蓋舌弓から翼突下顎ひだまで続く。図15-27において矢印で顎舌骨筋後窩の後壁の位置を示しているが、図ではカーテン状の粘膜そのものは見えない。下顎総義歯の舌側の床縁（フランジ）を形成する際、顎舌骨筋後窩の後壁は床縁の位置や形態を決定する構造である。

下歯槽神経の注射麻酔：下顎の歯と周囲組織、近接する口腔底と舌の麻酔

　ここでブロックする神経は、**第Ⅴ脳神経（三叉神経）の第3枝（下顎神経）** である。下顎骨は上顎骨よりも密度が高いため、下顎の歯を麻酔するためには、下歯槽神経付近への麻酔薬の注射は神経が下顎骨へ入る前に行う方が有効である。小臼歯や前歯の場合は、オトガイ孔の開口部へ麻酔薬を注射してもよい。**下歯槽神経**により支配される構造すべての痛覚を鈍麻させるためには、下顎神経が下顎孔に入る前に神経付近に麻酔薬を注射する。**下顎孔**が下顎枝の中央よりやや後ろよりの表面にあることを思い出しておこう（図15-29）。多くの成人で、下顎孔は臼歯の咬合面より少しだけ（平均約5㎜）上方にある。下顎孔に到達するためには、咬合面の約1.25㎝上方で注射針を翼突下顎ひだの粘膜に刺入する（図15-30）。全歯欠損の患者についてはレトロモラーパッドを指標として、レトロモラーパッドよりもやや上方に針を刺入する。

(続く)

粘膜内に針を刺入後、下歯槽神経の位置に到達するまで下顎枝の内側面と平行に針を進める。下歯槽神経の位置とは、下顎枝の前端から後端へ向かう途中の半分よりやや進んだ部位である。下顎枝の内側面を上から見ると、後方に行くほど外向きに開いていることを思い出しておこう。そのため、針を下顎枝の内側面と平行に保つためには、シリンジのハンドルを対側の小臼歯の方向に向けなければならない。この角度を図15-31に示す。図15-30の口腔内でもこの角度が確認できる。下顎孔の深さに到達する前に骨に当たる場合、または深さに到達したはずであるのに骨に針が当たらない場合、一度針を引き角度を改めて刺入する。下顎孔の深さで骨に到達する場合、骨へのダメージを避けるためにほんの少し針を引き、針先が脈管内にないことを吸引により確認した後、麻酔薬を注射する。

　下歯槽神経の隣にある**舌神経**に麻酔薬が届くように、粘膜から下顎孔に至るまでの経路に少量の麻酔薬を注射してもよい（注射前には毎回吸引をして確認すること）。なぜならば、舌神経は下顎神経の周囲組織に分布していて（図15-32）、麻酔薬が組織を浸透して舌神経に至ることにより舌の前半分と注射を行なう側の口腔底を麻酔できるからである。下歯槽神経と舌神経をブロックすることにより、下顎の歯すべてと、ほぼすべての周囲組織を麻酔できるが、同側の舌半分と口唇の半分も同時に麻酔される。麻酔されない領域は、前述の**頬神経**により支配されている臼歯のすぐ頬側の組織のみである。

　麻酔を必要とする部位が、小臼歯部や前歯部の歯・組織のみである場合には、麻酔薬をオトガイ孔の部位に注射してもよい（図15-33）。下顎骨のこの位置で、**オトガイ神経**が下歯槽神経から分枝して前方へ広がり、口唇と周囲組織に分布する。オトガイ孔の内部では、下歯槽神経が**切歯枝**となり前歯の歯髄に分布する。オトガイ孔は下顎小臼歯の根尖の高さで触診可能である（X線写真でも確認できる）。オトガイ孔への注射では、注射針を頬側の前庭円蓋に刺入して触診で確認したオトガイ孔の位置まで進める。オトガイ孔に開口する下顎管は後上方に向かうので、注射針は下に向けてやや遠心方向から刺入するのがよい（図15-33）。下歯槽神経ブロックを行うと、同側の舌の感覚鈍麻に起因する発語困難を生じる可能性があるが、オトガイ孔付近での麻酔は舌に影響しないので発語能力に影響することはない。

　注意：下顎の歯の根尖の唇側にある歯槽骨のすぐ唇側に麻酔薬を注射することにより、下顎の切歯のみを麻酔することもできる。下顎骨は密度が高いが、歯根を覆う骨が薄ければこの方法は成功する。この方法を使って、下顎の唇側の組織と前歯を麻酔できるが、浸透を利用する方法によっても、オトガイ孔付近の注射によっても舌側の組織や舌を麻酔することはできない。

D. 舌

　舌は幅広く平たい器官で、大半が筋線維と腺で構成される。舌は、口腔底上にあり、弧を描いた下顎体に納まる。舌は機能的な動きに応じて形を変える。舌の前2/3は**舌体部**（舌の口腔診査中にもっともよく見える部位）と呼ばれ、後ろ1/3は**舌根**と呼ばれる（後方にあるので多くの場合見えにくい）。舌体部の触覚と痛覚は第Ⅴ脳神経（三叉神経）が、味覚は第Ⅶ脳神経（顔面神経の枝である鼓索神経）がつかさどる。舌根では、味覚と感覚ともに第Ⅸ脳神経（舌咽神経）が支配する。舌の滑りやすい表面を湿ったガーゼで包み、まず片側に優しく引き出して、次に逆側へ引き出して診査せよ。舌を引き出そうとするのに抗う筋肉は、第Ⅻ脳神経（舌下神経）に支配されている。

第15章 | 口腔診査：口腔の正常解剖　459

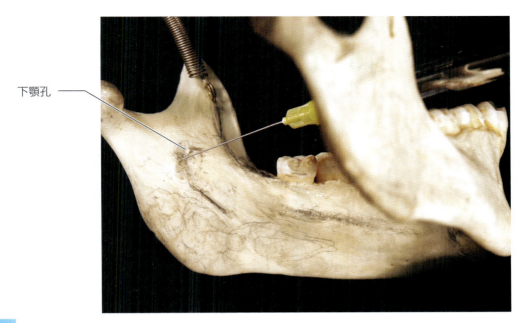

下顎孔

図15-29　麻酔用シリンジにつけた注射針は、下顎孔から下顎管に入る前で**下歯槽神経**をブロックする位置にある。下顎孔の位置が下顎枝の前端から後端までの約半分のところにあること、および下顎歯の咬合面と対比した下顎孔の高さに注意（下顎孔は咬合面の約5mm上にある）

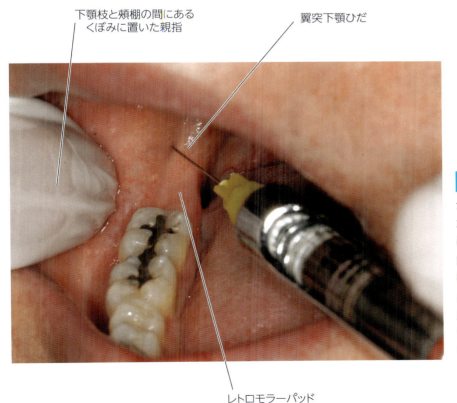

下顎枝と頬棚の間にあるくぼみに置いた親指

翼突下顎ひだ

レトロモラーパッド

図15-30　麻酔用シリンジにつけた針がレトロモラーパッドのすぐ奥の翼突下顎ひだのところで口腔粘膜を貫いて、**下歯槽神経**に向かっている。シリンジを対側の小臼歯方向に向けることにより、針を下歯槽神経が下顎管を通って下顎骨に入るところに向けることができる。平均的な人では、長針を半分程度進めたところで下顎枝または下顎孔に到達するが、骨が大きい人ではこの深さは深くなり、小さい人では浅くなる

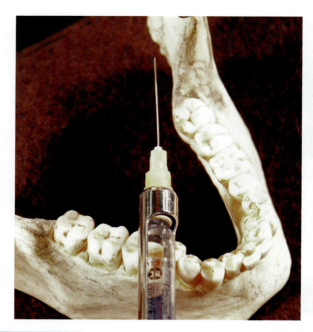

図15-31 **下顎骨と下顎枝**を上から見て、下顎管開口部に到達するのに適したシリンジの角度を示す。下顎枝の内側面と針が並行に進むためには、シリンジは対側の小臼歯上になければならない

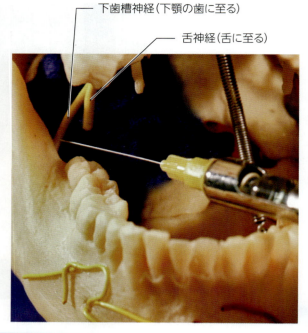

図15-32 2本のワイヤーで、**下歯槽神経**（針先がワイヤーに当たっている）と舌に行く**舌神経**（切断されている）を。下歯槽神経に至る前に麻酔薬を注入すると舌神経が麻酔されることに注意

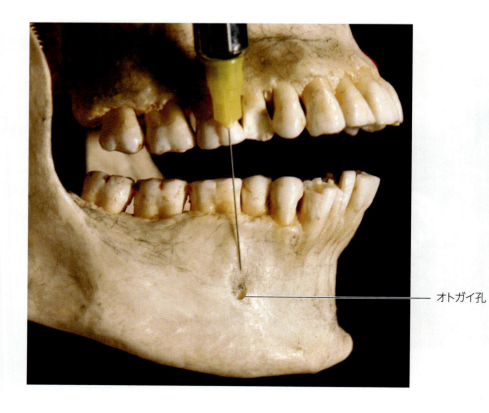

図15-33 注射用シリンジにつけた針の先がオトガイ孔の近くにある。ここに麻酔薬を注射して**オトガイ神経**をブロックすることにより、同側のオトガイ部と口唇の軟組織の痛みを軽減できる。オトガイ神経は下歯槽神経の枝で、この場所で下顎骨を出る。十分量の麻酔薬がオトガイ孔内へ入った場合、小臼歯と隣接する歯肉の痛みも軽減できる（下歯槽神経の枝で前歯を支配する**切歯枝**をブロックすることにより前歯の痛みも軽減する可能性がある）。この注射では舌の麻酔はできない

1. 舌背

舌背の解剖学的構造のガイドとして、図15-34を使用する。ただし、多くの人はこのイラストのように舌を大きく外に突き出すことはできない。舌背（舌の背側つまり上の面）は、味覚に関する主要な器官で、発語、咀嚼、嚥下の際にも非常に重要である。舌背は灰色がかった赤色でざらざらしている。舌背は2種類の乳頭に覆われている。細い毛髪のような**糸状乳頭**は非常に多数あって舌背の前2/3を覆っている。まばらに散らばっている短い**茸状乳頭**は深い赤色で大きな円形をしており特定が容易である（図15-35）。茸状乳頭という名前は、断面を横から見るとマッシュルームの形をしていることに由来する。茸状乳頭は舌の先端で最も密集している[2]。

舌の前2/3と後ろ1/3の境界周囲には、別のタイプの乳頭も分布している。**有郭乳頭**は8個から12個あって目立つ平坦なマッシュルーム型の乳頭で、舌背上の後ろ1/3付近にV字状に分布している（図15-35）。有郭乳頭の壁には無数の味蕾がある。**分界溝**は、有郭乳頭のすぐ後ろにある浅い溝で、舌体部と舌根の境界である（図15-34）。**舌盲孔**は、分界溝の中心で有郭乳頭のすぐ後ろにある円い小さな開口部である。この孔は甲状腺の発生過程で生じる甲状舌管の遺残物である。有郭乳頭と周囲の組織は非常に後方にあるので、これらを観察するためには、舌をガーゼでしっかり保持して前方に引き出す必要がある。分界溝より後方にある舌背の滑らかな後部1/3には、無数の粘液を産生する腺やリンパ小胞（またはリンパ節）があって舌扁桃と呼ばれる（図15-34では見えない）。

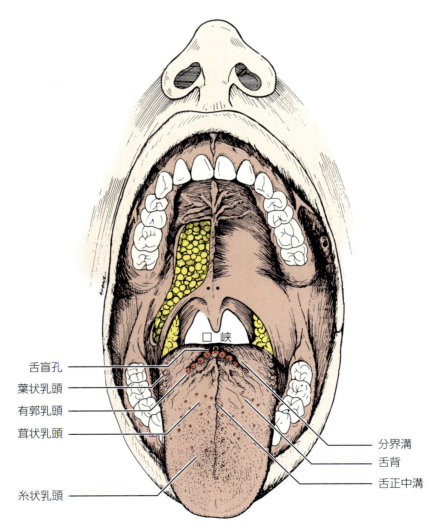

図15-34 **舌背**の構造物

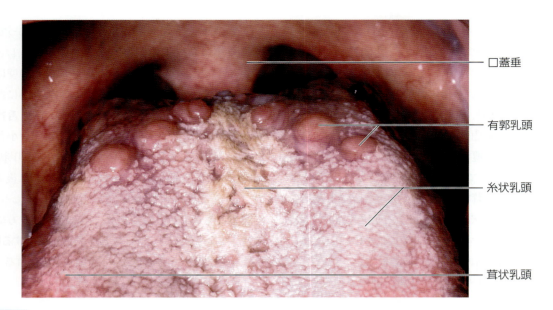

図15-35　**舌背**：**有郭乳頭**の列、無数の毛髪のような**糸状乳頭**（通常はこれほど長くない）、数個の小さくて円形の**茸状乳頭**を示す。口蓋垂は舌の上方に見える（Photo courtesy of Carl Allen, D.D.S., M.S.D.）

4番目の種類の乳頭は、舌を前に突き出したときに舌の側面に見える。**葉状乳頭**と呼ばれるこれらの赤い葉っぱのような突起を観察するためには、乾いたガーゼを用いて舌を優しく側方に引かないと見えないこともある（図15-36）。葉状乳頭にも味蕾がある。

2. 舌下面の表面

舌下面、つまり舌の下面は光沢があって、脈管が透けて見える。図15-37を参照にしながら読み進めるようにする。舌小帯は薄いシート状の組織で、正中にあって舌下面と口腔底をつないでいる。鏡を見ながら自分の舌を持ち上げて、このひだ状の組織が舌の動きをいかに制限しているか観察してみる[D]。舌小帯短縮症の患者では、舌小帯が両中切歯歯肉縁から3 mmもしくは4 mm程度しか離れないで下顎骨舌側表面の粘膜に付着している。さらに、舌が動くときに舌小帯が歯肉を引っ張るので付着の喪失が起こりやすく、歯周疾患につながる。この付着部位は、簡単な外科手技により移動可能である。

采状ひだは、舌下面表面で舌小帯の両側にある細かなフリンジ状の粘膜である。このひだには一連のフリンジ状の突起を有することもある。これらは非常に細いので、舌圧子か鏡を用いて動かさない限り観察するのは困難である。動物では、このフリンジ状の組織が歯の清潔を保つのに役立っている場合もある。

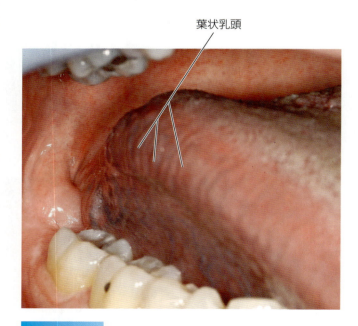

図15-36　**舌の側面**：隆起したひだのような葉状乳頭は、この部に生じる口腔内腫瘍と区別する必要がある（Photo courtesy of Carl Allen, D.D.S., M.S.D.）

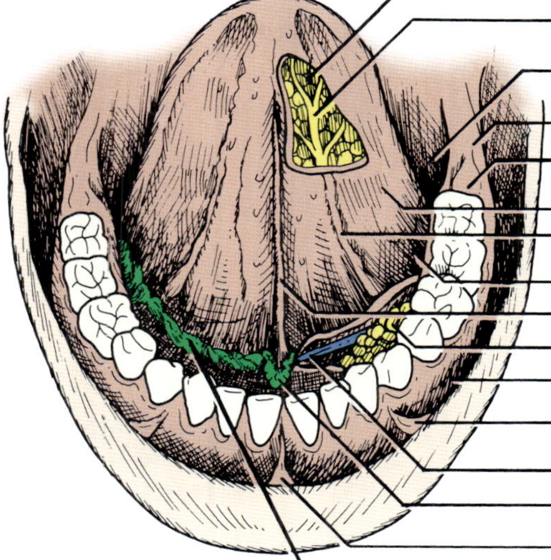

第15章　口腔診査：口腔の正常解剖　463

- 舌腺
- 舌神経
- 顎舌骨筋後窩後壁
- 翼突下顎ひだ
- レトロモラーパッド
- 舌下面の表面
- 采状ひだ（フリンジ状）
- 舌側歯槽溝
- 舌小帯
- 舌下腺
- 前庭円蓋
- 頬小帯
- ワルトン管（青色）
- 舌下小丘（管の開口部）（緑色）
- 舌小帯
- 舌下ひだ（緑色）

図15-37　**舌下面と口腔底の構造物：舌下腺**（図の右側に黄色で示す）を露出するため、片側の粘膜が一部取り除いてある。舌下腺は**舌下ひだ**（図の左側に緑色で示す）の直下にある。ワルトン管（青色）が顎下腺（図では見えない）から**舌下小丘**（左右の舌下ひだが合わさる正中にある緑の構造物）にある開口部に至る

E. 口腔底

　実習パートナーに舌を上げてもらい口腔底を視診する。また、片方の手指で口の外側から反対側を押さえて、逆の人差し指で口腔底を触診し異常な腫瘤がないか確認せよ。この触診法は、両手で行うので**双指診**という（図）15-38）。

　舌下面のように、口腔底の組織は光沢があって、表面近くに大きな脈管が見える。**舌側歯槽溝**（図15-37）は、幅広い谷状で、下顎の歯槽骨と舌の間にある。舌側歯槽溝に優しく指を入れると外側に下顎骨内側の骨の稜線が触れる。この領域に尖った隆起を触れることはよくあり、下顎隆起と呼ばれる。

　下顎隆起（図15-39）は、下顎骨内側を覆う薄い粘膜の下にある丸く膨らんだ骨の隆起で、小臼歯部に多くみられる（図15-40）。下顎隆起は遺伝であり、特に珍しくはない。下顎隆起が問題となることは少ないが、硬い食物を咀嚼するときや、下顎の印象採得時に不快感を生じる原因になる可能性はある。下顎歯がすべて脱落した後に取り外し可能な義歯を作成する場合、下顎隆起の外科的除去が必要となることも

ある。同様の隆起は口蓋の中央部にも生じることがあり、**口蓋隆起**と呼ばれる（図15-41）。**外骨症**は様々な程度に骨表面から外側に突出する骨の過形成を指す一般的な用語である。下顎隆起や口蓋隆起は外骨症の一例である。上下顎

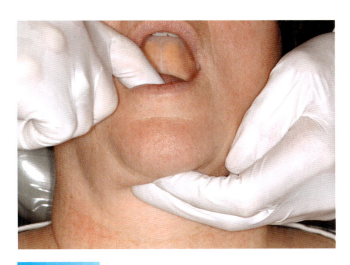

図15-38　口腔底にある腫脹や隆起を触診するために行う**双指診**（両手の指を向かい合わせて行う）

464　第3部　口腔の解剖学的構造

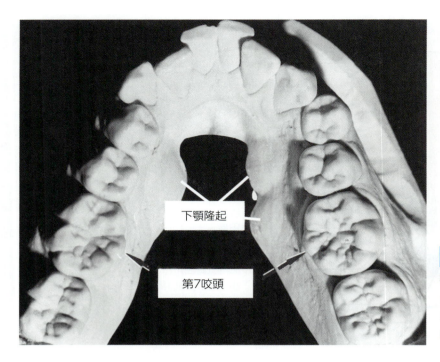

図15-39　下顎模型で舌側表面にある**下顎隆起**（球状の骨の隆起）を示す（下顎第一大臼歯が通常の5つではなく6つの咬頭を有していることにも注目する。このような1つ多い咬頭を第7咬頭という）

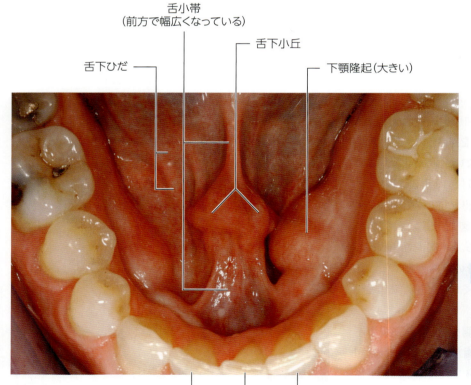

図15-40　**口腔底**：舌下ひだが舌下腺の上を覆っている。**舌小帯**の両側には**舌下小丘**があって、ワルトン管を通じて顎下腺からの管が開口する。また、下顎骨内側の粘膜下に突出した**下顎隆起**にも注意すること

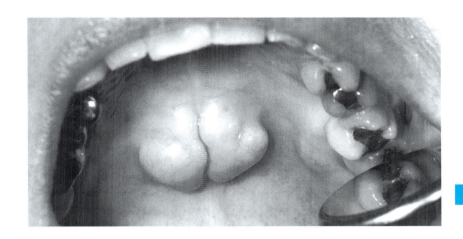

図15-41　上顎にある**口蓋隆起**

の歯槽突起の頰側面に生じる骨の隆線を表現するときも外骨症という。

F. 唾液腺

　これから述べる口腔底の解剖学的構造を学習する際には図15-37を参照のこと。口腔底では、**舌下ひだ**が第一大臼歯部から舌小帯まで伸びている。これらのひだに沿って、下層にある**舌下腺**からの管の開口部が無数に存在している。これらの唾液腺は粘液性の唾液のみ産生し、これらの唾液腺より産生される唾液が唾液全体に占める割合はわずか5-8%である[1]。

　舌小帯の両側で左右の舌下ひだの正中の結合部は、**舌下小丘**と呼ばれる膨らみとなっており（図15-40）、それぞれに**顎下腺管（ワルトン管）**の開口部がある。ワルトン管は、下顎骨内側の両側顎下腺窩の中にある大きな顎下腺から唾液を排出する。顎下腺は唾液の2/3を産生する[1]。顎下腺から分泌される唾液腺は基本的には漿液性である（2/3が漿液産生性細胞、1/3が粘液産生性細胞である[4]）。通常、人が24時間で分泌する唾液量は473 mℓ以上である[E]。

　双指診をする際、口腔底において舌下ひだと下層の唾液腺上を後ろから前へ向かって指を優しく動かしてみると（反対側の指を口腔外からあてて）、唾液が舌下小丘にある唾液腺の開口部に流出してくる。退屈な授業中にあくびをするときのように大きく口を開けて周囲の筋により圧がかかると、唾液は舌下小丘の開口部から口の外までほとばしり出ることもある。唾液が唾液管内で石灰化して、唾液の流れを止めてしまうこともある。これにより唾液が外に出られなくなるので、食事中に症状が生じる。この石灰化した障害物（**唾石**と呼ばれる）は、触診可能な場合もあり、X線写真によって確認され、手術的に取り除かれる。

G. 歯槽突起（粘膜の下にある骨）

　歯根を囲む骨については、骨の過形成（外骨症）や病変の有無につき触診を行う。

H. 歯肉

　歯周組織については第7章で詳しく述べたが、健常人の口腔内で特定できる解剖学的構造を強調すべく、ここに改めて復習する。歯周組織とは歯の支持組織であり、歯を取り巻く歯槽骨、歯肉、歯根膜、セメント質に囲まれた歯根の外層が含まれる。歯根膜の厚みと歯を取り巻く歯槽骨の量に関する評価には、適切なX線撮影を要する。**歯根膜**は、セメント質と緻密骨の薄い層をつなぐ多くの線維で構成される非常に薄い膜である。歯根膜は、それぞれの歯根を覆っている（図15-42）。図15-42に描かれた歯根膜の線維は非常に誇張されており、実際の歯根膜の厚みは1/4 mm以下である。歯根膜は、方向、付着、名前の異なる4群の線維により構成される。**根尖線維**、**斜走線維**、**水平線維**、**歯槽頂線維**により、歯根（セメント質）が歯槽窩表層の緻密骨と結合している（X線写真上では**歯槽硬線**と呼ばれる白い線として見える）。咀嚼の際、歯は主に斜走線維により支えられる。**遊離歯肉線維**は歯

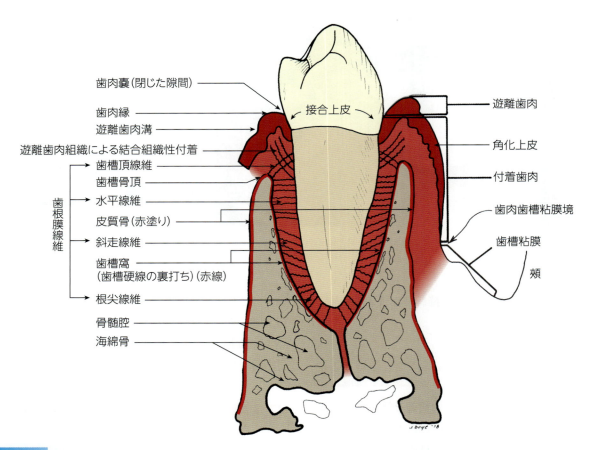

図15-42 歯周組織（歯肉領域と歯根膜線維群を図示）：下顎左側第一小臼歯が、5群の歯根膜線維（根尖線維、斜走線維、水平線維、歯槽骨頂線維、遊離歯肉線維）により固定されている。この図では示されていないが、6群目の線維である歯根間線維は、遊離歯肉線維と歯槽頂線維の間の高さで隣り合う歯のセメント質に付着する。歯根膜線維は図に示したよりもずっと短く、平均1/4mm未満である

根（セメント質）から遊離歯肉へ向かう。**歯根水平線維**は、遊離歯肉線維と歯槽頂線維の間の高さで、歯根（セメント質）から隣の歯根へ直接つながるので、図15-42には示されていない。

歯肉は、口腔基本診査の時点で見られる唯一の歯周組織である。歯肉は角化上皮で覆われた口腔粘膜の一部で、上下顎の歯槽突起を覆い、歯根と歯冠の移行部（歯頸部）付近で歯を囲んでいる。第7章（歯周組織の解剖学的形態）で学んだように、健康な歯肉には個人差があり、同一個体内でも位置による差がある。歯肉は、弾力があって硬く、ミカン皮のように多くの小さな陥凹（スティップリング）があるため斑点模様があるように見える（図15-43）。皮膚の色が薄い人では歯肉はサンゴ色をしており、髪や皮膚の色が濃ければ歯肉も茶色であったり、茶色のしみがある場合もある（**メラニン色素沈**

着）。健康な歯肉縁の断面は薄く、ナイフの刃のように尖っている。唇頬側と唇側の歯周囲にある歯肉縁は歯頸線弯曲とほぼ平行で、放物線アーチのような形をしている（マクドナルドのMのカーブと似た形状である）。個々の歯周囲にある放物線アーチ形の連続は、図15-43に示した。健康な歯肉の特徴に関する一覧表は、第7章の表7-1を参照のこと。

図15-44に示すように、歯肉はいくつかの部分に区分できる。歯冠に最も近い部分の歯肉は遊離歯肉と歯間乳頭からなる**非付着性の歯肉**である。**遊離歯肉**は歯にも歯槽骨にも付着しない歯肉である。遊離歯肉は歯を取り巻く襟状の組織で、遊離歯肉と歯の間には**歯肉溝**（歯肉嚢が隠れている。遊離歯肉は遊内歯肉縁（歯肉の最も噛み合わせ側の端）から、付着歯肉と境をなす遊離歯肉溝（成人の約1/3にみられる）までの範囲にある）。歯肉溝は遊離歯肉と付着歯肉を隔て

第15章 口腔診査：口腔の正常解剖 467

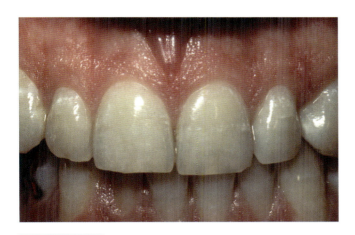

図15-43 **健康な上顎歯肉の拡大像**：理想的な外形をしていて、表面に点状の模様がある（ミカン皮様）。ミカン皮様の粘膜表面は上顎唇側の歯肉で最も顕著に観察できる

る。**歯間乳頭**は遊離歯肉の一部で、隣在歯間にある。健康な歯間乳頭は歯と歯の隙間（歯間腔）を埋めているので、唇頬側から見ると、隣り合う歯が接する部分の近くまで歯間乳頭が伸びている。歯間乳頭にはそれぞれの歯との間に隠れたスペースがあって、デンタルフロスは歯間を通った後このスペースに入る。

付着歯肉は灰色から薄いピンクまたはサンゴ色をした帯状の部分で（メラニン色素沈着を伴うこともある）、角化した咀嚼粘膜であり、粘膜直下の骨と強く結合している（図15-44）。

付着歯肉は遊離歯肉（もしも遊離歯肉溝があれば遊離歯肉溝のところが境界となる）と、付着歯肉よりも可動性の高い歯槽粘膜との間にある。付着歯肉の幅は通常3mmから12mmの間である。

歯肉歯槽粘膜境（図15-44）は、付着歯肉と可動性が高く赤みの強い**歯槽粘膜**との境界で、丸い扇型をしている。歯槽粘膜は、歯肉歯槽粘膜境のすぐ根尖側にあって、角化していない組織であり、血管が多いため濃いピンクから赤色をした可動性のある粘膜である。歯槽粘膜は付着歯肉のように粘膜直下の骨と強く結合しておらず、下層に脈管や結合組織が多いので損傷をうけても治療が早い。付着歯肉と歯槽粘膜を触診してみると、硬さの違いが分かる。この可動性のある歯槽粘膜は3カ所（上下顎の唇頬側の口腔前庭、下顎の舌側面）にある。口蓋には歯槽粘膜はなく、強く結合した角化組織でほぼすべて表面が覆われている。それゆえ、歯肉歯槽粘膜境は唇頬側については上下顎にあるが、内側は下顎の歯肉にのみ存在する。

角化歯肉は遊離歯肉と付着歯肉の両方を表すために用いられる一般的な用語である。角化歯肉は、上顎前歯の唇側（口腔前庭側）と下顎大臼歯の舌側面で最も幅が広く、下顎小臼歯の頬側で最も幅が狭い[5]。

歯肉溝は目には見えないが、実際に歯の表面と遊離歯肉の襟状の部分との間にできるスペースで、歯周プローブを用いて評価できる（図15-45）。歯肉溝は歯肉溝上皮により覆われており、遊離歯肉縁から接合上皮まで伸びている。臨床的

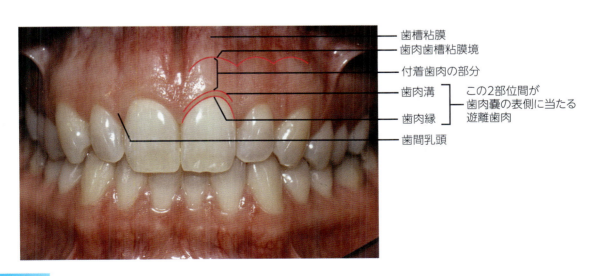

図15-44 歯肉の臨床的区分 (Photo courtesy by Lewis J. Claman, D.D.S., M.S.)

には、健康な歯肉溝の歯周ポケットの深さ（プロービングデプス）は1mmから3mmの間で、正しいプロービングを行った際には出血しない。接合上皮（横断面を図15-42に示す）は、歯肉溝の最も根尖側にある帯状の組織で、歯肉を歯に付着させる。接合上皮の幅は1mm程度である[6]。歯槽骨頂の上にも1mmから1.5mm程度の歯根との結合組織性の付着がみられる。歯周プローブは通常接合上皮内へ貫かれるので、歯周ポケットの深さは、臨床的に歯周プローブを用いて調べた場合と顕微鏡的横断面で差が生じる[7,F]。時に、下顎最後部の大臼歯が萌出する際にフラップ状の組織が咬合面上に残ることがあり、これを**智歯歯肉弁**と呼ぶ（図7-7で前述した）。智歯歯肉弁は、咀嚼の際に損傷を受けて感染を生じやすい。

I. 歯：歯の計数

口腔内にどの歯が萌出しているのか確認し、名前またはアメリカ式（Universal system）の番号により特定して、欠損している歯はどれか確認することは、口腔診査にあたり重要である。患者の歯の数が正常より少ない場合、注意深く問診することにより、歯が疾病または怪我により失われたのか、過去に矯正治療のため抜歯されたのか確認できる。既往歴から歯の欠損理由が明らかでない場合、X線写真により未萌出歯が粘膜下や骨内に存在する可能性を除外したり、歯が最初から形成されていないことを確認することが推奨される。また、歯の数が多い（過剰歯）こともある（例えば30歳で乳歯が残存しているなど）。これらの要素は治療法決定に影響を与えるので、記録を残さねばならない。

歯の総数は年齢と歯の発達度合いにより異なる。全乳歯列は20本の歯からなることを復習しておこう。通常2歳から6歳までの口内には、大多数の小児において20本の乳歯があるが、永久歯はない。次の6年間は、通常乳歯と永久歯が混在している（混合歯列と呼ばれ、4本の永久歯である第一大臼歯を含む24本の歯からなる）。12歳頃までには、すべての乳歯が脱落して永久歯のみとなる。12歳の時点では、28本の永久歯が口内にある（未萌出の第三大臼歯以外のすべて）。その後（10代後半から20代前半にかけて）、歯列は萌出した第三大臼歯を含めて32本の歯を有するようになる。

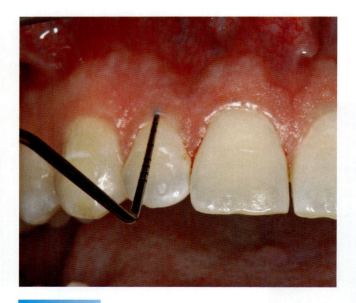

図15-45 歯肉ポケットに挿入された歯周プローブ：この写真では、薄い遊離歯肉の向こうにプローブ端が透けて見える

実習

感染予防手順に従って、以下に示す「改変した」頭頸部診査票に列挙された構造物について、パートナーを診査せよ。この診査票に列挙した順番は、本章で述べたのと同じであるので、診査を行いながら容易に教科書を追っていくことができる。口唇や頬を押しのけるためには、舌圧子や歯科用鏡を用いる。光を当てる必要がある場合には、歯科用鏡を用いて離れた場所に光を反射させるとよい。歯科用鏡はまた、診査中に舌や頬を圧排する目的にも有用である。

頭頸部診査でみられる正常構造

(* 印のついたものは全症例で確認できるとは限らない)

□腔外診査：

外観：健康的な歩行の様子と姿勢、正常な呼吸

頭部：左右対称か否か、顎は左右対照か否か

皮膚：病変の有無を評価し、筋を触診する。咬筋（起始、停止）、側頭筋（前方筋線維、後方筋線維：起始）、内側翼突筋（停止）

目：透明な強膜、瞳孔が極端に縮瞳したり散瞳していないこと

顎関節：下顎が動いているときに下顎頭の外側表面の触診、下顎頭の後面（外耳道内）の触診

頸部：甲状腺と顎下腺の触診

リンパ節：オトガイ下リンパ節、顎下リンパ節、耳下腺リンパ節（耳介前）、耳介後リンパ節、頸部リンパ節（胸鎖乳突筋周囲）の触診

唾液腺：耳下腺と顎下腺（舌下腺については双指診〈口腔内〉）の触診

口唇：唇交連、鼻唇溝、オトガイ唇溝、上唇結節、人中、赤唇縁、粘膜皮膚境、ウェットライン

□腔内診査：

粘膜：唇側：唇小帯、円蓋
　　　　頬側：頬小帯、唇交連部の結節、*白線、耳下腺からの耳下腺乳頭（ステンセン管周囲を押して唾液が出るのを確認する）、*フォーダイス顆粒（オレンジ色の斑点）

口蓋：硬口蓋：切歯乳頭、口蓋縫線、横口蓋ひだ、*口蓋隆起、翼突鈎
　　　　軟口蓋：振動線（「アー」と発声して観察する）、口蓋小窩、口蓋垂

扁桃/中咽頭：口峡、口蓋舌弓、口蓋咽頭弓、*口蓋扁桃、翼突下顎ひだ、顎舌骨筋後窩後壁

舌：舌背：糸状乳頭、茸状乳頭、有郭乳頭、舌盲孔、分界溝（後方に位置しているため通常見えない）
　　舌縁：葉状乳頭
　　舌下腹：舌小帯、采状ひだ（鏡の柄を用いると舌の区別できる）

口腔底：舌側歯槽溝、*下顎隆起以下の構造物を双指診する：舌下腺上にある舌下ひだ、顎下腺からのワルトン管がある舌下小丘（唾液が噴出する可能性がある）。

唾液腺：頬粘膜、耳下腺乳頭（ステンセン管を絞って唾液が出るのを確認する）
口腔底：舌下腺上にある舌下ひだと舌下小丘、顎下腺の開口部（唾液が噴出する可能性がある）

歯槽突起：*外骨症（特に頬側表面）、上顎結節（翼突鈎）

歯肉：遊離歯肉（歯肉溝を歯周プローブを用いて確認できる）、*遊離歯肉溝、歯間乳頭、付着（角化）歯肉、歯肉歯槽粘膜境、レトロモラーパッド（下顎）、*最後部の大臼歯と重なる組織＝智歯歯肉弁

歯：残存乳歯や埋伏歯（X線写真上の）、形態異常に注意して萌出しているすべての歯の本数を確認する

咬合（どれか1つに丸をつける）：Ⅰ級、Ⅱ級、Ⅲ級。第一大臼歯と犬歯の関係を評価する

復習問題

新しく得た知識の確認のため、以下40の解剖学的指標につき、あてはまる説明を選んで左側の下線上に記せ。
答えは1つとは限らない。

_____ 1. 舌背

_____ 2. 硬口蓋

_____ 3. 咽頭

_____ 4. 硬口蓋の隆起した正中線

_____ 5. ステンセン管

_____ 6. 歯槽粘膜

_____ 7. フォーダイス顆粒

_____ 8. メラニン

_____ 9. 歯間の歯肉

_____ 10. 上顎右側中切歯と上顎左側中切歯の間にある
口蓋組織の隆起

_____ 11. 振動線

_____ 12. ワルトン管の開口部

_____ 13. 唇小帯

_____ 14. 舌下面

_____ 15. 口腔

_____ 16. レトロモラーパッド

_____ 17. 上顎結節

_____ 18. 糸状乳頭

_____ 19. 下顎隆起

_____ 20. 付着歯肉

_____ 21. 口峡

_____ 22. 鼻唇溝

_____ 23. オトガイ唇溝

_____ 24. 舌下腺

_____ 25. 顎下腺

_____ 26. 舌下ひだ

_____ 27. 口蓋垂

_____ 28. 采状ひだ

_____ 29. 葉状乳頭

_____ 30. 有郭乳頭

_____ 31. 舌側歯槽溝

_____ 32. 口蓋扁桃

_____ 33. 顎舌骨筋後窩後壁

_____ 34. 茸状乳頭

_____ 35. 歯槽粘膜

_____ 36. 口蓋小窩

_____ 37. 耳下腺

_____ 38. 人中

_____ 39. 唇交連

_____ 40. 外骨症

a. 口

b. 付着歯肉上の濃い色素

c. 口腔底の前側で舌下ひだが会するところ

d. 舌の下側

e. 舌背の2/3を覆う毛のような乳頭

f. 舌の上側

g. 頬粘膜の脂肪分泌腺

h. 歯間乳頭

i. 上顎大臼歯付近の頬粘膜に開口する

j. 口蓋縫線

k. 口唇と粘膜で覆われた顎をつなぐ（上顎と下顎）

l. 軟口蓋の後方

m. 切歯乳頭

n. 口腔前庭を覆う

o. 硬く、歯肉に覆われていて横口蓋ひだがある

p. 下顎小臼歯の舌側にある骨の隆起

q. 下顎最後部の大臼歯の遠心側にある隆起した組織

r. 上顎最後部の大臼歯の遠心側にある隆起した組織

s. 硬口蓋と軟口蓋の境界

t. 強く結合している、ピンク色

u. 舌の前1/3の下にある粘液性の唾液腺

v. 舌の後方1/3にある大きな漿液性の唾液腺

w. 上下の口唇が会する口の角

x. 鼻孔から口の端へ斜めに走る溝

y. 下唇の下にある水平な溝

z. 上唇の垂直なくぼみ

aa. 口腔から咽頭までの開口部

bb. 耳の直前にある漿液性唾液腺

cc. 緩く結合している

dd. 舌の下の口腔底にあるひだ

ee. 両側舌縁にある繊細なひだ

ff. 軟口蓋から舌へ垂れ下がる

gg. 舌縁の後部1/3近く

hh. 下顎歯と舌の間にあるスペース

ii. V字型に並ぶ8-12個の乳頭

jj. 口蓋舌弓と翼突下顎ひだの間にある粘膜

kk. 口蓋舌弓と口蓋咽頭弓の間にある

ll. 下顎小臼歯領域の舌側にある丸い隆起

mm. まばらに分布するマッシュルーム型の乳頭で舌背に
ある

nn. 振動線のすぐ後方にある

解答：1-f, 2-o, 3-l, 4-j, 5-i, 6-n または cc, 7-g, 8-b, 9-h, 10-m, 11-s, 12-c, 13-k, 14-d, 15-a, 16-q, 17-r, 18-e, 19-p, 20-t, 21-aa, 22-x, 23-y, 24-u, 25-v, 26-dd, 27-ff, 28-ee, 29-gg, 30-ii, 31-hh, 32-kk, 33-jj, 34-mm, 35-n または cc, 36-nn, 37-bb, 38-z, 39-w, 40-ll

クリティカル・シンキング

1. ヒューエイ夫人は下顎右側第二大臼歯を大きく破折したため抜歯を要する。A. 抜歯に際して、歯と周囲組織の痛みを感じないようにするために麻酔薬でブロックする必要がある神経をすべて挙げよ。B. どこに麻酔薬を注射すべきか、できる限り詳細に述べよ。C. この歯と周囲の構造物を支配する神経の枝が頭蓋を出るところまでさかのぼって神経の走行を確認せよ。

2. 舌について議論する。A. まず、できるだけ多くの構造物を列挙してそれぞれの位置を説明せよ。B. 舌の運動と、感覚(痛覚)、味覚をつかさどる神経、血液を供給する動脈、舌の感染が波及するリンパ節を挙げよ(これには第15章のみならず第14章で学んだ知識も要する)。

REFERENCES

1. Jenkins GN. The physiology of the mouth. 3rd ed. Revised reprint. Oxford: Blackwell Scientific, 1970:310–328.
2. Osborn JW, Armstrong WG, Speirs RL, eds. Anatomy, biochemistry and physiology. Oxford: Blackwell Scientific, 1982:535.
3. Renner RP. An introduction to dental anatomy and esthetics. Chicago, IL: Quintessence Publishing, 1985.
4. Brand RW, Isselhard DE. Anatomy of orofacial structures. 5th ed. St. Louis, MO: C.V. Mosby, 1994.
5. Lang N, Loe H. The relationship between the width of keratinized gingiva and gingival health. J Periodontol 1972;43:623.
6. Gargiulo A, Wentz F, Orban B. Dimensions and relationships of the dentogingival junction in humans. J Periodontol 1961;32:261.
7. Polson A, Caton J, Yeaple R, et al. Histological determination of probe tip penetration into gingival sulcus of humans using an electronic pressure-sensitive probe. J Clin Periodontol 1980;7:479.
8. Foley PF, Latta GH. A study of the position of the parotid papillae relative to the occlusal plane. J Prosthet Dent 1985;53:124–126.
9. Simmons JD, Moore RN, Errickson LC. A longitudinal study of anteroposterior growth changes in the palatine rugae. J Dent Res 1987;66:1512–1515.

GENERAL REFERENCES

Beck EW. Mosby's atlas of functional human anatomy. St. Louis, MO: C.V. Mosby, 1982.
Clemente CD. Anatomy: a regional atlas of the human body. 4th ed. Baltimore, MD: Williams & Wilkins, 1997.
Clemente CD, ed. Gray's anatomy of the human body. 30th ed. Philadelphia, PA: Lea & Febiger, 1985.
DuBrul EL. Sicher and DuBrul's oral anatomy. St. Louis, MO: C.V. Mosby, 1988.
Dunn MJ, Shapiro CZ. Dental anatomy/head and neck anatomy. Baltimore, MD: Williams & Wilkins, 1975.
Montgomery RL. Head and neck anatomy with clinical correlations. New York, NY: McGraw-Hill, 1981:236–240.
Web site: http://education.yahoo.com/reference/gray/

ウォールフェル博士による研究結果

本章に述べた事柄に関連する個別の研究結果やウォールフェル博士による研究結果は、上付きの文字で(このように[A])本文中に番号を示してある。それぞれの内容をここに記す。

A. 1971年と1972年にウォールフェル博士とイガラシ博士の監督の下、331人の学生が**左右の耳下腺乳頭の位置**を相互に診察して記録した。662の耳下腺乳頭のうち、78%が上顎第一大臼歯と第二大臼歯の間もしくは第二大臼歯の横にあった。第一大臼歯の横にあったのは22%のみだった。高さについては、観察した乳頭の87%が咬合面の高さ(34%)または咬合面の高さより上(53%)に位置していた。咬合面よりも下にあったのは13%のみだった。対象となった歯学生のうち耳下腺乳頭の高さが平均的な位置から離れていたのは2人の男子学生で、1人は両側の耳下腺乳頭が咬合面よりも11mm上にあり、もう1人は咬合面よりも8mm下にあった。293人の成人男性と114人の成人女性(白人258人、黒人11人、ヒスパニック系9人)を対象に同様の検討を行った結果、耳下腺乳頭は咬合面より平均3.3mm(右

3.0mm、左3.5mm）上にあった[8]。

B. 上顎中切歯の唇側表面から**切歯乳頭**の中央までの距離は比較的一定で8.5mm程度である。ウォールフェル博士が326の模型を計測した結果、距離は平均8.4mmで、範囲は5.5mmから12mmであった。

C. 歯科衛生士課程の学生939人の模型のうち、87%で樹状の**横口蓋ひだ**は両側に3本から5本の枝を有していた。72%で第一の主要な枝は犬歯の舌側へ伸びていた。ひだは85%でしっかり隆起しており、14%で平坦だった。年齢の高い人より若い人の方がひだがはっきりしていた。しかし、女性20人と男性21人を4歳から22歳まで縦断的に調べた結果では、この期間中はひだの長さに少しながら一定の成長がみられた（平均1.4mmから2.3mm）。ひだの成長は女性で早期に起こるが、男性の方が枝が多かった[9]。

D. ウォールフェル博士により333の模型が計測された結果、**舌小帯の付着部位**は下顎中切歯の歯肉溝より8.03±1.5mm下（範囲は5.4mmから11mm）だった。下顎中切歯の高さを平均8.8mmとすると、舌小帯は下顎中切歯切縁から約17mm下のところで付着する。

E. **（ウォールフェル博士の研究結果ではない）唾液の1日分泌量**：600人から得られたデータの平均に基づくと、人は通常、平均300mlの唾液を食間に、300mlを食事中に、20mlを睡眠中に分泌する[1]。

F. ウォールフェル博士による調査において、267人の歯科衛生士課程の学生が目盛りのついたプローブを用いて**歯肉溝の深さ**を計測した。下顎第一大臼歯の歯肉溝の深さの平均は、頬側中央で1.5±0.5mm、舌側中央で1.7±0.6mm、近心舌側と遠心舌側で2.5±0.5mmだった。この結果から、歯肉溝は通常歯間でより深いことが分かる。同様の計測が下顎犬歯（1.9±0.8mm）、上顎第一小臼歯（1.9±0.7mm）、上顎第一大臼歯（2.1±0.7mm）の近心唇頬側面で行われた結果、歯肉溝は前歯よりも臼歯でやや深いことが分かった。

付 録

　この付録には、永久歯と乳歯の図を多く掲載した。それぞれの図には文字でラベルがつけられており、それぞれの歯の特徴がわかるようになっている。それぞれの文字で表されている特徴は、各ページの裏に同じ文字に続いて説明した。

　第2章から第6章までの学習にあたり、適宜、付録を参照することで、より高い学習効果が期待できる。例えば、第2章セクション1にある切歯の解剖について読んでいると、「付録」という語に続いて数字とアルファベットが出てくる（例：付録1a）。このような場合には、付録1頁でaという文字がついている部分を参照する。図に記された文字を探せば、本文に書いてある事項が図示されている。

切歯の一般的な特徴
(上顎右側側切歯〈2|〉を例にとって説明する)

歯種特徴

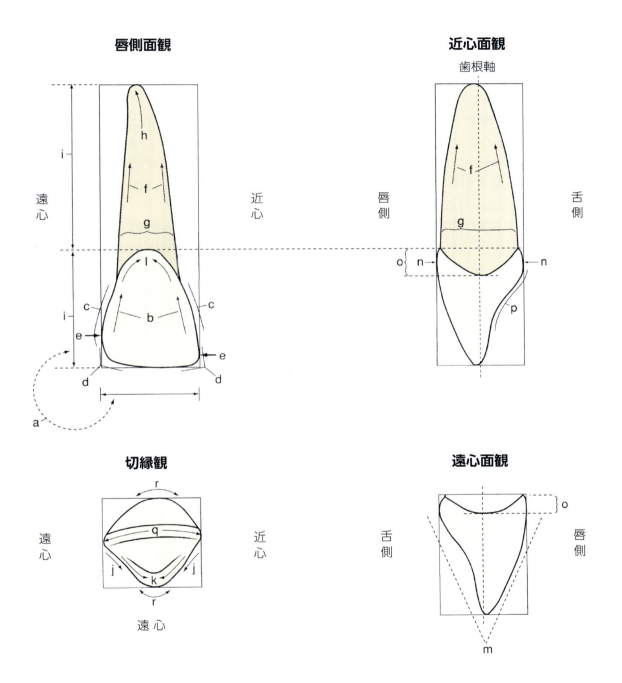

裏面のa-rの文字の部分を参照のこと。それぞれの特徴を説明してある。

切歯の一般的な特徴

a. 切歯の歯冠は「長方形」の形状をしており、近遠心径より高径の方が大きい（唇側面観）。

b. 歯冠の幅は隣の歯とのコンタクトエリアから歯頸線に向けて小さくなる（唇側面観）。

c. 切歯歯冠の輪郭は、近心よりも遠心で大きく膨隆している（唇側面観）。**例外**は左右対称な下顎中切歯である。

d. 近心切縁隅角は遠心切縁隅角よりも鋭い（直角に近い）（唇側面観）が、下顎中切歯は**例外**である。

e. 歯冠のコンタクトエリアは、近心では切縁側1/3に位置する。遠心のコンタクトエリアは近心より歯頸に近い（唇側面観）。**例外**として、下顎中切歯では、遠心面のコンタクトエリアは近心面と同じ高さである（唇側面観）。

f. 歯頸線から根尖に向かって歯根の幅は狭くなり（唇側面観、近心面観）、唇側から舌側に向かって幅は狭くなる口腔内診査では確認できない）。

g. 歯根の唇舌径は近遠心径よりも大きい（隣接面観と唇側面観を比較せよ）。**例外**は下顎中切歯で、唇舌径と近遠心径はほぼ等しい。

h. 歯根が屈曲している場合、根尖側の1/3で遠心側に屈曲していることが多い（唇側面観）。

i. 歯根は歯冠よりもかなり長い（唇側面観、隣接面観）。

j. 歯冠は隣接面コンタクトエリアから舌側に向けて幅が狭くなる（切縁観）。

k. 近心辺縁隆線と遠心辺縁隆線は舌側の基底結節に収束する（切縁観、舌側面観）。

l. 唇側面（と舌側面）の歯頸線は根尖方向に凸彎している（唇側面観、舌側面観）。

m. 隣接面から見た切歯の形状はくさび形、または三角形である（隣接面観）。

n. 唇側面と舌側面の最大豊隆部は、歯頸側1/3に位置する（隣接面観）。

o. 隣接面からみた歯頸線は切縁方向に凸彎している。彎曲度は、近心のほうが遠心より大きい（近心面観と遠心面観を比較せよ）。

p. 舌側の輪郭はS字型で、舌側面窩において陥凹し基底結節で凸彎している。舌側辺縁隆線の輪郭は水平というより垂直に近い（隣接面観）。

q. 切縁は歯冠の近遠心径が最も幅広いところで終わる（切縁観）。

r. 辺縁隆線が舌側で収束するため、唇側の輪郭は舌側の輪郭よりもゆるやかな円を描く（切縁観）。

切歯

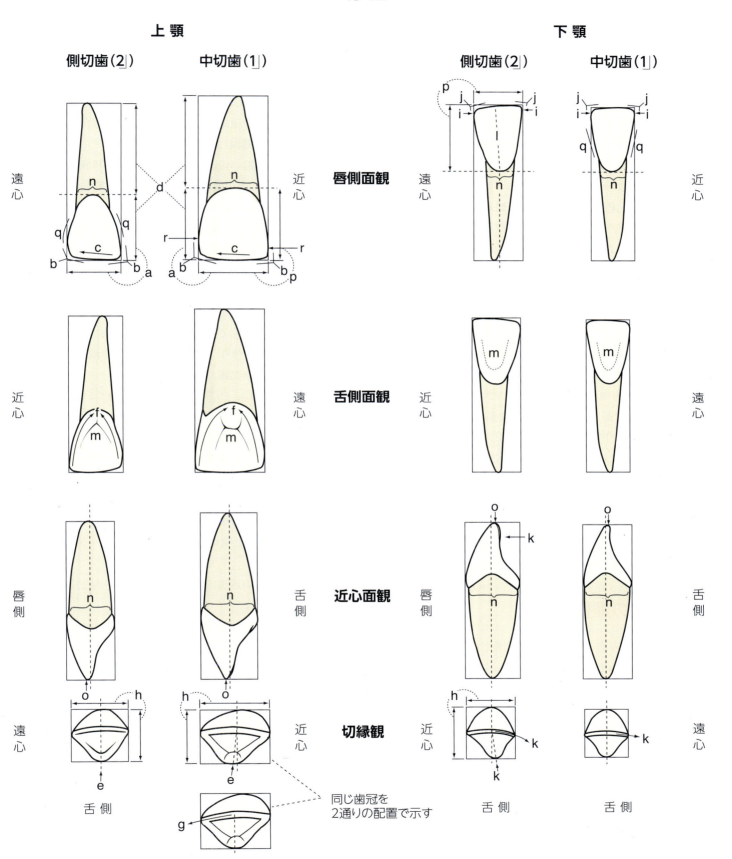

上顎切歯の順位の鑑別

a. 上顎中切歯と上顎側切歯の歯冠はどちらも近遠心径よりも高径の方が長いが、中切歯の方が正方形に近い。側切歯の方が高径のより長い長方形である（唇側面観）。

b. 上顎中切歯と側切歯はともに近心切縁隅角は90°に近い。遠心切縁隅角はより丸みがあるが（唇側面観）、両角とも中切歯よりも側切歯でより丸みが強い。

c. 切縁は遠心歯頸方向に向かって傾斜しており（唇側面観）、側切歯でその傾向が強い（唇側面観）。

d. 上顎中切歯は歯冠と歯根の長さがほぼ等しい。側切歯では歯冠に比べて歯根が長い（唇側面観）。

e. 切縁を水平にしたとき、上顎中切歯の基底結節は中心を外れて遠心側にあるが、側切歯では中心にある（切縁観）。

f. 近心辺縁隆線は遠心辺縁隆線よりも長い（中切歯では基底結節が遠心側に偏っているからであり、側切歯では切縁が遠心歯頸方向に傾斜しているからである）（舌側面観）。

g. 切縁から見て基底結節の最大豊隆部が下に向くようにした場合、上顎中切歯の切縁は遠心舌側へ捻れており、遠心切縁隅角は近心切縁隅角よりも舌側にある。上顎側切歯の切縁隆線は、近遠心方向に捻れなく伸びる（切縁観、近心面観）。

h. 中切歯の切縁の近遠心径は唇舌径よりかなり大きい（長方形である）。側切歯では、近遠心径と唇舌径はほぼ同じである（より正方形に近い）（切縁観）。

下顎切歯の順位の鑑別

下顎中切歯は左右対称であり、側切歯は左右対称でない。側切歯が左右対称でない部分の例を次に述べる。

i. 下顎側切歯の遠心面コンタクトエリアは近心面よりも根尖寄りにある。中切歯の近遠心のコンタクトエリアの高さは同じである（唇側面観）。

j. 側切歯の遠心切縁隅角は近心切縁隅角より丸みを帯びている。中切歯の遠心切縁隅角と近心切縁隅角の大きさは等しい（唇側面観）。

k. 側切歯の切縁は遠心舌側へやや捻れている（基底結節の中央線に沿う）。中切歯の切縁は捻れなく基底結節の中央線と直角である（切縁観、近心面観）。

l. 下顎側切歯の歯冠は、歯根と比べるとやや遠心側に傾いている（唇側面観）。

切歯の上下の鑑別

m. 舌側面窩は上顎切歯でより明らかである（特に上顎側切歯では舌面小窩を伴う）。下顎切歯は小窩や溝が少なく滑らかである（舌側面観）。

n. 上顎切歯の歯根は、円形に近い横断面を持つ。下顎切歯の歯根はリボン状である（近遠心径が薄く唇舌径が大きい）。隣接面観と唇側面観を比較せよ。

o. 上顎切歯の切縁は、歯根軸よりも唇側にあることが多い。下顎切歯の切縁は、歯根軸よりも舌側にあることが多い（隣接面観）。

p. 下顎切歯の歯冠の近遠心径は、上顎切歯と比べて小さく狭いことが多い。上顎切歯は比較的幅が広い（唇側面観）。

q. 下顎切歯の歯冠の近遠心の輪郭は、上顎切歯と比べて平たい（唇側面観）。

r. 付録2頁でrとiを比較せよ。隣接面コンタクトエリアの高さ（最大豊隆部）は、下顎切歯（i）では上顎切歯（r）よりも切縁に近い（切歯の隣接面コンタクトエリアは、歯冠の切縁側1/3付近にある〈上顎側切歯の遠心では**例外**的に中央1/3にある〉。遠心側のコンタクトエリアが近心側よりも歯頸に近い〈下顎中切歯は**例外**である〉）（唇側面観）。

犬歯の一般的な特徴
(上顎右側犬歯〈3|〉を例にとって説明する)

付録 3頁

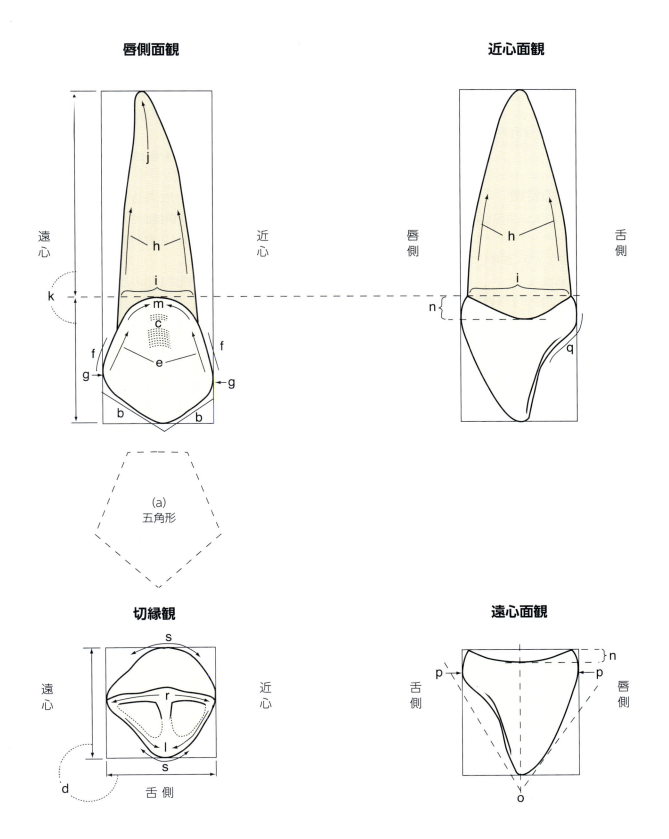

裏面のa-sの文字の部分を参照のこと。それぞれの特徴を説明してある。

犬歯の一般的な特徴

a. 犬歯の歯冠は五角形である（唇側面観）。

b. 近心切縁は遠心切縁よりも短い（唇側面観）。

c. 垂直な唇側面隆線が目立つ（上顎犬歯でより顕著である）（唇側面観）。

d. 歯冠は近遠心径よりも唇舌径の方が長い（下顎切歯と同様）（切縁観）。

切歯と共通する犬歯の特徴

e. 歯冠は、コンタクトエリアから歯頸部に向かって狭くなる（唇側面観）。

f. 歯冠の輪郭は、遠心側で大きく膨隆しており、近心側ではより平坦である（唇側面観）。

g. 近心コンタクトエリアは切縁側1/3のところにある（または切縁と中央1/3の部分との境界にある）。遠心コンタクトエリアは、より歯頸に近い（唇側面観）。

h. 歯根は歯頸から根尖に向かって細くなり（唇側面観、近心面観）、唇側から舌側に向かっても細くなる（口腔内診査では確認できない）。

i. 歯根の唇舌径は近遠心径よりも大きい（唇側面観と近心面観の歯根幅径を比較せよ）。

j. 上顎犬歯の歯根が弯曲している場合、歯根側1/3が遠心側に弯曲していることが多い（唇側面観）。一方、下顎犬歯は直線的である。

k. 歯根は歯冠よりもかなり長い（唇側面観）。

l. 歯冠は隣接面コンタクトから舌側に向かって狭くなり（切縁観）、近心辺縁隆線と遠心辺縁隆線は基底結節に集まる（切縁観）。

m. 唇舌側表面の歯頸線は根尖に向かって弯曲する（唇側面観、舌側面観）。

n. 隣接面の歯頸線は切縁に向けて弯曲する。これは遠心面よりも近心面で顕著である（隣接面を比較せよ）。

o. 隣接面観では、犬歯の歯冠は（切歯と同じく）くさび型（三角形）をしている。

p. 唇舌側の最大豊隆部は歯頸側1/3のところにある（隣接面観）。

q. 舌側面窩と基底結節があるので、犬歯舌側の輪郭はS字状をしており、切縁隆線は水平というより垂直に近い（隣接面観）。

r. 切縁は近心と遠心のコンタクトエリアを結ぶ（切縁観）。

s. 辺縁隆線が収束するため、唇側の輪郭は舌側よりもゆるやかな円を描く（切縁観）。

犬 歯

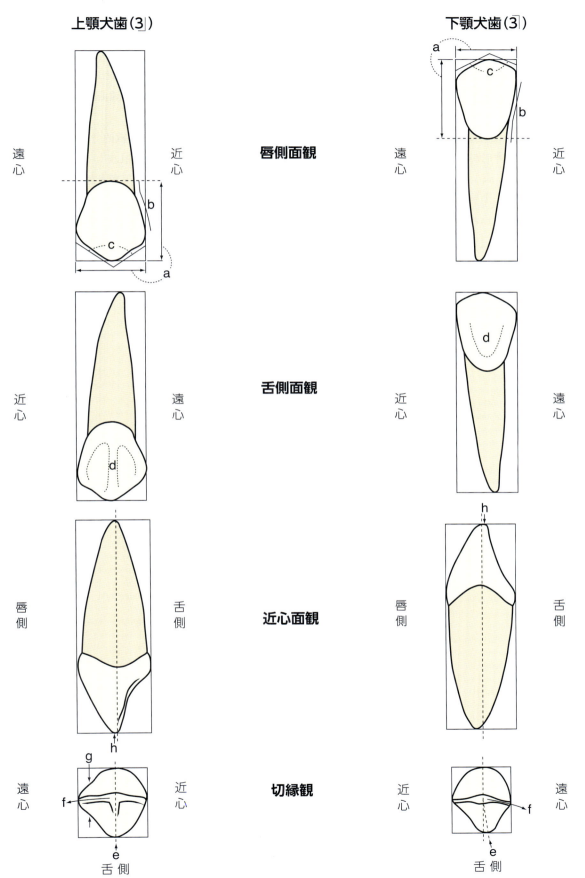

裏面のa-hの文字の部分を参照のこと。それぞれの特徴を説明してある。

犬歯の上下の鑑別

a. 上下顎とも犬歯の歯冠は、近遠心径よりも高径が長い長方形をしているが、近遠心径は上顎犬歯よりも下顎犬歯で狭い（唇側面観）。

b. 上顎犬歯は、ほぼ平坦な歯頸に対し歯冠近心面が膨隆しているが、下顎犬歯は歯冠の外形が歯根の外形と直線的につながっている。

c. 切縁がなす角は、上顎犬歯でより鋭角に近く（平均105°）、結果として咬頭が鋭くなっている。一方、下顎犬歯では角度が鈍く、平均120°である（唇側面観）。歯の長軸を垂直に保持した場合、下顎犬歯の近心切縁は水平に近くなることが多い。

d. 近心側と遠心側を分ける舌側面隆線は、下顎犬歯よりも上顎犬歯で目立つ（舌側面観）。

e. 上顎犬歯の基底結節は大きく、近心側と遠心側の中心にある。下顎犬歯では基底結節は少し遠心側にあることが多い（切縁観）。

f. 上顎犬歯の切縁は近遠心方向に直線的である。下顎犬歯では、遠心切縁は遠心舌側へ弯曲している（切縁観）。

g. 上顎犬歯の歯冠の遠心側半分は、下顎犬歯よりも唇舌方向に押しつぶされている（切縁観）。

h. 上顎犬歯の咬頭頂は歯根軸上またはより唇側にあるが、下顎犬歯の咬頭頂は歯根軸より舌側にある（隣接面観、切縁観）。

小臼歯の一般的な特徴
(上顎右側第二小臼歯〈5⏌〉を例にとって説明する)

付録 5頁

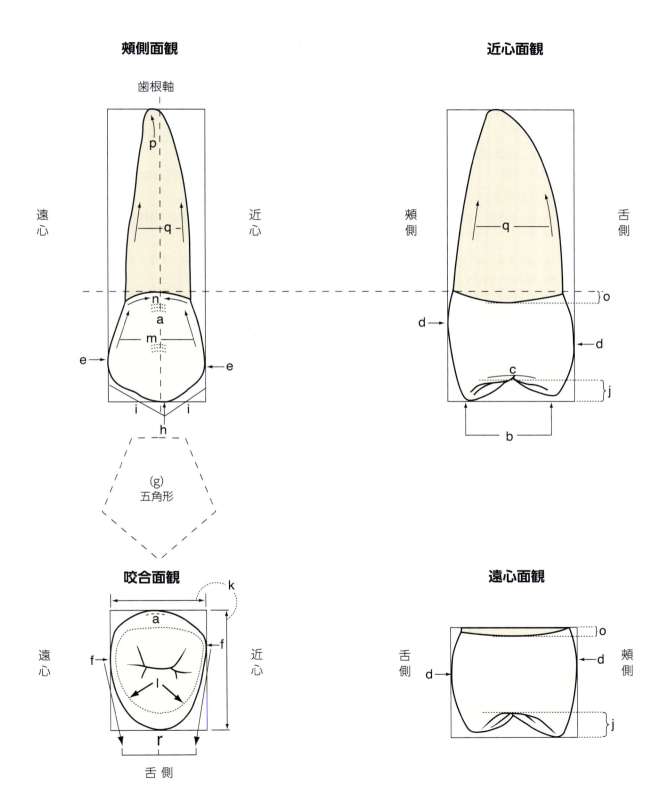

裏面のa-rの文字の部分を参照のこと。それぞれの特徴を説明してある。

小臼歯の一般的な特徴

a. 頬側面隆線がある（犬歯の舌側面隆線と同様である）（頬側面観、咬合面観）。

b. 小臼歯には通常2つの咬頭がある。1つは頬側、1つは舌側にある（下顎第二小臼歯は**例外**として3咬頭性で、頬側に1つ、舌側に2つの咬頭を有する）（隣接面観）。

c. 小臼歯の辺縁隆線は比較的平行に走行している（下顎第一小臼歯は**例外**で、近心辺縁隆線が水平ラインから約45°傾いて走行する）（隣接面観）。

d. 頬側と舌側の最大豊隆部は前歯よりも咬合面寄りに位置する（頬側では歯頸側1/3にあるが、舌側では中央1/3にある）（隣接面観）。

e. 近心隣接面コンタクト（最大豊隆部）は咬合側1/3と中央1/3の境界付近にあるが、遠心コンタクトは中央1/3の歯頸により近い部分にあることが多い（下顎第一小臼歯は**例外**で、近心コンタクトが遠心コンタクトよりも歯頸寄りにある）（頬側面観）。

f. 咬合面観での隣接面コンタクト（最大豊隆部）は頬舌径の中央よりも頬側にある（咬合面観）。

g. 頬側から見ると、小臼歯は不正五角形である（犬歯と同様）（頬側面観）。

h. 頬側咬頭頂は垂直歯根軸の近心側にある（上顎第一小臼歯は**例外**で頬側咬頭頂は歯根軸の遠心側にある）（頬側面観）。

i. 頬側咬頭の近心咬合縁は遠心咬合縁より短い（上顎第一小臼歯は**例外**で、近心咬合縁の方が長い）（頬側面観）。

j. 歯頸寄りにある遠心辺縁隆線よりも、近心辺縁隆線は一般的に咬合寄りにある（下顎第一小臼歯は**例外**で近心縁隆線のほうが歯頸寄にある）（隣接面観を比較せよ）。

k. 歯冠の咬合面観は長方形で、前歯と比較して頬舌径が近遠心径よりも長い（上顎小臼歯は明らかに長方形であるが、下顎小臼歯は正方形または円形に近い）（咬合面観）。

l. 咬頭縁と辺縁隆線は合流して固有咬合面と呼ばれる部分を取り囲んでいる（咬合面観）。

m. 歯冠は隣接面コンタクトエリアから歯頸に向かって狭くなる（頬側面観）。

n. 歯頸線は頬舌側面で根尖側に弯曲する（頬側面観、舌側面観）。

o. 歯頸線は隣接面で咬合側に弯曲する。近心歯頸線は遠心よりも膨隆している（近心と遠心の隣接面観を比較せよ）。

p. 根尖側1/3の歯根は近心側よりも遠心側に弯曲していることが多い。

q. 歯根は根尖に近づくにつれて細くなる（隣接面観と頬側面観ともに）。

r. 歯冠はコンタクトエリアから舌側に向けて狭くなる（咬合面観）。**例外**は3咬頭性の下顎第二小臼歯である。

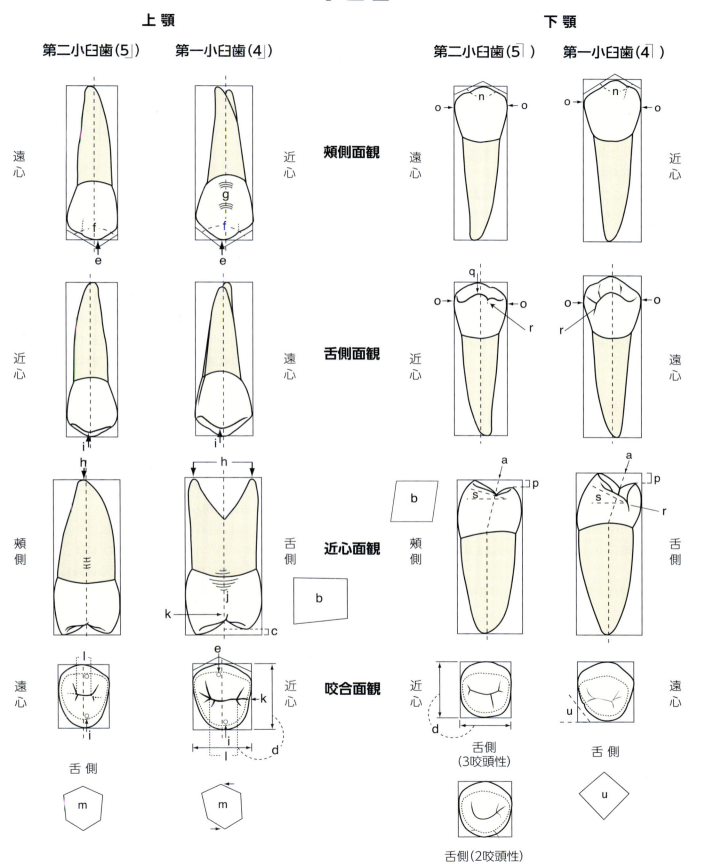

裏面のa-uの文字の部分を参照のこと。それぞれの特徴を説明してある(tは図に示されていない)。

小臼歯の上下の鑑別

a. 下顎小臼歯の歯冠は舌側に傾斜しており、下顎小臼歯の舌側咬頭頂は歯根よりも舌側にあることがある（隣接面観）。上顎の歯冠はあまり傾斜していない。

b. 下顎小臼歯の輪郭は菱形（向かい合う辺が平行な四角形）であり、上顎の小臼歯は台形（一対の向かい合う辺のみ平行な四角形）である（隣接面観）。

c. pと比較すること。すべての小臼歯において舌側咬頭は頬側咬頭よりも短いが、下顎小臼歯の舌側咬頭は頬側咬頭よりも顕著に短い（p）。上顎小臼歯の舌側咬頭は頬側咬頭よりも短いが、下顎小臼歯ほどの差ではない（c）（上顎第二小臼歯では舌側咬頭と頬側咬頭の長さはほぼ等しい）（隣接面観）。

d. 下顎小臼歯は咬合面観でより正方形または円形に近い。上顎小臼歯は長方形である（頬舌方向に長い）（咬合面観）。

上顎小臼歯の順位の鑑別

e. 上顎第一小臼歯の頬側咬頭頂はやや遠心側に位置しており、近心咬頭隆線は遠心咬頭隆線よりも長い。小臼歯のうち**唯一**このような特徴をもつのは上顎第一小臼歯である（頬側面観、咬合面観）。

f. 上顎第一小臼歯の頬側咬頭は尖っている（平均角度：105°）。第二小臼歯での平均角度は120°である（頬側面観）。

g. 頬側面隆線は上顎第一小臼歯でより著明である（咬合面観、頬側面観）。

h. 上顎第一小臼歯は、小臼歯のうち**唯一**複数に枝分かれした歯根を持つ。他の小臼歯の歯根は通常1本である（隣接面観）。

i. 上顎小臼歯の舌側咬頭頂は近心寄りである（舌側面観、咬合面観）。

j. 上顎第一小臼歯と第二小臼歯には歯根の近心側と遠心側にくぼみがあるが、**唯一**、上顎第一小臼歯には歯冠の近心面にくぼみがある（近心面観）。

k. 近心辺縁隆線溝は上顎第一小臼歯には常に存在するが、第二小臼歯にはないことが多い（咬合面観、近心面観）。

l. 上顎第一小臼歯の中央の発育溝は第二小臼歯の発育溝よりも長い（歯冠の近心から遠心へと伸びる）。第二小臼歯の発育溝の長さは近遠心径の1/3程度である（咬合面観）。

m. 上顎第一小臼歯の咬合面の輪郭は左右非対称で、舌側咬頭頂がより近心側に寄り、頬側咬頭頂は遠心側に寄っている。対して第二小臼歯は全般的に左右対称である（咬合面観）。

下顎小臼歯の順位の鑑別

n. 下顎第一小臼歯の頬側咬頭は比較的鋭く（110度）、一方、第二小臼歯では比較的角度が大きい（130°）（頬側面観）。

o. 下顎第二小臼歯の近心隣接面コンタクト（および辺縁隆線）は遠心コンタクトよりも咬合面に近い（一般的なルールに従う）。下顎第一小臼歯では、**例外的に**逆で、近心コンタクト（および切縁隆線）のほうが歯頸に近い（頬側面観）。

p. 下顎第一小臼歯の舌側咬頭は非常に小さく、非機能性である。第二小臼歯では舌側咬頭は機能しており比較的長い（隣接面観）。

q. 下顎第二小臼歯の舌側咬頭頂は近心寄りに位置している（または、舌側咬頭が2本ある場合近心舌側の咬頭がより優位である）（舌側面観）。

r. 下顎第一小臼歯には、近心辺縁隆線と舌側咬頭を分ける近心舌側溝がある。第二小臼歯（3咬頭性）には、2つの咬頭を分ける舌側溝がある（舌側面観、近心面観）。

s. 第一小臼歯の近心辺縁隆線は舌側歯頸方向へ水平から45°の角度で傾斜している。第二小臼歯ではより水平に近い（近心面観）。

t. 下顎第二小臼歯の歯根の近心面は、歯根中央のくぼみ（歯の模型か実際の歯でよく観察できるが口腔内診査では確認できない）のない唯一の小臼歯である。

u. 下顎第一小臼歯は近心舌側に角度がついている唯一の小臼歯である。近心舌側溝と低い辺縁隆線がつまみこまれたような形を作っており、舌側面と約45°をなしている。これにより咬合面の輪郭が菱形のような形をしている（咬合面観）。

大臼歯の一般的な特徴
（下顎右側第二大臼歯〈7┘〉を例にとって説明する）

頰側面観

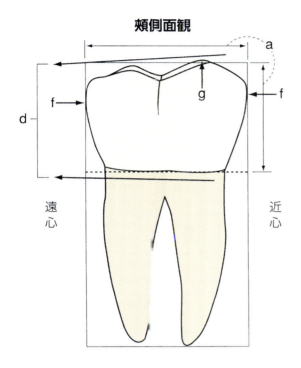

遠心 近心

近心面観

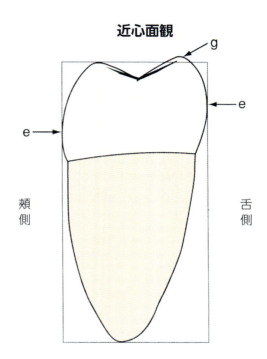

頰側 舌側

咬合面観

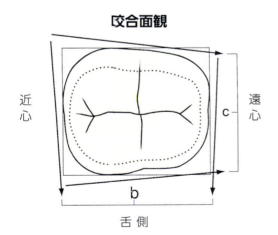

近心 遠心
舌側

遠心面観

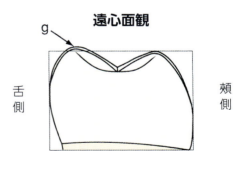

舌側 頰側

裏面のa-gの文字の部分を参照のこと。それぞれの特徴を説明してある。

大臼歯の一般的な特徴

a. 大臼歯の歯冠は高径よりも近遠心径が幅広い（頬側面観）。

b. 歯冠は、頬側から舌側に向かって狭くなる。つまり、頬側の近遠心径は舌側の近遠心径よりも大きい（遠心舌側咬頭が大きい上顎第一大臼歯ではこの限りではないこともあり、その場合歯冠は頬側に向かって狭くなり舌側近遠心径が頬側近遠心径より大きくなる）（咬合面観）。

c. 歯冠は近心から遠心に向かって狭くなる。つまり、遠心1/3の頬舌方向幅は近心1/3頬舌方向幅よりも狭い。（咬合面観）。

d. 歯冠は近心から遠心に向かって短くなる。つまり、遠心側の歯冠の高さは近心側の歯冠の高さよりも低い（頬側面観）。

e. 小臼歯と同様に、歯冠の頬側最大豊隆部は歯頸側1/3にあり、舌側の最大豊隆部は中央1/3にある（隣接面観）。

f. 近心の隣接面コンタクト（豊隆部の高さ）は咬合面と中央の境界付近にあり、遠心隣接面コンタクトはより歯頸寄りで中央1/3内の歯の中央部付近にある（頬側面観）。

g. 下顎大臼歯の舌側咬頭（および上顎大臼歯の近心舌側咬頭）は、大臼歯を垂直軸方向に保持して真横から見た場合、頬側咬頭よりも長い。（頬側面観、近心面観、〈遠心面観〉）。

大臼歯

付録　8頁

上顎

第二大臼歯（7］）　第一大臼歯（6］）

下顎

第二大臼歯（7⌐）　第一大臼歯（6⌐）

頬側面観

舌側面観

近心面観

咬合面観

遠心　近心

近心　遠心

頬側　舌側

遠心　近心

遠心　近心

頬側　舌側

近心　遠心

舌側

舌側

裏面のa-kの文字の部分を参照のこと。それぞれの特徴を説明してある。

大臼歯の上下の鑑別

a. 下顎大臼歯の歯冠は頬舌方向よりも近遠心方向の幅が広く、長方形または五角形をしている（k）。上顎大臼歯の歯冠は、頬舌径が近遠心径よりもやや長いだけで、輪郭は正方形または菱形に近い（k）（咬合面観）。

b. 下顎大臼歯の歯冠は歯頸部で舌側に傾いているが（下顎小臼歯と同様）、上顎大臼歯の歯冠は歯根と一直線に並んでいる（隣接面観）。

c. 下顎大臼歯には歯根が通常2本ある（長い近心根と短い遠心根）。一方、上顎大臼歯には歯根が3本ある（最も長い舌側根、次に長い近心頬側根、最も短い遠心頬側根）（頬側面観、舌側面観）。

d. 上顎大臼歯には、近心舌側から遠心頬側へ斜めに歯を横切る隆線がある。一方で下顎大臼歯では基本的に2本の隆線が舌側から頬側へ真っすぐ走行する。

下顎大臼歯の順位の鑑別

e. 下顎第二大臼歯には4つの咬頭があり（近心頬側＝1、遠心頬側＝2、近心舌側＝3、遠心舌側＝4）、咬合面溝は交差している。一方、第一大臼歯には多くの場合咬頭が5つあり（第二大臼歯と同じ4つと、より小さい遠心咬頭＝5）、中心溝はジグザグに走行する（頬側面観または咬合面観。「e」とは示されていないが対応する数字部分を参照のこと）。

f. 第一大臼歯の歯根は第二大臼歯と比較して、大きく離開して広い幅を占めている。第二大臼歯の歯根はより平行に近く、すべての歯根が近接している（頬側面観、舌側面観）。

g. 第一大臼歯には遠心咬頭があるため、遠心隣接面コンタクトから歯頸にかけて第二大臼歯より顕著に狭くなる。

上顎大臼歯の順位の鑑別

h. 上顎第二大臼歯の遠心舌側咬頭は比較的小さいので、第二大臼歯は頬側から舌側にかけて顕著に狭くなる。上顎第一大臼歯は遠心舌側咬頭が隆起して幅広いため、それほど狭くならない（咬合面観）。

i. 第一大臼歯にはカラベリー結節と呼ばれる5番目の咬頭があることが多い。カラベリー結節は近心舌側咬頭の上にある。一方、第二大臼歯にカラベリー結節は通常みられない（舌側面観、近心面観、咬合面観）。

j. 第一大臼歯の歯根は第二大臼歯の歯根よりも大きく離開している（下顎大臼歯と同様）（頬側面観、近心面観）。

k. 上顎臼歯の平行四辺形の輪郭（近心頬側と遠心舌側の角が鋭角、遠心頬側と近心舌側の角が鈍角）は第一大臼歯よりも第二大臼歯においてより捻れた形となっている（つまり、上顎第二大臼歯において、鋭角はより小さく鈍角はより大きい）（咬合面観）。

乳前歯

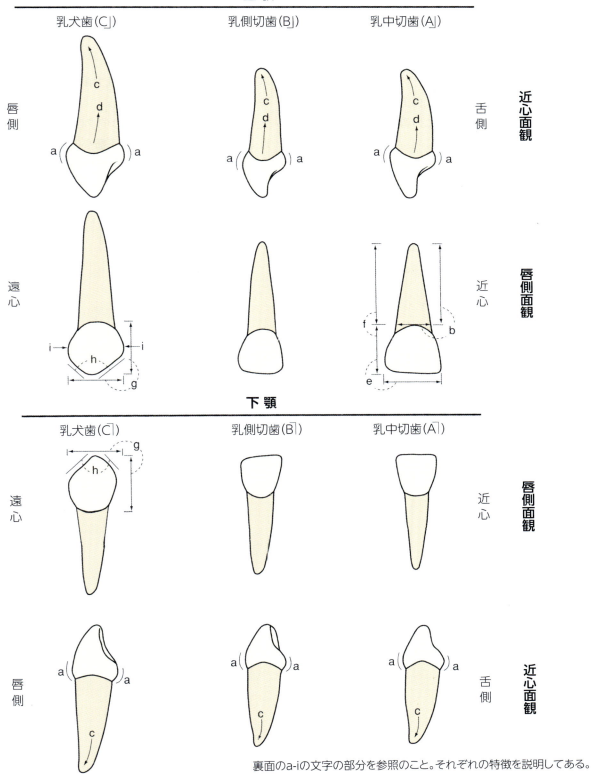

裏面のa-iの文字の部分を参照のこと。それぞれの特徴を説明してある。

乳前歯の特徴

a. 乳切歯と乳犬歯の歯冠は、頬舌側面において歯頸側1/3のところで膨らんでいる。舌側の膨らみは比較的大きな結節状で歯冠の高径の1/3までを占めており、頬側の膨らみは歯頸隆線の凸面として観察できる（隣接面観）。

b. 歯根は歯冠と比較して長く、永久歯の前歯よりも近遠心径が小さい（唇側面観）。

c. 上下顎乳歯の前歯の歯根は、根尖側1/3で唇側に10°程度弯曲している。下顎犬歯ではこの弯曲の程度が小さい（隣接面観）。

d. 上顎切歯の歯根は歯頸側1/3から半分で舌側に弯曲しているが、下顎切歯は歯頸側1/3でより直線的である（隣接面観）。

e. 上顎乳中切歯は、歯冠の近遠心径が高径よりも長い。上顎乳中切歯はこのような特徴を有する**唯一の**切歯で、乳歯と永久歯の他のいかなる切歯も同様の特徴を持たない（唇側面観）。

f. 乳切歯の歯冠は、永久歯と比較して、歯根との比において長さが短い（唇側面観）。

g. 上顎乳犬歯の近遠心径は高径とほぼ等しい。下顎乳犬歯では高径の方が長く、近遠心径が短い（唇側面観）。

h. 下顎乳犬歯では、遠心切縁が近心切縁よりも長い（永久歯の上顎第一小臼歯**以外の**すべての永久歯の犬歯および小臼歯と同様）（唇側面観）。上顎乳犬歯の近心切縁は遠心切縁よりも長い（上顎乳犬歯と上顎第一小臼歯に**特有の**性質である）。

i. 上顎乳犬歯の近心隣接面コンタクトは遠心よりも歯頸に近く（上顎乳犬歯と永久歯の下顎小臼歯に**特有の**性質である）（唇側面観）。その他の全乳歯および永久歯においては、遠心コンタクトエリアが近心よりも歯頸に近い。

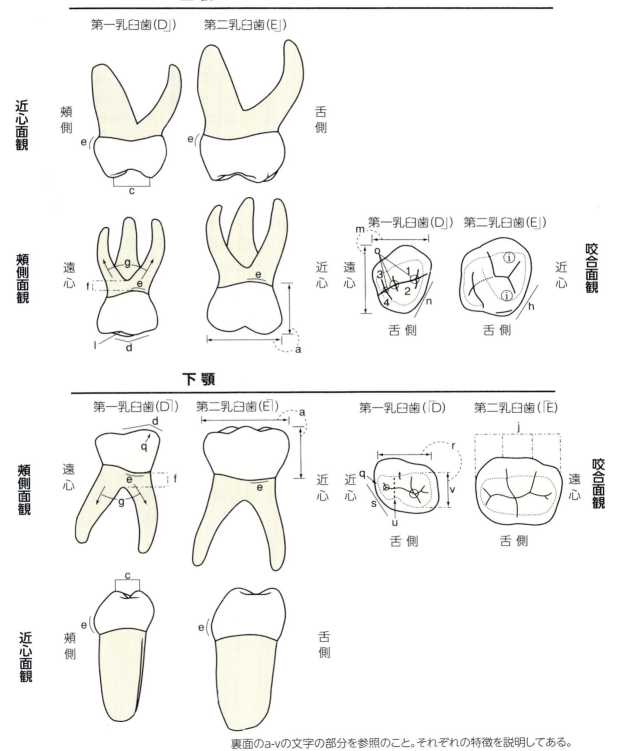

裏面のa-vの文字の部分を参照のこと。それぞれの特徴を説明してある。

乳臼歯の一般的な特徴

a. 乳臼歯の歯冠は、高径よりも近遠心径が幅広い（頰側面観）。

b. 第一乳臼歯は第二乳臼歯よりも明らかに小さい。一方、永久歯では第一大臼歯の方が大きい（全方向で比較せよ。図にbという表示はない）。

c. 乳臼歯の歯冠では、他のすべての歯の頰舌方向幅と比較して、咬合面の頰舌方向幅が狭い（隣接面観）。

d. 頰側咬頭は尖っておらず、咬頭頂は鈍角に会する（頰側面観）。

e. 頰側歯頸隆線は、特に近心部で突出している（隣接面観）。そのため頰側の歯頸線は、近心半分で根尖側に強く彎曲している（頰側面観）。

f. 永久歯の大臼歯と比較して根幹が短いかほとんどないため、乳臼歯の根分岐部は歯冠に近い（頰側面観）。

g. 歯根は薄く、細く、大きく離開している（頰側面観）。

上顎第二乳臼歯に特徴的なその他の性質（これらの性質は永久歯の上顎第一大臼歯に非常に類似している）

h. 咬合面の近心舌側隅角は遠心側に押された形となっている（咬合面観）。

i. 乳歯の近心頰側咬頭の大きさは近心舌側咬頭とほぼ等しい。一方、永久歯の近心舌側咬頭は近心頰側咬頭よりも大きい（咬合面観）。

下顎第二乳臼歯に特徴的なその他の性質（これらの性質は永久歯の下顎第一大臼歯に非常に類似している）

j. 乳臼歯の3つの咬頭は大きさがほぼ同じである。永久歯である第一大臼歯では遠心咬頭の方がかなり小さい（咬合面観）。

上顎第一乳臼歯に特徴的なその他の性質（咬合面観では、これらの性質は永久歯の上顎小臼歯とやや類似している）

k. 咬頭は通常4つである。2つの大きな咬頭（上顎小臼歯と同様）は、最も幅が広く長い近心頰側咬頭（1）と近心頰側咬頭よりは小さいが最も鋭い近心舌側咬頭（2）である。

2つの小さな咬頭は、遠心頰側咬頭（3）と、ほとんど目立たず、ときにはないこともある近心舌側咬頭である（4）（咬合面観、番号に対応する咬頭を参照のこと）。

l. 大きな近心頰側咬頭と不明瞭な遠心頰側咬頭の境界には遠心から中央に向かう切痕がある（頰側面観）。

m. 上顎小臼歯と同様に、歯冠は近遠心方向よりも頰舌方向に幅広い（咬合面観）。

n. 近心咬合縁は近遠心的に傾いている（咬合面観）。

o. 乳臼歯には3つの窩がある。大きな近心小窩、次に大きい中心小窩、最も小さい遠心小窩である（咬合面観）。

p. 溝はH字型に走行する（上顎小臼歯とどこか似ている）（図中に文字は表示していない。咬合面観で観察できる）。

下顎第一乳臼歯に特徴的なその他の性質（他のどの歯にも類似しない）

q. 近心咬合縁は大きく隆起していて、咬頭のようである（頰側面観、咬合面観）。

r. 咬合面は頰舌方向よりも近遠心方向に幅広く、下顎第二大臼歯と類似している（咬合面観）。

s. 咬合面の鋭角で突出した近心頰側隅角の角度をもって、近心面は舌側面に収束する（咬合面観）。

t. 近心頰側咬頭は、頰側面の2/3を占める最大で最長の咬頭であるが（咬合面観）、頰舌方向の幅は広くない（咬合面観）。

u. 近心頰側咬頭と近心舌側咬頭との間にははっきりとした横走隆線が走っている（咬合面観）。

v. 咬合面は、遠心小窩のある横走隆線よりも遠心側で大きく、近心小窩は遠心小窩より小さい（中央小窩はない）（咬合面観）。

索 引

イタリックで示したページ数は図、ページ数に t が付いたものは表を指す。

I級咬合（Neutroclusion）／ Class I occlusion, Neutroclusion *33*, 33-34, 251–252, *251–252*, 256, 269

II級咬合／ Class II occlusion　255–256, *255–256*

III級咬合／ Class III occlusion　*254-257*, 256–257

BOP（プロービング時の出血）／ BOP（bleeding on probing）　205, 213–214

WinIDプログラム／ WinID program　355

あ

アクセスキャビティの形成（天蓋除去）、歯内療法／ Access openings, for endodontics　242

アタッチメントロス／ Attachment loss
　検査法／ technique for measuring　213, *213*
　定義／ defined　211

亜脱臼、関節頭／ Subluxation, condylar　262

アブフラクション／ Abfraction　314

アマルガム、修復材／ Amalgam, restoration materials　295, *295*

アメリカ式表記法／ Universal Numbering System
　永久歯／ for permanent teeth　7
　乳歯／ for primary teeth　7

アメリカ法科学会／ American Academy of Forensic Sciences（AAFS）　345

アングル、エドワード・H ／ Angle, Edward H　33, 251

安静空隙（フリーウェイスペース）／ Freeway space　266

アンテリアガイダンス／ Anterior guidance　267

アンテリアデプログラミング／ Anterior deprogramming　278, 280

アンレー／ Onlay
　鋳造修復／ cast metal restoration　296, *296*
　陶材修復／ porcelain restoration　297

い

異形成／ Dysplasia
　エナメル質異形成／ enamel dysplasia　338–340
　象牙質異形成／ dentin dysplasia　340

異常（歯の異常も参照のこと）／ Anomalies. See also Dental anomalies
　位置の異常／ in tooth position
　　回転／ rotation　336, *338*
　　強直（アンキローシス）／ ankylosis, 336, 338
　　転位／ transposition　336, *338*
　　埋伏／ impacted　335-336, *337*
　エナメル質異形成／ enamel dysplasia　*338*, 338–340, *339*
　過剰歯／ supernumerary teeth（extra teeth）　325-327, *325-327*
　歯冠／ crown
　　結節／ tubercles　330–332, *331–332*
　　双生／ twinning（gemination）　327, *328, 329*
　　樽状側切歯／ peg-shaped lateral incisor　327, *328*
　　第三大臼歯／ third molar　327
　　ハッチンソン歯／ Hutchinson's teeth　329, *329, 330*
　　癒合（融合）／ fusion　327, 329, *329*
　歯根／ root
　　歯内歯／ dens in dente　333, *334*
　　セメント質増殖症／ hypercementosis　334, *335*
　　短根／ dwarfed　334
　　副根／ accessory roots　334–335, *335, 337*
　　癒着／ concrescence　334, *334*
　　弯曲／ dilaceration　333, *333, 334*
　象牙質異形成／ dentin dysplasia　340, *340*
　特異な歯列／ unusual dentitions　342-343, *342-343*
　無歯症／ anodontia　324–325, *324-325*

495

遺体安置所での識別／ Morgue operation, in mass disaster 355

遺伝性エナメル質形成不全症／ Amelogenesis imperfecta *338*, 338–339

遺伝性象牙質形成不全症／ Dentinogenesis imperfecta 340, *340*

咽頭／ Pharynx 270, 455

インレー、鋳造修復／ Inlay, cast metal restorations 296–297

う

ウィルソンの弯曲／ Curve of Wilson 27-28, 126 , *28*, 126

ウェットライン／ Wet line 444

上（superior）、定義／ Superior, defined 378

う蝕／ Dental caries
I級／ class I 299–304, *300-304*
II級／ class II 304–309, *305–309*
III級／ class III *309–311*, 309–312
IV級／ class IV *312*, 312–313, *313*
V級／ class V 313–316, *314–316*
VI級／ class VI 316

う蝕、進行形態／ Dental caries, spread pattern *292*

運動域／ Envelope of motion 276

運動域（矢状面）／ Sagittal envelope 277

運動域（前頭面）／ Frontal envelope 276-277

え

エア・アブレージョン装置／ Air-abrasion system 303

永久歯（各歯も参照のこと）／ Permanent teeth（See also specific tooth）
歯冠の形成／ crown formation 169
歯式／ formula for 4-5
歯種／ classes 4
数字表記／ number of 8
乳歯との比較／ primary teeth compared to *173*, 173

永久歯列／ Permanent dentition 4–6, *6*

永久切歯（切歯を参照のこと）／ Permanent incisors（See Incisors）

壊死歯髄／ Necrotic pulp 239

X線写真、パノラマ、口の／ Radiograph, panoramic, of the mouth *437*

エナメル芽細胞／ Ameloblasts 11

エナメル質／ Enamel 11

エナメル質異形成／ Enamel dysplasia
遺伝性エナメル質形成不全症／ amelogenesis imperfecta *338*, 338–339
限局性形成不全／ focal hypoplasia *339*, 339–340
高熱／ fever 339, *339*
フッ素症／ fluorosis 339, *339*

エナメル真珠（エナメル滴）／ Enamel pearls 222, 332–333, *333*

エナメル象牙境／ Dentinoenamel junction 12

エナメル突起／ Enamel extension 127, *127*, 222, 223

円蓋、定義／ Fornix, defined 439

嚥下／ Deglutition 269-270

遠心頬側根／ Distobuccal root 124, 138, 140, *144*, 145-146, *182*, 216, 246

遠心性（運動）神経／ Efferent（motor）nerves 417, 421, 424

遠心面観／ Distal views *364*, *365*, 364–365

遠心面（定義）／ Distal surface（defined） 16

お

横口蓋ひだ／ Palatine rugae 452, *453*

横口蓋縫合／ Palatomaxillary suture 388, *389*

横走隆線／ Transverse ridge 19

凹面／ sulcus 22-23, 27

オトガイ下動脈／ Submental artery 431

オトガイ下リンパ節／ Submental nodes 434–435

オトガイ棘／ Genial spines 392, 413

オトガイ筋／ Mentalis muscles 413, *415*

オトガイ結節／ Mental tubercles 391

オトガイ孔／ Mental foramen 391, 422, *422*, 423

オトガイ神経／ Mental nerve *422*, 423

オトガイ唇溝／ Labiomental groove 443

オトガイ舌骨筋／ Geniohyoid muscle 395, *413*

オトガイ動脈／ Mental artery 431

オトガイ隆起／ Mental protuberance 390

オーバージェット／ Overjet
過度／ severe 255, *255*
正常／ normal 252, *252*

オーバーバイト／ Overbite

過度／severe　254, *255*
正常／normal　252, *252*, 254

か

窩／Fossa（fossae）
　関節窩／articular　393, *398, 400*, 401
　顎下腺窩／submandibular　392
　下顎窩／mandibular　401, *401*
　下顎大臼歯の／mandibular molars　*133-134*, 135
　下垂体窩／hypophysial　382
　臼後窩／retromolar　392
　犬歯窩／canine　387
　上顎大臼歯の／maxillary molars　149, *150*
　切歯窩／incisive　387
　切歯の／of teeth, incisors　50, 59
　舌下腺窩／sublingual　392-393
　側頭窩／temporal　393, *393*
　定義／defined　378
　翼突窩／pterygoid　*383*, 384
開咬／Open bite　254, *255*
開口障害／Trismus　261
解剖学的歯冠（解剖的歯冠）／Anatomic crown
　形態／morphology　18-25
　　多様なくぼみと溝／depressions and grooves　22-25, *24-26*
　　隆起と隆線／elevations and ridges　18-22, *18-23*
　定義／definition　12
解剖学的歯根（解剖的歯根）／Anatomic root, morphology
　形態／morphology　25-27, *26*
海綿骨／Trabecular bone　387
窩縁／Cavosurface margins　*309*, 312
下顎窩／Articular fossa　*394, 399-400*, 401, *401*, 404, *404*
下顎切痕（sigmoid notch）／Sigmoid notch　392
下顎前突型（prognathic）側貌／Prognathic profile　256
関節頭亜脱臼／Condylar subluxation　262
顆、定義／Condyle, defined　378
下眼瞼枝（眼窩下神経）／Palpebral nerve　420
隔（septum）、定義／Septum, defined　379
下行口蓋動脈／Descending palatine artery　432
下歯槽神経／Inferior alveolar nerve　391, 423-424

下歯槽静脈／Alveolar vein, inferior　432
下歯槽動脈／Inferior alveolar artery　431
過剰歯／Supernumerary teeth　35, 325-327, *325-327*
下垂体窩（トルコ鞍）／Hypophysial fossa　*381*, 382
下制（depressor）、定義／Depressor, defined　406
仮性ポケット／Pseudopocket　211
滑車神経／Trochlear nerve　417t
滑車（trochlea）、定義／Trochlea, defined　379
滑走運動、定義／Translation, defined　261
滑液、顎関節／Synovial fluid, temporomandibular joint　259
滑膜／Synovial membrane　403
下（inferior）、定義／Inferior, defined　378
可撤性歯科補綴／Removable dental prosthesis　320
下鼻甲介／Nasal conchae bone, inferior　385, 395
過萌出／Supraeruption　253
患者教育／Patient education
　う蝕予防／prevention and　292
　不正咬合の治療／related to malocclusion　272
関節窩／Glenoid, defined　257, 379, 393, 401
関節窩（glenoid）、定義／Glenoid, defined　379
関節包／Fibrous capsule　259
外頸動脈／External carotid artery　429-430, *431*, 432
外骨症／Exostosis　*207*, 465
外斜線／External oblique ridge　393-392
外耳道／External acoustic meatus　394, 441
顎運動／Movement of jaw
　機能運動／functional of temporomandibular joint　269-270
　非機能運動／parafunctional　270-271
顎下腺窩／Submandibular fossa　392
顎下腺、口腔診査／Submandibular salivary glands, oral examination　442
顎下リンパ節／Submandibular nodes　434, *434*
顎関節症／Temporomandibular disorders　271
顎関節（側頭下顎関節）／Temporomandibular joint
　動き／movements
　　下関節腔／lower joint space　260-261
　　上関節腔／upper joint space　261, *261*
　　上下関節腔／total　262
　下顎脱臼／mandible dislocation　262

下顎頭／mandibular condyle　257, *258*, 398–401, *399-400*

関節円板／articular disc　259–260, *260*, 400–402, *400-401* 402t

関節窩／articular fossa　257–259, *258*, *399*, *400*, 401

関節包／fibrous capsule　259–260, *260*, 403, *402-403*

外側靱帯／lateral ligament　*402*, 403

研究紹介／advanced topics　*404*, 404–405

茎突下顎靱帯／stylomandibular ligament　403, *403*

口腔診査／oral examination　*440*, 441

蝶下顎靱帯／sphenomandibular ligament　*403*, 403–404

発育／development　404, *404*

顎静脈／Maxillary vein　432

顎舌骨筋／Mylohyoid muscle　392

顎舌骨筋後窩の後壁／Retromylohyoid curtain　457

下顎安静位／Rest position

　咬合高径／vertical dimension of　265

　生理的下顎安静位／physiologic　265–266, *266*

下顎後退型（retrognathic）側貌／Retrognathic profile *256*

顎舌骨筋神経／Mylohyoid nerve　423

顎舌骨筋神経溝／Mylohyoid groove　392

顎舌骨筋稜／Mylohyoid ridge　392

顎動脈／Maxillary artery　431–432

眼瞼（palpebral）、定義／Palpebral, defined　379

眼神経／Ophthalmic nerve　418–419, *418-419*

岩様部／Petrous portion　394, *395*

眼輪筋／Orbicularis oculi muscle　414

下顎／Mandible　*383*, 389–393, *390-392*

　下顎角／angle of　390

　下顎枝／ramus（rami）　*390*, 392, *392*

　下顎体／body　390

　内面／internal surface　*392*, 392–393

下顎近心咬合／Mesio-occlusion　256

下顎犬歯／Mandibular canines　244

　近遠心面観／mesial and distal view　364-365

　唇側面観／facial view　363

　　大きさ（切歯との比較）／tooth proportions　72

形態／canine morphology　71

　歯冠の形状と大きさ／crown shape and size　72

　歯根の外形／root contour　72-73

　尖頭と切縁隆線／cusp tip and incisal ridges　72

　隣接面コンタクトエリア／proximal contact areas　72

切縁観／incisal view　365–366

　歯冠幅径比／crown proportions　77-78

　唇側面の外形／labial outline　78-80

　切縁／incisal edge　77

　舌側面隆線／lingual ridge　79-80

舌側面観／lingual view　364

　基底結節／cingulum　78

　歯根／canine roots, 76　75

　舌側面の隆線と窩／lingual ridges and fossae　73-74

　辺縁隆線／marginal ridges　73–76

隣接面観／proximal view

　最大豊隆部／height of contour　75, 77

　歯頸線／cervical lines　75, 77–78

　歯根／roots　75, 78

　切縁隆線と尖頭／incisal ridge and cusp tip　75, 77

　輪郭／canine outline　75, 77

下顎犬歯の歯冠／Mandibular canine crown　69

下顎孔／Mandibular foramen　392, *392*

下顎枝（三叉神経）／Mandibular branch　384, *418*

下顎小臼歯／Mandibular premolars

　頬側面観／buccal view

　　咬合縁の切痕と溝／cusp ridge notches and depressions　102-103, *103*

　　歯根／roots　102-103

　　歯冠の大きさと形状／crown size and shape　100-102, *101*

　　隣接面コンタクトの位置／location of　102, 102t

　咬合面観／occlusal view

　　咬合面の形態／occlusal morphology　110–113

　　輪郭／outline shape　108, 110, *110*

　舌側面観／lingual view

　　咬頭／cusps and grooves　103, *107*

　　歯冠の形状／crown shape　103

　　歯根／roots　103

辺縁隆線／marginal ridges　103, *104*

溝／grooves　103, *105*

隣接面観／proximal views

　最大豊隆部／height (crest) of contour　107

　歯冠の形状／crown shape　105, *106-107*

　歯頸線／cervical lines　107-108

　歯根と根面溝／roots and root depressions　108, 108t

　辺縁隆線溝と近心舌側溝／marginal ridge grooves and mesiolingual grooves　*106*, 107

　隆線／ridges　105-107, *106-107*

下顎歯列弓／Mandibular arch　4

下顎神経／Mandibular nerves　384, 418, 451

　下歯槽神経／inferior alveolar nerve　423, *422-423*

　頬神経／buccal nerve　422, *422-423*

　耳介側頭神経／auriculotemporal nerve　421, *422*

　舌神経／lingual nerve　*422*, 423, *423*

　分布／distribution of　425t-426t

下顎切歯／Mandibular incisors

　唇側面観／labial view

　　歯冠の形状／crown shape　55-57, *56*, 57t

　　歯根歯冠比／root-to-crown proportions　57-58

　　歯根の形状／root shape　57-58

　　切縁隅角／incisal proximal angles　56-57

　　隣接面コンタクトエリア／proximal contact area, 56, 58t　57, 57t

　切縁観／incisal view

　　唇側の外形／labial contour　61, 63

　　歯冠の輪郭／crown outline　59, 62

　　歯冠幅径比／crown proportions　59, 61-62

　　切縁の外形／incisal ridge contour　61-63

　舌側面観／lingual view

　　基底結節／cingulum　58

　　歯根の形状／root shape　58-59

　　辺縁隆線と窩／marginal ridges and fossae　58-59

　隣接面観／proximal views

　　最大豊隆部／height (crest) of contour　59-61

　　歯頸線／cervical line　59

　　切縁／incisal edge　59, 61, *61*

下顎側方滑走運動／Mandibular lateral translation　268

下顎大臼歯／Mandibular molars

頬側面観／buccal view

　咬頭の数と大きさ／relative number and size　*125-126*, 127

　歯冠諸径比／crown proportions　126

　歯冠幅の減少／taper　127-128

　歯頸線／cervical lines　127, *127*

　歯根／roots　*125*, 128-129

　隣接面コンタクト／proximal contacts　*125*, 127

咬合面観／occlusal view

　窩／fossae　*133*, *134*, 135

　咬頭の数と大きさ／numbers and size of cusps　133, *133*

　溝／grooves　*132-134*, 135

　隆線／ridges　133, *134*

　輪郭（歯冠幅の減少）／outline shape and taper　*132*, 133, *133*

　隣接面コンタクトエリア／proximal contact areas　*133*, 135

舌側面観／lingual view

　咬頭の大きさ／relative size　*128*, 129

　歯冠幅径の頬舌側差／narrower lingual crown　129

　歯頸線／cervical line　129

　歯根／roots　*128*, 129

隣接面観／proximal views

　咬頭高径／cusp height　129, *130*

　最大豊隆部／height (crest) of contour　129, *131*

　歯冠幅の減少／tapers　*130*, 131

　歯頸線／cervical lines　131

　歯根と根面溝／roots and root depressions　*130-131*, 131-132

　辺縁隆線／marginal ridges　131

下顎中切歯と下顎側切歯／Mandibular central and lateral incisors　244

下顎頭／Mandibular condyle　257

下顎偏位／Mandibular deviation　264

下眼隆起／Mandibular torus　463

角化歯肉／Keratinized gingiva　202, 218, 467

角化上皮／Keratinized epithelium　200

角化層／Keratin layer　444

外側靭帯／Lateral ligament　*402*, 403

外側翼突筋、口腔診査の／Lateral pterygoid muscles, oral examination of　402-403, 407, *410*, 441

顎間関係（顎位）／Jaw relation

　最大咬頭嵌合位／maximal intercuspal position　262, *263*

　水平運動／horizontal movements

　　下顎側方滑走運動／mandibular lateral translatio　*268*, 268–269

　　前方運動／protrusive　266–268, *268*

　　中心位／centric relation　262–265, *263-265*

顎関節の靭帯／Ligaments of temporomandibular joint　402–404, *402-404*

下顎側方位／Lateral mandibular relation　268–269

下顎側方運動／Lateral mandibular movement　268–269

顎二腹筋／Digastric muscles　*414*, 415

ガッタパーチャ／Gutta percha　242, *242*

眼窩下管／Infraorbital canal　385, 421

眼窩下孔／Infraorbital foramen　385, *449*

眼窩下神経／Infraorbital nerve　385, 420–421, 449

下眼窩裂／Infraorbital fissure　385

眼窩下動脈／Infraorbital artery　432

顔面骨／Facial bones

　下顎骨／mandible　*383*, 389–393

　下鼻甲介／conchae (inferior nasal)　395

　頬骨／zygomatic　389, *390*

　口蓋骨／palatine　*386*, 388–389, *389*

　上顎骨／maxillae　*383*, 385–388, *386, 388*, 389

　鋤骨／vomer　395, *396*

　舌骨／hyoid　395, *414*

　鼻骨／nasal　395, *396*

　涙骨／lacrimal　395

顔面神経／Facial nerve　414-415, 417t, 424, 426–427, *426-427*

顔面静脈／Facial veins　433

顔面動脈／Facial artery　430–431, 433, 434

顔面表情筋／Facial expression, muscles of　413, *415*, 424, 428

窩洞／Cavity

　形成／preparation

　　う蝕／caries　298–299

窩壁（窩洞の壁面）／walls　299

健全エナメル質／sound enamel　297

最終評価／final evaluation　299

清掃／clean　299

抵抗形態／resistance form　298

便宜形態／adequate access　298

保持形態／retention form　298, *298*

予防拡大／prevention　297–298

修復窩洞の形成／restoration of

　外形／outline　297–298

　修復窩洞（保存修復を参照のこと）／restoration of (See Restoration)

　抵抗形態／resistance form　298

　保持形態／retention form　298, *298*

　I級／class I　302–304, *303-304*

　II級／class II　307–309, *307-309*

　III級／class III　311–312, *311*

　IV級／class IV　313, *313*

　V級／class V　315–316, *316*

カラベリー結節／Carabelli cusp　141, 144, *144*, 151, 157, 158t, 237, 358–359, 361

カリエス（う蝕を参照のこと）／Caries (See Dental caries)

冠がく骨（coronoid）、定義／Coronoid, defined　379

冠状縫合／Coronal sutures　380

関節円板／Articular disc　401–402, *398-401*

関節結節／Articular eminence　*393*, *399-400*, 401, 404, *404*

関節突起／Condyloid process　392-393

関節包靭帯（繊維性関節包）／Capsular ligament　402–403

外転神経／Abducent nerve　417t

眼角動脈／Angular artery　431

き

基底結節、切歯／Cingulum, incisors　50, 58

機能運動、顎関節の／Functional movements, of temporomandibular joint

　嚥下／swallowing (deglutition)　270

　剪断／incising　269

　咀嚼（噛み砕き）／masticating (chewing)　269–270

吸引シリンジ／Aspirating syringe　445

臼後窩／Retromolar fossa　392

臼後三角／Retromolar triangle　392

臼後歯／Distomolar　326, *326*

臼歯／Posterior teeth　5, 15, *15-16*

嗅神経／Olfactory nerve　382

求心性（感覚）神経／Afferent (sensory) nerves

　　顔面神経／facial nerve　424

　　三叉神経／trigeminal nerve　418

　　舌咽神経／glossopharyngeal nerve　427-428

臼傍歯／Paramolar　326, *326*

頬筋／Buccinator muscle　422, *422*

頬筋稜／Buccinator crest　392, 413

頬、口腔診査／Cheeks, oral examination of　444-447, 450, *450-452*

胸骨／Sternum　413

頬骨／Zygomatic bone　389, *390*

頬骨弓／Zygomatic arch　389, *390*, 394

頬骨筋／Zygomaticus muscle　415

胸骨甲状筋／Sternothyroid muscle　413

頬骨神経／Zygomatic nerve　*418*, 421

胸骨舌骨筋／Sternohyoid muscle　413

頬骨突起／Zygomatic process　387

胸鎖乳突筋／Sternocleidomastoid muscle　394, *442*

頬小帯／Buccal frenum　445, *449,450*

頬神経／Buccal nerve　422, *422-423*

　　局所麻酔手技／local anesthetic technique　422, *422-423*, 451

頬神経、定義／Buccal, defined　422

矯正治療／Orthodontic treatment　274

頬側咬頭／Buccal cusps　252

頬側鼓形空隙／Buccal embrasure　*32*

頬側面／Surface (buccal)　15, *180, 182-184*, 252

頬側面隆線／Buccal ridge　91, *92*, 102

頬棚／Buccal shelf　391

頬（malar）、定義／Malar, defined　379

頬粘膜／Buccal mucosa　446-447, *450*

強膜／Sclera　441

棘孔／Foramen spinosum　384

局所麻酔手技、頬神経／Local anesthetic technique, buccal nerve　422, *422-423*

距錐咬頭／Talon cusp　330

巨大歯／Macrodontia　332, *332*

筋／Muscle (s)

　顔面表情筋／of facial expression　413–415, *415*, 428

　下顎運動関連筋／affecting mandibular movement　413

　口の筋／mouth

　　下顎の挙上／elevation of mandible　415

　　下顎の下制／depression of mandible　415

　　下制筋群／lower oral group　413

　　外側翼突筋／lateral pterygoid muscle　*408-412*, 411–413, *414*

　　挙上筋群／upper oral group　413

　　頬筋／buccinator　422

　　筋膜／fascia　413

　　咬筋／masseter muscle　407, *407-408*

　　広頸筋／platysma　414

　　後退／retrusion　415

　　口輪筋／orbicularis oris　413

　　舌骨上筋／suprahyoid muscles　413

　　前突／protrusion　416

　　前頭後頭筋／occipitofrontalis　415

　　側方運動／lateral excursion　416

　　側頭筋／temporalis muscle　408, *408-409*

　　内側翼突筋／medial pterygoid muscle　409–411, *410-411*

　首の筋／of the neck　*414*

　咀嚼筋／of mastication

　　外側翼突筋／lateral pterygoid　*410-411*, 412–413

　　咬筋／masseter　407, *407-408*

　　口腔診査／oral examination of　428, 440–441 *440*, 440-441

　　側頭筋／temporalis　408, *408-409*

　　内側翼突筋／medial pterygoid　409–411, *409-411*

筋筋膜性疼痛／Myofacial trigger points　271

近心頬側根、大臼歯／Mesiobuccal root, molar　140, 145-146, 238, 246, 420

近心咬合縁／Mesial cusp ridges　19, 70, 72

近心根／Mesial root　131, 159, 181

近心切縁隆線／Mesial cusp ridges, 19, 68, 70, 72

近心面／Mesial surface　16

筋突起／Coronoid process　*390*

筋トーヌス／Muscle tone　406

筋の起始／Origin, of muscle　407-408, 411-412

筋膜／Fascia　266, 271, 413

筋リラクゼーション／Muscle relaxation　272

疑問文書／Questioned documents　346

虐待・放置、法歯学における／Abuse and neglect, forensic dentistry in　351-352, *351*

屈曲／Flexion　159, *159*

首／Neck

  筋／muscles of the　*414*

  口腔診査／oral examination　441, *442, 443*

  リンパ節／lymph nodes of　413, *414, 434*

クラスプ、歯科補綴物の／Clasps, of dental prosthesis　320

クレプタス音（関節雑音）／Crepitus　261

  定義／defined　402

  発生率／prevalence of　402t

クレンチング（くいしばり）／Clenching　270

隅角／Line angle　16, 49-50

グラスアイオノマー／Glass ionomer　296

グラスアイオノマー充填／Glass ionomer restorations　316

グループファンクション／Group function　269, 289

け

鶏冠／Crista galli　380

茎状突起／Styloid process　*393, 394*

頸静脈孔／Jugular foramen　394, 426

茎突下顎靭帯／Stylomandibular ligament　390

茎突舌骨筋／Stylohyoid muscle　*414, 424*

頸動脈管／Carotid canal　394

頸動脈、外頸動脈／Carotid artery, external　431

茎乳突孔／Stylomastoid foramen　424, *427*

結節／Tubercles　144

結合（symphysis）／Symphysis　379

結合組織付着／Connective tissue attachment　201, 468

肩甲舌骨筋／Omohyoid muscle　*414*

犬歯／Canines

  大きさ／size　68-69

概説／general description　67-80

機能／functions　67-69

歯冠幅径比／crown proportions　60-70

歯根／roots　68-69, 72-73, 75

唇側面の外形／labial contour　69

唇側面観／labial view

  形状と大きさ／shape and size　*71, 72*

  形態／canine morphology　71, 72t

  歯根歯冠比／tooth proportions　72

  歯根の外形／root contour　72-74

  尖頭と切縁／cusp tip and incisal ridges　72

  隣接面コンタクトエリア／proximal contact areas　72, 73t

上下の鑑別／arch traits　70–79, *70-71*, 73t–74t, 73t-74t

切縁観／incisal view

  基底結節／cingulum and marginal ridges　78, 80

  歯冠幅径比／crown proportions　78-79, *78*

  唇側面の外形／labial contour　78-79, *78*, 80

  切縁（尖頭）の外形／incisal edge（cusp tip）contour　77,79

  舌側面の外形／lingual contour　79-80

切縁隆線と尖頭／incisal ridges and cusp tips　68–70, *69*

舌側面観／lingual view

  基底結節／cingulum　73-74

  歯根／roots　75-76

  辺縁隆線／marginal ridges　73–76

  隆線と窩／ridges and fossae　73-74

特徴／class traits　68–70

乳犬歯／primary teeth

  唇側面観／labial view　178, *178*

  切縁観／incisal view　177, 179

  舌側面観／lingual view　*176*, 178

  隣接面観／proximal views　*177*, 178–179

変異型／variations in　79-82

隣接面観／proximal views

  最大豊隆部／height of contour　75, 77-78, *77*

  歯頸線／cervical lines　75, 77–78

  歯根の形状と根面溝／root shape and depressions　75, 77t, 78, 78t

（け～こ）　索　引　503

切縁と尖頭／ incisal ridge and cusp tip　75, 77
犬歯窩／ Canine fossa　387
検死（死後記録・検査）／ Postmortem examination
　個人識別／ for human identification　347, *350*
　大災害時／ in mass disasters　355, 356, *356*
犬歯歯槽隆起／ Canine eminence　*383*, 387
犬歯誘導咬合／ Canine-protected articulation　268-269
犬歯誘導の角度／ Canine guidance angle　289t
限局性形成不全／ Focal hypoplasia　*339*, 339–340

こ

口（aperture）、定義／ Aperture, defined　378
口（oris）／ Oris　406
口角挙筋／ Levator anguli oris muscles　413, *415*
口蓋／ Palate
　硬口蓋／ hard　387, 451–453, *452-455*
　軟口蓋／ soft　454–455, *456*
口蓋咽頭弓／ Pharyngopalatine arch　456
口蓋下弓／ Anterior arch　456
口蓋弓、口腔診査の／ Palatine arches, oral examination of　455
口蓋孔／ Palatine foramina
　小口蓋孔／ lesser　388
　大口蓋孔／ greater　388
口蓋骨／ Palatine bones　*386*, 388–389, *389*
口蓋小窩／ Fovea palatini　453-454
口蓋神経／ Palatine nerve
　小口蓋神経／ lesser　419
　大口蓋神経／ greater　452
口蓋垂／ Uvula　454, *457*
口蓋側面／ Palatal surface　15
口蓋突起／ Palatine process　387–388, *389*
口蓋動脈／ Palatine artery
　下行口蓋動脈／ descending　432
　上行口蓋動脈／ ascending　431
口蓋扁桃、口腔診査／ Palatine tonsils, oral examination　456
口蓋縫線／ Palatine raphe　451, *452*
口蓋隆起／ Torus palatinus　463, *465*
口峡／ Fauces　455–457, *456*
咬筋／ Masseter muscle　407, *407*

口腔診査／ oral examination of　394, 440
付着／ attachments　389-390, *407*
口蓋咽頭弓／ Posterior arch　456
口腔診査／ Oral examination
　口腔外／ extraoral
　　頭／ head　440
　　外観／ general appearance　440
　　顎関節／ temporomandibular joint　*440*, 441
　　頸部／ neck　441, *442-443*
　　口唇／ lips　443–444, *443-444*
　　咀嚼筋／ muscles of mastication　*440*, 440–441
　　眼／ eyes　441
　　リンパ節／ lymph nodes　441–442, *443*
　口腔内／ intraoral
　　口腔底／ floor of mouth　463–465, *463–465*
　　硬口蓋／ hard palate　451–453, *452-455*
　　歯槽突起／ alveolar process　465
　　歯肉／ gingiva　465–468, *466-467*
　　舌／ tongue　458, 461–463, *461–463*
　　口腔前庭および頬／ vestibule and cheeks　447–452, *447-450*
　　唾液腺／ salivary glands　*463-464*, 465
　　中咽頭／ oropharynx　455–458, *456-457*, *459-460*
　　軟口蓋／ soft palate　454–455, *456*
　　歯／ teeth　468
口腔前庭／ Oral vestibule　444
　口腔診査／ oral examination　445–451, *447–450*
　定義／ defined　439
口腔底、口腔内診査／ Floor of mouth, oral examination　463-465, *463-464*
口腔粘膜／ Oral mucous membrane　444
広頸筋／ Platysma muscle　*414*, 424
硬口蓋、口腔診査／ Hard palate, oral examination　451–455
咬痕分析／ Bite mark analysis　352
咬合器／ Articulator　264
咬合高径／ Occlusal vertical dimension　265
咬合再構成（フルマウスリハビリテーション）／ Full-mouth rehabilitation　274
咬合小面（ファセット）／ Facet, 46–47, 69-70, 131, 253, *253*, 255, 271

咬合性外傷／Occlusal trauma　210

咬合調整（咬合均衡化）／Occlusal equilibration　274

咬合（不正咬合も参照のこと）／Occlusion（See also Malocclusion）　33–34, *33-34*

　I級咬合／class I occlusion　33-34

　正常咬合／ideal　33–34, *33–34*

咬合面／Occlusal surface　15

咬合面側鼓形空隙／Occlusal embrasure　32, *32*

咬合、ロングセントリック／Articulation, long centric　280

交叉咬合／Crossbite

　臼歯／posterior　254, *254*

　前歯／anterior　254, *254*, 257, *257*

口唇、口腔診査／Lips, oral examination　*443*, 443–444

口唇粘膜、口腔診査／Labial mucosa, oral examination　444

後上歯槽枝／Posterior superior alveolar nerve　419–420, *421*

後上歯槽動脈／Posterior superior alveolar artery　446

甲状腺、口腔診査／Thyroid gland, oral examination of　*442*

甲状舌骨筋／Thyrohyoid muscle　413

後退、定義／Retraction, defined　267

強直（アンキローシス）／Ankylosis　336

後（接頭語retro-)、定義／Retro, defined　378

硬（dura)、定義／Dura, defined　379

後頭顆／Occipital condyle　380

喉頭、口腔診査／Larynx, oral examination of　441

後頭骨／Occipital bone　380, *380-381*

咬頭対咬頭の咬合（end-to-endocclusion)／End-to-end occlusion　254

喉頭隆起、口腔診査／Laryngeal prominence, oral examination　*442*

行動療法／Behavior therapy　272

後部結合組織／Bilaminar zone　*400*, 403

後方筋線維、側頭筋／Posterior fibers, temporalis muscle　408

咬耗／Attrition　341, *341*

口輪筋／Orbicularis oris muscle　413, 415

交連部の結節／Commissural papule　446

国際歯科連盟式表記法／International numbering system　7–10

個人識別、法歯学／Human identification, forensic dentistry for

　検死（死後記録・検査）／postmortem examination　346, *347-348*

　手法／techniques for　346

　生前記録／antemortem records　346

　DNA解析／DNA analysis　346

骨（頭蓋を参照のこと）／Bones（See Skull）

固定性歯科補綴／Fixed dental prosthesis　265, *265*, 295, 318-319, *319*

固有口腔／Oral cavity proper　444

固有受容／Proprioception　418

固有受容器／Proprioceptors　278

固有受容線維／Proprioceptive fibers　259

根幹／Root trunk　25

根管／Root canal（pulp canal）　231-233, *232-233*

　型／types of　232, *233*

　犬歯／canines　244

　小臼歯／molars　238, *237-238*, 245-246

　切歯／incisors　244

　前歯／anterior teeth　234–235

　大臼歯／premolars　235–236, *236*, 245

　副根管／accessory canals　232, *233*

根管口／Canal orifice　232

混合歯列／Mixed dentition

　定義／defined　166, 168

　歯の萌出時期／tooth emerge timing　169

近心の根面溝／Mesial root depression　145t

根尖孔／Apical foramen　238　*238*

根尖周囲疾患／Periapical disease　*241*, 240–241

根尖部X線透過像／Periapical radiolucency　*241*

コンタクトエリア、隣接面／Contact areas, proximal

　犬歯（乳犬歯)／canines　70, *71*, 72, 178

　小臼歯／premolars　88, 91, 99, 102, 110

　切歯／incisors

　　下顎／mandibular　56-57, 57t-58t

　　上顎／maxillary　49-50

　大臼歯／molars

　　下顎／mandibular　*125*, 127, *133*, 135

　　上顎／maxillary　138, 140t

根管内ポスト／Root restoration　*317*

根の裂開／Root dehiscence　207

根分岐点／Bifurcation, root　128

根分岐部／Furcal region, 25Furcation　25

根分岐部病変／Furcation involvement　214–217, *214–217*

コンポジットレジン／Composite resin　295

根面う蝕／Root surface caries　294

根面う蝕（修復）／Root restoration　293, 315,

根面溝／Root depression　78, 77t

さ

災害、法歯学／Disasters, forensic dentistry

　遺体安置所での識別／morgue operation　355–358, *356-357*

　歯科的個人識別／dental identification　355–358, *357*

　初動対応／initial response　355

　事例／case studies　359–360, *359-360*, 369-370

　生前記録／antemortem records　355

　法人類学／forensic anthropology　*358*, 358–359

采状ひだ／Plica fimbriata　462

最大咬頭嵌合位／Maximal intercuspal position（MIP）　262, *263*

最大豊隆部／Height of contour

　犬歯／canines　73t

　手法／premolars, mandibular　107

　切歯／incisors

　　下顎／mandibular　59

　　上顎／maxillary　52

　大臼歯／molars

　　下顎／mandibular　129, *131*

　　上顎／maxillary　140, 140t, 144, *144*

　定義／definition　28-31, *29*, 30t

　歯のデッサン／in drawing teeth　366-367

作業側／Working side　268, *268*

鎖骨／Clavicle　*414*

三角隆線／Triangular ridges　19

三叉神経／Trigeminal nerve

　下顎神経／mandibular nerve

　　下歯槽神経／inferior alveolar nerve　*422–424*, 423–424, 425t–426t

頬神経／buccal nerve　422, *423*

耳介側頭神経／auriculotemporal nerve　421, *422*

舌神経／lingual nerve　423, *422-423*

眼神経／ophthalmic nerve　418–419, *418-419*

上顎神経／maxillary nerve

　眼窩下神経／infraorbital nerve　420–421, *421*

　頬骨神経／zygomatic nerve　*418*, 421

　後上歯槽神経／posterior superior alveolar nerve　419–420, *421*

　翼口蓋神経／pterygopalatine　419, *420*

酸蝕／Erosion　274, 291, 296, 314-315, 341-342, *341*

3分岐、根／Trifurcation, root　25

し

歯科インプラント／Dental implants　319

歯科（歯科医学）／Dentistry

　保存修復（保存修復学）／operative, restorative　239–240, 294–295

歯科補綴物／Dental prosthesis

　可撤性補綴／removable　320

　固定性補綴／fixed　295, 319, *319*

　総義歯（可撤性）／complete removable　322

歯冠／Crown

　異常／anomalies

　　シャベル型切歯／shovel-shaped incisors　332, *332*

　　双生／gemination or twinning　327, *328*

　　多様性／variations　332, *332*

　　樽状側切歯／peg-shaped lateral incisors　327, *328*

　　第三大臼歯の形態異常／third molar malformations　327

　　ハッチンソン歯（切歯）／Hutchinson's incisors　329, *329-330*

　　副咬頭／accessory cusps　330, *331-332*

　　癒合（融合）／fusion　327-329, *328-329*

　乳歯／primary teeth

　　形成／formation　169

　　石灰化／calcification　168, *168*

歯冠延長術／Crown lengthening　220

歯間鼓形空隙／Embrasure spaces　31–33, *32*, 203

歯冠の石灰化、乳歯／Crown calcification, primary teeth　168, *168*

歯間乳頭／ Interdental papilla　13, *14*

歯冠の形態異常／ Abnormal crown morphology

シャベル型切歯／ shovel-shaped incisors　332, *332*

樽状側切歯／ peg-shaped lateral incisors　327, *328*

双生／ gemination or twinning　327, *328*

多様性／ variations　332, *332*

第三大臼歯の奇形／ third molar malformations　327

ハッチンソン歯(切歯)／ Hutchinson's incisors　329, *329-330*

副咬頭／ accessory cusps　330, *331-332*

癒合(融合)／ fusion　327-329, *328-329*

歯型彫刻／ Carving teeth

準備物／ materials for　368

上顎中切歯／ maxillary central incisor　369–372, *369, 371-373*

上達方法／ advice　372, 374

ワックスの彫刻／ wax carvings　369, *369*

歯頸線／ Cervical line

犬歯(乳犬歯)／ canines　77-78, 178-179, 185

小臼歯／ premolars　87, 96, 107

切歯／ incisors

下顎／ mandibular　51, 55, 53, 59, *60*

上顎／ maxillary　51-53, *52*

大臼歯／ molars　127, 129, 131, 144

乳歯／ primary teeth　173-174, 176, 178-179, 181-182, 184-185

歯頸線弯曲／ Cervical curvature　161t, 162t

歯頸部／ Cervix of tooth　28, 363

歯頸隆線／ Cervical ridge　21

歯隙／ Diastema　31

歯垢(プラーク)／ Dental plaque

う蝕との関係／ in dental caries　198, 219

プラーク指数／ plaque index　220

定義／ defined　198

篩骨／ Ethmoid bone　380–382, *381-383*

歯根(各歯で参照のこと)／ Root (See also under specific tooth)

定義／ definition of　12

歯根歯冠比／ Root-to-crown ratio　17, 366

歯根軸／ Mid-root axis　28, *29*

エナメル真珠／ enamel pearls　332-333, *333*

過剰根(副根)／ extra (accessory) roots　334-335, *335-336*

歯根弯曲／ dilaceration　333, *333-334*

歯内歯／ dens in dente　333, *334*

セメント質増殖症／ hypercementosis　334, *335*

タウロドンティア／ taurodontia　333, *333*

短根／ dwarfed roots　334

癒着／ concrescence　334, *334*

歯根膜(歯周靱帯)／ Periodontal ligament　13, *14*

歯根弯曲／ Dilaceration　333, *333-334*

歯式／ Dental formulae　164–165, *165*

歯周炎／ Periodontitis

侵襲性／ aggressive　205

骨吸収と／ bone loss and　204

定義／ defined　198

慢性／ chronic,　204–205

歯周疾患／ periodontal disease

骨の喪失と／ bone loss and　204-205

歯根の解剖学的形態と異常／ root anatomy and　222-223, *222*

歯根の面積／ root attachment and　220

歯周炎／ periodontitis　204-206, *206*

歯肉炎／ gingivitis　201t, 204, *205*

歯肉退縮／ gingival recession　206-207, *206-208*

修復物(充填物)と／ restoration (filling) and　220

定義／ defined　198

歯周組織(歯肉も参照のこと)／ Periodontium (See also Gingiva)

健全歯周組織の特徴／ healthy, characteristics of　200, 201t

歯槽骨／ alveolar bone　199, *199*, 203–204

歯根膜／ periodontal ligament　199, *199*, 203–204

病的状態／ diseased

歯周炎／ periodontitis　204–206, *206*

歯肉炎／ gingivitis　201t, 204, *205*

歯肉退縮／ gingival recession　206-207, *206–208*

特徴／ characteristics of　200, 201t

歯肉の区分／ gingiva zones　200-202, *201-202*

セメント質／ cementum　*199*, 203–204

定義／ defined　13, *198*

歯周組織の解剖／ Periodontal anatomy

口腔衛生指導／oral hygiene instruction　223-227, *224-227*

根分岐部病変／furcation involvement　214-217, *214-217*, 215t, 218t

歯根表面／tooth root surface　199

歯槽骨／alveolar bone　199

歯根形態／root morphology　220-221, *221*

歯根の解剖学的形態と異常／root anatomy and abnormalities　222-223, *222*

歯根膜／periodontal ligament　199, *199*

歯周炎／periodontitis　204-206, *206*

歯周疾患／periodontal disease　220, 223

歯周ポケットの深さ（プロービングデプス）／probe depth　211-212, *211-212*

歯肉／gingiva　200-204, *200-204*, 201t

歯肉炎／gingivitis　204, *205*

歯肉縁レベル／gingival margin level　212-213

歯肉退縮／gingival recession　206-207, *206-208*

歯肉粘膜異常／mucogingival defect　218-219, *218-219*

歯の支持／tooth support　220-221, *221*

歯の動揺度／tooth mobility　208-211, *210*, 210t

プロービング時の出血／bleeding on probing　*209*, 213, *214*

プラークスコア／plaque score　,219-220, *219*

臨床的アタッチメントロス／clinical attachment loss　213, *213*

歯周組織検査／Periodontal measurements

検査記録／charting　*208-209*

根分岐部病変／furcation involvement

位置／location of　215t

下顎大臼歯／mandibular molar　214, *216*

検査記録／charting　*208-209*

上顎大臼歯／maxillary molar　216, *216*

定義／defined　214

分類／categories　218t

プロービング／probing for　214-216, *215*

歯肉縁の位置／gingival margin position　*206*, 212-213

検査記録／charting　*208-209*

歯肉粘膜異常／mucogingival defects　218-219, *219*

検査記録／charting　*208-209*

所見／circumstances for　218

診断法／technique for determination　219

歯の動揺度／tooth mobility

機能的動揺／functional mobility　210

検査記録／charting　*208-209*

診断法／technique for determination　210-211, 210t, *210*

フレミタス／fremitus

検査記録／charting　*208-209*

定義／defined　210

プラーク指数／plaque index

検査記録／charting　206, *208-209*, 220

算出法／technique for determination　206, 220 *208-209*

プロービング時の出血（BOP）／bleeding of probing （BOP）　*208-209*, 213

ポケットの深さ（プロービングデプス）／probe depth

検査記録／charting　*208-209*

テクニック／technique　212, *212*

臨床的アタッチメントロス／clinical attachment loss　213, *213*

歯周治療学／Periodontics

外科処置／surgical procedure　220

定義／defined　198

ルートプレーニング／root planning　223-224

歯周病専門医、定義／Periodontist, defined　198

歯周プローブ／Periodontal probe　201, *202*, 211, *211*

歯周ポケット、定義／Periodontal pocket, defined　211, *222*

歯周ポケットの深さ（プロービングデプス）／Probing depths

検査記録／charting　*208–209*

測定法／technique　212, *212*

糸状乳頭／Filiform papillae　461, *462*

矢状縫合／Sagittal suture　380

指数、プラーク／Index, plaque　219-220

歯髄／Pulp

歯髄腔／cavity　12

歯髄の機能／dental pulp functions　12

歯髄炎、不可逆性／Pulpitis, irreversible　240

歯髄の形態／Pulp morphology

下顎／mandibular

犬歯／canines　244

第一・第二大臼歯／first and second molars　245

第一小臼歯／first premolars　245

第二小臼歯／second premolars　245

中切歯と側切歯／central and lateral incisors　244

歯髄腔／pulp cavities

加齢変化／older teeth　239

形状／shape　231–238, *232-238*, 232t, 239t

歯内療法学／endodontics　240-244, *240-243*

上顎／maxillary

犬歯／canines　244

側切歯／lateral incisors　244

第一小臼歯／first premolars　245

第一・第二大臼歯／first and second molars　246, 246t

第二小臼歯／second premolars　245

中切歯／central incisors　244

保存修復学／restorative dentistry　239–240, *240*

民族的多様性／ethnic variations　247

歯石、定義／**Calculus, defined**　198, 223

歯槽／**Alveolus (alveoli)**　199

歯槽孔／**Alveolar canals**　419, *421*, *447-448*

歯槽硬線／**Lamina dura**　199, *204*, 465

歯槽骨／**Alveolar bone**　13, *14*

歯槽神経／**Alveolar nerve**

下歯槽神経／inferior alveolar　*422*, 423–424, *424-425*, 425t–426t

後上歯槽神経／posterior superior　419–420, *421*

前上歯槽神経／anterior superior　420, *421*

中上歯槽神経／middle superior　420, *421*

歯槽突起／**Alveolar process**　*386*, *387*, *388*

口腔診査／oral examination　465

歯槽動脈／**Alveolar artery**

後上歯槽動脈／posterior superior　*430*, 432, 446

前上歯槽動脈／anterior superior　420　*430*, 432

中上歯槽動脈／middle superior, 420, *430*, 432, 446

歯槽粘膜／**Alveolar mucos**　200-202, 467

歯槽隆起／**Alveolar eminences**　387, 390

歯内歯／**Dens in dente**　333, *334*

歯冠内漂白法／**Intracoronal restoration**　241

歯内療法学（歯内療法）／**Endodontics**　240-244

歯内療法専門医／**Endodontist**　240

歯肉／**Gingiva**

薄い歯肉厚／thin tissue　206-207

角化歯肉／keratinized　202-203

口腔診査／oral examination　465–468, *466-467*

歯肉退縮／recession　*203*, 206-207, *206-207*

生物学的幅径／biologic width　220

付着歯肉／attached　13, 202, 218–219

歯肉炎／**Gingivitis**　198, 204, *205*

歯肉縁／**Gingival margin**　13, *14*

歯肉溝／**gingival sulcus**　13, *29*, 201-202, *202*, 211, 467-468, *468*

歯肉歯槽粘膜異常／**Mucogingival defects**

記録／charting　*208-209*

検査法／technique for measuring　219

所見／circumstances for　218

歯肉歯槽粘膜移行部（境）／**Mucogingival line**　467

歯肉側鼓形空隙／**Gingival embrasure**　*32*

歯肉退縮／**Gingival recession**　13, 203, *206-208*, 206–208, 211–213, 223, 294, 314

篩板／**Cribriform plate**　380-381

シャベル型切歯／**Shovel-shaped incisors**　50-51, 62-63

シャンファー／**Chamfer**　318

周波条／**Perikymata**　21, *23*

皺眉筋／**Corrugator supercilii muscle**　414

修復窩洞の外形／**Restoration outline**　298

修復材料（充填材）／**Restoration materials**

アマルガム／amalgam　295, *295*

グラスアイオノマー／glass ionomer　296

コンポジットレジン／composite resin　295

鋳造修復／cast metal　296, *296*

陶材（ポーセレン）／porcelain　297

修復物（築造）／**Filling materials**　317

小窩う蝕／**Pit caries**　293, *292-293*

小窩、上顎切歯／**Pits, maxillary incisors**　*48*, 50

小窩（fovea）、定義／**Fovea, defined**　378

小臼歯／**Premolars**

下顎／mandibular

頬側面観／buccal view,　100–103

咬合面観／occlusal view,　108–113

舌側面観／lingual view 103-104
隣接面観／proximal views, 105–108
概説／general description 85-86, *86*
機能／functions 86
根管口／orifices 235–236, *236-237*
歯根／roots 87–88, 108t
歯髄の形状／pulp shape *234,* 235–236, *236-237*
上顎／maxillary
頬側面観／buccal view 91–93
咬合面観／occlusal view 96–99
舌側面観／lingual view 94
隣接面観／proximal views, 94–96
上下の鑑別／arch traits 89–90, *90*
髄室角（髄角）／pulp horns *234,* 235, *236*
特徴／class traits 86–89
笑筋／Risorius muscle 413
小口蓋孔／Lesser palatine foramina 388
小口蓋神経／Lesser palatine nerve 419
小舌／Lingula 379, 392
小帯(frenum)、定義／Frenum, defined 218, 439
食塊／Bolus 270
歯列／Dentition
永久歯列（永久歯を参照）／permanent (See Permanent teeth)
混合歯列／mixed 166
乳歯列（乳歯を参照）／primary (See Primary teeth)
深顔面静脈／Deep facial vein 433
唇側面観／Facial views 363, *364*
唇頬側面、定義／Facial, defined 15, 28
神経／Nerves
求心性（感覚性）神経／afferent (sensory) 417
脳神経／cranial
外転神経／abducent 417t
顔面神経／facial 417t
舌下神経／hypoglossal 417t
舌咽神経／glossopharyngeal 417t
内耳神経／auditory 417t
唇交連／Commissure 443
唇小帯／Labial frenum 445
唇側鼓形空隙／Labial embrasure 31
唇側転位／Labioversion 253

唇側面、定義／Labial, defined 15
振動線／Vibrating line 451
審美性修復材／Esthetic restorative materials 295–296, *296*
耳下腺リンパ節／Parotid nodes 435
耳介側頭神経／Auriculotemporal nerve 421, *422*
耳下腺管／Parotid duct 446
耳下腺、口腔診査の／Parotid glands, oral examination of 428, 431, *431, 442*
耳下腺乳頭／Parotid papilla 446
茸状乳頭／Fungiform papillae 461
耳道／Acoustic meatus
外耳道／external *393,* 394, 441
内耳道／internal 394-395, *395,* 424, *426*
数珠状の頸部リンパ節／Cervical chain of lymph nodes 434-435
上顎間縫合／Intermaxillary suture *451*
上顎骨／Maxilla (maxillae)
上顎洞／maxillary sinus 385–387, *386*
上顎骨体／body *383,* 385
突起／processes of
頬骨突起／zygomatic 387
口蓋突起／palatine 387–388, *389*
歯槽突起／alveolar 387, *388*
前頭突起／frontal 387
上顎歯列弓／Maxillary arch 252, *252*
上眼窩裂／Superior orbital fissure 384
上行口蓋動脈／Ascending palatine artery 431
上口唇動脈、下口唇動脈／Labial arteries 431
上唇挙筋／Levator labii muscles 413
上唇枝（眼窩下神経）／Labial nerve 420
上皮／Epithelium 201–203, *334* 466, 468
上部／Superior position 380, *380*
静脈／Veins 432–433, *433, 430*
顔面／of face 433
歯／flow of blood from teeth 432
鋤骨／Vomer bone 382, 394, *395, 396*
歯学、法科学／Odontology, forensic 346
視神経／Optic nerves 417t
斜走隆線／Oblique ridge 19
遠心性（運動）神経／efferent (motor) 417

滑車神経／trochlear　417t

嗅神経／olfactory　417t

三叉神経（三叉神経も参照のこと）／trigeminal（See also Trigeminal nerve）　417t

視神経／optic　417t

動眼神経／oculomotor　417t

副神経／spinal accessory　417t

迷走神経／vagus　417t

神経頭蓋／Neurocranium

後頭骨／occipital bone　*380*

篩骨／ethmoid bone　*380*

前頭骨／frontal bones　*380*

側頭骨／temporal bones　*393*

蝶形骨／sphenoid bone　*380-382*

定義／defined　*379*

頭頂骨／parietal bones　*380*

上顎結節／Maxillary tuberosity　388, 456

上顎犬歯／Maxillary canines　244

唇側面観／labial view

大きさ（切歯との比較）／tooth proportions　72

形態／canine morphology　71

歯冠の形状と大きさ／crown shape and size　71–72

歯根の外形／root contour　72-74

尖頭と切縁隆線／cusp tip and incisal ridges　72

隣接面コンタクトエリア／proximal contact areas　72

切縁観／incisal view

基底結節／cingulum　73-74, 78, 80

歯冠幅径比／crown proportions　77-78

唇側面の外形／labial outline　78-80

切縁／incisal edge　77, 79

舌側面隆線／lingual ridge　79, 80

舌側面観／lingual view

歯根／canine roots　75-76

舌側面の隆線と窩／lingual ridges and fossae　73, 74

辺縁隆線／marginal ridges　73–76

隣接面観／proximal view

最大豊隆部／height of contour　75, 77

歯頸線／cervical lines　75, 77–78

歯根／roots　75, 78

切縁隆線と尖頭／incisal ridge and cusp tip　75, 77

輪郭／canine outline　75, 77

上顎小臼歯／Maxillary premolars

頬側面観／buccal view

大きさ（比較）／relative size　91

頬側咬頭の形状／buccal cusp shape　91, *92*

頬側面隆線／buccal ridge and adjacent depressions　91–92, *92*

咬頭頂の位置／location　91

歯根／roots　93

咬合面観／occlusal view

大きさ（比較）／relative size　96

コンタクトエリアと最大豊隆部／contact areas and heights of contour　99, *99*

歯冠幅径比／relative proportions　*97*, 98

溝と窩／grooves and fossae　96–98

輪郭／outline　98, *97-98*

舌側面観／lingual view

咬頭の大きさ（比較）／relative cusp size　*93*, 94

咬頭の隆線／cusp ridges　94

歯根／roots　94

舌側咬頭の位置／lingual cusp position　94

辺縁隆線／marginal ridges　94

隣接面観／proximal views

咬頭高径（比較）／relative cusp height　94

最大豊隆部／height（crest）of contour　94

歯冠の形状と考察／crown shape and morphology　94

歯頸線／cervical lines　96

歯根と根面溝／roots and root depressions　96

辺縁隆線溝／marginal ridge grooves　96

上顎神経／Maxillary nerve　384, 389, 418

眼窩下神経／infraorbital nerve　420–421, *421*

頬骨神経／zygomatic nerve　*418*, 421

後上歯槽神経／posterior superior alveolar nerve　419–420, *421*

前上歯槽神経／anterior superior alveolar nerve　420

中上歯槽神経／middle superior alveolar nerve　420

翼口蓋神経／pterygopalatine nerve　419, *420*

上顎切歯／Maxillary incisors

唇側面観／labial view

歯冠の形状／ crown shape　49–50

歯根歯冠比／ root-to-crown proportions　50

歯根の形状／ root shape　50

切縁隅角／ incisoproximal line-angle　49-50

隣接面コンタクトエリア／ proximal contact areas
49-50

切縁観／ incisal view

歯冠幅径比／ crown proportion faciolingually
vs.mesiodistally, 53, 54, *53*

切縁の外形／ incisal ridge contour　53–54

輪郭と基底結節の位置／ outline shape and cingulum
location　53-54, *53-54*

舌側面観／ lingual view

基底結節／ cingulum　50

歯根の形状／ root shape　48, 51-52

小窩と副隆線／ pits and accessory ridges, 48, 50–51,
48, 50

舌側面窩／ lingual fossae　50

辺縁隆線／ marginal ridges　50–51

隣接面観／ proximal views

最大豊隆部／ height (crest) of contour　51-52

歯頸線／ cervical line　51-53, *52*

歯根の形状と根面溝／ root shape and root
depressions　51–53, *51*

切縁／ incisal edge　51-52

上顎大臼歯／ **Maxillary molars**

頬側面観／ buccal view

咬頭の数と大きさ／ numbers and size of cusps
138, *140*

歯冠の大きさと形状（比較）／ relative crown size and
shape　138, *139*

歯根／ roots　138–140, *139*

隣接面コンタクト／ proximal contacts　138, 140t

咬合面観／ occlusal view

窩／ fossae　149, *150*

咬頭の数と大きさ／ numbers and cusp size　146,
148-149

溝／ grooves　149-150, *150*

隆線／ ridges,　148, *150*

隣接面コンタクト／ proximal contacts　151

舌側面観／ lingual view

大きさと歯冠幅の減少／ relative size and taper
141, *142*

歯根／ molar roots　142, *142*

舌側の咬頭数／ numbers and lingual cusps　141,
142

隣接面観／ proximal views

咬頭／ molar cusps　*143*, 144

最大豊隆部／ height of contour　144, *144*

歯頸線／ cervical lines　144-145

歯冠幅の減少／ taper　*143*, 144

歯根／ roots　*143*, 145–146

辺縁隆線／ marginal ridges　*143*, 144, *145*

上顎洞／ **Maxillary sinus**　385–387, *386*

人歯の識別／ **Identification of human teeth**

検死（死後記録・検査）／ postmortem examination
346, *347-348*

手法／ techniques for　346

生前記録／ antemortem records　346

DNA解析／ DNA analysis　346

人類学、法科学／ **Anthropology, forensic**　345, *358*,
358–359

支台歯、定義／ **Abutment teeth, defined**　319

シーラント／ **Sealant**　302

す

錐体鼓室裂／ **Petrotympanic fissure**　393, *394*

垂直被蓋／ **Vertical overlap**　33, 238, *252*

スチュアート溝／ **Stuart groove**　148

ステンセン管／ **Stensen's duct**　446

ストレス管理／ **Stress management**　272

ストレート型（orthognathic）側貌／ **Orthognathic profile**
251

ストレート型（mesognathic）側貌／ **Mesognathic occlusion**
252

スピルウェイ（遁路）／ **Spillways**　32, 269

スピーの弯曲／ **Curve of Spee**　27, *28*, 284

スライディングガイド／ **Sliding guide**　280

スロット形成／ **Slot preparation**　307, *308*

髄室／ **Pulp chamber**

犬歯／ canines　234-235, *235-236*

小臼歯／ premolar　235-236, *236-237*

切歯／ incisors　234-235, *235*

大臼歯／ molar　236-238, *237-238*

乳歯／ primary teeth　186

髄室角（髄角）／ Pulp horns

犬歯／ canines　234, *235-236*

小臼歯／ premolar　235, *236*

切歯／ incisors　234, *235*

大臼歯／ molar　236-238, *237-238*

せ

正円孔／ Foramen rotundum　378, 384, 419

静止期（silent period）／ Silent period　290

精神医学、法科学／ Psychiatry, forensic　346

正常咬合／ Ideal occlusion

I級咬合／ class I occlusion　251–252, *251-252*

正常咬合定義／ Ideal occlusion

定義／ definition　251

成人歯列（永久歯列も参照のこと）／ Adult dentition（See also Permanent teeth）　164

生前記録／ Antemortem records

個人識別／ for human identification　347–348, *349*

大災害時／ in mass disasters　355, *356*

正中歯／ Mesiodens　325

正中矢状面（midsagittal plane）、定義／ Midsagittal plane, defined　378

正中面（median plane）、定義／ Median plane, defined　378

生物学的幅径、歯肉の／ Biologic width, of gingiva　220

赤唇縁／ Vermilion border　443

切歯／ Incisor（incisors）

下顎／ mandibular

唇側面観／ labial view　55–58, 57t, 58t, *55-56*

切縁観／ incisal view　59, 61–63, *62*

舌側面観／ lingual view, 58　58-59

隣接面観／ proximal views, 59, 60–62, 62　59, *60, 61*, 61t

概説／ general description　42–48

機能／ functions　43

形態／ morphology　43-44

歯冠／ crowns　44-45

歯根／ roots　44-45

上顎／ maxillary

唇側面観／ labial view　49-50

切縁観／ incisal view　53–54

舌側面観／ lingual view　50–52

隣接面観／ proximal views　51–55, *51-52*

上下の鑑別／ arch traits　45-46

側切歯／ lateral　4

中切歯／ central　4

特徴／ class traits　44–45, 45t

歯冠／ crowns　175, *175-176*

歯頸線／ cervical line　175-176

歯根歯冠比／ root-to-crown　175

唇側面観／ labial view　175, *175-176*

上下の鑑別／ maxillary vs mandibular　186t–187t

切縁観／ incisal view　177, *177*

舌側面観／ lingual view　175–176, *176*

辺縁隆線／ marginal ridges　176, *176*

隣接面観／ proximal views　175-176, *177*

乳切歯／ primary teeth

変異型と民族間相違／ variations and differences　62-63

切歯窩／ Incisive fossa　387

切歯孔／ Incisive foramen　387, *389*, 419, 451, *459*

切歯骨／ Premaxilla　388

切歯枝（下歯槽神経）／ Incisive nerve　*422*, 423

切歯枝（動脈）／ Incisive artery　431

切歯乳頭／ Incisive papilla　451

切歯誘導／ Incisal guidance　267

切縁観／ Incisal view　*364*, 365–366

切縁結節、切歯の／ Mamelons, in incisors　44

切縁、上顎切歯／ Incisal edge, maxillary incisors　51-52

切縁側鼓形空隙／ Incisal embrasure　32, *32*

接合上皮／ Junctional epithelium　201, 203

セメントエナメル境／ Cementoenamel junction　11

セメント芽細胞／ Cementoblasts　11

セメント質／ Cementum　11, *11*, 13

セメント質増殖症／ Hypercementosis　334, *335*

セメント象牙境／ Cementodentinal junction　12, *242, 243*

線角（稜角）／ Line angle　16, 50

剪断／ Incising　269

（せ〜た）索引　513

先天性欠損／Congenitally absent　191, 239
舌下小丘／Sublingual caruncles　*463*
舌下神経／Hypoglossal nerve　380, *427*, 428
舌下神経管／Hypoglossal canals　*426-427*, 428
舌下腺／Sublingual salivary gland　392
舌下腺窩／Sublingual fossa　392–393
舌下ひだ／Sublingual fold　*464*
舌骨／Hyoid bone　395　*414*
舌骨下筋群／Infrahyoid muscle　395
舌骨上筋群／Suprahyoid muscles　395
舌小帯／Lingual frenum　*464*
舌側咬頭／Lingual cusps　252
舌側鼓形空隙／Lingual embrasure　31-32, *32*
舌側根／Lingual root　246
舌側歯槽溝／alveolingual sulcus　463
舌側転位／Linguoversion　253
舌側面、定義／Lingual surface, defined　15
舌背／Dorsum of tongue　461–462
舌咽神経／Glossopharyngeal nerve　417t, *426-427*, 427–428
舌、口腔診査／Tongue, oral examination　458, 461–463, *461-463*
舌神経／Lingual nerve　423, *422-423*
舌静脈／Lingual veins　433
舌動脈／Lingual artery　430
舌盲孔／Foramen cecum　461
前後的弯曲／Anteroposterior curve　27, *28*
前歯／Anterior teeth　425t, 426t
前上歯槽神経／Anterior superior alveolar nerve　420, *421*
前装冠／Veneer crown, complete　*319*
前庭円蓋／Vestibular fornix　445, *450*
前頭後頭筋／Occipitofrontalis muscle　415
前頭骨／Frontal bone　379
前頭突起／Frontal process　387
前突／Protrusion　416
蠕動／Peristalsis　270
全部性無歯症／Total anodontia　324
前方運動／Protrusive movement　266
前方筋線維（側頭筋の）／Anterior fibers (of temporalis muscle)　408

そ

総顔面静脈／Common facial vein　433
早期接触／Premature contact　255, 264, *264*, 280
総義歯（可徹性）／Complete removable dental prosthesis　295, 320, *320*
桑実状臼歯／Mulberry molars　329
双生／Gemination　327–329, *328-329*
側頭窩／Temporal fossa　379, *380*
側頭筋／Temporalis muscle
　　口腔診査／oral examination of　408–409, *408-409*
　　付着／attachments　384
側頭骨／Temporal bones　393–394, *393-395*
側頭稜／Temporal crest　392
側方咬合弯曲／Mediolateral curve　28, *28*
側方偏位／Laterotrusion　268
咀嚼／Mastication
　　筋／muscles of
　　　外側翼突筋／lateral pterygoid　*410-411*, 412–413
　　　咬筋／masseter　407, *407-408*
　　　口腔診査／oral examination of　440
　　　側頭筋／temporalis　408, *408-409*
　　　内側翼突筋／medial pterygoid　409–411, *409-411*
　　定義／defined　269, 270
咀嚼（噛み砕き）／Masticating (chewing)　269–270
咀嚼筋、口腔診査／Muscles of mastication, oral examination　428, 440–441, *440*
その他の法科学分野／General forensics　346
損傷／Injury　210
象牙芽細胞／Odontoblasts　12
象牙質／Dentin　11
象牙質異形成／Dentin dysplasia
　　遺伝性象牙質形成不全症／dentinogenesis imperfecta　340, *340*
　　テトラサイクリン着色／tetracycline stain　340, *340*

た

体位（顎位との関係）／Posture, jaw relation and　278–280, *279*
タウロドンティア／Taurodontia　333, *333*
タグバック／Tug-back　300

樽状切歯／Peg-shaped incisors　327, *328*

短根／Dwarf root　332, 334

大臼歯／Molars

　下顎／mandibular

　　頬側面観／buccal view　126–129

　　咬合面観／occlusal view　132–135

　　舌側面観／lingual view　129

　　隣接面観／proximal views　129–132

　概説／general description　121, *121*

　機能／functions　122

　歯髄の形状／pulp shape　236–238, *237-238*

　上下の鑑別／arch traits　122–124

　上顎／maxillary

　　頬側面観／buccal view　138-140

　　咬合面観／occlusal view　146–151

　　舌側面観／lingual view　141–142

　　隣接面観／proximal views　144-146

　特徴／class traits　122

　第三大臼歯／third molars

　　大きさと形状／size and shape　155

　　歯冠／crowns　*154*, 155–156,

　　歯根／roots　*155*, 156

　　特徴／type traits　*153*, 153–154

　　変異型／variations of　157–160

大口蓋孔／Greater palatine foramina　419, 455

大口蓋神経／Greater palatine nerve　419

大後頭孔／Foramen magnum　380, 427

大災害、法歯学／Mass disasters, forensic dentistry in

　遺体安置所での識別／morgue operations　355–358, *356-357*

　検死（死後記録・検査）／postmortem examination　355-356, *356*

　歯科的個人識別／dental identification　355–358, *356-357*

　初動対応／initial response　355

　事例／case studies　*359*, 359–360, *360*

　生前記録／antemortem records　355, *356*

　備えと研修／preparation and training　354

　法人類学／forensic anthropology　358–359, *358*

代生歯／Succedaneous teeth　165

第7咬頭／Tuberculum intermedium　157

第二次歯列／Secondary dentition　4

第四大臼歯／Fourth molar　326

大連結子、歯科補綴物の／Major connector, of dental prosthesis　320, *320*

第6咬頭／Tuberculum sextum　157

唾液腺、口腔診査／Salivary glands, oral examination　442–443, *442*, 463-464, 465

脱灰／Demineralization　291

脱臼、下顎の／Luxation, of mandible　262

脱落／Exfoliation　168-169, 171

脱落歯（乳歯も参照のこと）／Deciduous definition　164

ターナー歯／Turner's tooth　339

ち

智歯／Wisdom teeth　153

智歯歯肉弁／Opercu　lum　153, *153*

中咽頭、口腔診査／Oropharynx, oral examination　455–458, *456-457*, *459-460*

注射麻酔／Anesthetic injections

　下歯槽神経／inferior alveolar nerve　*459*

　眼窩下神経／infraorbital nerve　*449*

　頬神経／long buccal nerve　*451*

　後上歯槽神経／posterior superior alveolar nerve　446

　手技／technique　445

　前上歯槽神経／anterior superior alveolar nerve　446

　大口蓋神経／greater palatine nerve　*455*

　中上歯槽神経／middle superior alveolar nerve　446

　鼻口蓋神経／nasopalatine nerve　453, 454

中心位（CR）／Centric relation（CR）　262–264, *263-265*

中心位の記録／Centric relation jaw recording　278–280, *279*, *281*

中上歯槽枝（動脈）／Middle superior alveolar artery　432

中上歯槽神経／Middle superior alveolar nerve　420, *421*

鋳造修復／Cast metal restorations　*296*, 296–297

蝶下顎靱帯／Sphenomandibular ligament　403–404, *403*

蝶形骨／Sphenoid bone　382–385, *383*

蝶形骨棘／Angular spine　*383*, 384, 392

聴神経／Auditory nerves　417t

（ち〜に）索引　515

聴性（acoustic）、定義／ Acoustic, defined　378
蝶番滑走関節（ginglymoarthrodialjoint）／
　　Ginglymoarthrodial joint, defined　257

て

抵抗形態／ Resistance form
　Ⅰ級／ class I　304, *304*
　Ⅱ級／ class II　307-309, *307, 309*
停止、定義／ Insertion, defined　407-408
挺出（歯）／ Extruded　352
テトラサイクリン着色／ Tetracycline stain　340, *340*
転位、歯／ Transposition, tooth　336, *338*
点角／ Point angles　16
DNA解析（個人識別）／ DNA analysis for humans　346
デッサン／ Drawing teeth
　遠心面観／ distal views　364-365, *364-365*
　近心／ mesial　364–365, *363-364*
　唇側面観／ facial views　363, *364*
　準備物／ materials needed　362
　切縁観／ incisal view　*364*, 365–366
　舌側面観／ lingual views　364, *364*
　見本なしでのスケッチ／ from memory　366–368, *366-368*
　輪郭／ outline　362-363, *363-365*

と

頭蓋／ Skull
　顔面骨／ facial bones
　　下顎骨／ mandible　*383*, 389–393, *390-392*
　　下鼻甲介／ inferior nasal conchae　395
　　頬骨／ zygomatic　389, *390*
　　口蓋骨／ palatine　*386*, 388–389, *389*
　　上顎骨／ maxillae　*383*, 385–388, *386, 388-389*
　　鋤骨／ vomer　*394, 395, 396*
　　舌骨／ hyoid　395, *414*
　　鼻骨／ nasal　395, *396*
　　涙骨／ lacrimal　395
　神経頭蓋／ neurocranium
　　後頭骨／ occipital bone　*380*
　　篩骨／ ethmoid bone　*381*
　　前頭骨／ frontal bones　*380*

　側頭骨／ temporal bones　*393*
　蝶形骨／ sphenoid bone　*381-382*
　頭頂骨／ parietal bones　*380*
陶材（ポーセレン）／ Porcelain　297
陶材（ポーセレン）修復／ Porcelain restorations　*296*, 357
陶材修復／ Ceramic restorations　297, *318*
　アンレー／ onlay　297
　インレー／ inlay　297
陶材前装冠／ Porcelain veneer crown　*319*
等尺性収縮／ Isometric contraction　406
透照診／ Transillumination　309
頭頂骨／ Parietal bones　379, *380*
等張性収縮／ Isotonic contraction　406
頭部、口腔診査／ Head, oral examination　440
頭部の面／ Planes of the head　*379*
トルコ鞍／ Sella turcica　382
動眼神経／ Oculomotor nerves　417t
瞳孔、目の／ Pupil, of eye　441
洞、上顎／ Sinus, maxillary　*382*, 385
道（meatus）、定義／ Meatus, defined　378
動脈／ Arteries　429–432, 392, 424, 420, 429-432, *430-432, 392*
　下顎分布／ to mandible　431
　筋分布／ to muscle　432
　上顎分布／ to maxillae,　432
毒性学、定義／ Toxicology, defined　346

な

内頸静脈／ Internal jugular vein　380, 433, 435
内斜線／ Internal oblique line　392
内耳道／ Internal acoustic meatus　394, 424
内側翼突筋／ Medial pterygoid muscles　409
　口腔診査の／ oral examination of　416, 440
　付着／ attachments　384
軟口蓋、口腔診査／ Soft palate, oral examination of　454–455, *456*

に

肉芽腫／ Granuloma　241
乳臼歯／ primary teeth

下顎第一乳臼歯／ first molar mandibular　182–185, *182-183*

下顎第二乳臼歯／ second molar mandibular　*180*, 181

上顎第一乳臼歯／ first molar maxillary　184–185, *184*

上顎第二乳臼歯／ second molar maxillary　*180*, 181

乳歯／ Primary teeth

永久歯との比較／ compared to permanent teeth　173, *173*

機能／ functions　165–166, *166*

歯冠と歯根の発生／ crown and root development　168–172

歯冠の石灰化／ crown calcification　168, *168*

歯根の発生／ root development　168–169, 171

歯式／ dental formulae　164–165, *165*

歯種別特徴／ classes

乳臼歯の特徴／ primary molar traits　179–185

乳犬歯の特徴／ primary canine traits　178–179

乳切歯の特徴／ primary incisor traits　175–177

歯髄腔／ pulp cavities　186, *186*

第一乳臼歯／ first molars

下顎／ mandibular, *182-183*, 185

上顎／ maxillary　*180*, 181

第二乳臼歯／ second molars

下顎／ mandibular　181, *182*

上顎／ maxillary　*180*, 181–182

脱落／ exfoliation　169, *171-172*

定義／ definitions　164

特徴／ traits of　172-173

乳臼歯の特徴／ posterior　174

乳犬歯／ canines

唇側面観／ labial view　178, *178*

切縁観／ incisal view　*177*, 179

舌側面観／ lingual view　*176*, 178

隣接面観／ proximal views　*177*, 178–179

乳切歯／ incisors

歯冠／ crowns　175, *175-176*

歯頸線／ cervical line　175-176

歯根歯冠比／ root-to-crown　175

唇側面観／ labial view　175-176, *175*

上下の鑑別／ maxillary vs. mandibular　186t–187t

切縁観／ incisal view　177, *177*

舌側面観／ lingual view　175–176, *176*

辺縁隆線／ marginal ridges　176, *176*

隣接面観／ proximal views　175-177, *177*

乳前歯の特徴／ anterior　174

歯の口腔内萌出／ tooth emergence　168–169, 169t

歯の萌出／ tooth eruption　166, 168

乳歯列／ Primary dentition　4-5

乳頭／ Papilla

糸状乳頭／ filiform　461, *462*

茸状乳頭／ fungiform　461, *462*

有郭乳頭／ circumvallate　427, 461-462, *462*

葉状乳頭／ foliate　462, *462*

乳様突起／ Mastoid process　*393*, 394

ね

捻転、歯／ Rotation, tooth　336

粘膜／ Mucosa,　200, *201*, 202, 218, 420, 423, 444, 446, *450*, 451, 458, 466-467

粘膜（頬側）／ Mucosa (buccal)　446-447, *450*

粘膜皮膚境／ Mucocutaneous junction　444

の

脳神経／ Cranial nerves

滑車神経／ trochlear　417t

外転神経／ abducent　417t

顔面神経／ facial　417t

嗅神経／ olfactory　417t

三叉神経（三叉神経も参照のこと）／ trigeminal　(See also Trigeminal nerve)　417t

視神経／ optic　417t

舌下神経／ hypoglossal　417t

舌咽神経／ glossopharyngeal　417t

動眼神経／ oculomotor　417t

内耳神経／ auditory　417t

副神経／ spinal accessory　417t

迷走神経／ vagus　417t

は

歯（各歯も参照のこと）／ Teeth（See also specific tooth）
　口腔診査／ oral examination　468
　歯型彫刻／ carving
　　準備物／ materials for　368
　　上顎中切歯／ maxillary central incisor　369, 369-372, 371-373
　　上達方法／ advice　372, 374
　　ワックスの彫刻／ wax carvings　369, 369
　歯数確認／ counting　468
　デッサン／ drawing
　　遠心面観／ distal views　364-365, 364-365
　　近心／ mesial views　364-365, 363-364
　　計測／ measurements for　362, 363
　　咬合面観／ occlusal views　367
　　唇側面観／ facial views　363, 364
　　準備物／ materials needed　362
　　切縁観／ incisal view　364, 365-366
　　舌側面観／ lingual views　364, 364
　　見本なしでのスケッチ／ from memory　366-368, 366, 368
　　輪郭／ outline　362-363, 363-365
　　隣接面観／ proximal view　367
歯ぎしり（ブラキシズム）／ Bruxism　255, 341
白線／ Linea alba　446
発育溝／ Developmental groove, Lobes　23, 24
　犬歯／ Developmental lobes, canines　34-35
　小臼歯／ Development lobes, premolars　86-87
　切歯／ Developmental lobes, incisors　44, 45 t
　大臼歯／ Developmental lobes, molars　35, 122-123, 123t
歯の異常（異常も参照のこと）／ Dental anomalies. See also Anomalies
　エナメル真珠／ enamel pearls　332-333, 333
　エナメル質異形成／ enamel dysplasia
　　遺伝性エナメル質形成不全症／ amelogenesis imperfecta　338-339, 338
　　限局性形成不全／ focal hypoplasia　339-340, 339
　　高熱／ fever　339, 339
　　フッ素症／ fluorosis　339, 339

下顎小臼歯部／ mandibular premolar area　327, 326-327
過剰根（副根）／ extra（accessory）roots　334-335, 335-336
咬耗／ attrition　341
強直（アンキローシス）／ ankylosis　336
酸蝕／ erosion　342, 341
歯根弯曲／ dilaceration　333, 333-334
歯内歯／ dens in dente　333, 334
シャベル型切歯／ shovel-shaped incisors　332, 332
上顎切歯部／ maxillary incisor area　325-326, 325-326
セメント質増殖症／ hypercementosis　334, 335
全部性無歯症／ total anodontia　324
双生／ gemination or twinning　327, 328
象牙質異形成／ dentin dysplasia
　遺伝性象牙質形成不全症／ dentinogenesis imperfecta　340, 340
　テトラサイクリン着色／ tetracycline stain　340, 340
タウロドンティア／ taurodontia　333, 333
多様性／ variations　332, 332
樽状側切歯／ peg-shaped lateral incisors　327, 328
短根／ dwarfed roots　334
第三大臼歯の奇形／ third molar malformations　327
第三大臼歯部／ third molar area　326, 326
転位／ transposition　336, 338
特異な歯列／ unusual dentitions　343, 342-343
ハッチンソン歯（切歯）／ Hutchinson's incisors　329, 329-330
歯の回転／ tooth rotation　336, 338
副咬頭／ accessory cusps　330, 331-332
部分性無歯症／ partial anodontia　324-325, 324-325
磨耗／ abrasion　341, 341-342
未萌出（埋伏）歯／ unerupted（impacted）teeth　335-336, 337
癒合（融合）／ fusion　327-329, 328-329
癒着／ concrescence　334, 334
歯の位置の異常／ Misplaced tooth　336
歯の形態学用語／ Tooth mobility
　永久歯列／ complete permanent dentition　4-6, 6

518　索引 （は～ひ）

多様なくぼみ／ depressions and grooves　22–25, *24–26*

大きさの比較／ relative sizes　27, 27t, 41t

解剖学的歯冠・歯根と臨床的歯冠・歯根／ anatomic vs. clinical crown and root　12–13

鼓形空隙／ embrasure spaces　31–32, *32*

コンタクトエリア／ contact areas　*30*, 31,

最大豊隆部／ heights of contour　28–31, *29–30*, 30t

歯頸線（CEJ）弯曲／ cervical line（CEJ）curvature　27, 27t

歯根軸／ mid-root axis line　28, *29*

歯根外面の形態／ tooth root external morphology　25-26, *26*

歯周組織／ periodontium　13, *14*

歯面／ tooth surfaces

　境界と諸径／ junctions/dimensions　16, *16*

　歯冠・歯根の3区分／ crown/root divisions　16, *17*

　歯根歯冠比／ root-to-crown ratio　17, *17*

　上顎と下顎／ maxillary vs. mandibular teeth　15, *15*

　前歯と臼歯／ anterior vs. posterior teeth　15, *15*

　隣接面／ approximate surfaces　*15*, 16

正常咬合／ ideal occlusion　33–34, *33–34*

乳歯列／ complete primary dentition　4, *5*

歯の組織／ Tooth morphology　11–12

歯の発生、発育葉／ tooth development, lobes　34–35, *35*

歯の表記法／ tooth identification systems　7–10

ヒトと動物の比較／ human vs. animal teeth　36, 36t

隆起と隆線／ elevations and ridges　18–22, *18–23*

歯の修復（喪失）／ Tooth replacement　317–320, *317–320*

歯の諸径／ Tooth dimension　16

歯の動揺度／ Mobility of teeth

　機能的動揺／ functional mobility　210

　記録／ charting　*208–209*

　診断法／ technique for determination　*210*, 210–211, 210t

歯の捻転／ Tooth rotation　336, *338*

歯の発生／ Tooth development

口腔内萌出時期／ tooth emergence timing　168–169, 169t

歯冠形成／ crown formation　169, 171

歯冠の形成／ crown formation　168, *168*

歯の形成と萌出時期／ emergence order and timing　167t

萌出／ eruption　167t

歯の表記法／ Tooth identification systems

　アメリカ式（Universal）表記法／ Universal Numbering System　7, 10

　国際歯科連盟式表記法／ International Numbering System　7–8

　パーマー式表記法／ Palmer Notation System　9

歯の萌出／ Tooth eruption　166, 168

ハミュラーノッチ／ Hamular notch　388

犯罪捜査学、定義／ Criminalistics, defined　346

反対咬合、定義／ Reverse articulation, defined　254

ハッチンソン歯／ Hutchinson's teeth　329, *329-330*

バイオフィードバック／ Biofeedback　272

晩期残存乳歯／ Retained deciduous teeth　191

板（lamina）、定義／ Lamina, defined　379

パノラマX線写真、口／ Panoramic radiograph, of the mouth　436, *437*

パーマー（Palmer）式表記法／ Palmer Notation System　9

ひ

非機能運動／ Parafunctional movement

　くいしばり（クレンチング）／ clenching　270

　定義／ defined　270

　歯ぎしり（ブラキシズム）／ bruxing　270

非作業側／ Nonworking side　268–269

皮質骨／ Cortical plate　387, *388*

鼻口蓋神経／ Nasopalatine nerve　419, *454*

鼻骨／ Nasal bones　395

鼻根筋／ Procerus　414

鼻枝（眼窩下神経）／ Nasal nerve　420

鼻唇溝／ Nasolabial groove　443

鼻前頭突起／ Nasofrontal process　387

鼻中隔／ Nasal septum　382, *383*

鼻中隔下制筋／ Depressor septi nasi muscle　414

鼻動脈／ Nasal artery　431

病理学、法科学／ Pathology, forensic　346

ふ

フォーダイス顆粒／ Fordyce granules　446, *450*

不可逆性歯髄炎／ Irreversible pulpitis　240

副溝／ Supplemental grooves　24

副根（過剰根）／ Accessory (extra)　334-335, *335*

副神経／ Spinal accessory nerves　417t

覆髄／ Pulp cap　239

不正咬合／ Malocclusion
オーバーバイト／ overbite　252, 254, *255*
開咬／ open bite　254, *255*
顎間関係（顎間関係を参照のこと）／ jaw relation (See Jaw relation)
臼歯部交叉咬合（反対咬合）／ posterior crossbite　254, *254*
頬側転位／ buccoversion　253
唇側転位／ labioversion　253
正常咬合との比較／ vs. ideal occlusion　251-257
切端咬合／ edge-to-edge bite　254
舌側転位／ linguoversion　253
前歯部交叉咬合（反対咬合）／ anterior crossbite　254, *254, 257*
早期接触／ premature contacts　255
対合歯間の不正咬合／ tooth-to-tooth malocclusion　253-255
治療／ treatment
位置／ tooth location　*263*, 274, 276, *276*
患者教育と行動療法／ patient education and behavior therapy　272
形態／ teeth shapes　274
口腔内装置／ occlusal device　272-273, *273*
ストレス管理と筋リラクゼーション／ stress management and muscle relaxation　272
低位／ infraocclusion　253
定義／ definition　251
挺出／ supraeruption　253, *253*, 256
配列不正／ teeth poor alignment　253, *253*
偏位性咬合接触／ deflective occlusal contacts　255, 264

II級咬合／ class II　255-256, *256*
III級咬合／ class III　256-257, *256*

付着歯肉／ Attached gingiva　13, *14*

フッ素／ Fluoride, 292, 294-297, 306, 314-346

フッ素症／ Fluorosis　339, *339*

フレミタス／ Fremitus　271

フレームワーク、歯科補綴物の／ Framework, of dental prosthesis　320

部分性無歯症／ Partial anodontia　324-325, *324-325*

ブラック／ Black, G.V.　297, 299, 303, 320-321

分界溝／ Terminal sulcus　461

分泌神経／ Secretory nerves　417t, 424, 428

プラーク指数／ Plaque index
検査記録／ charting　*208-209*, 220
算出法／ technique for determination　*208-209*, 220

プリベンティブ・レジン・レストレーション（PRR）／ Preventive resin restoration (PRR)　303

プロービング／ Probing
アタッチメントロスの検査／ for attachment loss　213
歯肉退縮の検査／ for gingival recession　213
歯肉粘膜異常の検査／ for mucogingival defects　218
出血／ bleeding on　*208-209*, 213
分岐部病変の検査／ for furcation involvement　214

プロービング時の出血（BOP）／ Bleeding on probing (BOP)　*205*, 213-214

へ

平滑面（修復）／ Smooth surface restorations　295, 299, 309, 313

辺縁隆線／ Marginal ridges
切歯／ incisors　50, 59
大臼歯／ molar
下顎／ mandibular　131
上顎／ maxillary　*143*, 144, *145*

ベネット運動／ Bennett's movement　268

ベベル／ Bevels　304

ほ

法科学分野、その他／ Forensics, general　346

法科学分野、法律関係者／ Jurisprudence, forensic　346

法工学、定義／ Forensic engineering, defined　346

縫合／Sutures
横口蓋縫合／transverse palatine　388, *389*
冠状縫合／coronal　379–380
口蓋縫合／palatomaxillary　388, *389*
矢状縫合／sagittal　380
正中口蓋縫合／intermaxillary　387, *453*
ラムダ縫合／lambdoid　380
鱗状縫合／squamosal　393
縫合（sutureline）、定義／Suture line, defined　379
法歯学／Forensic dentistry
備えと研修／morgue operations　355–358, *356–357*
咬痕（咬傷）／bite marks　352–354, *353*
個人識別／human identification　346–350, *347, 349–350*
開業歯科医における／importance　360–361
大災害／mass disasters
事例／initial response　355
大災害／case studies　359–360, *359-360*
初動対応／preparation and training　354
定義／defined　345–346
法人類学／forensic anthropology　*358,* 358–359
民事訴訟／civil litigation　351–352, *351*
法歯学、定義／Forensic odontology, defined　346
萌出時期／Eruption, timing　166–168
萌出順序／Eruption order　171
法人類学、定義／Forensic anthropology, defined　346
法精神医学、定義／Forensic psychiatry, defined　346
法病理学、定義／Forensic pathology, defined　346
法律関係者、定義／Forensic jurisprudence, defined　346
保持形態／Retention form
I級／class I　304, *304*
II級／class II　307–308, *309*
III級／class III　312
保持溝／Retentive grooves　308
保存修復／Restorations
オールセラミック／all ceramic　318
窩洞形成／cavity preparation
外形／outline　297–298
抵抗形態／resistance form　298
保持形態／retention form　298, *298*
修復材料（充填材）／filling materials

アマルガム／amalgam　295, *295*
グラスアイオノマー／glass ionomer　296
コンポジットレジン／composite resin　295
鋳造修復／cast metal　296, *296*
陶材（ポーセレン）／porcelain　297
鋳造修復／cast restorations　296, 297, 304, *307*
I級／class I
窩洞形成／cavity preparation,　302–304, *303, 304*
適応／indications for　301
II級／class II
窩洞形成／cavity preparation　307–309, *307–309*
適応／indications for　306
III級／class III
窩洞形成／cavity preparation　*311,* 311–312
適応／indications for　309
IV級／class IV
窩洞形成／cavity preparation　313, *313*
適応／indications for　312
V級／class V
窩洞形成／cavity preparation　315–316, *315-316*
適応／indications for　314, *314*
補綴学／Prosthodontics　294–295
ボンディング材／Bonding agents　298
ポストコア／Post and core restorations　317
ポンティック／Pontic, defined　319
保存修復（保存修復学）／Operative dentistry　294–295

ま

埋伏（未萌出）歯／Impacted (unerupted) tooth　336, *337*
磨耗／Abrasion　341-342, *341*

み

溝／Grooves
小臼歯／premolars
下顎／mandibular　103, *105*
上顎／maxillary　96, 98
大臼歯／molar
下顎／mandibular　*132-134,* 135
上顎／maxillary　149-150
未萌出歯／Unerupted tooth　335-336, *337*

耳鳴り／ Tinnitus, defined　271
民事訴訟、法歯学／ Civil litigation, forensic dentistry
　351–352, *351*

む

無歯症／ Anodontia
　全部性／ total　324
　部分性／ partial　324–325, *324-325*

め

迷走神経／ Vagus nerve　417t
目、口腔診査／ Eyes, oral examination　441
メタルセラミック修復／ Metal ceramic restorations　*296*,
　318, *318*
メラニン色素沈着／ Melanin pigmentation　200, 466

ゆ

有郭乳頭／ Circumvallate papilla（papillae）　462, *461-462*
　定義／ definition　461
遊離歯肉／ Free gingiva　13, *14*
遊離歯肉縁／ Free gingiva margin　13
遊離歯肉溝／ Free gingival groove　467
癒合（融合）／ Fusion　327, 329, *329*
癒着／ Concrescence　334, *334*

よ

翼口蓋神経／ Pterygopalatine nerve　419
葉状乳頭／ Foliate papillae　*462*
翼口蓋窩／ Pterygopalatine space　419-420
翼状突起／ pterygoid processes
　外側板／ lateral　*382*, 384
　内側板／ medial　384
翼突窩／ Pterygoid fossa　411, *411*
翼突下顎ひだ／ Pterygomandibular fold　457, *459*
翼突筋／
　外側翼突筋／ lateral
　　口腔診査／ examination of　*410-412*, 412-413、
　　　441
　　付着部位／ attacments　*382*, 384, 392, *392*, 402
　内側翼突筋／ medial

口腔診査／ examination of　409-411, *410*、440
付着部位／ attacments　409, 411
翼突筋窩／ Pterygoid fovea　392
翼突鉤／ Pterygoid hamulus　384
翼突筋静脈叢／ Pterygoid plexus of veins　432
予防、患者教育と／ Prevention, patient education and
　292
予防的レジン修復／ Conservative resin restoration　303

ら

ラムダ縫合／ Lambdoid suture　380
卵円孔／ Foramen ovale　378, 384, *419*, 422

り

梨状（piriform）／ Piriform, defined　379
リテイナー／ Retainer　319
隆起（protuberance）／ Protuberance　378
隆起（eminence）、定義／ Eminence（defined）　378
隆線／ Cusp ridges　18
隆線（頬側面）／ Ridge（buccal）　91, *92*, 102
稜（crest）、定義／ Crest, defined　378
輪筋／ Orbicularis　414
臨床的アタッチメントロス／ Clinical attachment loss　213,
　213
臨床的歯冠、定義／ Clinical crown, definition　12
臨床的歯根、定義／ Clinical root　12-13
鱗状縫合／ Squamosal suture　393
隣接面／ Proximal surface　*15*, 16, 304, 309
隣接面コンタクトエリア／ Proximal contact areas　140t,
　141t
　犬歯／ canines
　　下顎／ mandibular　72
　　上顎／ maxillary　72
　小臼歯／ premolars
　　下顎／ mandibular　102
　　上顎／ maxillary　91
　切歯／ incisors
　　下顎／ mandibular, 56, 58t　57, 57t
　　上顎／ maxillary, 50　49
　大臼歯／ molars
　　下顎／ mandibular　*125*, 127, *133*, 135

上顎／ maxillary　138

隣接面歯間空隙／ Interproximal space　31, *32*

隣接面の最大豊隆部／ Proximal height of contour
　57t-58 t , 73t-74t, 102t, 140t-141t

リンパ節、口腔診査／ Lymph nodes, oral examination
　441–442, *443*

リーフウエハー／ Leaf wafer　278

リーフゲージ／ Leaf gauge　*279*

る

涙骨／ Lacrimal bones　*395*

涙（lacrimal）、定義／ Lacrimal, defined　379, 395

ルートプレーニング／ Root planing　223

れ

霊長空隙、定義／ Primate spaces, defined　169

レジン修復、保存修復／ Resin restorations, conservative
　296, *296*

レストシート／ Rest seats　322

裂開、歯根／ Dehiscence, root　207, *208*

裂溝／ Fissure　24-25, 292-293, *292*, 378, 384-385, 393,
　401, 419, 424

裂／ Fissure　378, 384-385, 393, 401, *419*, 424

レトロモラーパッド／ Retromolar pad　456, *457*

ろ

ロングセントリックオクルージョン／ Long centric articulation
　280

わ

矮小歯／ Microdontia　332, *332*

ワルトン管　465

ガイアブックスは
地球の自然環境を守ると同時に
心と身体の自然を保つべく
"ナチュラルライフ"を提唱していきます。

著者

リッケン・C・シャイド (Rickne C. Scheid)
ガブリエラ・ワイス (Gabriela Weiss)
プロフィールは p.iv 参照。

監修者

前田 健康 (まえだ たけやす)
プロフィールは p.iv 参照。

翻訳

金 英姫 (きむ よんひ)
岡山大学歯学部卒業。岡山大学歯学部附属病院にて臨床研修了後、一般歯科クリニックに長年勤務。現在は、医薬翻訳のジャンルを中心に、英日翻訳および韓日翻訳を手掛ける。本書では「第2部 臨床における解剖学知識の応用」の和訳を担当。

車谷 雅子 (しゃたに まさこ)
大阪教育大学教育学部中等英語科英語教育専攻。中学校教員を経て、現在、主に医療、国際援助・協力に関する翻訳を手掛ける。共訳書に『ヘルスケア臨床現場におけるクリニカルマッサージ DVD 実践編』(ガイアブックス)がある。本書では「第1部 各歯の解剖形態」の和訳を担当。

難波 寛子 (なんば のりこ)
岡山大学医学部医学科卒業後、岡山大学大学院医歯薬学研究科卒業。岡山大学関連病院にて血液内科の臨床医として勤務したのち、医薬翻訳者・ライターとなる。医学関連の学会講演会内容の紹介記事や座談会記事の執筆をするほか、医学論文の英日翻訳を行う。本書では「第3部 口腔の解剖学的構造」の和訳を担当。

WOELFEL'S DENTAL ANATOMY EIGHTH EDITION

ウォールフェルの歯科解剖学図鑑 最新第8版
ペーパーバック普及版

発　　　行　2015 年 3 月 1 日

発 行 者	吉田 初音
発 行 所	株式会社 **ガイアブックス**
	〒 107-0052 東京都港区赤坂 1-1-16 細川ビル
	TEL.03(3585)2214　FAX.03(3585)1090
	http://www.gaiajapan.co.jp

Copyright GAIABOOKS INC. JAPAN2015
ISBN978-4-88282-906-5 C3047

落丁本・乱丁本はお取り替えいたします。
本書を許可なく複製することは、かたくお断わりします。
Printed in China